Loïc Cadiou

GUIDE D'INTERVENTION DU SAUVETEUR

VICTIMES, VIOLENCES ET SECOURS

Préface du Médecin Général R. Noto

Comprendre Prévenir Agir

estem

Éditions ESTEM
DE BOECK DIFFUSION
5/7, rue de la Gare – 92130 Issy-les-Moulineaux
Tél. : 01 41 90 66 66
Fax : 01 41 90 66 67
E-mail : info@estem.fr
www.estem.fr

Photos en couleur

Retrouvez de nombreuses photos en couleur au milieu de l'ouvrage.

Illustrations : Anne-Christel Rolling

ISBN 2-84371-320-X

PRÉFACE

La vie est porteuse de violence et toute violence est forme de vie.
La violence est donc omniprésente dans toutes nos activités où elle peut prendre des formes différentes.
Le langage quotidien est riche de la multiplicité de ces formes de violence. Sans ordre, au hasard de la pensée, citons : la violence routière, les violences conjugales, les violences scolaires, les violences sociales, les violences au travail, les violences des loisirs, les violences religieuses, les violences terroristes...
L'éradication de toutes ces formes de violences est utopique, aussi utopique que celle des maladies infectieuses, comme celle du risque biologique constant, comme du risque biologique émergent, réémergent, naturel ou provoqué. Il y a différents statuts de violence : violence constante, violence émergente, violence réémergente.
Cette violence est donc vécue à la fois individuellement et collectivement par des individus, des groupes d'individus, des collectivités sociales, religieuses, culturelles, professionnelles comme une forme d'agression.
Le problème de l'agression se pose essentiellement en termes de réaction, de réaction biologique élémentaire comme de réaction psychologique, comportementale, de réaction physique plus ou moins rapide et brutale.
Trois modalités de réactions plus ou moins intriquées suivant les circonstances seront alors observées.

La fuite devant l'agression

Cette fuite n'est pas toujours possible et, enfermé dans son univers matériel autant que social et affectif, l'agressé ne peut se soustraire à l'agression et à son agresseur.
Les conséquences matérielles, physiques, psychosociales seront fonction alors de la nature et de la durée de l'agression donc de la violence de l'agent agresseur.

L'adaptation à l'agression

À défaut de la fuite, c'est alors l'adaptation à l'agression. Celle-ci est possible quand l'agression n'est pas vitale d'emblée et l'histoire de l'homme, passée comme contemporaine, est faite de ces adaptations aux différentes agressions et violences : violences conjugales, violences sociales, violences contre les enfants, violences sexuelles dont, progressivement, on commence à découvrir à la fois l'importance, l'ancienneté et le silence social entourant la connaissance et la révélation des faits.
Cette adaptation est plus ou moins importante suivant le milieu socioculturel : soumission, passivité, fatalisme en sont les principaux éléments.

La lutte contre l'agression

La lutte, comme la fuite, est la réaction d'abord instinctive de toute vie animale ou humaine. L'individu va lutter contre une agression qui menace directement ou indirectement son intégrité physique et psychique comme son identification sociale, culturelle ou religieuse. C'est une lutte individuelle ou collective spontanée ou préparée, au cours de laquelle vont émerger les « leaders », les catalyseurs humains, héros éternels de ces situations.
Dans toutes les cultures au fil des siècles nous retrouvons ces hommes et ces femmes qui ont incarné à jamais l'idéal du refus de la soumission et de la violence subie.
La lutte institutionnelle, toujours préparée et organisée avec plus ou moins de réussite suivant les pays et les situations, est le dernier volet de cette lutte contre les différentes formes de violence.
Lutte institutionnelle, elle peut et elle doit aborder les aspects de la prévention, de la prévision comme tous les autres aspects de la prise en charge des secours.
Le secours sous toutes ses formes s'inscrit dans l'organisation de la lutte contre les agressions et les violences, secours également plus ou moins efficace suivant l'intérêt qu'il accorde aux différents aspects de la souffrance humaine.
Dans cette perspective, comment alors préparer les hommes et les femmes qui, par vocation ou par nécessité, vont œuvrer dans le domaine du secours ?
Que faut-il privilégier ? Le secours physique dans sa rapidité et sa technicité ?
Le secours psychologique pour la ou les victimes mais aussi pour les proches et l'entourage ? Le secours économique dans sa nécessité ?
La multiplicité des acteurs de secours est une garantie d'efficacité à condition que cette multiplicité soit comprise, expliquée, organisée et coordonnée.
Il en est de même pour la multiplicité des situations envisageables sur le territoire national comme au cours de missions à l'étranger dans le cas de l'aide internationale.
Autant de questions auxquelles il conviendra de répondre au préalable.
C'est le but de cet ouvrage : préparer l'ensemble des personnels de secours :
– en expliquant les raisons et les circonstances de survenue de cette violence qu'elle soit physique, sociale, morale, individuelle ou collective, évidente patente ou dissimulée ;
– en détaillant toutes les conséquences de cette violence et leurs différentes manifestations qui varient selon le contexte socioculturel ;
– en décrivant tous les aspects, complémentaires les uns aux autres, de cette organisation des secours : aspects et gestes techniques du sauvetage et des premiers secours, prise en charge médicale, prise en charge sociale et psychologique, juridique, légale et médico-légale.
Il faut rappeler que la technicité n'est qu'un aspect des secours, de leur efficacité. Une certaine quantité « d'humanisme » est nécessaire car la douleur physique est souvent mieux tolérée que la douleur morale et/ou sociale et que cette dernière peut entraîner la perte de l'individu ou du groupe social. Ce point doit rester une des préoccupations essentielles des acteurs de secours.

Médecin Général Noto
Ancien médecin-chef de la Brigade de Sapeurs-Pompiers de Paris.
Président de la Société française de médecine de catastrophe.
Vice-Président du Haut comité français pour la défense civile.

Remerciements

Mes remerciements les plus sincères vont tout d'abord au docteur Bernard Marc, qui m'a fait découvrir les urgences sous un nouvel angle et qui m'a soutenu et aidé dans l'accomplissement de ce défi qui consistait à écrire cet ouvrage afin d'amener à la portée de chaque sauveteur les rudiments médico-légaux essentiels pour la pratique d'un secourisme de qualité ; tout cela en m'apportant ses conseils éclairés et en me permettant d'utiliser un support photographique de qualité.

Merci ensuite au Lieutenant Jean Salomon de la Brigade de Sapeurs Pompiers de Paris pour sa lecture appliquée et attentionnée.
À Joseph Berchoud (Pompes Funèbres Générales) pour son aide dans la réalisation de la partie consacrée à la mort.
Au Major Jean-François Michaut de l'Institut de recherche criminelle de la Gendarmerie Nationale.

Merci à Sophie Cabella et à Ludovic Liard, chefs d'intervention, à Alcides Dos Santos, formateur de chef d'intervention et à Annie Bouilliaux, monitrice de secourisme, tous issus de la Croix-Rouge française, pour leurs remarques et leurs avis et, pour certains, pour leur relecture intransigeante, mais toujours pertinente.

Merci à l'équipe d'Estem, qui a eu confiance en mon projet et qui m'a permis de le mener à terme.

Enfin, un merci tout spécial au Médecin Général Noto qui a accepté de bien vouloir écrire la préface de cet ouvrage.

Sommaire

Sous-partie 4
Les agressions individuelles, auto-agressives

Sous-partie 5
Les agressions collectives

PARTIE 3
GÉRER LA MORT

PARTIE 4
STRESS ET SECOURS

ANNEXES

Avant-propos

Le point de vue du médecin urgentiste

Les sauveteurs sont fréquemment confrontés à la violence, alors que le personnel soignant y est peu préparé.

Cela a été réaffirmé lors d'une enquête parue en 2003 dans les *Annales françaises d'anesthésie réanimation*. Les auteurs ont contacté dix services médicaux d'urgence et de réanimation (SMUR) en Île-de-France. L'existence d'une ou plusieurs agressions était rapportée dans 23 % des cas. Quatre-vingt-huit pour cent des personnes avaient été menacées verbalement, 41 % physiquement, 13 % avec une arme blanche et 12 % avec une arme à feu. Seulement 9 % des personnes avaient déjà bénéficié d'une formation dans ce domaine.

Parmi les agressions observées, 4 %, soit deux, avaient bénéficié d'un suivi psychologique post-traumatique. Si les équipes soignantes sont depuis longtemps sensibilisées au problème de la violence aux urgences et que des démarches de lutte contre ce phénomène sont progressivement mises en place, peu de données sont disponibles en ce qui concerne la médecine préhospitalière, d'autant plus exposée qu'elle intervient sur un terrain inconnu, potentiellement hostile, où le recours à un renfort est souvent incertain.

Avec la création des cellules d'urgence médico-psychologique (CUMP) la prise en charge du traumatisme psychique chez le sauveteur est dorénavant prise en compte, mais l'action en amont est encore quasi inexistante.

La formation du secouriste n'intègre pas ces données aujourd'hui. Même si certaines expériences sont mises en place localement, il n'existe pas vraiment de module spécifique dans la formation initiale ou complémentaire au secourisme.

Certaines associations, comme la Croix-Rouge française par exemple, ont développé des modules de sensibilisation au soutien psychologique pour les victimes d'accident, mais aucune n'a, à ce jour, débuté cette approche au profit de ses secouristes.

Comment ne pas lier ce manque de préparation au phénomène de *burn-out** dont souffrent un pourcentage non négligeable de sauveteurs ? Phénomène que l'on sait corréler au manque de qualification du sauveteur lui-même et à l'atteinte de ses limites de compétences.

Par ailleurs, le caractère violent de l'intervention entraîne chez les secouristes des réactions d'autodéfense souvent violentes elles aussi.

La situation de premier acteur en situation de crise hors du contexte de la caserne ou de l'hôpital est en elle-même une situation de stress.

La formation du secouriste est actuellement basée sur l'apprentissage de gestes dans des situations stéréotypées, voire « aseptisées », et ne fait que rarement appel à des cas concrets en situation de stress.

---

* *Burn-out* : syndrome d'épuisement professionnel.

Cet ouvrage, en détaillant différents types de situation, permet aux secouristes d'appréhender au mieux cet aspect de leur intervention.
En cas de crise, le sauveteur pourra ainsi se créer des repères et rétablir un cadre de référence dans un contexte déstabilisant au départ.
En médecine d'urgence et de catastrophe, nous savons bien que la préparation en amont de l'événement est essentielle, et cela est vrai dans le domaine psychologique comme dans celui de l'organisationnel ou du somatique.
Ce recueil devient donc un outil indispensable dans la préparation des sauveteurs pour faire face à la violence sous tous ses aspects.

Docteur Jean-Marc Agostinucci, praticien hospitalier,
médecin à la Croix-Rouge française, SAMU 93, CHU Avicenne, Bobigny (93).
Sources : Annales françaises d'anesthésie et de réanimation ; 21 : 10 : 775-8.

Le point de vue du médecin légiste

Traiter des aspects médico-légaux auxquels les sauveteurs peuvent être confrontés est une entreprise aussi ardue qu'originale, à première vue. Un tel ouvrage ne peut être rédigé qu'en mettant à profit une expérience professionnelle étendue, dans les domaines de l'urgence, du secourisme et de la médecine légale clinique.
L'auteur, Loïc Cadiou, infirmier dans une fédération d'urgences, a rassemblé ses souvenirs et ses connaissances théoriques et les a présentés de façon objective, afin qu'ils soient un outil de travail pratique pour les sauveteurs qui le liront.
À mon sens, ce livre n'est pas seulement un livre, c'est un manuel, au sens du livre qu'on devrait avoir près de la main, à tous les moments professionnels, particulièrement aux moments difficiles.
Il permet de connaître les données légales en matière de responsabilité, de devoir et d'obligation dans la prise en charge des patients, être en mesure d'appréhender les aspects médico-légaux en situation d'urgence, devant des victimes vivantes ou décédées, devant les situations d'accidents ou de catastrophes de toutes origines dont les conséquences médico-légales et médico-sociales existent dès les premiers temps, ces mêmes premiers temps qui sont ceux du sauveteur.
Comment ne pas voir, en réfléchissant un peu, que le sauveteur aura à être confronté, aura à affronter des problèmes médico-légaux aussi variés que les situations extrêmes qu'il pourra rencontrer ? **Premier intervenant, il devra connaître les premiers gestes de l'urgence médico-judiciaire comme il doit connaître ceux de l'urgence vitale !**
Le vécu impuissant du sauveteur face à une situation à implication médico-légale, face à une des urgences médico-judiciaires si variées, ne doit plus être de mise. Cet ouvrage pratique apporte une solution, celle de la formation, répondant aux problèmes de la pratique du sauveteur par un chapitre riche en informations concrètes.
En matière de secours, l'urgence représente un concept particulier. Le mot urgence, dérivé du latin « *urgens, urgere* » signifie littéralement « sans délai, en toute hâte ». Lorsqu'il s'agit d'assistance, l'urgence est double, pour la victime et pour le sauveteur. Pour ce dernier, l'urgence est une situation pathologique grave devant être traitée immédiatement. Pour la victime, il s'agit d'une situation insolite justifiant un appel au secours. Les termes « danger », « péril » et « risque » conditionnent en grande partie la signification de l'urgence. Certains de ces mots sont utilisés dans les articles du Code pénal qui traitent de la non-assistance à personne en péril. Le secours à autrui, au moins son déclenchement, est une obligation de tous les citoyens, la seule excuse étant de devoir risquer sa vie pour sauver. L'article 223-3 du Code pénal français punit « le délaissement, en un lieu

quelconque, d'une personne qui n'est pas en mesure de se protéger en raison de son âge ou de son état physique ou psychique ». L'article 223-6 de ce même Code pénal punit « quiconque s'abstient volontairement de porter à un personne en péril l'assistance que, sans risque pour lui ou pour les tiers, il pouvait lui prêter soit par son action personnelle, soit en provoquant un secours ».

Concernant l'homme du commun et le sauveteur, l'article 223-7 du Code pénal français punit « quiconque s'abstient volontairement de prendre ou de provoquer les mesures permettant, sans risque pour lui ou pour les tiers, de combattre un sinistre de nature à créer un danger pour la sécurité des personnes ».

Le secourisme est un ensemble de techniques et de mesures mises en œuvre, lors d'une urgence à victime, par des non-professionnels de la santé. Le sauveteur est confronté à un danger, donc à des circonstances exposant à un mal, à un inconvénient, à un péril qui menace la sécurité ou la vie d'une personne. Le risque est un danger, un inconvénient plus ou moins prévisible, un préjudice éventuel.

Malgré les circonstances, les principaux objectifs du secouriste sont de prévenir les secours spécialisés, de protéger et de secourir la victime en utilisant des gestes salvateurs.

La situation d'urgence recouvre non seulement l'état de la victime, mais aussi tous les éléments périphériques à celle-ci et cette part essentielle est négligée de la majorité des textes législatifs traitant des plans de secours à victimes ou de prévention des risques lors de situations particulières (manifestations sportives, spectacles, secours à population lors d'incendies, d'accidents de masse ou d'inondations…).

L'urgence est une situation de crise. La crise est une rupture d'équilibre qui implique la personne, l'entourage et le milieu. Elle est ainsi toujours une urgence médico-sociale, psychosociale et médico-légale par ses caractéristiques propres ou sur l'entourage proche ou social. L'urgence est une science de l'action dont l'apprentissage utilise la synthèse des acquis de toutes les équipes et nécessite une méthodologie de l'action et de la décision, réfléchie, rigoureuse, remise en question par les expériences accumulées. L'urgence est une science de l'action dont l'apprentissage suit des voies moins traditionnelles et nécessite une méthodologie et de la décision, réfléchie, volontaire et rigoureuse.

L'urgence impose l'association d'un savoir professionnel à un processus organisationnel pouvant répondre efficacement à la protection des populations face aux accidents quotidiens (maltraitance et la violence au quotidien) et face aux catastrophes (naturelles, accidentelles ou liées au terrorisme).

Le rôle légal du sauveteur s'inscrit dans le devoir d'organisation des secours publics par l'État à différents niveaux, comme ceux de la sécurité des populations et de la prévention des risques, des secours comme les pompiers, de l'aide médicale urgente et des transports sanitaires, de l'accueil des urgences à l'hôpital.

Les cas rencontrés par le sauveteur concernent toutes les détresses, toutes les maltraitances et violences de notre quotidien[1] pour lesquelles la prise en charge adéquate est un devoir, inclus dans celui de secourir. Ce devoir de secourir, tout en prenant en charge tous les aspects médico-légaux d'une situation de crise, s'étend à des violences graves ou collectives, comme le sont, banalement, les accidents de la route, ceux de la violence routière. À chaque situation, un savoir-faire est exposé en détail dans cet ouvrage didactique, dans ce manuel pratique. Cette intrication des secours et de l'activité médico-légale est encore plus évidente lorsqu'une situation d'exception se présente comme l'accident du Concorde à Goussainville ou l'explosion de l'usine AZF à Toulouse. Médecins légistes, médecins urgentistes, secouristes, forces de l'ordre participent à une démarche médico-légale globale, où chaque élément du puzzle est bien souvent une personne, un être

1. Marc B, Allard S, Boniol L, Boutin L, Buisson A, et al. (dont Cadiou L). Maltraitances et violences. *Prise en charge du jeune enfant, de l'adolescent, de l'adulte, de la personne âgée*. Paris : Masson ; 2004. 256 p.

humain. Le premier pas de cette démarche est celui que franchit le premier intervenant, le secouriste. **Décidément, le secouriste est bien un légiste qui s'ignore.**

Docteur Bernard MARC, médecin légiste, médecin urgentiste, expert près la Cour d'appel de Paris, Centre hospitalier de Compiègne (60).

Le mot de l'auteur

Si je n'ai jamais été confronté, fort heureusement, à la violence dans ma vie privée, celle-ci m'a en revanche toujours accompagné tout au long de ma vie professionnelle et aussi lors de mes activités de sauveteur au sein des équipes secouristes de la Croix-Rouge française.

J'y ai été confronté en tant qu'infirmier, en milieu carcéral d'abord, avec tout ce que cela induit de violence latente liée à cet univers et aux gens que l'on y côtoie, mais aussi par rapport aux automutilations et aux suicides par pendaison que l'on peut rencontrer, puis dans un service de grands brûlés en pleine vague d'attentats parisiens.
J'ai également dû y faire face, en tant que soignant en service d'urgences avec tout ce que cela comporte d'endurer l'agressivité des patients et de leurs familles, les insultes, les menaces, d'accueillir et de voir mourir des jeunes suite à des règlements de comptes à l'arme blanche ou à la carabine et de devoir ensuite affronter les cris et les pleurs des endeuillés, endeuillés que l'on retrouve aussi lorsqu'il nous est donné d'avoir à gérer une mort subite du nourrisson. Ces morts d'enfant, j'en avais déjà fait l'expérience lors du génocide rwandais et de l'opération « Turquoise » menée par l'armée française et à laquelle j'ai participé. Ce fut certainement un des épisodes les plus marquants de ma vie.
En psychiatrie aussi, j'ai rencontré des situations difficiles, avec, là encore, les automutilations, la violence des patients liée à leur passé ou à leurs pathologies.
Enfin, je suis revenu aux urgences, notamment les urgences médico-judiciaires, si particulières. C'est une sorte de cour des miracles où se côtoient les disciples de Landru et la misère de Zola. Où se croisent agresseurs et victimes, gardés à vue et femmes violées ou enfants maltraités.

Et puis il y a eu, en tant que sauveteur, tout ce que l'on peut voir de violent dans les accidents de la route, les différends familiaux et les agressions de toutes sortes, où à chaque fois on se retrouve en prise directe avec la réalité et ce qu'elle a de tragique.

C'est ainsi que ma carrière d'infirmier ou de secouriste a été émaillée d'événements mémorables où la mort a été de près ou de loin au rendez-vous :
– subir une tentative de décapitation par un forcené en intervention à domicile ;
– assister impuissant, sous la menace, à l'enlèvement musclé d'un patient à l'hôpital ;
– gérer deux incendies de service, une fois aux urgences, l'autre en psychiatrie ;
– craindre les interventions meurtrières du sentier lumineux en mission internationale au Pérou ;
– vivre en direct les horreurs de la guerre en Afrique ou les ressentir à travers l'accueil de rapatriés fuyant les massacres ;
– prodiguer des soins à des blessés avec les balles qui vous sifflent aux oreilles ;
– arriver dans les premiers, en tant que service de secours, sur l'incendie d'une barre d'immeuble et devoir prendre en charge et gérer les familles des sept personnes décédées, six enfants et leur baby-sitter.
Sans compter plusieurs plans rouges aux retombées souvent dramatiques.

Côté formations, j'ai obtenu mon brevet de secourisme en 1978 et mon diplôme d'État d'infirmier en 1982 à l'Assistance publique à Paris. Je suis devenu chef d'intervention et j'ai passé nombre de spécialités secouristes, dont certaines ne semblent plus exister aujourd'hui, comme le STSD (secours en terrain et situation difficile). Moniteur national et instructeur de secourisme, j'ai longtemps enseigné. Et puis, au fil du temps, à force de fréquenter toute cette violence et toutes ces victimes qui en résultent, de voir comment sont gérées certaines interventions, a mûri dans mon esprit une question : est-on toujours capable, dans chaque situation, de prendre en charge correctement ces personnes qui souffrent ?
À l'évidence, la réponse fut « non » !
Alors pour arriver à cette prise en charge optimum, j'ai repris le chemin de la fac et j'ai suivi plusieurs diplômes universitaires, celui de victimologie et de criminologie à la faculté de médecine de Bobigny (93) et celui de stress et trauma à celle de Saint-Antoine à Paris et actuellement celle de psychiatrie criminelle et médico-légale à la faculté de médecine de Poitiers ; en parallèle, j'ai aussi participé à une formation sur le *debriefing*.
Et aujourd'hui, je me suis dit : que faire d'un tel savoir, d'une telle expérience ?
Alors je prends la plume et je vous les livre, car pour moi les connaissances sont faites pour être partagées.

Puissent alors ces quelques pages vous aider dans la pratique de votre profession ou dans celle de vos activités de loisirs. Peut-être vous apporteront-elles, à vous aussi, des réponses à des questions que vous vous posiez. Ou vous aideront-elles à mener une réflexion et à découvrir ainsi des aspects de vos activités que vous ignoriez.

Quoi qu'il en soit, je vous en souhaite bonne lecture.

Loïc Cadiou

INTRODUCTION

Qui dit secours, dit victime. Effectivement, un sauveteur ne doit sa raison d'être qu'au fait qu'il existe un blessé, un traumatisé, un accidenté, voire un sinistré à prendre en charge !
Parallèlement à cela, la violence est, semble-t-il, de plus en plus présente et visible dans la société aujourd'hui. Les motifs d'intervention des services de secours sont donc en augmentation.
Pourtant, le sauveteur en question sait-il réellement donner une définition de ce qu'est, pour lui, une victime ?
Est-il aussi prêt à affronter cette violence, toutes les violences ?
En conséquence, le fait qu'il manque de préparation pour les aborder toutes les deux conjointement n'est-il pas néfaste pour lui ?
De plus, le sauveteur devient aussi, régulièrement, à son tour, une victime. Lorsqu'il intervient dans certaines cités, on l'insulte, on lui jette des projectiles. Sur certains attentats, il est pris pour cible, lors d'incendies, il subit la force du feu, etc.
Enfin, chaque sauveteur dans sa carrière est amené à confronter la mort. Seulement, est-il préparé à la côtoyer d'aussi près ?
Le but de cet ouvrage est donc de pouvoir aider l'ensemble des sauveteurs à comprendre cette violence qu'elle soit physique, morale ou sociale afin de mieux l'appréhender pour améliorer les prises en charges qui en découlent.
En guise d'introduction, nous allons voir différentes définitions concernant les trois éléments centraux de ce travail.
Elles nous serviront ainsi de base pour aborder l'ensemble des différents chapitres consacrés à cette triade que forment la victime, la violence et le sauveteur.

1. Victime

1.1 DÉFINITIONS

« *On entend par victimes des personnes qui, individuellement ou collectivement, ont subi un préjudice, notamment une atteinte à leur intégrité physique ou mentale, une souffrance morale, une perte matérielle ou une atteinte grave à leurs droits fondamentaux, en raison d'actes ou d'omissions qui enfreignent les lois pénales en vigueur dans un État membre, y compris celles qui proscrivent les abus criminels de droit* » (déclaration des Nations unies pour les principes fondamentaux de justice relatifs aux victimes de la criminalité, signée le 29 novembre 1985).

On appelle aussi victime : « *toute personne qui subit un dommage dont l'existence est reconnue par autrui et dont elle n'est pas toujours consciente* ». Effectivement, il peut être difficile pour une victime de se reconnaître comme telle si elle estime que ce qu'elle a enduré et subi n'est pas victimaire, alors que cela le serait pour quelqu'un d'autre. Ainsi par exemple en fonction de son vécu, une personne pourra penser qu'être battue est normal, alors que bien sûr, il n'en est rien !

1.2 Différentes catégories de victimes

En 1947, Benjamin Mendelsohn, homme de loi roumain, classifiait les victimes en cinq catégories, chacune ayant un degré d'implication différent dans son histoire, allant ainsi de la victime innocente à la victime coupable.
Un sauveteur pourra donc se retrouver sur une même intervention face à plusieurs « sortes » de victimes, dont l'implication par rapport à cet événement traumatique sera différente et qui pourront donc, de ce fait, présenter des ressentis dissemblables.
Prenons un exemple. Une personne âgée renversée par un véhicule. Cette femme traversait la chaussée au feu rouge dans les passages cloutés, quand elle a été heurtée par une voiture roulant à vive allure, qui a grillé le feu et dont le chauffeur était en état d'ivresse. Il y avait aussi dans la voiture un passager avant. Tous furent blessés dans l'accident. On peut alors classer les victimes dans trois catégories :
– la première comme victime innocente, il s'agit de la personne qui traversait sans rien avoir à se reprocher ;
– la deuxième, une victime consentante : le passager avant, qui en montant dans une voiture, dont il savait pertinemment que le conducteur était ivre, acceptait de ce fait les conséquences qui pouvaient en découler ;
– enfin troisième catégorie, la victime coupable : le chauffard qui, au moment des faits commet deux infractions au Code de la route puisqu'il conduit en état d'ivresse et passe au feu rouge.
Les deux catégories qui manquent ici par rapport à B. Mendelsohn, sont celles, intermédiaires, entre victime innocente et victime consentante et entre victime consentante et victime coupable.
En 1948, H. Von Hentig, criminologue nord-américain d'origine allemande, partait du principe qu'une victime avait toujours une implication dans ce qui lui arrivait et avait imaginé trois concepts liés à la personne victime[1] :
– le criminel victime est la personne qui devient successivement victime et criminelle (l'enfant maltraité qui deviendra parent maltraitant) ;
– la victime latente est la personne qui attire sur elle l'attention des criminels de par son appartenance à un groupe ou par sa vulnérabilité reconnue : personnes âgées, étranger, homosexuel, etc. ;
– la victime potentielle est la personne qui est en relation avec l'agresseur : amour passionnel, vengeance, etc.

2. Violence

2.1 Définition

« La violence est aussi difficile à définir qu'elle est aisée à identifier... ».
D'après le dictionnaire *Le Robert*, la violence est définie comme : « Force brutale pour soumettre quelqu'un. Brutalité. Acte, mouvement de violence. Manifestations sociales de cette force brutale : escalade de la violence. Agir sur quelqu'un ou le faire agir contre sa volonté en employant la force ou l'intimidation : forcer. Force brutale (d'une chose, d'un phénomène). Caractère de ce qui produit des effets brutaux : la violence d'un sentiment, d'une passion. »
Concernant les causes de la violence, différentes théories explicatives sont classiquement avancées pour interpréter son évolution dans la société contemporaine.
Les unes mettent l'accent sur le contexte socio-économique : la violence résulterait de la dégradation du marché du travail, du chômage, des inégalités sociales, etc. Cependant, une double objection est opposée à ce type d'explication : la montée de la délinquance précède la crise et les personnes qui commettent des actes violents ne sont pas toujours les plus démunies.
D'autres soulignent le déclin des conflits sociaux intégrateurs : selon une approche psychologique ou psychanalytique, la violence est inhérente à la nature humaine, au groupe humain.
Enfin aux États-Unis, on constate un retour des théories sociobiologistes : la délinquance et la criminalité découleraient de prédispositions génétiques.

1. Audet J. et Katz J.-F., *Précis de victimologie générale*. Paris : Dunod ; 1999.

2.2 Agressivité[2]

L'agressivité est l'énergie qui nous permet de demeurer vivants, qui nous pousse à nous protéger des dangers et à faire les efforts nécessaires pour atteindre nos objectifs. Elle permet de franchir les obstacles pour lutter contre les agressions internes ou extérieures à l'organisme. Ainsi, c'est grâce à son agressivité que l'animal chasse sa proie et défend son territoire. Pour cela, il mobilise ses forces et les concentre sur l'attaque ou la défense, selon la situation.
Pour l'humain, avancer, conserver ses acquis ou défendre ce qui lui tient à cœur demande un constant investissement d'énergie. L'être humain est capable aussi de dévier son orientation pour atteindre d'autres buts, il dévie l'agressivité de son orientation initiale si ses objectifs ne sont pas atteints. Quand par exemple, il veut de la reconnaissance, s'il n'en a pas, il éprouve de la colère ou de la frustration. La colère est l'émotion qui surgit quand on rencontre un obstacle à notre satisfaction. C'est une émotion saine, car elle nous informe sur la nature de l'obstruction à notre satisfaction. L'expression de la colère est souvent l'action appropriée pour deux raisons. D'abord parce qu'elle entraîne une libération de la charge émotive. Ensuite, parce qu'elle informe l'entourage responsable de notre insatisfaction de l'effet de son comportement sur nous. En revanche, si elle n'est pas exprimée, elle peut prendre une forme malsaine. L'agressivité se retourne contre la personne qui devient déprimée et a, dans ce cas, une forme autodestructrice.
L'agressivité devient un comportement dès qu'elle est exprimée.
L'agression se caractérise par le passage à l'acte physique qui peut aller de la simple blessure à la mort de l'adversaire. Elle peut n'être que verbale, on la retrouve alors dans l'ironie ou les mots d'esprit blessants.

2.3 Agitation[3]

Lorsqu'elle est d'origine psychique, l'agitation est la manifestation corporelle d'une émotion repoussée. L'agitation se distingue de la fébrilité.
La fébrilité, en effet, prend place lorsqu'on repousse une préoccupation ou une émotion qui tente d'émerger. L'agitation, au contraire, survient alors que l'émotion ou la préoccupation est déjà émergée mais qu'on résiste à la ressentir ou à l'exprimer.
Pour produire cet effet physique, l'émotion repoussée doit être intense. Autrement, on n'observerait que de la tension.

> L'agitation est le signe d'un trop-plein.

Les émotions sont refoulées ou retenues sans qu'on parvienne à les contenir complètement. L'activité motrice permet d'évacuer un peu d'intensité, soulageant le psychisme d'une partie de sa charge. Il peut s'agir d'un trop-plein d'énergie physique ou psychique. Il n'y a pas que l'énergie captive qui provoque l'agitation. Les émotions qu'on s'empêche de ressentir (immersion) ou d'exprimer (action) entraînent également de l'agitation.

2.4 Crise

« Une crise est une situation extraordinaire qui surgit à la fin d'une période plus ou moins longue au cours de laquelle de multiples avertissements ou signaux ont été ignorés, cachés ou minimisés, par bêtise, incompétence, absence ou lâcheté. » (Pierre Vican)

2.5 Crise clastique[4]

C'est une des formes possibles de la crise d'agitation. Elle se définit dans un contexte d'hyperexcitation psychomotrice par le bris des objets comme manifestation violente d'agressivité. Cette crise aiguë que l'on rencontre au cours de certaines évolutions pathologiques, comme les bouffées délirantes, les états crépusculaires de l'épilepsie, la crise d'hystérie, l'accès maniaque ou la schizophrénie, constitue le plus souvent une situation d'urgence psychiatrique qui entraîne l'internement.
En dehors des pathologies déjà citées, la crise clastique peut survenir sous forme d'impulsions chez des personnalités psychopathiques, paranoïaques, alcooliques, ou chez des traumatisés du crâne. Ces paroxysmes de violence surviennent dans des moments de

2. http ://perso.club-internet.fr/patrickgarnier/notions/htm
3. http ://www.redpsy.com/guide/agitation.html
4. http ://fr.encyclopedia.yahoo.com/articles/sy/sy_1085_p0.html

rupture, de conflit interne très fort qui font perdre au sujet tous ses repères et le mettent littéralement hors de lui.

> La crise clastique peut être interprétée soit comme un symptôme qui renvoie à la pathologie connue du sujet et s'inscrit dans la chronicité, soit comme un langage, un appel, une demande ponctuelle qui réclame une prise en charge immédiate.

2.6 Conflit

Il n'est pas rare qu'un sauveteur ait à intervenir lors d'un conflit : bagarre, différend familial ou, à une plus grande échelle, conflit armé, lors d'une mission à l'étranger. Afin de mieux pouvoir gérer son intervention ou sa mission, il sera bon qu'il puisse faire une analyse globale de ce conflit. Il devra alors pour cela étudier cinq items :

– Se demander où en est le conflit ? En est-il encore à sa phase larvaire ne demandant qu'a explosé, ou bien est-il manifeste ?

– Définir le conflit : comprendre les tenants et les aboutissants :

• Qui ? Discerner quels en sont les belligérants, évitant ainsi de confondre agresseurs et agressés, ce qui n'est pas toujours si évident ! (Au Rwanda, faire la différence entre les Hutus et les Tutsis n'était pas facile !) ;

• Pourquoi ? Qu'est-ce qui est à la base de ce conflit ? Une rigidité de l'un des deux protagonistes, un blocage, une attaque, de la dévalorisation, une attitude excessive de soutien, une attitude de la victime (irresponsabilité, dépendance, peur de s'affirmer) ?

• Comment se situe le conflit ? Dans quel contexte ?

– Quelles en sont les répercussions ? Émotionnelles, comportementales, politiques, économiques, etc. ;

– Quelles sont les réactions et interactions que le conflit entraîne ? Violence verbale, agression physique, génocide, etc. ?

– Quels sont les résultats de ses interactions : y a-t-il des répercussions ? Garde des enfants, déplacement de population, évacuation vers un hôpital, etc.

Si le sauveteur est source du conflit, il devra alors se poser quelques questions à savoir : « Qu'est-ce qui dépend de moi ? », « Que puis-je faire ? », « Qu'est ce que cela induit chez l'autre ? »

2.7 Échelle du traumatisme

Toute cette violence induit une « échelle du traumatisme » sur laquelle interviendra le sauveteur à chaque fois que la violence sera présente. L'importance des échelons étant liée à la perception de l'agresseur, de l'indéfini au très présent, du moins vers le plus traumatisant. Elle peut se définir comme suit (Tableau 0.1).

3. *Sauveteur*

Qui est-il ? Pourquoi fait-il cela ? Quel est son mode de fonctionnement et de défense ? C'est ce que nous allons aborder rapidement ici. Le sauveteur en tant que maltraitant ou maltraité, ainsi que son stress étant étudiés dans d'autres chapitres de cet ouvrage.

3.1 Qui est concerné ?

Le terme de sauveteur signifie ici, par extension, l'ensemble des personnels de secours préhospitaliers non médicalisés dont peut bénéficier une victime, que ceux-ci soient professionnels ou associatifs, volontaires ou bénévoles.

C'est ainsi le terme générique retenu dans cet ouvrage pour incarner principalement l'un des 230 000 pompiers de France (dont plus de 7 000 appartiennent à la Brigade des sapeurs-pompiers de Paris) ou l'un des sauveteurs bénévoles associatifs : Société nationale de sauvetage en mer (SNSM), Croix-Blanche, protection civile, etc., dont la Croix-Rouge, qui, à elle seule, en compte plus de 25 000. Mais sont aussi concernés les près de 4 530 sociétés d'ambulance et leurs salariés, puisqu'ils sont amenés également parfois à prendre en charge et à transporter des victimes de violences.

Enfin, le sauveteur peut parfois être le citoyen civique portant secours ou bien un membre des forces de gendarmerie ou de police – nationale ou municipale – appelé lui aussi à intervenir sur des scènes de violence.

Tableau 0.1. Échelle de traumatisme

Échelon	Vécu de l'événement	Exemples
1	L'homme n'y est pour rien, au pire c'est Dieu qui l'a voulu !	Catastrophe naturelle : tempête, inondation, etc.
2	Négligence de l'homme sans notion de nuire.	Catastrophe dite accidentelle ou technologique.
3	L'homme a sa part de responsabilité mais on peut s'identifier à lui. L'agresseur est cependant anonyme.	Guerre.
4	L'homme a sa part de responsabilité, on ne peut admettre son geste, de plus, il est identifié car il revendique son geste.	Attentats.
5	L'agresseur est présent et proche. On peut voir son visage, sentir son souffle, toucher sa peau. Il y a intention délibérée de faire violence à l'autre.	Prise d'otages, viol, torture.

3.2 Motivation

La motivation à être sauveteur repose généralement sur deux facteurs :

– **un besoin**, qui est celui d'affiliation, fondé soit :

• sur une forme de suivisme, il y a déjà un exemple dans l'entourage : « Je veux faire comme... »

• sur l'opinion ou la fierté de l'entourage : « Mon fils a choisi un beau métier, il veut être pompier ! C'est bien mon fils, tu es un bon garçon, c'est de bien vouloir aider les autres ! »

• sur l'opinion publique, le sauveteur jouissant depuis toujours d'une bonne image de marque : ne peut être que bon celui qui choisit un tel métier, une telle passion ;

– **une volonté**, souvent liée :

- à la valeur de l'image, citée précédemment ;
- à la compétence reconnue ;
- à la responsabilité qui y est associée et notamment celle de pouvoir sauver des vies et plus encore celle de « redonner » la vie, puisque le sauveteur va « ré-animer » !
- à la gratification attendue, à savoir la reconnaissance et pour certains les médailles, voire le pouvoir (mais sûrement pas l'argent !).

Si donc la motivation est souvent altruiste, il ne faut pas oublier qu'elle peut aussi reposer sur un syllogisme dangereux, qui peut prévaloir pour certains sauveteurs.

> Une intervention est un acte violent
> ↓
> Le secouriste est avide d'interventions
> ↓
> Le secouriste a donc une fascination pour les actes violents

Il convient alors de faire attention à la motivation de certaines personnes à vouloir faire du secourisme :

– la gratification espérée pouvant se transformer en valorisation à outrance ;

– l'altruisme en réparation (ce qui peut avoir des retombées dramatiques) : « Je veux être secouriste parce que j'ai vu ma grand-mère mourir sans pouvoir rien faire, maintenant je veux être capable de sauver tout le monde ! » ;

– pour combattre ses peurs : « J'ai peur du sang, de la mort, je fais alors du secourisme car il faut combattre le mal par le mal ! » car à la première intervention, la personne est à ramasser à la petite cuillère !

– par voyeurisme, de l'horreur, de la mort, de la nudité, etc. ;

– par recherche de puissance et de domination : « J'ai le pouvoir de vie et de mort ! Avec l'ambulance, je peux faire pin-pon et brûler

les feux rouges, devant moi les files de voiture s'écartent. » Comme la Mer rouge s'est ouverte pour Moïse !
– etc.

C'est pourquoi une bonne sélection des personnes paraît indispensable si l'on veut par la suite effectuer un secourisme de qualité.

3.3 Types de personnalités

À chacun ses motivations, à chacun donc sa personnalité, pour cela, le lecteur est invité à se reporter à la Fiche n° 2, afin de voir quels sont les différents types de personnalité que l'on peut retrouver chez le sauveteur, mais aussi chez la victime.

3.4 Contrôle de soi

Pour mener à bien sa mission, le sauveteur doit être en mesure d'exercer un « contrôle de soi », ce qui n'est pas toujours aussi évident, c'est pourquoi, afin d'y parvenir, nous pouvons donner les conseils suivants et les différentes étapes à respecter pour y arriver.

Ainsi pour mettre en place un contrôle de soi efficace, le sauveteur doit :

– s'auto-observer, afin d'être capable de déceler en lui et de prendre ainsi conscience de comportements qui pourraient porter préjudice ;
– s'auto-évaluer, afin de savoir quelles pourraient être les effets et les conséquences de ces comportements ;
– repérer et identifier au fil de sa vie (c'est l'expérience), les situations qui lui font perdre le contrôle de ses impulsions ;
– mettre en place des attitudes positives, afin de contrarier celles qui induisent les mauvaises conduites ;
– savoir s'autoféliciter chaque fois qu'il parvient à contrôler un comportement néfaste.

C'est alors que d'interventions en interventions, il arrivera à mieux se maîtriser, à se contenir et ainsi à être plus efficient au niveau personnel.

3.5 Gérer sa frustration

Le mot « échec » ne fait pas partie du vocabulaire d'un bon sauveteur, néanmoins, toutes les interventions ne pourront être menées comme il l'entend et certaines malheureusement auront des issues funestes. Un ressenti sera alors généralement présent : la frustration, puisque le besoin de mener à bien sa mission n'aura pas été satisfait.

Il est alors important que le sauveteur arrive à travailler avec ce ressenti qui l'accompagnera tout au long de sa carrière. Gérer sa frustration, c'est concevoir qu'à l'impossible nul n'est tenu, surtout en matière du maintien de la vie et qu'un sauveteur n'est qu'un mortel au secours d'un autre mortel !

3.6 Gérer l'évidence

Un des écueils dans lesquels tombe souvent le sauveteur, c'est qu'il se borne généralement à « gérer l'évidence » sans chercher à découvrir certaines zones d'ombre dont l'importance est capitale à la bonne gestion de l'intervention, par peur, souvent, des « problèmes à tiroir ». « Si je commence à tout prendre en considération, vers quoi vais-je m'embarquer ! » se dit-il. Ainsi, il réagit face au moment présent sans prendre en compte le passé ou le vécu de la victime. Il en va de même pour ses bilans, il se contente de notifier ce qu'il voit sans pousser plus avant ses recherches ; c'est ainsi que des bilans de traumatismes physiques sont parfois faits sur des victimes non déshabillées. Le secourisme est alors pratiqué sur un mode de constat et non dans un souci de globalité de prise en charge.

> Un secourisme aseptisé est un secourisme impersonnel où la lésion prime sur l'être humain.

3.7 Gérer les critiques et les accusations

Quoi qu'il fasse, le sauveteur sera souvent soumis à des critiques, tant des victimes que de sa hiérarchie. « Vous n'êtes pas arrivés assez vite ! », « Vous n'avez pas fait ce qu'il y avait à faire », « Vous êtes incompétent ! », etc. Le sauveteur devant alors rendre compte de ses actes, il lui est conseillé d'adopter l'attitude suivante pour y parvenir :

– connaître les reproches qui lui sont faits : il

tombera parfois des nues en découvrant de quoi on l'accuse !
– écouter calmement les critiques : réagir de façon pulsionnelle n'est jamais bon ;
– rester courtois et exiger le respect : ce n'est pas parce que l'on peut avoir des torts qu'on doit être malmené !
– refuser d'être mis en catégorie : tout le monde n'est pas à mettre dans le même sac !
– ne pas chercher à contre-attaquer : la riposte ne doit pas être immédiate, en tout cas elle doit être étudiée ;
– démêler les faits et les opinions : il y a souvent un amalgame des deux. On est généralement alors dans l'interprétation des choses ;
– exiger les preuves des propos tenus : les « on m'a dit que », « il paraît que » ne sont pas acceptables. Si l'on est visé, c'est à l'accusateur de faire la preuve de ce qu'il avance, et non pas à l'accusé d'avoir à justifier son innocence ;
– discerner l'important de l'accessoire : il ne sert souvent à rien de se prendre la tête pour des broutilles, il faut utiliser son énergie à meilleur escient, notamment en matière de soins ou de secours !
– ne pas se laisser trop affecter par la critique : c'est souvent très difficile lorsque l'on sait que l'on est accusé à tort !
– dire ses points d'accord et de désaccord : reconnaître ses torts est une preuve d'honnêteté ;
– montrer que les griefs ont été entendus, notamment s'ils étaient justifiés ;
– sortir des critiques et affronter le problème. Une fois les choses dites, il faut passer à autre chose. Ressasser le problème ne sert à rien, sinon à entretenir une forme de malaise, de la rancœur, voire de la rancune.

3.8 Mécanismes de défense

Afin de faire face à toutes ces critiques, à cette frustration, à la violence induite par les horreurs qu'il lui est donné de voir, aux agressions qu'il a à subir, etc. le sauveteur aura à sa portée différents mécanismes de défense (Tableau 0.2). En voici quelques-uns, les connaître pouvant permettre de mieux se connaître. Ces attitudes étant valables aussi chez les victimes, les reconnaître facilite alors la prise en charge de celles-ci.

Tableau 0.2. Exemple de mécanismes de défense

Type de défense	Attitude du sauveteur
Activisme : gestion des conflits psychiques ou des situations traumatiques externes, par le recours à l'action, à la place de la réflexion ou du vécu des affects.	Il va « papillonner » et s'éparpiller dans son travail lors d'une intervention importante et potentiellement traumatisante.
Affiliation : c'est la recherche de l'aide et du soutien d'autrui quand on vit une situation qui engendre de l'angoisse.	C'est l'effet de corps au sein d'une équipe d'où la nécessité d'avoir une bonne cohésion.
Affirmation de soi par l'expression des sentiments : en proie à un conflit émotionnel ou à un événement extérieur stressant, la personne qui utilise ce mécanisme de défense communique sans détour sentiments et pensées, d'une façon qui n'est ni agressive ni manipulatrice.	C'est comme ça, un point c'est tout !
Agressivité verbale : réagir à une situation désagréable en attaquant verbalement l'autre personne.	Mécanisme bien connu !
Altruisme : dévouement à autrui qui permet au sujet d'échapper à un conflit.	Pendant qu'il se démène pour « sa » victime, le sauveteur ne pense pas à autre chose.
Annulation rétroactive : illusion selon laquelle il serait possible d'annihiler un événement, une action, un souhait, porteurs de conflits, grâce à la toute-puissance d'une action ou d'un souhait ultérieurs, censés avoir un effet de destruction rétroactive.	Souvent vécu dans le deuil. « Si seulement on pouvait retourner en arrière ! »

Tableau 0.2. Exemple de mécanismes de défense (suite)

Type de défense	Attitude du sauveteur
Anticipation : anticiper consiste, lors d'une situation conflictuelle, à imaginer l'avenir : – en expérimentant d'avance ses propres réactions émotionnelles ; – en prévoyant les conséquences de ce qui pourrait arriver ; – en envisageant différentes réponses ou solutions possibles.	C'est éviter le sur-accident, prévoir la réaction physique liée à une agression verbale, anticiper le passage à l'acte d'une personne agressive, d'un suicidant, etc.
Déplacement : retourner les sentiments, émotions vers des personnes ou des objets autres que la ou les personnes concernées à l'origine.	Le sauveteur qui « passe ses nerfs » sur une victime, parce que tout ne va pas comme il veut, ou qu'il vient de se disputer avec son chef (*cf.* Chapitre n° 39).
(Dé)négation : dans l'œuvre de Freud, le terme dénégation recouvre les deux sens suivants : – refus de reconnaître comme siens, immédiatement après les avoir formulés, une pensée, un désir, un sentiment qui sont source de conflit ; – refus par le sujet d'une interprétation exacte le concernant, formulée par un interlocuteur.	Refouler les pensées qu'il peut avoir pour une victime : « il faudrait mieux qu'elle meure ! mais je n'ai pas le droit de penser ça ! » Être ému d'une situation et le nier lorsqu'un collègue le fait remarquer.
Déni : action de refuser la réalité d'une perception vécue comme dangereuse ou douloureuse. La dénégation refuse, l'annulation efface, le déni nie.	Se retrouve dans le deuil. La phrase commence souvent par : « Ce n'est pas vrai, ce n'est pas possible... »
Humour : au sens restreint retenu par Freud, l'humour consiste à présenter une situation vécue comme traumatisante de manière à en dégager les aspects plaisants, ironiques, insolites.	Humour noir, notamment (*cf.* Chapitres 2 et 39)
Identification à l'agresseur : ce mécanisme désigne le fait qu'un sujet, confronté à un danger extérieur, s'identifie à son agresseur selon différentes modalités relevées par Laplanche et Pontalis (1967) : – soit en reprenant à son compte l'agression telle quelle ; – soit en imitant physiquement ou moralement la personne de l'agresseur ; – soit en adoptant certains symboles de puissance qui le caractérisent.	Rare chez le sauveteur, mais plus courant chez la victime. D'où le discernement entre victime et agresseur parfois difficile à faire.
Intellectualisation : recours à l'abstraction et à la généralisation face à une situation conflictuelle qui angoisserait trop le sujet s'il reconnaissait y être personnellement impliqué.	Rare chez le sauveteur qui a souvent une logique assez terre à terre. Existe plus chez la victime pour s'expliquer certaines catastrophes.
Isolation : le terme isolation recouvre deux sens. Il peut désigner : – une élimination de l'affect lié à une représentation (souvenir, idée, pensée) conflictuelle, alors que la représentation en question reste consciente ; – une séparation artificielle entre deux pensées ou deux comportements qui, en réalité, sont liés, leur relation ne pouvant être reconnue sans angoisse par la personne.	Gérer le somatique sans prendre en compte le côté psychologique de la victime sous prétexte que ce n'est pas important, afin de ne pas être obligé de reconnaître que l'on ne sait pas gérer cette seconde partie.
Mise à l'écart : tentative de rejet volontaire, hors du champ, de la conscience, de problèmes, désirs, sentiments, ou expériences qui tourmentent ou inquiètent un sujet.	Certains problèmes sont volontairement occultés.
Projection : opération par laquelle le sujet expulse dans le monde extérieur des pensées, affects, désirs qu'il méconnaît ou refuse en lui et qu'il attribue à d'autres, personnes ou choses de son environnement.	Rejeter sur les autres ses propres incompétences.

Tableau 0.2. Exemple de mécanismes de défense (suite)

Type de défense	Attitude du sauveteur
Rationalisation : justification logique, mais artificielle, qui camoufle, à l'insu de celui qui l'utilise, les vrais motifs (irrationnels et inconscients) de certains de ces jugements, de ces conduites, de ces sentiments, car ces motifs véritables ne pourraient être reconnus sans anxiété.	Pas de place aux sentiments ! Seules priment les techniques et la loi !
Refoulement : rejet dans l'inconscient de représentations conflictuelles qui demeurent actives, tout en étant inaccessibles à la prise de conscience.	Un sauveteur pourrait être attiré physiquement par une victime, mais il va refouler cette idée car pour lui ce genre de chose n'est pas concevable en service (bien que, pour certains…).
Refuge dans la rêverie : mécanisme qui consiste en un recours – dans une situation de conflit psychologique ou lorsque le sujet est confronté à des facteurs stressants – à une rêverie diurne excessive se substituant à la poursuite de relations interpersonnelles, à une action en principe plus efficace ou à la résolution des problèmes.	Le sauveteur va se sortir de l'intervention par la pensée. Il va partir dans ses rêveries, être sur une autre planète. Il va falloir lui taper sur l'épaule pour le ramener à la réalité (Figure 0.1).
Régression : la régression constitue un retour – plus ou moins organisé et transitoire – à des modes d'expression antérieurs de la pensée, face à un danger interne ou externe susceptible de provoquer un excès d'angoisse ou de frustration.	Le chef qui se met en colère si on ne l'écoute pas. Le sauveteur qui évite d'assumer ses responsabilités en prétextant « ne pas pouvoir » faire une chose au lieu de simplement admettre qu'il « ne veut pas » la faire.
Renversement dans le contraire : mécanisme où une pulsion conflictuelle est, non seulement refoulée, mais aussi remplacée par la pulsion opposée.	S'acharner à vouloir ranimer quelqu'un. C'est la pulsion de vie contre la pulsion de mort, on s'acharne à réanimer alors qu'on sait que ça ne sert à rien.
Retournement contre soi-même : refus inconscient par un sujet de sa propre agressivité, qu'il détourne d'autrui pour la reporter sur lui-même. Ce mécanisme de défense peut être à la source de sentiments de culpabilité, d'un besoin de punition, d'une névrose d'échec, de tentatives d'autodestruction.	Il est persuadé que si la mission a échoué c'est de sa faute (personne non réanimée), il s'en veut et peut aller jusqu'à s'autopunir ou chercher à se faire punir.
Retrait apathique : détachement protecteur, fait d'indifférence affective, de restriction des relations sociales et des activités extérieures, et de soumission passive aux événements, qui permet à une personne de supporter une situation très difficile.	Le sauveteur se met « sur pilotage automatique » pour travailler (*cf.* Chapitre 39).
Sublimation, le terme sublimation a deux sens dans l'œuvre de Freud : – désexualisation d'une pulsion s'adressant à une personne qui pourrait (ou qui a pu) être désirée sexuellement. La pulsion, transformée en tendresse ou en amitié, change de but, mais son objet reste le même ; – dérivation de l'énergie d'une pulsion sexuelle ou agressive vers des activités valorisées socialement (artistiques, intellectuelles, morales). La pulsion se détourne alors de son objet et de son but (érotique ou agressif) primitifs, mais sans être refoulée. C'est le sens le plus habituel.	Pourquoi certains sauveteurs se donnent-ils à fond dans leur passion qu'est le secourisme ? Sont-ils comblés dans leur vie privée ?

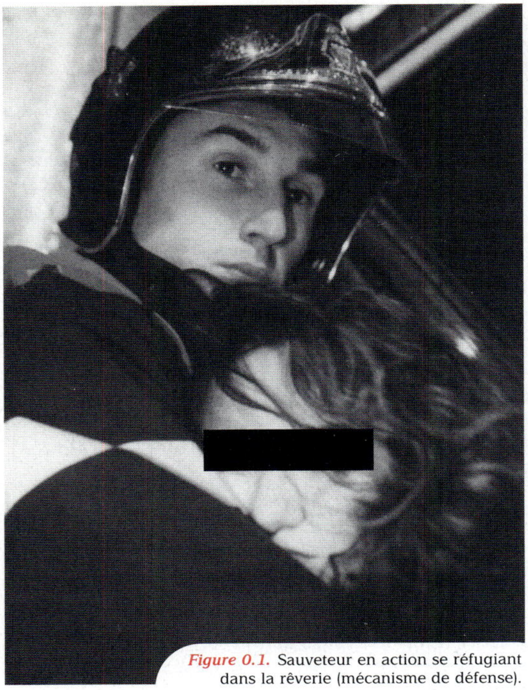

Figure 0.1. Sauveteur en action se réfugiant dans la rêverie (mécanisme de défense).

Dans la pratique du secourisme « savoir-être » et « savoir-faire » sont étroitement liés. Seulement, lors de son enseignement, il apparaît que l'accent est plus mis sur le savoir-faire (apprentissage des gestes et des techniques), et cela au détriment souvent du « savoir-être ». C'est pourquoi nous n'aborderons quasiment pas, dans cet ouvrage, le secourisme dans sa partie technique afin de favoriser, tant le côté « psychologique » de sa pratique, que les attitudes non seulement à prendre mais à privilégier par le sauveteur.
Tout au long de cet ouvrage, on pourra alors s'apercevoir que certains pièges ou écueils doivent être évités. Les principaux, déjà approchés ici pour certains, étant repris aussi dans la conclusion.

Pour en savoir plus

Audet J, Katz JF. *Précis de victimologie générale.* Paris : Dunod ; 1999.
Lopez G, Bornstein S. *Victimologie clinique.* Paris : Maloine ; 1995.
Damiani C. *Les victimes, violences publiques et crimes privés.* Paris : Bayard ; 1997.
Messy J. *Pourquoi la violence ?* Paris : Payot ; 2004.
Tartar-Godet E. *Savoir gérer les violences du quotidien.* Paris : Retz ; 2001.

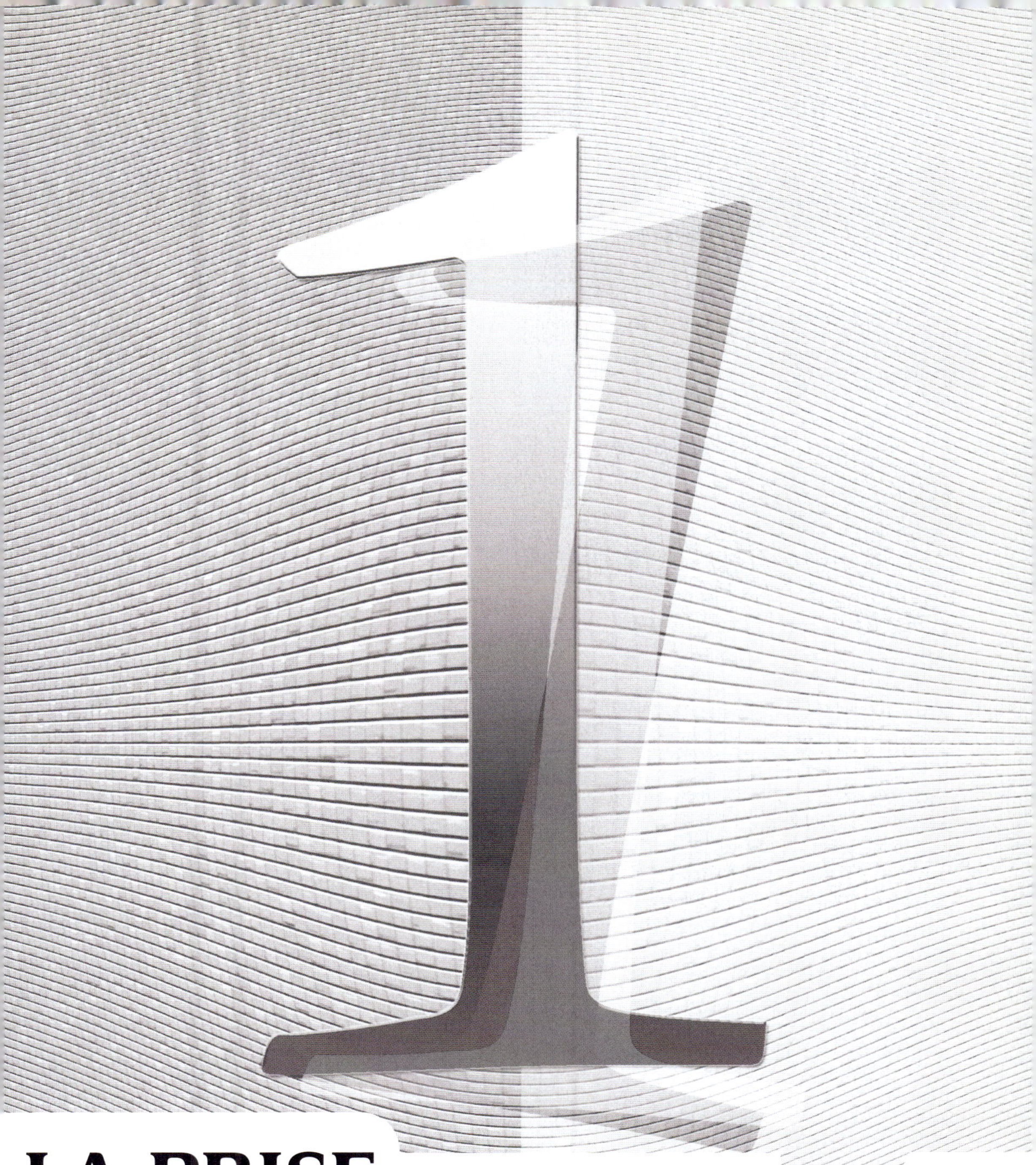

1 LA PRISE EN CHARGE DE LA VICTIME

Sécuriser les lieux

CHAPITRE 1

Avant même d'arriver sur les lieux d'une intervention, il se peut que le sauveteur soit victime de l'inconscience ou du « je-m'en-foutisme » de certaines personnes qui semblent éprouver du plaisir à entraver l'action des secours ou à les faire se déplacer pour rien.
Une fois sur la place, la première chose à faire c'est d'éviter le sur-accident, il est donc pour cela important de respecter quelques consignes sinon les conséquences pourraient être victimaires tant pour le sauveteur que pour la victime à prendre en charge. De même, il est essentiel que le sauveteur sache prendre quelques précautions en matière de protection individuelle lors de certaines interventions.
Le but de ce premier chapitre est donc, après avoir vu comment sont légiférés l'entrave aux secours et les faux appels, d'exposer quelques recommandations de sécurité et de protection, notamment en ce qui concerne les interventions où le sauveteur n'est pas forcément le bienvenu et celles où rentre en ligne de compte la gestion d'animaux. Ces eux paramètres sont rarement abordés, contrairement à d'autres, dans la gestion d'une intervention et les risques liés aux sur accidents.

1. Faux appels et entrave aux secours

1.1 Faux appels

En se présentant sur les lieux de l'intervention, le sauveteur peut s'apercevoir qu'il n'y a rien et qu'il a donc été victime d'un appel malveillant. Si les auteurs en sont identifiés, ils tombent alors sous le coup de l'article 322-14 du Code pénal : « *Le fait de communiquer ou de divulguer une fausse information dans le but de faire croire qu'une destruction, une dégradation ou une détérioration dangereuse pour les personnes va être ou a été commise est puni de 2 ans d'emprisonnement et de 30 000 euros d'amende. Est puni des mêmes peines le fait de communiquer ou de divulguer une fausse information faisant croire à un sinistre et de nature à provoquer l'intervention inutile des secours.* »

1.2 Entrave aux secours

Quelquefois aussi, les sauveteurs sont gênés dans leur progression pour arriver sur les lieux de l'accident et cela de façon délibérée. Les personnes qui entravent ainsi l'organisation de secours s'exposent à des poursuites prévues à l'article 223-5 du Code pénal. « *Le fait d'entraver volontairement l'arrivée de secours destinés à faire échapper une personne à un péril imminent ou à combattre un sinistre présentant un danger pour la sécurité des personnes est puni de 7 ans d'emprisonnement et de 100 000 euros d'amende.* »

2. Arrivée sur les lieux

2.1 Précautions de base et vestimentaires

Savoir bien garer son véhicule est, pour le chauffeur, essentiel, tout comme la descente du véhicule par les équipiers qui devra se faire en faisant attention à la circulation. Pour ce qui concerne les règles de balisage, le lecteur est invité à se référer aux ouvrages déjà existants et traitant du secourisme routier, cependant les situations les plus couramment rencontrées sont rappelées dans la Fiche technique n° 1.

En cas d'intervention sur route ou dans des endroits dangereux nécessitant une bonne visibilité du secouriste, le port de chasubles rétroréfléchissantes est conseillé, voire obligatoire. De même, un casque, dans certaines situations, peut s'avérer une protection efficace. Pour ce qui est des gants, ils ne sont nécessaires que lorsqu'il y a risque de contamination (sang, liquides biologiques, etc.) ou absence d'hygiène de la personne à prendre en charge. Enfin, il est bon de souligner qu'une tenue en adéquation avec la mission reste une nécessité.

Il paraît absurde de mettre des gants, comme cela s'est déjà vu, pour prendre simplement un pouls ou faire du soutien psychologique, ce qui, en plus, risque d'être très mal perçu par la personne secourue.

2.2 Intervention en environnement dangereux ou hostile

Il se peut, comme dans certaines cités ou certains quartiers par exemple, que l'environnement soit hostile à l'intervention des secours, le sauveteur pouvant alors être confronté à trois situations.

2.2.1 Situation normale

Le sauveteur intervient dans un milieu dans lequel domine le sentiment d'insécurité et où son intervention n'est pas forcément la bienvenue, même si on n'a jamais vu les secours empêchés d'intervenir lorsque la victime est originaire de la cité.

Il faudra veiller à toujours garer le véhicule de façon à ce qu'il soit prêt à repartir et à éviter de laisser le conducteur seul à l'intérieur. On n'utilisera pas des avertisseurs sonores et lumineux, surtout la nuit, ces derniers « gênant » les habitants et étant qualifiés d'agressifs par certains jeunes qui ne le sont pas moins eux-mêmes.

Le sauveteur se présentera toujours sur le côté de la porte de l'appartement afin de ne pas s'exposer de face au requérant. Dans le même ordre d'idée, les déplacements seront effectués le long des murs en ayant un œil avisé sur la partie haute de l'immeuble, partie de laquelle les chutes d'objets en tous genres ne sont pas rares.

Lorsque la victime n'est pas seule, on s'attachera à développer son sens de l'information vis-à-vis des autres membres de la famille présents et on surveillera notablement son langage. La réussite de ces interventions est à ce prix : l'embrasement d'une situation ne tient souvent qu'à une parole ou à une attitude[1]. Il faut poser un rapport de force ferme, mais courtois : le sauveteur est celui qui sait sauver et dispose des connaissances. Il est venu pour aider, sans autre intention. Lorsque le requérant est vindicatif ou semble montrer une animosité, il ne faut pas hésiter à menacer de se retirer (lorsque les soins sont nécessaires, le calme reviendra rapidement). Il ne faut pas s'exposer inutilement : la mise en œuvre des secours n'est pas synonyme de sacrifice. La non-assistance implique qu'il n'y avait pas de danger pour soi ou pour un tiers…

On évitera de s'attarder lorsque l'intervention ne nécessite pas de gros moyens afin d'éviter de tenter les fauteurs de troubles sur une détérioration potentielle du véhicule de secours.

1. Voir le Chapitre 4 sur la gestion des personnes agressives.

2.2.2 Situation tendue

Il s'agit du cas intermédiaire où la violence n'est pas déclarée mais latente. La meilleure illustration en est les belles soirées du 14 juillet ou du 31 décembre.

La collaboration préventive avec la police est essentielle. C'est elle qui communique les éléments perceptibles, faisant souvent suite à une de leurs interventions : interpellations, opérations de contrôle...

Les forces de l'ordre seront prévenues d'une intervention des secours dans une zone définie (une cité, un ensemble de rues, un quadrilatère). Les secours interviennent comme au paragraphe précédent, si possible avec un véhicule de police à proximité.

Le sauveteur ne doit pas sombrer dans la paranoïa en voyant en chaque habitant de la cité un agresseur potentiel, mais il doit être vigilant et attentif à la sécurité de ses équipiers qui prime sur tout autre élément. En cas de prise à partie, il faut se retirer immédiatement, quitte à abandonner son matériel, et laisser la police intervenir.

2.2.3 Crise

Ce cas est heureusement assez rare. Il relève d'une véritable organisation avec une collaboration extrême entre les services de secours et les forces de police (en général renforcées de compagnies républicaines de sécurité [CRS] ou de gendarmes mobiles).

L'intervention est toujours précédée d'une reconnaissance policière visant à sécuriser la zone. Lorsque la non-intervention est possible, elle est privilégiée (cas d'un feu de véhicule en plein air sans risque de propagation).

Les victimes seront brièvement conditionnées (en fait, le plus vite possible, à « l'américaine »), puis transportées hors de la zone où un bilan complet sera réalisé. Cette règle vaut pour tous les vecteurs de secours, et surtout pour les unités mobiles hospitalières qui détiennent des produits intéressants dans leurs véhicules (morphine par exemple).

> Le sauveteur doit toujours être persuadé que sa sécurité prime sur l'état de la victime.

3. Interventions et animaux

Toute intervention au contact d'animaux présente des risques pour le sauveteur, qui sont principalement dus à des comportements défensifs lorsque l'animal est blessé. Sinon, le sauveteur peut y être confronté lors d'intervention chez des particuliers où pour sa sécurité, il veillera à les faire enfermer.

3.1 Animaux blessés

Nous allons aborder ici les grandes lignes de leur prise en charge, **sachant que le sauveteur ne remplacera jamais du personnel formé à ce genre de mission** mais que néanmoins face à l'urgence, il faut savoir réagir. Les gestes principaux à accomplir étant alors la capture et le conditionnement de l'animal.

Devant la diversité des circonstances d'accidents auxquels le sauveteur peut être confronté, catastrophes naturelles, accidents de transports ou incendies, etc., il pourra alors avoir affaire à toutes sortes d'animaux que ce soit bien sûr et principalement les animaux de compagnie traditionnels mais aussi ce que l'on appelle les NAC (nouveaux animaux de compagnie) que représentent les reptiles, les araignées et autres joyeusetés du genre détenues par des particuliers.

Outre ces animaux, il y aura aussi ceux rencontrés dans les fermes et les haras, les cirques, ou en transit dans les aéroports. Sans oublier l'ensemble des animaux sauvages, allant du petit rongeur aux animaux des bois (cervidés, sangliers, etc.), en passant par les oiseaux. Ainsi à titre indicatif[2] outre les 670 000 chiens, 947 000 chats, et 300 000 NAC, la région parisienne compterait pas moins de 10 000 primates, 100 fauves, 5 000 équidés, en plus de la faune sauvage métropolitaine constituée de cervidés, sangliers, renards, blaireaux, ragondins, rats, fouines, belettes, oiseaux, etc.

Pour ce qui est des cirques, le Tableau 1.1 donne, là encore à titre indicatif, pour l'année 2000/2001, le recensement des animaux que l'on pouvait y trouver.

2. Source : Brigade des sapeurs-pompiers de Paris.

Tableau 1.1. Recensement des animaux de cirque en 2000-2001

Animaux		Nombres	Nombres de cirques concernés
Camélidés : dromadaires, chameaux		179	78
Éléphants dont au moins 13 éléphants d'Afrique		43	17
Félins	Lions	193	47
	Tigres de Sibérie, du Bengale et croisements	216	42
	Autres : 22 panthères, 2 léopards, 6 pumas, lynx, servals...	36	10
Girafes		3	3
Hippopotames		17	17
Otaries		11	4
Ours grizzlys, ours bruns		10	3
Ratites : autruches, émeus, nandous		38	19
Rhinocéros blanc		1	1
Singes : chimpanzés, mandrill, babouins, hamadryas, macaques		97	31
Zèbres : zèbres de chapman notamment		42	22

Autres : bisons, buffles de Chine, bœufs watussi, vaches écossaises, vigognes, alpagas, lamas du Pérou, gnous, gazelles, oryx, koudous, pécaris, guanacos, cochons du Vietnam, porcs épics, ratons laveurs, kangourous, colombes, cygnes, perroquets d'Amazonie, boas, pythons, crocodiles…

3.2 Capture

Seuls devront être capturés les animaux présentant un réel danger tant pour l'animal, pour le sauveteur que pour une tierce personne (Tableau 1.2).

Si cela est impossible, quelques règles sont alors à respecter. En voici quelques-unes pouvant être données aux sauveteurs et qui sont reprises à partir de différentes sources dont plusieurs sites Internet[3].

Pour la capture, autant que faire se peut, on fera appel, comme on l'a déjà notifié plus haut, à un professionnel (animalier, vétérinaire) ou à du personnel entraîné à ce genre de manœuvre (équipe spécialisée de la Brigade des sapeurs-pompiers de Paris). Cependant l'article 46 de la loi n° 2004-811 du 13 août 2004 de modernisation de la sécurité civile précise : « *Les services départementaux d'incendie et de secours peuvent, pour l'accomplissement de leurs missions impliquant des animaux, acquérir, détenir et utiliser des armes de type hypodermique dans les conditions fixées par décret en Conseil d'État.* »

3. http://www.cc-pays-de-gex.fr/assoc/aspt/telechargement.hltm ou http ://www.lesapeurpompier.fr/article.php?sid=227

Tableau 1.2. Circonstances et risque d'agressivité chez l'animal

Animaux	Circonstances d'agressivité	Risques encourus pour l'animal	Risques encourus pour le sauveteur
Chien	Utilisé comme arme		Morsures, griffures
	Chien accidenté non agressif		
	Chien enfermé dans une voiture	Coup de chaleur mortel	
	Chien prisonnier dans une voiture accidentée	Blessures	
Chat	Troubles comportementaux		Morsures, griffures
Cheval ou ruminant domestique	Échappé	Blessures par accident de circulation	Coups de pieds, ruades, coups de cornes Risque de piétinement
	Prisonnier d'une étable ou d'une écurie en feu	Affolement des bêtes qui retournent vers le feu > sortir les animaux	
	Tombé dans un trou	Blessures	
	Tombé dans une piscine	Noyade : pomper jusqu'à ce que l'animal ait pied et, en attendant, le soutenir hors de l'eau par la tête et la queue	
Faune sauvage métropolitaine	Acculé		Morsures, griffures
Primate	Échappé		Morsures, griffures
Reptile	Échappé		Morsures
	Utilisé comme arme		
Oiseaux	Acculé	Blessures	Cous de bec, coups de serres
Divers	Animaux errants sur voie publique Animaux excités	Accident de circulation : bloquer la circulation, récupérer les errants et les charger dans bétaillères ou les parquer, trier les animaux blessés	Toutes réactions imprévisibles en fonction des animaux : risques de charges

3.2.1 Généralités

Pour tout animal, mettre des gants, tant pour se préserver des morsures ou des coups de bec, que pour se protéger de la contamination possible de certaines maladies.

> Ne pas oublier de se laver les mains après toute manipulation d'un animal.

Éviter les gestes brusques et les cris susceptibles de l'effrayer lors de son approche. Être calme et posé permettra de le mettre en confiance.

Essayer de toujours manipuler l'animal d'un seul bloc si sa taille le permet, cela afin de minimiser le risque d'aggravation de fractures.

3.2.2 Pour les soins

Pour réaliser un pansement sur un animal ayant une oreille coupée, rien ne sert de bander l'oreille, l'animal secouera la tête énergiquement et le pansement ne tiendra pas, mieux vaut d'emblée bander toute la tête.

3.2.3 Trucs et astuces

Pour ramener sur la terre ferme un animal isolé en rivière ou fleuve, ou un animal bloqué par une inondation : plutôt que de le tirer par un bateau, lui fabriquer une bouée. Pour cela, découper le fond d'un vieux Zodiac, fixer l'animal par des sangles aux boudins de l'embarcation.

Pour soulever un animal tombé en excavation sans sangle de levage : utiliser de vieux tuyaux d'incendie.

Et, plus spécifiquement pour certains animaux, voici quelques autres conseils (Tableau 1.3).

3.3 Conditionnement

Une fois l'animal capturé, le placer dans une caisse en carton adaptée à son gabarit où on pourra essayer de le caler avec des chiffons. Ainsi placé dans le noir, l'animal va se calmer. Percer les côtés de cette caisse de petits trous pour que l'air puisse circuler à l'intérieur. Placer au fond de la caisse deux ou trois épaisseurs de papier journal qui absorberont les déjections et protégeront le sol.

Refermer solidement la caisse pour que l'animal n'en sorte pas, surtout s'il est vigoureux. Dans le cas de mammifères (rongeurs, mustélidés), la caisse en carton ne convient pas. L'animal aura tôt fait d'y percer un trou. Prévoir un conditionnement plus solide.

Dans tous les cas, proscrire, si possible, la cage à barreaux ou à grillage dans laquelle l'animal va s'affoler et se blesser davantage. Sinon la recouvrir pour tenter de replacer l'animal dans les conditions ci-dessus à savoir dans le noir.

En attendant le transfert de l'animal, conserver la caisse dans un endroit calme, tempéré et à l'abri des courants d'air.

3.4 Recommandations complémentaires

Les chances de survie d'un animal blessé dépendent de deux facteurs : la gravité de la lésion et le temps d'intervention.

Il faut savoir que la blessure peut remonter à plusieurs jours et que durant tout ce temps se sont accumulés le stress, la fatigue et la dénutrition. Trois facteurs qui influent sur les capacités de récupération de l'animal.

De ce fait, l'animal blessé a besoin de calme. Il faudra donc le laisser dans son carton sans l'exhiber à tout bout de champ.

De plus, il faut empêcher absolument tout enfant ou autre animal de regarder par les trous : le réflexe de l'animal captif serait alors de donner un coup de bec ou de griffe au curieux qui s'approche si près, risquant alors d'entraîner des blessures aux yeux.

Enfin, dans toutes les sources bibliographiques consultées, il est déconseillé de donner à boire ou à manger à l'animal, ainsi que des soins, ce qui pourrait induire des risques de séquelles graves.

La manipulation d'animaux pouvant amener des répercussions sanitaires pour le sauveteur, le lecteur est invité à se reporter au chapitre sur la prise en charge du sauveteur agressé où cette partie est traitée.

Éviter le sur-accident par une bonne approche des lieux d'intervention doit donc rester une priorité pour le sauveteur s'il veut mener à son terme sa mission et ce, dans les conditions optimales de sécurité.

Tableau 1.3. Conseils pour la capture de certains animaux

Oiseaux	Capturer un oiseau dans un arbre : le mouiller avec une lance à eau. Une fois les ailes mouillées, soit il tente de s'envoler et tombe à terre, soit il ne bouge plus et la capture peut avoir lieu.
	Éviter les coups de bec de rapaces, échassiers et autres palmipèdes pendant leur transport : leur scotcher le bec, en faisant bien attention à ne pas boucher les narines. S'il s'agit d'une espèce au bec en forme de couteau (hérons par exemple), attention au bec et à la détente du cou.
	Pour l'immobiliser, le plus simple et efficace est de le recouvrir avec un tissu épais (veste, couverture…) il refermera ses griffes sur le tissu. Le saisir précautionneusement (pour éviter d'aggraver la blessure) mais fermement (pour qu'il ne se débatte pas).
Serpents	Se munir d'une canne ou d'un manche de 1 m environ, équipé en son extrémité d'un crochet retourné (un cintre fait parfaitement l'affaire). Soulever l'animal par son milieu.
	Capturer un serpent : l'hiver, s'il est dans une habitation, couper le chauffage et installer une couverture chauffante au milieu d'une pièce. Le serpent cherchant les points chauds viendra se lover dans cette couverture. Si la situation ne permet pas d'attendre : au moyen d'un extincteur, arroser l'animal de CO. Cela le refroidit, toutes ses réactions s'en trouvent ralenties. Il peut alors être manipulé sans danger. Attention : il mourra immanquablement dans les 48 heures. Cette technique est donc à réserver aux seules situations d'urgence réelle.
Singes	Contenir un singe dans le coin d'une pièce pour faciliter sa capture : cet animal a peur de l'eau, aussi, le faire doucement reculer en mettant face à lui un petit mur d'eau au moyen d'une simple pipette.
Crocodile	Pour le localiser en rivière : le faire remonter en lâchant des grenades de plongée.
Chiens	Fabriquer un masque à oxygène pour un chien : découper une bouteille d'eau minérale et en utiliser la partie supérieure avec l'inhalateur scotché au goulot.
	Transporter un chien présentant une suspicion de fracture du rachis : l'installer sur une échelle en passant les pattes entre les barreaux. C'est le principe du youpala.
Chevaux	Lors d'une évacuation au cours d'un incendie, leur couvrir la tête.
	Savoir si un cheval va ruer car il est inquiet ou en colère : le signe annonciateur ne vient pas des pattes, mais des oreilles, qu'il couche en arrière.

RÈGLES DE BASE DE BALISAGE

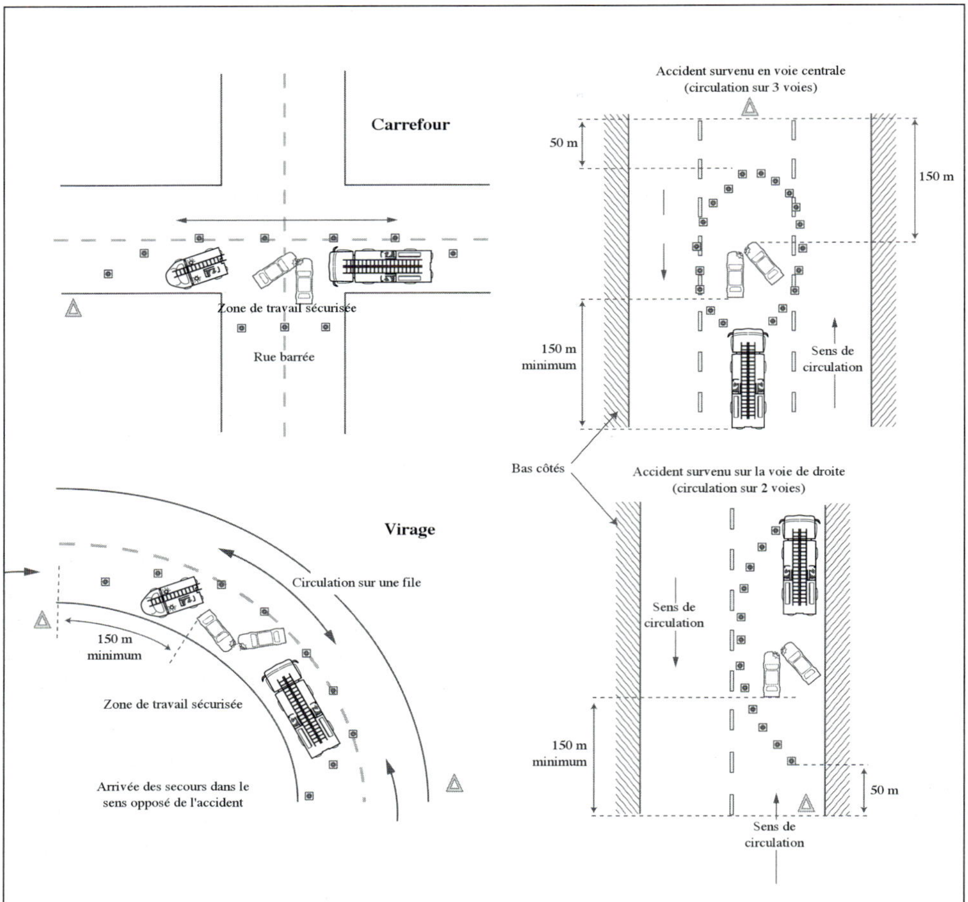

Figure 1.1. Rappel de quelques situations de base de balisage.

APPROCHE DE LA VICTIME

CHAPITRE 2

Le sauveteur sait-il réellement comment aborder une personne qui souffre et qui est avant tout un être humain plutôt qu'un individu quasiment anonyme se résumant à une détresse, une pathologie ou une lésion ?
A-t-il conscience que, de par son comportement et ses attitudes, il peut être « maltraitant » et ainsi survictimiser involontairement, alors qu'il voulait à la base aider, apaiser et soutenir ?
Ce que nous allons traiter maintenant, c'est justement apprendre comment approcher cette victime, reconnaître ses ressentis, et qu'elles sont les erreurs à éviter, tout cela dans le dessein de mieux la connaître pour toujours mieux la prendre en charge.

1. Sauveteur maltraitant

Alors que le rôle du sauveteur entraîne, *ipso facto* de par sa fonction, un rôle aidant, neutre et sans jugement, on s'aperçoit que, malgré tout, le secouriste peut devenir maltraitant sans le savoir !

> Effectivement, même s'il doit savoir mettre de côté ses croyances, ses *a priori* et ses opinions, il n'empêche que parfois celles-ci reviennent au premier plan, devenant ainsi dominantes dans son comportement, faisant alors du sauveteur un être égrillard, moqueur et ironique.

Même si ce comportement correspond à un mode d'autoprotection, il en reste qu'il peut être préjudiciable dans la prise en charge de la victime. Ces attitudes se retrouvant principalement devant la mort. Mais le sauveteur sera parfois amené à avoir ces mêmes réactions, lorsque la gestion d'une intervention aura pour conséquence une remise en question de sa position d'homme, de sa virilité, ou de son côté machiste. C'est ainsi qu'il pourra y avoir alors, par exemple, des ricanements devant les hommes battus, certaines catégories d'homosexuels (ceux notamment à la féminité très prononcée), et les prostituées. Est à rajouter à tout cela le réel manque d'humanité, de tolérance et une véritable difficulté des secours à agir sans préjugés face aux publics victimes de l'exclusion et/ou face aux minorités stigmatisées (toxicomanes, étrangers, gens du voyage, squatteurs, jeunes des quartiers...).

> Un laisser-aller au niveau de l'hygiène du sauveteur lui-même ou de ses actes, une négligence vestimentaire (tenue de travail sale, dépareillée, abîmée, etc.), un langage « trop fleuri » ou déplacé sont là des éléments rédhibitoires à une bonne image de marque du sauveteur dans un premier temps et indirectement de l'association, de l'organisme ou de la profession représentée, pouvant influencer la réaction de l'entourage ou de la victime et donc le devenir de cette dernière.

D'autres attitudes et comportements négatifs et donc victimaires seront traités en filigrane tout au long de ce chapitre, au lecteur de savoir les identifier et d'en tenir alors compte dans sa pratique de tous les jours.
Il n'y a pas que le « savoir-être » qui peut être préjudiciable, mais aussi le « savoir-faire ». Ainsi, le fait qu'un sauveteur soit mal entraîné, incompétent ou qu'il agisse avec du mauvais

matériel ou du matériel mal entretenu pourra avoir des répercussions désastreuses sur l'intervention et, par voie de conséquence, sur la prise en charge de la victime.

> De plus, le sauveteur évitera les relations de familiarité, et notamment le tutoiement.

Ce n'est pas parce qu'une victime est une personne en état d'infériorité que l'on doit le lui faire sentir en la dominant par ce genre de relation. C'est la même chose lorsqu'un soignant en maison de retraite se permet des familiarités avec un résident. Seul le tutoiement d'un enfant reste compréhensible. De même, ce n'est pas parce que la victime a le même âge que le sauveteur que cela autorise ce type de relations.

2. Approche de la victime

> L'approche de la victime est une phase déterminante à partir de laquelle tout va se jouer.

Elle est donc essentielle et mérite toute l'attention du sauveteur. Une bonne prise en charge ne pouvant se faire que si le sauveteur « réussit » son approche et donc son entrée en relation avec la personne.
Afin de perturber le moins possible la victime déjà bien éprouvée, le sauveteur se devra de faire attention à son regard, son toucher et ses paroles dans l'approche de la victime, éléments pouvant être victimaires pour celle-ci.

2.1 Prise de contact

2.1.1 Selon le contexte d'urgence

Suivant le contexte, l'approche directe ne sera pas la même. Effectivement, sur une intervention où une détresse vitale sera en jeu, les présentations seront sommaires avec un « Bonjour, c'est les secours. Qu'est-ce qui vous est arrivé ? » et on passera de suite à la prise en compte de l'urgence.
En revanche, lorsqu'il n'y a pas d'urgence somatique et qu'il y a une importante détresse psychologique, il semble alors important que le sauveteur prenne le temps de se présenter afin de mettre la victime en confiance et ainsi de la rassurer.

2.1.2 Présentation réciproque

Si l'on peut obtenir l'identité de la personne, c'est un plus, car cela permet de s'entretenir avec elle en la nommant, ce qui lui permet de se sentir reconnue. Si l'emploi du prénom peut faciliter la relation, il ne doit toutefois pas être employé sans la permission de la personne concernée. Dans sa présentation, le sauveteur peut aussi donner le sien, mais on évitera toujours de donner son nom et qui plus est ses coordonnées personnelles, ce qui peut être source d'ennuis par la suite.

2.1.3 Expliquer la raison de l'intervention

Si le contexte le permet, le sauveteur expliquera à la victime le pourquoi de sa présence et ce qu'il est possible de faire pour elle et même éventuellement ce qui est déjà envisagé. Le but étant ensuite d'obtenir en retour un accord de principe sur la démarche proposée. Quitte, alors, à entreprendre une négociation si l'accord n'est pas acquis d'emblée (*cf.* Fiche technique n° 14).

2.1.4 Respect de la vie privée

Chez une personne déjà en détresse, il faut savoir que de voir « débouler » toute une équipe de secours chez soi peut être vécu comme une intrusion difficilement supportable. Le chef d'équipe devra alors, s'il s'aperçoit que cela pose problème, expliquer pourquoi cela nécessite autant de monde, ou si la situation le permet, voire le requiert, laisser certains équipiers sur le palier. Car, en fait, il s'agit d'entrer dans la vie des gens à un moment où ceux ci ne s'y attendaient pas, n'y étaient pas préparés ou ne le désiraient pas. C'est ainsi que l'on se retrouve parfois devant des portes fermées avec des gens refusant d'ouvrir, l'approche devant se faire alors à travers celles-ci.
Une fois dans les lieux, même si c'est pour un court moment, les secours vont s'installer physiquement et géographiquement, devant parfois pour intervenir, déplacer quelques meubles ou bibelots. Là encore, cela devra être fait dans le plus grand respect possible des lieux. Équipe de secours ne signifie pas forcement équipe de déménageurs !

On ne s'approprie pas, ni les lieux, ni les gens, sous pretexte qu'« on est les secours ».

L'arrivée dans la toute-puissance de certains sauveteurs rendant alors secondairement victimaire leur intervention, l'humilité doit donc rester de mise.
Afin toujours de faciliter le premier contact, le sauveteur, après s'être donc présenté, débutera alors, par une question ouverte[1] afin de permettre à la victime d'entamer la discussion et ainsi de raconter son histoire.

2.2 Approches particulières

Avec certaines victimes, l'approche devra être personnalisée, en tenant compte, par exemple, d'un handicap.

2.2.1 Victime sourd-muette

Ainsi avec un sourd-muet ou un malentendant utilisant la lecture labiale, le sauveteur devra se placer face à son interlocuteur dans un endroit suffisamment éclairé, parler normalement, sans tourner la tête ou cacher sa bouche, ne pas parler trop vite, articuler convenablement mais sans exagérer. Avoir une ardoise magique ne prend pas beaucoup de place et peut rendre aussi bien des services.

2.2.2 Victime non voyante

Concernant les personnes atteintes de cécité, le sauveteur devra se nommer avant de leur parler et les prévenir avant de les quitter, cela afin d'éviter de les surprendre au début et à la fin, de les laisser dans l'expectative s'ils n'ont pas entendu partir le sauveteur.
Les non-voyants sont des gens qui, chez eux, se déplacent sans problème, connaissant par cœur l'agencement des lieux, rangeant systématiquement chaque objet en un endroit bien précis afin de les retrouver plus aisément. Le sauveteur devra donc après son passage, notamment s'il a dû déplacer des affaires, veiller à bien remettre chaque chose à sa place et s'assurer de ne laisser aucun obstacle qui pourrait entraver le déplacement ultérieur de la personne.
Lors d'un déplacement, le sauveteur accompagnera le non-voyant en lui donnant le bras plutôt qu'en le tirant par la main, ce qui peut être très destabilisant. Il laissera la personne marcher à son rythme (le non-voyant compte souvent ses pas en guise de repères dans certains endroits qui lui sont familiers). Enfin, le sauveteur donnera des indications précises : « nous allons descendre trois marches assez hautes » plutôt qu'« attention aux marches ».

2.2.3 Personne âgée

Pour ce qui est des personnes âgées, on veillera à ne pas parler trop vite, à parler assez fort en articulant bien et en tenant compte des signes de fatigue à suivre la conversation.

2.2.4 Personne d'origine étrangère

Avec une personne ne parlant pas le français, on essayera de trouver un interprète dans l'entourage immédiat ou on fera en sorte d'avoir dans un tiroir de l'ambulance un lexique des phrases médicales les plus courantes dans les cinq ou six langues les plus parlées. C'est très utile aussi dans les infirmeries de stade lors de matchs internationaux ou lors de grandes manifestations aux publics polyglottes (fête des bateaux à Brest, tous les quatre ans, réunissant un grand nombre de voiliers, et donc de marins, venus du monde entier, visite du Pape dans le cadre des Journées Mondiales de la Jeunesse, Jeux Olympiques, etc.).

2.2.5 Enfant

Avec les enfants, on peut se servir du dessin pour les faire s'exprimer lorsque la verbalisation est difficile ou bien passer par l'intermédiaire de leur nounours ou poupée préférés pour qu'ils montrent dessus ce qui s'est passé. Si l'enfant est effrayé des soins que le sauveteur a à lui prodiguer, ce dernier pourra alors reproduire sur ce jouet ce qu'il a l'intention de lui faire, lui montrant ainsi que le nounours ne pleure pas, qu'il va bien. Il y a alors des chances pour que l'enfant accepte les soins plus facilement. Avoir un hochet ou un jouet dans un sac de secours peut souvent être salutaire dans ce genre de

1. Voir le chapitre 5 sur l'entretien pour ce qui concerne les différents types de questions.

situation. Ce jouet devant alors être laissé à l'enfant par la suite afin de ne pas créer de frustration s'il devait être repris, ainsi que par mesure d'hygiène, l'enfant ayant tendance à « tétouiller » souvent le jouet en question.

2.2.6 Personne en situation d'exclusion

L'approche des personnes en situation d'exclusion est présentée dans le chapitre suivant.

2.3 Regard

Le sauveteur se devra d'avoir un regard neutre par rapport à l'intimité de la victime.
De même, on fera en sorte de limiter l'accès à la victime au nombre nécessaire de secouristes.
Ceux-ci feront attention aux regards qui peuvent trahir un sentiment entre eux, qui peut être de gêne, d'indécision ou autre, ainsi qu'aux regards non en adéquation avec les paroles prodiguées ou les gestes effectués.

2.4 Toucher

2.4.1 Station debout

Souvent, certains sauveteurs ont la fâcheuse habitude de rester debout face à une victime assise, voire allongée. Afin d'éviter à la victime tout sentiment d'infériorité, bien compréhensible dans son état, ils veilleront donc à se mettre à la hauteur de celle-ci (Figure 2.1).

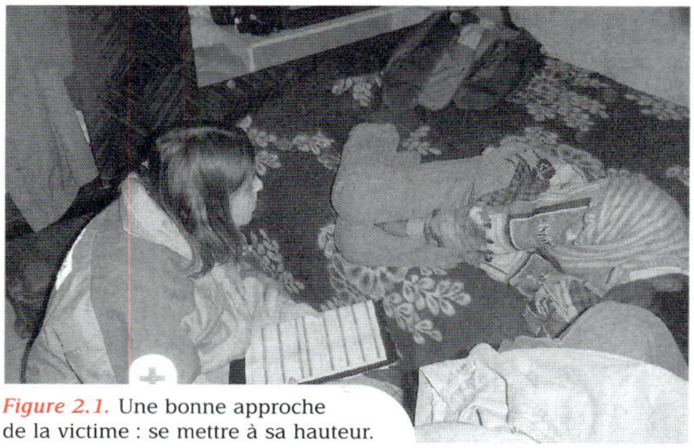

Figure 2.1. Une bonne approche de la victime : se mettre à sa hauteur.

2.4.2 Précautions à prendre

▸ Demander la permission

D'autres ont coutume d'approcher, puis de toucher une victime sans lui demander la permission de le faire, comme si entrer dans l'espace intime[2] de la personne leur était acquis de droit, sous prétexte que : « la personne est blessée et qu'il faut bien aller voir ce qu'il y a ! ». Alors qu'un minimum serait au moins d'annoncer à la victime ce que l'on va lui faire (déshabiller, palper) ou lui demander, lorsque l'on a le choix du sauveteur dans une équipe, si la personne préfère par exemple être palpée par une femme, si elle-même en est une, plutôt que de lui imposer celui qui va devoir la toucher. Cette notion est très importante lorsqu'il y a nécessité notamment de faire des palpations sur une femme musulmane en présence de son mari ou sur une femme qui vient d'être agressée sexuellement.

▸ Éviter d'avoir les mains froides

De plus, le sauveteur veillera à ne pas avoir les mains froides. Combien de victimes a-t-on pu voir sursauter au moment où le sauveteur leur posait la main sur le corps, sursaut qui peut entraîner l'aggravation d'une lésion ou amplifier une douleur déjà présente et difficilement supportable sans une sédation.

> Quoi qu'il en soit, une palpation devra toujours être faite par le biais d'un toucher rassurant, sans être intrusif.

▸ Mettre la victime à l'aise

Un bon sauveteur veillera toujours à favoriser le bien-être de la victime, en l'installant de façon confortable mais aussi en veillant à ce que ses gestes soient pratiqués à l'abri de regards indiscrets.

▸ Éviter de rester seul avec la victime

Afin d'éviter tous problèmes moraux et juridiques par la suite, un sauveteur ne devra jamais faire un bilan ou un soin seul, s'il doit notamment intervenir dans des endroits corporels intimes, cela afin d'éviter que lui soit reproché par la suite d'avoir eu des attitudes équivoques ou d'être carrément accusé d'avoir pratiqué des attouchements. Car devant les tribunaux, c'est sa parole contre celle de la victime, alors, pour se préserver, il vaut mieux avoir des témoins !

2. Voir le chapitre sur l'entretien pour ce qui concerne les differents espaces corporels

2.4.3 Examen exhaustif

Enfin, encore trop de sauveteurs hésitent à déshabiller complètement les victimes afin d'effectuer leur bilan, souvent sous prétexte de préserver l'intimité de la personne, se contentant alors de ne regarder que « là où ça fait mal » et passant parfois ainsi à côté de lésions silencieuses. Il ne faut alors pas confondre pudeur et professionnalisme ! On peut tout à fait dévêtir quelqu'un en ayant beaucoup de respect pour lui.

2.5 Parole

2.5.1 Ce qu'il ne faut pas faire

Il y a beaucoup d'attitudes dans ce domaine à éviter, notamment :

– nier la détresse ou la minimiser par un « C'est pas grave, ça va passer ! » qui sera toujours mal vécu par la victime qui aura l'impression de ne pas être reconnue comme telle ;

– lui parler sans arrêt (logorrhée[3] verbale du sauveteur). La victime, ayant à cet instant énormément de choses qui se bousculent dans sa tête, n'a pas besoin de quelqu'un qui vienne la « saouler » !

– raconter sa vie à la victime : elle a déjà beaucoup à faire avec la sienne à ce moment, sans avoir à devoir subir celle de quelqu'un d'autre dont elle n'a rien à faire et qui de plus est normalement là pour la soulager, pas pour en rajouter !

– ordonner et parler agressivement : ce n'est pas parce que le sauveteur est fatigué, en désaccord avec un autre membre de l'équipe ou qu'il a faim, qu'il doit se « venger » sur la victime ;

– de même, ce n'est pas parce que c'est l'énième victime de la journée qu'il faut lui faire ressentir la lassitude éprouvée. Pour elle, elle est unique et attend donc de la part du sauveteur la même attitude que si elle avait été la première de la journée ;

– par définition une équipe de secours est composée de plusieurs personnes ! Il est important alors d'éviter que plusieurs membres de cette équipe posent les mêmes questions.

> Un seul interlocuteur est primordial.

La victime est déjà assez éprouvée d'avoir à raconter plusieurs fois son histoire, ce qui pour elle peut être très victimaire secondairement en fonction du traumatisme vécu. Il ne faut pas oublier qu'arrivée à l'hôpital, la victime aura encore une fois à recommencer son récit, récit rabâché une nouvelle fois par la suite souvent aux forces de police, à sa famille, etc.

2.5.2 Ce qu'il ne faut pas dire

De plus, les sauveteurs feront en sorte de ne pas avoir de discussion devant la victime concernant les conduites à tenir (relevage, par exemple, où chacun donne son avis sur la méthode à employer). Ce genre de palabres ne faisant que desservir l'image d'efficacité de l'équipe, qui est alors ressentie comme hésitante et donc non professionnelle.

Enfin et surtout, les sauveteurs veilleront expressément à ne pas donner des informations fausses ou non vérifiées, ou de faux espoirs à une victime, avec des phrases du style : « Votre mari et vos enfants vont bien… » Alors que l'on n'a aucune nouvelle de leur état ou que l'on sait déjà qu'ils sont décédés ou en très mauvaise posture.

2.6 Attitudes à éviter ou à favoriser

Mis à part ce que l'on vient de voir, il y a aussi des attitudes à éviter ou au contraire à favoriser.

Les attitudes à éviter sont :

– « faire activer » la victime. Ce n'est pas parce que l'équipe est pressée qu'il faut pour autant imposer le même rythme à la victime ;

– la culpabiliser, le sauveteur est là pour soigner, pas pour juger ;

– se rassurer soi-même en voulant rassurer la victime : « Calmez-vous, ne vous inquiétez pas ! » Eh bien si ! C'est normal qu'une victime s'inquiète et soit agitée ou du moins énervée, c'est-à-dire stressée.

Au contraire, les attitudes à favoriser seront :

– d'écouter la personne sans juger ;

– d'essayer de favoriser son expression, mais aussi de respecter son refus de parler ;

– de la rassurer sur ses réactions, qui sont normales devant un tel événement ;

3. Flot de paroles désordonnées, incoercibles et rapides, que l'on rencontre dans certains états d'excitation psychique. Discours au débit rapide et abondant, qu'il est difficile d'interrompre.

– de diminuer son stress, en pensant, notamment lorsque c'est possible :
• à faire prendre affaires et papiers nécessaires pour l'hospitalisation ;
• à aider à solutionner les gardes d'enfants ou d'animaux, à prévenir famille ou proches de l'évacuation de la victime ;
• à sécuriser le lieu d'intervention lors du départ (fermeture à clef, couper le gaz, enlever un autoradio, etc.).

3. Rappel des étapes de la relation d'aide

Porter secours, c'est entrer dans une relation d'aide. Le sauveteur, et notamment le chef d'équipe, doivent savoir établir cette relation qui repose sur plusieurs étapes.

3.1 Évaluation du cadre de l'intervention

Arrivés sur les lieux, ils devront s'en imprégner, observer l'environnement sans être intrusifs, le cadre étant souvent riche d'informations. En même temps, ils chercheront à savoir pourquoi ils sont là. Puis, d'après les motifs d'intervention et la gravité des lésions constatées, ils établiront les objectifs de soins, c'est-à-dire ce vers quoi ils veulent tendre : soins sur place, évacuation nécessaire ou pas, signature de décharge, prise en charge spécialisée (appel médecin de garde, service d'aide médicale mobile d'urgence [SAMU]), etc.

3.2 Évaluation de la gravité des lésions

Puis le chef va alors, pour évaluer la gravité des lésions, désigner, si cela n'a pas déjà été fait avant, à qui va incomber cette tâche. Parfois, il sera à même de devoir changer l'intervenant, un homme pour une femme, lorsque c'est possible, pour une intervention délicate (enfant, agression sexuelle, etc.).

3.3 Entretien avec la victime

Viendra ensuite l'entretien avec la victime (*cf.* Chapitre 5). C'est une des phases essentielles car d'un bon entretien découlera souvent une prise en charge correcte et plus aisée. Cependant, cet entretien semble impossible chez les personnes délirantes ou sous l'emprise d'une intoxication alcoolique importante, de stupéfiant ou autre.
De plus, le sauveteur veillera à faire de cet instant un moment privilégié et pour cela fera en sorte de ne pas être dérangé en confiant, bip ou téléphone portable, radio ou autres moyens de télécommunication à quelqu'un et cherchera à éliminer avant son entretien tous les éléments potentiellement parasitants : famille intrusive, téléviseur résonnant dans toute la maison, chien qui aboie de manière incessante, etc. Effectivement, il n'y a rien de plus déstabilisateur à la fois pour le sauveteur et surtout pour la victime qu'une sonnerie, qui vient résonner lors d'un moment riche en vécu émotionnel.

3.4 Prise en charge

De là découlera la prise en compte :
– des situations problématiques liées à l'intervention (garde d'animaux, hospitalisation de mineurs, problèmes amenés ou soulevés lors de l'entretien, etc.) ;
– des réactions émotionnelles de la victime, ce qui déterminera l'attitude à adopter (empathie, fermeté, négociation, etc.) ;
– de la gestion du comportement de la victime face à la réalité (révolte, colère, tristesse, etc.) suite à une peur, un deuil, etc.
– enfin, le sauveteur réaxera, si nécessaire, l'objectif de base et prendra la décision finale en tenant compte d'avis extérieurs comme celui du médecin du SAMU, notamment.
Cette relation, même si elle est mise en place en priorité par le chef d'équipe, ne peut être efficace que si l'équipe y adhère à travers un consensus.

4. Savoir dire non

4.1 Difficulté pour le sauveteur

Pour le sauveteur, dont le but est de venir en aide, devoir dire « non » à une victime peut paraître difficile, car dans l'éducation souvent reçue, dire non : ce n'est pas bien !
Ainsi dans l'esprit des gens, cette attitude est inconcevable et, si elle se présente, elle risque de s'associer à une image négative incompa-

tible avec celle de sauveteur, celui-ci devenant alors ce que l'on appelle le mauvais objet. Or, si certaines personnes sont devenues sauveteurs, c'est dans le dessein d'être reconnues et aimées et donc, pour elles, dire « non » est incompatible avec leur fonction.
Mais dire « non » fait prendre moins de risque que de dire oui, car dire « oui » c'est s'engager !

4.2 Possible changement de situation

Lors d'une intervention, plusieurs paramètres peuvent faire que la situation évolue, obligeant de ce fait à modifier des décisions prisent au début. Il est alors parfois difficile pour un entourage de comprendre que l'on puisse changer d'avis par rapport à un engagement pris, changement de lieu de destination d'évacuation, par exemple.

4.3 Évaluation du pour et du contre

Dire « oui », c'est possible mais il faut toujours le faire après réflexion en ayant pesé le pour et le contre. L'avantage du temps de réflexion, c'est qu'il peut permettre à la victime de trouver pendant ce laps de temps une autre solution à sa demande. Le « Je vais voir ce que je peux faire » permet une porte de sortie qui n'implique pas le « oui » et laisse quand même percevoir à la victime ou à son entourage une marque de bonne intention de la part du sauveteur. Ce temps de latence dans la réponse permet aussi, parfois, d'obtenir pendant cette période un consensus d'équipe sans lequel la réponse ne serait pas faisable.

4.4 Conséquences d'un « oui » trop rapide

De plus, dans le cas de plusieurs victimes, dire « oui » à la première sollicitation venue enferme le sauveteur dans son engagement, alors que quelques minutes plus tard une autre sollicitation nécessiterait une réponse affirmative plus urgente, que l'on ne peut alors satisfaire suite au premier engagement.

4.5 Limites établies

Savoir dire « non » peut être aussi salvateur pour le sauveteur qui pose ainsi ses limites, évitant de la sorte un épuisement psychologique pouvant conduire au *burn-out*. En agissant ainsi, il préserve sa conscience professionnelle et sa santé.

5. Manipulation, séduction et transfert

... ou les dangers de la prise en charge. Tel pourrait être le sous-titre.
Ce sont des attitudes de la part de la victime, mais aussi parfois du sauveteur, qui peuvent se retrouver lors d'une intervention.

5.1 De la part de la victime

Le sauveteur peut parfois avoir l'impression que la personne en face de lui cherche à le manipuler ou à le « séduire » afin peut-être de retirer de sa prise en charge des bénéfices secondaires ou dans le dessein de ne pas être inquiétée par la suite dans la responsabilité de l'intervention (mari maltraitant voulant passer pour un innocent, toxicomane cherchant à se faire procurer des médicaments ou se faire dépanner avec de l'argent, chauffeur ivre cherchant à fuir ses responsabilités, etc.).
Le sauveteur peut aussi mettre en doute le récit qui lui est fait lors de l'entretien. Quelle attitude doit-il alors adopter ? S'il se doit, de par son rôle, d'être honnête vis-à-vis de la victime, il doit être en mesure de pouvoir attendre d'elle la même chose en retour, et donc lui signifier s'il se sent berné dans son action, montrant ainsi qu'il n'est pas dupe.
La victime peut aussi renvoyer une image au sauveteur qui fera que celui-ci se sentira « allergique » à elle, lui renvoyant à son tour une image négative, c'est ce que l'on appelle le contre-transfert. Il faut alors passer le relais, la relation étant vouée à l'échec.

5.2 De la part du sauveteur

5.2.1 Cas où le sauveteur se retrouve dans la souffrance de la victime

Le sauveteur peut, à un moment ou un autre, se retrouver dans la souffrance de la victime ou se sentir en miroir avec elle. Cette impression souvent désagréable peut alors influer négativement sur la prise en charge et notamment « parasiter » l'entretien. Le mieux est, dans la mesure du possible, de passer la main et d'avoir l'honnêteté après l'intervention de se poser la question à savoir si le blessé n'a pas servi de caisse de résonance à certains de nos problèmes, mettant ainsi en exergue une partie de notre histoire, non réellement digérée ? Au sauveteur alors d'en tirer les conclusions qui s'imposent, la situation pouvant être amenée à se renouveler si rien n'est fait.

5.2.2 Cas du sauveteur fusionnant avec la victime

De même, dans certaines histoires, le sauveteur pourra être tenté de fusionner avec la victime et ainsi perdre les limites imposées de par son rôle. Cette attitude pouvant être alors victimaire autant pour lui que pour elle.

6. Éléments de bonne approche du sauveteur

Comme nous venons de le voir, pour faire une bonne approche, beaucoup d'éléments sont à prendre en compte, mais celle-ci ne peut être véritablement réussie que si le sauveteur se rend totalement disponible, tout en restant à la fois lui-même, et s'il a le réel désir d'y arriver. Pour cela il devra :

– avoir conscience de sa propre présence et de ce qu'elle peut inspirer ou induire à l'autre ;

– être à l'aise dans son corps pour avoir des gestes rassurants ou apaisants en sachant garder son calme et son sang-froid en toutes circonstances ;

– ne pas être interprétatif et savoir accepter d'autres systèmes de valeur que le sien, afin de tout percevoir sans jugement ;

– faire preuve d'empathie. L'empathie étant la façon par laquelle le sauveteur va apporter une réponse à la douleur morale ou physique de la victime. Une bonne réponse empathique est définie par une bonne intonation, au bon moment, avec le bon tempérament et le bon contenu (E. de Soir, 2001).

Mais aussi et surtout, **le sauveteur devra savoir parler en sachant se taire**, pour pouvoir écouter avec les oreilles mais aussi avec les yeux, pour ainsi mieux tout entendre et donc tout comprendre, et de ce fait, devenir et rester un bon sauveteur opérationnel et professionnel.

Le sauveteur peut aussi s'apercevoir que s'il a des droits, il a aussi des devoirs, et que la victime une fois traumatisée lors de son agression, n'est pas sortie d'affaire pour autant, car après le premier choc passé, un long parcours victimaire l'attend généralement par la suite. En sachant cela, le sauveteur doit donc avoir conscience que sa prise en charge, premier maillon d'une longue chaîne, doit donc être la plus efficiente possible, afin de limiter au maximum les premiers effets négatifs liés à un acte traumatogène.

TYPES DE PERSONNALITÉS, VICTIMES/SAUVETEURS

Il existe différents types de personnalités qui se retrouvent tant au niveau des victimes que des sauveteurs, nous allons en aborder six et voir leurs répercussions sur les lieux d'intervention.

Le persévérant	Sauveteur	Victime
Trait de caractère	La hiérarchie a de l'importance. Très consciencieux. Réservé.	Veut connaître le rôle de chacun dans l'équipe. Mène une réflexion par rapport à ce qui se passe.
Besoins psychologiques	Défendre ses valeurs et ses idées. S'investir dans des projets.	D'être traitée comme il se doit et reconnue dans son statut de victime.
Dialogue intérieur	« Si les gens ne sont pas d'accord avec moi, c'est qu'ils sont contre moi ! »	« Vous n'avez pas le droit à l'erreur. »
Comportement en situation de stress	Il part en croisade : « je vais les convaincre que j'ai raison ! », parfois plus péremptoire : « Ils vont m'entendre ! »	Elle va jusqu'à l'épuisement : « Je vais me battre et leur prouver que je tiens le coup ! »
Masque en situation de stress	Attaquant, a tendance à menacer et à devenir très autoritaire.	Attaquante, pouvant même devenir agressive.
Style de communication	Questions et réponses précises et ciblées.	Questions et réponses précises et ciblées.
Ses motivations à être sauveteur	Par conviction personnelle, veut apporter sa pierre à l'édifice pour faire évoluer le monde.	
Sur une intervention…	Il est très structuré, il analyse.	

L'introverti	Sauveteur	Victime
Trait de caractère	Très introverti, très peu expressif.	Ne parle pas. Ne demande rien.
Besoins psychologiques	Solitaire, certains pensent qu'il est dans son coin en train de bouder. Aime les tâches concrètes et répétitives.	Solitaire, laisse le temps passer et attend qu'on lui dise ce qu'elle doit faire. Ne se reconnaît pas forcément comme victime.
Dialogue intérieur	« Je ne dirais pas ce que je pense. »	« Je ne vous dirais pas ce que je pense. »
Comportement en situation de stress	Se renferme.	Attend passivement.
Masque en situation de stress	Se positionne en victime « Je ne sais pas quoi faire ! »	« C'est foutu, il n'y a plus rien à faire »
Style de communication	Lui donner des actions précises à faire, lui donner des ordres.	Être présent pour s'assurer qu'elle fait ce qu'il y a à faire. Vérifier qu'elle a bien compris ce qu'on lui a dit, lui faire répéter régulièrement pour vérifier qu'elle n'a pas oublié.
Ses motivations à être sauveteur	Si seulement on pouvait le savoir !! Parfois dans un but de réparation, ou pour se prouver quelque chose à lui-même.	
Sur une intervention…	Ne prend pas d'initiatives, peut être un bon exécutant, souvent incapable de faire du soutien psychologique.	

Le promoteur	Sauveteur	Victime
Trait de caractère	Adaptable, séducteur. A un verbe très direct.	Même lors d'une catastrophe, son aspect physique a de l'importance.
Besoins psychologiques	Besoin d'excitation et de défis. Passe souvent des concours, essaie de nouveaux produits, fait beaucoup de formations nouvelles et aime créer des projets.	Besoin d'excitation et de défis. Veut avoir les meilleurs traitements, est capable de négocier ses soins. Être victime lui confère un statut supérieur.
Dialogue intérieur	« Je dois être le plus fort et ceux qui m'entourent ne doivent pas être des minables »	« Je vais leur montrer que je ne suis pas foutue, je vais me battre ! » « Ils vont me donner les moyens pour guérir. »
Comportement en situation de stress	Il manipule les gens. Il est capable de mentir et de se servir des autres pour arriver à ses fins.	Elle manipule les gens et va prêcher le faux pour connaître le vrai.
Masque en situation de stress	Il blâme : « Tu es vraiment nul ! »	Elle blâme : « Vous n'y connaissez rien ! »
Style de communication	Directif. Réceptif aux challenges : « T'es même pas capable de faire la méthode de la cuillère en ramassage ! »	Directif. Relève les challenges : « Je vais vous prouver que je suis capable de me lever. »
Ses motivations à être sauveteur	Se prouver quelque chose à lui-même, pour le côté excitant que procure la décharge d'adrénaline sur intervention.	
Sur une intervention…	Doit parfois être un peu freiné dans ses élans. La technique prime sur le somatique et encore plus sur le psychologique. D'ailleurs, c'est quoi la psychologie ?	

Le rebelle	Sauveteur	Victime
Trait de caractère	Spontané, ludique, créatif. N'hésite pas à dire ce qu'il pense. Vit dans l'instant présent et ne prend pas l'intervention dans sa globalité. Ne mesure pas la conséquence de ses actes.	Se refuse à respecter les consignes données. Peut être difficile à gérer. Essaye que le sauveteur agisse pour elle.
Besoins psychologiques	Peu importe si on l'aime, il cherche à se faire remarquer. Réagit à tout ce qui se passe. Aime l'ambiance de groupe.	A besoin de contact (mais aussi de spectateurs), ce en quoi l'aide le fait d'être une victime. Va faire le clown, être dans l'ironie et la dérision. Va être marginale et s'arranger pour être une victime « différente ».
Dialogue intérieur	« Je fais ce que je veux. »	« Tu vas le faire pour moi ! »
Comportement en situation de stress	Fait des erreurs.	Elle casse ou oublie (phénomène de fuite).
Masque en situation de stress	Il blâme et reporte la faute : « C'est pas de ma faute… »	Elle blâme et reporte la faute : « C'est pas de ma faute, vous ne me l'aviez pas dit… »
Style de communication	Humour et onomatopées : « wouah, c'est super ! » sur une intervention ou la discrétion devrait être de mise.	Humour, onomatopées et provocation : « Vous auriez pas un p'tit joint pour faire planer ? »
Ses motivations à être sauveteur	Vient pour voir, parfois n'en a même pas : faire ça ou autre chose ! Conduire une ambulance, lui permet de faire ce qu'il ne peut pas faire avec sa propre voiture (brûler un feu rouge, faire pimpon et prendre les sens interdits, etc.) et ainsi d'en tirer une jouissance et de contrer l'ordre établi.	
Sur une intervention…	Peut être difficile à gérer, ne respecte pas toujours les consignes du chef. Fait faire son travail par les autres, mais peut être très dévoué s'il reconnaît sa hiérarchie. Peut être bon en soutien psychologique, s'il se reconnaît dans les valeurs « à faire passer » ou avec les enfants.	

Le perfectionniste	Sauveteur	Victime
Trait de caractère	Il pense de manière très organisée et logique. Les soins sont méticuleux. Classe les gens et les choses dans des cases.	Range toutes ses affaires avant d'être évacuée. Vérifie si tout est bien fermé, prévoit qui ira chercher les enfants à l'école, etc.
Besoins psychologiques	Être reconnu dans son travail. Aime être toujours rassuré sur son travail. Besoin d'être structuré dans le temps : l'heure, c'est l'heure !	A besoin d'être valorisée dans ses efforts et d'avoir des renseignements précis sur ce qui va se passer.
Dialogue intérieur	« Je dois être parfait. »	« Je dois être une victime irréprochable, en échange, les sauveteurs doivent être compétents, parfaits, donc, eux aussi, irréprochables. »
Comportement en situation de stress	Il contrôle ce qu'il fait et ce que font les autres.	Elle veut tout savoir, se renseigne partout, fait des recoupements.
Masque en situation de stress	Attaquant : « Je vous l'avais bien dit ! »	Attaquante
Style de communication	Fonctionne sur un mode question/réponse.	Manifeste peu d'émotions, observe, enregistre. Ses demandes sont très ciblées.
Ses motivations à être sauveteur	Aider son prochain, a un besoin de reconnaissance.	
Sur une intervention...	Très bon dans l'administratif et la gestion. Avec lui, l'ambulance est toujours bien rangée et il ne manque rien. Est parfois un peu trop psychorigide avec les victimes. Il n'a pas un très bon relationnel avec les victimes car il voudrait qu'elles agissent comme lui l'entend.	

L'empathique	Sauveteur	Victime
Trait de caractère	Compatissant : « Oh ! le pauvre ! » Accueillant, attentif aux besoins d'autrui, chaleureux.	Compatissante avec les sauveteurs : « C'est bien ce que vous faites, vous êtes tellement disponibles, mais ça doit aussi être très dur et fatiguant ! » Offre des gourmandises aux sauveteurs qui viennent s'occuper d'elle.
Besoins psychologiques	Être reconnu en tant que personne. Être aimé. Cherche à créer une bonne entente au sein de l'équipe.	S'excuse presque d'être victime et pour le travail qu'elle procure, mais a besoin d'être reconnue.Très sensitive.
Dialogue intérieur	Faire plaisir. Difficulté à dire non.	Faire plaisir. Fait facilement confiance.
Comportement en situation de stress	Devient gaffeur.	Va commettre des erreurs.
Masque en situation de stress	Geignard, plaintif et va se trouver des excuses : « C'est pas ma faute, je suis si fatigué, on nous en demande tellement ! »	Geignard et plaintif : « Je n'avais pas compris ! »
Style de communication	Nourricier et protecteur à la limite de la flatterie.	Nourricier et protecteur : « Merci, c'est très gentil à vous. »
Ses motivations à être sauveteur	Être utile à son prochain, parfois dans la réparation.	
Sur une intervention...	Bon en soutien psychologique s'il sait garder ses distances. Pour lui, la victime est quelqu'un de gentil par définition. Parfois un peu naïf, car il ne voit pas forcément le mal.	

Une approche particulière : la personne en situation d'exclusion

3 CHAPITRE

Outre les violences physiques et morales, existent les violences sociales. Cependant, le sauveteur est parfois démuni devant les personnes en situation d'exclusion, d'autant que celles-ci peuvent lui inspirer un rejet dû à leur agressivité supposée, accompagnée souvent d'un refus de soins et au manque d'hygiène, impliquant une odeur parfois difficilement supportable, surtout lors de l'évacuation en milieu clos et restreint que représente l'ambulance, ainsi que par les risques de transmission de certaines parasitoses.
Si la mise en place de maraudes lors des plans « grands froids » semble avoir suscité quelques évolutions positives dans les mentalités au sein des sauveteurs bénévoles associatifs, il est en revanche à noter peu de changement d'attitude de la part des secours publics.
En outre, si ces maraudes ont permis une prise en charge plus opérante, il n'en reste pas moins que cela pose un réel problème idéologique, en tout cas repose la question de l'inégalité des citoyens dans l'accès à la santé malgré la loi contre les exclusions (la loi du 29 juillet 1998 définit l'exclusion comme l'incapacité à accéder aux droits sociaux fondamentaux).
Ne pouvant en quelques pages traiter de toute la problématique de la prise en charge des exclus et plus particulièrement des personnes sans abri, nous axerons ce chapitre principalement dans quatre directions : leur approche, le bilan somatique, la souffrance psychique, la prise en compte de leur environnement.

1. Approche

1.1 Contexte de l'intervention

L'intervention auprès des personnes sans abri se fait généralement dans deux contextes différents : l'urgence ou lors de visites, type maraude. Les intervenants étant soit des secouristes associatifs faisant aussi bien de l'urgence que du social, soit uniquement des secouristes de type urgentistes : les pompiers. Si, pour ces derniers, la présentation est facile car sans ambiguïté, elle peut être toute différente pour les sauveteurs associatifs qui devront spécifier dans quel contexte ils interviennent et ce, afin de faire tomber la méfiance que ne manquera pas de leur opposer l'exclu qui se demandera pourquoi, pour une fois, on vient s'intéresser à lui.

1.2 Lien de confiance

1.2.1 Présentation

Les sauveteurs habitués aux maraudes savent combien le tissage du lien « confiance » est important dans ce type de relation et que ce n'est pas parce que l'on arrive avec toute sa bonne volonté et sa soupe chaude que pour autant tout est gagné. Ainsi, toute volonté de présentation trop rapide peut être vécue comme intrusive et persécutrice. Même si des indications nous sont d'emblée données par l'attitude de la personne, nous ne savons jamais ce que va déclencher le fait de s'adresser directement à elle, surtout lorsqu'il s'agit du premier contact.

Il donc important de se nommer et d'expliquer le pourquoi de notre action.

1.2.2 Conséquences d'une présence jugée intrusive

L'intrusion de force est à bannir et le sauveteur sera parfois déconcerté par un accueil vindicatif, voire rejetant et agressif. Il faut comprendre que le sans-abri a pour une fois l'occasion de parler à quelqu'un d'autre qu'à l'un de ces congénères, et qu'il en profite ainsi parfois pour cracher toute sa haine de la société. Le sauveteur n'est pas alors directement visé personnellement, mais sert d'exutoire à une rancœur profondément ancrée. Agressivité qui peut, de plus, être amplifiée par une imprégnation éthylique ou, chez certains jeunes marginaux, par la prise de produits stupéfiants. Le sauveteur devra rester sur ses gardes et notamment, lors de ses maraudes, ne pas s'aventurer seul, n'importe où, dans n'importe quel squat, souvent à la seule lueur de sa lampe de poche, sans s'identifier. Alertés par le bruit des pas qui s'approchent, les occupants des lieux, pouvant craindre une descente de police, croiraient alors à l'arrivée des forces de l'ordre, et leur réaction (fuite, agression, etc.) risquerait de ne pas être en adéquation avec ce qu'espérait le secouriste.

Une fois la relation de confiance établie *a minima*, le sauveteur devra, comme on l'a déjà vu dans le chapitre précédent, se mettre à la portée de la personne à secourir, rares étant les exclus retrouvés debout.

2. Bilan somatique

2.1 Pathologies rencontrées

Lors de son bilan, le sauveteur doit savoir qu'il risque de retrouver une symptomatologie typique aux SDF[1] ou aux personnes marginalisées, à savoir principalement :

– des blessures :
• provenant d'anciens règlements de comptes ;
• liées à une pathologie non soignée comme le diabète ;
• dues à des actes auto-agressifs ;
• résultant de chutes induites par un état d'ébriété avancé ;
• en rapport avec des crises d'épilepsie ;
• stigmates d'injections mal faites ;
– des ulcères de jambes (blessures et ulcères étant souvent mal soignés, parfois purulents, emballés dans du papier journal) ;
– des gelures, une hypothermie en relation avec les conditions climatiques (*cf.* Fiche bilan n° 3) ;
– des parasitoses (poux, puces, etc.) dues à une infestation par des parasites transmis par contact, engendrant des démangeaisons des zones concernées :
• les poux, il en existe plusieurs types qui touchent différentes parties du corps. Il y a bien évidemment les plus connus au niveau du cuir chevelu, mais ceux-ci peuvent s'étendre à l'ensemble du corps, ils prédominent alors au niveau du tronc et des racines des membres et pondent leurs lentes dans les vêtements. Au niveau du pubis ce sont les « morpions », considérés comme maladie sexuellement transmissible puisqu'ils se transmettent classiquement par voie sexuelle et qui, s'ils ne sont pas traités, s'étendent aux autres zones poilues (thorax, aisselles, cils…) ;
• la gale est due, quant à elle, à un parasite invisible à l'œil nu, un acarien nommé sarcopte. Celui-ci se loge sous la peau du sujet infesté, se déplace en formant de petits sillons visibles et y pond ses œufs ;
– des troubles liés à la prise d'alcool ou de drogues (ivresse, syndrome de manque, etc.) ;
– des problèmes digestifs en rapport avec la malnutrition, les carences vitaminiques, aux défauts d'hygiène buccodentaire, le tout accentué par l'alcoolisme ;
– des pathologies rhinopharyngées et bronchopulmonaires, liées au tabac et aux conditions hivernales (bronchite chronique, pneumopathologies aiguës, rhinites, otites, sinusites, angines, etc.), plus une recrudescence de la tuberculose ;
– des problèmes infectieux liés à des pathologies méconnues comme le virus de l'immunodéficience humaine (VIH) ou l'hépatite et aux blessures mal soignées ;
– des troubles mentaux qui étaient présents avant la marginalisation et l'exclusion ou qui

1. SDF : sans domicile fixe, terme repris tout au long du chapitre dans un but de raccourci, pour définir la personne sans abri.

ont été induits par celles-ci (psychoses, troubles de la personnalité notamment personnalité antisociale, troubles du comportement qu'ils soient hétéro- ou auto-agressifs, démence alcoolique, états dépressifs surtout chez les femmes, etc.).
Le sauveteur devra donc, à la lueur de toutes ces informations, orienter son bilan et accentuer ses recherches dans ces domaines.
De plus, outre la prise des constantes habituelles, le dosage de la glycémie capillaire s'avère nécessaire. La prise de la pression artérielle pourra mettre en évidence des hypertensions, mais des hypotensions sont possibles également, notamment en fonction de l'état de la personne (dénutrition importante).

Attention
Certains sauveteurs ayant l'habitude de « ramasser » toujours les mêmes SDF, ont tendance à effectuer des bilans quelque peu sommaires, pensant que « c'est toujours la même chose » et passent ainsi parfois à côté de détresses pouvant mettre en cause le pronostic vital.

2.2 Soins

Le soin au SDF peut revêtir une symbolique toute particulière, car on ne le déshabille pas comme on dévêtirait n'importe quel autre blessé.

Effectivement, son empilement de vêtements équivaut pour lui à une seconde peau et même si les vêtements sont sales et déchirés, ils représentent toute sa richesse. Les découper peut alors être source d'un ressenti traumatogène de sa part et lui donner la sensation d'être dépouillé de tous ses biens. S'attaquer à ses vêtements peut donc être vécu comme une effraction. Mise à nu, la personne pourra alors ressentir certes de la gêne mais aussi de la honte de se montrer dans un tel état de délabrement physique.

Le sauveteur veillera donc à se montrer très prudent dans ses gestes et ses attitudes qui peuvent être perçus comme une agression.

Ainsi, il évitera de montrer sa stupéfaction, son écœurement ou son interrogation au fur et à mesure qu'il déshabillera la personne et qu'il ira de surprises en surprises, son langage non verbal pouvant ainsi trahir ses pensées !

3. Souffrance psychique

Souvent laissée de côté, car méconnue par les sauveteurs, la souffrance psychique de la personne en situation d'exclusion est néanmoins toujours présente et diffère des troubles mentaux évoqués plus haut.
La souffrance psychique se traduit par des signes qui peuvent être intéressants à connaître notamment par les bénévoles associatifs, qui, par leur activité, auront à prendre en charge des SDF au long cours, souvent pendant toute une saison hivernale.
Néanmoins, même si dans l'urgence, l'intérêt de ses signes paraît plus limité, il est bon d'en avoir quelque notion, afin de pouvoir élaborer le contact avec le SDF pris en charge.
Le rapport de juin 2003 « Souffrance psychique et exclusion sociale », préparé par le secrétariat d'État à la lutte contre la précarité et l'exclusion, les définit comme étant les suivants (en italique) et nous les expliquerons succinctement :
– *perte diversifiée de la palette des conduites adaptatives :* le SDF sait de moins en moins réagir aux événements qui surviennent, se désadaptant ainsi petit à petit par rapport à la société ;
– *inscription dans le temps de l'instant*, il ne vit que dans l'instant présent et au jour le jour, étant ainsi incapable de se projeter dans l'avenir ;
– *incapacité à utiliser les compétences antérieurement acquises*, même s'il en a dans certains domaines. Celles-ci s'anéantissent progressivement ;
– *incapacité d'utiliser les liens sociaux antérieurement construits et perte de la notion d'interdépendance avec les personnes et les groupes comme par exemple la famille.* L'isolement s'instaurant par le mode de vie, le SDF n'a plus souvent aucune relation avec sa famille ou les gens qui lui étaient proches. C'est comme s'il avait changé de monde ;

– *incapacité de nouer de nouvelles relations affectives et sociales stables et diversifiées.* Mis à part ses compagnons d'infortune, il ne fréquente personne. C'est pour cela que nouer une relation, ne serait-ce que ponctuelle, avec un bénévole ou un sauveteur, est dans un premier temps difficile pour lui, mais dans un second temps, une fois le cap franchi, très enrichissant ;
– *solitude affective, sociale et relationnelle*, qui découle de l'isolement ;
– *perte de l'initiative relationnelle*, si ça ne vient pas du sauveteur, ça ne viendra pas du SDF ;
– *incapacité à imaginer les demandes d'aides nécessaires par incapacité à ressentir les besoins sanitaires et sociaux ;*
– *incapacité à imaginer que la situation puisse changer à partir d'aides extérieures, vu la désactivation des compétences antérieurement acquises : inéluctabilité ;*
– vécu dans l'instant présent et, par *disparition des capacités d'initiative*, réponses aux seules propositions immédiates ;
– *incapacité à imaginer les aides possibles, à les recevoir et à les estimer comme satisfaisantes, incapacité à les croire efficaces ;*
– *conduites d'évitement, de repli, de passivité.* L'isolement et la marginalisation le rendant quelque peu « sauvage », d'où ces attitudes induites ;
– *baisse de l'estime de soi et de se croire susceptible d'agir sur son propre destin.* Entrent en jeu les sentiments de honte et de culpabilité ;
– *conduites addictives de compensation.* Drogues mais surtout alcool ;
– *troubles dépressifs.* Dus à la situation, mais sans tentative de suicide. Le sauveteur pourra remarquer qu'il n'intervient pratiquement jamais pour une tentative de suicide chez un SDF. Effectivement, celles-ci sont quasi inexistantes. Pour passer à l'acte, il faut encore que la vie ait un sens et qu'on veuille la renier. Ainsi, si les exclus attachent peu d'importance à leur vie, l'urgence du logement et de la nourriture passant avant ces questions quelque peu métaphysiques, ils seront, en revanche, très souvent affectés par la mort[2] d'un des leurs, allant jusqu'à assister aux funérailles ;
– *déni de la souffrance.* Par orgueil, banalisation ou refus.

C'est ainsi qu'en réponse à tout cela, le sauveteur, s'il désire entreprendre une aide plus globale auprès du SDF, à travers une démarche autre que celle qui consiste à procurer des vêtements ou un repas chaud, pourra :
– analyser les compétences antérieures du sujet et aider à les réactiver ;
– alléger ou supprimer les difficultés existentielles rencontrées ;
– assurer un soutien et un accompagnement adéquats, diversifiés, personnalisés et inscrits dans la durée ;
– faire percevoir la possibilité d'un changement à partir des ressources propres du sujet et de l'aide apportée ;
– créer une relation d'aide non invasive ;
– restaurer les affiliations et le lien social ;
Ces quelques pistes qui, pour certaines, s'avèrent difficilement réalisables auprès d'une personne en situation totale d'exclusion, peuvent être cependant adaptées aux personnes en état de précarité, et déjà en contact avec les associations par le biais des banques alimentaires ou des vestiaires. Leur mise en place pouvant justement éviter un basculement dans l'exclusion.

4. Prise en compte de son environnement

4.1 Sans-abri

Lors de la prise en charge d'un SDF, pour une hospitalisation notamment, le sauveteur sera souvent confronté au problème de comment gérer ses biens, que sont souvent le caddy qui renferme toute sa fortune et le chien qui l'accompagne.
Rares seront les congénères qui voudront s'occuper de l'animal, celui-ci représentant pour eux une charge supplémentaire, d'ailleurs, souvent, le propriétaire ne voudra pas leur laisser, il faudra donc faire appel aux services de police, qui verront alors avec les associations susceptibles de pouvoir recueillir l'animal.
Pour ce qui est du caddy, le laisser serait le vouer à un pillage certain, il s'avère qu'il fait alors souvent partie du voyage et arrive lui aussi aux urgences !

2. L'institut médicolégal de Paris reçoit environ 100 SDF par an, trouvés morts sur la voie publique (Paris et petite couronne).

4.2 Locaux insalubres

Outre le problème du SDF, le sauveteur peut être amené à intervenir dans des lieux où vivent des personnes incuriques (Figures 3.1 et 3.2) ou dans certains squats où règne souvent en plus de l'insalubrité, un sentiment d'insécurité.

Une insalubrité est souvent due aux déchets et détritus accumulés, à l'humidité par manque d'aération ou à la mauvaise construction et par l'air vicié mal évacué, ce qui implique pour le sauveteur d'intervenir dans des endroits où les moisissures et certains animaux comme les rats et les cafards sont légions (Figures 3.3 et 3.4) et où certaines maladies comme la tuberculose sont présentes.

> Le fait que l'air soit mal ventilé doit aussi attirer l'attention du sauveteur sur les risques d'intoxication au monoxyde de carbone que représentent alors certains appareils de chauffage.

Intervenir dans ces zones impliquera donc pour le sauveteur de redoubler d'attention tant pour sa sécurité que pour les risques sanitaires qu'il encourt. Un nettoyage, voire un changement de tenue peuvent s'avérer nécessaires après une intervention en tels lieux, cela afin d'éviter les risques de contamination de retour au centre de secours ou au domicile.

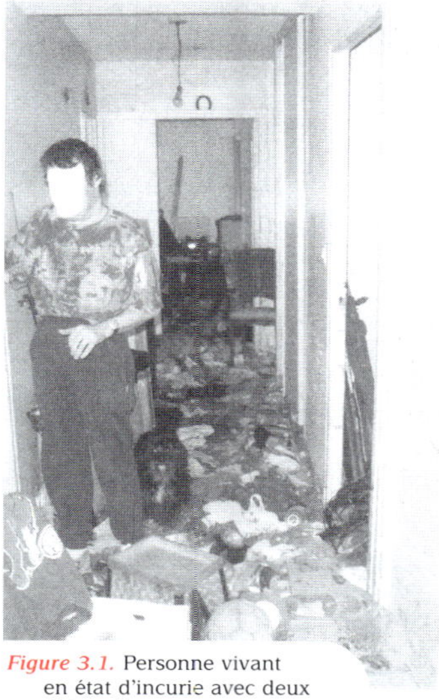

Figure 3.1. Personne vivant en état d'incurie avec deux chiens (l'un vivant, l'autre mort depuis plusieurs mois), un enfant et un adolescent.

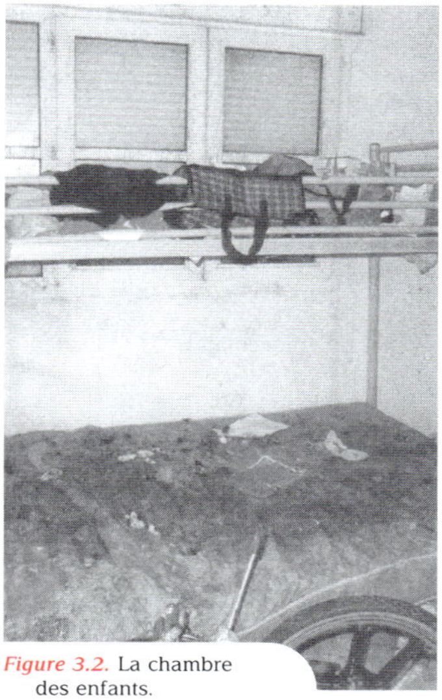

Figure 3.2. La chambre des enfants.

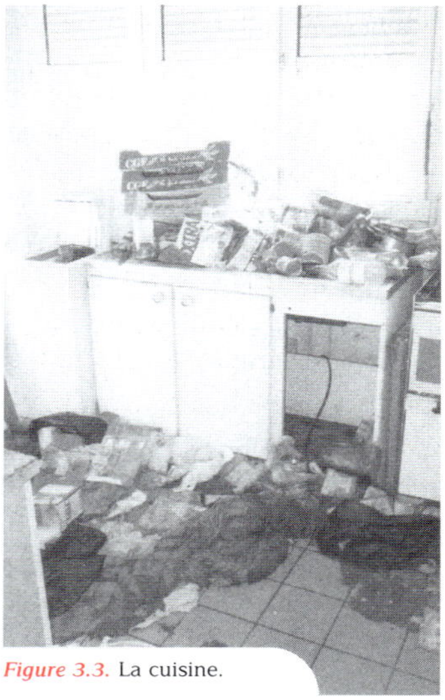

Figure 3.3. La cuisine.

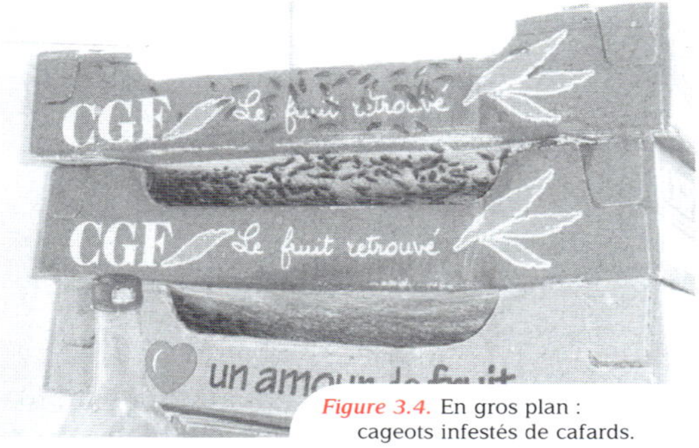

Figure 3.4. En gros plan : cageots infestés de cafards.

LES ACCIDENTS DUS AU FROID

Pour ce qui des mécanismes de la thermorégulation, voir la Fiche bilan n° 35 « Coup de chaleur et insolation ».

Hypothermie

Il y a hyporthermie lorsque la température rectale est inférieure à 35 °C.
Une hypothermie modérée est normalement réversible. Le rétablissement est total, mais il peut être difficile si la température est inférieure à 26 °C

Température corporelle interne (TCI)	Manifestations physiologiques		Gravité
TCI comprise entre 36 et 37 °C	Sensation de froid de plus en plus grande, frissons.	Pâleur. Élocution difficile. L'esprit s'engourdit et le sujet devient confus. Baisse du pouls et de la ventilation.	Hypothermie modérée.
TCI comprise entre 34 et 36 °C	Amnésie, frissons.		
TCI comprise entre 32 et 34 °C	Arythmie cardiaque, fin des frissons, début de la rigidité musculaire.		
TCI comprise entre 30 et 32 °C	Diminution du niveau de conscience.		Hypothermie grave.
TCI comprise entre 28 et 30 °C	Inconscience, fibrillation ventriculaire possible.		Hypothermie majeure.
TCI comprise entre 26 et 28 °C	Disparition de tout tonus musculaire.		
TCI comprise entre 24 et 26 °C	Mort apparente.		

Causes principales

Les causes principales sont :
– environnement refroidi même s'il ne gèle pas ;
– immersion prolongée dans l'eau froide ;
– protection inefficace contre le froid, surtout si le blessé est fatigué, porte des vêtements humides, ou est en altitude ;
– station prolongée dans un lieu faiblement ou non chauffé, dans un abri de fortune, etc.

États aggravants

Ce sont :
– l'alcoolisme et la drogue ;
– le diabète, un état physique précaire ;
– l'âge (les enfants se refroidissent plus vite), les personnes âgées.

Rappel sur la conduite à tenir

Boissons chaudes et sucrées chez le sujet conscient, après accord médical.
Mettre la victime au sec, la changer et l'envelopper dans une couverture. Surveillance et évacuation.

Ne jamais frotter ou masser les membres, ni inciter la victime à faire des exercices.

Gelures

Ce sont des lésions plus ou moins profondes de la peau et des tissus sous-jacents, consécutives à une exposition plus ou moins prolongée à une température inférieure à 0 °C. La formation de cristaux de glace à l'intérieur des cellules entraîne leur éclatement et donc leur mort.

Facteurs aggravants

Les facteurs aggravants sont :
– le vent ;
– l'humidité ;
– les équipements insuffisants ;
– l'épuisement ;
– la déshydratation, car le sang est plus épais, il passe donc moins bien.

Signes

Les signes sont :
– douleurs et fourmillements au niveau des parties atteintes (oreilles, nez, menton, mains et pieds le plus souvent) ; **puis** insensibilité ;
– difficultés à remuer les extrémités ;
– peau dure et raidie ; blanche cireuse ou bleue marbrée ;
– œdème ;
– nécrose.

Rappel important

• *Ne jamais laisser marcher le blessé avec ses pieds « dégelés ».*
• *Ne jamais frotter ou masser les parties gelées.*
• *Ne jamais crever les cloques.*
• *Ne jamais réchauffer avec une chaleur sèche ou radiante, car il y a risque de brûlures.*
• *Enlever tout ce qui pourrait empêcher la circulation comme les montres, bagues et vêtements avec élastiques.*
• *Surélever les parties atteintes pour supprimer douleur et gonflement.*
• *Réchauffer par contact peau contre peau (mains sous les aisselles).*
• *Surveillance et évacuation, traiter comme une détresse circulatoire → oxygène.*

GÉRER LES PERSONNES[1] AGRESSIVES

4 CHAPITRE

Lors de ses diverses missions et interventions, le sauveteur est parfois amené à gérer des personnes agressives. Cette agressivité peut être due au contexte (différends familiaux, sinistres), mais aussi parfois aux retombées de l'événement traumatique (attente trop longue, angoisse, deuils, etc.). Force alors est de constater que bien souvent, le secouriste rencontre des difficultés pour gérer une telle situation. Nous allons donc voir la conduite recommandée dans de telles circonstances (cf. Fiche technique n° 4).
Toute agressivité ne mène pas forcément à un passage à l'acte, mais tout passage à l'acte est quasiment toujours précédé d'une phase d'agressivité de la part de son auteur.
Pour ce qui est des définitions, on fera la différence entre une personne agressive, violente ou dangereuse :
– la personne agressive exprime une pulsion dont le contrôle est incertain, ce qui relève de l'affect[2] ;
– la personne dangereuse est, quant à elle, susceptible de commettre un acte violent, victimaire pour elle-même ou pour autrui ;
– la personne violente, elle, est déjà passée à l'acte et peut réitérer.

1. Facteurs de risques

Plusieurs facteurs de risques entrent en ligne de compte dans le phénomène agressif des personnes. ils peuvent être divisés en quatre catégories :
– les facteurs de base, communs à toute forme et cause d'agressivité, que sont :
• les sentiments comme la frustration, l'oppression, l'injustice ainsi que la haine, le racisme ou la jalousie. Mais aussi la vexation, les complexes, l'échec et la souffrance ;
• les conduites addictives dues à l'alcool, au tabac, à la drogue ;
• de même, la nervosité et l'agitation qui favorisent souvent une telle attitude ;
• les éléments liés à l'environnement comme le bruit, la chaleur et l'humidité, qui peuvent soit être source d'agressivité, soit renforcer une agressivité déjà existante comme peuvent aussi le faire le surmenage, la fatigue ou la peur ;
• des conditions environnementales comme le travail, la solitude, l'enfermement, la défense de son territoire ou la promiscuité ainsi que la recherche de partenaire qui favorisent aussi cette violence intérieure, tout comme d'ailleurs l'âge, le sexe, l'origine et le milieu socioculturel ;
• enfin, la provocation gratuite qui est déjà, en elle-même, une forme d'agressivité ;
– les facteurs psychopathiques et biologiques, qui mettent en cause une pathologie somatique ou psychiatrique et ceux qui sont propres à la personne :
• les affections somatiques comme l'épilepsie ou l'hypoglycémie ;
• les maladies relevant de la psychiatrie : schizophrénie, pathologies psychotiques aiguës, hallucinations, dépressions, mélancolie, tentatives de suicide récentes, manies, troubles de la personnalité avec des comportements inadaptés et enfin absences ou levées d'inhibitions ;

1. Dans ce chapitre le mot « personne » a été retenu comme terme générique pour englober tant les blessés que les impliqués.
2. Synonyme d'émotion.

• les facteurs de risques provenant de la personne :
- un passé de violence ou de délinquance : sujets souvent violents, avec agitation ou impulsivité, et une intolérance aux frustrations, comme par exemple une incapacité à attendre ;
- un stress important récent, dû à une séparation, un deuil, ou à des problèmes judiciaires, une trop grande angoisse, une rupture de traitement sont, là encore, souvent cause d'agressivité ;

– et enfin ceux liés à l'autre partie prenante du conflit : les sauveteurs. Il peut s'agir notamment :
• d'un manque de communication avec la personne ou d'erreurs dues à un défaut ou à une déficience d'informations ;
• d'une absence d'écoute ;
• de l'ingérence dans les affaires ou les problèmes de la personne, ainsi qu'un sentiment d'injustice de sa part et de l'impression d'être brimé ;
• d'une attente excessive sans explication, des retards dans la prise en charge ou des soins sous contraintes, qui pourront, là encore, être source d'agressivité ;
• d'un manque de discipline ou de souplesse enfin, voire de trop de rigueur, ainsi qu'une prise à la légère du problème et une sous-estimation de l'autre qui pourront alors être à l'origine de conflits importants.

> Tous ces facteurs pouvant ainsi être préjudiciables à un contact pacifique entre sauveteur et soigné seront alors la cause d'une dégradation de l'ambiance générale, la personne pouvant présenter de ce fait des attitudes négatives envers le sauveteur.

2. Attitudes négatives et manifestations d'agressivité envers le sauveteur

Ces attitudes se traduiront souvent par des menaces verbales et de l'intimidation, le tout accompagné d'insultes et de chantage. Parfois, il pourra s'agir d'attitude de déni, d'évitement et/ou d'ambivalence allant même jusqu'au mutisme, à une absence ou un refus de communication, voire à de l'indifférence.
À un stade plus grave, nous pouvons être amenés à constater un désir de vengeance et/ou une fixation obsessionnelle sur un sauveteur, celui-ci devenant alors le « mauvais objet ». Enfin, un risque de manipulation, de dérision ou une attitude destinée à provoquer la peur du sauveteur ne sont pas à exclure.
Dans l'échelle de la violence viendront, souvent après, les attitudes négatives, les manifestations évidentes d'agressivité, avec en plus les signes d'alerte du passage à l'acte qui se concrétiseront alors par :
– un regard fixe, furieux ou évasif, l'œil en coin ;
– une rougeur ou une pâleur du visage avec, éventuellement, des sueurs visibles ;
– un air souvent maussade ou méprisant et avec visage menaçant, mâchoires et poings serrés ;
– une démarche fréquemment mécanique ;
– une personne excitée, avec des gestes exagérés ou violents ;
– une parole scandée, voire trop élevée ;
– une respiration rapide et peu profonde ;
– enfin, souvent, la personne énervée cherchera à empiéter sur l'espace personnel de celui qu'elle voudra agresser.
Après avoir vu ces quelques signes préliminaires à une action violente, voyons maintenant comment s'opère cette montée en puissance.

3. De l'agressivité au passage à l'acte

Après une accumulation émotionnelle, la personne montre une tension nerveuse qui monte progressivement en puissance avec apparition d'anxiété et d'agitation psychomotrice, enfin elle finit par avoir la sensation qu'il n'y a plus de solution possible à ses problèmes.

La personne n'étant plus à ce moment en état de réfléchir sereinement, il peut s'en suivre alors un état de panique avec impossibilité à prendre du recul par rapport à la situation et à la critiquer. Si, à ce moment, la situation n'a pu être maîtrisée et le processus interrompu, alors la tension accumulée se libère : c'est le passage à l'acte.

Immédiatement après survient une phase de détente pour la personne ainsi vidée de son énergie, de la honte et de la culpabilité.

4. Attitudes sécuritaires de la part du sauveteur

Le passage à l'acte étant parfois inéluctable, il serait bien avant d'en arriver là, que les sauveteurs sachent adopter une attitude sécuritaire. Effectivement, lorsque la personne est agressive, il y a quelques comportements à observer afin « de limiter les dégâts », cela dans le dessein d'arriver parfois à « désamorcer la bombe » :

– d'abord considérer toute personne blessée ou impliquée avec attention et pratiquer une écoute active, ce qui consiste, lorsque la personne nous interpelle, à arrêter ce à quoi on était occupé et à lui consacrer toute notre attention. On écoutera ainsi ce qu'elle dit vraiment, en ignorant les insultes et les défis, et tout en maintenant une distance physique suffisante pour se mettre à l'abri d'une attaque surprise ;

– ne pas regarder fixement la personne dans les yeux et rester vigilant en maintenant un contact oculaire. Ne pas lui tourner le dos ;

– toujours contourner une personne dangereuse, sans la frôler, ni la toucher. S'approcher d'elle en se faisant voir, afin de ne pas la surprendre ;

– enlever les objets pouvant servir d'armes et faire en sorte d'avoir à portée de main quelque chose pour se défendre. De plus, si l'on peut, mettre un obstacle (une table) entre la personne et soi ;

– enfin, veiller, en fonction de la configuration des lieux, à se placer de manière à pouvoir battre en retraite si nécessaire. Pour sortir, se déplacer à reculons, très progressivement.

Dans ce genre de situation, il faut faire en sorte d'utiliser la fermeté mais toujours avec diplomatie en veillant à ne jamais attaquer la personne agressive ou violente. Et, afin de pouvoir tenter le dialogue, on évitera dans un premier temps toute contradiction pour prévenir une augmentation de l'agressivité, mais sans chercher non plus à approuver systématiquement.

5. Dialogue

Lorsque celui-ci sera possible, on essayera toujours de l'utiliser afin d'apaiser le conflit.

5.1 Trouver un environnement favorable

La première attitude est, dans la mesure du possible, de créer un environnement favorable en cherchant à isoler la personne agressive, cela afin dans de pouvoir aménager un cadre de parole et d'éviter ainsi que l'agressivité puisse se propager au reste des personnes présentes, surtout si les récriminations de la personne ont pour but de fédérer le reste du groupe, mettant ainsi l'agressif dans une position de porte-parole.

5.2 Adopter une bonne posture

Une fois cette mise à l'écart réalisée, se placer dans l'espace par rapport à la personne.
Éviter la position de face à face, qui peut être source de passage à l'acte violent. On adoptera plutôt une position de côte à côte ou perpendiculaire, mais quoi qu'il en soit, on veillera à ce que la personne ne soit pas dans une position dominante (personne debout, sauveteur assis), ce qui renforcerait la sensation de pouvoir de sa part.
Veiller à ce que la personne ne soit pas près d'une porte ou d'une fenêtre ouverte s'il y a risque de fuite ou de défenestration (prévention du suicide notamment).

5.3 Laisser la personne s'exprimer

Une fois le cadre posé, le sauveteur laissera la personne s'exprimer, car une objection formulée perd une partie de sa charge négative et se rappelera qu'une revendication peut

en cacher une autre, plus importante. Ainsi, la personne pourra attaquer le sauveteur sur un problème et, au cours de la discussion, celui-ci s'apercevra que le motif réel de l'énervement est tout autre.
Le sauveteur aura à l'esprit que toute personne a le droit de s'exprimer, même si les propos employés ne sont pas en adéquation avec ce que l'on serait en droit d'attendre de quelqu'un à qui l'on vient porter secours, car effectivement on entend parfois de la part de certains sauveteurs des phrases du genre : « On vient lui porter secours et en plus on se fait engueuler ! » Le risque est alors de répondre à l'agressivité par l'agressivité, ce qui est une mauvaise attitude avec pour conséquence le renforcement de l'agressivité de la personne laissant ainsi s'instaurer une espèce de spirale infernale de laquelle il serait alors difficile de sortir. Il est donc recommandé :
– d'opter pour un ton calme, posé, de ne pas crier, voire de baisser le ton de la voix, de même qu'il ne faudra pas oublier de maintenir les marques de respect : Monsieur, Madame, vouvoiement, même si l'interlocuteur a tendance à employer le tutoiement ou des marques de familiarité. S'il est en mesure d'entendre les choses, il peut alors être opportun de lui faire remarquer son attitude un peu trop familière et en profiter pour remettre des distances ;
– d'adopter une attitude d'écoute sans jugement, de savoir se taire, d'écouter la personne jusqu'au bout et ne pas lui couper la parole.

5.4 Contrôler son agressivité

Subir l'agressivité de son interlocuteur peut être victimaire pour le sauveteur et engendrer, comme on l'a vu plus haut, une agressivité en retour, c'est pourquoi le sauveteur devra être capable de reconnaître sa propre agressivité en écho, réaction ou réponse à celle de l'autre, cela afin de mieux pouvoir la contrôler. Ainsi, il devra être en mesure de percevoir les manifestations corporelles, émotionnelles et cognitives[3] que déclenche l'agressivité de l'autre en lui et ainsi d'essayer de trouver des recours personnels pour s'en protéger sans rompre la communication, comme admettre que l'autre puisse être différent, ne partage pas nos façons de voir et que ses valeurs ne correspondent pas à celles traditionnellement admises.

5.5 Savoir rester neutre

Par exemple, on est en droit de ne pas partager et d'être offusqué par les idées de quelqu'un qui pense qu'exciser sa fille est chose normale, car faisant partie intégrante de ses pratiques culturelles alors que c'est interdit en France, ou de quelqu'un, pour qui battre sa femme et ses enfants est une de ses prérogatives de chef de famille. Cependant, en tant que sauveteur, on se devra alors de ne pas prendre parti, ce qui est pour le moins difficile, le sauveteur s'efforçant alors d'avoir plus un esprit d'analyse que de jugement. Cette écoute se devra donc d'être neutre et bienveillante.

> Il faut garder à l'esprit que souvent la personne ne s'adresse pas au sauveteur en tant qu'individu mais comme le représentant d'un service, d'une administration, de la société, et se souvenir que l'agressivité est un message qui cache souvent une souffrance et, plus souvent encore, la certitude d'avoir soi-même été victime d'une agression.

5.6 Montrer à la personne qu'on l'a bien comprise

Une fois cette étape de l'écoute effectuée, le sauveteur devra montrer à la personne qu'il a perçu l'agressivité, car l'ignorer aurait pour effet de la renforcer. Il emploiera alors des phrases du style : « Vous avez raison d'exprimer ce que vous ressentez », « Je comprends votre point de vue » et évitera les « oui, mais... », « Ce n'est pas ma faute », « C'est la loi » trop évasifs ou servant de faux-fuyants qui ne satisferont pas l'interlocuteur, qui attend du sauveteur une réponse concrète. Celui-ci pourra toujours alors utiliser la reformulation pour s'aider dans son échange avec la personne. La reformulation est valable pour tout type d'entretien avec une victime même si celle-ci n'est pas violente.

3. Qui a rapport à la connaissance.

Reformuler[4], c'est redire en d'autres termes et d'une manière plus concise ou plus explicite ce que la personne vient d'exprimer, et donc faire en sorte que le sauveteur obtienne son accord sur ce qui est dit. Ainsi le sauveteur sera sûr de ne rien introduire de différent ou d'interprétatif dans la communication, et fera la preuve qu'il a écouté et intégré ce qui lui était dit, attitude qui pourra alors inciter la personne agressive à se calmer si elle s'aperçoit qu'elle a été entendue et comprise. Un dialogue peut alors s'instaurer sur de bonnes bases, en évitant ainsi les fameux dialogues de sourds où chacun campe sur ses positions dans une incompréhension mutuelle.

Après ce travail de reformulation, afin que toute ambiguïté soit levée et qu'ainsi la situation puisse s'apaiser, le sauveteur veillera à faire en sorte :

– de clarifier tous les points de désaccord, cela afin de se garantir que la personne a pu « vider entièrement son sac » ;

– de s'assurer que toutes les causes ou motifs à l'agressivité ont bien été recherchés et que l'on a bien alors connaissance des attentes de la personne.

De même, il veillera à ne pas faire une réponse trop longue pour ne pas relancer le débat ou renforcer l'objection.

5.7 Savoir passer le relais si la situation le nécessite

Enfin, il devra ne pas hésiter à passer le relais à un autre membre de l'équipe au cas où sa personnalité, sa façon d'être ou son ressenti font que la situation dégénère alors que le but premier était de faire qu'elle s'apaise.

> Reconnaître et admettre ses limites n'est pas une forme de faiblesse de la part du sauveteur mais au contraire un signe d'intelligence et de responsabilité.
> De même, le sauveteur devra aussi savoir mettre un terme à l'entretien si la situation s'aggrave.

Il faut savoir que gérer une situation de crise n'est pas forcément évident pour quelqu'un qui n'en a pas l'habitude, que cela mobilise une grande énergie tant physique qu'intellectuelle et qu'il est donc normal qu'après un tel événement, le sauveteur exprime le besoin de prendre un peu de recul pour se ressourcer. Même en ayant essayé d'appliquer tout ce que l'on vient de voir, il se peut que le dialogue échoue, et que la situation s'envenime, il faut alors envisager de réagir autrement.

6. Si la situation dégénère malgré tout...

Le dialogue a échoué ou n'a pu avoir lieu en raison du comportement de la personne ou de son entourage. Il y a alors passage à l'acte ou celui-ci est imminent.

S'il n'a pas encore eu lieu, sachant que l'on ne doit pas essayer de forcer physiquement la personne à partir, et qu'à l'inverse, on ne peut pas non plus l'empêcher de partir (sauf si elle doit être hospitalisée sous contrainte) et qu'il faut aussi ne pas la toucher, on prendra toutes les mesures pour assurer, une fois encore, sa sécurité tout en gardant une voix calme avec un débit lent et une gestuelle bien réglée, en s'efforçant de ne pas avoir de mouvements brusques. Ainsi, si d'un comportement agressif la personne passe à un comportement dangereux, voire violent, il faudra alors chercher, dans la mesure du possible, à sortir de la zone en préservant les autres, d'où l'importance de la position dans l'espace par rapport à la personne, car on ne sait jamais quand une situation va basculer.

De plus, si la personne présente une arme, blanche ou à feu notamment, on lui demandera de la mettre dans un endroit neutre, tout en continuant de parler – ne jamais rompre le dialogue – même si on a vu que l'on pouvait se trouver dans une phase où celui-ci se révèle difficile, voire impossible. Pendant tout ce temps, on aura à l'esprit d'analyser en permanence la situation, et en fonction, on estimera le danger potentiel. Pour cela seront observées :

– les réactions émotionnelles de la personne ;

– la compréhension de son monde interne – réel ou imaginaire ;

4. Voir chapitre 5 sur la conduite d'entretien avec une victime.

– les détours et ruptures de sa pensée et de son discours ;
– le niveau de souffrance exprimée : ce qui pour elle ne va pas, est inhabituel, ou étrange ;
– en parallèle, le sauveteur pourra faire entrer en ligne de compte sa propre intuition.

Si, en revanche, la personne est devenue violente et est passée à l'acte, tout sera alors mis en œuvre pour la neutraliser, qu'il s'agisse d'un passage à l'acte auto- ou hétéro-agressif et cela afin d'éviter qu'elle ne devienne un danger pour un tiers ou pour elle-même (voir la législation à ce sujet, article 122-7 du Code pénal).

7. Si, en revanche, le dialogue est devenu possible

En revanche, si le dialogue a été bénéfique, et que la personne est apaisée, on fera en sorte de détourner la discussion de ce que l'on ne peut pas faire pour elle à ce que l'on pourra faire.

Même si la situation est redevenue calme, on veillera à appeler du renfort (si cela n'a pas pu être fait avant) la personne pouvant redevenir agressive.

En aucun cas, il ne faudra accepter qu'elle s'exprime avec agressivité ou manque de respect et on cherchera à positiver le dialogue.

Enfin, on essayera que la personne suggère elle-même une solution au problème, elle l'acceptera d'autant mieux si c'est elle qui la formule.

8. Conclusion

Comme nous venons de le voir, gérer l'agressivité d'une personne à risque n'est pas évident et requiert certaines facilités dans le domaine du dialogue, de la négociation et de la maîtrise de soi, ce qui peut ne pas être évident pour tout le monde.

Néanmoins, il semble indispensable que chaque sauveteur puisse en acquérir les bases, eu égard à l'importance que peut revêtir une telle situation, les retombées traumatiques tant physiques que psychiques qui peuvent en découler et compte tenu, aussi, du stress engendré par de tels événements.

GÉRER UNE PERSONNE AGRESSIVE

Voici, reprise sous forme de fiche synthétique en dix points, la conduite à tenir de la part d'un sauveteur, face à une personne agressive, afin de tenter de désamorcer le conflit.

1. L'isoler du public

• Pour créer un espace, un « cadre » de parole et pour éviter la propagation au reste du groupe, l'agressivité s'exprimant d'autant plus fort que des tiers sont présents. L'agresseur peut tenter, alors, de se poser en porte-parole des silencieux.
• Se mettre dans une position spatiale de symétrie (par exemple, la faire asseoir et s'asseoir à côté d'elle) car on ne proteste pas autant quand on est dans une situation d'égalité.

2. Laisser la personne s'exprimer

• Toute personne a droit à la parole.
• Une objection exprimée perd une partie de sa charge négative.
• Une revendication peut en cacher une autre plus importante.

3. Ne jamais répondre à l'agressivité par de l'agressivité (pour éviter une spirale de renforcements mutuels)

• Savoir se taire, écouter la personne jusqu'au bout, ne pas couper la parole.
• Adopter un ton calme, posé, ne pas crier, au contraire, baisser le ton de sa voix.
• Maintenir les marques distinctives de respect Monsieur, Madame, vouvoiement…
• Ne pas relever les points de détail ayant une moindre importance.

4. Reconnaître notre propre agressivité en écho, en réaction, en réponse à celle de l'autre (pour pouvoir la contrôler)

• Percevoir les manifestations corporelles, émotionnelles et cognitives que déclenche l'agressivité de l'autre en soi.
• Trouver des recours personnels pour s'en protéger sans rompre la communication.
• Se rappeler que souvent l'autre ne s'adresse pas à nous comme individu mais comme le représentant d'un service, de la société.

5. Manifester une attitude d'écoute neutre et bienveillante (c'est-à-dire sans jugement)

• L'écouter se plaindre, quel que soit notre point de vue sur son discours, avec respect et esprit d'analyse.
• L'agressivité est un message qui cache souvent une souffrance et plus souvent encore la certitude d'avoir soi-même été victime d'une agression.

6. Montrer que l'on a perçu l'agressivité (ignorer l'agressivité n'aurait pour effet que de la renforcer)

• Dire « Vous avez raison d'exprimer ce que vous ressentez ». « Je comprends votre point de vue ».
• Éviter les « Oui, mais… ». « C'est pas ma faute », « C'est le règlement ».

7. Utiliser des reformulations

On utilise des reformulations sous forme de questions pour rétablir un échange avec la personne :
– en atténuant les termes ou en les exagérant ;
– en se centrant sur les émotions ou sur les faits objectifs ;
– en proposant une compensation, un échange ou un avantage.

8. Faire clarifier les points de désaccord

• Permettre l'expression de tous les griefs et ainsi de « vider son sac ».
• Rechercher les causes de l'agressivité, les motifs, les attentes de la personne.

9. Ne pas faire une réponse trop longue, pour ne pas relancer le débat ou renforcer l'objection.

10. Ne pas hésiter à passer le relais si la situation s'aggrave.

La conduite d'entretien avec une victime

5 CHAPITRE

Prendre en charge une victime ne se résume pas à chiffrer des constantes[1] ou à rechercher les causes du motif d'intervention[2]. Un sauveteur doit aussi savoir parler à la victime, la réconforter et surtout l'écouter.
Lors d'assistance un peu plus psychologique que technique, le secouriste peut être amené à conduire un entretien afin de soutenir, réconforter ou rechercher des éléments importants s'inscrivant dans la relation d'aide entreprise vis-à-vis de la victime. Seulement, ces entretiens essentiels et primordiaux à une bonne prise en charge ne sont pas forcément faciles à conduire pour le sauveteur qui n'en a pas l'habitude.
Nous allons donc aborder maintenant comment ils doivent être menés, les réflexions à avoir pour s'assurer que ceux-ci se déroulent le mieux possible et les écueils qu'il faudra éviter.
Nous verrons aussi les questions à se poser afin d'étayer une suspicion de maltraitance.

1. Différents types d'entretiens

Il n'existe pas d'entretien type, chacun étant différent en fonction des intervenants et des conditions dans lesquels il est effectué (lieu, circonstances, etc.). Chacun se conduit selon le but recherché. Pour ce qui nous concerne ici, le sauveteur, au cours de ces différentes missions, aura cinq types d'entretien à mener.

1.1 Entretien d'information

Soit on donne l'information, on explicite, on commente, on transmet, on classe. Soit on recherche l'information, on enquête, on questionne, on explore. Le type de questions posées induit la relation entre les interlocuteurs.
C'est le type d'entretien que le chef d'équipe aura avec ses sauveteurs pour expliquer une situation, ou qu'il pourra avoir avec des victimes pour leur expliquer la suite des événements.

1.2 Entretien d'évaluation

Après l'exploration de la situation, on essaie d'évaluer, de comparer, d'estimer, de prévoir, d'examiner les projets, les objectifs, les écarts. Il s'agit alors d'analyser, de repérer les dysfonctionnements, les incidents critiques, puis de faire le point sur la façon dont la personne vit les choses, dont la situation évolue. Il permet d'observer alors les moyens mis en place et enfin de prévoir, d'organiser les compléments d'information ou de moyens nécessaires pour de meilleurs résultats.
C'est l'entretien mené par le sauveteur pour effectuer son bilan ou pour évaluer, par exemple, les besoins d'un sinistré.

1.3 Entretien de négociation

La négociation suppose l'acceptation de l'existence de l'autre. Il faut analyser ce qui est négociable et ce qui ne l'est pas. Il s'agit de rapprocher des points de vue, des intérêts

1. Voir le chapitre sur la prise des constantes.
2. Voir chapitre sur le bilan de la personne agressée.

divergents, de rechercher le dialogue, des points d'accord. Ainsi pour bien négocier, le sauveteur devra :
– se mettre à la place de l'autre pour connaître sa perception, ses forces, ses faiblesses ;
– réinventer des possibilités ;
– imaginer des solutions de remplacement et ne pas être trop rigide ;
– faire des concessions ;
– être convaincant notamment par la voix et le ton employé ;
– exprimer corporellement l'ouverture ;
– être cohérent dans son argumentation ;
– et enfin, savoir dédramatiser et ne pas adopter de position excessive.

C'est le type d'entretien pour arriver par exemple à convaincre quelqu'un à se faire hospitaliser (*cf.* Fiche technique n° 14).

1.4 Entretien de conseil

Enfin il existe les entretiens de conseil, où le sauveteur essaie de comprendre une personne, de l'aider à résoudre son problème, de l'orienter, de la conseiller.

1.5 Entretien d'aide

Il s'agit d'aider la victime à poser son problème, à y voir plus clair en elle-même et ainsi à l'amener à évoluer personnellement, dans son intérêt.

C'est notamment le cas de l'aide apportée lors de prise en charge de secouristes accidentés, et leur accompagnement dans les démarches à entreprendre (dépôt de plainte, visite aux UMJ[3], etc.).

L'entretien conseil est sans obligation de résultat alors que dans l'entretien d'aide le sauveteur s'implique dans la prise en charge dans un but de résultat.

2. Différents modes de communication

Lors de ces entretiens, le sauveteur communiquera de deux façons avec son interlocuteur, par :
– la communication verbale dont il pourra estimer la durée, puisque le début et la fin sont clairement définis ;
– la communication non verbale, qui est une forme parallèle basée sur les gestes, mimiques, attitudes et postures, sur la prosodie (timbre de la voix, hésitations, bruits divers, onomatopées, etc.), sur les choix cosmétiques (maquillages, coiffures) et les vêtements, parures et bijoux.

> Il faut savoir qu'au cours d'un échange, le langage ne comptera que pour 7 % dans la compréhension du message, l'intonation y étant pour 38 % et les gestes pour… 55 %.

Si la communication verbale est généralement bien maîtrisée, l'autre, la non-verbale (et qui est notre essentiel mode de communication) l'est en général beaucoup moins bien. Selon D. Morris[4] il existe trois catégories de signaux non verbaux.

2.1 Gestes innés ou instinctifs universels non codés

Ces gestes sont rattachés aux réactions de notre système nerveux primaire et leur déclenchement se fait de manière instinctive et habituellement non contrôlée en présence du stimulus adéquat.

2.2 Gestes ou comportements individuels universels codés

Ils sont la manifestation de l'expression de la pensée des individus, consciente ou non. C'est pour cette raison que l'on parle de gestes et de comportements codés. Même si leur première raison d'être est oubliée ou refoulée depuis longtemps, ils correspondent à un code appris, et non plus à une structure de communication innée.

3. Urgences médicojudiciaires.
4. Morris D, *La clef des gestes*, Paris : Mame ; 1979.

2.3 Gestes ou comportements culturels codés

Ils sont propres à une culture, et varient d'une culture à une autre, comme peuvent le faire les langages verbaux.
S'il existe des gestes dits d'ouverture ou de fermeture, comme les jambes ou les bras croisés, le sauveteur devra se méfier à ne pas faire, au sujet de ces postures, une interprétation un peu trop hâtive, car un geste isolé de son contexte ne veut pas dire grand-chose. Chaque geste prenant son sens selon celui qui le précède et selon celui qui le suit.

3. Conduite d'entretien

3.1 Cadre et distance

Tout d'abord, on choisira un cadre neutre, si possible, et on veillera à ce que la personne soit confortablement installée. Choisir un endroit relativement clos peut être rassurant pour une victime car cela procure un environnement « contenant » donc rassurant.

Le sauveteur doit savoir que, selon la distance physique qu'il y aura entre lui et la victime, il ne sera pas ressenti de la même façon. Effectivement, il existe plusieurs « zones » autour d'un individu :
– d'abord la *zone intime*, elle s'étend dans un rayon de 30 à 50 cm autour de nous, c'est la zone affective, la zone des émotions ;
– jusqu'à 1 m, c'est la zone du rapport professionnel ou amical dite *zone personnelle* ;
– au-delà, jusqu'à environ 3 m, c'est *la zone sociale*, ensuite il s'agit de la *zone publique*.
Donc, selon la zone dans laquelle se situera le sauveteur pour mener son entretien, la portée de celui-ci n'aura pas la même force. Comme nous le verrons par la suite, il est parfois difficile pour certaines personnes de s'exprimer. Néanmoins, il est recommandé au sauveteur si celles-ci n'arrivent pas à se débloquer et à s'extérioriser d'adopter une attitude en miroir, c'est-à-dire de prendre une posture en écho qui consiste à synchroniser son attitude avec celle de son interlocuteur, en copiant délibérément (mais de façon discrète) ses gestes et sa posture. Ainsi, en se mettant au diapason de la victime, on lui témoigne, inconsciemment pour elle, des signes de reconnaissance qu'elle ne peut que percevoir.

3.2 Écoute

Lors de cet entretien, le rôle du sauveteur sera de principalement savoir écouter et favoriser la verbalisation des ressentis de la victime.
Écouter, c'est tout simplement s'intéresser à l'autre. Essayer de comprendre, de raisonner comme lui, de percevoir ses attentes, ses besoins, ses désirs, ses préoccupations, ses motivations.

La première chose à faire est donc de laisser parler la victime. C'est la base même de l'écoute.

Le rôle du sauveteur sera alors d'aider la personne à s'exprimer, ce qui n'est pas toujours facile pour certaines personnes traumatisées ou pour qui être « en tête à tête » peut être paralysant. Pour s'aider, le secouriste aura toujours la possibilité de partir sur les sentiments de honte et de culpabilité, en cherchant à les dédramatiser mais sans chercher à les renier, ou si « la mise en mots » de la pensée est très difficile lorsque l'entretien a lieu notamment dans un contexte de souffrance importante, le contact pourra se faire par l'intermédiaire d'un soin, prise de tension artérielle, prise de pouls ou tout autre soin corporel qui met en place une forme de toucher non intrusif. Pour les enfants, il peut s'agir d'une activité ludique, comme le dessin ou à travers un objet transférentiel (nounours, poupée, doudou).
De même, encourager la victime à se livrer, c'est lui donner des signes concrets de notre écoute, en lui demandant notamment « Expliquez-moi ce que… », ce qui prouve que nous sommes intéressés par ce qu'elle raconte.

Susciter une explication afin de mieux comprendre ne signifie pas forcément mener un interrogatoire serré qui mettrait mal à l'aise le blessé.

De plus, on peut ponctuer la conversation par des acquiescements verbaux ou des hochements de tête silencieux. On pourra aussi rassurer la personne en lui disant que l'on comprend ce qu'elle exprime, en lui montrant notre accord dans ce qu'elle nous raconte et en la confortant dans son opinion. On peut aussi aider la victime dans sa narration en utilisant la reformulation.

> On n'hésitera pas à lui dire que les pleurs, les cris ou la colère sont des sentiments normaux dans certaines situations et devant certains événements, et qu'elle n'a pas à en avoir honte.

3.3 Reformulation

3.3.1 Définition

C'est redire les choses d'une autre façon, afin de s'assurer que l'on a bien compris ce que la personne voulait faire passer comme message.

3.3.2 Avantages

Un avantage de la reformulation[5], c'est qu'en réécoutant ce qu'elle vient de dire, la victime peut ainsi mieux prendre conscience de ce qu'elle pense. Elle peut aussi profiter de cette reformulation pour approuver entièrement, corriger ou en dire davantage et ressentir alors un plaisir ou un soulagement. La reformulation contribue à l'établissement d'une relation de confiance. Elle permet aussi une réflexion et une responsabilisation de la personne qui parle : c'est elle qui est la plus à même de connaître la situation, de la comprendre et donc de la résoudre. C'est un renvoi « en miroir » qui structure et revalorise.

3.3.3 Formes de reformulation

Il existe plusieurs modes de reformulation :
– la *reformulation écho* : elle reprend le mot clé de la phrase ou souligne un mot accentué (ex. : « Je ne serai jamais une bonne mère. » « Jamais ? »). Elle est souvent associée au comportement en écho qui souligne, reflète quelque chose d'essentiel pour l'entretien. On lit entre les mots sans forcer les défenses de la personne. Par exemple, si quelqu'un déclare « tout va bien » alors que visiblement son attitude traduit le contraire, on reprendra en écho ce que l'on perçoit en répétant « tout va bien ! » d'un air dubitatif. La personne devrait alors comprendre que l'on n'est pas dupe ;
– la *reformulation reflet* : elle répète les idées avec les mêmes termes ou des termes équivalents et peut commencer par des formules telles que : « En d'autres termes. Selon vous… » (ex. : « Je suis découragé, je n'en peux plus », « En d'autres termes, vous sentez-vous à bout ? ») ;
– la *reformulation inversée* : elle révèle l'implicite d'une proposition (ex. : « Je suis le vilain petit canard de la famille ! ». « À votre avis tous les autres sont mieux que vous et n'ont aucun défaut ? ») Cette reformulation peut aider la personne à voir son problème sous un autre angle et surtout à positiver les choses ;
– la *reformulation déductive* : elle sert à vérifier une hypothèse, à aider à faire préciser la position, elle poursuit l'idée en restant fidèle à la logique de la personne. (ex. : « Vous me dites que votre fille a fugué ? Vous en sentez-vous responsable ? »). La personne confirme ou infirme ;
– la *reformulation appui* : elle souligne une information qui modifie la situation pour bien montrer qu'elle ne sera pas remise en cause. Elle montre qu'il s'agit d'une idée bien acquise et conforte la personne dans une décision ou dans une démarche positive. « Pour vous, d'après donc ce que vous me dites, la décision est prise de… » ;
– la *reformulation interrogative* : elle consiste à retourner une question qui nous est posée et permet de temporiser pour réfléchir afin d'adapter sa réponse (ex. : « En somme, si je comprends bien, la question posée est maintenant de savoir si… ») ;
– la *reformulation biaisée* : elle reprend une partie de l'information et laisse l'autre partie dans l'ombre. Par exemple, la personne évoque pour l'énième fois le même problème, mais en même temps, elle évoque autre chose. On soulignera et reprendra alors cet élément nouveau ;
– la *reformulation du vécu immédiat* : elle tente d'exprimer un non-dit qui bloque et travaille

5. Ouvrage collectif. « Entretien et relation d'aide dans les situations psychiatriques et psychologiques difficiles ». Paris : Masson ; 1999.

sur le vécu, le ressenti immédiat. La situation va ainsi se rétablir car les comportements ne se polariseront plus sur des réactions figées (ex. : « Je comprends mais je ressens mal ce qui vient d'être dit. ») ;

– la *reformulation clarification* : elle rassemble des éléments épars du discours et les reformule dans une même proposition. Elle met en lumière le sens de ce qui est confus et propose l'essentiel du message. Elle peut mettre en évidence la constante du discours. Par exemple, si une personne formule des critiques implicitement sur ses activités, la reformulation tentera de traduire ce désaccord. « Si je vous comprends bien, tout ce que vous me dites revient à dire que vous n'êtes plus d'accord avec cette façon de faire ? »

– les *silences*. Il faut savoir les estimer, les reconnaître. Il y a différentes sortes de silence :

• le silence hostile, le visage de la personne est alors fermé ;

• le silence de réflexion où la personne essaie de retrouver ses idées ;

• le silence de retour sur soi, la personne plonge dans son monde intérieur et dans ses émotions.

La façon de réagir dépend de la situation. Le silence doit être respecté, il permet autre chose, mais il ne doit pas devenir trop long et pesant.

Il ne faut pas abuser de toutes ces reformulations qui peuvent irriter l'interlocuteur. Dans ce cas, on se doit de lui expliquer le sens de cette reformulation. Ainsi, si la victime dit : « Vous ne faites que répéter ce que je vous dis ! », on peut alors répondre : « Je comprends votre agacement, pardon, c'était pour mieux m'assurer de vous avoir bien compris et parce que je suis persuadé que de cette manière on trouvera mieux une solution, ensemble. »

Point important à se rappeler

Pour ne pas provoquer de l'agacement, les phrases de reformulation ne doivent pas résulter de l'application d'un procédé technique dénué de sens. Elles n'auront un effet bénéfique que si elles sont le reflet d'une attitude authentique de compréhension.

3.4 Questions

Outre la reformulation, le sauveteur aura aussi à sa disposition, pour l'aider dans ses entretiens, la façon dont il posera ses questions. Effectivement, mieux celles-ci seront posées, meilleure en sera la réponse et donc le parti que l'on pourra en tirer. Ce sont les suivantes :

– les *questions larges* faciliteront la prise de parole. Il faut trouver des formulations simples qui auront un effet de mise en confiance. Il est nécessaire de ne poser qu'une question à la fois. On peut reformuler la question de façon différente jusqu'à son entière compréhension ;

– les *questions ouvertes* appellent une réponse développée (ex. : « Racontez-moi ce qui s'est passé ? »). Ce sont donc des questions exploratoires qui visent à faciliter la prise de parole. Elles donnent les premières indications sur la façon dont la personne se représente le problème ;

– les questions fermées induisent une réponse par oui ou par non et appellent une réponse précise et cherchent à obtenir une information ponctuelle, une vérification (ex. : « Avez-vous vu ce qui s'est passé ? » « Avez-vous pris de la drogue ? De l'alcool ? ») ;

– les *questions alternatives* orientent vers un choix restreint. Elles font saisir la tendance principale « Vous sentez-vous très triste ou très en colère ? » ;

– les *questions à choix multiples* fixent la réflexion sur un terrain déterminé à l'avance, et permettent de vérifier une ou plusieurs hypothèses. « D'après vous, quelles sont les causes les plus probables de cet accident ? » ;

– les *questions directes* demandent une réponse immédiate, sans possibilité de fuite. Elles diffèrent en cela des questions fermées parce qu'elles amènent la personne à prendre position (ex. « Quel(s) rapport(s) entretenez-vous avec votre conjoint(e) ? ») ;

– les *questions indirectes* posent le problème sur un plan plus général. Le sauveteur laisse la personne organiser sa réponse, évaluer la question comme elle l'entend. La victime ressent moins l'obligation d'une réponse. Elle peut décrire les faits sans avoir l'impression de trop s'impliquer. Les questions indirectes peuvent aussi aider la personne à définir ses propres idées en reportant les interrogations

sur une autre personne ou sur l'entourage. « Qu'en dit votre famille ou votre entourage ? »
– les *questions projectives* invitent la personne à quitter sa réalité immédiate pour se projeter dans une situation hypothétique ou future. Elles obligent donc la personne à mener une analyse de sa propre situation actuelle et à rationaliser les faits (ex. : « Où pensez-vous habiter maintenant ? »).

> Une victime désemparée aura besoin, elle aussi, de poser des questions, souvent pour se rassurer. Ces questions pourront parfois paraître futiles au sauveteur, mais néanmoins celui-ci devra s'astreindre à y répondre de façon toute aussi sérieuse quel qu'en soit le contenu. **Toute question appelle une réponse.**

De même, l'écoute devra se faire sans jugement, sans envie de dominer ou d'imposer et l'on s'efforcera de ne pas couper la parole et donc d'interrompre la victime, sauf dans le cas de certaines logorrhées verbales qui nécessitent d'être contenues.

3.5 Langage

> Le sauveteur s'efforcera d'utiliser un langage compréhensible par son interlocuteur, ainsi ce dernier aura le sentiment d'être compris, car quelqu'un qui parle le même langage que vous est forcément quelqu'un qui vous comprend !

On utilisera donc ses mots et ses expressions et on reformulera avec des exemples qui lui sont parlants. On évitera les mots trop techniques qui rendent ainsi le sauveteur inabordable, par sentiment d'infériorité. Dans un entretien avec un enfant ou un adolescent, une prudence relationnelle s'impose et deux attitudes sont à éviter qui sont l'identification totale du sauveteur à l'adolescent et l'identification du sauveteur aux parents. Ces attitudes risquant d'entraîner de la part du sauveteur :
– une attitude intolérante ou une rigidité qui ne laisserait alors au mineur que le choix de se soumettre à contre-cœur ou de rompre l'entretien et donc, par voie de conséquence, la relation ;
– une complicité ou une connivence trop marquée avec l'enfant ou l'adolescent qui risquerait de dévaloriser la place du sauveteur ;
– enfin, l'image d'un sauveteur présentant une peur ou une non-réassurance pour l'enfant serait très angoissante et déstructurante pour celui-ci.

> Il est important d'expliquer le rôle déontologique du secret professionnel à un adulte, mais surtout à une jeune victime ; cette notion de secret favorisant parfois la discussion.

3.6 Durée et prise de congé

Un entretien, pour être positif, ne doit pas être trop long sinon la discussion finit par « tourner en boucle » et devient alors improductive. De plus, il est rare qu'en intervention on puisse prendre un temps illimité pour gérer celle-ci, seules les interventions dans certains domaines nécessiteront de pouvoir « se poser » pour parler, c'est le cas notamment dans la prise en charge psychologique de sinistrés, de collègues blessés, d'endeuillés ou de suicidants. Comme l'accueil, la prise de congé doit être adaptée selon l'interlocuteur, les habitudes et les coutumes en usage. Quoi qu'il en soit avant de partir, le sauveteur s'assurera de la compréhension de la personne sur les points importants abordés. À ce moment-là, une reformulation des éléments essentiels de la discussion pourra s'avérer alors nécessaire.

4. Questions à se poser

> Une fois son entretien terminé, le sauveteur devra être capable de s'autoévaluer sur sa prestation afin de pouvoir, en fonction de son autocritique, réajuster sa façon de faire sur les prochains entretiens qu'il aura à mener.

Voici quelques interrogations pouvant l'aider à mener cette évaluation :
– Ai-je permis à mon interlocuteur de s'exprimer ?

– Ai-je manifesté une attitude d'écoute active ?
– Ai-je évité de couper la parole ?
– Ai-je été ouvert au dialogue ?
– Ai-je essayé de comprendre le point de vue de mon interlocuteur ?
– En cas de blocage de la discussion, ai-je d'abord pensé « comment faire pour s'en sortir ? », plutôt que « c'est de sa faute » ?
– Ai-je atteint l'objectif final ?
– Lorsque j'étais centré sur le contenu, ai-je été semi-directif ou directif ?
– Ai-je posé : pas assez, suffisamment, trop de questions ?
– Ai-je induit les réponses par la façon de poser les questions ?
– Lorsque j'étais centré sur la personne, ai-je été non directif ?
– Ai-je reformulé : pas assez, suffisamment, trop ?
– Ai-je fait des résumés de temps en temps ?
– Ai-je observé mon interlocuteur dans ses attitudes corporelles, sa façon de s'exprimer ?
– Ai-je recentré la discussion sur le sujet lorsque mon interlocuteur s'en écartait de trop ? Etc.

5. Attitudes facilitantes et bloquantes dans la relation d'aide

Si l'entretien fait partie de la relation d'aide, il y a aussi des attitudes verbales qui induisent des réactions négatives ou positives chez le patient, bloquant ou facilitant ainsi son expression. E.H. Porter en a défini cinq.

5.1 Attitudes de communication facilitantes

Elles sont au nombre de trois et ont déjà en partie été abordées dans le paragraphe précédant concernant la conduite d'entretien. Il s'agit :
– des *attitudes de compréhension* : qui s'obtiennent essentiellement par la technique de la reformulation ;
– des *attitudes d'enquête* : interroger et questionner correspond à la tendance la plus marquée chez les sauveteurs en situation d'entretien. Par cette technique d'enquête, on recherche des informations complémentaires pour éclairer plus particulièrement un point de l'entretien. Ces enquêtes présentent deux risques : le premier, une dérive maladroite vers un interrogatoire intrusif suscitant des réactions de gêne et de rejet chez la victime, le second, une orientation, une induction, de la suite de l'entretien. Ces attitudes d'enquête reposent principalement sur la façon de poser les questions ;
– des *attitudes de soutien* : il s'agit d'un accompagnement non verbal (mouvement d'acquiescement, par exemple) ou de petites phrases ou de mots (du type « bien sûr », « ah, je vois », etc.) venant ponctuer et relancer les propos tenus par la victime, qui se sent alors momentanément réconfortée et voit son expression ainsi renforcée.

Attention
Ici aussi, l'utilisation abusive ou mécanique de cette attitude de soutien risque de faire naître chez la victime un état de dépendance ou le sentiment qu'on la prend en pitié. Ce sentiment peut être à l'origine d'une réaction de rejet.

5.2 Attitudes de communication bloquantes

Elles sont à prendre en compte par le sauveteur, car elles peuvent anéantir la prise en charge, elles sont au nombre de trois :
– les *attitudes de décision* ou dites de solution immédiate. Parfois, l'identification à la personne qui est en face de nous, ou l'identification à celle absente de la situation d'entretien (mais présente dans les propos de notre interlocuteur, le « tiers absent ») peut amener le sauveteur à prendre une part un peu trop active dans la relation. Parfois même, cela conduit à envisager des actions à la place de la victime ou à lui conseiller vivement de les entreprendre ;
– les *attitudes d'évaluation* : cela consiste à porter des jugements de valeur sur les propos de la victime, pouvant ainsi bloquer sa verbalisation des ressentis ou des événements, surtout si l'évaluation est négative ;
– les *attitudes d'interprétation* : il s'agit là pour le sauveteur de donner une signification univoque à ce que nous dit la victime et de la lui fournir. Cette attitude semble être malheureusement assez répandue. L'intention est bonne : on tente d'expliquer à autrui le sens de ses pensées ou comportements pour l'aider à

y voir plus clair, or, cette interprétation n'est que le fruit d'une compréhension par trop subjective du sauveteur de ce que le patient a donné à voir ou à entendre ; le sauveteur n'ayant de plus aucune compétence thérapeutique.
Cette attitude est bloquante de l'expression parce qu'elle engendre une réticence défensive ou parce qu'elle peut provoquer une réaction émotionnelle ou comportementale de violence mettant fin *de facto* à l'entretien.

6. La personne en face de moi est-elle une personne maltraitée ?

Telle est la question que peut être amené à se poser le sauveteur au détour de son intervention ou suite à l'entretien avec la victime. Afin de confirmer ses doutes et ainsi de pouvoir parfaire sa prise en charge, voici quelques questions qu'il peut être amené à se poser ou à poser directement à la victime.

6.1 Première indication : la personne a-t-elle le profil d'une victime potentielle de maltraitance ?

Pour répondre à cela, le secouriste cherchera à savoir si la personne vit dans un état de dépendance.
Ainsi, la victime est-elle très dépendante pour les soins de base, alimentation et hygiène notamment ou souffre-t-elle d'un handicap physique exigeant de l'aide quotidienne ? Pour cela reçoit-elle de l'aide d'une même personne depuis longtemps ?
S'il s'agit d'une personne âgée, est-ce une personne qui vit seule et a plus de 75 ans ? A-t-elle des contacts avec sa famille ? Souffre-t-elle d'une maladie mentale ou dégénérative (ex. : Alzheimer) et/ou est elle désorientée dans le temps ? Ce qui peut entraîner le fait qu'elle n'ait pas le contrôle de ses ressources financières et donc de son argent au quotidien. Au contraire, vit-elle chez un membre de sa famille avec une contribution économique ou entretient-elle des relations avec un seul membre de sa famille qui, lui, vit des difficultés économiques ?

6.2 Deuxième indication : le comportement de la présumée victime de maltraitance me donne-t-il des indices attestant mes doutes ?

Ainsi au cours de l'entretien le sauveteur retiendra les éléments pouvant sous-tendre l'existence d'un mal-être réel.
Ainsi la victime est-elle une personne mariée ayant déjà vécu des problèmes de violence ? Présente-t-elle des troubles de comportement (déambulation, agressivité, cris et plaintes) ou des symptômes de dépression (insomnie, perte d'appétit, perte d'intérêt, pleurs fréquents, état de désengagement général, passivité, faible estime de soi) ou est-elle soignée pour dépression ? De même, menace-t-elle de se suicider ou souhaite-t-elle mourir ?
Vit-elle en réclusion évidente ?
Apparaît-elle effrayée ou méfiante ou bien pleure-t-elle facilement en présence d'un aidant ?

> Si elle est en couple, requiert-elle la permission d'un tiers pour répondre à des questions et arrive-t-elle à communiquer ses émotions, ses expériences ?

Confie-t-elle aux secours son intention de se séparer (de son conjoint) ou de déménager ? Verbalise-t-elle ouvertement qu'on la maltraite tant physiquement que moralement ainsi, par exemple, se plaint-t-elle d'un manque de chauffage dans sa chambre ou dit-elle qu'on lui doit de l'argent ou qu'il lui en manque ? Enfin au cours du bilan, apparaît-elle négligée dans son apparence et souffre-t-elle de douleurs chroniques peu ou pas soulagées ?

> Présente-t-elle des histoires répétitives de chutes inexpliquées par exemple, et est-elle incapable ou embarrassée d'expliquer ses blessures ?

A-t-elle des troubles brusques de l'humeur et a-t-elle subi une perte de poids inexpliquée médicalement, etc. ? Pour cela, le sauveteur pourra se poser la question de savoir si la personne prise en charge reçoit bien régulièrement son traitement et si elle dispose régulièrement des soins requis à son état. Ainsi, chez une personne âgée ou paraplégique, rechercher l'existence d'escarres non soignées, etc.

6.3 Troisième indication : la personne qui s'occupe de la victime a-t-elle un profil prédisposant à une attitude maltraitante ?

Ainsi on se posera la question à savoir si cette garde-malade est préparée à s'occuper d'une personne malade et si elle vit avec la victime : s'occupe-t-elle d'elle depuis longtemps et dépend-elle financièrement de la victime ?
Comment accepte-t-elle sa charge de soignant ?
Ainsi est-elle une personne salariée qui ne reçoit aucun soutien ou supervision pour cette charge ?
De même vit-elle un *burn-out*[6], une surcharge de travail ou des problèmes familiaux ou a-t-elle, elle aussi, des problèmes financiers ?
Souffre-t-elle même de problèmes de santé ?
Si c'est le cas, ces problèmes de santé sont-ils liés à une consommation d'alcool, de toxiques ou de psychotropes ?
On peut aussi rechercher si cette garde-malade reçoit ou refuse l'apport de services communautaires ?
Enfin s'agit-il d'une garde-malade ou d'un membre de la famille qui remplit ce rôle ?

6.4 Quatrième indication : le comportement de cette garde-malade peut-il faire penser qu'il puisse y avoir maltraitance ?

Pour cela, on écoutera comment elle parle de la victime supposée et on observera son comportement.

Effectivement, si ses propos consistent à déprécier ou à critiquer la victime, à la réprimander en permanence ou à se plaindre constamment du comportement de la personne soignée, tout cela pourra faire penser à une maltraitance psychologique.
De même, une personne qui se montre inutilement exigeante, insultante, menaçante et qui harcèle en permanence la victime, pouvant aussi bien l'isoler tant physiquement que socialement ou psychologiquement fera, là aussi, suggérer des mauvais traitements.
Enfin vis-à-vis des secours, elle pourra se montrer méfiante, soupçonneuse, voire agressive avec menaces, intimidation et chantage.

Pour finir, elle peut refuser de laisser la victime seule avec les sauveteurs ou un tiers ou, au contraire, se montrer séductrice.

Mise en garde importante
Comme on peut le constater tous ces indices sont très subjectifs, il faut donc bien évidemment toujours garder à l'esprit qu'il ne s'agit là que de pistes de réflexion concernant la maltraitance afin de pouvoir étayer une prise en charge correcte.
Il serait donc très dangereux d'après tout cela de se permettre des interprétations qui pourraient s'avérer diffamantes et risqueraient ainsi de conduire le sauveteur trop zélé dans ses accusations devant les tribunaux. Le sauveteur se doit donc d'être très prudent et d'éviter au maximum les interprétations trop hâtives et qui sortiraient de son champ de compétence.

7. Conclusion

Comme on vient de le voir, l'entretien est un moment primordial dans la prise en charge d'une victime. Un seul dérapage dans la façon dont il est mené et/ou une mauvaise approche de l'autre peuvent réduire à néant ou du moins compromettre la suite efficace et positive de l'intervention, anéantissant ainsi rapidement et parfois de façon inexorable tous les efforts faits pour élaborer la confiance entre victime et sauveteur, confiance nécessaire pour y arriver.

Pour en savoir plus

Liegeois M. *L'entretien de soutien psychologique.* Paris : Lamarre ; 2003.
Collectif. *Entretien et relation d'aide dans les situations psychologiques difficiles.* Paris : Masson ; 1999.

6. Épuisement professionnel.

LE SAUVETEUR DANS LE RÔLE DE L'ÉCOUTANT TÉLÉPHONIQUE

Outre d'avoir à écouter une victime lors d'un entretien secouriste, le sauveteur peut être amené à intervenir par le biais d'un standard téléphonique, comme lors d'une participation à la gestion d'une cellule de crise ou en tant que stationnaire, par exemple.
Le but de cette fiche est de donner quelques conseils sur les attitudes à avoir et les paramètres à prendre en compte en fonction des contraintes imposées par ce mode de communication, qui implique que le sauveteur ne voit pas son interlocuteur, et donc ne dispose pas du langage non verbal, ne bénéficiant alors que de la voix (contenu, intonation).

Personnes en contact

Les personnes en contact seront : les familles, amis, journalistes, bénévoles mais aussi malades mentaux et mauvais plaisantins.

Motif d'appel

Suivant l'événement l'appelant pourra présenter plusieurs motifs d'appel :
– demande d'informations générales et/ou précises ;
– demande d'instruction ;
– demande de réassurance ;
– recherche de sympathie, etc.
Le sauveteur doit rapidement analyser le type d'appel car ses réponses peuvent générer un stress qui peut se traduire par différentes réactions, que sont :
– une certaine lenteur de compréhension dépendant soit des facultés mentales de l'appelant, soit que l'information est « difficile, dure et pénible » à entendre, pouvant induire alors une inhibition cognitive à percevoir, comprendre et retenir ;
– une réaction émotive (pleurs, colère, indignation, etc.) toujours suivant le contenu du message ;
– une réaction de méfiance et de suspicion (« vous ne me dites pas tout ! ») qui peut déboucher sur de l'agressivité ;
– une projection et un déplacement de l'agressivité sur l'écoutant téléphonique, donc le sauveteur, d'autant que celui-ci est rendu anonyme (sans visage) de par la situation ;
– de la surprise si la réponse est inattendue ;
– de l'incertitude, de l'inquiétude, du désarroi ;
– une imagination pessimiste par interprétation. La personne n'entend pas ce qu'on lui dit et interprète à sa façon ce qu'elle croit percevoir ;
– un besoin de contact, comme le sont les demandes de réassurance et de sympathie.

Attitude à adopter par le sauveteur

• Tout d'abord intégrer le fait que la personne qui demande des secours se trouve en situation psychologiquement défavorable puisqu'elle appelle à l'aide : il faut donc la recevoir avec calme, courtoisie et **toujours** chercher à la rassurer.

Il est important que l'écoutant se présente – certains le feront nominativement d'autres non – mais de toute façon, toujours confirmer à la personne qu'elle est bien au numéro demandé.

• Le sauveteur veillera à avoir une voix pondérée, rassurante et calme, d'autant plus s'il ressent de l'autre coté de la nervosité et/ou de l'excitation. Les « mots justes » sont moins importants qu'un « ton juste ». Si le sauveteur se sent concerné, sa voix et son attitude le montreront. Il faut savoir être soi-même.

• Les questions posées le seront, tant qu'à faire, avec beaucoup de bon sens et veilleront à pouvoir combler, par les réponses qu'elles induiront, le manque de précision des informations fournies par l'appelant.

Il faut obligatoirement prendre le numéro de téléphone de l'appelant afin de permettre, le cas échéant, de pouvoir effectuer un contre-appel, dans le dessein de rechercher d'autres informations ou afin de pouvoir en donner.

• Désigner l'appelant par son nom si on connaît celui-ci (le nom pas l'appelant !), cela personnalise et donc rassure.

• Si nécessaire, en fonction du type d'appel, donner à la personne une conduite à tenir. Cela peut permettre de limiter les conséquences de l'accident et, encore une fois, de la rassurer. Cela peut aussi rendre la personne active et responsable.

• Le sauveteur, suivant la réponse à apporter, peut parfois être embarrassé car il n'a pas toujours le renseignement ni les directives adéquates. Il se gardera alors de se laisser aller à l'improvisation, ce qui pourrait être victimaire en cas de réponse erronée.

• Si le motif d'appel est une recherche d'écoute, comme notamment dans le cas de certaines personnes suicidantes, le sauveteur devra alors écouter et laisser la personne décharger son désespoir ou sa colère. Si cette occasion lui est offerte, elle se sentira mieux à la fin de l'appel. De plus, le fait qu'elle a franchi le pas en appelant est déjà en soi positif, il faut alors positiver son acte.

• Il peut se poser le problème de l'annonce des décès et des situations qui s'éternisent, prises d'otages par exemple, où à force d'avoir régulièrement la famille au téléphone, on ne sache plus quoi lui dire à un certain moment ou au contraire que des relations se nouent et que les rendez-vous téléphoniques deviennent alors trop empathiques.

• Le sauveteur devra veiller à ne pas subir la contagion mentale de l'angoisse de l'appelant.

• Il observera, autant que faire ce peut, des temps de repos afin de subir le moins possible la pression temporelle due à l'événement, la fatigue (certains appelants étant de véritables moulins à paroles). De plus, l'écoute téléphonique demande beaucoup de concentration afin de tenter de percevoir ce que l'on ne voit pas, et/ou lorsque les conditions matérielles sont mauvaises (bruits environnants, communication défectueuse, etc.).

• Il devra faire attention car certains renseignements demandés (journalistes) relèvent du secret professionnel.

Avant de raccrocher, toujours s'assurer que le message a bien été perçu tel qu'il était transmis, c'est-à-dire sans déformations ou incompréhensions.

• Quel que soit le motif de l'appel, ne pas essayer de débattre, de tenter d'avoir raison en pensant résoudre les problèmes à la place de l'appelant, de le renvoyer rapidement vers quelqu'un d'autre, de le déprécier ou de lui faire sentir que son appel n'est pas justifié.

Toujours avoir à l'esprit que l'important n'est pas la gravité du problème, mais la gravité de la souffrance que celui-ci entraîne chez la personne qui y est confrontée.

• Enfin, l'écoute téléphonique peut requérir, parfois, une rapidité de décision et d'initiative. Elle nécessite donc des personnes dynamiques sachant « percuter » !

CHAPITRE 6

Le bilan de la personne agressée

Que la violence subie soit due à des coups lors d'un différend, aux retombées d'un attentat ou pour quelque autre motif que ce soit, le sauveteur va avoir à prendre en charge une personne qui a subi une agression physique avec des retombées psychologiques. Ce chapitre est consacré à l'examen de cette victime et donc, par voie de conséquence, au bilan des lésions[1].

1. Généralités

1.1 Bilan

Le bilan repose sur l'examen de cinq critères dont le premier reste celui concernant les circonstances de l'événement traumatique. Vient ensuite l'étude de l'agent causal, du siège des lésions, du type de lésions et de leurs conséquences sur l'organisme (*cf.* Fiches bilan n° 6 et 7).

Le bilan d'une personne agressée[2] se fait sur une victime dévêtue, de la tête aux pieds, de face et de dos. Cependant, la face dorsale est souvent oubliée ou insuffisamment observée, la personne étant allongée sur un brancard, le sauveteur omet alors généralement d'aller inspecter le dos ou le fait de façon incomplète.

L'élaboration d'un bilan fait travailler le sauveteur dans les trois dimensions (*cf.* Fiches bilan n° 8, 9 et 10).

Le bilan se fera de préférence dans un endroit au calme, isolé si possible de l'agent causal et par une personne avec laquelle la victime pourra se sentir en confiance.

1.2 Contusions

Une « contusion » est un terme des plus généraux puisque, à lui seul, il recouvre plusieurs lésions.

Sa constitution se fait à partir d'un traumatisme produit par un instrument contondant (main, marteau, bâton, etc.) (Figures 6.1, 6.2) ou à l'inverse, c'est la peau qui va au contact (chute sur un objet). La lésion varie selon la masse de l'instrument et la vitesse du coup porté, ou selon le poids de la chute.

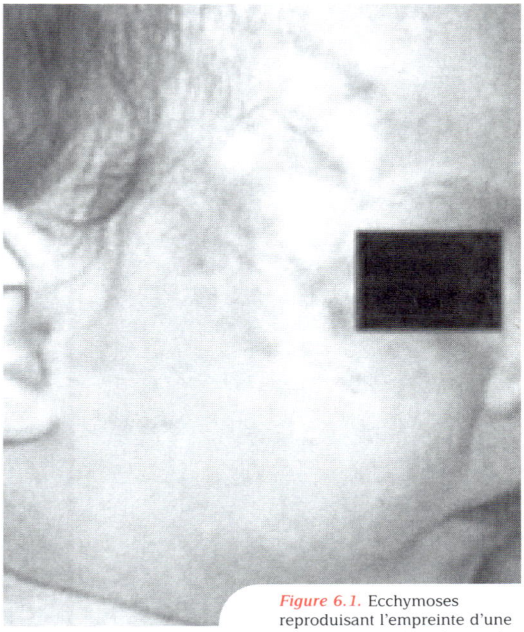

Figure 6.1. Ecchymoses reproduisant l'empreinte d'une main résultant d'une forte gifle.

1. Pour les recherches liées à certains bilans spécifiques (armes, accident de circulation, etc.) le lecteur est invité à se rapporter aux chapitres où ils sont abordés.
2. Le terme d'agressée est repris en tant que terme générique pour toutes personnes ayant subies des violences physiques.

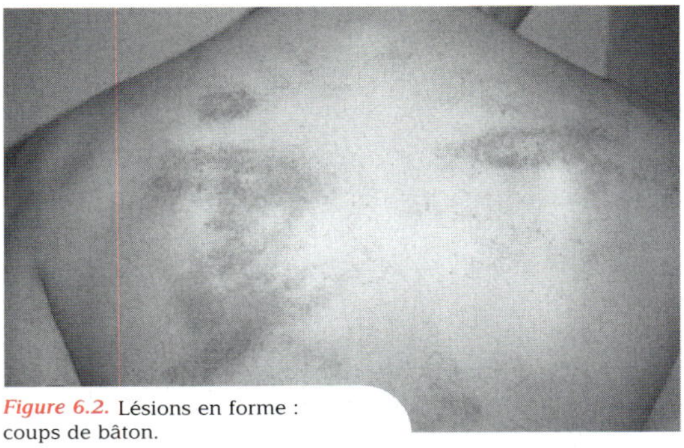

Figure 6.2. Lésions en forme : coups de bâton.

On peut distinguer plusieurs sortes de contusions, les principales étant l'ecchymose et l'hématome.

1.2.1 Ecchymose

L'ecchymose, appelée vulgairement « bleu » est due à une diffusion sanguine au sein des tissus, secondaire à une rupture capillaire traumatique (Tableau 6.1). C'est une lésion qui peut être vitale. Son étendue est fonction de la violence du traumatisme, de la vascularisation de la région, de la laxité du tissu et de la dureté du plan sous-jacent, et peut reproduire la forme de l'objet contondant (Figures 6.2).

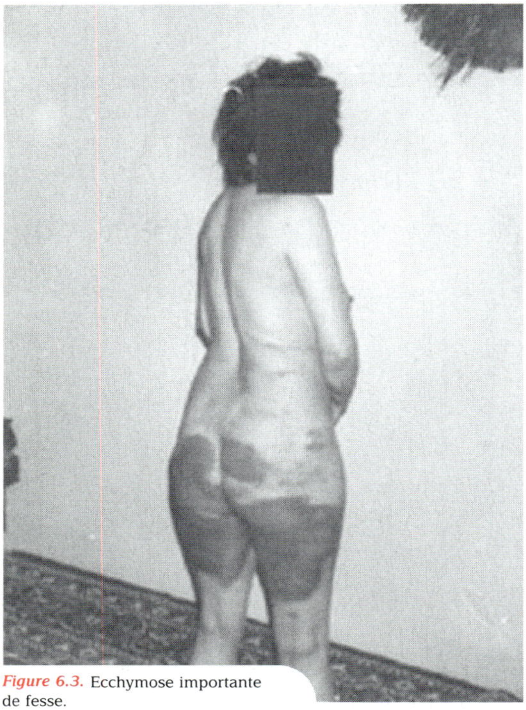

Figure 6.3. Ecchymose importante de fesse.

Attention au risque accru d'hémorragie, chez les personnes présentant un hématome important (Figure 6.3) et prenant un traitement anticoagulant.

Tableau 6.1. Évolution d'une ecchymose

Une ecchymose = un traumatisme	
Noirâtre	1er jour
Violacée	2e au 3e jour
Bleuâtre	3e au 4e jour
Verdâtre	5e au 6e jour
Jaunâtre	10e au 15e jour
Disparition par la suite entre le 15e et le 25e jour, par résorption à partir de la périphérie. Au niveau des conjonctives, la teinte rouge initiale persiste jusqu'à la disparition au bout de 25 jours environ.	

1.2.2 Hématome

L'hématome, appelé communément « bosse », est constitué par une collection sanguine dans une cavité non formée (Figure 6.4). Cela implique que l'épanchement sanguin soit important, écarte les tissus et réalise une véritable néocavité. Les conditions d'importance du traumatisme sont identiques à celles qui déterminent les ecchymoses. En revanche s'y ajoutent des risques de compressions profondes ou de mise en jeu d'emblée du pronostic vital, lors de la formation de ces hématomes au niveau intracrânien.

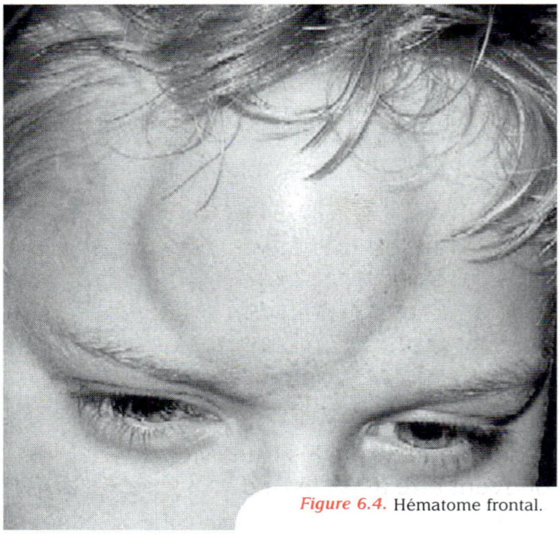

Figure 6.4. Hématome frontal.

2. Examen de la tête

L'inspection de celle-ci est primordiale et consiste à rechercher la notion d'éventuels traumatismes crânien ou facial, si ceux-ci ne sont pas évidents d'emblée. Pour cela, le sauveteur va rechercher les contusions qui leur sont associées.

2.1 Traumatisme crânien

Il existe différents types de traumatismes crâniens :
– les fractures du crâne sans lésions internes avec ou sans plaie du cuir chevelu ;
– les fractures du crâne avec lésions internes associées ;
– les lésions internes sans fracture du crâne, hématome extra- ou sous-dural, hémorragie méningée ou cérébrale, œdème cérébral.
Ainsi les éléments à rechercher seront :
– un écoulement de sang ou de liquide céphalorachidien par le nez ou l'oreille ;
– l'apparition progressive d'ecchymoses au niveau des paupières (Figure 6.5), derrière l'oreille ou au niveau des vertèbres cervicales ;
– une hypertension intracrânienne qui se manifeste par :
• des céphalées ;
• des vomissements ou nausées ;
• des crises d'épilepsie ou des mouvements convulsifs ;
• des vertiges ;
• des troubles auditifs et/ou visuels ;
• des troubles psychiques ;
• des troubles circulatoires avec ralentissement du pouls et augmentation de la tension ;
• des troubles de la ventilation ;
• des troubles photomoteurs (réflexes pupillaires).

> Le sauveteur restera vigilant et fera en sorte de ne pas passer à côté de lésions qui pourraient être cachées par une importante chevelure.

De plus, devant une plaie du cuir chevelu, on devra vérifier s'il existe une lésion osseuse et se rappeler que les traumatismes crâniens peuvent être associés à des traumatismes de la face.

En cas d'inconscience profonde, des troubles végétatifs peuvent apparaître, troubles respiratoires avec dyspnées anarchiques, brady- ou tachycardie, hypertension artérielle et hyperthermie indépendante de tout foyer infectieux.

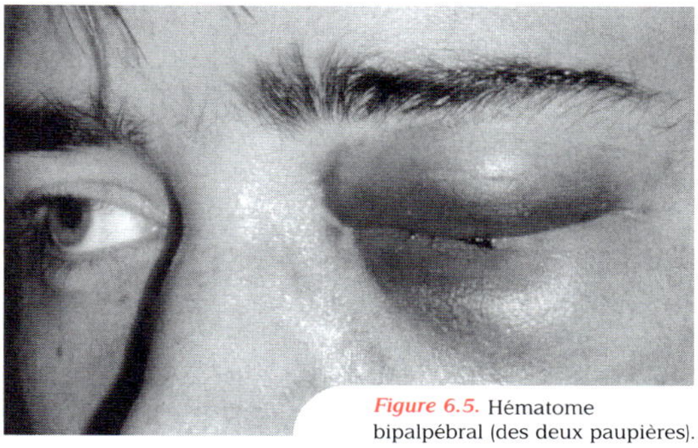

Figure 6.5. Hématome bipalpébral (des deux paupières).

2.2 Notion d'intervalle libre

Lors d'un traumatisme crânien, la personne a pu rester consciente tout le temps, ou perdre connaissance lors du traumatisme, se réveiller et éventuellement, par la suite, reperdre connaissance. Le laps de temps entre les deux périodes d'inconscience étant totalement aléatoire, on parle alors d'intervalle libre. Cette notion est très importante dans la prise en charge d'un traumatisé crânien. Les différentes situations rencontrées peuvent être résumées par la Figure 6.6 :

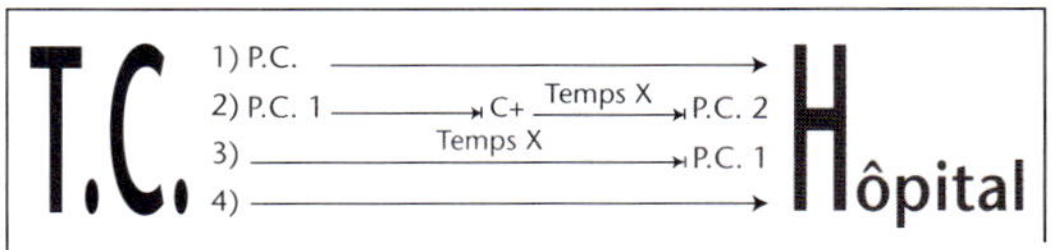

Figure 6.6. Notion d'intervalle libre.

2.3 Traumatismes de la face

Ils sont parfois accompagnés de fractures ou de plaies de la mâchoire et des os de la face se compliquant parfois de lésions cérébrales, de traumatisme crânien et/ou d'atteintes des vertèbres cervicales.
Ainsi, les complications à redouter sont :
– l'obstruction des voies aériennes supérieures suite à une hémorragie, un œdème des muqueuses ou à un corps étranger (dent cassée) ;

– l'asphyxie due aux réflexes de toux et de déglutition absents ou perturbés.

Enfin, une hémorragie importante est à craindre.

On peut diviser les traumatismes de la face en quatre parties.

2.3.1 Fracture du maxillaire inférieur

Elle résulte en général d'une force directe. Cependant, un coup porté sur un côté de la mâchoire peut provoquer une fracture de l'autre coté et, dans ce cas, seul un côté de la mâchoire est atteint. En revanche, une chute sur l'extrémité du menton peut conduire à une fracture des deux mandibules (Figure 6.7).

Les signes en sont :

– une douleur augmentée lors du mouvement des mâchoires et de la déglutition ;

– une difficulté à parler ;

– de la bave parfois au moment de la déglutition, la salive contient des traces de sang venant des gencives ou de plaies buccales ;

– il y a parfois une ou des plaies à l'intérieur de la bouche, un œdème et plus tard une ecchymose de la face et de la mâchoire inférieure ;

– enfin, une irrégularité palpable au niveau d'une branche de la mâchoire et une autre parfois observable au niveau des dents.

La fracture du maxillaire inférieur peut aussi être associée à un fracas du visage dans le cas d'une blessure par arme à feu, fusil de chasse par exemple, dont le coup est tiré sous le menton.

Un tel blessé ne devra jamais être assis, mais allongé sur le côté.

Devant toute suspicion ou traumatisme avéré de la face, on n'omettra pas d'enlever les prothèses dentaires qui, en tant que corps étrangers, peuvent obstruer les voies aériennes supérieures.

2.3.2 Fracture de l'os de la pommette et du maxillaire supérieur

Bien qu'il n'y ait parfois aucun signe de plaies dans les parties molles autour de la blessure, on pourra avoir une épistaxis importante, des troubles ophtalmologiques avec ecchymoses autour des yeux, un œdème de la face important pouvant entraîner des troubles ventilatoires.

2.3.3 Fracture du nez

Elle présente les mêmes signes que précédemment.

2.3.4 Traumatismes dentaires

Ils comprennent les fractures de dents et les avulsions dentaires.

L'avulsion dentaire correspond à l'arrachage d'une ou de plusieurs dents entières, racines comprises. La cause en est généralement un choc direct. La conduite à tenir consiste à :

– ramasser la ou les dents ;

– les essuyer *sans les laver à l'eau* ;

– faire cracher la victime ;

– la ou les réimplanter ;

– évacuer sur des urgences dentaires si c'est là le seul traumatisme, pour vérification et surtout si la réimplantation est impossible. Si la réimplantation ne marche pas, remettre la dent en bouche (pour la garder dans son milieu naturel), si la personne est en état de conscience de le faire et ne risque pas de l'avaler ;

– appeler le dentiste en urgence ;

– faire un pansement compressif à l'endroit de l'arrachage.

Outre les fractures, il ne faut pas oublier les plaies qui pourront être franches (coups de cutter), avec lambeaux (morsure), par projectiles (plombs) ou contuses, avec ou sans corps étrangers (terre, morceaux de verre, etc.).

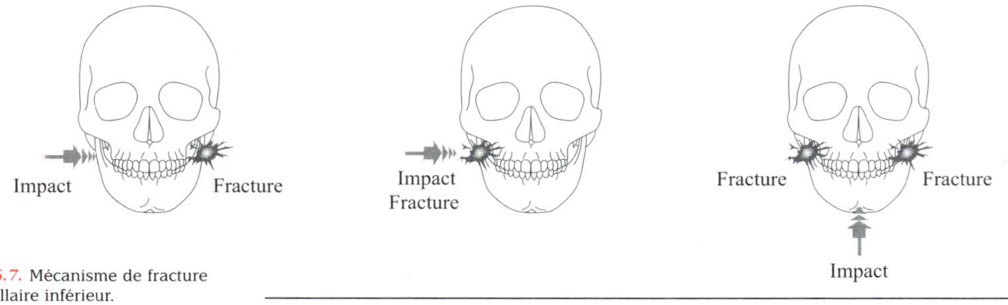

Figure 6.7. Mécanisme de fracture de maxillaire inférieur.

Dans les traumatismes faciaux, il ne faut pas oublier l'inspection des yeux et de la vue ainsi que les réflexes pupillaires lorsque l'état oculaire le permet[3]. Parfois, l'ouverture de l'œil est rendue difficile, voire impossible, par la présence d'un hématome palpébral (de la paupière), périorbitaire (autour de l'orbite de l'œil) (Figure 6.5).

2.4 Traumatismes oculaires

En fonction des circonstances et des causes de l'agression, les différents traumatismes oculaires rencontrés sont les suivants.

2.4.1 Corps étranger superficiel et érosion de la cornée

Il s'agit d'un petit corps étranger, avec une faible énergie cinétique donc « qui ne pénètre pas » pour l'un et d'une abrasion superficielle de la cornée sans plaie perforante pour l'autre. Pour le sauveteur, les signes fonctionnels apparents seront les mêmes, une douleur vive, une photophobie[4], un larmoiement. Pour l'érosion de la cornée, on retrouvera un blépharospasme[5]. L'œil est rouge du côté atteint avec parfois une baisse de l'acuité visuelle.

2.4.2 Hémorragie sous-conjonctivale traumatique

Cela va du point rouge (pétéchie) à l'hématome en relief (Figure 6.8). Il n'y a généralement pas de baisse de l'acuité visuelle, pas de signes fonctionnels, le patient ne se plaint de rien, mais est très inquiet.

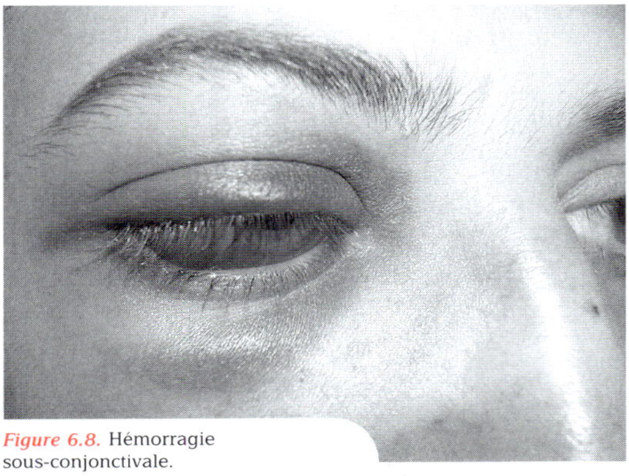

Figure 6.8. Hémorragie sous-conjonctivale.

Les traumatismes qui suivent sont de véritables urgences à confier à l'ophtalmologiste, parfois en urgence.

Il s'agit des brûlures oculaires, des contusions, des plaies oculaires, et des plaies avec corps étranger intraoculaire.

2.4.3 Brûlures oculaires[6]

Les causes les plus fréquentes et les plus graves sont principalement dues à des agents chimiques : acides (sulfurique ou vitriol, acide de batterie) et bases (soude caustique, eau de Javel, chaux vive). Il est important de savoir que les bases provoquent des brûlures pénétrantes, graves et évolutives alors que les acides provoquent des brûlures peu pénétrantes et peu évolutives.

2.4.4 Contusion du globe oculaire

C'est certainement la lésion la plus fréquemment retrouvée lors d'agression ou de bagarres. C'est le cas typique du coup de poing qui atterrit dans l'œil. Le globe oculaire reste fermé et l'onde de choc atteint toutes les structures de l'œil, avec notamment des hémorragies sous-conjonctivales (*cf.* ci-dessus) ou rétiniennes traumatiques, un décollement de rétine traumatique (désinsertion de la rétine), mais aussi des plaies du globe avec parfois éclatement de celui-ci.

2.4.5 Plaies du globe

Selon son trajet, le traumatisme peut léser l'iris, le cristallin (cataracte post-traumatique), voire la rétine. Les signes fonctionnels sont variables : asymptomatique, sensation de corps étranger, photophobie, larmoiement, baisse de l'acuité visuelle… C'est une urgence chirurgicale.
La plaie du globe peut être associée à un corps étranger intra-oculaire profond. Le risque infectieux est majeur. C'est notamment parfois le cas dans les accidents par armes à feu à grenailles.

Devant tout traumatisme important *d'un œil*, il est conseillé de neutraliser *les deux* yeux avec si possible une coquille sur l'œil atteint.

3. Voir chapitre sur la prise de constantes.
4. Photophobie ; crainte de la lumière, due à la gêne qu'elle occasionne.
5. Contraction anormale des muscles des paupières, généralement d'origine réflexe suite à une lésion irritative de la région oculaire.
6. *Cf.* Fiche bilan n° 17, pour ce qui est des lésions dues à des bombes lacrymogènes.

3. Bilan thoracique

On retrouve souvent des contusions au niveau thoracique lors d'agressions, notamment lorsque la victime a été jetée au sol et rouée de coups, coups de pied principalement. Plaies et fracture de côtes y sont fréquemment associées.

3.1 Fractures de côtes

Le mécanisme est dû :

– soit à un choc direct : un coup comme on vient de le voir, mais aussi la chute d'un objet lourd sur soi, entraînant une compression latérale. Au point d'impact, une ou plusieurs côtes peuvent être fracturées avec enfoncement vers l'intérieur de fragments costaux acérés dans la plèvre et le poumon ;

– soit à un traumatisme indirect : lors d'un accident de voiture et de l'écrasement du thorax contre le volant en l'absence de ceinture de sécurité, il peut y avoir fracture de côte au niveau de l'arc par compression antéro-postérieure. Ainsi, les chocs indirects rapprochent les extrémités costales, augmentent leur courbure et déterminent la fracture entre le milieu de la côte et le point de convexité maximale. Le déplacement des fragments se fait vers l'extérieur (Figure 6.9).

Les éléments à rechercher en dehors des circonstances de l'accident sont :

– une ecchymose ou un hématome au point du choc, voire une plaie qui peut être soufflante ;

– une douleur, amplifiée à l'inspiration ou à l'expiration forcée ou lors de la toux.

Il faudra aussi évaluer la fonction ventilatoire, avec recherche de ventilation paradoxale et rechercher les signes d'hémorragie interne.

On parle de volet thoracique lorsqu'un traumatisme sur la cage thoracique a induit la lésion d'une (ou plusieurs) côte(s), se traduisant par deux lignes de fractures plus ou moins verticales et parallèles, entraînant un morceau de côte « flottant » ainsi dissocié du reste de la côte auquel il appartient et fonctionnant à contre-courant des mouvements de la cage thoracique. Lorsque celle-ci s'enfonce, lui fait le contraire et inversement.

3.2 Plaies pénétrantes

Elles sont souvent dues aux traumatismes par armes blanches ou à feu, ou bien par des corps étrangers, métalliques lors d'attentats, par exemple.

Le phénomène de la plaie soufflante du thorax est que le poumon du côté atteint ne se gonfle plus, même s'il n'y a qu'une plaie punctiforme, et est incapable de se remplir d'air (il y a une fuite...). De plus, alors que les côtes se soulèvent quand le blessé inspire, l'air est aspiré par la plaie ce qui remplit d'air la cavité thoracique et gêne le fonctionnement du poumon sain. La quantité d'oxygène dans le sang devient insuffisante et le blessé s'asphyxie.

On retrouve alors les signes suivants :

– une ventilation superficielle parfois inefficace ;

– une cyanose ;

– du sang spumeux[7] rouge vif, expectoré ;

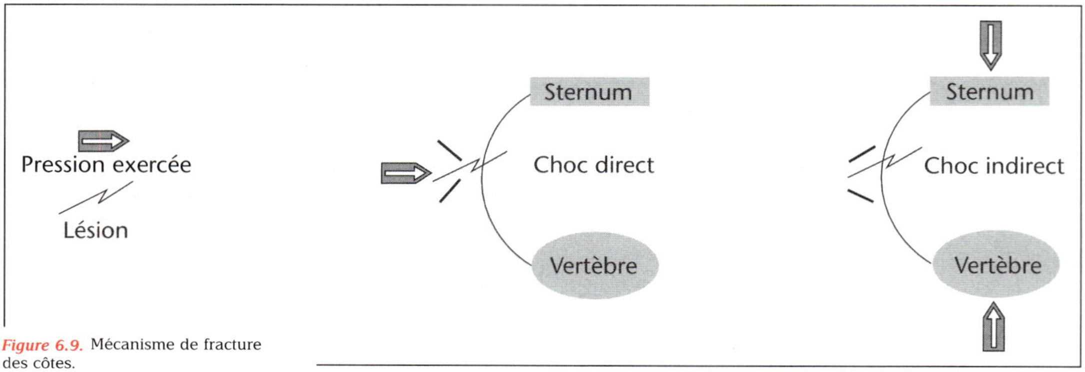

Figure 6.9. Mécanisme de fracture des côtes.

7. Qui a l'aspect de l'écume.

– le bruit de l'air aspiré dans le thorax qui peut être entendu au moment de l'inspiration du blessé ;
– un liquide teinté de sang qui peut mousser au niveau de la plaie thoracique lors de l'expiration.
Outre la plaie soufflante, il ne faut pas oublier le pneumothorax et l'hémothorax qui correspondent à l'épanchement d'air ou de sang dans la plèvre, entraînant alors une détresse respiratoire parfois majeure.
Mis à part le poumon, la plaie pénétrante peut concerner aussi le cœur (coup de couteau) devant laquelle le sauveteur ne peut malheureusement pas grand-chose.

4. Bilan abdominal et du bassin

Les blessures de l'abdomen sont constituées à 80 % de contusions et à 20 % de plaies et peuvent être rapidement mortelles en fonction de l'organe atteint (foie, rein, pancréas, intestin, côlon, vessie, etc.) Les causes des traumatismes abdominaux sont souvent les mêmes que ceux des traumatismes thoraciques, mais le secouriste n'oubliera pas la suspicion d'hémorragie interne toujours probable.
Quant aux traumatismes du bassin, ils sont dus à un écrasement et à une compression du bassin ou à un enfoncement par le fémur (choc frontal en voiture, chute sur les pieds, etc.). Les complications immédiates sont généralement les lésions des voies urinaires, une paralysie du nerf sciatique, un état de choc et, à distance, des difficultés d'accouchement par voie naturelle, pour les femmes. Devant un tel traumatisme les éléments à rechercher sont, bien évidemment, outre la notion d'accident :
– une impotence, qui est presque toujours présente ;
– les autres éléments, à savoir, comment est la sensibilité des membres inférieurs ?
– y a-t-il des urines claires ou des traces de sang ?
– l'abdomen est-il souple ou au contraire contracturé, présentant une défense lorsqu'on le touche ?
Il faut aussi faire une évaluation de la douleur qui est variable et réveillée par la pression douce sur le bassin. Si la victime est une femme, lui demander si elle est enceinte.
Et bien sûr, rechercher des lésions associées, notamment une fracture du rachis.

5. Bilan rachidien

Le mécanisme lésionnel se situe à trois niveaux :
– *cervical* : hyperflexion, hyperextension, inclinaison latérale forcée, télescopage par choc sur le sommet de la tête, choc direct ;
– *dorsal* : hyperflexion, télescopage et choc direct ;
– *lombaire* : hyperflexion, télescopage lors d'une chute sur les pieds ou le bassin, choc direct.
On retrouvera alors les types de fractures suivants :
– fracture par tassement des corps vertébraux ;
– fracture des lames postérieures ;
– luxation des diverses articulations intervertébrales ou l'association de deux ou plusieurs lésions au niveau d'une ou de plusieurs vertèbres.
Là encore, il ne faut pas oublier les plaies (armes blanches) dont la conséquence est une hémorragie qui peut être rapidement mortelle et cela en raison de l'atteinte probable des carotides à proximité.
Les traumatismes cervicaux peuvent être importants dans les cas de strangulation ou de pendaison.

On ne le répétera jamais assez :
le sauveteur doit veiller à ce que l'examen
du dos soit correctement réalisé.

L'expérience prouve que celui-ci n'est pas toujours bien fait et il n'est pas rare à l'arrivée à l'hôpital, lorsque la personne est sortie du matelas coquille, de retrouver des plaies ou lésions importantes au niveau du dos ayant échappé aux sauveteurs lors de leur examen de la victime.
Outre les circonstances de l'accident, les éléments à rechercher sont :

– la nature du choc (direct ou indirect) ;
– la localisation de la douleur ;
– le retentissement sur les quatre membres, notamment les signes neurologiques : sensibilité, motricité, fourmillements, décharges électriques, sensation d'eau qui coule ;
– enfin, le retentissement sur l'état général et l'étude de la position dans laquelle on a trouvé le blessé, à savoir : est-elle sa position initiale ?

6. Bilan des membres inférieurs

Il comporte l'inspection des cuisses, des jambes et des pieds.
Au niveau de la cuisse, les traumatismes concernent le fémur, soit au niveau de son col, soit au niveau de sa diaphyse, c'est-à-dire le corps de l'os. Des hématomes importants peuvent être retrouvés au niveau des fesses et des cuisses, lors de fessées trop appuyées par exemple (Figure 6.3).

6.1 Traumatismes du col du fémur

Très fréquents chez la personne âgée suite à une chute, comme lorsqu'elle est projetée à terre lors d'une agression par exemple, ils se produisent aussi dans les accidents de la route, chez les passagers avant du véhicule, c'est alors la pathologie du tableau de bord. Ce sont souvent des fractures associées à une fracture luxation de la cavité de l'os iliaque.
Les signes retrouvés sont : douleur, rotation externe du membre inférieur, le pied reposant sur son côté externe, raccourcissement du membre inférieur par rapport à l'autre côté avec possibilité de troubles circulatoires.

6.2 Fracture du corps

Pour sa part, elle fait théoriquement suite à un traumatisme violent, s'intégrant souvent avec d'autres lésions, réalisant ainsi un tableau de polytraumatisé. La douleur y est très importante. L'impotence fonctionnelle est absolue et le raccourcissement possible ainsi que la rotation externe. Un œdème énorme, pouvant atteindre 1,5 L de sang s'installe alors progressivement.
Devant ces tableaux cliniques, les éléments à rechercher dans les deux cas (fracture du col ou du corps) sont :
– le pouls pédieux avec notion de symétrie avec l'autre jambe ;
– la chaleur du membre ;
– la sensibilité du membre ;
– la motricité des orteils ;
– un épanchement liquidien au niveau de l'articulation du genou pour la fracture de corps.

6.3 Traumatismes de la jambe

Concernant ce traumatisme, trois mécanismes sont possibles :
– le choc direct ;
– le traumatisme indirect ;
– la torsion de cheville.
Les éléments en leur faveur sont :
– un craquement éventuel ;
– une impotence fonctionnelle ;
– une déformation (angle, raccourcissement, rotation). Là encore, vérifier si le pouls pédieux est perçu et évaluer la chaleur du membre et sa sensibilité.
Il faut quantifier la douleur et regarder s'il y a un œdème ou des plaies en regard du traumatisme.

7. Bilan des membres supérieurs

Il impose l'inspection du bras, de l'avant-bras et des mains mais aussi de la clavicule.

7.1 Traumatisme de la clavicule

Il a lieu soit par choc direct, soit par choc indirect (chute sur les mains).
Les signes retrouvés sont alors :
– une douleur au niveau de la blessure, augmentée par le mouvement ;
– un œdème et une déformation qui peuvent être vus ou palpés à l'endroit de la fracture.
Souvent, le blessé soutient son bras au niveau du coude et penche la tête du côté blessé pour soulager la douleur.

7.2 Traumatismes du membre supérieur

Le membre supérieur est une partie du corps très exposée dans les agressions, notamment par mécanisme de défense en cherchant à se protéger. C'est aussi par les bras que sont souvent saisis les gens pour être violentés. De nombreuses contusions seront alors visibles au niveau des bras et des avant-bras traduisant les prises en force (Figure 6.10).

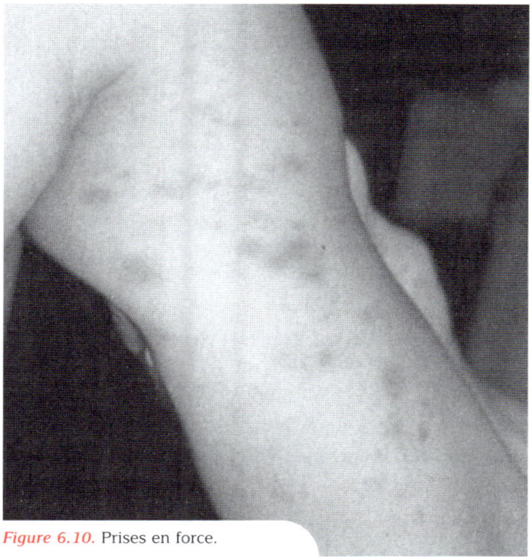

Figure 6.10. Prises en force.

Outre les hématomes et les contusions musculaires, il pourra y avoir fracture, fermée ou ouverte, avec ou sans déplacement. On cherchera alors à savoir si le pouls radial est perçu et comment est celui de l'autre coté. On n'omettra pas, bien évidemment, de vérifier la sensibilité, la chaleur, la motricité, ainsi que la douleur et la coloration du membre. Souvent une impotence fonctionnelle est présente.

7.3 Traumatismes de la main

Lors de bagarres, la fracture du cinquième métacarpe est très fréquente, mais on retrouve aussi beaucoup de plaies et de contusions.

En prévention d'un œdème de la main et des doigts, on veillera à enlever tout ce qui pourrait comprimer, les bracelets mais aussi et *surtout les bagues.*

8. Contusions musculaires

Lors d'agressions, les traumatismes musculaires sont quasi systématiquement associés aux plaies ou aux fractures. Ils peuvent être divisés en deux catégories, celles concernant les traumatismes avec rupture des fibres musculaires (partielles et totales) et celles sans rupture (courbatures, contractures, crampes et contusions simples). Elles sont résumées dans les Tableaux 6.2 et 6.3.
Outre les traumatismes musculaires, on peut retrouver logiquement des accidents tendineux. Si les tendinites sont rares, en revanche, les ruptures tendineuses et les arrachements ostéotendineux pourront être présents. Ces derniers étant à traiter comme des fractures. Les ruptures tendineuses peuvent être dues à des coupures, lors du passage d'un bras à travers une vitre (vol, bagarre, effraction, etc.) ou dans les plaies par armes blanches par exemple.

9. Plaies et hémorragies

9.1 Plaies

De bénignes à graves, elles nécessitent un examen approfondi (*cf.* examen d'une plaie). Un paragraphe plus important est consacré aux plaies dans le Chapitre 22.

9.2 Hémorragies

Qu'il s'agisse d'épistaxis ou qu'elles soient dues à des traumatismes pénétrants, les hémorragies sont courantes dans les actes violents et peuvent être associées à d'autres écoulements.
Le Tableau 6.4 récapitule la majorité des hémorragies et écoulements auxquels un sauveteur pourra être confronté. Même ceux ne résultant pas de violences y sont mentionnés et cela afin que le sauveteur puisse en apprécier la différence.
Certaines hémorragies peuvent être vitales. Le Tableau 6.5 démontre le mécanisme par lequel une personne qui saigne peut arriver à en mourir.

Tableau 6.2. Traumatismes musculaires sans lésions de fibres

	Courbatures	Contractures	Crampes	Contusions simples
Signes	– Douleur musculaire diffuse 24 à 48 h après une activité musculaire inhabituelle – Gêne aux mouvements	– Comme les courbatures, mais apparition plus rapide – Contraction musculaire involontaire, douloureuse, mais sans raccourcissement – Douleur augmentée à la palpation et aux mouvements	– Contraction musculaire intense, involontaire, douloureuse, provoquant un déplacement segmentaire avec raccourcissement	– Douleur musculaire localisée – Chaleur locale – Impotence fonctionnelle possible
Causes	Activité musculaire importante ou trop longue comme des efforts pour se détacher, pour ne pas écarter les cuisses lors d'un viol, etc.		– Travail intense et prolongé – Excès de toxines dans les muscles – Refroidissement (ex. : victime attachée dans une position contraignante)	Coup direct sur le muscle, lors d'agression, bagarre, etc.
Conduite à tenir	– Repos – Maintien au chaud		– Étirement musculaire puissant, lent et progressif – Hydratation très abondante	– Repos – Maintien au froid
Complications	Contracture, crampe, élongation	Crampe, élongation	Accidents musculaires plus graves	Rupture musculaire, hématome, plaie

Tableau 6.3. Traumatismes musculaires avec lésions de fibres

	Élongations	Rupture musculaire partielle	Rupture musculaire totale
Signes	– Douleur musculaire importante en cours d'activité physique – La douleur cède au repos	– Survient pendant un effort musculaire – Très souvent, bruit de claquage musculaire – Douleur +++, parfois syncopale – Arrêt brutal et définitif de l'effort en cours – Impotence fonctionnelle totale – Douleur même au repos – Encoche musculaire – Hématome parfois puis gonflement ou œdème	– Bruit – Douleur syncopale – Arrêt brutal – Hématome important – Séparation musculaire, rétractation en « boule »
Causes	– Allongement musculaire actif ou passif très important (ex. : efforts lors de franchissement d'obstacle au cours d'une fuite	– Étirement important de fibres jusqu'à rupture – Effort très violent : impulsion – Torture, écartèlement, actes de barbarie	– Coup direct, traumatisme direct tranchant
Conduite à tenir	– Repos – Maintien au froid	– Arrêt immédiat – Pas de maintien au chaud ni de massage – Bandage serré ou contention non adhésive – Maintien au froid à distance si supporté	– Bandage serré ou contention non adhésive – Maintien au froid (si supporté)
Complications	Rupture musculaire partielle, saignement local	– Rupture musculaire totale – Cicatrice musculaire – Infection possible au niveau de l'hématome – Calcification d'un hématome dans le muscle	Avenir fonctionnel compromis, complication nerveuse possible, fibrose musculaire

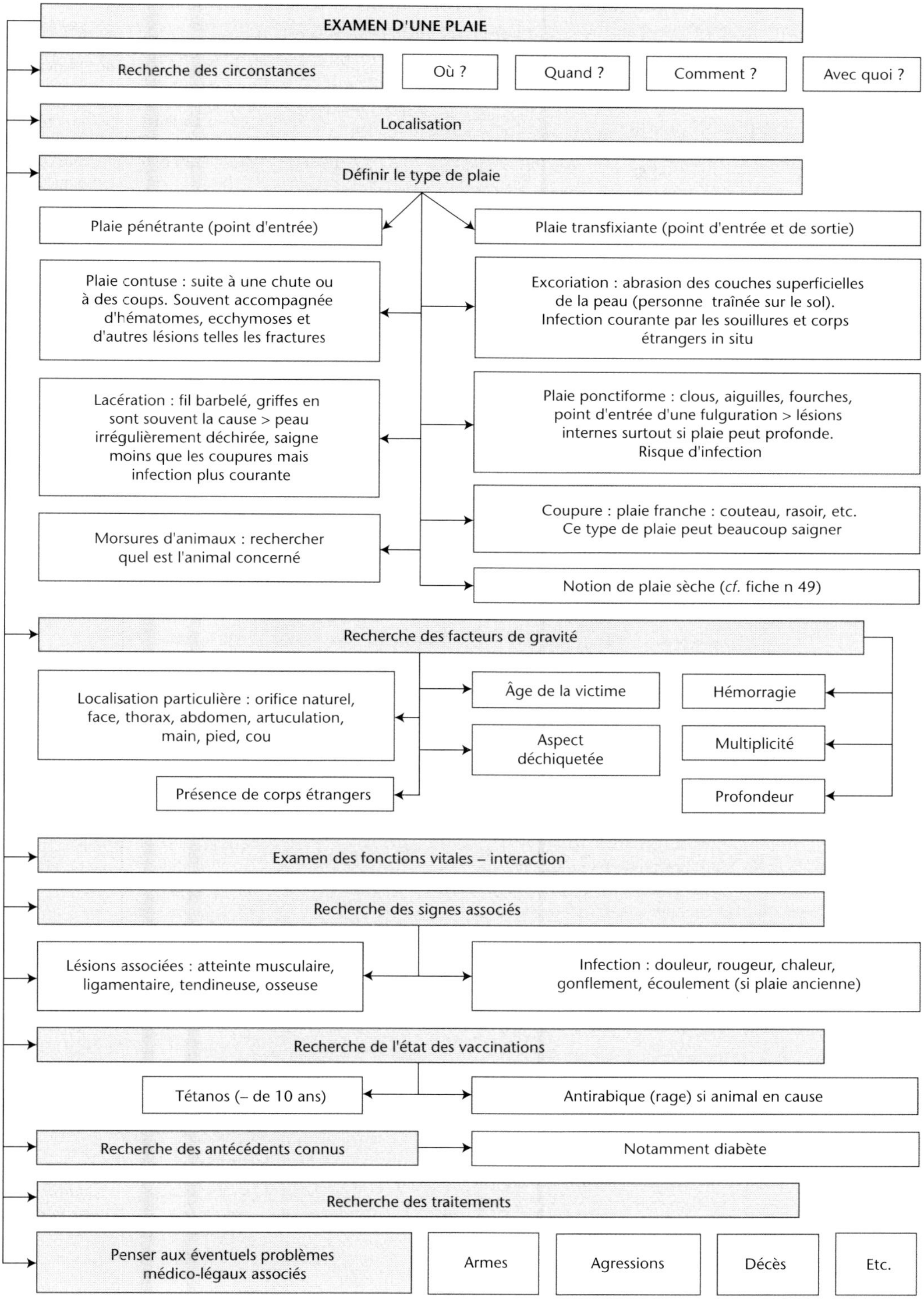
EXAMEN D'UNE PLAIE
Recherche des circonstances
Où ?
Quand ?
Comment ?
Avec quoi ?
Localisation
Définir le type de plaie
Plaie pénétrante (point d'entrée)
Plaie transfixiante (point d'entrée et de sortie)
Plaie contuse : suite à une chute ou à des coups. Souvent accompagnée d'hématomes, ecchymoses et d'autres lésions telles les fractures
Excoriation : abrasion des couches superficielles de la peau (personne traînée sur le sol). Infection courante par les souillures et corps étrangers in situ
Lacération : fil barbelé, griffes en sont souvent la cause > peau irrégulièrement déchirée, saigne moins que les coupures mais infection plus courante
Plaie ponctiforme : clous, aiguilles, fourches, point d'entrée d'une fulguration > lésions internes surtout si plaie peut profonde. Risque d'infection
Coupure : plaie franche : couteau, rasoir, etc. Ce type de plaie peut beaucoup saigner
Morsures d'animaux : rechercher quel est l'animal concerné
Notion de plaie sèche (*cf.* fiche n 49)
Recherche des facteurs de gravité
Localisation particulière : orifice naturel, face, thorax, abdomen, artuculation, main, pied, cou
Âge de la victime
Aspect déchiquetée
Présence de corps étrangers
Hémorragie
Multiplicité
Profondeur
Examen des fonctions vitales – interaction
Recherche des signes associés
Lésions associées : atteinte musculaire, ligamentaire, tendineuse, osseuse
Infection : douleur, rougeur, chaleur, gonflement, écoulement (si plaie ancienne)
Recherche de l'état des vaccinations
Tétanos (– de 10 ans)
Antirabique (rage) si animal en cause
Recherche des antécédents connus
Notamment diabète
Recherche des traitements
Penser aux éventuels problèmes médico-légaux associés
Armes
Agressions
Décès
Etc.

Tableau 6.4. Manifestations et causes d'écoulements et d'hémorragies extériorisés

Orifices	Signes révélateurs	Description	Causes probables
Nez	Débit abondant	Sang frais rouge vif	Lésions des voies nasales et peut-être fracture du nez
	Écoulement goutte à goutte	Liquide jaunâtre (sang mélangé à du liquide céphalorachidien [LCR])	Fracture du crâne
Oreille	Hémorragie persistante	Sang frais rouge vif	Perforation du tympan
	Écoulement goutte à goutte	Liquide jaunâtre (sang mélangé à du liquide céphalorachidien (LCR)	Fracture du crâne
Bouche	Salive	Petite quantité de sang frais	Fracture de la mâchoire
	Vomissure	Sang brun, rouge foncé	Lésion de l'appareil digestif (ulcère, varice œsophagienne)
	Expectoration	Sang rouge vif sirupeux	Lésion des voies aériennes supérieures Lésion pulmonaire par fracture de côtes
Rectum	Hémorragie persistante	Sang frais rouge vif	Lésions anales (hémorroïdes)
	Selles	Aspect goudron noir	Melæna
Urètre	Urine	Traces de sang	Hémorragie provenant des reins ou de la vessie Lésions des voies urinaires ou de la vessie (fracture du bassin probable)
Vagin	Hémorragie augmentant progressivement	Flux sanguin avec douleur abdominale	Menstruation importante
	Écoulement soudain	Perte sanguine importante état de choc	Fausse couche ou suite d'avortement ou suite de couches (mauvaise révision utérine)

Tableau 6.5. Mécanisme d'évolution des détresses circulatoires

	Phénomène	Signes
1re phase	Volume sanguin : contenant = contenu ↓	Pouls et pression artérielle normaux
	Adaptation contenant/contenu ↓	
	Difficultés d'adaptation ↓	
2e phase	**VASOCONSTRICTION** Mécanisme de sécurité ↓	**COLLAPSUS** Accélération du pouls Baisse de la pression artérielle Disparition du pouls radial Pâleur Marbrure des extrémités
	Concentration pour sauvegarder les organes nobles (cœur, foie, rein, cerveau) ↓	
	Inadaptation du volume circulant ↓	
	Absence d'oxygène → certains organes ne sont pas irrigués ↓	
3e phase	Privation prolongée d'oxygène → les muscles des artères ne fonctionnent plus par manque d'oxygène ↓	Troubles consécutifs aux hémorragies (**ÉTAT DE CHOC**) **Froid** (l'homme est un animal à sang chaud → perte de sang → froid) **Sueurs** (décharge d'adrénaline) **Pâleur** **Angoisse** (adrénaline → peur → sueurs) **Soif** (perte de liquide → déshydratation → soif) **Pouls rapide et filant** **Chute de la pression artérielle**
	VASODILATATION ↓	
	Diminution du retour veineux → baisse du débit cardiaque ↓	
	Le cœur bat de plus en plus vite pour essayer de pomper le plus possible le peu de sang qu'il reste ↓	
	Les coronaires se vident → alimentation du cœur = 0	Désamorçage de la pompe cardiaque
	Arrêt cardio-ventilatoire	

10. Retombées psychologiques

Après avoir fait le bilan lésionnel le sauveteur s'attachera à évaluer le retentissement de l'agression sur l'état psychologique de la victime, car on ne peut dissocier somatique et psychique (voir à ce sujet le Chapitre 41 sur le stress de la victime).

Comme on vient de le voir, le bilan de la personne agressée nécessite d'être très détaillé et demande donc au sauveteur une attention soutenue afin de ne pas passer à côté d'éléments importants qui pourraient compromettre l'état futur de la victime, tant au niveau séquellaire que médico-légal.

Pour en savoir plus

Campana JP. *Principes de médecine légale*. Paris : Arnette ; 2003.

LA PERSONNE AGRESSÉE : LE BILAN LÉSIONNEL

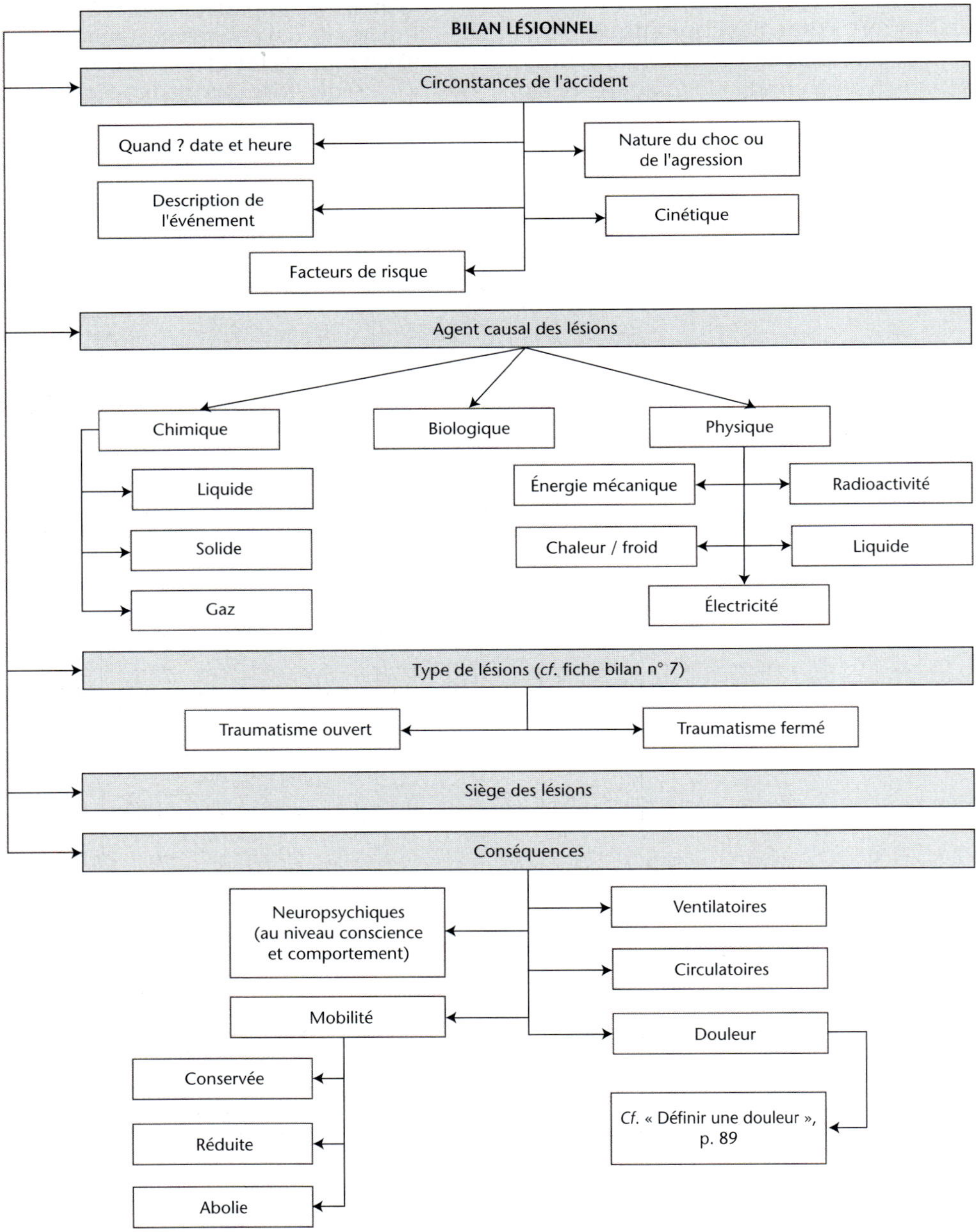

Figure 6.11. Bilan lésionnel.

LE BILAN LÉSIONNEL : LES TYPES DE LÉSIONS

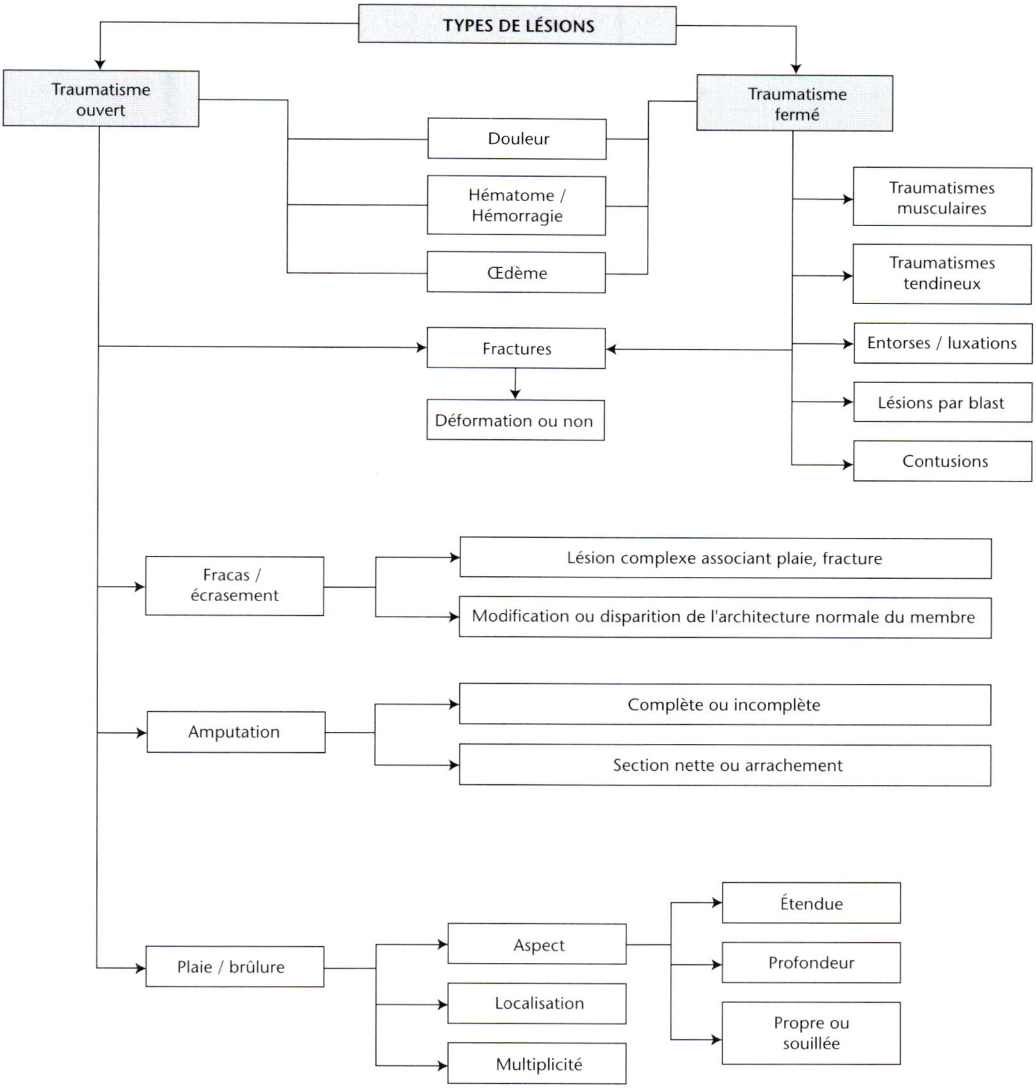

Figure 6.12. Bilan lésionnel : les types de lésions.

ESPACES ET MOUVEMENTS

Le sauveteur, afin de réaliser son bilan, est amené à travailler dans l'espace et donc dans différents plans.

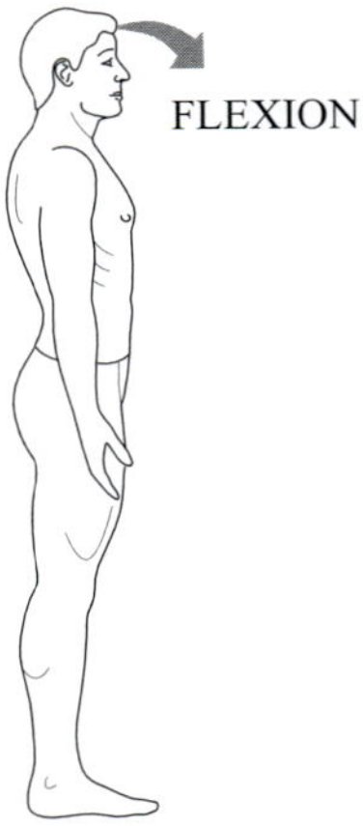

Figure 6.13. Plan sagittal.

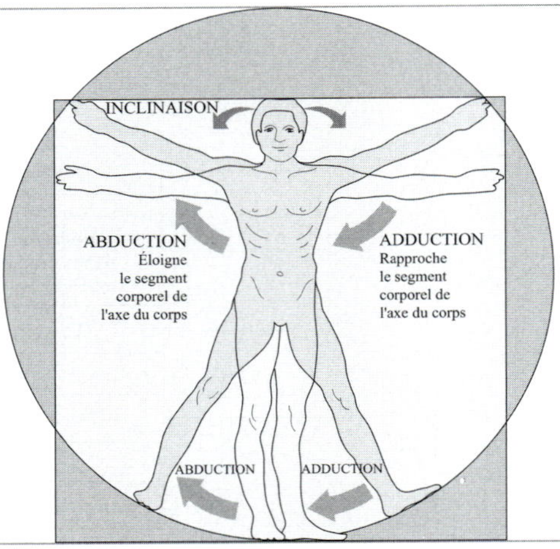

Figure 6.14. Plan frontal.

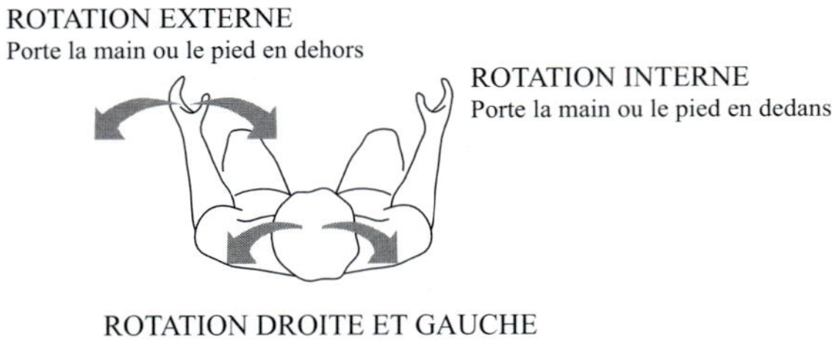

Figure 6.15. Plan transversal.

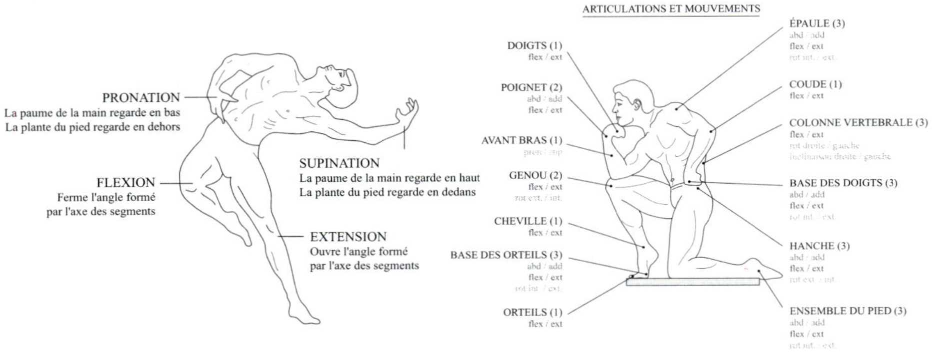

Figure 6.16. Articulations et mouvements.

LES PRINCIPAUX REPÈRES OSSEUX

Afin de permettre au sauveteur de mieux finaliser ses bilans et dans le dessein de mieux localiser les lésions rencontrées, voici, sur cette fiche, les principaux repères osseux (Figure 6.17).

PRINCIPAUX REPÈRES OSSEUX (EXTERIEUR)

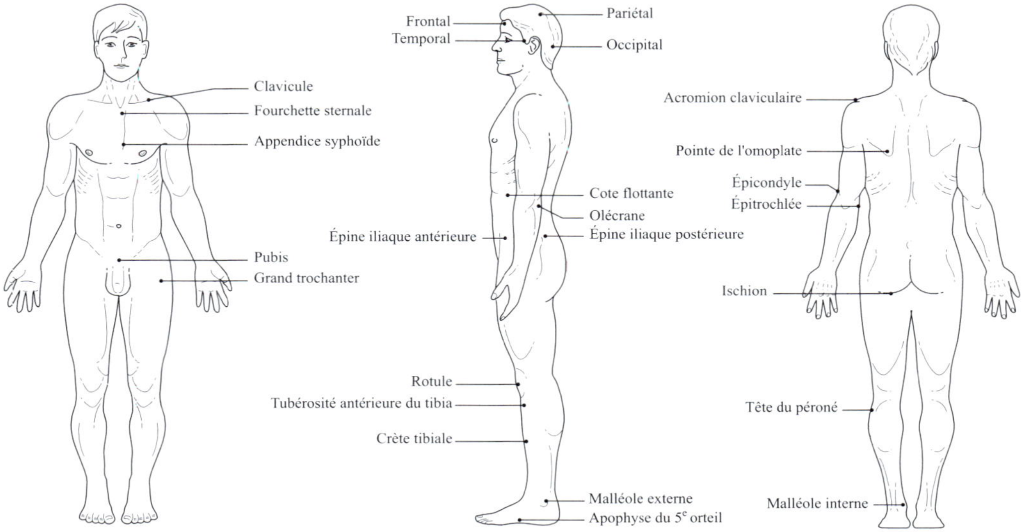

PRINCIPAUX REPÈRES OSSEUX (SQUELETTE)

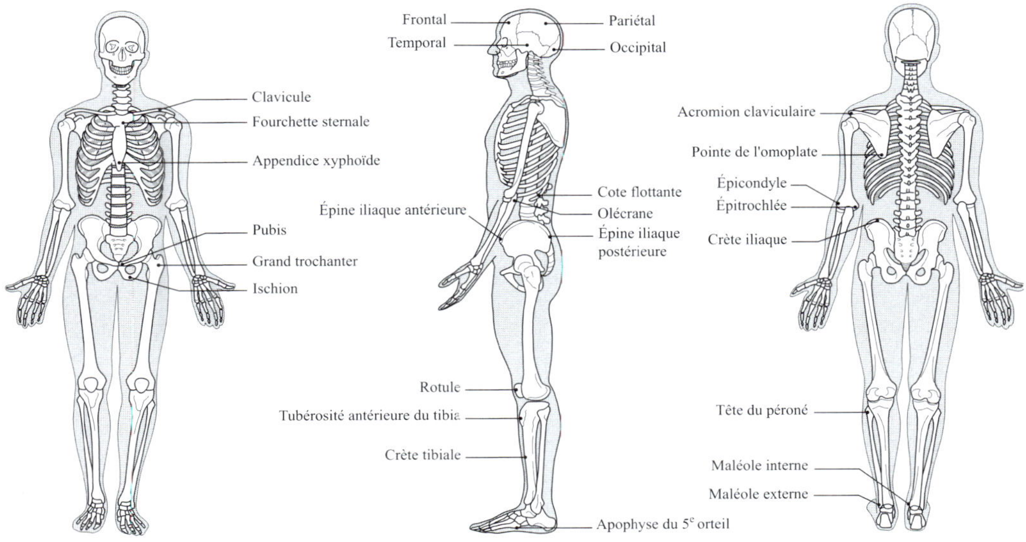

Figure 6.17. Principaux repères osseux.

LES PRINCIPAUX MUSCLES

Dans le cadre du bilan traumatique de la personne agressée, le sauveteur est souvent confronté à des contusions musculaires, voici donc sur cette fiche répertoriés les principaux muscles en guise de rappel anatomique (Figure 6.18).

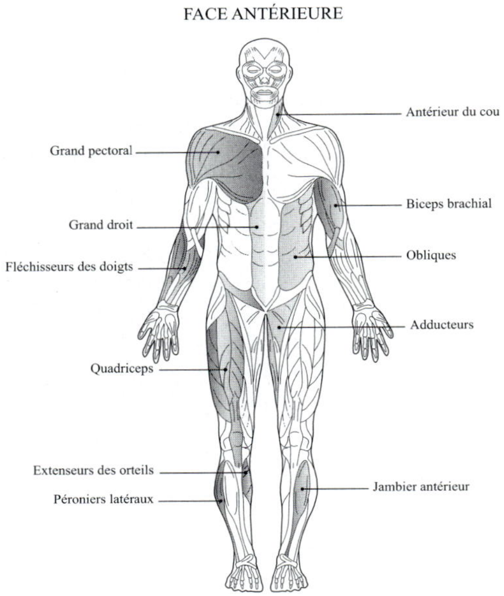

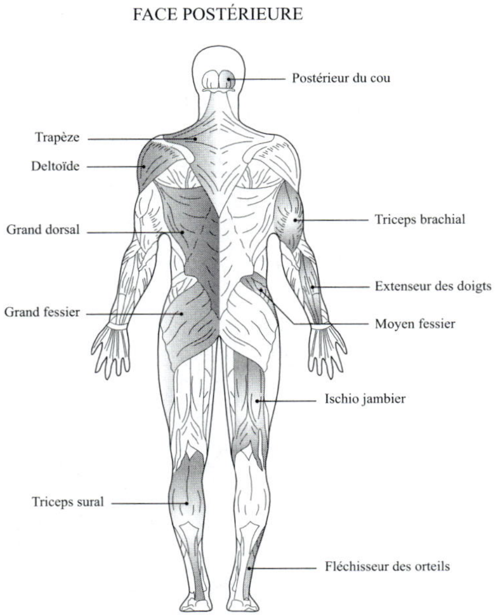

Figure 6.18. Les principaux muscles.

La prise de constantes et l'évaluation de la douleur

CHAPITRE 7

Comme on vient de le voir, le bilan d'une personne agressée se doit d'être minutieux. Ainsi, afin de parfaire son bilan, le sauveteur aura à chiffrer systématiquement différents paramètres, appelés constantes, que sont par exemple, le pouls, la ventilation et la pression artérielle.
Cependant, il aura aussi à sa disposition d'autres éléments de surveillance et d'évaluation (réflexes pupillaires, score de Glasgow, glycémie capillaire) qui lui seront utiles pour apprécier la gravité de l'état dans lequel est trouvée la victime.
Tous les sauveteurs n'ont pas accès à la prise de l'ensemble de ces constantes, cela étant fonction des pratiques usuelles locales. Seulement, la mesure de certaines d'entre elles pouvant être victimaire pour la personne prise en charge, le sauveteur se doit de savoir pourquoi. De même, certains résultats peuvent expliquer en partie l'agressivité du blessé, nous identifierons lesquels.
Enfin, on ne peut pas parler de violence et de secours sans parler de la douleur et donc de son évaluation.
C'est donc à l'ensemble de ces paramètres et à leur prise en compte qu'est consacré ce chapitre.

1. Éléments de surveillance des fonctions vitales au niveau de la face

1.1 Au niveau de la face

La face est certainement la partie, pour le sauveteur, la plus importante de la victime. Car outre de favoriser le contact par la parole et le regard, la majorité des indicateurs des trois grandes fonctions vitales peuvent être surveillées à partir de là. Ils sont regroupés dans le Tableau 7.1.

Concernant la parole ou l'audition, le sauveteur, avant de partir du principe que celles-ci puissent être altérées, s'assurera déjà que la victime n'est pas sourde et muette. Pareil pour les blessés ne parlant pas ou comprenant mal le français.

Tableau 7.1. Tableau de surveillance des paramètres vitaux au niveau de la face

	Circulatoire	Ventilatoire	Neurologique
Front	Pâleurs, sueurs	Sueurs	
Nez	Écoulement de sang	Pincement des ailes du nez, mousse	Écoulement
Bouche	Écoulement de sang	Cyanose des lèvres Bruits : ronflement = corps solide, gargouillis = liquide	Parole Vomissements Salive
Oreille	Écoulement de sang	Cyanose des lobes	Audition Écoulement de LCR[1]
Cou	Pulsations	Tirage	
Yeux	Pâleur des conjonctives		Mouvements, réflexes pupillaires

1. LCR : liquide céphalo-rachidien.

1.2. Coloration de la peau

La coloration de la peau et des muqueuses est liée à la qualité de la circulation et du sang transporté. Un globule rouge bien oxygéné

est rouge vif, ce qui donne, dans les parties claires de l'individu, une coloration rosée caractéristique.
Si la circulation est de mauvaise qualité, les globules rouges mal oxygénés deviennent plus foncés, ce qui confère une coloration bleutée de la peau, appelée cyanose, visible d'abord au niveau des extrémités (ongles, face interne des lèvres, etc.) (Figures 7.1 et 7.2). Chez les gens de couleur, l'hypoxie est à rechercher sur la muqueuse buccale.

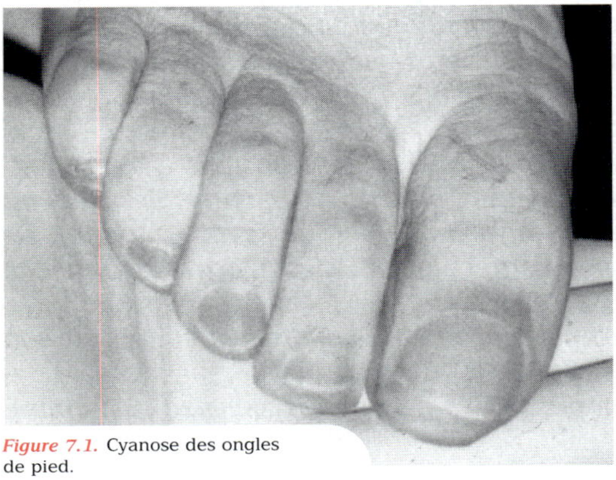

Figure 7.1. Cyanose des ongles de pied.

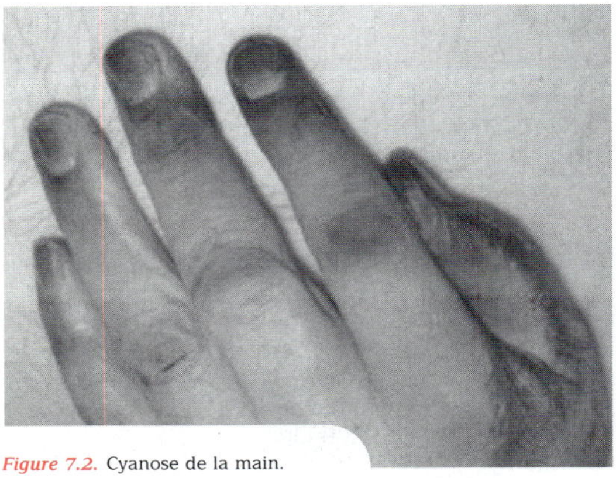

Figure 7.2. Cyanose de la main.

L'apparition de sueurs, dans ce contexte, signale pour sa part une mauvaise épuration du sang en dioxyde de carbone, déchet respiratoire des cellules.
De plus, la stagnation du sang dans le réseau veineux conduit à donner à la peau l'aspect du marbre avec ses traînées bleutées. Ces marbrures sont le plus souvent visibles sur le ventre, les cuisses. Dans le même temps, la peau se refroidit.
La pâleur prononcée des conjonctives doit faire évoquer une perte anormale de globules rouges ou de leur contenu : hémorragie importante notamment interne, anémie (maladie caractérisée par la diminution anormale du pigment rouge qui transporte l'oxygène, l'hémoglobine).

2. Pouls ou pulsations

C'est le paramètre qui, avec l'appréciation de la ventilation et de la conscience, est pris en compte systématiquement dans toute prise en charge de blessé.
Le pouls est une onde de choc produite par l'éjection du sang du ventricule gauche contre la paroi de la crosse aortique, répercutée partout dans le corps et perceptible à certains endroits, notamment au cou (artère carotide) ou à l'aine (artère fémorale, toujours perceptibles, sauf en cas d'arrêt circulatoire), au niveau du poignet (artère radiale), au niveau de la cheville derrière l'os saillant (malléole interne), ou au milieu du coup de pied. En pédiatrie, il se prend entre les deux masses musculaires du biceps (Figure 7.3).

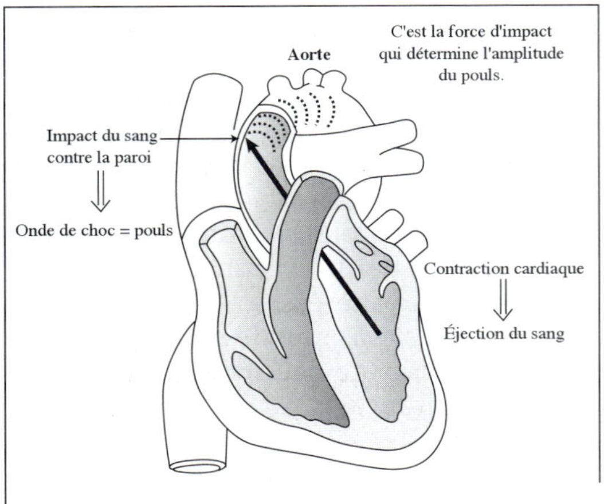

Figure 7.3. Schéma du pouls.

Trois éléments entrent en ligne de compte de son appréciation : la fréquence, la régularité et l'amplitude.

2.1 Fréquence

Ainsi le pouls peut être (valeurs chez l'adulte) :
– trop lent (en dessous de 50/min), ce ralentissement pouvant faire craindre une syncope ou une inefficacité circulatoire ;
– normal (60 à 90/min chez l'adulte) ;
– rapide (100/min et au-delà) pouvant évoquer une détresse circulatoire en réaction au manque d'oxygène ou à l'excès de gaz carbonique.

2.2 Régularité

On appréciera alors si les pulsations battent régulièrement ou si leur rythme est irrégulier.

2.3 Amplitude

Là encore il faudra apprécier :
– si le pouls est bien frappé ;
– s'il est dur ou bondissant : les pulsations semblent cogner les doigts et font évoquer une asphyxie proche (baisse de l'oxygène ou augmentation importante du gaz carbonique) ;
– s'il est filant : rapide et faible de moins en moins perceptible, semblant glisser sous les doigts, il signale une détresse circulatoire ;
– s'il est mou : avec une impression d'artère vide ne pouvant plus battre, il précède le stade où il n'est plus perçu ;
– s'il est imperceptible : il signe l'arrêt circulatoire.

Le sauveteur gardera en mémoire que la non-perception du pouls à un membre, alors qu'il est perçu au cou ou à l'autre membre (symétrie), affirme une lésion vasculaire et oblige à considérer ce blessé comme porteur d'une compression vasculaire dont la gravité et l'urgence sont analogues à celles d'un porteur de garrot.

3. Ventilation

On appelle mouvements ventilatoires ceux traduisant l'activité respiratoire de la personne. Ils se manifestent par le soulèvement et l'abaissement successifs de la cage thoracique, correspondant ainsi aux phases d'expiration et d'inspiration de l'air des poumons.
On parle de détresse respiratoire (dyspnée) lorsque les échanges gazeux sont insuffisants par rapport aux besoins. Quant à la ventilation, elle dépend du trouble à l'origine de la détresse.
Là encore, on peut l'évaluer à travers sa fréquence, sa régularité et son amplitude.

3.1 Fréquence

Elle peut s'élever anormalement (polypnée ou tachypnée), ce qui expose à la diminution des volumes ventilés (ventilation rapide et superficielle). Elle peut au contraire être lente (bradypnée).

3.2 Régularité

La ventilation peut être :
– régulière : rythmes réguliers ;
– irrégulière : existence de pauses, c'est-à-dire d'arrêts momentanés de la ventilation pendant 10 secondes ou plus ;
– arrêtée (apnée).

3.3 Amplitude

De son amplitude, c'est-à-dire du développement de la cage thoracique et ainsi du volume d'air traité, dépend bien évidemment là encore son efficacité.
En dehors de ces variations, la détresse ventilatoire peut se manifester sous forme de bruits anormaux (sifflement, ronflement...), d'un tirage : creusement exagéré des espaces naturels situés sous le sternum, à la base du cou, ou entre les côtes et chez le petit enfant, d'un balancement thoraco-abdominal (thorax et abdomen ne se gonflent plus simultanément, mais l'un après l'autre) ou d'un battement des ailes du nez (les narines semblent se dilater au moment de l'inspiration).

4. Pression artérielle

Appelée aussi communément la tension artérielle, c'est un autre paramètre essentiel du bilan. Elle permet, notamment lors d'une hémorragie importante, d'apprécier l'état hémodynamique de la victime, en mesurant la pression qui règne au sein des vaisseaux contre leur paroi.
Le principe en est simple, le sauveteur, à l'aide d'un brassard, comprime l'artère qui se trouve au niveau du bras (humérale). La mesure obtenue résulte de la contre-pression enregistrée en écrasant cette artère par la pression du brassard.
Ainsi schématiquement, la mesure de la pression artérielle se fait en plusieurs phases (Tableau 7.2).
Le résultat est exprimé en millimètre de mercure (mmHg). La pression d'une personne, si elle est de 130/80 mmHg, sera lue généralement 13/8.
On commence à parler d'hypertension lorsque la maxima est supérieure ou égale à 15. Une tension est dite « pincée » lorsque la maxima et la minima sont rapprochées (ex. : 10/8) ce qui signe généralement une urgence de prise en charge.
La condition idéale pour prendre une tension est d'avoir une victime allongée, au repos depuis 15 minutes minimum et en dehors de toutes émotions, ce qui bien évidemment semble difficile dans le cas qui nous intéresse ici.

Le sauveteur gardera à l'esprit que l'on ne prend pas une tension à un bras :
- porteur d'une perfusion ;
- porteur d'une fistule artério-veineuse (chez les dialysés) ;
- hémiplégique car la circulation y est moins bonne ;
- du côté ayant subi une mammectomie (ablation d'un sein) avec curetage ganglionnaire (antécédent de cancer du sein) ;
- présentant des lésions avec déformations.

5. Réflexes pupillaires

Ils sont pratiqués lorsque l'état oculaire le permet. Ils servent à préciser la notion de traumatisme crânien. Ils doivent être faits de manière symétrique sur les deux yeux. On parle de myosis lorsque les pupilles se rétractent exagérément au point d'être en « tête d'épingle ». À l'inverse, lorsqu'elles se dilatent au maximum, on dit parfois qu'elles sont « en plein phare » on parle alors de mydriase.
Moyen mnémotechnique pour se souvenir à quel terme se reporte les pupilles contractées : se rappeler que le myosotis est une toute petite fleur et que son nom est très proche de myosis. C'est donc myosis qui caractérise cet état des pupilles !

Devant une asymétrie des pupilles ou une mydriase, le sauveteur doit avoir à l'esprit que la victime a peut-être avant l'accident subi un examen ophtalmologique ayant nécessité l'utilisation de produits dilatants.
Attention aussi aux sauveteurs qui s'escriment à vouloir faire des réflexes pupillaires sur un œil de verre !

Tableau 7.2. Les différentes phases de la prise de la pression artérielle

1re phase	Le brassard comprime l'artère du bras : le sang ne passe plus, il n'y a aucun bruit perçu par le stéthoscope.	Pression brassard > pression artère
2e phase	Le sauveteur dégonfle doucement le brassard. Le sang passe à nouveau dans l'artère : un bruit est perçu par le stéthoscope et la valeur de la pression artérielle est lue au même moment sur le cadran. La pression artérielle mesurée à cet instant est la pression artérielle maximale, la systolique.	Pression brassard = pression artère
3e phase	Le sauveteur continue de dégonfler le brassard. Le sang passe de mieux en mieux et un bruit est toujours perçu par le stéthoscope.	Pression brassard = pression artère
4e phase	Le brassard continue à être dégonflé, le bruit est de moins en moins audible par le stéthoscope. Puis le bruit disparaît : la pression artérielle est alors lue sur le cadran et définit la minima, c'est la pression artérielle diastolique.	Pression brassard = puis < pression artère

6. Score de Glasgow et échelle modifiée de Bech et Rafaelsen

La personne agressée peut apparaître consciente au sauveteur et, dans la plupart des cas, capable de raconter son histoire.
Parfois elle sera consciente mais sera dans l'impossibilité de s'exprimer et de dire quoi que ce soit, elle est alors mutique ou semble ailleurs. Enfin troisième possibilité, la victime est inconsciente ou somnolente et donc dans l'impossibilité de rentrer en contact avec le sauveteur et cela à cause des coups reçus (hématome extradural) ou de l'absorption de médicament (intoxication), etc. Dans ce cas, l'urgence vitale prime.

Le sauveteur sera donc amené à mesurer l'état neurologique de la victime. Il a pour cela, à sa disposition, une grille appelée score de Glasgow, qui consiste à évaluer trois items en leur attribuant une cotation, le total de celle-ci permettant de porter une évaluation dont l'interprétation est la suivante : Glasgow à 15, tout va bien, à 9, la situation est jugée comme péjorative et gravissime à 3 (Tableau 7.3).
Pour ce qui est d'évaluer le degré d'excitation psychomotrice, il existe une échelle dite « échelle modifiée de Bech et Rafaelsen » qui repose sur l'évaluation de quatre critères notés de 1 à 4 (rarement utilisée, elle n'est donnée ici qu'à titre informatif) (Tableau 7.4).

Tableau 7.3. Score de Glasgow

Ouverture des yeux	Réponse verbale	Réponse motrice
4. Spontanée 3. Au bruit 2. À la douleur 1. Nulle	5. Orientée (obéit à un ordre) 4. Confuse 3. Inappropriée (mots compréhensibles, mais conversation impossible) 2. Incompréhensible (gémissements, grognements) 1. Nulle	6. Aux ordres 5. Orientée (à au moins deux endroits le mouvement de flexion tend à faire disparaître la cause de la douleur) 4. Évitement (pas de réponse orientée mais retrait rapide du coude avec éloignement face à l'agression) 3. Flexion – décortication (membre supérieur : réponse en flexion lente, membre inférieur : extension) 2. Extension – décérébration (membre supérieur : rotation interne et hyperextension = mouvement d'enroulement, membre inférieur : extension et flexion plantaire) 1. Nulle

Tableau 7.4. Échelle modifiée de Bech et Rafaelsen

Activité motrice	Activité verbale	Volume de la voix	Hostilité, destructibilité
0. Normale, mimique adéquate 1. Légèrement augmentée, par exemple mimique hyper-expressive 2. Augmentation modérée, par exemple expressivité gestuelle 3. Excessive, en mouvement la plupart du temps, se lève une ou plusieurs fois lors de l'entretien 4. Constamment actif, énergique, ne peut rester en place même si on le lui impose	0. Normale 1. Un peu bavard 2. Très bavard, absence de pauses spontanées au cours de la conversation 3. Difficile d'interrompre le patient qui monopolise totalement la conversation	0. Intensité normale 1. Un peu forte, sans être pour autant bruyante 2. Audible à distance et un peu bruyante 3. Audible de très loin, sujet bruyant, vocifère, chante 4. Cris, hurlements, ou la personne utilise d'autres moyens pour faire du bruit	0. Aucun signe d'impatience ou d'hostilité 1. Légèrement impatient ou irritable, mais continue à se contrôler 2. Très impatient ou irritable, ne supporte pas la contradiction 3. Provocant, menaçant, mais peut être calmé 4. Violence manifeste, violence physique

7. Prise de température

Elle est effectuée lorsque l'on suspecte soit une hyperthermie, soit au contraire une hypothermie. L'hyperthermie sera présente principalement lors d'un coup de chaleur (passagers clandestins, personne âgée victime de canicule, etc.). L'hypothermie, quant à elle, sera retrouvée chez la victime agressée et laissée pour morte sur le trottoir et découverte vivante tardivement, chez le noyé ou le clochard victime d'un hiver rigoureux[1].

1. Pour les signes de l'hyperthermie se reporter à la Fiche bilan n° 35 et pour l'hypothermie à la Fiche bilan n° 3.

La prise de la température apparaît souvent comme un acte anodin, il n'en est rien puisque celle-ci peut être traumatique et traumatisante. Il est à noter même des contre-indications pour certains modes de prise de température.

La température peut être appréciée à différents endroits du corps :
- en rectal (reconnue comme une des plus fiables) ;
- axillaire (sous les aisselles) ;
- buccale ;
- auriculaire (aussi jugée comme fiable) ;
- voire parfois vaginale.

Pour cela, différents types de thermomètres sont nécessaires. Le Tableau 7.5 rend compte des avantages, des inconvénients et des contre-indications formelles ou relatives de ces principaux thermomètres en vente actuellement (traditionnels, électroniques, chimiques, à cristaux liquides et tympaniques dits aussi auriculaires) et cela toujours dans le cadre des secours d'urgence et de la prise en charge d'une victime de violence. Il est cependant à noter qu'aucun de ceux abordés ci-dessous n'est en mesure d'évaluer des températures hypothermiques sévères ; l'utilisation d'un thermomètre spécifique est donc requise pour ce genre de prise.

Tableau 7.5. Avantages, inconvénients et contre-indications des différents thermomètres

Thermomètre		Avantages	Inconvénients		Contre-indications	
Traditionnel	Rectal	Mesure fiable	– Cassable – Long temps de prise et manipulation préalable (doit être secoué) – La mise en contact du thermomètre avec la peau ou une muqueuse modifie initialement la T° de celles-ci, il est alors nécessaire d'attendre la phase d'équilibre des échanges thermiques entre thermomètre et tissu	– Invasif – Risque septique – Traumatisme possible	Agitation	– Lésions locales – Nouveau-né – Victime abusée (sodomie)
	Buccal	– Respect de la pudeur – Non invasif		Peu fiable		– Coma – Détresse respiratoire – Nourrissons – Victime abusée (fellation)
	Axillaire	– Respect de la pudeur – Non invasif		– Peu fiable – Nécessite un correctif de 0,5°		
Électronique		– Même type de prises qu'avec un traditionnel sans être cassable – Peut descendre jusqu'à 32 °C – Remise à zéro automatique – Résultat chiffré – Fiable	Risques traumatiques et infectieux, ce qui implique l'emploi d'étuis lubrifiés à usage unique		Les mêmes que le thermomètre traditionnel	
Chimique : bandelette sublinguale		– Usage unique – Non invasif	– Mesure approximative – Long temps de prise			
Tympanique ou auriculaire		– Résultat rapide (2 à 3 secondes) – Affichage chiffré – Respect de la pudeur – Non invasif – Appareil robuste	– Forte pilosité du conduit auditif, voire cérumen – T° plus élevée dans l'oreille côté décubitus latéral – Non adapté au conduit auditif du jeune enfant → trauma tympan Influence T° extérieure < 15,5 °C et > 40 °C – Nécessité de calibrage – Nécessite l'usage d'embouts		– Fracture du crâne – Otorragie – Victime blastée – Victime agitée	
Frontal à cristaux liquides		– Respect de la pudeur – Non invasif	Peu fiable			

Il est rappelé que l'arrêté du 24 décembre 1998 a interdit la commercialisation des thermomètres à mercure depuis le 1er mars 1999.

Attention
Chez l'enfant : pas de prise vaginale en raison du risque de traumatisme et de défloraison.
De même, on n'utilisera pas ce mode de prise de température chez une personne abusée sexuellement, ce qui risquerait d'entraîner une reviviscence du traumatisme. Idem avec la prise rectale si la personne a été sodomisée.

8. Glycémie capillaire

8.1 Importance

C'est un paramètre important lorsque le sauveteur a à prendre en charge une personne qui n'a pu, par exemple, s'alimenter correctement pendant un certain laps de temps, comme un gréviste de la faim, un otage longuement retenu, un passager clandestin ou une personne ensevelie, mais aussi chez toute personne présentant un état d'ivresse manifeste. De plus, l'agressivité d'une personne peut s'expliquer parfois par une hypoglycémie.
Le résultat sera d'autant plus fondamental que la victime aura des antécédents diabétiques et sera sous traitement hypoglycémiant, comme notamment l'insuline.

8.2 Cas du diabétique

8.2.1 Rappels sur le diabète

Au cours de cet ouvrage, il sera souvent fait référence au diabète comme risque aggravant, faisant alors de l'appareil à dextro le compagnon du sauveteur. Il paraît donc important, afin de savoir pourquoi le diabète revêt une telle importance, d'en connaître un minimum le concernant, voici donc pour les non-initiés, une rapide explication.

Le pancréas est un organe (dans l'abdomen sous le rebord des côtes, entre l'estomac et le foie) qui intervient dans la digestion en fabriquant, en permanence en fonction des besoins, une hormone : l'insuline.
Le rôle de celle-ci est de permettre le passage du sucre, du sang vers les cellules, le sang n'étant qu'un moyen de transport. Pour pouvoir être utilisé, le sucre doit pénétrer dans les cellules : c'est donc grâce à l'insuline qu'il peut le faire, ce qui lui permet ainsi de leur apporter une partie de leur énergie nécessaire pour fonctionner.
En l'absence d'insuline, le sucre ne peut donc pas passer dans les cellules, il va alors s'accumuler dans le sang et entraîner ce que l'on appelle l'hyperglycémie. Pour éliminer cet excès de sucre, le rein va venir en aide en en faisant passer dans les urines, c'est ce qu'on appellera : la glycosurie.
À l'inverse, s'il y a trop d'insuline et que la personne ne mange pas, donc pas d'apport de sucre, elle va se retrouver en hypoglycémie. C'est pourquoi les gens qui se piquent à l'insuline, doivent manger aussitôt l'injection faite.
De ce dysfonctionnement découle une maladie appelée le diabète. C'est une maladie chronique, qui ne se guérit pas mais que l'on peut stabiliser avec un traitement. Il existe deux types de diabète :
– le *diabète gras*, qui ne nécessite pas de traitement par l'insuline. Le pancréas fonctionne partiellement, tout se passe comme si l'insuline qu'il fabrique ne suffisait plus ;
– le diabète maigre ou diabète insulinodépendant : c'est le moins fréquent : 20 à 25 % de la totalité des diabétiques. Le pancréas est malade et ne fabrique pas du tout ou presque pas d'insuline : la vie du malade dépend alors d'un traitement par l'insuline.
Les diabétiques ayant beaucoup de mal à cicatriser correctement, ils ont donc une prédisposition importante à s'infecter, c'est pourquoi une prise en charge correcte lors d'une plaie ou une brûlure est importante.

8.2.2 Dosage du sucre dans le sang

Le dosage du sucre dans le sang par un sauveteur se fera de préférence à l'aide d'un lecteur de glycémie (glucometer). La lecture directe par colorimétrie d'une bandelette présentant un résultat moins précis est donc plus aléatoire. Le fait d'avoir à piquer le doigt d'une personne pour prélever une goutte de sang rend cet examen invasif nécessitant alors de la part du sauveteur le port de gants. Le point de piqûre se fera au niveau des doigts chez l'adulte et l'enfant, au niveau du talon chez le nourrisson. Cependant, le sauveteur veillera à ne pas piquer la pulpe des doigts ce qui, à la longue, produirait une perte de sensibilité, de même il ne prélèvera pas au niveau du pouce et de l'index, c'est-à-dire des deux doigts qui servent à former la pince. Le site de ponction sera donc sur les côtés des dernières phalanges du majeur, annulaire et auriculaire. Il ne sera pas désinfecté, l'alcool aurait pour effet de diluer la goutte, la rendant difficilement prélevable, en revanche, on s'assurera que le geste est effectué sur des mains propres lavées préalablement à l'eau chaude, ce qui a pour effet de vasodilater les vaisseaux et d'obtenir ainsi une plus belle goutte (Figure 7.4).

Le résultat sera une aide au diagnostic et pourra venir confirmer une hyper- ou hypoglycémie dont les signes cliniques sont généralement les suivants (Tableau 7.6).

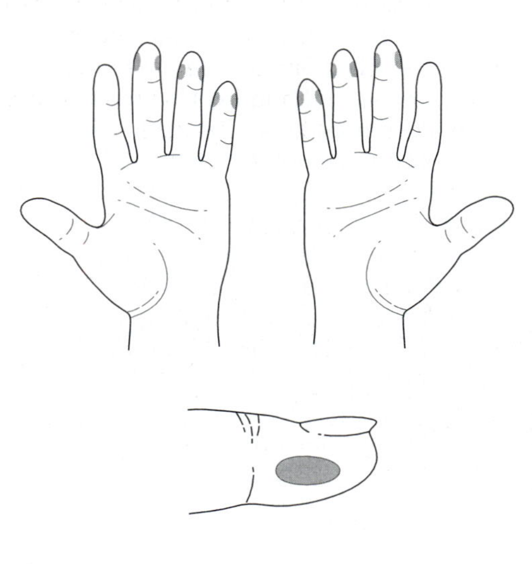

Figure 7.4. Sites de prélèvement pour une glycémie capillaire.

Tableau 7.6.
Signes cliniques de l'hypo- et hyperglycémie

Hypoglycémie	Hyperglycémie
Simple : – asthénie (fatigue) ; – sensation de faim ; – augmentation de la salive (hypersialorrhée), sueurs profuses ; – pâleur. *Sévère :* – idem associée à des troubles de conscience (somnolence, confusion, etc.), à des convulsions ; – fréquence respiratoire accélérée ; – tachycardie ; – céphalées ; – vertiges ; – hémiplégie ; – hypertonie musculaire avec pâleur ; – HTA ; – tableau psychiatrique, agitation, incohérence verbale, etc.	– Émission d'une quantité excessive d'urine (polyurie). – Soif exagérée (polydipsie). – Nausées, vomissements. – Douleurs abdominales. – Fièvre. – Déshydratation. Puis : – État stuporeux. – Odeur acétonique de l'haleine (poire pourrie).

Certains évaluent encore le résultat en gramme par litre (g/L) alors que traditionnellement il est exprimé en millimol par litre (mmol/L) (*cf.* Fiche bilan n° 11).

Devant un état d'agitation ou d'agressivité, le sauveteur devra toujours écarter, autant que faire ce peut, une cause organique. C'est pourquoi devant tout état délirant, d'excitation psychomotrice ou de syndrome confusionnel, le sauveteur effectuera systématiquement, si le contexte le permet, une glycémie capillaire et une saturométrie en oxygène.

Elles seront réalisées aussi devant tout tableau clinique évoquant une alcoolisation aiguë.

9. *Saturométrie ou oxymétrie*

L'oxymètre de pouls est un capteur en forme de pince qui, placé au bout d'un doigt ou au lobe de l'oreille d'une victime, permet la mesure non invasive et continue de la saturation en oxygène (SaO_2) par voie transcutanée. Effectivement, l'oxygène capté dans les poumons est délivré aux tissus par l'intermédiaire du système circulatoire. Cet oxygène est soit sous forme dissoute, soit, pour la plus grande partie, fixé sur l'hémoglobine. L'oxymétrie mesure donc la saturation en oxygène

de cette hémoglobine qui se traduit alors par un pourcentage.
Normalement, le sang artériel est presque totalement saturé, les chiffres oscillant donc entre 95 et 100 %. Pour info, le sang veineux est, lui, saturé entre 65 et 75 %.
Cette constante sera donc importante lors de problèmes hémorragiques, plaies par balles ou armes blanches par exemple et sera indicatrice de la mise en place d'une oxygénothérapie. En revanche, elle n'est pas fiable dans certaines intoxications au gaz.

> Lorsque le capteur est mis au bout du doigt, le sauveteur veillera à se qu'il n'y ait pas de vernis à l'ongle, ce qui pourrait fausser le résultat ou rendre la mesure impossible. De même, on évitera de prendre une saturométrie sur des doigts lésés, ce qui, outre le fait de rendre la mesure non fiable, serait sur victimaire pour le blessé.

10. Définition et évaluation de la douleur

On ne peut parler de prise de constantes sans aborder l'évaluation de la douleur, celle-ci étant quasiment présente lors de chaque prise en charge d'une victime. D'autant que depuis la loi du 4 mars 2002 relative aux droits des malades et à la qualité du système de santé, l'évaluation de la douleur des malades est rendue obligatoire à travers l'article L1110-5 du Code de la santé publique : « *Toute personne a le droit de recevoir des soins visant à soulager sa douleur. Celle-ci doit être en toute circonstance prévenue, évaluée, prise en compte et traitée.* » Et si, en tant que secouriste, le sauveteur n'a pas une grande efficacité sur elle, puisqu'il ne peut administrer des produits analgésiques, il aura toutefois la possibilité de tenter de la soulager en aidant la personne à prendre une position antalgique ou en effectuant une bonne immobilisation, par exemple.
De même, son rôle est important dans la prise en compte de la souffrance qui en résulte, car il est nécessaire de savoir expliquer au patient sa douleur (causes, mécanismes, traitements...), ce qui le tranquillisera.

> Une victime rassurée est souvent une victime plus calme, et l'on sait que l'anxiété généralisée et le stress tendent à atténuer la douleur par des mécanismes en partie liés à la sécrétion de certaines substances naturelles, recréant l'effet de la morphine (endorphines).

De plus, bien évaluer une douleur et en reconnaître les signes associés permet de prévenir les effets secondaires liés à la manifestation douloureuse.
Nous n'aborderons ici que la douleur physique, la douleur morale étant difficilement « quantifiable ». De même, nous ne traiterons que la douleur aiguë, celle chronique étant beaucoup plus rare dans le cadre des prises en charge en secours d'urgence.

10.1 Définitions

La définition de la douleur, généralement retenue, est celle de l'Association internationale de l'étude de la douleur proposée en 1979 : « **La douleur est une expérience sensorielle et émotionnelle désagréable, liée à une lésion tissulaire existante ou potentielle ou décrite en terme d'une telle lésion.** »
La manifestation psychique de la douleur est : la souffrance qui, elle, se définit de la façon suivante : « Réactions engendrées par la douleur et correspondant à l'association de phénomènes à la fois physiques, moraux et psychologiques mettant en jeu tous les mécanismes affectifs, intellectuels et instinctifs. »

10.2 Les composantes d'une douleur

La douleur varie beaucoup d'un individu à l'autre, car elle est fonction du contexte, et de la signification de la douleur à travers des facteurs sociaux, culturels, familiaux et individuels. Effectivement entrent en ligne de compte dans la douleur et la souffrance les composantes suivantes.

10.2.1 Une composante affective et émotionnelle

C'est elle qui confère à la douleur sa tonalité désagréable, pénible, voire insupportable pouvant déboucher sur de l'anxiété à court terme et de la dépression à long terme.

10.2.2 Une composante cognitive ou intellectuelle

Elle se traduit par un ensemble des processus mentaux capables d'influencer la perception de la douleur et des comportements qu'elle induit.

10.2.3 Une composante comportementale

Elle englobe deux types de manifestations observables chez un patient douloureux. Ce sont elles qui assurent la fonction de communication avec l'entourage et donc avec le sauveteur. Ce sont ces paramètres auxquels il se devra d'être très attentif. Ainsi, il y a :

- les manifestations verbales, qui seront différentes souvent en fonction de l'intensité de la douleur, on peut en déterminer cinq stades :
  - stade 1 : absence de plainte, même à l'interrogatoire ;
  - stade 2 : plainte uniquement à l'interrogatoire ;
  - stade 3 : plainte spontanée mais peu fréquente et s'adressant seulement à certaines personnes de l'entourage ;
  - stade 4 : envahissement partiel du langage par la plainte : le patient se plaint à tout le monde mais est cependant capable de parler d'autre chose ;
  - stade 5 : envahissement complet du langage par la plainte ;
- les réactions comportementales (*cf.* « Son retentissement sur le comportement », p. 89).

10.2.4 Une composante sensorielle

Elle sera celle du ressenti de la douleur et donc de sa description en qualité (torsion, étau, brûlure), intensité (crise paroxystique, douleur exquise ou lancinante), durée, évolution et localisation.

10.3 Décrire et apprécier une douleur

Il peut être intéressant pour le sauveteur de savoir « définir » la douleur ressentie par la victime, c'est-à-dire savoir l'apprécier et l'évaluer pour mieux pouvoir la décrire à la régulation médicale notamment. Pour cela plusieurs items sont à prendre en compte.

10.4 Les échelles d'évaluation

Ainsi pour évaluer la douleur, le sauveteur aura à sa disposition plusieurs outils. Cette évaluation pourra être faite par lui (hétero-évaluation) ou par la victime (auto-évaluation), souvent il s'agit des deux.

Lorsqu'elle est faite par le sauveteur, cette évaluation repose sur les dires de la victime, sur ce qu'il observe (voir plus haut) et/ou d'après les résultats par rapport à une échelle donnée.

Cependant, il ne faut pas oublier que certains facteurs viennent influencer les résultats obtenus, comme l'alcool ou certaines drogues qui ont tendance à diminuer la douleur, le seuil de tolérance ou l'expérience due à des vécus douloureux antérieurs.

L'évaluation faite par le sauveteur est d'un grand intérêt lorsque notamment la victime est trop jeune ou trop âgée, qu'elle présente des troubles de la conscience ou est handicapée mentale.

10.4.1 L'EVA

L'EVA (échelle visuelle analogique) est une méthode très souvent employée qui consiste à visualiser sur une réglette à l'aide d'un curseur là ou se situerait le degré de douleur entre « j'ai très mal » et « je n'ai pas mal » au verso se trouvant en regard une échelle graduée de 1 à 10 (elle est validée chez l'enfant à partir de 6 ans) (Figure 7.5).

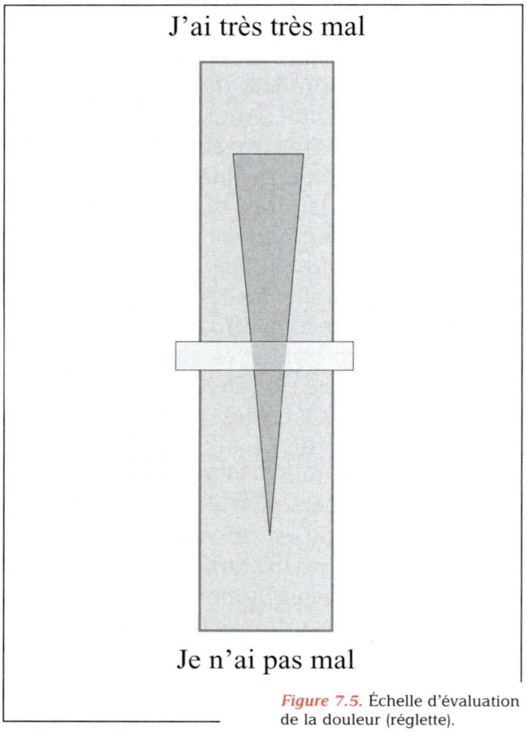

Figure 7.5. Échelle d'évaluation de la douleur (réglette).

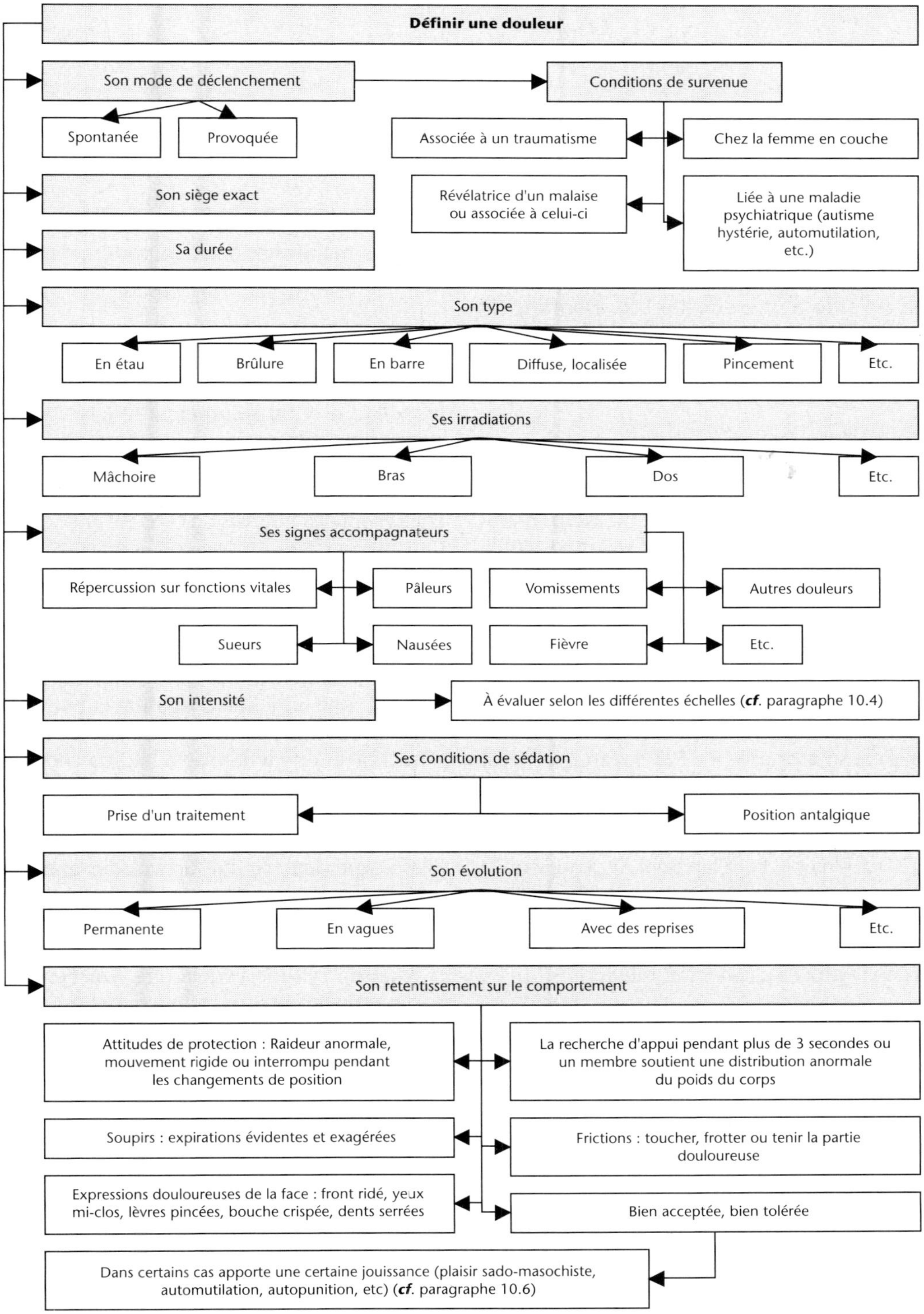
Définir une douleur
Son mode de déclenchement
Conditions de survenue
Spontanée
Provoquée
Associée à un traumatisme
Chez la femme en couche
Son siège exact
Révélatrice d'un malaise ou associée à celui-ci
Liée à une maladie psychiatrique (autisme hystérie, automutilation, etc.)
Sa durée
Son type
En étau
Brûlure
En barre
Diffuse, localisée
Pincement
Etc.
Ses irradiations
Mâchoire
Bras
Dos
Etc.
Ses signes accompagnateurs
Répercussion sur fonctions vitales
Pâleurs
Vomissements
Autres douleurs
Sueurs
Nausées
Fièvre
Etc.
Son intensité
À évaluer selon les différentes échelles (cf. paragraphe 10.4)
Ses conditions de sédation
Prise d'un traitement
Position antalgique
Son évolution
Permanente
En vagues
Avec des reprises
Etc.
Son retentissement sur le comportement
Attitudes de protection : Raideur anormale, mouvement rigide ou interrompu pendant les changements de position
La recherche d'appui pendant plus de 3 secondes ou un membre soutient une distribution anormale du poids du corps
Soupirs : expirations évidentes et exagérées
Frictions : toucher, frotter ou tenir la partie douloureuse
Expressions douloureuses de la face : front ridé, yeux mi-clos, lèvres pincées, bouche crispée, dents serrées
Bien acceptée, bien tolérée
Dans certains cas apporte une certaine jouissance (plaisir sado-masochiste, automutilation, autopunition, etc) (cf. paragraphe 10.6)

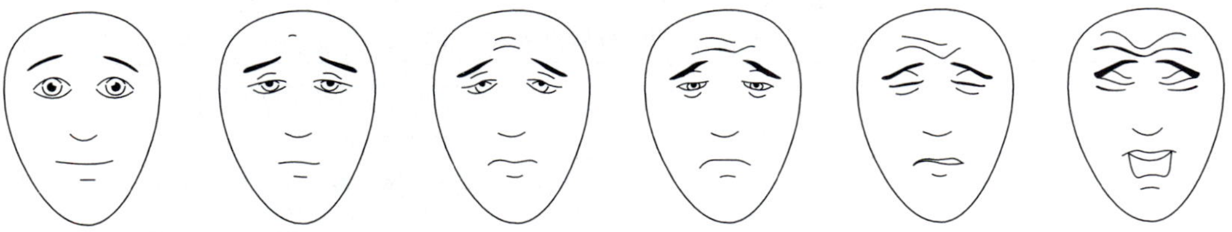

Figure 7.6. Échelle d'évaluation de la douleur (visages).

Pour les personnes ne comprenant pas le français ou chez les plus jeunes (à partir de 4 ans), c'est à l'aide d'une échelle représentant six visages, que sera évaluée la douleur. Cette méthode sous-entend chez l'enfant une capacité à l'identification (Figure 7.6).

10.4.2 L'échelle numérique

Elle propose une cotation chiffrée de la douleur entre 0 et 10 par exemple (0 représentant aucune douleur, 10 une douleur extrêmement insupportable), mais chez l'enfant, cela suppose qu'il sache compter et qu'il ait acquis les mécanismes de l'addition.

10.4.3 L'échelle verbale

Enfin, la plus utilisée reste l'échelle verbale où on demande à la personne d'évaluer sa douleur entre « Je n'ai pas mal », « J'ai un peu mal, c'est supportable », « J'ai très mal », « C'est insupportable » etc.

Chez l'enfant, il faudra se méfier des deux questions traditionnellement posées, à savoir : « Est-ce que tu as mal ? » et « Comment est ta douleur ? » qui sont toutes les deux plus suggestives qu'interrogatives. L'utilisation du dessin pour retranscrire sa douleur est possible mais nécessite souvent des gens formées à son interprétation.

10.5 Douleur chez l'enfant[2]

Les conséquences de la douleur aiguë chez l'enfant sont nombreuses, et sont à connaître, l'auto-évaluation chez l'enfant étant souvent impossible ou tout du moins difficile (voir plus haut). Le sauveteur devra alors avoir recours à une des deux échelles que sont le score d'Amiel-Tison (Tableau 7.7), et l'OPS *(objective pain scale)* (Tableau 7.8), et/ou à sa propre évaluation de manière empirique à partir notamment de diverses manifestations comportementales de l'enfant, qui sont les suivantes.

10.5.1 Manifestations et conséquences comportementales

Elles sont représentées par une modification de la vigilance et du sommeil, une altération des perceptions sensorielles, des modifications de l'humeur (irritabilité, agressivité, anxiété) et une diminution de l'activité ludique. On retrouve également des troubles de l'appétit ainsi que des difficultés de communication et de consolation.

10.5.2 Manifestations et conséquences motrices

Elles consistent en des cris, des pleurs, des grimaces et un faciès expressif. On retrouve une certaine agitation, une crispation et une hypertonie. On peut également noter une attitude en rétraction et une tendance à la protection de la zone douloureuse.

10.5.3 Conséquences neurovégétatives

Elles s'expriment par une tachycardie, une hypertension artérielle ou une augmentation de la pression intracrânienne. Du point de vue respiratoire, on retrouve une polypnée et une modification du rythme ventilatoire. La mesure de l'oxymétrie montre un certain degré de désaturation. Les marbrures, l'hypersudation et le changement de teint (pâleur) sont également des éléments évocateurs.

10.6 Comment peut être vécue la douleur par la victime ?

Le sauveteur sera parfois surpris par la signification que la victime pourra donner de sa douleur. Ainsi, il pourra être stupéfait de voir quelle « jouissance » peut en tirer quelqu'un qui s'automutile.

2. Docteur Jean-Louis Chabernaud, praticien hospitalier, responsable médical du SMUR pédiatrique http ://www.urgence-pratique.com/2articles/Pediatrie/Douleurenfant02.htm

Tableau 7.7. Score d'Amiel-Tison (valable de 1 mois à 3 ans)

Enfant éveillé au moment de l'examen	0	1	2
Sommeil pendant 30 min précédent l'examen	Sommeil calme	Courtes périodes	Non
Mimiques douloureuses	Calme et détendu	Peu marquée, intermittente	Marquée permanente
Qualité du cri	Pas de cri	Normal modulé	Répétitif, aigu, « douloureux »
Motricité spontanée	Motricité normale	Agitation modérée	Agitation incessante
Excitabilité spontanée	Calme	Réactivité excessive	Trémulations, clonies
Crispation des doigts, mains, pieds	Absente	Peu marquée, dissociée	Très marquée et globale
Succion	Forte, rythmée, pacifiante	Discontinue, interrompue par les cris	Non ou quelques mouvements anarchiques
Évaluation globale du tonus	Normal pour l'âge	Modérément hypertonique	Très hypertonique
Consolabilité	Calmable < 1 min	Calme après 1 min d'essai	Non après 2 min d'essai
Sociabilité	Facile, prolongée	Difficile à obtenir	Absente

Un score supérieur à 5 justifie l'administration d'antalgiques.

Tableau 7.8. Objectif pain scale (valable à partir de 2 mois)

Comportement observé	0	1	2
Variation de la pression artérielle systolique par rapport à la normale	Augmentation < 10 %	Augmentation de 10 à 20 %	Augmentation > 20 %
Pleurs	Absents	Présents mais enfant consolable	Présents, enfant non consolable
Mouvements	Enfant calme et endormi	Agitation modérée, ne tient pas en place	Agitation désordonnée, intense, risque de se faire mal
Comportement	Endormi ou calme	Contracté, voix tremblante, accessible aux tentatives de réconfort	Non accessible aux tentatives de réconfort
Expression verbale et corporelle	Endormi ou calme	Exprime une douleur modérée non localisée, inconfort global ou position jambes fléchies sur le tronc, bras croisés sur le corps	Douleur localisée verbalement ou désignée par la main, ou position jambes fléchies sur le tronc, poings serrés, porte sa main vers une zone douloureuse ou cherche à se protéger

Un score supérieur à 3 justifie l'administration d'antalgiques.

En outre, pour certains, avoir mal, c'est être vivant et pouvoir maîtriser son mal, c'est comme avoir un peu de pouvoir sur la vie ! Pour d'autres, le mal est un passage obligé, pour mieux « renaître » par la suite, ou bien une nécessité, une fatalité ou encore un châtiment obligatoire en forme d'expiation. On retrouve cela notamment dans certaines processions religieuses revivant la passion du Christ ou dans le cas de personnes qui pensent que cette forme de rédemption aboutit au grandissement spirituel (phénomène sectaire).[3]

Chez certaines personnes, la douleur sera un test pour arriver à se prouver quelque chose comme la force d'esprit, la virilité, etc. On pourra retrouver cela dans les phénomènes de bandes notamment.

3. Voir chapitre 25 sur l'automutilation dans un but expiatoire.

Enfin, mais la liste n'est pas exhaustive, la douleur peut être une forme de langage comme peut l'être le suicide, là encore, parfois, dans les cas d'automutilation. Le but étant, alors, de culpabiliser l'autre ou d'attirer l'attention pour rechercher une forme de maternage et instaurer alors un lien de dépendance.
Pour finir, il ne faut pas oublier que la douleur et son expression font partie de certaines pathologies psychiatriques ou attitudes déviantes (hystérie, sadomasochiste, autisme, etc.).

10.7 Douleur et exclusion sociale

Se sentir rejeté socialement provoquerait une douleur comparable à celle induite par une blessure physique. C'est ce que démontre une étude américaine de l'université de Californie, menée par N. Eisenberger et publiée dans la revue *Science*. Les chercheurs ont découvert que les deux situations activaient les mêmes régions cérébrales.

11. Conclusion

Comme on peut le voir, si la prise de constantes est indispensable dans la prise en charge d'une victime, toutes ne sont pas anodines et nécessitent une bonne connaissance de leur pratique, pour ne pas induire une victimisation secondaire pour la personne traumatisée, comme peut l'être la prise de température, et afin d'éviter d'obtenir des résultats erronés dus à une mauvaise réalisation.
De même, l'intérêt de l'évaluation de la douleur n'est plus à démontrer, c'est pourquoi c'est une pratique de plus en plus couramment utilisée, qui devrait donc maintenant et, d'après la loi, faire systématiquement partie du bilan secouriste.

TABLEAU RÉCAPITULATIF DES VALEURS

Après avoir passé en revue les principales constantes et leurs méthodes de prises, voici regroupées ci-dessous en un tableau, leurs valeurs tant normales que pathologiques.

	Normal			Pathologique	
Pouls	Nourrisson	Enfant	Adulte	**Adulte**	**Tachycardie > 100 Bradycardie < 50**
	130 à 140	110 à 120	60 à 80		
Ventilation	30 à 40	20 à 30	15 à 20	**Bradypnée et tachypnée par rapport aux valeurs**	
Température	**On considère qu'il y a fièvre au-dessus de 38 °C et hypothermie au-dessous de 35 °C.**				
Pression artérielle	Nouveau-né	75/50		**Voir rapport entre *maxima* et *minima*.** $minima = \frac{maxima}{2} + 1$ **Chez l'adulte :** **– hypertension > 15 de maxima ;** **– hypotension < 10 de minima** **Chez l'enfant : en fonction de l'âge et des valeurs ci-jointes.**	
	6 mois	80/46			
	1 et 2 ans	96/65			
	De 3 à 6 ans	100/60			
	De 7 à 10 ans	110/60			
	De 10 à 14 ans	118/60			
	> 14 ans	120/60			
Saturométrie	> 95 %			**< 95 %**	
Glycémie capillaire	Autour de 1 g ; entre 4 et 6 mmol			**Hypo- : < 0,60 g/L (3,33 mmol/L).** **Hyper- : > 1,80 g/L (10 mmol/L).**	

Tableau de conversion, mmol/L > g/L.
Sachant que pour convertir de gramme en millimol, il faut multiplier par 0,18 et pour convertir de millimol en gramme, il faut multiplier par 5,56.

2,0 = 0,36	**6,0 = 1,08**	10,0 = 1,80	14,0 = 2,52	19,0 = 3,42
2,5 = 4,45	6.5 = 1,17	10,5 = 1,89	14,5 = 2,61	20,0 = 3,60
3,0 = 0,54	7,0 = 1,26	11,0 = 1,98	15,0 = 2,70	21,0 = 3,78
3,5 = 0,63	7,5 = 1,35	11,5 = 2,07	15,5 = 2,79	22,0 = 3,96
4,0 = 0,72	8,0 = 1,44	12,0 = 2,15	16,0 = 2,88	23,0 = 4,14
4,5 = 0,81	8,5 = 1,53	12,5 = 2,23	16,5 = 2,97	24,0 = 4,32
5,0 = 0,90	9,0 = 1,62	13,0 = 2,34	17,0 = 3,06	25,0 = 4,50
5,5 = 0,99	9,5 = 1,71	13,5 = 2,43	18,0 = 3,27	26,0 = 4,58

L'ÉVALUATION DES BESOINS D'UNE VICTIME

CHAPITRE 8

1. Selon Abraham Maslow

À la base des théories humanistes, l'humain est vu comme un être fondamentalement bon se dirigeant vers son plein épanouissement et organisant sa vie autour de différents besoins. Parmi les principaux représentants de cette école de pensée : Carl Rogers et notamment Abraham Maslow, psychologue américain, qui a remarqué que certains de ces besoins étaient plus importants que d'autres, ou qu'ils devaient être comblés en priorité.

Il les a alors classés en cinq catégories et les a hiérarchisés. On obtient ainsi une pyramide : les besoins fondamentaux, nombreux, étant à la base, le besoin d'accomplissement personnel, phénomène plus restreint étant au sommet. L'ensemble de la classification est repris dans la figure ci-dessous (Figure 8.1).

La pyramide se lit de la manière suivante : un besoin ne peut être satisfait que si celui du niveau du dessous l'est aussi. Cependant, on peut atteindre un étage supérieur même si l'ensemble du précédent n'est pas entièrement réalisé, seulement les résultats obtenus seront amoindris car ils ne seront pas pleinement atteints.

Exemple rattaché au rôle de sauveteur : on peut rassurer une victime (niveau 1 : besoin de sécurité) mais si on ne l'a pas couverte avant et qu'elle a froid (niveau 0 : besoin de maintenir sa température) elle ne sera pas totalement apaisée, et c'est valable pour toutes les situations, sachant que l'on ne peut accéder à tout en tant que sauveteur ! La personne peut avoir soif par exemple, mais on sait que l'on ne doit pas lui donner à boire.

Nous savons, qu'architecturalement parlant, une pyramide est assise sur sa base et que plus celle-ci est solide, plus l'ensemble le sera aussi. Une erreur de construction du soubassement pouvant entraîner l'affaissement de tout l'édifice. Il en va donc de même pour la représentation de Maslow, si les besoins de base ne sont pas satisfaits, ceux des étages supérieurs ne pourront pas être satisfaits non plus ou ne le seront pas de manière durable. De même, à chaque étage, une anomalie de construction aura pour conséquence un effondrement des étages situés au-dessus et ainsi de suite jusqu'au sommet.

Ainsi, à partir de cette conception des choses, le sauveteur pourra mieux percevoir sa victime, sur quoi reposent ses besoins et donc ses attentes. Un des exemples les plus flagrants se verra au chapitre de la prise en charge d'otages, mais aussi lors d'intervention suite à une catastrophe (*cf.* Fiche bilan n° 12) ou dans l'approche du sans-abri.

De même, le sauveteur gardera aussi à l'esprit que tous les étages de la pyramide n'ont pas la même hauteur – celle-ci étant variable d'un sujet à l'autre – et donc la même importance selon la victime traitée. Ainsi, dans la prise en charge des victimes de violence sociale, catastrophes naturelles ou technologiques, clochardisation, c'est-à-dire de sinistrés, de rapatriés ou de sans-abri, ce sera la base de la pyramide qui primera (besoins fondamentaux), alors que dans la prise en charge d'une personne agressée, violée ou maltraitée, c'est le premier étage qui sera le plus important (besoin de sécurité).

Les personnes secourues en intervention se situent souvent dans les deux premiers niveaux (0 et 1) alors que le sauveteur lui, se situe généralement aux niveaux 2 et 3 (besoin d'appartenir à un groupe, pompiers ou secouriste associatif et sentiment d'être utile). Cependant, quelquefois, les rôles peuvent s'inverser. Sur une catastrophe, on peut rencontrer des victimes qui, bien qu'elles n'ont pas été mises en sécurité ou qu'elles ne disposent pas des besoins de base, chercheront, elles aussi, à combler leur besoin d'être utile (dans un travail de réparation psychologique souvent). Cela pourra alors induire un « télescopage » sauveteur/victime. L'un semblant n'être pas dans « la bonne case » et l'autre ne le comprenant pas.

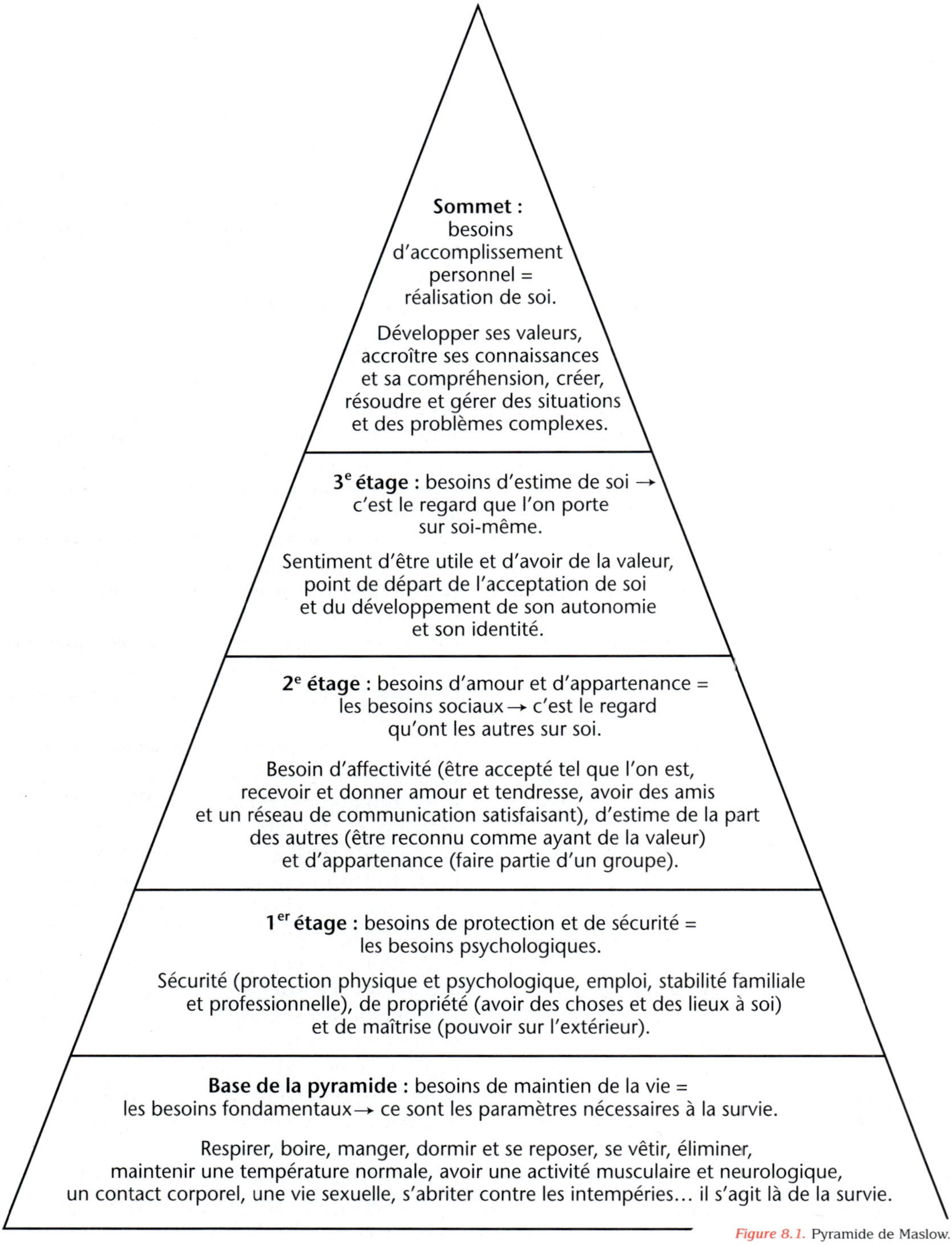

Figure 8.1. Pyramide de Maslow.

2. Selon Virginia Henderson

Une autre classification des besoins, bien connue celle-là des infirmiers puisqu'elle est enseignée dans les instituts de formation en soins infirmiers (IFSI), est celle élaborée par Virginia Henderson, infirmière américaine.
Ces besoins sont répartis en 14 catégories, mais sans notion de priorité (Tableau 8.1). Ainsi, si nous reprenons ces 14 besoins, nous pouvons, dans le cadre de la mission du sauveteur, afin de pouvoir l'aider dans sa réflexion, donner pour chacun d'eux quelques exemples, la liste n'étant pas exhaustive :

2.1 Respirer

– Reprend toutes les notions de liberté des voies aériennes, des dégagements d'urgence de locaux enfumés.

2.2 Boire et manger

– Se retrouve chez l'exclu et le sinistré ou le passager clandestin.
– Vu chez la personne âgée, victime de la canicule.
– Important chez le sauveteur en mission.
– Problème des enfants nourris au sein ou à heure régulière et pris, eux ou leurs parents, dans un accident ou en otage.

Tableau 8.1. Classification des besoins selon Virginia Henderson

1. *Besoin de respirer* : nécessité pour l'organisme d'absorber de l'oxygène et de rejeter du gaz carbonique par suite de la pénétration de l'air dans les structures respiratoires (respiration externe) et des échanges gazeux entre le sang et les tissus (respiration interne).
2. *Besoin de boire et manger* : nécessité pour l'organisme d'absorber les liquides et les nutriments nécessaires au métabolisme et ce, afin de produire de l'énergie, de construire et réparer ses tissus.
3. *Besoin d'éliminer* : nécessité pour l'organisme de rejeter à l'extérieur du corps les substances inutiles et nuisibles, et les déchets produits par le métabolisme. Le besoin d'éliminer comprend l'élimination urinaire et fécale, la sueur, la menstruation et les lochies (écoulements vulvaires après un accouchement).
4. *Besoin de se mouvoir et maintenir une bonne posture* : nécessité pour l'organisme d'exercer le mouvement et la locomotion par la contraction des muscles commandés par le système nerveux.
5. *Besoin de dormir et se reposer* : nécessité pour l'organisme de suspendre l'état de conscience ou d'activité pour permettre la reconstitution des forces physiques et psychologiques.
6. *Besoin de se vêtir et se dévêtir* : nécessité de protéger le corps en fonction du climat, des normes sociales, de la décence et des goûts personnels.
7. *Besoin de maintenir sa température* : nécessité pour l'organisme de maintenir l'équilibre entre la production de la chaleur par le métabolisme et sa déperdition à la surface du corps.
8. *Besoin d'être propre et de protéger ses téguments* : nécessité pour l'organisme de maintenir un état de propreté d'hygiène et d'intégrité de la peau et de l'ensemble de l'appareil tégumentaire (tissu couvrant le corps).
9. *Besoin de sécurité* : nécessité pour la personne de se protéger contre les agressions internes et externes, réelles ou imaginaires, en vue de maintenir son intégrité physique et mentale, ainsi que son identité sociale[1].
10. *Besoin de communiquer* : nécessité pour la personne d'établir des liens avec les autres, de créer des relations significatives avec ses proches et d'exercer sa sexualité.
11. *Besoin d'agir selon ses croyances et ses valeurs* : nécessité pour la personne de faire des gestes et de prendre des décisions qui sont conformes à sa notion personnelle du bien et de la justice, d'adopter des idées, des croyances religieuses ou une philosophie de vie qui lui conviennent ou qui sont propres à son milieu et à ses traditions.
12. *Besoin de s'occuper en vue de se réaliser* : nécessité d'accomplir des actions qui permettent à la personne d'être autonome, d'assumer ses responsabilités, d'utiliser ses ressources pour assumer ses rôles, pour être utile aux autres et pour s'épanouir.
13. *Besoin de se récréer, de se divertir* : nécessité pour la personne de se détendre physiquement et psychologiquement par des loisirs et des divertissements.
14. *Besoin d'apprendre* : nécessité pour l'être humain d'acquérir des connaissances sur soi, sur son corps et son fonctionnement etc. Ce besoin touche tous les autres besoins, puisque pour bien les satisfaire, la personne doit souvent recevoir de l'information.

1. Pour cela intervient, entre autres, la réalisation de tâches développementales, la construction du concept de soi, les rapports sociaux et les stratégies d'adaptation aux situations de crise, ce qui nous intéresse, au plus haut point, dans le cadre de cet ouvrage et notamment pour ce qui est de la prise en charge psychologique de la victime et éventuellement du sauveteur.

– Vital : chez le diabétique retenu en otage, chez le gréviste de la faim.

> Répondre efficacement à un besoin, c'est aussi parfois de ne pas le satisfaire : ne pas donner à boire à un blessé.

2.3 Éliminer

– Notion importante dans le *crush syndrome* (*cf.* fiche bilan n° 51).
– L'envie impérieuse d'uriner est un des signes cliniques désagréable du stress, au même titre que la sudation. Dans le cas d'une émotion trop importante il peut même y avoir émission involontaire de selles et/ou d'urines.
– Besoin perturbé chez les personnes retenues en otage et chez les passagers clandestins ou sur de grandes manifestations où il n'y a pas assez de WC et/ou le public est victime d'une intoxication alimentaire.

2.4 Se mouvoir et maintenir une bonne posture

– Problèmes des fractures et d'accidents musculaires. Contractures, crampes ou courbatures rencontrées chez la personne battue.
– Besoin rencontré chez des personnes ankylosées qui sont restées longtemps dans une position inconfortable : passagers clandestins, otages, ensevelis ou présentant des alitements prolongés : grévistes de la faim.
– Problème d'évacuation chez les personnes présentant un handicap (mobilité réduite, cécité, etc.).

2.5 Dormir et se reposer

– Important chez la personne qui vient de vivre un événement traumatogène notamment psychologiquement.
– Sommeil perturbé avec cauchemars, chez la victime en stress dépassé.
– Besoin difficile à satisfaire lorsqu'il est associé à une douleur, ou à un environnement bruyant (centre d'hébergement).
– Besoin crucial aussi chez le sauveteur assurant une mission se prolongeant dans le temps.

2.6 Se vêtir et se dévêtir

– Habillement en inadéquation avec les variations climatiques : personnes âgées/canicules, SDF/froid.
– Vêtements souillés ou déchirés : impossibilité de se changer chez le sinistré, le SDF.
– Refus de certaines personnes à se déshabiller : pudeur du blessé, promiscuité importante (centre d'hébergement).
– Nécessité d'une tenue adéquate chez le sauveteur.

> Chez la personne victime d'agression sexuelle, ne pas lui laisser la possibilité de se changer ou de se laver avant son évacuation vers les urgences (prélèvement et recherche d'indices).

2.7 Maintenir sa température

– Peut être lié au problème d'habillement.
– Tout blessé doit être couvert.
– Problème de l'hypothermie pour une personne qui a séjourné dans l'eau (noyé, sauveteur).

2.8 Être propre, protéger ses téguments

– La femme violée voudra souvent se laver car elle se sentira sale suite à ce qu'elle a subi (voir plus haut la recommandation fondamentale).
– Incurie et clochardisation.
– Besoin perturbé lors d'une promiscuité trop grande (douches collectives dans un gymnase reconverti en centre d'hébergement d'urgence).
– Nettoyage des plaies.

2.9 Éviter les dangers

> C'est certainement l'un des besoins les plus importants dans le cadre des victimes traitées tout au long de cet ouvrage.

Il nécessite donc d'être quelque peu développé.

2.9.1 Niveau de vigilance diminué

Valable pour la victime et le sauveteur.

2.9.2 Réactions émotionnelles non maîtrisées

Sentiment d'anxiété, de panique, d'insécurité, d'être menacé, sentiment de rejet, de solitude, d'humiliation, désir de vengeance.

2.9.3 Image corporelle perturbée

Réaction négative verbale ou non à un changement réel ou perçu, affectant un organe ou une fonction.
Sentiment de honte.
Dissimulation ou exhibition de son corps.

2.9.4 Perturbation de l'identité personnelle

C'est la façon de s'affirmer et de se situer par rapport aux autres : assimilation exagérée au groupe (de victimes ou de sauveteurs).
Résurgence de comportements, de propos liés à des expériences passées (PTSD).
Détachement par rapport au moment présent.
Intériorisation ou extériorisation exagérée, etc..

2.9.5 Problème au niveau de l'estime de soi

Le fait de reconnaître sa propre valeur et de se sentir estimable est altéré : manque d'assurance.
Expression d'échecs fréquents.
Besoin exagéré d'être rassuré.
Docilité exagérée, caractère influençable.
Expression de sentiments négatifs envers soi-même : sentiment d'impuissance et d'incompétence (se retrouve aussi chez le sauveteur).
Périodes d'autocritique négative déclenchée par des circonstances difficiles chez une personne qui avait auparavant une bonne opinion d'elle-même.
Propos dévalorisants envers soi-même, autodépréciation.
Sentiment d'être incapable de faire face aux événements.
Rejet par de fausses raisons de toutes les solutions proposées.
Tergiversations incessantes.
Rejet des remarques positives à son égard et amplification des remarques négatives.
Positionnement en tant que victime en justifiant ses échecs.
Timidité, passivité.
Excuses répétées et inutiles.
Rejet sur autrui de la responsabilité de ses problèmes.
Incapacité de dire non quand il le faut (aussi chez le sauveteur).
Sentiment d'impuissance (aussi chez le sauveteur).
Idée de grandeur.
Expression chronique de honte ou de culpabilité, dégoût de soi.
Hypersensibilité à la moindre critique (se retrouve aussi chez le sauveteur).

2.9.6 Capacités d'adaptation pas efficaces ou altérées

Incapacité à utiliser les réponses habituelles.
Incapacité de supporter une augmentation de tension psychique ou physiologique (préjudiciable chez le sauveteur).
Régression à un stade de développement antérieur.
Verbalisation de l'incapacité à faire face à la situation ou à demander de l'aide.
Refus de demander, incapacité d'accepter ou de recevoir de l'aide (peut être visible chez le sauveteur-décideur).
Emploi inapproprié des mécanismes de défense (PTSD).
Évitement, fuite (PTSD).
Méfiance, intolérance, rejet.
Comportements de séduction, manipulation (chez la victime mais aussi parfois de la part de son entourage).
Marchandage, banalisation.
Comportement autodestructeur/destructeur.
Rationalisation.
Comportements compulsifs (PTSD).
Maniérisme.
Rejet de la responsabilité sur autrui (existe aussi chez le sauveteur).
Négation ou ignorance des symptômes qui menacent.
Déni de la perte, incapacité à s'adapter à la perte.
Flash-back, pensées intrusives (PTSD).
Auto-accusation.
Agitation.
Conduites addictives (toxicomanie, abus d'alcool).
Somatisation.
Points de repères insuffisants ou inadéquats.

> Ainsi, on peut voir qu'à travers ce besoin, le sauveteur pourra voir apparaître certains comportements devant lesquels il se devra d'anticiper, soit pour éviter un sur accident, soit pour éviter un passage à l'acte de la personne dont les facultés de raisonnement peuvent être perturbées (risque de fuite vers le danger, d'automutilation, de violence envers les autres, etc.).

De même, de l'ensemble de ces signes émergent ceux du stress traumatique, voir post-traumatique[2] qui seront repris plus tard dans les chapitres concernant le stress du sauveteur et de la victime.

2.10 Communiquer

– Changement dans l'acuité sensorielle : surdité suite à un effet de blast, baisse de l'acuité auditive unilatérale suite à une gifle.
– Perturbation des réactions habituelles aux stimuli : personne sursautant régulièrement conséquemment à un bruit lui rappelant un traumatisme vécu (PTSD).
– Difficulté ou incapacité à se concentrer.
– Hallucinations, désorientation temporospatiale, confusion.
– Troubles de la parole suite à un choc émotionnel : mutisme, logorrhée verbale, bégaiement.
– Difficulté à parler ou à verbaliser son ressenti, repli affectif.
– Difficulté à communiquer : langue étrangère ou emploi de codes spécifiques pour communiquer : langage des signes, écriture braille, lecture labiale.
– Éléments parasitant la communication : cris, gémissements, pleurs, néologismes.
– Attitude méfiante suite à un vécu traumatique : méfiance envers les hommes suite à une agression sexuelle.

2.11 Agir selon ses croyances et ses valeurs

– Incapacité d'agir selon ses croyances religieuses ou de réaliser des activités rituelles : impossibilité de faire ses prières quand on est pris en otage.
– Problèmes de gestion des morts sur une catastrophe selon les rites et coutumes.
– Remise en question du système de croyance suite à un accident : colère envers Dieu.
– Interrogation sur le sens de la souffrance, de la mort.
– Incompréhension suite à une violence subie.
– Comportements guidés par un système de valeurs sectaires : refus de soins, grèves de la faim.
– **Croyances et valeurs d'une personne parfois en inadéquation avec les valeurs retenues traditionnellement, ainsi celles d'un terroriste ou d'un agresseur ne correspondent pas à celles de la victime ou du sauveteur.**

2.12 S'occuper en vue de se réaliser

– Important chez la personne en centre d'accueil ou d'hébergement.
– Perturbé lorsqu'il y a :
  • incapacité à mener une vie normale ;
  • difficulté à entretenir une maison correctement (incurie) ;
  • non-participation à son devenir (SDF, sinistré, etc.).
– Rentrent ici toutes les violences ou négligence envers des membres de sa famille ou vis-à-vis de personnes dépendantes, les incapacités ou refus du réseau familial de s'adapter de façon constructive à une crise et/ou de répondre aux besoins physiques, affectifs, spirituels de ses membres.
– Concerne tous les sentiments d'autonomie :
  • mis en évidence dans la dépendance envers autrui ;
  • refus ou difficultés de prendre des décisions, incertitude quant aux choix à faire, hésitation entre plusieurs situations, remise à plus tard de la décision, non-participation aux prises de décision lorsque l'occasion se présente, etc.

2.13 Se récréer, se divertir

– Important chez l'enfant en centre d'hébergement.
– Nécessaire chez le sauveteur, lors de longues missions.

2.14 Apprendre

– Présent chez le blessé qui veut savoir ce qu'il a et chez le sinistré qui veut connaître les démarches à entreprendre.
– Problème des informations contradictoires sur une catastrophe ou un sinistre.
– Déformation de la réalité par rapport à un problème donné pouvant aller de la négation

2. Signalés plus haut par les lettres PTSD (Post Traumatic Syndrom Disorder).

complète de son existence jusqu'à une gravité amplifiée.
– Passivité ou refus face à l'information.
– Période prolongée de choc, de déni, de colère (deuil pathologique).

3. Conclusion

Avec la pyramide de Maslow et la classification de V. Henderson, le sauveteur a donc à sa disposition deux modes d'évaluation des besoins d'une victime. La première a cependant l'avantage d'introduire cette notion de hiérarchisation, utile en intervention car elle permet de voir les besoins les plus urgents à contenter, mais les besoins sont moins faciles à mémoriser. La seconde est plus basique.
Il peut alors être conseillé au sauveteur de se rappeler qu'il existe quatorze besoins élémentaires, mais que dans le cadre de son action, il est important que ceux-ci soient comblés par ordre de priorité (voir ci-après le tableau récapitulatif des besoins par types de victimes ou d'impliqués).
Avoir à l'esprit cette notion de besoins à satisfaire permettra au sauveteur, s'il ne sait quelle action mener auprès de la victime qui lui est confiée, de part la réflexion, de comprendre quel peut être son rôle et ce qu'il peut alors apporter afin d'améliorer sa prise en charge.

Pour en savoir plus

Delchambre, Lefevre. *Guide d'observation des 14 besoins de l'être humain – orientation diagnostique*. 2e édition. Ligot Ed. Paris : De Boeck Université ; 2000.

	Blessé / accidenté	Agressé		Impliqué		Sinistré	Otage libéré	SDF	Gréviste de la faim	Rapatrié	Réfugié		Endeuillé	Sauveteur en mission
		Physique	Sexuel	Direct	Indirect						Boat people	Passager clandestin		
1 Respirer	+	+									+	++		++
2 Boire et manger	00					++	++	+++	+++	++	+++	+++		+++
3 Éliminer	+	+	++			+	++	++	++	+	++	++		+
4 Se mouvoir maintenir bonne posture	++	+	+				++	+	++	+	+++	+++		+
5 Dormir et se reposer	+	+	+	+	+	++	++	++	++	++	++	++	+	+++
6 Se vêtir / dévêtir	++	+	+++			++	+	++		+++	+++	+++		++
7 Maintenir sa température	+++	+	++			++		+++	+	++	+++	+++		++
8 Être propre			+++			++	++	++		+	+	+		+
9 Besoin de sécurité	+++	+++	+++	++		+++	+++	++		+++	+++	+++		+++
10 Communiquer	++	++	++	++	++	++	++	+	+	++			+	++
11 Agir selon ses croyances et valeurs	+								+++	+	+	+	+++	++
12 S'occuper en vue de se réaliser						++	++							+++
13 Se récréer et se divertir						+		+	++	+				++
14 Apprendre	+	+	+	++	+++	++	++		+	++	+++	+++	+++	+++

LES BESOINS DE LA VICTIME DE CATASTROPHE

Rappel des besoins fondamentaux

1. Besoin de respirer	8. Besoin d'être propre et de protéger ses téguments
2. Besoin de boire et manger	9. Besoin de sécurité
3. Besoin d'éliminer	10. Besoin de communiquer
4. Besoin de se mouvoir et maintenir une bonne posture	11. Besoin d'agir selon ses croyances et ses valeurs
5. Besoin de dormir et se reposer	12. Besoin de s'occuper en vue de se réaliser
6. Besoin de se vêtir et se dévêtir	13. Besoin de se récréer, se divertir
7. Besoin de maintenir sa température	14. Besoin d'apprendre

Besoins de la victime de catastrophe

En référence à la classification des besoins de V. Henderson, on peut, pour ce qui concerne les victimes de catastrophes, dégager d'emblée quelques besoins évidents[3] (liste non exhaustive) :

– *de survivre*. L'instinct de vie reprenant le dessus et ce, par rapport aussi à certaines responsabilités (chef de famille vis-à-vis de ses enfants, chef d'entreprise en lien avec son commerce et ses employés, etc.) [9] ;

– *d'être soigné* (soins somatiques et soins médico-psychologiques) [9, 2, 10] ;

– *d'avoir un abri* (tente, gymnase, caravane, logement) et ainsi se sentir en sécurité et ne pas éprouver le sentiment d'être un SDF avec ce que le terme de « sans-abri » peut avoir de péjoratif [9] ;

– *de dormir* (lit, couvertures). Ainsi, de pouvoir se reposer pour récupérer un peu [5] ;

– *de manger et de boire*. Besoins vitaux [2] ;

– *d'hygiène*. D'éviter ainsi de contracter certaines maladies et pouvoir conserver une certaine dignité dans le malheur [8] ;

– *de vêtements*. Pour un change immédiat si la personne est trempée ou pour l'avenir, si la personne a tout perdu [7,6] ;

– *d'informations* [10,14] :

• notamment sur la catastrophe. Où en est-on ? Y a-t-il encore des risques ? Que va-t-il se passer maintenant ?

• sur les secours, les aides et les subsides (position des élus ?) ;

• de renseignements et de conseils juridiques (assurances ?) ;

– *de ne pas se sentir abandonné*, ni exclu, de verbaliser son expérience vécue, d'être écouté, c'est-à-dire être reconnu comme victime [9,10] ;

– *d'empathie*, de compréhension et cela en réaction à ce que la personne vient de vivre et de subir ;

– *d'être réintégré* (*admis*) dans la communauté des vivants, et donc de ne pas se sentir en marge de la société. Cela se renforce l'idée de survie vue précédemment et se rattache donc implicitement à l'item suivant [9,11] ;

– *de récupérer son autonomie* au plus vite [12] ;

– etc.

---

3. Entre crochets, le numéro du besoin auquel cela se rapporte. Une fois le processus compris, le sauveteur peut faire de même pour d'autres types de victime : le SDF, la victime de violence sexuelle, le gréviste de la faim, etc.

CHAPITRE 9

GÉRER L'ENTOURAGE ET LES IMPLIQUÉS[1]

L'entourage, partie souvent intégrante d'une intervention, liée à l'histoire et au vécu de la victime, devra lui aussi être géré par le sauveteur. Il se compose de la famille, des proches, mais aussi parfois d'une foule d'anonymes et de ce que l'on appelle les impliqués[2].

1. Gérer l'entourage

Quel que soit le lieu où il intervient, milieu hostile ou non, le sauveteur devra garder à l'esprit quelques règles essentielles à respecter et cela quel que soit le contexte, afin de bien gérer l'entourage et d'éviter ainsi des conflits qui ne pourraient que nuire au bon déroulement de l'intervention.

1.1 GÉNÉRALITÉS

1.1.1 Quand le sauveteur intervient dans un milieu hostile

Effectivement, comme on l'a vu au chapitre « Sécuriser les lieux », le sauveteur peut être amené à intervenir dans des endroits où il n'est pas forcément bien perçu et nous avions pris alors pour exemple les cités à risques. Si nous continuons sur le même exemple, concernant la gestion de l'entourage, il peut alors être dit les choses suivantes.

1.1.2 Dimension culturelle et sociale de l'entourage de la victime

La victime est rarement seule dans les cités : soit elle est en compagnie de sa famille, soit elle est entourée par des amis, il faut donc savoir composer avec cet environnement.
Il y a une dimension culturelle à prendre en compte. Chaque communauté a ses coutumes, ses traditions et sa conception des liens familiaux. Cela peut aller du culte du mâle : le fils est tout-puissant, à un abandon total, le fils est indépendant et peu importe ce qui lui arrive. (Voir le rôle du grand frère au chapitre 30.)
Le sauveteur n'étant ni un ethnologue, ni un sociologue, il ne peut de but en blanc deviner quels sont les us et coutumes en vigueur. Il convient donc, dès le début de l'intervention, de définir qui est qui : distinguer la famille des amis, les amis des relations, les relations des curieux.

1.1.3 Information de l'entourage

La nature ayant horreur du vide, il faut très vite informer, même succinctement sur les actions qui vont être entreprises. Cette attitude très simple suffit bien souvent à éviter toute intrusion de la famille au cours de l'intervention.

> Il faudra régulièrement expliquer, sans rentrer dans le détail et avec des mots simples, ce qui se passe.

S'il n'est pas souhaitable que la famille soit présente pendant que des soins sont dispensés, il peut être intelligent de laisser approcher un membre de la famille détenteur d'une autorité (le père par exemple) qui se chargera de rassurer le reste de la famille.

1. Pour ce qui est de la gestion de la famille ou des attendants en cas de décès, le lecteur est invité à se reporter au chapitre 35 « Mort et catastrophes » et à la Fiche technique n° 61.
2. Impliquer : comporter de façon implicite, avoir pour conséquence nécessaire et inéluctable du point de vue logique ou dans l'ordre des faits. *Dictionnaire Larousse de la langue française.*

1.1.4 Maîtrise de la communication

Lorsque l'environnement est non francophone, l'interlocuteur sera choisi parmi ceux qui parlent français. Il devient alors indispensable, pour garder la maîtrise de l'information, de proscrire tout dialogue trop long dans la langue natale : cela peut virer à la cacophonie et peut conduire tel ou tel proche à divulguer des informations erronées.

> Le sauveteur doit rester maître de la communication et doit toujours garder un œil sur les attitudes de la famille.

1.1.5 Transport

Lorsque le transport est décidé (qu'il soit médicalisé ou non), il faut prévenir la famille sur la destination et lui transmettre les éléments pour se rendre à l'hôpital.

1.1.6 Importance de l'entourage pour la victime

L'entourage peut aussi présenter une réelle importance pour la victime. C'est ainsi que, plus essentiel que de savoir ce qu'elle va devenir ou de s'inquiéter de la gravité de ses blessures, la victime va faire passer sa famille ou ses proches en priorité, s'inquiétant ainsi sur l'avenir du chat, des enfants à aller chercher à l'école, ou du mari laissé à domicile incapable de se débrouiller seul quand sa femme n'est pas là (problème récurrent chez les personnes âgées).

Le sauveteur ne devra pas oublier que son attitude nécessitera de ne pas être la même en fonction du type d'entourage auquel il est confronté : on ne gère pas de la même façon un entourage familial qu'un entourage professionnel ou qu'un entourage composé d'une foule d'anonymes.

> Le sauveteur gardera à l'esprit qu'il est tenu au secret professionnel et qu'il n'a donc pas, de par ce fait, à tout raconter à l'entourage notamment si la victime est majeure et non protégée juridiquement.

Cependant, lorsque la victime est mineure ou sous tutelle (*cf.* Fiches techniques n° 13, 34 et 37), là, l'entourage, et par conséquent la famille, prend une tout autre dimension puisqu'elle devient par obligation acteur de ce qui se passe.

Ainsi, l'entourage familial peut aussi parfois être un allié, il n'est donc pas à négliger lors de certaines négociations, pour une hospitalisation notamment.

1.2 Gérer l'angoisse de l'entourage

1.2.1 Ressentis de l'entourage

> Tout ce que l'on peut voir du sentiment de honte ou de culpabilité chez la victime pourra, à l'identique, être retrouvé au niveau de ses proches.

Ce sont des ressentis auxquels vient parfois aussi se rajouter celui d'impuissance. Tous ces sentiments pouvant alors induire un comportement de réparation.

1.2.2 Demande de participation de l'entourage

On va ainsi voir des personnes de l'entourage immédiat vouloir prêter main forte à l'équipe de secours et s'impliquer dans les soins, comme vouloir participer au brancardage par exemple. L'angoisse sera d'autant plus perceptible, chez ces gens-là, que subsistera l'incertitude du devenir immédiat : « Ou va-t-il être conduit ? », « Comment l'accompagner ? », « Qui va l'accompagner ? », « Va-t-il tenir le coup ? »

1.2.3 Négociation à propos du lieu de l'évacuation

De plus devra être gérée l'angoisse liée à l'hôpital d'évacuation. Combien de personnes n'a-t-on pas déjà entendu dire qu'elles ne voulaient pas que leur proche soit évacué sur tel ou tel hôpital sous prétexte qu'une de leur connaissance y était décédée en faisant ainsi l'amalgame entre décès en milieu hospitalier et incompétence dudit hôpital ? Il faut alors savoir expliquer à la famille concernée qu'un centre hospitalier est un lieu « normal » pour y mourir et que si leur proche était mort en traversant la rue, ce n'est pas pour autant qu'elle arrêterait de changer de trottoir !

1.2.4 Demandes à ne pas accepter

Cependant, le sauveteur ne devra pas tomber dans l'écueil qui consisterait à se faire phagocyter par des proches trop présents ou aux demandes farfelues, irréalisables ou tout simplement en inadéquation avec la bonne marche de l'intervention.

1.2.5 Maintien d'une bonne distance

De même, une empathie trop fusionnelle avec la famille serait préjudiciable, le sauveteur devant toujours garder la maîtrise, autant que faire se peut, des événements qui lui sont donnés à gérer.

Il y a ainsi une dépendance triangulaire qui va s'instaurer entre la victime, les secours et l'entourage. Attitude rendue « boiteuse » si les secours sont défaillants, n'assurant pas leur rôle ou n'apparaissant pas compétents.

1.3 Entourage : victimes potentielles

Le sauveteur, afin de mener à bien sa prise en charge globale de l'intervention, ne doit donc pas exclure les proches ou les traiter comme de vulgaires tierces personnes, mais doit au contraire considérer l'entourage comme des victimes potentielles, secondaires à ce qui est arrivé.

> Ce sont des impliqués pour lesquels une prise en charge psychologique peut parfois s'avérer nécessaire.

2. Gérer les impliqués

Outre d'avoir à gérer l'entourage, le sauveteur devra souvent prendre aussi en charge les impliqués.

Sur une intervention, il s'agira alors de toute personne « non victime somatique » dont le comportement nécessite une prise en charge adaptée. Cette notion peut être étendue aux sujets non présents sur les lieux mais en rapport direct ou indirect avec l'accident (une famille d'un des blessés ou des tués de l'accident, le personnel d'embarquement au sol d'un avion qui a explosé en vol, etc.), on parlera alors d'impliqués indirects. C'est dans cette catégorie qu'appartiennent aussi les sauveteurs.

L'implication résulte donc de l'événement initial et de ses conséquences et des difficultés pour la personne à avoir un comportement adaptatif à l'événement.

2.1 Différents types d'implication

2.1.1 Implication directe

Il existe plusieurs types d'implication : émotionnelle directe, affective, matérielle, de témoin, ce sont toutes des implications directes :

– *implication émotionnelle* : c'est le cas des rescapés sortis indemnes d'un accident collectif. Ils ont vécu l'événement, ne sont donc pas blessés mais avaient un lien direct avec les blessés ou les morts, qu'ils connaissaient ou non (passagers d'un même avion : anonymes les uns par rapport aux autres. Une équipe de footballeurs dans un même car : implication affective forte, car chacun se connait) ;

– *implication affective* : l'impliqué a des liens avec une ou plusieurs victimes (parents, amis, collègues) ;

– *implication matérielle* : l'impliqué n'a pas de dommages corporels, seulement des dommages matériels ;

– *implication de témoin* : la personne a été le témoin direct de la scène (exemple : le passant sur le trottoir témoin de l'enfant qui se fait renverser et qui est tué par la voiture).

2.1.2 Implication indirecte

Il arrive parfois que l'on parle aussi d'implication sociale. Il s'agit du cas où l'impliqué n'a pas subi de dommages matériels ni corporels, où il n'a pas de proches parmi les victimes mais où il se sent concerné par l'événement. (C'est le cas par exemple de la tuerie de Nanterre où des membres d'un conseil municipal ont été abattus par un forcené. Les impliqués sont, dans ce cas, les habitants de la ville qui ne connaissaient pas, forcément, personnellement les élus locaux, mais qui néanmoins se sont sentis concernés.) Dans cette situation, le terme d'implication ne semble pas tout à fait approprié, le rapport des personnes avec l'événement étant trop lointain. On peut néanmoins parler de personnes concernées, la douleur ressentie par certaines pouvant nécessiter, néanmoins, une prise en charge.

2.2 Comportements immédiats et précoces

Face à l'événement, les impliqués peuvent présenter différentes réactions, lesquelles vont induire certains comportements.

Ce peut être des réactions de surdité psychique, d'inhibition et/ou de prostration, de déni de la réalité, de fuite, de critique, d'excitation verbale et motrice, d'agressivité, etc.

En regard de cela, les comportements seront alors dangereux et incontrôlés faits d'hyperactivité stérile, de désintérêt pour ce qui se passe ou au contraire de volonté féroce à vouloir participer au sauvetage (lutte contre l'incendie de façon périlleuse avec des moyens inadéquats ou dérisoires, recherche dans les débris ou les ruines, volonté à tout prix de récupérer des biens, des effets personnels ou des animaux dans des endroits dangereux, prises d'initiatives malheureuses et préjudiciables au bon déroulement de l'intervention, etc.).

2.3 Conséquences pour les secours

Tous ces comportements vont bien évidemment avoir des répercussions négatives sur la mission des sauveteurs et entraver ainsi la bonne marche des opérations. Ainsi, les inhibés et les prostrés vont encombrer les circuits de soins. Les agités hyperactifs vont gêner les sauveteurs dans leur travail et les revendicateurs vont les agresser. Les fuyards vont encombrer les routes, etc.

2.4 Conduite à tenir

> Une prise en charge de l'entourage s'avère donc non seulement nécessaire mais obligatoire.

Il s'agit de :
- calmer leurs angoisses par rapport à l'événement vécu et parfois aussi par rapport à leur devenir ;
- éviter des attitudes dangereuses ;
- faciliter l'action des secours.

Cette prise en charge doit donc être faite :
- d'écoute ;
- de compréhension ;
- d'information ;
- d'assistance matérielle éventuellement.

Le tout dans le respect, dans la mesure du possible, des valeurs socioculturelles et religieuses des impliqués.

3. Conclusion

À la lecture de tout ce qui vient d'être dit, le sauveteur doit ainsi se souvenir qu'il ne peut mener à bien son intervention sans omettre la prise en charge de l'entourage et des impliqués qui sont, comme on l'a vu, partie prenante dans l'événement et ce, dans son intégralité.

> Une bonne écoute des demandes et des souhaits de l'entourage peut parfois être bénéfique pour la suite des événements.

Une *bonne gestion* d'une intervention passe donc, certes par la *bonne gestion* de la ou des victimes, mais aussi par une *bonne gestion* des éléments satellites.

PRISE EN CHARGE D'UN MINEUR

De par ces activités, le sauveteur est souvent amené à intervenir auprès d'un mineur. Se pose alors la question de l'autorisation par l'autorité parentale à prendre en charge.

Législation

Ainsi, l'article 16-3 du Code civil stipule : « *Il ne peut être porté atteinte à l'intégrité du corps humain qu'en cas de nécessité médicale pour la personne. Le consentement de l'intéressé doit être recueilli préalablement hors le cas où son état rend nécessaire une intervention thérapeutique à laquelle il n'est pas à même de consentir.* » *Or, le mineur, non émancipé, est réputé incapable de donner valablement ce consentement qui doit être recueilli alors auprès de ses représentants légaux que sont les parents ou à défaut le tuteur désigné pour exercer l'autorité parentale.* »

Cependant, il ne faut pas oublier l'article 1111-4 du Code de santé publique qui, dans le cadre de la loi du 4 mars 2002 relative aux droits des malades, précise que : « ***Le consentement du mineur ou du majeur sous tutelle doit être systématiquement recherché s'il est apte à exprimer sa volonté et à participer à la décision.*** *Dans le cas où le refus d'un traitement par la personne titulaire de l'autorité parentale ou par le tuteur risque d'entraîner des conséquences graves pour la santé du mineur ou du majeur sous tutelle, le médecin délivre les soins indispensables.* » De même l'article 1111-5 de la même loi rajoute que : « *Par dérogation à l'article 371-2*[3] *du Code civil,* ***le médecin peut se dispenser d'obtenir le consentement du ou des titulaires de l'autorité parentale*** *sur les décisions médicales à prendre lorsque le traitement ou l'intervention s'imposent pour sauvegarder la santé* ***d'une personne mineure, dans le cas où cette dernière s'oppose expressément à la consultation du ou des titulaires de l'autorité parentale afin de garder le secret sur son état de santé.*** *Toutefois, le médecin doit, dans un premier temps, s'efforcer d'obtenir le consentement du mineur à cette consultation. Dans le cas où le mineur maintient son opposition, le médecin peut mettre en œuvre le traitement ou l'intervention. Dans ce cas, le mineur se fait accompagner d'une personne majeure de son choix. Lorsqu'une personne mineure, dont les liens de famille sont rompus, bénéficie à titre personnel du remboursement des prestations en nature de l'assurance maladie et maternité et de la couverture complémentaire mise en place par la loi nº 99-641 du 27 juillet 1999 portant création d'une couverture maladie universelle, son seul consentement est requis.* »

Cependant, **dans l'urgence**, le sauveteur peut être confronté à plusieurs situations (valables aussi dans la prise en charge d'un incapable majeur).

Le mineur est seul, accepte l'évacuation mais refuse que ses parents soient prévenus

Le sauveteur transporte le mineur à l'hôpital et c'est le texte ci-dessus qui prévaut.

Le mineur est seul et accepte l'évacuation

Le transport a lieu, mais l'équipe cherche à prévenir les parents en consignant les heures et les numéros appelés sur la fiche d'intervention, et éventuellement les autres démarches entreprises afin de les joindre. En cas de tentatives infructueuses, le relais est pris par l'hôpital.

3. Article 371-2 : « Chacun des parents contribue à l'entretien et à l'éducation des enfants à proportion de ses ressources, de celles de l'autre parent, ainsi que des besoins de l'enfant. Cette obligation ne cesse pas de plein droit lorsque l'enfant est majeur. »

Le mineur est seul et refuse sa prise en charge

Les forces de police sont prévenues, l'évacuation a lieu, l'urgence prime. Ne rien faire exposerait le sauveteur à des poursuites pour non-assistance à personne en danger.

Le mineur est seul et ne peut donner son consentement[4]

Soit il est hors d'état de s'exprimer – détresse vitale – soit il est trop jeune pour le faire ou le temps manque pour donner des explications. La prise en charge a lieu, l'urgence primant sur les formalités administratives. L'équipage cherchera à joindre la famille. En cas d'échec, il préviendra la police.

Les parents refusent la prise en charge

Après s'être efforcés de convaincre les parents de la nécessité de l'évacuation, les sauveteurs établissent un refus de soin (décharge) qui sera signé des représentants légaux, du chef d'équipe, et d'un témoin choisi parmi les autres membres de l'équipage, voire par une personne présente sur les lieux hors équipe de secours.
Toutefois, si la santé ou l'intégrité corporelle du mineur risque d'être compromise par le refus du représentant légal, le chef d'équipe prévient la police dans le but que soit saisi le procureur de la République afin de provoquer les mesures adaptées à la situation.

4. Le consentement aux soins : en intervention, on partira toujours du principe que le consentement est présumé si la victime (mineure ou majeure) a elle-même suscité l'intervention d'urgence en appelant le SAMU ou les pompiers, par exemple. Si en revanche, ce sont les proches qui ont déclenché les secours sans son autorisation (exemple : lors d'une tentative de suicide), les sauveteurs se jugent en général autorisés par l'appel des proches. Le consentement de la victime aux soins est sollicité rétrospectivement quand elle reprend ses esprits ou peut être considéré comme donné implicitement si, quand elle se réveille, elle reste sur le lieu alors qu'elle pourrait partir.

SAVOIR NÉGOCIER

Au cours d'une intervention, le sauveteur peut être amené à négocier un soin, une évacuation, mais il peut aussi être obligé, dans des cas beaucoup plus rares heureusement, de maintenir un dialogue sous la forme d'une négociation, afin par exemple, de gérer une personne agressive ou menaçante, en attendant que les forces de police arrivent pour la maîtriser et prennent l'affaire en main.

Pour d'arriver à ses fins, le sauveteur doit savoir que cet exercice de style se déroule en quatre phases et oblige à se poser quelques questions.

Nous n'aborderons pas toutes les formes de négociations, cependant, trois types s'offrent principalement au sauveteur, basés sur la négociation de position, les attitudes consensuelles et conflictuelles.

	Questions de base	Phases	Exemple
1	**Qui ?** Qui ai-je en face de moi ?	**Phase préparatoire** Atmosphère accueillante. Première vue d'ensemble des problèmes.	Dans quel contexte d'intervention suis-je (tentative de suicide, différend familial, etc.) ? Pourquoi suis-je là ? Pour juste faire une évaluation de la situation ou pour prendre en charge ?
2	**Quoi ?** Qu'est-ce que je veux ? Que veut la personne en face de moi ? Qu'est-ce qui est négociable ?	**Présenter ses positions** Offres et demandes initiales. Échanges d'arguments et de position. Collecte d'informations.	Pourquoi est-il important qu'elle soit évacuée ? Y a-t-il un risque vital ? Peut-il y avoir des risques supplémentaires que je n'ai pas pris en compte ? Suis-je en possession de tous les éléments pour prendre une décision ? Comment lui faire comprendre que c'est important qu'elle soit vue par un médecin ?
3	**Pourquoi ?** Pourquoi négocie-t-elle ? Quelles sont les solutions mutuellement acceptables ?	**Se rapprocher** Formuler ses souhaits et ses besoins, comprendre ceux de l'autre partie. Chercher ensemble des solutions constructives. Négocier les détails.	Pourquoi cette personne ne veut-elle pas être évacuée ? A-t-elle des impératifs familiaux, est-elle dans le déni ou dans la banalisation des faits ? Y a-t-il d'autres solutions que l'évacuation ? Peut-on faire venir un médecin de garde ? Qui va garder les enfants pendant l'absence de la victime au domicile ?
4	**Comment, quand ?** Sur quel accord global pouvons-nous tomber d'accord ?	**Conclure ou rompre** Présenter une solution globale. Acceptation du « contrat » ou rupture des négociations.	Évacuation, appel d'un médecin de garde ou signature d'une décharge ?

Une cinquième étape pourrait être pour le sauveteur, après la fin de l'intervention, de se poser des questions afin de comprendre pourquoi sa négociation a réussi, mais surtout pourquoi éventuellement elle a échoué, afin par la suite de ne pas commettre les mêmes erreurs.

Négociation de position

C'est la forme la plus simple de négociation. C'est pourquoi elle est souvent employée. C'est aussi une méthode rassurante et, dans les cas simples, efficace.

Le principe est que chacun présente une position et l'argumente. En fonction des arguments de l'autre, on accepte de se rapprocher de ses demandes. Chacun se rapprochant, théoriquement, en fonction de la qualité de la position adverse, on arrive (ou non) à un accord. Cette méthode est applicable lorsque l'objet de la négociation est simple (un soin), que les variables de la négociation sont peu nombreuses (on fait ou on fait pas, mais ça n'implique pas le pronostic vital), et que la qualité de la relation n'est pas primordiale par la suite (cela ne remet pas en cause le professionnalisme du sauveteur et son image de marque !).

Négociation consensuelle

Le principe est qu'il faut protéger les relations futures que la négociation de position peut compromettre (il est important de maintenir le lien avec la victime, le sauveteur pouvant être le seul à avoir réussi à ouvrir le dialogue). Le but est d'arriver rapidement et sans heurt à un accord (faire accepter la prise en charge, faire lâcher une arme).
Pour cela, le sauveteur doit pouvoir imaginer ce que la victime peut accepter, être relativement clair quant à ses exigences (jouer la carte de l'honnêteté et de la transparence), faire plusieurs (si possible) offres (laisser à la victime l'impression qu'on lui donne le choix), accepter de modifier (quelque peu) ses positions.

Négociation conflictuelle

Le principe est que la fin justifie les moyens. Il est important que le sauveteur arrive à ce qu'il veut. Exemple : parvenir à prendre en charge un enfant alors que les parents refusent bien que le pronostic vital puisse être engagé.
Le sauveteur doit alors déterminer ce qu'il veut obtenir (l'évacuation de l'enfant) et jusqu'où il ira pour y arriver (appel de la police), n'hésitant pas à menacer, mais en s'appuyant, toujours, sur des références juridiques (prévenir le procureur de la République).
Le sauveteur ne modifiera sa position, le cas échéant, que contraint et forcé et le plus lentement possible. Cette méthode ne manquera pas d'attirer quelques inimitiés.

LE TRANSPORT ET L'ÉVACUATION

CHAPITRE 10

Souvent, les sauveteurs sont confrontés à la prise en charge et au transport[1] d'une personne agitée et donc potentiellement dangereuse. Il s'avère que bon nombre de responsables d'équipages ne connaissent pas la législation en vigueur sur le transport de telles personnes, ni même celle concernant l'admission en psychiatrie de patients hospitalisés sous contrainte (cf. Fiche technique n° 15).
Lorsqu'il y a évacuation, celle-ci se fait généralement en direction d'un service d'urgences. Cependant, elle peut s'effectuer vers des urgences spécialisées comme notamment les urgences médico-judiciaires, mais cela dans certaines conditions.

1. Refus de transport et d'hospitalisation

1.1 Obligation d'information

Une fois la personne prise en charge, s'ensuit souvent son transport vers un service d'urgences. Transport qu'elle peut néanmoins refuser, ce qui nécessitera alors la rédaction d'une fiche de décharge après que la victime a été expressément avertie des risques encourus.
Ainsi, la loi n° 2002-303 du 4 mars 2002, relative aux droits des malades et à la qualité du système de santé, précise conformément au Code de santé de publique par l'article. L. 1111-2 que :

« Toute personne a le droit d'être informée sur son état de santé. Cette information porte sur les différentes investigations, traitements ou actions de prévention qui sont proposés, leur utilité, leur urgence éventuelle, leurs conséquences, les risques fréquents ou graves normalement prévisibles qu'ils comportent ainsi que sur les autres solutions possibles et sur les conséquences prévisibles en cas de refus.

Lorsque, postérieurement à l'exécution des investigations, traitements ou actions de prévention, des risques nouveaux sont identifiés, la personne concernée doit en être informée, sauf en cas d'impossibilité de la retrouver.

Cette information incombe à tout professionnel de santé dans le cadre de ses compétences et dans le respect des règles professionnelles qui lui sont applicables. Seules l'urgence ou l'impossibilité d'informer peuvent l'en dispenser.

Cette information est délivrée au cours d'un entretien individuel. La volonté d'une personne d'être tenue dans l'ignorance d'un diagnostic ou d'un pronostic doit être respectée, sauf lorsque des tiers sont exposés à un risque de transmission.

Les droits des mineurs ou des majeurs sous tutelle mentionnés au présent article sont exercés, selon les cas, par les titulaires de l'autorité parentale ou par le tuteur.

1. D'après le Code de la santé publique, art. L.51-1 : « Constitue un transport sanitaire, au sens du présent code, tout transport d'une personne malade, blessée ou parturiente, pour des raisons de soins ou de diagnostic, sur prescription médicale ou en cas d'urgence médicale, effectué à l'aide de moyens de transports terrestres, aériens ou maritimes, spécialement adaptés à cet effet. »

Ceux-ci reçoivent l'information prévue par le présent article, sous réserve des dispositions de l'article L. 1111-5.

> *Les intéressés ont le droit de recevoir eux-mêmes une information et de participer à la prise de décision les concernant, d'une manière adaptée soit à leur degré de maturité s'agissant des mineurs, soit à leurs facultés de discernement s'agissant des majeurs sous tutelle.*

Des recommandations de bonnes pratiques sur la délivrance de l'information sont établies par l'Agence nationale d'accréditation et d'évaluation en santé et homologuées par arrêté du ministre chargé de la Santé. En cas de litige, il appartient au professionnel ou à l'établissement de santé d'apporter la preuve que l'information a été délivrée à l'intéressé dans les conditions prévues au présent article. Cette preuve peut être apportée par tout moyen. »

Cet article est capital, et souligne l'importance pour un sauveteur à bien informer le patient, celui-ci pouvant prétexter par la suite un manque d'informations.

« Si on m'avait dit que c'était grave je n'aurais pas refusé ! » (sous-entendu le transport et/ou l'hospitalisation). Voilà les paroles qui seraient alors immanquablement entendues en cas de problèmes, le blessé s'appuyant sur le fait que les sauveteurs, et notamment le chef d'équipe n'ont pas bien fait leur travail en ne l'incitant pas plus ou en n'argumentant pas bien ou pas assez de la nécessité de l'évacuation.

> Quand bien même cette information serait faite, le sauveteur doit s'enquérir qu'elle a bien été comprise. C'est pourquoi il la fera dans la mesure du possible devant témoin, familial notamment, par des mots et une langue compréhensibles de son auditoire, veillant à ce que la personne de l'entourage traduise ou explique de façon plus accessible si besoin.

Un sauveteur doit-il alors être un bon VRP et savoir vendre non pas son produit mais son évacuation ? Cela étant, un sauveteur s'il a une obligation de moyen, n'a pas celle de résultat !

> L'article de loi régissant le refus de soin est le L1111-4 CSP : « *Toute personne prend, avec le professionnel de santé et compte tenu des informations et des préconisations qu'il lui fournit, les décisions concernant sa santé. Le médecin doit respecter la volonté de la personne après l'avoir informée des conséquences de ses choix. Si la volonté de la personne de refuser ou d'interrompre un traitement met sa vie en danger, le médecin doit tout mettre en œuvre pour la convaincre d'accepter les soins indispensables. Aucun acte médical ni aucun traitement ne peuvent être pratiqués sans le consentement libre et éclairé de la personne et ce consentement peut être retiré à tout moment. Lorsque la personne est hors d'état d'exprimer sa volonté, aucune intervention ou investigation ne peut être réalisée, sauf urgence ou impossibilité, sans que la personne de confiance prévue à l'article L. 1111-6, ou la famille, ou à défaut, un de ses proches ait été consulté...* »

Pour la suite de cet article, et notamment le consentement des mineurs, voir Fiche n° 13.

1.2 Décharge

Si la victime persiste dans son refus, après que le sauveteur l'a clairement informé de sa situation, il devra être établi un document de refus de transport en milieu hospitalier, appelé communément décharge et qui doit alors être rédigé en deux exemplaires dont un doit être gardé par la victime et l'autre annexé à la fiche d'intervention. Le document doit comporter les éléments suivants :

– date, lieu, heure ;
– nom, prénom de la victime ;
– indication que la victime refuse son transport, en ayant été informée des risques qu'elle encourt et cela contre avis médical (régulation ou médecin sur les lieux) ;
– identification du transporteur : nom du chef d'équipe ;
– identification et qualités des éventuels témoins.

Cependant, il n'est pas concevable de faire signer un refus d'hospitalisation à une victime manifestement incapable d'exprimer son consentement éclairé aux soins, ce qui peut être le cas d'une victime délirante, confuse, agitée ou sous imprégnation alcoolique manifeste.

2. Inventaire

Lors d'une prise en charge ou pendant le transport, le sauveteur peut s'apercevoir que la victime possède sur elle des valeurs ou des objets pouvant être prohibés, comme des armes.
Un inventaire s'avère alors nécessaire et même indispensable, surtout si la personne n'est pas en possession de toutes ces facultés mentales. Il n'est pas rare que certaines personnes âgées, par exemple, se promènent avec toutes leurs économies ou leurs bijoux sur elles.
Si la police est présente sur place, lui faire gérer le problème des valeurs.
Ne pas faire d'inventaire expose le sauveteur en cas de litige ou de réclamation de la part de la victime après son arrivée à l'hôpital, celle-ci pouvant alors le cas échéant l'accuser de vol, ce qui pourrait alors être victimaire pour le sauveteur !

2.1 Inventaire des valeurs

Quelques règles sont à connaître en matière d'inventaire :
– si le sauveteur est amené à faire un inventaire, il devra le faire contresigner à son arrivée à l'hôpital par la personne à qui il le remettra afin d'effectuer le transfert de responsabilité ;
– les nombres doivent être écrits en lettres, à défaut s'ils sont en chiffres, deux traits obliques devront précéder le premier chiffre afin d'éviter que le nombre inscrit soit falsifié ;
– concernant les bijoux, on ne doit pas marquer or ou argent, mais métal jaune ou blanc. De même que l'on n'inscrira pas rubis, émeraude ou topaze, mais pierre rouge, verte ou jaune ;
– l'inventaire sera dit contradictoire, car fait obligatoirement par deux personnes de l'équipage si la personne n'a pas toute sa conscience. Toutefois, si elle est capable de signer on la fera bien sûr émarger.

2.2 Si la victime est porteuse d'une arme

Normalement par respect du secret professionnel, le sauveteur n'a pas a dénoncer le porteur d'une arme, néanmoins s'il y a risque d'utilisation et donc ainsi de danger immédiat, il paraît alors logique que soit fait appel aux forces de l'ordre.

3. Transport d'un patient agité

3.1 Prise en charge

Une personne agressive, violente ou agitée et dangereuse, n'a pas à être prise en charge par des organismes de secours sans précautions préalables, car dans de telles conditions l'équipage transporteur peut être mis en difficulté par l'état du patient et risque de se retrouver blessé.
Néanmoins, si le transport s'avère obligé, la personne qui confie le transport (qu'elle soit médecin ou de la police) devra s'assurer que celui-ci peut être effectué dans les conditions de sécurité nécessaires tant pour la personne transportée que pour l'équipage transporteur.

Effectivement, depuis le 1er janvier 2002, l'**article 223.1 du Code pénal** en vigueur régit cette prise en charge par les termes suivants : *« Le fait d'exposer directement autrui à un risque immédiat de mort ou de blessures de nature à entraîner une mutilation ou une infirmité permanente par la violation manifestement délibérée d'une obligation particulière de sécurité ou de prudence imposée par la loi ou le règlement est puni de 1 an d'emprisonnement et de 15 000 euros d'amende. »*

Il est donc recommandé aux responsables d'équipage, dans une telle prise en charge, de ne pas s'aventurer à gérer seuls l'abord de la victime et son transport, mais de se couvrir en faisant appel aux forces de l'ordre pour l'interpellation puis éventuellement à un médecin pour la sédation afin de minimiser le risque potentiel d'agression et de blessures.

Dans le cas où le patient aura été sédaté par un médecin avant son transport, le chef de bord devra obtenir du praticien un courrier dans lequel est stipulé :
– la nature du produit administré ;
– sa forme (injectable ou en comprimé) ;
– son dosage ;
– l'heure à laquelle cela a été fait ;
– et éventuellement s'il est demandé à l'équipage d'intervenir à nouveau pendant le transport ou si des mesures particulières doivent être prises, comme notamment la contention de la victime.

L'agitation d'un patient, compte tenu des risques, est une contre-indication à une évacuation aéroportée que cela soit par hélicoptère ou avion sanitaire. Seul un patient sédaté pourra être évacué par un tel moyen.

3.2 Mise sous contention

Il existe des cas où le patient ne présente aucune violence apparente, mais où il s'agite pendant le transport. Là, aucune sédation n'étant possible, le sauveteur n'aura pour seul recours que d'attacher le patient. Cette mise sous contention « à titre conservatoire », et décidée par le chef d'intervention sera alors couverte par l'**article 122.7[2] du Code pénal** qui stipule :

> « N'est pas pénalement responsable la personne qui, face à un danger actuel ou imminent qui menace elle-même, autrui ou un bien, accomplit un acte nécessaire à la sauvegarde de la personne ou du bien, sauf s'il y a disproportion entre les moyens employés et la gravité de la menace. »

Néanmoins, il faut savoir que si cet article dégage la responsabilité pénale du chef d'intervention, il ne concerne pas sa responsabilité civile pour le cas où un dommage corporel résulterait des mesures de contention mises en œuvre (ex. : fracture d'un membre lors de la mise sous contention). Après avoir réalisé la contention, le chef de bord se doit alors de rendre compte immédiatement de la situation à sa régulation, cette dernière décidant alors s'il y a poursuite du transport ou si elle dépêche un médecin sur place afin d'administrer une sédation.

De plus, il faut savoir que dans le cas où la mise sous contention du patient ne serait pas réalisée, alors que son état l'imposait, il pourrait être opposé au chef de bord :
– la notion de « mise en danger d'autrui » (art. 223.1 du Code pénal vu précédemment) ;
– la notion de non-assistance à personne en danger (**art. 223-6 du Code pénal**) qui dit :

> « Quiconque pouvant empêcher par son action immédiate, sans risque pour lui ou pour les tiers, soit un crime, soit un délit contre l'intégrité corporelle de la personne s'abstient volontairement de le faire est puni de 5 ans d'emprisonnement et de 75 000 euros d'amende. Sera puni des mêmes peines quiconque s'abstient volontairement de porter à une personne en péril l'assistance que, sans risque pour lui ou pour les tiers, il pouvait lui prêter soit par son action personnelle, soit en provoquant un secours. »

> La mise sous contention se fera obligatoirement avec du matériel adapté, ou quoi qu'il en soit, avec des liens larges. Les sauveteurs seront de plus très vigilants :
> – aux risques d'étranglement, ce qui implique de ne pas mettre de liens trop près du cou de la victime, ainsi il est conseillé de passer le lien le plus haut sous les aisselles ;
> – aux risques de compression de membres dus éventuellement à des liens trop serrés ou inadaptés ;
> – aux crachats, morsures et coups de pieds, que le patient ne manquera pas de tenter d'infliger au sauveteur en réaction à sa condition.

> À la vue de ces différents paramètres, il apparaît donc évident qu'un malade sous contention doit être surveillé en permanence afin de prévenir tous risques à son égard ou à celui du sauveteur.

2. Cet article ainsi que le 122-5 et 122-6 sont ceux définissant les notions de légitime défense.

4. Évacuation

4.1 Moyen de transport

Le bilan étant finalisé, la victime sera alors évacuée vers un service d'urgences, généralement à bord d'une ambulance, mais il se peut, pour diverses raisons, que le transfert vers l'hôpital se fasse par hélicoptère dans le cadre d'une catastrophe notamment (routes impraticables). Afin de faciliter au pilote son atterrissage et la prise en charge de la victime à son bord, le sauveteur se doit alors de connaître quelques éléments de base (*cf.* Fiche technique n° 16).

Si l'évacuation se fait par ambulance, il est rappelé, qu'en vertu de l'article R311-1 du Code de la route modifié le 30 août 2004, que celle-ci ne fait pas partie des véhicules prioritaires mais de ceux bénéficiant de facilités de passage :

« Véhicule d'intérêt général : véhicule d'intérêt général prioritaire ou bénéficiant de facilités de passage ;

– véhicule d'intérêt général prioritaire : véhicule des services de police, de gendarmerie, des douanes, de lutte contre l'incendie, d'intervention des unités mobiles hospitalières et du ministère de la Justice affecté au transport des détenus ;

– véhicule d'intérêt général bénéficiant de facilités de passage : ambulance de transport sanitaire, véhicule d'intervention d'Électricité de France et de Gaz de France, du service de la surveillance de la Société nationale des chemins de fer français, de transports de fonds de la Banque de France, des associations médicales concourant à la permanence des soins, des médecins lorsqu'ils participent à la garde départementale, engin de service hivernal et, sur autoroutes ou routes à deux chaussées séparées, véhicule d'intervention des services gestionnaires de ces voies. »

4.2 Cas des mineurs

Les enfants jusqu'à 15 ans seront orientés vers des services d'urgences pédiatriques. Après, l'enfant est considéré comme « adulte » (ce mot n'ayant aucune valeur juridique). Pour certains hôpitaux, la différenciation de service se fait à 15 ans et 3 mois (dite majorité administrative), mais cela ne semble avoir de valeur qu'au sein de l'hôpital, car il n'existe nulle part un texte spécifiant cette notion de 3 mois.

4.3 Position de la victime

La victime sera transportée dans la position où elle se sent le mieux ou celle la plus en adéquation avec son état. Cependant, le sauveteur gardera à l'esprit qu'une position peut être victimaire si elle rappelle l'agression vécue. Ainsi, une femme qui vient d'être violée par plusieurs individus, aura peut-être du mal à vivre son évacuation si elle se retrouve dans un camion de pompiers, allongée parmi eux. Il est donc recommandé si son état le permet de l'évacuer assise.

4.4 Conservation des indices

De même, le sauveteur fera en sorte lors de l'évacuation ou avant celle-ci de veiller à ce que certains indices ne soient pas détruits. Ainsi, une femme ayant subi une agression sexuelle sera évacuée dans la tenue dans laquelle cela s'est passé sans s'être lavée, même si prédominent chez elle le sentiment de se sentir sale et la volonté de se changer ou de se nettoyer avant de partir pour l'hôpital.

4.5 Urgences médico-judiciaires

C'est une unité hospitalière régie par différentes circulaires[3] où le médical collabore avec l'autorité judiciaire, c'est-à-dire réalise des actes médicaux à la demande de la police ou de la justice. Les médecins exerçant dans ces services sont appelés médecins légistes. Ces actes sont essentiellement des constats de coups et blessures, d'agressions sexuelles ou de mauvais traitements à mineurs, mais aussi des examens médicaux de personnes en garde à vue et des évaluations d'âge d'une personne à partir de ce que l'on appelle l'âge osseux. La partie thanatologique correspond à tout ce qui

3. - La circulaire du 27 mai 1997 (DGS/DH n° 97-380) relative aux « dispositifs régionaux d'accueil et de prise en charge des personnes victimes de violences sexuelles ». Dispositif a été étendu à la prise en charge des enfants victimes de toutes formes de maltraitance par la circulaire du 13 juillet 2000 (DGS/DH n° 2000-399).
- La circulaire du 22 octobre 2001 (DHOS/E1/2001/503) est relative à « l'accueil en urgence dans les établissements de santé des personnes victimes de violences ainsi que de toutes personnes en situation de détresse psychologique ».
- La circulaire du 27 février 1998 (DH/AF1/98/n°37) est relative à la création de consultations médico-judiciaires d'urgence.

concerne les personnes décédées (levées de corps, autopsie, etc.).
Généralement, les sauveteurs n'ont pas à évacuer directement une victime vers ces urgences, la procédure voulant qu'il y ait eu déjà dépôt de plainte et qu'une réquisition soit alors donnée à la victime pour consulter[4]. Cependant, il arrive que le transport se fasse directement, la procédure administrative étant régularisée par la suite.
Ainsi, le sauveteur devant toute intervention susceptible de relever du médicolégal (viol, plaie par balle, etc.) devra attirer l'attention de sa régulation sur ce point particulier, afin d'éviter une « erreur d'aiguillage » de la victime.

5. Documents administratifs

Toute intervention effectuée par un sauveteur implique la rédaction d'un compte rendu consigné souvent sous la forme d'une fiche dite d'intervention. Il faut savoir que ce document, dont souvent un exemplaire est remis à l'admission des urgences à l'hôpital, ou utilisé pour servir de décharge, fait alors partie intégrante du dossier médical du patient. Ce document pouvant être alors consulté au même titre que le dossier médical et cela en vertu de la loi 2003-303 du 4 mars 2002, dite loi « Kouchner ». Afin de pouvoir consulter cette « fiche d'intervention », la victime ou son représentant légal doivent alors faire une demande par écrit. L'instance détentrice a alors 8 jours maximum pour y apporter une réponse, sauf si le document a plus de 5 ans où, dans ce cas, le délai de réponse est porté à 2 mois. Quant au double gardé par l'organisme, il doit être conservé à vie. Beaucoup d'institutions les gardent pendant 30 ans.

6. Conclusion

Comme on vient de le voir, le transport d'un patient dangereux induit quelques précautions essentielles à prendre dans le cadre de la sécurité qui, si elles ne sont pas prises, risquent d'être extrêmement préjudiciables tant pour le sauveteur que pour la personne transportée.
Le chef d'intervention gardera donc en mémoire que le transport de ce type de patient reste un moment délicat de son intervention et ne manquera pas ainsi d'y apporter toute son attention.
Enfin, connaître un minimum la procédure en matière de dépôt de plainte[5] permettra au sauveteur lors du transport, moment privilégié de discussion avec la victime, de pouvoir déjà aider celle-ci en pouvant répondre aux multiples questions qu'elle n'hésitera pas à (se) poser à ce sujet.

4. Voir Chapitre 13 : « Police et procédures ».
5. Voir Chapitre 13 : « Police et procédures ».

L'ADMISSION EN PSYCHIATRIE

Il existe trois types d'hospitalisation en psychiatrie.

Hospitalisation libre

72 % des hospitalisations en psychiatrie sont des hospitalisations libres. L'hospitalisation libre est faite avec l'accord du malade. Seule une lettre du médecin traitant suffit.

Hospitalisation à la demande d'un tiers (HDT)

Cela concerne 21 % des hospitalisations. Elle se fait à la demande d'un proche et d'un médecin.

Pour être valable, l'admission implique la présence de plusieurs documents :

– la demande d'admission faite par un tiers (valable 15 jours). Toute personne majeure peut se porter tiers, excepté les personnes qui travaillent comme soignants dans l'hôpital d'accueil. La demande de tiers est généralement faite par un membre de la famille. Si la personne est seule, c'est alors souvent un administratif de l'hôpital (cadre infirmier, assistante sociale ou administrateur de garde) qui signe le tiers. Cette demande doit être manuscrite et doit comporter : nom, prénom, profession, date de naissance, domicile du patient et du demandeur. Il faut faire mention de la nature des relations et s'il y a lieu du degré de parenté. Indiquer que les troubles rendent impossible le consentement du malade et que son état impose des soins immédiats assortis d'une surveillance constante dans un milieu hospitalier régi par la loi du 27 juin 1990. Porter le numéro de l'article sous lequel est hospitalisé le patient (article L 3212-1 du Code de la santé publique pour une HDT simple, article 3212-3 pour un péril imminent). Elle est datée et signée ;

– la photocopie ou le numéro de la pièce d'identité du demandeur ;

– la pièce d'identité du malade ;

– deux certificats médicaux rédigés par deux médecins différents spécialistes ou non, concordant et circonstanciés, comportant l'identité du médecin et précisant les signes observés. Datés et signés, ils sont valables 15 jours. Le premier certificat est obligatoirement rédigé par un docteur en médecine n'exerçant pas dans l'établissement d'accueil du patient, ce qui n'est pas impératif pour le second, qui peut être rédigé sur place à l'hôpital d'accueil.

Le certificat de péril imminent (L 3212-3) est une mesure exceptionnelle qui ne nécessite qu'un seul certificat médical. On peut alors se passer du premier certificat.

L'hospitalisation d'un mineur en psychiatrie n'existe ni en hospitalisation libre, ni en HDT, puisque la demande d'hospitalisation doit être faite par le titulaire de l'autorité parentale.

> ***Par définition, un patient en HDT qui ne porte pas atteinte à l'ordre public ou à la sécurité des personnes, ne peut être transporté ni par les forces de l'ordre, ni par le SAMU ou les pompiers, pas plus que par l'établissement d'accueil. Le transport est donc laissé à la charge du tiers par le biais de son véhicule privé ou peut être confié à une société d'ambulanciers privés. Dans le cadre de ces interventions, une ambulance associative peut effectuer le transport.***

Hospitalisation d'office (HO)

Elle concerne 7 % des hospitalisations. L'HO est indiquée pour les individus dont les troubles mentaux « compromettent l'ordre public ou la sûreté des personnes ». Elle est donc prononcée en cas de notion de dangerosité pour la personne elle-même ou pour autrui.

C'est une mesure administrative prise par arrêté du préfet ou son représentant, mais qui est induite à la base par le maire ou, sur Paris, par le commissaire ou tout OPJ (officier de police judiciaire).

Elle nécessite un seul certificat médical établi par un médecin spécialiste ou non et rédigé au titre de l'article L 3213-1 du Code de la santé publique. Elle doit être confirmée dans les 24 heures par un médecin psychiatre.

L'interpellation d'un HO est une prérogative exclusive des forces de police puisqu'il s'agit d'une mesure administrative émanant du préfet, via les commissaires de police et que la personne est interpellée en vertu de l'article L 3213-1 CSP.

> ***Le transport dans le cas d'un HO n'entre pas proprement dit dans le champ de compétence des forces de l'ordre, néanmoins celles-ci s'occupent généralement du transport. Il ne peut donc être demandé à un ambulancier privé. Il ne peut être fait par un véhicule de l'établissement sanitaire recevant le patient que lorsqu'il s'agit d'une réintégration d'HDT ou d'une HO en sortie d'essai, le transport étant alors sous la responsabilité de l'établissement puisque le patient est à ce moment-là, sous la responsabilité de l'hôpital.***
>
> ***L'engagement d'un véhicule associatif de secours n'est possible qu'en cas de carence avérée des moyens de transport précédemment cités et seulement après décision du médecin régulateur du SAMU (art. 2 du décret 87-1005 : «*** **Lorsqu'une situation d'urgence nécessite la mise en œuvre conjointe de moyens médicaux et de moyens de sauvetage, les SAMU joignent leurs moyens à ceux qui sont mis en œuvre par les services d'incendie et de secours, en application de l'article 16 de la loi du 22 juillet 1987 susvisée.** ***»)***

Lors d'un transport d'un HO, le chef de bord devra avoir obligatoirement en sa possession les originaux des documents suivants :

- certificat médical circonstancié ;
- lettre d'accompagnement ;
- prescription du transport ;
- arrêté préfectoral ou municipal, qui parfois est adressé par télécopie.

> **La détention de ces papiers est primordiale, car le défaut de l'un d'eux conduirait à rendre l'hospitalisation non conforme et la transformerait de ce fait en une hospitalisation en mode libre.**
>
> ***L'HDT et l'HO étant des hospitalisations sous contraintes administratives, le transport se fera donc sans consentement de la personne transportée.***
>
> ***Les patients relevant de la psychiatrie ne sont pas hospitalisés dans n'importe quel établissement de santé, mais seulement dans celui dont dépend leur lieu d'habitation, c'est ce que l'on appelle la sectorisation.***
>
> ***Un patient ne peut être admis directement dans le service de psychiatrie dont il dépend sans être passé au préalable par un service d'urgences ou sans avoir consulté son médecin traitant qui alors rédigera un courrier pour le service d'hospitalisation d'accueil.***

LE TRANSPORT HÉLIPORTÉ

Les transports pouvant être faits par le biais d'un hélicoptère (catastrophe, mission à l'étranger, etc.), le sauveteur se doit d'en connaître quelques principes de base.

La décision d'une intervention héliportée dépend uniquement du pilote.

Aménager une DZ[6] pour hélicoptère

Pour faire atterrir un hélicoptère, il faut :

– une surface horizontale plate d'un diamètre minimum de 4 m × 4 m pour la pose des patins ;
– une zone minimale de 20 m de diamètre sans obstacles ;
– pas d'objets légers qui pourraient s'envoler à proximité (vêtements, tentes, couvertures, etc.) ;
– pas d'obstacle d'une hauteur supérieure à 1 m ;
– la neige doit être tassée et aplanie (foulée aux pieds) et les terrains poussiéreux doivent être si possible arrosés ;
– l'approche de l'hélicoptère doit être possible par deux directions différentes, sous un angle maximal de 45° de déclivité ;
– la personne qui réceptionne l'hélicoptère doit se placer au bord de la place d'atterrissage, le dos au vent, accroupie, les bras tendus en V, en contact visuel permanent avec le pilote doit rester sur place. Ne pas oublier que sur la neige, le sable ou la poussière, cette personne est le seul repère du pilote, Sans elle, il serait désorienté dans le nuage de poussière. Un fumigène peut servir à signaler le vent. Toutes les autres personnes doivent s'éloigner à une distance minimale de 20 m de la zone d'atterrissage, les casquettes ou chapeaux sont à retirer.

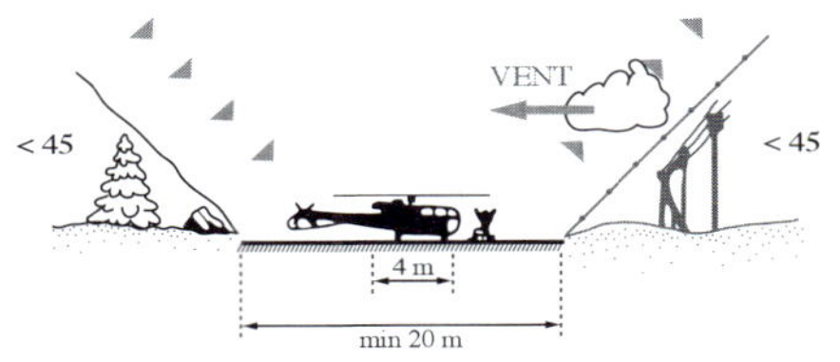

Figure 10.1. Le transport héliporté 1.

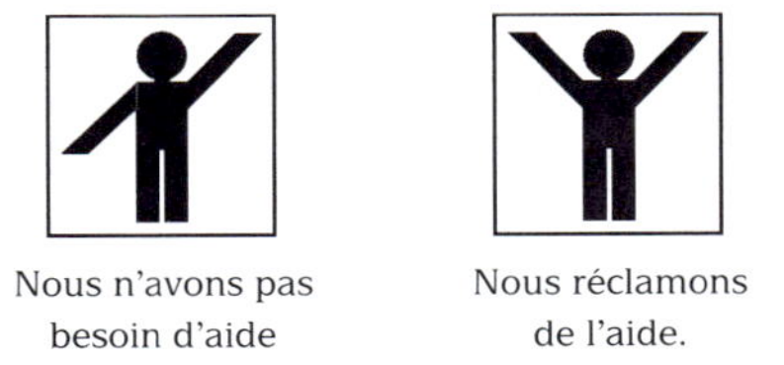

Figure 10.2. Le transport héliporté 2.

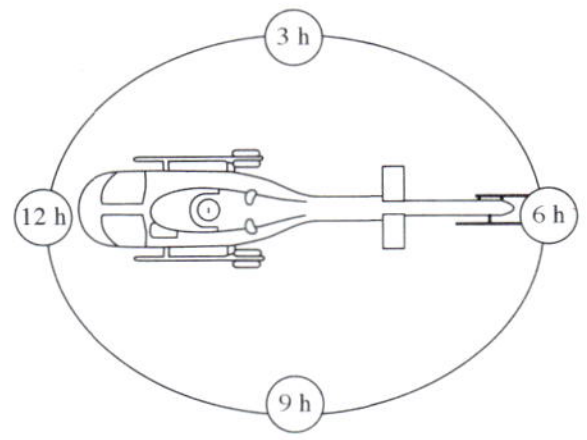

Lors d'un contact radio avec l'hélicoptère, les termes à employer seront les suivants :
– le « top vertical », c'est qu'il est à notre aplomb ;
– midi signifie pour lui droit devant ;
– à vos 3 heures : à sa droite ;
– à vos 6 heures : derrière lui ;
– à vos 9 heures : à sa gauche.

Figure 10.3. Le transport héliporté 3.

6. DZ : *dropping zone* : zone d'atterrissage.

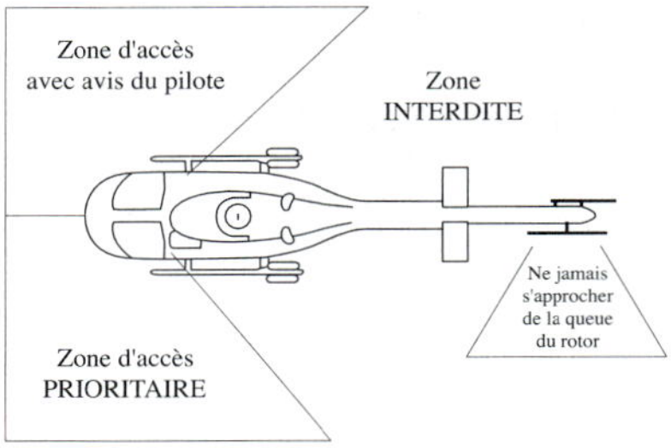

– Ne jamais aborder l'appareil par l'arrière (rotor de queue) mais par l'avant-gauche, c'est-à-dire : du côté du treuil, du côté du mécanicien, à 9 heures.
Sur la zone d'atterrissage, autour de l'hélicoptère :
– ne pas se déplacer tant que l'appareil n'est pas posé ;
– rester toujours à la même place, en s'agenouillant dans la phase finale ;
– ne pas mettre de couvre-chef (casquette), le casque doit être sanglé. Les vêtements doivent être bien fermés ;
– embarquer les matériels à l'horizontale (pas d'objets verticaux) : ski, antennes de radio, brancards, sonde à avalanche, etc. ;
– protéger la victime du vent occasionné par les pales de l'hélicoptère.
– embarquer, courbé, par l'avant, côté gauche et sur ordre du mécanicien ;
– En dévers, approcher du côté de la pente avale.

Figure 10.4. Le transport héliporté 4.

Généralités

• La température chute de 2 °C tous les 1 000 pi (1 000 pi = 304,8 m).
• La pression atmosphérique (barométrique) diminue avec l'altitude.

Altitude (pi)	Niveau mer	1 000	3 000	5 000	7 000	10 000	12 000	14 000	16 000	18 000	20 000	25 000	30 000	35 000
Pression en mmHg	760	733	681	632	586	523	483	447	412	380	350	282	226	179

Par conséquent :
– l'oxygène étant transporté vers les organes sous l'effet direct de la pression atmosphérique, la quantité d'oxygène utilisable diminue au fur et à mesure que l'altitude augmente, ce qui provoque un déficit en oxygène (hypoxie, voir plus bas). Même les personnes en bonne santé (sauveteurs) présentent une hypoxie en vol, elle est seulement plus marquée chez les personnes blessées ;
– les gaz emprisonnés dans une cavité corporelle prennent de l'expansion. Cette expansion provoque une augmentation de la pression exercée sur les tissus environnants pouvant, de ce fait, entraîner des lésions tissulaires. L'effet des changements de la pression atmosphérique sur les oreilles, les sinus, les dents et le tube digestif s'explique par cette expansion des gaz. Dans ces conditions, il est possible que les gaz présents dans l'oreille moyenne et les sinus ne soient pas évacués de façon adéquate, ce qui provoque une douleur, une inflammation et, dans le cas de l'oreille moyenne, une rupture possible de la membrane du tympan.

Altitude (pi)	0	5 000	10 000	15 000	18 000	20 000
Altitude (m)	0	15 000	30 000	4 500	5 400	6 000
Volume des gaz	1	1,2	1,5	1,9	2,0	2,4

À mesure que la décompression se produit, l'azote peut passer de l'état dissous à l'état gazeux et s'accumuler dans les tissus de l'organisme, provoquant une irritation locale, des manifestations localisées telles que des crampes et d'autres symptômes cutanés ou des réactions générales, telles que des effets neurologiques ou un choc.
La vapeur d'eau se réduit, d'où un assèchement des muqueuses.
Concernant le transport des victimes, il faut savoir que deux facteurs sont à prendre en compte, car ils ont des retentissements sur la victime embarquée : l'altitude et la dynamique de vol. Ainsi, en raison de l'altitude et du fait qu'un hélicoptère n'est pas pressurisé, le matériel et la victime seront exposés à l'hypoxie et à l'hypobarie. La gravitation, les phénomènes d'accélération et de décélération et les nuisances sonores, auront, eux aussi, des répercussions lors du vol[7].

Hypoxie

Rappel sur les différentes sortes d'hypoxie

– **L'hypoxie hypoxique** *survient lorsque le transport de l'oxygène entre les alvéoles pulmonaires et la circulation sanguine est entravé (par exemple dans les cas d'asthme grave, d'hyperventilation, de pneumonie, d'emphysème ou de pneumothorax). C'est le type d'hypoxie engendré par l'altitude.*
– **L'hypoxie des anémies** *se produit lorsque la capacité de transport de l'oxygène par le sang est réduite (par exemple dans les cas d'anémie, d'intoxication par le monoxyde de carbone, d'hémorragie ou de troubles de la circulation).*
– **L'hypoxie d'origine circulatoire** *est la conséquence d'une diminution de l'apport sanguin aux tissus (par exemple en cas de choc, d'exposition prolongée au froid).*
– **L'hypoxie histotoxique** *résulte de l'intoxication des tissus par une substance toxique qui empêche les cellules d'utiliser l'oxygène (par exemple une drogue, la fumée de cigarette, le monoxyde de carbone ou l'alcool).*

Manifestations cliniques

– Début insidieux.
– Dyspnée, tachypnée : hyperventilation. Cyanose (signe tardif). Peau froide et moite, engourdissements, picotements.
– Tachycardie ou bradycardie.
– Hypertension (au début), hypotension (signe tardif), convulsions, arythmie.
– Diminution du niveau de conscience (confusion, stupeur, inconscience), mais aussi, état d'appréhension, agitation, euphorie, attitude belliqueuse, confusion, confiance exagérée.
– Signes liés à la vision : réduction de la vision nocturne à 4 000 pi (1 219 m), réduction de la vision diurne à 15 000 pi (4 572 m), vision trouble, rétrécissement concentrique du champ visuel.
– Fatigue, nausées, céphalées, étourdissements, bouffées de chaleur, coups de froid.
– Tremblements, manque de coordination musculaire.

L'hypoxie étant augmentée par l'altitude, il sera bon alors de surveiller l'état des personnes placées sous oxygénothérapie, car les manomètres d'oxygène étant étalonnés pour être exacts au niveau de la mer, en altitude, le débit d'oxygène sera plus élevé que ce qu'indique le débitmètre, à savoir :

L/min		2	4	6	8	10	12
Débit réel en altitude	2 000 pi	2,1	4,2	6,3	8,4	10,5	12,6
	8 000 pi	2,6	5,3	7,9	10,6	13,2	15,8

7. Pour plus d'infos se reporter aux sites : http://generaliste.medimedia.tm.fr/gene/tl_fch/dossfmc/fmchelicoptere.pdf et http://www.hc-sc.gc.ca/dgspni/bsi/soins_infirmiers/ressources/guide_du_transport/ qui permettent de télécharger un document de plusieurs dizaines de pages sur le transport médical aéroporté.

Altitude en pi	4 000 à 5 000	5 000 à 8 000	8 000 à 10 000	10 000 à 14 000	14 000 à 20 000	> 20 000
Saturation en O_2 en %	93	93 à 90	90 à 88	88 à 83	< 83	Hypoxie grave

De plus, on notera une accélération du pouls par accélération du travail cardiaque.

Hypobarie

Physiopathologie

La dépressurisation a des conséquences sur l'organisme, principalement au niveau des organes creux avec notamment risque d'aggravation des lésions, comme par exemple : éviscération d'une plaie abdominale, augmentation d'une gêne respiratoire par refoulement du diaphragme, majoration d'un pneumothorax.

Concernant le matériel

Attention aux sondes d'intubation et aux perfusions, car, pour les sondes, il se produira une augmentation de 15 % du volume du ballonnet entre 0 et 2 000 m, induisant à la montée un risque d'éclatement de celui-ci et à la descente un problème d'étanchéité, donc de fuites. Il en va de même pour ceux des sondes urinaires et des poches de colostomie. Pour ce qui concerne les perfusions : à la montée, une augmentation de pression dans la poche peut entraîner une augmentation du débit et à la descente, c'est l'inverse qui se produit avec un risque de reflux sanguin dans la tubulure.

Cependant, le sauveteur sera surtout sensible aux risques liés aux matériels qu'il utilise régulièrement à savoir les attelles gonflables et les matelas à dépression. Les premières ayant tendance à se rigidifier en altitude (risque de compression) et à se dégonfler à la descente, entraînant une contention insuffisante. À l'inverse, le matelas coquille perd de sa rigidité à la montée et se durcit à la descente.

Désagréments liés à l'appareil et à ses mouvements

Ils sont dus aux virages, turbulences, décollage et atterrissage, aux phénomènes d'accélération et de décélération, etc.

Les variations de vitesse brutales entraînent un déplacement de la masse sanguine pouvant induire des variations hémodynamiques et l'aggravation de lésions traumatiques, d'autant que pendant le vol, le blessé voyage de façon inclinée vers l'avant. Lorsqu'il est installé perpendiculairement au sens du vol, il est alors plus sensible aux mouvements de virage et d'inclinaison latérale.

Les vibrations peuvent aggraver les lésions et l'état général de la victime. Elles peuvent notamment déplacer un caillot, ce qui pourrait engendrer une embolie pulmonaire. Elles peuvent aussi être responsables du débranchement d'un appareil de mesure de paramètres ou tout du moins occasionner de mauvais contacts dans les branchements.

Les bruits empêchent la communication avec la victime et la prise de certaines constantes, comme la pression artérielle, si elle est prise avec un tensiomètre traditionnel.

L'apparition du mal de l'air est possible, tant chez le sauveteur que la victime, avec alors des risques de vomissements. Attention donc aux inhalations chez la victime. D'où la nécessité d'avoir à portée de main un aspirateur de mucosités.

Attention, enfin, au refroidissement de la victime, ne pas hésiter alors à l'envelopper dans une couverture de survie.

Le sauveteur agressé

Chapitre 11

Jusqu'à présent, lorsqu'un sauveteur était blessé en mission, la cause en était souvent accidentelle. Or, il s'avère que les agressions délibérées contre les personnels de secours sont en évolution constante. On ne pouvait donc pas écrire un ouvrage sur les victimes, la violence et les secours sans aborder le sujet du sauveteur agressé.
Pour aborder la prise en charge du sauveteur victimisé tant physiquement que psychologiquement, nous partirons, contrairement aux autres chapitres, d'une vignette clinique dans le but d'en faire une analyse, puis nous étudierons les questionnements qui en découlent afin d'apporter éventuellement des éléments de réponse. À chaque lecteur alors d'en tirer une réflexion, un enseignement ou de faire un rapprochement avec des événements éventuellement déjà vécus.

Nous sommes dans une ville française qui organise chaque année une foire qui réunit près de deux millions de personnes. Trois associations de secourisme se partagent les douze postes de secours.
Il est 3 h du matin quand deux personnes se présentent à un de ces postes de secours pour signaler que quelqu'un est pris de malaise dans la foule. Il est, paraît-il, statufié et n'est plus capable de faire quoi que ce soit.
Le chef de poste décide alors d'envoyer deux secouristes. Arrivés sur place, ils trouvent un jeune homme gisant au sol à demi-conscient, à moitié couché sous une voiture. On apprendra plus tard qu'il s'est fait rouer de coups par un couple. Alors que l'un des sauveteurs tente de le dégager de là, une femme en furie arrive et asperge, volontairement et à bout portant, le visage du secouriste de gaz lacrymogène. Après un appel de renfort par radio, deux autres secouristes se présentent, l'un prenant en charge le sauveteur agressé, l'autre la personne toujours à terre dont l'état semble avoir empiré.
C'est alors que de nouveau la femme fond littéralement sur un des autres secouristes, comme un aigle sur sa proie, et comme pour le premier le gaze copieusement au visage.
Au total, deux secouristes blessés seront pris en charge et soignés par leurs collègues au sein d'un poste de secours avant d'être réinjectés dans le dispositif de secours et de reprendre leur activité.
À la lueur de ces faits, voyons maintenant l'analyse qui peut en être faite et les enseignements qui peuvent en être tirés. Pour cela, nous étudierons ce cas chronologiquement.

1. Alerte et gestion de l'appel

Dès le départ, il semble qu'il y ait eu une erreur d'appréciation de la part du chef de poste à n'envoyer que deux secouristes dans la foule alors que les consignes étaient de dépêcher une équipe de quatre, car dans une foule aussi compacte, il est impossible d'envoyer des sauveteurs en renfort en deux vagues successives, la progression étant très difficile et donc la perte de temps importante et les chances de faire jonction aléatoires. De plus, les deux secouristes partis en éclaireurs étaient deux sauveteurs ne connaissant pas le terrain, car ils venaient en renfort d'un département éloigné.

Il semble donc important, sur une telle mission, de permettre aux sauveteurs de pouvoir repérer au préalable leur terrain d'action ou si cela n'est pas possible, pour quelque raison que ce soit : timing, relève, effectif, etc., de toujours inclure dans l'équipe quelqu'un de la région qui connaît bien les lieux. Cela rassure et rend la mission plus efficace.

Dans le cas qui nous intéresse ici, cela aurait permis de passer une meilleure demande de renfort de secours en précisant mieux le lieu de l'intervention. De plus, s'il y avait eu quatre secouristes, il est à espérer que tous n'auraient pas été blessés et donc une meilleure prise en charge des victimes aurait pu s'opérer.

Se pose alors le problème de mettre comme responsables de postes des gens dont les compétences semblent limitées dans ce domaine et encore plus lorsqu'il faut gérer la crise. Ainsi, un chef de poste aux capacités organisationnelles limitées et une hiérarchie qui cautionne cette mise en fonction deviennent pour le sauveteur-victime des agresseurs indirects. La personnalité du chef de poste s'est avérée d'autant plus irresponsable car lorsqu'il a compris, après plusieurs messages SOS, que ses équipiers étaient en détresse, il est intervenu seul auprès des victimes comme « Zorro pour sauver le monde », sans avoir conscience des risques encourus, associant bravoure, héroïsme orgueilleux et prises de risques inconsidérées.

Lorsque l'on a plusieurs collègues en difficulté, il est important de se déplacer à plusieurs, puisqu'on ne sait pas exactement ce que l'on va trouver sur place tant au niveau de l'importance de la crise (bagarre générale, nombre de blessés important) que de la gravité des lésions potentielles à gérer. Le déplacement d'un cadre de terrain s'avère aussi une nécessité.

2. Gestion sur place

Alors que l'on apprend en secourisme, dès la première leçon, à éviter le sur-accident, ce jeune chef irresponsable a fait en sorte, par son manque de réflexion, qu'un second secouriste soit gazé en l'envoyant prendre en charge la victime sans se soucier du climat qui régnait autour d'elle !

Il est important, si l'on ne veut pas avoir de sauveteur blessé à gérer, de limiter au plus possible les risques d'accidents. Et si on ne peut prévoir un acte irraisonné qui fait partie des aléas du métier ou de la mission, on peut au moins faire en sorte d'éviter que ses propres personnels par leur immaturité, leur incompétence ou leurs difficultés relationnelles puissent mettre leurs collègues en danger.

Pour ce qui est du stress du sauveteur, il était ici extrêmement perceptible tant au niveau des sauveteurs agressés, ce qui paraît tout à fait normal et logique, qu'au niveau de ce responsable dont les actions, par l'effet de ce fameux stress, devenaient inefficaces dans un premier temps mais aussi et surtout dangereuses dans un second temps. Ses gesticulations stériles, son affolement intempestif et sa façon abrupte de parler aux autres ont traduit alors son incapacité manifeste à gérer la situation. Comment se prétendre apte à prendre en main ce genre de situation si on n'est pas déjà capable de se gérer soi-même et si en plus on offre à ses collègues blessés, qui eux savent de quoi il retourne, une attitude absolument stressante alors que l'on devrait leur offrir une image rassurante et si possible apaisante ?

Il faut se rappeler que le stress est contagieux.

3. Prise en charge de l'agresseur

Il n'y a eu, sur cette intervention, aucune prise en charge de l'agresseur puisque les forces de police ne sont pas intervenues. Ont-elles été appelées ? Ont-elles refusé de se déplacer ? De plus, profitant de l'agitation qui régnait sur place, la femme a pu en profiter pour se

fondre dans la foule et disparaître facilement une fois l'agression commise.
Dans la mesure du possible, on fera en sorte que l'agresseur puisse être interpellé, ne serait-ce que dans un dessein de réparation psychologique.

4. Prise en charge des victimes directes

4.1 Prise en charge somatique

4.1.1 Prise en charge médicale

Il semble important que tout personnel de secours agressé ou blessé en mission soit vu par un médecin, ce qui ne fut pas le cas ici. Effectivement, la délivrance d'un certificat médical initial (CMI) est capitale pour la suite, notamment pour les complications éventuelles, d'autant que, dans le cas présent, il y eut par la suite des complications dermatologiques pour un des sauveteurs !
Alors que les deux sauveteurs portaient des lunettes, aucun examen tant de la vue, que des brûlures superficielles générées par le gazage ne fut effectué, donc pas d'examen ophtalmique, mais aussi aucune recherche de lésions associées, d'antécédents ou de facteurs de risque.
Sur ces grands dispositifs de secours, il y a souvent un véhicule léger équipé d'un médecin ou d'un personnel paramédical, comme ce fut le cas ici, mais le médecin n'était qu'un externe, c'est-à-dire un étudiant en médecine débutant…, qui, de plus, ne fit aucune prise en charge des sauveteurs blessés.
La seule prise en charge somatique fut donc celle effectuée par d'autres secouristes, impliqués émotionnellement dans l'incident car ils étaient proches des secouristes blessés, les soins prodigués le furent donc dans un contexte affectif fort, avec une grande volonté de bien faire, mais sans aucun recul par rapport à la situation.
Se posent alors les questions suivantes :
– est-il bon que des impliqués indirects aient à prendre en charge des impliqués directs ?
– quelles auraient pu être leurs réactions si une détresse vitale avait été à prendre en charge ?
– est-il bon de mélanger affectif et opérationnalité ?
– ne doit-on pas, dans ces moments-là, faire soigner les secouristes blessés par d'autres personnes que leurs proches ?
Cependant, il est très rassurant pour un secouriste choqué d'être pris en charge par une personne amie, connue et reconnue ! Si l'esprit de corps a alors son importance, il peut être préjudiciable lorsqu'il se transforme en esprit de famille !

4.1.2 Déclaration d'accident

Il est important qu'il y ait trace quelque part de la prise en charge du blessé, car même s'il s'agit ici d'un personnel bénévole, ce qui fait que l'on ne peut parler d'accident de travail, il s'agit quand même d'un accident en mission avec déclaration aux assurances. De plus, cela peut permettre l'attribution d'une incapacité totale de travail (ITT)[1], notion importante dans le cas d'un dépôt de plainte et d'une suite pénale (*cf.* Chapitre 13 « Police et procédures »).

4.2 Prise en charge psychologique

4.2.1 Debriefing

Comme il n'y eut aucune prise en charge somatique, il y eut encore moins de prise en charge psychologique. Un pseudo-débriefing fut organisé au retour de mission, à 4 h du matin alors que tout le monde n'avait qu'une envie : aller se coucher. De plus, il fut mené par quelqu'un qui n'avait aucune connaissance dans ce domaine. Ce qui fut appelé débriefing fut plus une recherche à connaître les faits par les responsables qu'à démystifier ce qui venait de se passer. Les sauveteurs présents se sentirent alors davantage mis sur la sellette qu'entendus et surtout écoutés. Les sauveteurs agressés ne furent même pas conviés !

1. Incapacité totale de travail au sens pénal du terme. Ce n'est donc pas une notion médicale, même si elle proposée par un médecin, car au final c'est le juge qui porte une appréciation puisque ici le terme de travail s'entend au sens du Code pénal, il traduit tout travail corporel, professionnel ou non, ménager ou autre, qu'un être humain peut être amené à accomplir. Le terme de travail englobe donc tous les actes de la vie courante.
Certains emploient le terme d'incapacité totale de travail, d'autres celui d'incapacité temporaire de travail.

L'un d'eux s'imposa de lui-même à cette réunion afin de pouvoir s'exprimer, un autre « fut oublié ! »

4.2.2 Conséquences psychologiques de l'agression

Des conséquences de ces non-prises en charge psychologiques, plusieurs faits furent à noter. Le plus jeune des secouristes agressés (18 ans) fit des cauchemars dans la nuit qui suivit. C'est son collègue, qui lui aussi avait été aspergé de gaz et qui dormait dans la même chambre, qui dut s'en occuper. À la fin de la mission, 18 heures après l'agression, on s'aperçut qu'un des secouristes agressés n'avait pas mangé de toute la journée et qu'il présentait un air triste et mélancolique de n'avoir pu parler avec quelqu'un de son ressenti de l'agression.

> Il apparaît donc qu'un *defusing*[2] soit, comme il est conseillé dans la littérature spécialisée sur ce sujet, indispensable avant le coucher de l'agressé.

Dans le cas présent, cela aurait pu permettre, peut-être, de prévenir, voire d'atténuer les cauchemars du jeune secouriste. Un accompagnement de l'autre secouriste aurait permis de s'apercevoir de son désœuvrement et ainsi d'éviter un tel isolement au sein du groupe.

> Là encore, la situation montre que l'on ne s'improvise pas débrifeur, et qu'ainsi bonne volonté n'est pas forcément synonyme de compétence. De plus, le risque est d'obtenir l'effet contraire à celui escompté et donc néfaste pour l'évolution psychologique de la victime.

> Il semble donc important et de plus en plus évident que les services de secours s'encadrent de professionnels du traumatisme psychologique afin de pouvoir faire face à ces détresses, sachant que les retombées de tels traumatismes peuvent être dramatiques.

De plus, une information concernant les effets secondaires d'un tel événement victimaire aurait dû être donnée aux secouristes agressés, afin que ceux-ci puissent être prévenus des éventuelles complications liées au traumatisme psychologique.

4.3 Prise en charge légale

De même, il n'a pas été proposé aux sauveteurs-victimes de pouvoir porter plainte, voire contre X, l'agresseur n'ayant pas été identifié. Être sauveteur professionnel ou secouriste bénévole, venir en aide aux autres malgré une certaine part de dévotion ne signifie pas accepter un rôle de martyr.

> Il est important qu'un sauveteur agressé puisse porter plainte. Cette plainte pouvant s'inscrire alors dans un processus de réparation et/ou de deuil face au traumatisme subi.

Dans le cas présent, un des sauveteurs agressés s'est vu entendre de la part de certains collègues « Tu ne vas quand même pas porter plainte, ça ne se fait pas de la part d'un secouriste de notre association ! » En plus, porter plainte sous-entend tout une contingence matérielle à supporter de la part de l'organisateur des secours : détacher un cadre pour accompagner, sortir le secouriste des effectifs, donc une perte de bras et de temps !

4.4 Ressenti du sauveteur agressé

Pour l'anecdote, il faut aussi savoir que plusieurs blessés, témoins de l'intervention en question, se présentèrent au poste de secours et que le premier secouriste blessé participa à leur prise en charge.
Pourquoi une telle attitude de sa part ?
– Pour se prouver que ce qu'il avait n'était pas si grave que ça et qu'il pouvait continuer sa mission et ainsi faciliter le deuil de ce qu'il a subi ?

---

2. De l'anglais *to defuse* : désamorcer. Technique d'abréaction souvent assimilée à celle du débriefing et qui consiste à faire s'exprimer par la parole avant son coucher, la victime qui a subi un traumatisme.

– Pour canaliser sa colère à constater la mauvaise gestion de la crise par les autorités locales ?

– Pour refuser de se mettre dans une position d'assisté vis-à-vis de ses collègues et ainsi agir par orgueil ?

– Où peut-être un peu de tout cela à la fois ! D'ailleurs, quel peut être le ressenti d'un sauveteur agressé ? C'est ce que nous allons voir maintenant.

Les accidents provenant du contact avec des victimes agitées et/ou surtout avec des personnes agissant délibérément à l'encontre des services de secours, comme ce fut le cas ici, semblent en hausse constante. Les sauveteurs deviennent alors victimes. Lorsqu'ils sont ainsi brutalisés, leur ressenti transparaît à travers différents sentiments que sont l'abandon, la suspicion, l'injustice, la colère, la culpabilité, la non-reconnaissance, la trahison, etc. Nous allons donc passer ici en revue ces divers ressentis qui laissent souvent à penser qu'il y a toujours derrière chaque agression de personnel une victimisation secondaire, due au regard et à l'attitude des autres sur ce qui vient de se passer.

4.4.1 Abandon, suspicion accusatrice et critique

Un sauveteur malmené peut parfois ne pas avoir la sensation de recevoir de la compassion de la part de sa hiérarchie, des médias ou des pouvoirs publics et ainsi ne pas se sentir soutenu par eux. « On se fait de plus en plus agresser et personne ne fait rien ! » confiait un sauveteur qui venait de se faire agresser par jets de pierre dans une cité chaude.

De plus, pour mener à bien certaines interventions, le sauveteur peut être amené en toute bonne foi à avoir une attitude un peu rigide. Parfois c'est le stress ou la peur qui induisent des comportements inadaptés. Tout cela peut alors entraîner des réactions quelque peu hostiles de l'entourage ou du blessé luimême. Si l'intervention tourne mal et que le sauveteur est agressé, il y a alors parfois une « âme charitable » pour le mettre en position d'accusé. Cette sensation de la part des sauveteurs agressés d'être suspectés, de la part d'autres collègues, d'être à l'origine de l'événement traumatisant est alors mal vécue. C'est ainsi qu'en se sentant accusé, le sauveteur se voit en plus jugé. Il est alors facile que du jugement découle la critique. « Vous avez vu comment vous vous êtes comporté avec ce blessé, pas étonnant alors de voir ce qui est arrivé ! »

4.4.2 Culpabilité, rejet et banalisation

Comme on l'a déjà dit, le sauveteur ne se sent pas toujours soutenu par sa hiérarchie et ainsi l'impression de se sentir fautif ou responsable de son agression est parfois confortée par une sensation renforcée de culpabilité et la peur de s'entendre dire que s'il n'est pas capable de faire face à ce risque lié à l'activité pratiquée, qu'il devrait alors se recycler dans autre chose que le sauvetage. Il en découle une sensation de rejet dure à supporter pour quelqu'un qui fait généralement cette occupation par passion.

De plus, si, suite à l'agression d'un personnel, aucune évaluation de ce qui s'est passé, ni de remise en cause de chacun des agresseurs indirects ne sont faites, et qu'aucune décision n'est prise, cela peut entraîner chez l'agressé un sentiment de minimalisation et de banalisation de l'événement, allant même parfois jusqu'à la négation de celui-ci, ce qui augmente souvent pour le sauveteur un sentiment de non-reconnaissance de son statut de victime. Cela augmente son mal-être, surtout lorsque cette banalisation est renforcée par des phrases comme : « C'est pas grave, tu finiras par oublier » ou « Ca ira mieux demain ou dans quelques jours. » Phrases qui, même si elles ne sont pas très aidantes, témoignent quand même *a minima* d'une prise en considération de l'événement, alors que d'autres interlocuteurs se contentent tout simplement de détourner la conversation.

4.4.3 Injustice et incompréhension

« Ce n'est pas juste ! Pourquoi ai-je été agressé, alors que je n'ai rien fait ! »

Combien de fois cette phrase a-t-elle été prononcée, traduisant la douleur morale endurée ? Ce sentiment d'injustice en induit souvent un autre : la colère.

4.4.4 Colère

La colère se traduit souvent par des propos fondés ou non, comme par exemple : « On vient leur porter secours et en plus on se fait casser la gueule ! » Cette colère est, pour certaines victimes, un réel moyen d'expression et reste toutefois bénéfique car elle permet souvent d'évacuer la tension émotionnelle et psychologique accumulée, mais débouche souvent sur un discours mettant en exergue la notion de dépréciation et de non-reconnaissance.

4.4.5 Dépréciation et non-reconnaissance

Outre la dépréciation des sentiments exprimés suite à la banalisation ou la négation du traumatisme subi, « Tu as vu dans quel état tu te mets pour si peu, tu n'as même pas été touché ! (physiquement) », beaucoup de personnels ne se sentent pas soutenus, écoutés, voire pris en compte par leur hiérarchie et certains collègues avec lesquels ils travaillent. Ce fut aussi le cas sur cette mission où, alors que le secouriste réclamait des renforts par radio, et qu'il précisait qu'il n'y voyait plus rien, une voix, certes posée mais visiblement pas assez attentive, lui répondit : « Si vous êtes pris dans une embuscade, faites demi-tour et rentrez à la base », seulement comment faire lorsque vous n'y voyez plus rien ? Là encore, la preuve est faite que si l'on n'apporte pas des réponses adaptées ou sensées, ou que si l'on ne fait pas preuve d'une écoute active, le sauveteur blessé peut avoir le sentiment d'être incompris et donc non reconnu.

4.4.6 Image du héros

Quand des éléments d'une équipe se font agresser, cela leur donne souvent un statut héroïque proportionnel à la violence de l'agression endurée et des traumatismes subis. Ainsi plus forte aura été l'agression et plus importantes auront été les blessures, plus grande sera la part d'héroïsme. Sentiment d'autant plus renforcé par le fait que le sauveteur pouvait déjà bénéficier au sein de l'équipe d'une image charismatique ou d'une position de « personne ressource ». Alors cet accident traumatisant pourra avoir pour effet bénéfique un rôle fédérateur et parfois permettra de souder ou ressouder l'équipe[3], le groupe se cimentant alors autour de la victime.

De plus, le sauveteur, pompier notamment, n'est-il pas aux yeux de la population souvent une sorte de héros car outre son image de bon samaritain dont il bénéficie en général, il a celle de quelqu'un de courageux, accomplissant un métier dangereux qu'un grand nombre ne voudrait pas faire. En cas d'agression, cette image est alors souvent renforcée.

4.4.7 Sacrifice

Généralement, le présupposé est que le sauveteur est celui qui a la vocation. Mais la vocation n'est-elle pas en soi une forme de sacrifice, comme on peut le voir dans certains milieux où, par cette abnégation de soi, on est prêt à donner de sa personne, voire sa vie au nom de quelqu'un ou d'un idéal ?

On retrouve cette attitude sacrificielle notamment de la part de certains personnels qui n'hésitent pas à aller en première ligne pour affronter le danger ou afin de protéger les autres. Attitude héroïque et réfléchie pour certains, mais attitude « kamikaze » parfois irraisonnée pour d'autres, pour qui aller de l'avant, c'est aller à l'affrontement comme sur un champ de bataille.

Qu'il soit prudent et vigilant, ou fonceur et « tête brûlée », le sauveteur a des attitudes parfois perçues comme sacrificielles, qui semblent traduire ainsi l'existence d'une certaine culture professionnelle typique à l'activité de sauveteur, qu'il soit secouriste associatif ou professionnel, pratiquant le sauvetage en mer ou en montagne, ou pompier.

Dans tout sacrifice, la victime doit être innocente[4]. N'est-ce pas le cas aussi du sauveteur, vierge de tout intérêt, si ce n'est celui pour la victime à sauver, et de tout pouvoir, à l'image pacifiste ? Il est innocent aussi dans le sens où il ne fait rien pour être agressé (*cf.* sentiment d'injustice), coupable seulement de faire son activité de sauveteur… Mais exercer son métier ou son loisir en tant que sauveteur, n'est-ce pas déjà accepter d'être une victime potentielle en acceptant d'emblée d'en faire les frais éventuels et donc de se sacrifier ? La devise des pompiers de Paris n'est-elle pas « Sauver ou périr » ! Où l'on voit là comment le sacrifice prend toute sa dimension…

---

3. Albernhe T (sous la direction de). *Criminologie et psychiatrie*. Paris : Éditions marketing SA, coll. « Ellipse » ; 1997. p. 498.
4 *Idem* page 506.

Hans Von Hentig[5], définit deux grandes catégories de victimes[6] : Le criminel-victime et la victime latente. Le premier étant celui qui peut devenir agresseur ou agressé en fonction des circonstances (ex. : l'enfant maltraité qui devient maltraitant). Le second, une personne qui présente une prédisposition spéciale à la victimisation, en raison d'un état étroitement dépendant d'une conjoncture psychoaffective, socio-économique ou professionnelle (*cf.* Introduction).
Si l'on prend en compte dans le registre professionnel la propension du sauveteur à se sacrifier et le fait qu'il serait une « victime cible », nous voyons alors qu'il appartient aussi tout à fait à cette classification de Von Hentig et nous trouverions alors là la réponse à la question suivante : le fait de travailler dans le domaine des secours ne fait-il pas du sauveteur déjà à la base une victime potentielle, car vulnérable de par sa profession et possédant ainsi une propension intrinsèque à devenir victime ?
Enfin, pour en revenir au ressenti des sauveteurs agressés, citons une dernière sensation.

4.4.8 Trahison

Un autre ressenti pénible pour le sauveteur-victime est la difficulté à accepter d'être brutalisé par quelqu'un que l'on a secouru donc épaulé, à qui l'on a apporté ses services et soigné. Être malmené dans l'exercice de sa fonction soignante revient à voir son offre de soins refusée par celui-là même que l'on veut aider, ce qui trouble repères identitaires et valeurs fondatrices[7].
Dans le cadre d'une mission de secours, un supposé tacite existe généralement qui est : « Tu es une victime, tu as besoin de moi pour te secourir, je le fais mais en échange tu me reconnais et me respectes. » Cela marche généralement tellement bien que le jour où le contrat n'est pas respecté le sauveteur se sent alors trahi. Ces ressentis ne sont pas exhaustifs. Ce sont ceux qui ressortent principalement des discussions avec des collègues ayant déjà été agressés. Comme on peut donc le voir, beaucoup de sentiments négatifs de la part des autres, de dépréciation, voire de dévalorisation de soi et le pire, d'indifférence, concourent à instaurer fréquemment et à faire perdurer souvent, chez le sauveteur, un mal-être, pouvant rendre ainsi difficile la pratique de son activité dans de bonnes conditions.

4.5 Reprise d'activité et suivi

Il est étonnant de voir dans cette histoire comment les secouristes ont été réintroduits directement dans le dispositif, même s'il est vrai que la fin de l'incident correspondait à l'heure d'une relève. Cependant, aucun cadre du dispositif ne se déplaça sur place, et qui plus est, pas même le directeur des opérations. Aucune question n'a été posée aux secouristes agressés de savoir s'ils voulaient ou non continuer la mission. Aucune proposition n'a été faite d'un contact à distance.
Effectivement, certains sauveteurs peuvent avoir besoin de faire un break avant d'être réinjectés dans le dispositif afin de pouvoir « digérer » ce qu'il vient de leur arriver. D'autres, au contraire, voudront être réaffectés de suite. Quoi qu'il en soit, il est important que la hiérarchie en tienne compte et pour cela se pose déjà la question et la leur pose !
De plus, il est nécessaire qu'un relais soit fait avec la hiérarchie directe des secouristes blessés lorsque ceux-ci n'appartiennent pas à l'équipe d'accueil afin d'assurer un suivi si nécessaire, car on ne sait jamais comment peut évoluer un tel traumatisme.

> Ainsi, il faut savoir passer la main et s'assurer que la victime n'est pas lâchée seule dans la nature à ruminer. Dans d'autres, cas, c'est au psychologue ou au médecin d'unité qu'il faudra passer le flambeau.

5. Auteur de *The Criminal and his victim*, 1948.
6. Albernhe T (sous la direction de). *Criminologie et psychiatrie*. Paris : Éditions marketing SA, coll. « Ellipse » ; 1997. p. 496.
Damiani C. *Les victimes, violences publiques et crimes privés*. Paris : Bayard éditions ; 1997 : 35.
7. Monceau M. *Soigner en psychiatrie. Entre violence et vulnérabilité*. Paris : Gaétan Morin éditeur Europe ; 1998. p. 46.

5. Prise en charge des victimes indirectes

Comme on l'a vu plus haut, ce sont les secouristes qui ont pris leurs camarades en charge, leur faisant prendre conscience que cela aurait pu leur arriver à eux aussi. Tout comme pour le sauveteur agressé, c'est aussi la colère qui fut un de leur principal ressenti. Là encore, aucune prise en charge n'eut lieu, tant sur place qu'à distance, et aucun renfort en effectif ne fut organisé pour leur permettre de faire face à l'arrivée des autres blessés.

> Cependant, il est très important qu'une prise en charge des victimisés indirects soit effectuée, là encore, pour leur permettre de verbaliser leur ressenti et de pouvoir par la suite continuer leur mission l'esprit un peu plus serein, sachant que les sentiments de honte et de culpabilité peuvent être présents lors de tels incidents qui se traduisent par des phrases du genre : « Ai-je fait une prise en charge efficace de mon collègue ? Ne risque-t-il pas des complications à cause de moi ? Ai-je bien fait mon travail, ai-je été à la hauteur ? »

Le chef de poste qui a commis l'erreur de base peut aussi parfois nécessiter d'être vu afin de travailler sa culpabilité lorsque celle-ci est présente. « Je n'aurais pas dû les envoyer seuls ! », « Si j'avais mieux analysé la situation... », etc. Cependant, dans l'affaire qui nous intéresse ici, il n'y eut aucun remord, ni remise en question de la part de ce chef de poste, puisque son attitude consista à rire pendant le débriefing alors que tout le monde percevait la gravité de la situation et, revoyant le lendemain de l'agression une des victimes, il ne put s'empêcher de lui dire : « T'as vu, c'était super, hier ! » propos bien évidemment pas adaptés à la situation, et prouvant le décalage et l'inadéquation qu'il peut y avoir entre la prise de conscience de la gravité des faits et le côté infantile et un peu « cowboy » de certains !

> Il paraît important, encore ici, d'insister sur le fait que l'on ne peut pas mettre n'importe qui à un poste de responsabilité.

Malheureusement, l'expérience prouve que dans ce genre de milieu associatif, celui des secours d'urgence, bon nombre de postes à responsabilité sont tenus par des jeunes (entre 20 et 25 ans, voir 18 ou 19 parfois) sans aucune formation à la gestion d'effectifs ou de notion de responsabilité, seule leur envie de faire du secours d'urgence guidant leur motivation et leur réflexion.

6. Questionnements divers

Un des dangers de telles grosses manifestations récurrentes, est qu'avec l'habitude et la routine, on en oublie parfois de se remettre en cause et de revoir l'organisation en fonction de différentes évolutions.
Ainsi, il faut parfois ce type d'accident pour éventuellement mener une réflexion sur la prise en charge d'un sauveteur traumatisé en mission, que cela soit tant au niveau physique que psychologique.
Il est donc nécessaire afin que la prise en charge d'un sauveteur victime soit optimum, que bon nombre de directeurs des secours réfléchissent sur la nécessité d'avoir dans leur équipe des professionnels ou des éléments formés à la prise en charge de tels événements. Heureusement, on semble tendre actuellement vers une prise de conscience qui veut que l'on ne puisse dissocier le somatique du psychique.
La crise du bénévolat ou du volontariat étant telle, il semble de plus en plus difficile de recruter et l'on a, alors, un peu tendance à accepter n'importe qui. Seulement faire du sauvetage n'est pas une occupation anodine. On ne fait pas du secourisme comme on joue au foot, car si la finalité est la même, prendre du plaisir, les conséquences et les retombées peuvent en être très différentes. Effectivement, au pire un footballeur pourra marquer un but contre son camp, alors qu'un sauveteur par un geste maladroit pourra mettre en péril une vie.

Pourquoi cette réflexion ?
C'est que dans notre histoire, sur les deux secouristes partis en première intention, il s'est avéré que le secouriste gazé ne put à aucun moment compter sur son coéquipier, c'est comme s'il était seul. Ainsi, alors qu'il ne voyait plus rien et qu'il demandait à son collègue d'appeler du renfort par radio, ce dernier fut incapable de le faire. Il ne savait pas se servir d'une radio, alors qu'il en avait passé le diplôme. C'est le secouriste qui, devenu « aveugle » momentanément, dû au toucher, malgré la douleur et le stress, appeler au secours !
Qui n'a pas connu dans son entourage ce genre de collègue, avec qui on semble faire du social en permanence et qui dans l'urgence devient un poids à gérer, alors que son rôle devrait être de venir en secours aux autres ? Situation alors doublement victimaire pour le sauveteur blessé !

Il est donc crucial que sur toutes missions de secours et surtout sur celles particulièrement à risque comme celle-ci (nombre élevé de blessés, lésions parfois très graves, degré de stress important, demande de réactivité dans l'urgence accrue, etc.) que les sauveteurs engagés soient performants, capables d'initiatives adaptées et ayant la possibilité de réagir de façon adéquate à l'urgence. De même, lorsqu'il s'agit d'aller prêter main forte sur d'autres départements, les sauveteurs en renfort doivent pouvoir garantir de l'image de marque que l'on attend d'eux.

Ainsi on peut voir que ne pas pouvoir compter sur l'efficacité de ses collègues est parfois handicapant à la base, mais surtout très victimaire en cas d'accident.
Cette image de marque passe aussi par la crédibilité que le sauveteur offre à la victime (*cf.* le sauveteur maltraitant). Ainsi, est-il normal de voir arriver en poste de secours, sur un gros dispositif, une équipe composée de sauveteurs dont le plus jeune venait d'avoir 15 ans, un autre tout juste 16 ?
Comme aussi, est-il normal d'avoir à faire, parfois, à des sauveteurs dont l'haleine est si chargée, que si l'on devait faire souffler la victime dans un alcootest après un bouche à bouche, celui-ci ne manquerait pas inévitablement de changer de couleur ?

7. Répercussions sanitaires pour le sauveteur

7.1 Accidents par exposition au sang ou aux liquides organiques

7.1.1 Incidence

Lors de son agression, le sauveteur peut être amené à entrer en contact avec le sang ou des liquides organiques de son agresseur, ceux-ci, et c'est bien connu, pouvant être susceptibles de transmettre certaines maladies, dont le syndrome de l'immunodéficience humaine (SIDA) pour la plus grave.
De plus, alors qu'il est déjà très victimaire pour un sauveteur de se faire agresser, c'est encore pire s'il est amené à contracter une maladie, qui plus est potentiellement mortelle. Néanmoins, on estime qu'à 0,04 % le risque d'infection par virus de l'immunodéficience humaine (VIH) du secouriste mis en contact avec du sang, sans effraction percutanée.

7.1.2 Cas de l'accident par exposition au sang

Profitons d'aborder ici les contaminations par accidents d'exposition au sang (AES) lors d'agressions, pour s'attarder un peu sur elles dans le cadre traditionnel du secourisme. À ce sujet, il semble ne pas exister dans la littérature de données publiées concernant des cas de transmission liés à la pratique du secourisme, que cela soit pour le VIH, le virus de l'hépatite B (VHB) ou le virus de l'hépatite C (VHC).

7.1.3 Cas d'accident de transmission par la salive

Concernant la salive, seules des infections par les virus de l'herpès, d'Epstein-Barr (responsable de la mononucléose infectieuse), de la varicelle et du zona sont à noter ainsi que par cytomégalovirus (même famille que l'herpès). La transmission du VIH par voie salivaire n'existant *a priori* pas. Lors d'un bouche à bouche, il a été retranscrit une fois la notion de contamination d'*Helicobacter pylori*[8].

7.1.4 Ressenti du sauveteur

Là encore, les ressentis sont à rapprocher de ceux évoqués plus haut. La culpabilité de ne pas avoir pris les précautions qu'il fallait, notamment de porter des gants. La colère que cela puisse être arrivé par la faute de quelqu'un d'autre ou qu'il n'y ait pas de kit AES comme cela devrait l'être normalement, etc.

La conduite à tenir conseillée en cas d'exposition au sang qu'elle soit accidentelle ou à la suite d'une agression, est abordée dans une fiche spécifique (*cf.* Fiche technique n° 18).

7.2 Risques liés aux animaux

Comme on l'a vu au chapitre « sécuriser les lieux », le sauveteur peut être victime d'animaux. Ceux-ci sont souvent porteurs de maladies. Comme nous ne pouvons les traiter toutes, nous allons approcher celles les plus susceptibles d'être contractées par les sauveteurs en intervention (Tableau 11.1).

Tableau 11.1.
Les animaux porteurs de maladies

Chat	Maladies des griffes du chat, pseudotuberculose, rage…
Chien	Rage
Cheval	Tétanos, rage, morve…
Reptiles	Salmonelles, venins…
Primates	Hépatite A et B, herpès B, salmonellose…
Bovins	Brucellose, rage, tuberculose…
Suidés (porcs, sanglier)	Rage, rouget, grippe…
Oiseaux	Ornithose psittacose, campylobactériose…
Rongeurs	Tularémie, leptospirose, borrélioses, streptobacillose…

Lors d'apparition de signes d'infection à distance de l'accident, on peut penser que des symptômes apparaissant de manière brutale dans les premières heures après la contamination, évoquent une pasteurellose. Vu le portage buccal très fréquent du chat (90 %) et du chien (50 %) de *Pasteurella* ou de germes apparentés, la pasteurellose est certainement la maladie infectieuse la plus fréquemment retrouvée à la suite d'une plaie par animal domestique.

Le tableau clinique est très évocateur, entraînant dans les heures suivant l'inoculation – plaie punctiforme de la main, le plus souvent – une douleur intense, irradiant le long du membre supérieur, associé à un œdème très étendu, débordant largement le niveau de la plaie. Les signes généraux sont le plus souvent modérés. Les autres germes retrouvés sont principalement des cocci Gram positif (staphylocoques et streptocoques), voire de germes anaérobies. Cependant il ne faut pas oublier les risques de rage (1 à 4 % des personnes mordues) et de tétanos (2 à 3 %) c'est pourquoi la reconnaissance de l'animal vulnérant est fondamentale pour l'appréciation du risque rabique.

7.3 Autres risques

Des infections cutanées, comme la gale, et/ou des parasitoses (poux, puces, etc.) peuvent être contractées par le sauveteur lors d'approches de personnes incuriques[9] ou d'interventions dans des locaux insalubres.

> Le port de gants est bien sûr recommandé lors de telles prises en charge.
> Attention aux secouristes ayant des cheveux longs qui ne seraient pas attachés et dans lesquels les poux pourraient trouver un refuge de prédilection !

8. Conclusion

Comme on a pu le voir, la prise en charge d'un sauveteur-victime tant au niveau physique que, et surtout, psychologique est très importante car elle peut conditionner la suite de leur carrière qu'elle soit professionnelle ou bénévole. Il semble donc important que les responsables et la hiérarchie en aient tout à fait conscience et fassent en sorte de faire évoluer les mentalités dans ce domaine.

8. La bactérie *Helicobacter pylori* est l'agent étiologique des pathologies gastro-duodénales : elle est responsable des gastrites chroniques, des ulcères gastro-duodénaux et joue un rôle important dans la genèse des cancers gastriques.
9. Voir le chapitre 3 sur l'approche des personnes en situation d'exclusion.

LES AÉROSOLS À USAGE DÉFENSIF

Les gaz lacrymogènes sont des gaz sous forme de poudre, combinés à une base pyrotechnique qui les fait se volatiliser sous forme d'un aérosol au contact de l'air frais. À l'état naturel, ils sont sous forme solide et au contact de l'eau, ils subissent une hydrolyse. Il existe aussi une composition sous forme de gel.
Plusieurs études démontrent la toxicité importante de ces gaz dans un espace confiné et ont rapporté des décès leur étant imputables. Ainsi, lorsqu'une personne reçoit du gaz lacrymogène à l'intérieur de son domicile et qu'elle n'arrive pas à se sauver à l'extérieur (cas des personnes âgées et des bébés qui constituent une population fragile), elle risque de succomber assez rapidement.
Ces gaz toxiques sont rapidement absorbés par voie pulmonaire. Une grande partie est hydrolysée puis éliminée par les reins dans les urines, ce qui explique que les insuffisants rénaux sont très sensibles à ces gaz toxiques.
Certaines bombes de gaz lacrymogènes font partie des armes de 6ᵉ catégorie.

Produits utilisés

Les aérosols à usage défensif, plus communément appelés bombes ou grenades lacrymogènes, sont tous constitués d'un propulseur, d'un solvant et d'un produit actif :
– le *propulseur* : gaz peu toxique et peu irritant : fréon, azote ou protoxyde d'azote ;
– le *solvant* : c'est le plus souvent du dichlorométhane qui est fortement irritant, parfois il s'agit du 1.1.1. trichloroéthane peu toxique ;
– le *produit actif*, il peut s'agir de :
• CS (du nom de ses inventeurs Corson et Stoughton) : ortho-chloro-benzylidène-malonitrile : irritant++, il est le plus fréquent dans les bombes destinées au grand public, aux concentrations habituelles de 1 à 8 % (attention parfois la concentration atteint 20 %) ;
• CN (alphachloroacétophénone) : gaz lacrymogène conventionnel, ce gaz a été utilisé pour la première fois après la Seconde Guerre mondiale à des fins militaires et pour la dispersion des foules. Facile à reconnaître à son odeur de pomme, le CN provoque des sensations de brûlure aux yeux et à la peau, ainsi que des irritations dans les muqueuses du nez et de la bouche. Il reste actif dans la zone gazée pendant 20 minutes. Il est très irritant+++. Les concentrations habituelles sont : pour le public 0,1 à 5 %, pour les forces de l'ordre 25 à 32 % (grenade lacrymogène) ;
• bromacétate d'éthyle : irritant ++++, voire caustique (grenade lacrymogène) ;
• OC (oléoresincapsicum) appelé aussi poivre de Cayenne aérosol. Il attaque le système cardiovasculaire et les poumons lorsqu'il est utilisé en grande quantité. Parfois, dans certaines manifestations, est utilisé l'HC-fumée de dispersion de foule : une grenade de HC libère 45 000 pieds cube de fumée blanche en 8 minutes. Le HC est souvent la première étape que les forces de l'ordre utilisent pour disperser les foules puisqu'elles n'ont pas à revêtir leur masque à gaz, la fumée étant inoffensive et non toxique. La police mise sur l'effet psychologique que cette fumée produit sur les masses, qui pensent avoir affaire à des gaz lacrymogènes. En effet, plusieurs personnes développent des effets placebo (faux symptômes) à la suite de l'exposition aux nuages de fumée. Le HC, outre le fait qu'il ne risque pas d'incommoder les forces de l'ordre elles-mêmes comme c'est souvent le cas avec le CN ou le CS, coûte beaucoup moins cher ;

• DM (diphényl-amine-chloroarsine) : ce gaz provoque de sévères maux de tête et des nausées accompagnées de vomissements même une demi-heure son exposition. Extrêmement toxique, le DM est utilisé dans des situations extrêmes, puisqu'il peut contaminer l'eau et les aliments.

Signes

Une personne sans protection qui entre dans un nuage de gaz lacrymogène en sentira presque aussitôt les effets. L'incapacité commencera de 20 à 60 secondes plus tard, selon le degré de concentration de l'agent. Les effets dureront de 5 à 10 minutes après le retour de la personne à l'air frais.

Répercussion au niveau oculaire

Les conséquences sont : larmoiement, sensation de brûlure oculaire, blépharospasme (contraction anormale du muscle orbiculaire des paupières), parfois strabisme.
Les risques sont représentés par l'ulcération de cornée et la kératite.
Attention, le risque est majoré :
– pour les concentrations de plus de 5 % de CN (chlorocétophénone) ;
– pour les projections à moins de 50 cm des yeux : le souffle peut être à l'origine de projections de particules favorisant les lésions ;
– pour les bombes à jet directif, plus traumatisantes ;
– pour les bombes dont le support est à base de mousse : aérogel de silice, ou silicone hydrophobe favorisant un contact prolongé.
Pour les porteurs de lentilles : il y a un risque de perte, mais surtout de piège à produit prolongeant l'exposition. Après agression, les lentilles devront être enlevées et abondamment lavées avec le produit adéquat. En cas de gène lors de la repose, il faut les faire nettoyer par un professionnel.

Répercussion cutanée

Les gaz lacrymogènes sont susceptibles d'irriter une peau moite et chaude (surtout la figure, le cou, les oreilles et les plis de la peau).

Attention : ***les lésions sont aggravées par l'eau : transpiration, pluie. Cependant, seul un lavage à grande eau reste une conduite à tenir efficace (voir plus loin).***

Une sensation de piqûre peut survenir rapidement, même à de très faibles concentrations. À des concentrations plus élevées, on peut observer une dermatite irritante et des érythèmes pouvant donner lieu, si l'exposition a été prolongée, à l'installation d'un prurit, d'un rush cutané ou de brûlures plus profondes avec, dans de rares cas, des phlyctènes sur les mêmes régions du corps. La sensation de piqûre disparaît après 5 à 10 minutes, même sous exposition continue, mais augmente lorsque la personne respire de l'air frais. L'apparition d'un œdème local important peut être due à des contacts répétés, une rémanence du produit, un lavage mal réalisé ou un phénomène immuno-allergique.

Autres signes

L'atteinte des voies respiratoires hautes se traduira par un écoulement nasal épais de mucus, une irritation et congestion nasale, une bronchorrhée, une toux, des éternuements, un goût amer. La brûlure de la langue peut être présente. Si l'exposition se prolonge, les poumons peuvent être touchés et on pourra voir apparaître un œdème pulmonaire et/ou une respiration laborieuse. Des nausées et vomissements peuvent apparaître. On peut assister aussi à une fièvre persistante, à des crampes abdominales et à des diarrhées. Un œdème cérébral peut s'observer. Une sensation d'oppression à la poitrine disparaît habituellement simplement en parlant.

Les effets peuvent s'amplifier chez les personnes asthmatiques ou affectées d'autres problèmes respiratoires (IRC).

Conduites à tenir

Si possible, s'éloigner de l'environnement contaminé. La plupart des personnes affectées par un agent irritant ne nécessitent pas de soins médicaux.

Brûlures oculaires

Ne pas se frotter les yeux. D'ordinaire, les effets sur les yeux sont autolimitatifs (30 min) et ne nécessitent pas de traitement.

Des réactions intenses aux yeux ou à la peau peuvent prendre plusieurs jours ou semaines à guérir, selon la gravité.

Si des gouttelettes ou des particules ont atteint les yeux, il faut essayer de les irriguer copieusement à l'eau.

Lavage oculaire : eau du robinet, tiède, à jet doux, pendant 20 minutes, œil maintenu ouvert.

Il doit y avoir consultation ophtalmologique :
– en cas de projection à moins de 50 cm ;
– en cas de support mousse ;
– en cas de durée d'exposition prolongée ;
– en cas de persistance des symptômes plus de 2 heures après ;
– si la victime est une personne âgée, afin de surveiller l'apparition de symptômes ou de signes de glaucome aigu.

Brûlures cutanées

• Déshabiller la victime.
• Brosser les cheveux pour les débarrasser de toutes les particules qui continuent à être irritantes.

Lavage cutané : à l'eau du robinet, ou sous forme de douche de façon abondante (étant donné qu'une irrigation insuffisante peut accroître l'irritation), étendu (cuir chevelu compris), pendant 20 minutes. Il est alors important que le jet soit de faible intensité pour ne pas entraîner de lésions cutanées ou majorer celles existantes.

• Consultation médicale pour les lésions cutanées type brûlure du 2e degré. C'est important, là encore, chez le diabétique et en cas d'antécédent pulmonaire, en particulier d'asthme.
Les phlyctènes doivent être traitées comme des brûlures au deuxième degré.

KIT ET PROTOCOLE AES

Kit AES[10]

Il est préconisé qu'un kit AES soit présent dans chaque véhicule de secours et soit constitué au moins de :
- 1 flacon de Dakin® stabilisé ;
- 2 flacons de 500 mL de chlorure de sodium à 0,9 % ;
- 1 système d'irrigation oculaire (œillère) ;
- 10 compresses stériles ;
- 1 rouleau de sparadrap ;
- 1 paire de gants à usage unique ;
- 1 pochette « administratif » avec le protocole à mettre en place (fiche réflexe) et les documents à remplir.

Conduite à tenir en cas d'exposition

Faire les premiers soins	– Nettoyer soigneusement avec du savon (type savon de Marseille). – Rincer à l'eau claire. – Sécher la plaie avec une compresse stérile. – Désinfecter avec du Dakin® stabilisé pur ou de l'eau de Javel à 12° chlorimétrique diluée au 1/10e (un volume d'eau de Javel pour neuf volumes d'eau) pour un temps de contact d'au moins 5 minutes. – Couvrir la plaie d'une compresse stérile imbibée de Dakin® et fixer par un sparadrap. – S'il s'agit d'une projection sur une muqueuse (yeux, bouche, etc.), il faut rincer abondamment au chlorure de sodium à 0,9 % (sérum physiologique) ou à l'eau claire pendant au moins 5 minutes. En cas de projections dans les yeux, s'aider de l'œillère pour rincer l'œil.
Rendre compte	Il faut bien évidemment faire une déclaration administrative et contacter le médecin responsable du sauveteur (régulation médicale, médecin d'unité, etc.).
Évacuer vers un service d'urgences hospitalier	Si possible faire l'évacuation des deux personnes en cause vers un même service d'urgences hospitalier dans les plus brefs délais (maximum 4 heures). Victime : mise en place éventuelle d'un traitement prophylactique. Dans ce cas, elle devra être reconvoquée dans les 48 heures. Personne source de l'exposition : prélèvement d'un « HIV rapide », prélèvement qui ne peut être fait qu'avec son consentement.
Rassembler les éléments nécessaires à la composition du dossier AES	– Fiche de déclaration AES. – Rapport circonstancié d'accident. – Fiches d'intervention de la personne source et de la victime exposée. – Photocopie du CMI donné au sauveteur par l'hôpital. + Se référer aux mesures particulières édictées par le service ou l'association d'appartenance.
Kit AES	Remplacer le kit utilisé par un nouveau.

En cas de contamination par un AES extrahospitalier, les professionnels médicaux libéraux et non médicaux et les secouristes[11] impliqués dans la prise en charge extrahospitalière, ne sont pas couverts par les textes fixant les conditions de reconnaissance et de réparation. Ceux-ci doivent souscrire une assurance volontaire accident de travail-maladie professionnelle pour pouvoir obtenir une indemnisation. Ce sont alors les dispositions du régime général de la Sécurité sociale qui s'appliquent.

10. Accident d'exposition au sang.
11. Voir avec leur association d'appartenance.

Pour ce qui concerne les sapeurs-pompiers professionnels[12], ils relèvent du district qui prend en charge le risque « accident du travail ». Les sapeurs-pompiers volontaires sont pris en charge par le Service départemental d'incendie et de secours qui souscrit annuellement un contrat avec une compagnie d'assurance privée. Cette compagnie demande à la Caisse primaire d'assurance maladie le remboursement des frais qu'elle a avancés. Le Sida n'est pas inscrit, contrairement à l'hépatite C, au tableau des maladies professionnelles. Il n'y a donc pas de prise en charge au titre des maladies professionnelles mais le risque peut être reconnu au titre des accidents du travail.

12. Docteur P. Aubry, médecin sapeur-pompier, médecin attaché au SAMU 57 et au SAU Metz, docteur M. Aussedat, médecin, chef de service du SAMU 57 et du SAU Metz - http://www.urgence-pratique.com/

2

TYPES DE VIOLENCES ET FACTEURS FAVORISANTS

SOUS-PARTIE

1

Lois et procédures

Les violences et la loi

CHAPITRE 12

Lorsqu'il intervient dans un contexte de violence, le sauveteur se trouve alors souvent devant une situation qui fait entrer en ligne de compte la responsabilité de son auteur (cf. Fiche n° 19).
Il s'agit généralement d'un délit, parfois d'un crime et plus rarement d'une contravention. La différence entre chaque étant leur degré de gravité[1] (article 111-1 CP) et le fait que ces infractions pénales ne soient pas jugées dans les mêmes tribunaux (cf. Fiche n° 20).
De plus, l'acte de violence pour lequel se sera déplacé le sauveteur étant souvent récent ou concomitant à l'appel, on peut alors apporter la précision suivante :
« Est qualifié crime ou délit flagrant, le crime ou le délit qui se commet actuellement, ou qui vient de se commettre. Il y a aussi crime ou délit flagrant lorsque, dans un temps très voisin de l'action, la personne soupçonnée est poursuivie par la clameur publique, ou est trouvée en possession d'objets, ou présente des traces ou indices, laissant penser qu'elle a participé au crime ou au délit. » (Article 53 CPP)
Il faut savoir que le livre II du Code pénal est consacré aux crimes et délits contre les personnes, le livre III, à ceux contre les biens et le livre IV, à ceux contre la nation, l'État et la paix publique. Pour ce qui nous intéresse ici, on peut relever quelques articles issus donc de ce code, relatifs aux violences en général et abordant notamment les peines encourues, les menaces de violence ainsi que la notion de légitime défense. Ceux plus spécifiques à certains types de violence étant abordés aux chapitres les concernant (exemple : violences sexuelles, actes terroristes, etc.)[2].
Enfin trois articles du Code de procédure pénale (CPP) seront reproduits ici pour leur importance liée à la violence.

1. Peines encourues

Article 222-1 : « *Le fait de soumettre une personne à des tortures ou à des actes de barbarie est puni de 15 ans de réclusion criminelle.* » Cette infraction étant punie de la réclusion criminelle à perpétuité si elle précède, accompagne ou suit un crime autre que le meurtre ou le viol (article 222-2). Sont citées à l'article 222-3, 4, 5 et 6, les circonstances aggravantes.

Article 222-7 : « *Les violences ayant entraîné la mort sans intention de la donner sont punies de 15 ans de réclusion criminelle.* » voir l'article 222-8 pour les circonstances aggravantes.

Article 222-9 : « *Les violences ayant entraîné une mutilation ou une infirmité permanente sont punies de 10 ans d'emprisonnement et de 150 000 euros d'amende.* »

1. Dans l'ordre croissant de gravité : contravention, délit, crime.
2. L'ensemble des références législatives utilisées dans cet ouvrage sont regroupées en annexe dans l'index législatif.

Article 222-11 : « *Les violences ayant entraîné une incapacité totale de travail pendant plus de huit jours sont punies de 3 ans d'emprisonnement et de 45 000 euros d'amende.* »
Article 222-12 : « *L'infraction définie à l'article 222-11 est punie de 5 ans d'emprisonnement et de 75 000 euros d'amende lorsqu'elle est commise : 1° Sur un mineur de 15 ans ;*
2° Sur une personne dont la particulière vulnérabilité, due à son âge, à une maladie, à une infirmité, à une déficience physique ou psychique ou à un état de grossesse, est apparente ou connue de son auteur ;
3° Sur un ascendant légitime ou naturel ou sur les père ou mère adoptifs ;
4° Sur un magistrat, un juré, un avocat, un officier public ou ministériel, un militaire de la gendarmerie nationale, un fonctionnaire de la police nationale, des douanes, de l'administration pénitentiaire ou toute autre personne dépositaire de l'autorité publique, ***un sapeur-pompier professionnel ou volontaire****, un gardien assermenté d'immeubles ou de groupes d'immeubles ou un agent exerçant pour le compte d'un bailleur des fonctions de gardiennage ou de surveillance des immeubles à usage d'habitation en application de l'article L. 127-1 du Code de la construction et de l'habitation, dans l'exercice ou du fait de ses fonctions, lorsque la qualité de la victime est apparente ou connue de l'auteur ;*
4° bis Sur le conjoint, les ascendants et les descendants en ligne directe des personnes mentionnées au 4° ou sur toute autre personne vivant habituellement à leur domicile, en raison des fonctions exercées par ces personnes ;
4° ter Sur un agent d'un exploitant de réseau de transport public de voyageurs ou toute autre personne chargée d'une mission de service public ainsi que sur ***un professionnel de santé, dans l'exercice de ses fonctions****, lorsque la qualité de la victime est apparente ou connue de l'auteur ;*
5° Sur un témoin, une victime ou une partie civile, soit pour l'empêcher de dénoncer les faits, de porter plainte ou de déposer en justice, soit en raison de sa dénonciation, de sa plainte ou de sa déposition ;
5° bis À raison de l'appartenance ou de la non-appartenance, vraie ou supposée, de la victime à une ethnie, une nation, une race ou une religion déterminée ;
5° ter À raison de l'orientation sexuelle de la victime ;
6° Par le conjoint ou le concubin de la victime ;
7° Par une personne dépositaire de l'autorité publique ou chargée d'une mission de service public dans l'exercice ou à l'occasion de l'exercice de ses fonctions ou de sa mission ;
8° Par plusieurs personnes agissant en qualité d'auteur ou de complice ;
9° Avec préméditation ;
10° Avec usage ou la menace d'une arme ;
11° Lorsque les faits sont commis à l'intérieur d'un établissement scolaire ou éducatif, ou, à l'occasion des entrées ou des sorties des élèves, aux abords d'un tel établissement ;
12° Par un majeur agissant avec l'aide ou l'assistance d'un mineur ;
13° Dans un moyen de transport collectif de voyageurs ou dans un lieu destiné à l'accès à un moyen de transport collectif de voyageurs.
Les peines encourues sont portées à 10 ans d'emprisonnement et à 150 000 euros d'amende lorsque l'infraction définie à l'article 222-11 est commise sur un mineur de 15 ans par un ascendant légitime, naturel ou adoptif ou par toute autre personne ayant autorité sur le mineur. Les peines sont portées à 7 ans d'emprisonnement et 100 000 euros d'amende lorsque cette infraction est commise dans deux des circonstances prévues aux 1° et suivants du présent article. Les peines sont portées à 10 ans d'emprisonnement et 150 000 euros d'amende lorsqu'elle est commise dans trois de ces circonstances.
Les deux premiers alinéas de l'article 132-23 relatif à la période de sûreté sont applicables aux infractions prévues par le précédent alinéa. »
Les peines attribuées pour ITT inférieure ou égale à 8 jours sont traitées à l'article 222-13.

Article 222-14 : « *Les violences habituelles sur un mineur de 15 ans ou sur une personne dont la particulière vulnérabilité, due à son âge, à une maladie, à une infirmité, à une déficience physique ou psychique ou à un état de grossesse, est apparente ou connue de leur auteur sont punies :*
1° de 30 ans de réclusion criminelle lorsqu'elles ont entraîné la mort de la victime ;
2° de 20 ans de réclusion criminelle lorsqu'elles ont entraîné une mutilation ou une infirmité permanente ;
3° de 10 ans d'emprisonnement et de 150 000 euros d'amende lorsqu'elles ont entraîné une incapacité totale de travail pendant plus de 8 jours ;
4° de 5 ans d'emprisonnement et de 75 000 euros d'amende lorsqu'elles n'ont pas entraîné une incapacité totale de travail pendant plus de 8 jours. Les deux premiers alinéas de l'article 132-23 relatif à la période de sûreté sont applicables aux cas prévus aux 1° et 2° du présent article. »

Article R624-1 : « *Hors les cas prévus par les articles 222-13 et 222-14, les violences volontaires n'ayant entraîné aucune incapacité totale de travail sont punies de l'amende prévue pour les contraventions de la 4e classe. Les personnes coupables de la contravention prévue au présent article encourent également les peines complémentaires suivantes :*
1° La suspension, pour une durée de 3 ans au plus, du permis de conduire, cette suspension pouvant être limitée à la conduite en dehors de l'activité professionnelle ;
2° L'interdiction de détenir ou de porter, pour une durée de 3 ans au plus, une arme soumise à autorisation ;
3° La confiscation d'une ou de plusieurs armes dont le condamné est propriétaire ou dont il a la libre disposition ;
4° Le retrait du permis de chasser, avec interdiction de solliciter la délivrance d'un nouveau permis pendant 3 ans au plus ;
5° La confiscation de la chose qui a servi ou était destinée à commettre l'infraction ou de la chose qui en est le produit. Le fait de faciliter sciemment, par aide ou assistance, la préparation ou la consommation de la contravention prévue au présent article est puni des mêmes peines. »

2. Menaces

Article 222-17 : « *La menace de commettre un crime ou un délit contre les personnes dont la tentative est punissable est punie de 6 mois d'emprisonnement et de 7 500 euros d'amende lorsqu'elle est, soit réitérée, soit matérialisée par un écrit, une image ou tout autre objet. La peine est portée à 3 ans d'emprisonnement et à 45 000 euros d'amende s'il s'agit d'une menace de mort.* »

Article 222-18 : « *La menace, par quelque moyen que ce soit, de commettre un crime ou un délit contre les personnes, est punie de 3 ans d'emprisonnement et de 45 000 euros d'amende, lorsqu'elle est faite avec l'ordre de remplir une condition. La peine est portée à 5 ans d'emprisonnement et à 75 000 euros d'amende s'il s'agit d'une menace de mort.* »

Article R623-1 : « *Hors les cas prévus par les articles 222-17 et 222-18, la menace de commettre des violences contre une personne, lorsque cette menace est soit réitérée, soit matérialisée par un écrit, une image ou tout autre objet, est punie de l'amende prévue pour les contraventions de la 3e classe.* »

Article 434-5 : « *Toute menace ou tout autre acte d'intimidation à l'égard de quiconque, commis en vue de déterminer la victime d'un crime ou d'un délit à ne pas porter plainte ou à se rétracter, est puni de 3 ans d'emprisonnement et de 45 000 euros d'amende.* »

3. Légitime défense

Article 122-6 CP : « *Est présumé avoir agi en état de légitime défense celui qui accomplit l'acte :*
1° Pour repousser, de nuit, l'entrée par effraction, violence ou ruse dans un lieu habité ;
2° Pour se défendre contre les auteurs de vols ou de pillages exécutés avec violence. »

4. Autres articles du Code pénal (CP)

Article 431-3 : « *Constitue un attroupement tout rassemblement de personnes sur la voie publique* *ou dans un lieu public susceptible de troubler l'ordre public. Un attroupement peut être dissipé par la force publique après deux sommations de se disperser demeurées sans effet, adressées par le préfet, le sous-préfet, le maire ou l'un de ses adjoints, tout officier de police judiciaire responsable de la sécurité publique, ou tout autre officier de police judiciaire, porteurs des insignes de leur fonction. Il est procédé à ces sommations suivant des modalités propres à informer les personnes participant à l'attroupement de l'obligation de se disperser sans délai ; ces modalités sont précisées par décret en Conseil d'État, qui détermine également les insignes que doivent porter les personnes mentionnées à l'alinéa précédent. Toutefois, les représentants de la force publique appelés en vue de dissiper un attroupement peuvent faire directement usage de la force si des violences ou voies de fait sont exercées contre eux ou s'ils ne peuvent défendre autrement le terrain qu'ils occupent.* » Cet article peut être aussi valable lors d'une manifestation, que pour une bande dans une cité.

Article 222-16 : « *Les appels téléphoniques malveillants ou les agressions sonores, réitérés en vue de troubler la tranquillité d'autrui, sont punis de 1 an d'emprisonnement et de 15 000 euros d'amende.* »

5. Articles issus du Code de procédure pénale (CPP)

Article 706-55 : « *Le fichier national automatisé des empreintes génétiques centralise les traces et empreintes génétiques concernant les infractions suivantes :*

1° Les infractions de nature sexuelle visées à l'article 706-47 ;

2° Les crimes contre l'humanité et les crimes et délits d'atteintes volontaires à la vie de la personne, de torture et actes de barbarie, de violences volontaires, de menaces d'atteintes aux personnes, de trafic de stupéfiants, d'atteintes aux libertés de la personne, de traite des êtres humains, de proxénétisme, d'exploitation de la mendicité et de mise en péril des mineurs, prévus par les articles 221-1 à 221-5, 222-1 à 222-18, 222-34 à 222-40, 224-1 à 224-8, 225-4-1 à 225-4-4, 225-5 à 225-10, 225-12-1 à 225-12-3, 225-12-5 à 225-12-7 et 227-18 à 227-21 du Code pénal ;

3° Les crimes et délits de vols, d'extorsions, d'escroqueries, de destructions, de dégradations, de détériorations et de menaces d'atteintes aux biens prévus par les articles 311-1 à 311-13, 312-1 à 312-9, 313-2 et 322-1 à 322-14 du Code pénal ;

4° Les atteintes aux intérêts fondamentaux de la nation, les actes de terrorisme, la fausse monnaie et l'association de malfaiteurs prévus par les articles 410-1 à 413-12, 421-1 à 421-4, 442-1 à 442-5 et 450-1 du Code pénal ;

5° Les crimes et délits prévus par l'article 2 de la loi du 24 mai 1834 sur les détenteurs d'armes ou de munitions de guerre, l'article 3 de la loi du 19 juin 1871 qui abroge le décret du 4 septembre 1870 sur la fabrication des armes de guerre et les articles 24 à 35 du décret du 18 avril 1939 fixant le régime des matériels de guerre, armes et munitions ;

6° Les infractions de recel ou de blanchiment du produit de l'une des infractions mentionnées aux 1° à 5°, prévues par les articles 321-1 à 321-7 et *324-1 à 324-6 du Code pénal.* »

Article D220 : « *Indépendamment des défenses résultant de la loi pénale, il est interdit aux agents des services déconcentrés de l'administration pénitentiaire et aux personnes ayant accès dans la détention : de se livrer à des actes de violence sur les détenus ; d'user, à leur égard, soit de dénominations injurieuses, soit de tutoiement, soit de langage grossier ou familier ; de fumer dans les lieux fermés et couverts affectés à un usage collectif, sous réserve de ceux spécialement aménagés à cet effet ou de boire à l'intérieur de la détention ou d'y paraître en état d'ébriété ; d'occuper sans autorisation les détenus pour leur service particulier ; de recevoir des détenus ou des personnes agissant pour eux aucun don ou avantage quelconque ; de se charger pour eux d'aucune commission ou d'acheter ou vendre quoi que ce soit pour le compte de ceux-ci ; de faciliter ou de tolérer toute transmission de correspondance, tous moyens de communication irrégulière des détenus entre eux ou avec le dehors, ainsi que toutes attributions d'objets quelconques hors des conditions et cas strictement prévus par le règlement ; d'agir de façon directe ou indirecte auprès des détenus pour influer sur leurs moyens de défense et sur le choix de leur défenseur.* »

Article D283-5 : « *Le personnel de l'administration pénitentiaire ne doit utiliser la force envers les détenus qu'en cas de légitime défense, de tentative d'évasion ou de résistance par la violence ou par inertie physique aux ordres donnés. Lorsqu'il y recourt, il ne peut le faire qu'en se limitant à ce qui est strictement nécessaire.* »

6. Conclusion

Comme on peut donc le voir, tout un arsenal juridique est important pour faire face à la violence, mais il ne se résume pas aux seuls Code pénal ou Code de procédure pénale puisque la violence routière est abordée notamment au sein du Code de la route.

RESPONSABILITÉ CIVILE ET PÉNALE

Il n'est pas toujours clair dans la tête des gens, et donc par extension dans celle du sauveteur, de faire la différence entre responsabilité civile et pénale. Le but de cette fiche est d'apporter quelques éclaircissements à ce sujet.

Responsabilité civile

Elle correspond à l'obligation qui pèse sur une personne physique ou morale de réparer un dommage subi par autrui dès lors qu'elle en est déclarée responsable.
Selon l'**article 1382 du Code civil** : « *Tout fait quelconque de l'homme, qui cause à autrui un dommage, oblige celui par la faute duquel il est arrivé, à le réparer.* » et l'**article 1383** de rajouter : « *Chacun est responsable du dommage qu'il a causé non seulement par son fait, mais encore par sa négligence ou par son imprudence.* » cependant l'**article 489-2** précise : « *Celui qui a causé un dommage à autrui alors qu'il était sous l'empire d'un trouble mental, n'en est pas moins obligé à réparation.* »
Pour ce qui concerne les dommages causés par les animaux comme on l'a vu aux chapitres 1 « Sécuriser les lieux » ou 22 « Coups et blessures volontaires », l'**article 1385** nous intéresse car il nous dit que : « *Le propriétaire d'un animal, ou celui qui s'en sert, pendant qu'il est à son usage, est responsable du dommage que l'animal a causé, soit que l'animal fût sous sa garde, soit qu'il fût égaré ou échappé.* »

La responsabilité civile ne se mesure pas à la gravité de l'acte, mais uniquement à l'importance du préjudice subi qui doit être réparé par une indemnisation.

Responsabilité pénale

La mise en œuvre de la responsabilité pénale suppose la caractérisation de trois conditions indispensables :
– l'élément légal : le comportement répréhensible doit avoir été prévu par la loi, ce qui implique qu'il doit exister un texte de loi ou un règlement qui définit l'infraction ;
– l'élément matériel : le comportement doit avoir été matériellement (c'est le fait) adopté par l'individu dont on engage la responsabilité : soit sous forme d'une action, soit sous forme d'une omission ;
– l'élément moral : y a-t-il eu intentionnalité ou pas ?

La responsabilité pénale correspond ainsi au fait de commettre une infraction même en dehors de tout préjudice subi par un tiers. Elle se mesure à la gravité de l'acte commis. Elle est sanctionnée par une peine à l'encontre de l'individu fautif.

Cependant, l'**article 122-1 du Code pénal** précise que : « *N'est pas pénalement responsable la personne qui était atteinte, au moment des faits, d'un trouble psychique ou neuropsychique ayant aboli son discernement ou le contrôle de ses actes. La personne qui était atteinte, au moment des faits, d'un trouble psychique ou neuropsychique ayant altéré son discernement ou entravé le contrôle de ses actes demeure punissable ; toutefois, la juridiction tient compte de cette circonstance lorsqu'elle détermine la peine et en fixe le régime.* »
Et l'**article 122-2** de rajouter : « *N'est pas pénalement responsable la personne qui a agi sous l'empire d'une force ou d'une contrainte à laquelle elle n'a pu résister.* »

Pour ce qui est de la responsabilité des mineurs, l'**article 122- 8 du Code pénal** la définit de la façon suivante : « *Les mineurs capables de discernement sont pénalement responsables des crimes, délits ou contraventions dont ils ont été reconnus coupables, dans des conditions fixées par une loi particulière qui détermine les mesures de protection, d'assistance, de surveillance et d'éducation dont ils peuvent faire l'objet. Cette loi détermine également les sanctions éducatives qui peuvent être prononcées à l'encontre des mineurs de 10 à 18 ans ainsi que les peines auxquelles peuvent être condamnés les mineurs de 13 à 18 ans, en tenant compte de l'atténuation de responsabilité dont ils bénéficient en raison de leur âge.* » Les mesures applicables aux mineurs sont contenues dans l'ordonnance n° 45-174 du 2 février 1945 relative à l'enfance délinquante.

• **Article 121-3 :** « *Il n'y a point de crime ou de délit sans intention de le commettre. Toutefois, lorsque la loi le prévoit, il y a délit en cas de mise en danger délibérée de la personne d'autrui. Il y a également délit, lorsque la loi le prévoit, en cas de faute d'imprudence, de négligence ou de manquement à une obligation de prudence ou de sécurité prévue par la loi ou le règlement, s'il est établi que l'auteur des faits n'a pas accompli les diligences normales compte tenu, le cas échéant, de la nature de ses missions ou de ses fonctions, de ses compétences ainsi que du pouvoir et des moyens dont il disposait.*

Dans le cas prévu par l'alinéa qui précède, les personnes physiques qui n'ont pas causé directement le dommage, mais qui ont créé ou contribué à créer la situation qui a permis la réalisation du dommage ou qui n'ont pas pris les mesures permettant de l'éviter, sont responsables pénalement s'il est établi qu'elles ont, soit violé de façon manifestement délibérée une obligation particulière de prudence ou de sécurité prévue par la loi ou le règlement, soit commis une faute caractérisée et qui exposait autrui à un risque d'une particulière gravité qu'elles ne pouvaient ignorer. Il n'y a point de contravention en cas de force majeure. »

• **Article 121-4 :** « *Est auteur de l'infraction la personne qui :*

– *1° Commet les faits incriminés ;*

– 2° Tente de commettre un crime ou, dans les cas prévus par la loi, un délit. »

• **Article 121-5 :** « *La tentative est constituée dès lors que, manifestée par un commencement d'exécution, elle n'a été suspendue ou n'a manqué son effet qu'en raison de circonstances indépendantes de la volonté de son auteur.* »

• **Article 121-7 :** « *Est complice d'un crime ou d'un délit la personne qui sciemment, par aide ou assistance, en a facilité la préparation ou la consommation. Est également complice la personne qui par don, promesse, menace, ordre, abus d'autorité ou de pouvoir aura provoqué à une infraction ou donné des instructions pour la commettre.* »

LES TRIBUNAUX EN FRANCE

On désigne par « tribunal » le lieu où les jugements de la justice sont prononcés. Cependant, il existe plusieurs catégories de tribunaux, appelés juridictions, organisés en deux grands ordres, un ordre judiciaire et un ordre administratif, selon la nature des litiges en cause, leur importance ou la gravité des infractions.

L'ordre administratif

Juge les conflits qui opposent les citoyens à l'administration

Première instance	Tribunal administratif
Deuxième instance	Les juridictions du second degré sont les cours d'appel.
La juridiction suprême	L'une des parties peut former un pourvoi en Conseil d'État qui est la cour suprême pour l'ordre administratif. Le Conseil d'État ne juge pas l'affaire au fond. Son rôle est de vérifier que les juridictions inférieures ont appliqué la règle de droit adéquate au problème posé et ce, correctement. Le Conseil d'État peut rejeter le pourvoi ou casser la décision qui lui a été déférée. Dans ce dernier cas, l'affaire est à nouveau jugée au fond dans une autre cour administrative d'appel.

L'ordre judiciaire

Tribunaux chargés soit de trancher des conflits entre des particuliers (juridictions civiles), soit de juger des justiciables auxquels est reprochée une infraction (juridictions pénales).

	Juridictions civiles	***Juridictions pénales***
Première instance	**Le tribunal d'instance** concerne les procès civils où les dommages intérêts réclamés par le demandeur sont peu élevés, inférieurs ou égaux à 7 600 euros. Il statue également pour certains litiges spécifiques indépendamment du montant de la demande. Ses jugements ne peuvent pas faire l'objet d'un appel au-dessous de 3 800 euros.	**Le tribunal de police** siège au tribunal d'instance et statue toujours à juge unique. Il juge les contraventions, peut infliger des peines d'amende jusqu'à 1 500 euros (3 000 euros, en cas de récidive) et des peines privatives ou restrictives de droit (par exemple, la suspension du permis de conduire, l'interdiction de vote ou d'exercer une activité professionnelle, etc.).
	Le tribunal de grande instance concerne les procès civils quand le litige en cause met en jeu une somme supérieure à 7 600 euros ou quand le litige a trait à certains domaines, tels que la filiation, le divorce, la propriété immobilière, etc.	**Le tribunal correctionnel** juge les délits (vol, escroquerie, abus de confiance, les coups et blessures graves, infractions mettant en cause des sauveteurs, etc.). Il peut prononcer des peines d'emprisonnement jusqu'à 10 ans (20 ans en cas de récidive) ou alternatives à l'emprisonnement (travail d'intérêt général, sursis simple ou avec mise à l'épreuve, etc.), des peines d'amende, complémentaires. Les jugements sont prononcés le plus souvent par trois magistrats professionnels (un président et deux assesseurs).

L'ordre judiciaire		
	Juridictions civiles	***Juridictions pénales***
Première instance		**La cour d'assises** juge les crimes, comme le meurtre, le viol, les crimes contre l'humanité, le terrorisme, le vol à main armée… Depuis le 1er janvier 2001, elle examine également les appels contre les décisions rendues par une première cour d'assises (cour d'assises d'appel). La cour d'assises peut prononcer : • des peines de réclusion ou de détention criminelle à perpétuité ou à temps (par exemple 30 ans), ferme ou avec sursis simple ou sursis avec mise à l'épreuve, ainsi qu'une période de sûreté (obligatoire ou facultative selon la nature du crime) au cours de laquelle le condamné à de la prison ferme ne pourra pas bénéficier de remise de peine ; • des peines d'amendes et des peines complémentaires (exemple : interdiction d'exercer une activité). Sa composition est de trois magistrats professionnels assistés de neuf jurés en premier ressort et 12 en appel. Certains crimes sont jugés par une cour d'assises spéciale, ceux commis par les mineurs sont jugés par la cour d'assises des mineurs composée d'un président et de deux assesseurs, juges des enfants. Les actes de terrorisme sont jugés par une cour d'assises spéciale, sans jurés.
Deuxième instance	Les juridictions du second degré sont les cours d'appel.	
La juridiction suprême	La Cour de cassation est la plus haute juridiction civile pénale. Elle est unique et siège à Paris ; sa compétence s'exerce sur l'ensemble du territoire français. Son rôle est de vérifier que les décisions des juges respectent la loi. Elle ne réexamine pas les faits mais fixe le sens dans lequel doit être appliquée la règle de droit. Elle contribue particulièrement à l'unification de la jurisprudence. Elle est saisie lorsqu'un pourvoi en cassation est formé par une partie ou par le parquet (ministère public). Si la Cour estime qu'il y a eu violation d'une règle de droit, elle casse la décision rendue précédemment et renvoie l'affaire devant une autre juridiction pour y être rejugée. Inversement, si elle affirme que la loi a été respectée, elle rend un arrêt de rejet. La juridiction de renvoi peut statuer dans le même sens que la Cour de cassation, la procédure sera alors terminée. Mais elle peut également statuer dans un autre sens. Dans ce cas, un nouveau renvoi peut être formé. Il sera alors examiné par l'assemblée plénière de la Cour de cassation. Cette assemblée plénière peut décider : de rejeter le pourvoi, rendant ainsi la décision de la juridiction de renvoi définitive, de casser cette décision et de renvoyer l'affaire devant une autre juridiction de renvoi qui devra obligatoirement statuer dans le même sens que la Cour de cassation, ou, ce qui est très rare, trancher l'affaire sans renvoi.	

AVOCAT ET AIDE JURIDICTIONNELLE

Avocat

Choix ou non de prendre une défense

Comme on l'a vu à la Fiche technique n° 20, en France, les juridictions (les tribunaux) sont spécialisées. Devant certaines, il y a obligation à prendre un avocat, devant les autres, il est facultatif.
Ainsi, il est obligatoire devant :
– les juridictions administratives : tribunal administratif, cour administrative d'appel et Conseil d'État ;
– les juridictions pénales : Cour d'assises, Cour de cassation ;
– les juridictions civiles : tribunal de grande instance, Cour d'appel, Cour de cassation.
En revanche, il n'est pas obligatoire devant les tribunaux d'instance, de commerce, de police, correctionnel, le conseil de prud'hommes…

Rôle d'un avocat

Le rôle de l'avocat est de conseiller et d'orienter la victime, de présenter des arguments pour la défendre, notamment en plaidant devant le juge, de rédiger des actes juridiques (contrats, transactions…), de discuter avec la partie adverse pour essayer de régler un litige à l'amiable (sans procès).

Choix d'un avocat

La victime peut prendre l'avocat de son choix, mais celui-ci peut refuser de se charger de l'affaire s'il ne s'estime pas compétent ; si l'affaire heurte ses convictions, ou s'il ne peut pas consacrer au dossier un temps suffisant pour bien préparer la défense, en cas de conflit d'intérêts…
La victime doit savoir qu'il existe des avocats spécialisés dans certains domaines et que leur déontologie leur interdit de s'occuper d'une affaire dans une spécialité qu'ils ne maîtrisent pas. Si la victime n'est pas satisfaite de son avocat, elle peut en changer en cours d'affaire.
Pour obtenir la liste des avocats, il faut s'adresser au secrétariat du tribunal de grande instance du lieu de résidence ou à l'Ordre des avocats.
L'agresseur peut aussi choisir son avocat, mais il peut aussi être commis d'office.

Honoraires de l'avocat

L'avocat perçoit des honoraires dont il doit communiquer le montant avant de prendre l'affaire. Ils sont libres, peuvent parfois être négociés et sont établis suivant la difficulté de l'affaire, le temps de travail à y consacrer, la réputation de l'avocat, le profit que la victime peut tirer de son action… En plus des honoraires doivent être remboursés les frais que l'avocat engage pour l'affaire : frais de déplacement, droits de plaidoirie… Parfois, lorsque est déterminée d'un commun accord sa rémunération, il peut être décidé qu'il touchera un fixe, plus une partie des honoraires en fonction du résultat de l'affaire.
Si le procès est gagné : une partie des honoraires est remboursée par la partie adverse.
Si le procès est perdu : la victime doit payer les honoraires de son avocat et une partie de ceux de la partie adverse. Cependant, si la victime ne dispose pas de ressources pour rémunérer un avocat, elle peut bénéficier de l'aide juridictionnelle (c'est-à-dire que l'État prend en charge tout ou partie des honoraires de l'avocat).

Aide juridictionnelle

Public concerné

Pour pouvoir prétendre à cette aide, la personne doit être soit :
- de nationalité française ou d'un état membre de l'Union européenne ;
- étrangère et résider habituellement en France en situation régulière ;
- étrangère sans condition si le pays d'origine a conclu une convention de réciprocité avec la France.

Elle doit pouvoir justifier que la moyenne mensuelle de ses ressources (sans tenir compte des prestations familiales et de certaines prestations sociales) est inférieure à un certain plafond : 830 euros (au 1er janvier 2004) pour bénéficier de l'aide juridictionnelle totale et de 1 244 euros pour bénéficier de l'aide juridictionnelle partielle. Sont dispensés de justifier de leurs ressources : les bénéficiaires du revenu minimum d'insertion (RMI), des allocations du Fonds national de solidarité ou d'insertion et les victimes, ou leurs ayants droits, d'infractions criminelles les plus graves (tels que : meurtre, actes de torture et de barbarie, viol et viol aggravé).

Néanmoins, si la personne ne remplit pas cette condition de ressource, elle peut obtenir l'aide juridictionnelle, à titre exceptionnel, si sa situation apparaît particulièrement difficile.

Procédure à suivre pour obtenir l'aide juridictionnelle

La demande est faite auprès des greffes des tribunaux ou dans les mairies, par le biais d'un formulaire de demande d'aide juridictionnelle et d'un imprimé de déclaration de ressources.

Si la demande est rejetée, la personne recevra une lettre de notification de rejet ; tous les frais normaux du procès seront alors à sa charge. Cependant, la décision peut être contestée auprès du président du tribunal auquel elle a été formulée.

Si en revanche elle est acceptée, la personne est totalement dispensée du paiement des frais du procès que l'État prend en charge et doit saisir dans l'année d'admission la juridiction concernée pour déclencher le procès.

Si le procès est perdu : le plaignant est tenu de rembourser à son adversaire les frais de justice qu'il a payés, sauf les honoraires d'avocat (à moins que le tribunal n'en décide autrement).

Si le procès est gagné : l'avocat peut, avec l'autorisation du bâtonnier, réclamer des honoraires supplémentaires lorsque le montant du profit a procuré des ressources telles que si elles avaient existé au jour de la demande d'aide juridictionnelle, celle-ci n'aurait pas été accordée, même partiellement. Dans la même hypothèse, l'État peut demander le remboursement de l'aide juridictionnelle.

POLICE ET PROCÉDURES

13 CHAPITRE

Sur les lieux d'une intervention, d'une catastrophe, le sauveteur aura souvent à travailler avec les forces de police. Celles-ci pourront être déjà sur place, dans le cadre de leur mission, comme du maintien de l'ordre sur une manifestation, ou alertées par des témoins mais elles pourront aussi être appelées par le sauveteur, pour un individu dangereux, une découverte de cadavre, etc.
Cependant, le sauveteur pourra aussi intervenir dans les locaux de police, dans le cadre de soins à prodiguer à un gardé à vue – c'est pourquoi quelques éléments concernant la garde à vue seront abordés dans ce chapitre – ou pour y prendre en charge une victime.
La victime pourra aussi avoir à traiter avec la police, dans le cas d'un dépôt de plainte notamment.
Le sauveteur se doit donc de connaître à la fois ses droits et devoirs dans le cadre de cette collaboration ainsi que ses limites, ce qui donnera l'occasion de traiter ici de la notion de secret professionnel.
Mais voyons déjà dans le cadre des généralités quel est le rôle de ces fonctionnaires de police et quels sont ceux avec lesquels le sauveteur sera amené à travailler.

1. Personnels au sein de la police

1.1 Personnels des services actifs de la police nationale

Ce sont ceux auxquels les sauveteurs auront généralement à faire en intervention. Ils se divisent en trois corps, chacun d'eux regroupant plusieurs grades (*cf.* Fiche technique n° 57).

1.1.1 Corps de conception et de direction

Il comprend les emplois et les grades de : directeur des services actifs et directeur, chef de l'Inspection générale de la police nationale (IGPN), chef de service et inspecteur général, directeur adjoint, sous-directeur et contrôleur général, commissaire divisionnaire de police, commissaire principal de police, commissaire de police.
Les commissaires exercent les attributions de magistrat de l'ordre administratif et judiciaire. Placés à la tête d'une circonscription, d'un service (local, départemental ou régional) ou d'un groupement de CRS, ils exercent des fonctions supérieures de commandement.

1.1.2 Corps de commandement

Il comprend l'emploi et les grades de commandant de police, capitaine de police, lieutenant de police.
Ce corps est constitué d'officiers de police qui secondent ou suppléent les commissaires dans l'exercice de leurs fonctions. Ils exercent les attributions qui leur sont conférées par le Code de procédure pénale et assurent le commandement des fonctionnaires du corps de maîtrise et d'application. Ils peuvent être chargés d'enquêtes, de missions d'information et de surveillance dans les services actifs de police. Ils peuvent également être chargés de missions ou de commandements particuliers de services de police. Ils ont autorité sur l'ensemble des

personnels affectés dans ces services. Ils ont droit au port de l'écharpe tricolore et sont dotés d'un uniforme. Toutefois, les fonctionnaires de ce corps exercent leurs missions en tenue ou en civil selon la nature des fonctions assurées.

1.1.3 Corps d'encadrement et de maîtrise

Il comprend les grades suivants : brigadier major de police, brigadier de police, gardien de la paix.

Ils participent aux missions qui incombent aux services actifs de police et exercent celles qui leur sont conférées par le Code de procédure pénale. Les brigadiers majors de police et les brigadiers de police assurent l'encadrement des gardiens de la paix et des policiers auxiliaires. Ils sont dotés d'un uniforme, mais exercent leurs missions en tenue ou en civil selon la nature des fonctions assurées.

1.2 Police municipale

L'article 2212-2 et 3 du Code général des collectivités territoriales définit son rôle de la façon suivante : « *La police municipale a pour objet d'assurer le bon ordre, la sûreté, la sécurité et la salubrité publiques. Elle comprend notamment :*

1° Tout ce qui intéresse la sûreté et la commodité du passage dans les rues, quais, places et voies publiques, ce qui comprend le nettoiement, l'éclairage, l'enlèvement des encombrements, la démolition ou la réparation des édifices menaçants, l'interdiction de rien exposer aux fenêtres ou autres parties des édifices qui puisse nuire par sa chute ou celle de rien jeter qui puisse endommager les passants ou causer des exhalaisons[1] nuisibles ainsi que le soin de réprimer les dépôts, déversements, déjections, projections de toute matière ou objet de nature à nuire, en quelque manière que ce soit, à la sûreté ou à la commodité du passage ou à la propreté des voies susmentionnées ;

2° Le soin de réprimer les atteintes à la tranquillité publique telles que les rixes et disputes accompagnées d'ameutement dans les rues, le tumulte excité dans les lieux d'assemblée publique, les attroupements, les bruits, y compris les bruits de voisinage, les rassemblements nocturnes qui troublent le repos des habitants et tous actes de nature à compromettre la tranquillité publique ;

3° Le maintien du bon ordre dans les endroits où il se fait de grands rassemblements d'hommes, tels que les foires, marchés, réjouissances et cérémonies publiques, spectacles, jeux, cafés, églises et autres lieux publics ;

4° L'inspection sur la fidélité du débit des denrées qui se vendent au poids ou à la mesure et sur la salubrité des comestibles exposés en vue de la vente ;

5° Le soin de prévenir, par des précautions convenables, et de faire cesser, par la distribution des secours nécessaires, les accidents et les fléaux calamiteux ainsi que les pollutions de toute nature, tels que les incendies, les inondations, les ruptures de digues, les éboulements de terre ou de rochers, les avalanches ou autres accidents naturels, les maladies épidémiques ou contagieuses, les épizooties, de pourvoir d'urgence à toutes les mesures d'assistance et de secours et, s'il y a lieu, de provoquer l'intervention de l'administration supérieure ;

6° Le soin de prendre provisoirement les mesures nécessaires contre les personnes atteintes de troubles mentaux dont l'état pourrait compromettre la morale publique, la sécurité des personnes ou la conservation des propriétés ;

7° Le soin d'obvier[2] ou de remédier aux événements fâcheux qui pourraient être occasionnés par la divagation des animaux malfaisants ou féroces ;

8° Le soin de réglementer la fermeture annuelle des boulangeries, lorsque cette fermeture est rendue nécessaire pour l'application de la législation sur les congés payés, après consultation des organisations patronales et ouvrières, de manière à assurer le ravitaillement de la population.

La police municipale des communes riveraines de la mer s'exerce sur le rivage de la mer jusqu'à la limite des eaux. »

En outre : « *Lors d'une manifestation exceptionnelle, notamment à caractère culturel, récréatif ou sportif, à l'occasion d'un afflux important de population ou en cas de catastrophe naturelle, les maires de communes limitrophes ou appartenant à une même agglomération peuvent être autorisés à utiliser en commun, sur le territoire d'une ou plusieurs communes, pour un délai déterminé, tout ou partie des moyens et des effectifs de leurs services de police municipale. Cette faculté s'exerce*

1. Gaz ou odeurs qui se répandent.
2. Obvier : prendre des mesures efficaces pour prévenir, faire obstacle à. *(Petit Larousse)*

exclusivement en matière de police administrative. Cette utilisation en commun des moyens et effectifs est autorisée par arrêté du représentant de l'État dans le département qui en fixe les conditions et les modalités au vu des propositions des maires des communes concernées. »

1.3 Police et Code de déontologie

Tout le monde ne le sait pas, mais il existe un Code de déontologie au sein de la police, nationale et municipale, dont voici extraits trois articles (Code de déontologie de la police nationale) :

– article 2 : « *La police nationale s'acquitte de ses missions dans le respect de la déclaration des droits de l'homme et du citoyen, de la constitution, des conventions internationales et des lois.* » (article 3 du Code de déontologie de la police municipale) ;

– article 7 : « *Le fonctionnaire de la police nationale est loyal envers les institutions républicaines. Il est intègre et impartial ; il ne se départit de sa dignité en aucune circonstance. Placé au service du public, le fonctionnaire de police se comporte envers celui-ci d'une manière exemplaire. Il a le respect absolu des personnes, quelles que soient leur nationalité ou leur origine, leur condition sociale ou leurs convictions politiques, religieuses ou philosophiques.* » (article 6, police municipale) ;

– article 10 : « *Toute personne appréhendée est placée sous la responsabilité et la protection de la police ; elle ne doit subir, de la part des fonctionnaires de police ou de tiers, aucune violence ni aucun traitement inhumain ou dégradant. Le fonctionnaire de police qui serait témoin d'agissements prohibés par le présent article engage sa responsabilité disciplinaire s'il n'entreprend rien pour les faire cesser ou néglige de les porter à la connaissance de l'autorité compétente. Le fonctionnaire de police ayant la garde d'une personne dont l'état nécessite des soins spéciaux doit faire appel au personnel médical et, le cas échéant, prendre des mesures pour protéger la vie et la santé de cette personne.* » (article 13, police municipale).

2. Secours et police

Nous aborderons principalement ce qui concerne le secret professionnel.

2.1 Cadre légal du secret professionnel

Au même titre que les autres personnels de santé (médecins, infirmières, etc.) le sauveteur est soumis au secret professionnel. **Article L 1110-4 CSP**.

> *« Toute personne prise en charge par un professionnel, un établissement, un réseau de santé ou tout autre organisme participant à la prévention et aux soins a droit au respect de sa vie privée et du secret des informations la concernant.*

Excepté dans les cas de dérogation, expressément prévus par la loi, ce secret couvre l'ensemble des informations concernant la personne venues à la connaissance du professionnel de santé, de tout membre du personnel de ces établissements ou organismes et de toute autre personne en relation, de par ses activités, avec ces établissements ou organismes.

> *Il s'impose à tout professionnel de santé, ainsi qu'à tous les professionnels intervenant dans le système de santé [...].*

Le secret médical ne fait pas obstacle à ce que les informations concernant une personne décédée soient délivrées à ses ayants droit, dans la mesure où elles leur sont nécessaires pour leur permettre de connaître les causes de la mort, de défendre la mémoire du défunt ou de faire valoir leurs droits, sauf volonté contraire exprimée par la personne avant son décès. » Le fait de trahir ce secret ferait alors tomber le sauveteur sous le coup de l'**article 226-13 du Code pénal** qui stipule les faits suivants.

> *« La révélation d'une information à caractère secret par une personne qui en est dépositaire soit par état ou par profession, soit en raison d'une fonction ou d'une mission temporaire, est punie de 1 an d'emprisonnement et de 15 000 euros d'amende. »*

2.2 Levée du secret professionnel

Cependant, cet article n'est pas applicable dans certaines conditions, comme le notifie l'**article 226-14** du même **Code pénal**.

« L'article 226-13 n'est pas applicable dans les cas où la loi impose ou autorise la révélation du secret. En outre, il n'est pas applicable :
1° À celui qui informe les autorités judiciaires, médicales ou administratives de privations ou de sévices, y compris lorsqu'il s'agit d'atteintes sexuelles dont il a eu connaissance et qui ont été infligées à un mineur de 15 ans ou à une personne qui n'est pas en mesure de se protéger en raison de son âge ou de son état physique ou psychique ;

La notion de mineur de moins de 15 ans a disparu depuis la refonte de cet article (loi n° 2004-1 du 2 janvier 2004).

2° Au médecin qui, avec l'accord de la victime, porte à la connaissance du procureur de la République les sévices qu'il a constatés dans l'exercice de sa profession et qui lui permettent de présumer que des violences sexuelles de toute nature ont été commises. Aucune sanction disciplinaire ne peut être prononcée du fait du signalement de sévices par le médecin aux autorités compétentes dans les conditions prévues au présent article. »

De plus, le fait de ne pas dénoncer des mauvais traitements sur des personnes vulnérables peut entraîner des sanctions. Les articles de référence les concernant sont les suivants :

– non-dénonciations de crime et sévices : **art. 434-3 CP** « *Le fait, pour quiconque ayant eu connaissance de privations, de mauvais traitements ou d'atteintes sexuelles infligés à un mineur de 15 ans ou à une personne qui n'est pas en mesure de se protéger en raison de son âge, d'une maladie, d'une infirmité, d'une déficience physique ou psychique ou d'un état de grossesse, de ne pas en informer les autorités judiciaires ou administratives est puni de 3 ans d'emprisonnement et de 45 000 euros d'amende. Sauf lorsque la loi en dispose autrement, sont exceptées des dispositions qui précèdent les personnes astreintes au secret dans les conditions prévues par l'article 226-13.* » ;

– omission de porter secours : **art. 223-6 CP**, déjà abordé.

2.3 Dénonciation abusive

Outre ces articles, il ne faut pas oublier que le sauveteur peut aussi être poursuivi pour dénonciation téméraire, signalement abusif, calomnie, diffamation et immixtion dans les affaires familiales ainsi que pour violation du secret professionnel.

2.4 Obligation de porter secours

Pour des infirmiers prenant des gardes comme secouristes associatifs, l'article 6 du décret 93-221 du 16 février 1993 relatif aux règles professionnelles des infirmier(ière)s stipule aussi que : « *L'infirmier(ère) est tenu(e) de porter secours aux malades et blessés en péril.* »

2.5 Obligation de divulgation

2.5.1 Personne sous l'emprise d'une substance addictive

Parfois, le sauveteur ne sait pas toujours quelle attitude prendre vis-à-vis des forces de police concernant par exemple l'identité d'un blessé installé à bord de leur ambulance, la détention de stupéfiants par celui-ci ou face à un blessé présentant une ivresse manifeste.

Il faut savoir que l'ivresse publique manifeste constitue une contravention et donc ne pas la dénoncer rendrait le sauveteur complice.

Ainsi, devant toute personne en état d'ébriété évidente sur la voie publique et ne présentant aucune autre détresse ou blessure nécessitant une hospitalisation, l'attitude du sauveteur doit donc consister à appeler la police car cette personne doit être conduite au poste de police pour y être retenue (6 heures) jusqu'à ce qu'elle ait retrouvé sa raison (art. L. 76 Code des débits de boissons).

C'est alors la police qui se chargera de faire effectuer la visite médicale systématique pour s'assurer de la compatibilité de l'état de santé de l'intéressé avec le maintien en rétention dans les locaux de police ou de gendarmerie. En cas de réponse négative de la part du médecin, l'intéressé doit être hospitalisé.

2.5.2 Personne en possession d'une arme à feu

De même, le sauveteur doit porter à la connaissance des forces de l'ordre toute intervention génératrice de plaies par armes blanches ou à feu.

2.5.3 Divulgation de l'identité

Enfin, pour ce qui est de donner l'identité d'un blessé, le sauveteur ne peut pas refuser de la donner aux forces de police qui la réclament, sauf avis contraire expressément formulé de l'intéressé (article 38 du Code de procédure pénale : les officiers et agents de police judiciaire sont placés sous la surveillance du procureur général. Il peut les charger de recueillir tous renseignements qu'il estime utiles à une bonne administration de la justice).

2.5.4 Cas de non-divulgation

Des stupéfiants retrouvés par hasard par un sauveteur sur un blessé lors d'un bilan, fouille de poche chez un blessé inconscient, par exemple, n'ont pas à être dénoncés, sauf à l'équipe des urgences ou du SAMU dépêchée sur place. Cela rentre alors dans le cadre du secret partagé au sein d'une équipe pluridisciplinaire de santé.

3. *Victime et police*

3.1 DÉPÔT DE PLAINTE

Le dépôt de plainte fait partie des premières démarches entreprises suite à un acte violent subi. Il paraît important que le sauveteur en connaisse les modalités, cela afin de pouvoir être efficient auprès d'un collègue blessé ou dans l'aide qu'il peut apporter à une victime.

3.1.1 Personnes pouvant déposer plainte

Seules les personnes, majeures ou mineures, (ou leur ayant droits) victimes d'une infraction pénale peuvent déposer plainte. Exceptionnellement, les associations reconnues d'utilité publique, ayant au moins 5 ans d'activité, le peuvent aussi en se constituant partie civile.

3.1.2 Lieu où peut être déposée la plainte

La plainte peut être déposée dans n'importe quel commissariat de police, en gendarmerie ou auprès du procureur de la République.
Depuis la loi du 15 juin 2000, **les policiers et les gendarmes sont dans l'obligation de la recevoir (article 15.3 du Code de procédure pénale)**. Son dépôt se distingue de l'inscription sur une main courante qui est un registre spécial recueillant les déclarations relatives à des infractions légères.

3.1.3 Réception de la plainte

La victime est reçue par un officier de police judiciaire (*cf.* Fiche n° 22) qui dresse un procès-verbal dit « de réception de plainte » et qui est contresigné par le déclarant, si celui-ci est d'accord avec tout ce qui a été écrit, sinon il devra faire rectifier avant de signer.

3.1.4 Transmission de la plainte

Les autorités de police sont tenues de transmettre les plaintes **sans délai** au procureur de la République (*cf.* Fiches n° 23 et 24) qui appréciera librement de l'opportunité des poursuites, lui seul pouvant décider de poursuivre ou de classer.
Si la victime veut déposer plainte directement auprès du procureur de la République, la démarche est plus longue, mais reste néanmoins possible. Il faut alors le faire par lettre recommandée avec accusé de réception, datée et signée, adressé au tribunal de grande instance du département. La victime précisera alors : son état civil, son adresse, le détail précis des faits (date, lieu, circonstances...), la description de l'agresseur, y joindra le certificat médical et toutes les autres preuves et enfin déclarera par écrit tout ce qu'elle aurait dit à l'officier de police ou de gendarmerie.

3.1.5 Délai de dépôt de plainte

La victime a 10 ans pour porter plainte s'il s'agit d'un crime et 3 ans pour un délit.
Concernant les mineurs victimes d'agression sexuelle, ceux-ci ont dix ans à partir de leur majorité pour encore porter plainte (soit jusqu'à 28 ans) (loi n° 98-468 du 17 juin 1998 relative à la prévention et à la répression des infractions sexuelles ainsi qu'à la protection des mineurs).

3.1.6 Rôle de la victime qui dépose plainte

Il faut savoir qu'en portant plainte, la victime n'a alors qu'un rôle de « témoin ». Afin donc de pouvoir participer pleinement à la procédure, elle doit se constituer partie civile. En le faisant, elle n'est plus aux yeux de la justice un simple témoin mais une victime qui demande des dommages et intérêts en réparation des préjudices subis : préjudice corporel (frais médicaux), préjudice moral, préjudice matériel (pertes de salaire, frais d'avocats et autre frais occasionnés par le procès). Ainsi en compagnie d'un avocat, la victime aura accès au dossier durant toute l'instruction, cela lui permettra de connaître tous les arguments que l'agresseur utilisera pour sa défense et qui profiteront ainsi à la victime pour mieux assurer la sienne et, de ce fait, pouvoir contrer les dits arguments.
La victime peut se constituer partie civile à tout moment de la procédure par lettre simple au doyen des juges d'instruction, ou au juge saisi de l'affaire. Elle a aussi la possibilité de le faire par lettre recommandée adressée au tribunal 24 heures avant l'audience, ou encore en se présentant personnellement pendant celle-ci. La victime peut aussi, comme on l'a dit plus haut, se faire épauler dans ces démarches par une association de victimes.

3.2 Signalement descriptif

La victime devra lors de son dépôt de plainte avoir à décrire son agresseur, les items généralement demandés sont répertoriés dans le tableau 13.1.

3.3 Réquisition

Une fois le dépôt de plainte effectué, il sera remis une réquisition à la victime pour que celle-ci puisse consulter dans un service d'urgences médico-judiciaires.
La réquisition est un acte par lequel une autorité judiciaire (procureur de la République, juge d'instruction ou officier de police judiciaire) fait procéder à un acte médico-légal qui ne peut être différé. Tout médecin, sauf s'il est le médecin traitant de la personne à examiner, peut être requis quel que soit son mode d'exercice ou sa spécialité. La réquisition est un document écrit comprenant toujours :
– l'identité et la fonction du requérant et de la personne requise ;
– l'article du code fondant la demande (Code de procédure pénale) ;
– l'énoncé précis de la mission (exemple : procéder à un examen somatique et délivrer un certificat médical descriptif) ;
– la signature et la date.
La consultation médicale sur réquisition est gratuite.
Le problème souvent rencontré est que certains fonctionnaires de police ne veulent recevoir la plainte que si la victime présente un certificat délivré par un médecin (appelé certificat médical initial). Or rappelons-le, c'est le dépôt de plainte qui permettra d'obtenir la réquisition qui débouchera sur le fameux certificat médical…
On tourne alors bien évidemment en rond…
Les victimes sont alors obligées d'aller consulter dans un service d'urgence traditionnel ou chez leur médecin traitant qui ceux-ci leur délivreront un certificat médical initial avec lequel elles pourront aller porter plainte, recevoir ainsi la réquisition, pour ensuite retourner à l'hôpital voir le légiste qui, cette fois, délivrera le certificat médical à valeur juridique.
Être victime peut être traumatisant, mais on voit ici comment, dans ces conditions qui s'apparentent à un véritable parcours du combattant, leur vécu peut être doublement victimaire.

3.4 Attribution d'une incapacité temporaire de travail

3.4.1 Valeur aux yeux de la loi

Au certificat de constatations des blessures (CMI : certificat médical initial) délivré par le médecin des UMJ seront assortis parfois des jours d'ITT (incapacité totale de travail), jours qui n'ont rien à voir avec ceux délivrés en guise d'arrêt de travail ou de maladie, qui n'ont qu'une valeur « Sécurité sociale ».

Tableau 13.1. Détails demandés lors d'une agression

Sexe	M ou F
Âge apparent	Fourchette ou estimation
Taille	En chiffres
Corpulence	Mince ou maigre ou svelte – normale – forte
Type	Blanc – noir – jaune – maghrébin – gitan – méditerranéen – autres (à préciser obligatoirement)
Aspect des cheveux	Plats ou raides – frisés ou crépus ou bouclés – chauve – clairsemés – calvitie partielle – autres (à préciser obligatoirement)
Couleur des cheveux	Blonds – châtains – bruns – blancs – poivre et sel – autres (à préciser obligatoirement)
Yeux	Bleus – marron – verts – noirs – autres (à préciser obligatoirement)
Signes particuliers	Aucun – tic ou manie (à préciser) – anomalie physique (à préciser) – bégaiement – accent marqué (à préciser) – particularité de dentition (à préciser) – moustaches, barbe ou collier – port permanent de lunettes – tatouage (à préciser) – cicatrice (à préciser) – marque sur la peau (à préciser) – autres – (à préciser obligatoirement)
Tenue vestimentaire	Description

Les jours d'ITT, quant à eux, ont une valeur pénale. Si leur durée est supérieure à 8 jours, ils ouvrent droit à des poursuites en correctionnelle, sauf dans le cas de violence familiale où il n'est pas question de plus ou moins 8 jours puisque ces violences tombent sous le coup de l'**article 222-13 alinéa 6 du Code pénal** qui stipule : « *Les violences ayant entraîné une incapacité de travail inférieure ou égale à 8 jours ou n'ayant entraîné aucune incapacité de travail sont punies de 3 ans d'emprisonnement et de 45 000 euros d'amende lorsqu'elles sont commises par le conjoint ou le concubin de la victime.* »

3.4.2 Valeur pour la plainte

C'est pourquoi ce document est important aux yeux de la police, car sachant qu'avec moins de 8 jours d'ITT, il y aura rarement de poursuites judiciaires, il évite d'avoir à enregistrer une plainte dont on sait qu'elle n'aura pas de suite, et représente ainsi du travail en moins à faire. La plainte se transformant alors en simple dépôt de main courante ! D'où ce bras de fer entre police et victime évoqué précédemment à travers le parcours de la victime qui est vécu comme étant celui du combattant. C'est un combat qui consiste déjà à pouvoir se faire reconnaître comme victime. C'est un élément des plus importants, même si, pour certains, il apparaît comme anodin, mais il est souvent celui qui permettra de commencer le travail d'acceptation et de deuil de ce qui a pu se passer de victimaire et de traumatogène pour la victime.

4. Agresseur et police

4.1 Modalités de la garde à vue

Comme déjà dit en introduction, le sauveteur peut être amené à intervenir pour secourir un gardé à vue, dans le cadre d'un malaise par exemple (diabétique en rétention et qui n'a pas mangé ou qui n'a pas pris son traitement) ou de quelqu'un qui a pu s'automutiler (voir Chapitre 23 sur les conduites auto-agressives dans un but de revendication). Ainsi, afin de mieux comprendre le contexte d'intervention, nous allons donner ici les notions de bases qui régissent une garde à vue. Ces notions sont contenues dans les articles 63 et suivants du Code de procédure pénale.

La garde à vue permet à un officier de police judiciaire de garder au poste de police, pendant 24 heures, pour les besoins d'une enquête et pour l'interroger, une personne suspectée d'avoir commis ou tenté de commettre une infraction. Le délai peut être prolongé, avant son expiration, avec l'autorisation du procureur de la République :

– de 24 heures : soit au total, une garde à vue de 48 heures (prolongation normale) ;

– de 48 heures : soit, au total, une garde à vue de 4 jours (prolongation supplémentaire en matière d'infractions sur les stupéfiants et pour les personnes soupçonnées de terrorisme).

4.2 Droit du gardé à vue

Un gardé à vue a le droit :
– de garder le silence ;
– de faire prévenir dans le délai prévu au dernier alinéa de l'article 63-1, par téléphone, une personne avec laquelle elle vit habituellement ou l'un de ses parents en ligne directe, l'un de ses frères et sœurs ou son employeur de la mesure dont elle est l'objet. Si l'officier de police judiciaire estime, en raison des nécessités de l'enquête, ne pas devoir faire droit à cette demande, il en réfère sans délai au procureur de la République qui décide, s'il y a lieu, d'y faire droit ;
– de demander à s'entretenir avec un avocat. Si la personne est gardée à vue pour une infraction mentionnée aux 4°, 6°, 7°, 8° et 15°[2] de l'article 706-73, l'entretien avec un avocat ne peut intervenir qu'à l'issue d'un délai de 48 heures. Si elle est gardée à vue pour une infraction mentionnée aux 3° et 11° du même article, l'entretien avec un avocat ne peut intervenir qu'à l'issue d'un délai de 72 heures ;
– de demander à être examiner par un médecin ;
– d'être informé par un officier de police judiciaire, ou, sous le contrôle de celui-ci, par un agent de police judiciaire, de la nature de l'infraction sur laquelle porte l'enquête, des droits mentionnés aux articles 63-2, 63-3 et 63-4 ainsi que des dispositions relatives à la durée de la garde à vue prévues par l'article 63.

Les informations mentionnées doivent être communiquées à la personne gardée à vue dans une langue qu'elle comprend, le cas échéant, au moyen de formulaires écrits.
Si cette personne est atteinte de surdité et qu'elle ne sait ni lire ni écrire, elle doit être assistée par un interprète en langue des signes ou par toute personne qualifiée maîtrisant un langage ou une méthode permettant de communiquer avec des sourds. Il peut également être recouru à tout dispositif technique permettant de communiquer avec une personne atteinte de surdité.
Sauf en cas de circonstance insurmontable, les diligences résultant pour les enquêteurs de la communication des droits mentionnés aux articles 63-2 et 63-3 (téléphone et médecin) doivent intervenir au plus tard dans un délai de 3 heures à compter du moment où la personne a été placée en garde à vue.

4.3 Garde à vue du mineur

Attention
Un enfant de moins de 13 ans ne peut pas être placé en garde à vue. Mais le jeune de 10 à 13 ans peut être mis en retenue au commissariat, pour les nécessités de l'enquête, après autorisation d'un magistrat et sous son contrôle en cas de crime ou de délit puni d'au moins 5 ans d'emprisonnement. Voir le Tableau 13.2 pour ce qui est de la procédure concernant les mineurs.

Si, en France, la responsabilité pénale est fixée à 13 ans, elle est fixée à des âges bien plus jeunes dans d'autres pays, comme par exemple dans les pays cités dans le tableau 13.3 page suivante.

2. 3° Crimes et délits de trafic de stupéfiants prévus par les articles 222-34 à 222-40 du Code pénal ; 4° Crimes et délits d'enlèvement et de séquestration commis en bande organisée prévus par l'article 224-5-2 du Code pénal ; 6° Crimes et délits aggravés de proxénétisme prévus par les articles 225-7 à 225-12 du Code pénal ; 7° Crime de vol commis en bande organisée prévu par l'article 311-9 du Code pénal ; 8° Crimes aggravés d'extorsion prévus par les articles 312-6 et 312-7 du Code pénal ; 11° Crimes et délits constituant des actes de terrorisme prévus par les articles 421-1 à 421-5 du Code pénal ; 15° Délits d'association de malfaiteurs prévus par l'article 450-1 du Code pénal, lorsqu'ils ont pour objet la préparation de l'une des infractions mentionnées aux 1° à 14°.

Tableau 13.2. Procédure concernant les mineurs

Mineurs de 10 à 13 ans	Mineurs de 13 à 16 ans	Mineurs de 16 à 18 ans
Retenue judiciaire : – conditions concernant l'infraction : indices graves ou concordants laissant présumer que le mineur a commis ou tenté de commettre un crime ou un délit puni d'au moins 5 ans d'emprisonnement ; – accord préalable d'un magistrat ; – durée : 12 heures. Prolongation possible pour 12 heures maximum après présentation devant un magistrat.	Garde à vue : – une ou des raisons plausibles de soupçonner que le mineur a commis ou tenté de commettre une infraction ; – information du procureur de la République dès le début de la garde à vue ; – durée : 24 heures. Prolongation pour 24 heures au maximum uniquement en cas de délit puni d'au moins 5 ans d'emprisonnement, ou de crime, et après présentation obligatoire du mineur devant un magistrat.	Garde à vue : – une ou des raisons plausibles de soupçonner que le mineur a commis ou tenté de commettre une infraction ; – information du procureur de la République dès le début de la garde à vue ; – durée : 24 heures. Prolongation de 24 heures au maximum possible après présentation obligatoire du mineur devant un magistrat.
Mesures éducatives possibles. Sanctions éducatives possibles. Peines interdites (amendes, prison ferme ou avec sursis simple ou avec mise à l'épreuve).	Mesures éducatives possibles. Sanctions éducatives possibles. Peines possibles (amendes, prison ferme ou avec sursis simple ou avec mise à l'épreuve). Application du principe de l'atténuation de la responsabilité pénale.	Mesures éducatives possibles. Sanctions éducatives possibles. Peines possibles (amendes, prison ferme ou avec sursis simple ou avec mise à l'épreuve). Application du principe de l'atténuation de la responsabilité pénale avec possibilité d'y déroger.

Tableau 13.3. Seuil de responsabilité pénale
(âge minimum auquel les enfants sont soumis au droit pénal)

Pays	Âge	Pays	Âge	Pays	Âge	Pays	Âge
Mexique	6/12*	Indonésie	8	Ukraine	10	Chine	14
Afrique du sud	7	Kenya	8	Turquie	11	Russie	14
Bengladesh	7	Écosse	8	Maroc	12	Italie	14
États-Unis	7**	Éthiopie	9	Ouganda	12	Japon	14
Nigeria	7	Iran	9***	Corée	12	Viêt-Nam	14
Pakistan	7	Philippines	9	Algérie	13	Égypte	15
Tanzanie	7	Népal	10	Ouzbékistan	13	Argentine	16
Soudan	7	Angleterre	10	Pologne	13	Brésil	18****
Thaïlande	7	Pays de Galles	10	Allemagne	14	Colombie	18****

* Variable selon les États, dont la plupart l'ont fixé à 11-12 ans ; ** variable selon les États, mais de 7 ans dans la plupart des États appliquant le « droit commun » ; *** 9 ans pour les filles, 15 ans pour les garçons ; **** âge de la majorité pénale ; à partir de 12 ans, les enfants sont soumis à une législation spéciale pour les mineurs.
Source : http ://www.unicef.org/french/pon97/pon056a.htm

L'OFFICIER DE POLICE JUDICIAIRE

Qui ?

La police judiciaire comprend :
– les officiers de police judiciaire ;
– les agents de police judiciaire et les agents de police judiciaire adjoints ;
– les fonctionnaires et agents auxquels sont attribuées par la loi certaines fonctions de police judiciaire.

Ont la qualité d'officier de police judiciaire :
– les maires et leurs adjoints ;
– les officiers et les gradés de la gendarmerie, les gendarmes comptant au moins 3 ans de service dans la gendarmerie et nominativement désignés ;
– les inspecteurs généraux, les sous-directeurs de police active, les contrôleurs généraux, les commissaires de police, les fonctionnaires titulaires du corps de commandement et d'encadrement de la police nationale, et les fonctionnaires stagiaires du corps de commandement déjà titulaires de cette qualité, nominativement désignés par arrêté des ministres de la Justice et de l'Intérieur, après avis conforme d'une commission ;
– les fonctionnaires du corps de maîtrise et d'application de la police nationale comptant au moins 3 ans de services dans ce corps et nominativement désignés.

Ont également la qualité d'officier de police judiciaire les personnes exerçant des fonctions de directeur ou sous-directeur de la police judiciaire relevant du ministre de l'Intérieur et de directeur ou sous-directeur de la gendarmerie au ministère des Armées.

Rôles et attributions

Le rôle de la police judiciaire est défini à l'article 14 CPP : « *Elle (la police judiciaire) est chargée, de constater les infractions à la loi pénale, d'en rassembler les preuves et d'en rechercher les auteurs tant qu'une information n'est pas ouverte. Lorsqu'une information est ouverte, elle exécute les délégations des juridictions d'instruction et défère à leurs réquisitions* ».

Pour ce qui est des officiers de police judiciaire, leurs attributions sont définies par le Code de procédure pénale, articles de 16 à 19. Ainsi, ils reçoivent les plaintes et dénonciations, ils procèdent à des enquêtes préliminaires et préviennent les victimes de leurs droits.

> **Articles 53-1 et 75 CPP : « *Les officiers de police judiciaire et, sous le contrôle de ceux-ci, les agents de police judiciaire désignés à l'article 20 procèdent à des enquêtes préliminaires soit sur les instructions du procureur de la République, soit d'office. Ces opérations relèvent de la surveillance du procureur général. Les officiers et les agents de police judiciaire informent par tout moyen les victimes de leur droit :***
> ***1° D'obtenir réparation du préjudice subi ;***
> ***2° De se constituer partie civile si l'action publique est mise en mouvement par le parquet ou en citant directement l'auteur des faits devant la juridiction compétente ou en portant plainte devant le juge d'instruction ;***
> ***3° D'être, si elles souhaitent se constituer partie civile, assistées d'un avocat qu'elles pourront choisir ou qui, à leur demande, sera désigné par le bâtonnier de l'ordre des avocats près la juridiction compétente, les frais étant à la charge des victimes sauf si elles remplissent les conditions d'accès à l'aide juridictionnelle (*cf. *Fiche technique n° 21) ou si elles bénéficient d'une assurance de protection juridique ;***

4° D'être aidées par un service relevant d'une ou de plusieurs collectivités publiques ou par une association conventionnée d'aide aux victimes** (cf. Fiche technique n° 31) **;
5° De saisir, le cas échéant, la commission d'indemnisation des victimes d'infraction** (cf. Fiche technique n° 32)**, lorsqu'il s'agit d'une infraction mentionnée aux articles 706-3 et 706-14. »

En cas de crimes et délits flagrants, ils exercent les pouvoirs qui leur sont conférés par les articles 53 à 67 dont l'article 60 : *« S'il y a lieu de procéder à des constatations ou à des examens techniques ou scientifiques, l'officier de police judiciaire a recours à toutes personnes qualifiées. »* (C'est en vertu de cet article que sont rédigées les réquisitions données aux victimes, afin de consulter dans un service d'urgences médico-judiciaires.)

Ils ont le droit de requérir directement le concours de la force publique pour l'exécution de leur mission.

Ils peuvent, sur commission rogatoire expresse du juge d'instruction ou sur réquisitions du procureur de la République, prises au cours d'une enquête préliminaire ou d'une enquête de flagrance, procéder aux opérations prescrites par ces magistrats sur toute l'étendue du territoire national.

Leur notation est faite par le procureur général sur proposition du procureur de la République, elle est prise en compte pour toute décision d'avancement.

LE PROCUREUR DE LA RÉPUBLIQUE

Comme on peut le voir tout au long des chapitres de cet ouvrage, la notion de procureur de la République revient régulièrement. Effectivement ses attributions sont importantes.

Au pénal

Elles sont définies par le Code de procédure pénale – section III – articles 39 à 44. En voici les principales :
– le procureur de la République représente en personne ou par ses substituts le ministère public près le tribunal de grande instance, et auprès de la cour d'assises (on l'appelle alors l'avocat général) ;
– il reçoit les plaintes et les dénonciations et apprécie la suite à leur donner. Il avise le plaignant du classement de l'affaire, ainsi que la victime lorsque celle-ci est identifiée.

Toute autorité constituée, tout officier public ou fonctionnaire qui, dans l'exercice de ses fonctions, acquiert la connaissance d'un crime ou d'un délit est tenu d'en donner avis sans délai au procureur de la République et de transmettre à ce magistrat tous les renseignements, procès-verbaux et actes qui y sont relatifs suite à quoi, il procède ou fait procéder à tous les actes nécessaires à la recherche et à la poursuite des infractions à la loi pénale. À cette fin, il dirige l'activité des officiers et agents de la police judiciaire dans le ressort de son tribunal.

Il contrôle les mesures de garde à vue et en visite les locaux chaque fois qu'il l'estime nécessaire et au moins une fois par an.
Il a tous les pouvoirs et prérogatives attachés à la qualité d'officier de police judiciaire prévus par la loi.

Il peut également recourir à une association d'aide aux victimes ayant fait l'objet d'un conventionnement de la part des chefs de la cour d'appel, afin qu'il soit porté aide à la victime de l'infraction.
S'il lui apparaît qu'une mesure est susceptible d'assurer la réparation du dommage causé à la victime, de mettre fin au trouble résultant de l'infraction ou de contribuer au reclassement de l'auteur des faits, le procureur de la République peut, préalablement à sa décision sur l'action publique, directement ou par délégation :
1° Procéder au rappel auprès de l'auteur des faits des obligations résultant de la loi ;
2° Orienter l'auteur des faits vers une structure sanitaire, sociale ou professionnelle ;
3° Demander à l'auteur des faits de régulariser sa situation au regard de la loi ou des règlements ;
4° Demander à l'auteur des faits de réparer le dommage résultant de ceux-ci ;
5° Faire procéder, avec l'accord des parties, à une mission de médiation entre l'auteur des faits et la victime.
La procédure prévue suspend alors la prescription de l'action publique.

Tant que l'action publique n'a pas été mise en mouvement, il peut proposer, directement ou par l'intermédiaire d'une personne habilitée, une composition pénale à une personne majeure qui reconnaît avoir commis un ou plusieurs délits prévus par les articles 222-11, 222-13 (1° à 11°), 222-16, 222-17, 222-18 (1°), 227-3 à 227-7, 227-9 à 227-11, 311-3,

313-5, 314-5, 314-6, 321-1, 322-1, 322-2, 322-12 à 322-14, 433-5 à 433-7 et 521-1 du Code pénal, par les articles 28 et 32 (2°) du décret-loi du 18 avril 1939 fixant le régime des matériels de guerre, armes et munitions, par l'article L. 1er du Code de la route et par l'article L. 628 du Code de la santé publique.

Il a, dans l'exercice de ses fonctions, le droit de requérir directement la force publique (article 42 CPP).

Sont compétents le procureur de la République du lieu de l'infraction, celui de la résidence de l'une des personnes soupçonnées d'avoir participé à l'infraction, celui du lieu d'arrestation d'une de ces personnes, même lorsque cette arrestation a été opérée pour une autre cause.
Il a autorité sur les officiers du ministère public près les tribunaux de police de son ressort. Il peut leur dénoncer les contraventions dont il est informé et leur enjoindre d'exercer des poursuites. Il peut aussi, le cas échéant, requérir l'ouverture d'une information.

Au civil

Si le procureur de la République (et ses substituts) veille au respect de la loi au nom de la société qu'il représente en matière pénale, pour ce qui est du civil :
– il contrôle les officiers d'état civil et fait procéder à la transcription sur les registres de l'état civil des jugements rendus en matière d'état des personnes (nom, prénom, sexe, filiation, situation matrimoniale, etc.). Il est ainsi compétent pour ordonner la rectification d'erreurs portées sur un acte d'état civil et sera notamment saisi des actions en nullité d'un mariage, des dispenses sollicitées en vue d'un mariage, des problèmes relatifs aux déclarations de naissance ou de décès... ;
– il doit également donner son avis dans de très nombreux contentieux civils relatifs à la filiation des personnes, à la procédure de mise sous tutelle, à l'exercice, à la délégation et à la déchéance de l'autorité parentale, aux adoptions ;
– il assure le contrôle des établissements psychiatriques ;
– enfin, il veille au respect de l'ordre public économique et financier dans son ressort.

LE CHEMINEMENT DE LA PROCÉDURE

Afin de permettre au sauveteur de mieux comprendre le cheminement de la procédure pénale, celle-ci est résumée dans le schéma suivant (Figure 13.1).

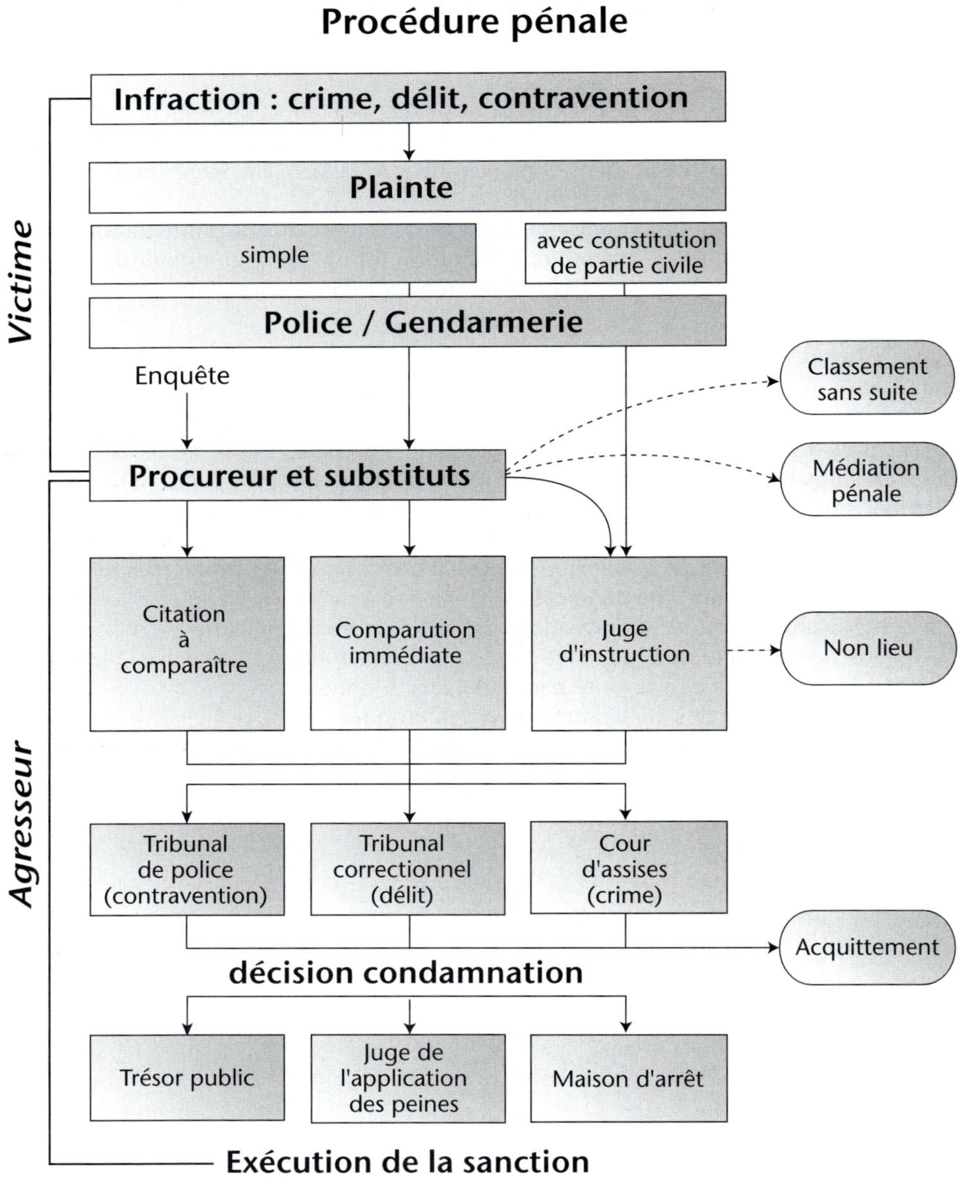

Figure 13.1. Procédure pénale : est entrée en vigueur depuis le 1er octobre 2004, la procédure du plaider-coupable (loi du 9 mars 2004) qui permet au procureur de proposer une peine maximale d'un an d'emprisonnement à une personne ayant reconnu avoir commis un délit.
Ainsi la « comparution sur reconnaissance préalable de culpabilité » permet à la personne d'éviter un procès si elle accepte la peine.

SOUS-PARTIE

2

Violences et agressions : les facteurs favorisants

VIOLENCE, PSYCHIATRIE ET TROUBLES SOMATIQUES

CHAPITRE 14

Le sauveteur peut se retrouver face à une victime dont la violence est engendrée par différents troubles psychiques. Cependant, il existe aussi des pathologies somatiques qui peuvent induire de tels agissements.

1. Causes psychiatriques

Les causes psychiatriques sont les plus fréquentes (62 %) par rapport aux causes organiques ou toxiques.

Pendant des siècles, les maladies mentales ont fait l'objet de classements, souvent basés partiellement sur la cause qui leur était attribuée. De nos jours, la classification dominante prend essentiellement en compte les symptômes et non l'origine des troubles. Le propos n'étant pas ici de faire un cours de psychiatrie, nous ne rentrerons donc pas dans le détail de la classification des maladies mentales telle qu'elle existe par exemple à travers le DSM-IV[1] ou le CM-10. Cependant, nous allons voir quelques grandes classes de troubles psychiques et voir leur rapport avec la violence.

1.1 États déficitaires

Ils se manifestent par une perte des capacités intellectuelles au sens large : orientation dans le temps et dans l'espace, compréhension du langage, etc. et peuvent être globaux ou partiels.

Les manifestations déficitaires globales concernent la totalité des fonctions intégratives, cognitives et mnésiques de l'intellect. Elles peuvent être :

– aiguës : c'est la confusion mentale (*cf.* Fiche bilan n° 25) ;

– chroniques, depuis la petite enfance, c'est l'arriération mentale ; chez l'adulte, ce sont les démences.

De par leur état déficitaire, ces personnes sont donc capables de commettre des actes violents sans pour autant que ceux-ci soient volontaires. Par exemple, elles peuvent mettre le feu et donc devenir incendiaires sans pour autant intégrer l'importance de l'acte.

1.2 Troubles de l'humeur

C'est le groupe auquel correspondent les variations de l'humeur tendant soit vers le bas (état dépressif), soit au contraire vers une forme d'exaltation que l'on nommera de ce fait, état maniaque. Enfin, il existe une pathologie qui oscille entre les deux, appelée psychose maniaco-dépressive (PMD).

1.2.1 États dépressifs

Ils ont en commun l'humeur dépressive avec un degré variable de douleur morale, de fatigue, d'inhibition, d'insomnie et de risque de suicide. On distingue plusieurs sortes d'états dépressifs :

– la dépression réactionnelle pure, induisant un état dépressif qui apparaît en réaction à un événement de vie traumatisant (deuil, échec, catastrophe, surmenage, mise à la retraite, etc.). Ce trouble présente de nombreux symptômes, d'intensité moyenne, compara-

1. Le DSM-IV (*Diagnostic and Statistical Manual of Mental Disorders* 4e version parue en 1994) est le Manuel diagnostique des troubles mentaux de référence élaboré par des psychiatres américains. le DSM-IV a été mis à jour en 2000, devenant le DSM-IV TR. Il existe parallèlement une classification internationale des maladies ou CIM 10 (10e édition).

tivement à ceux de la mélancolie, mais, le plus souvent, aucun élément délirant n'y est associé. On ne relève pas de signes indiquant une personnalité pathologique sous-jacente ;
– la mélancolie, qui survient sans raison apparente chez un sujet prédisposé héréditairement. C'est la forme la plus grave des dépressions en raison de l'intensité de la douleur morale, des idées délirantes parfois associées, du désir de mort et du risque de suicide ;
– la dépression atypique, qui est un des modes d'entrée dans la schizophrénie.

Les tentatives de suicide résultant de ces états entraîneront alors, dans un premier temps, une violence auto-agressive mais qui peut secondairement être hétéro-agressive, lorsque la méthode employée peut nuire à d'autres personnes étrangères à l'acte, comme lors d'un suicide au gaz par exemple, où l'explosion peut blesser, voire tuer d'autres personnes.

1.2.2 États d'exaltation de l'humeur ou agitation psychomotrice

Il s'agit des états d'agitation, comme par exemple l'état maniaque, où la levée des inhibitions sociales normales peut entraîner des conduites imprudentes, déraisonnables, inappropriées ou déplacées.

1.2.3 Psychose maniaco-dépressive (cyclothymie)

C'est une maladie mentale qui s'exprime par une alternance de phases d'agitation maniaque et de phases mélancoliques coupées par des temps de latence plus ou moins prolongés. Ainsi, selon que la personne sera dans une phase ou dans une autre, elle présentera un tableau clinique différent (Tableau 14.1).

> Les phases dépressives comme maniaques peuvent être, là encore, sources de violence tant auto- que hétéro-agressive[2].

1.3 Névroses

Les névroses s'expriment par des troubles dont les malades sont conscients et dont la survenue est liée à des traumatismes psychologiques récents ou anciens. Le sujet névrosé a une perception exacte de la réalité qui l'entoure et de son trouble qu'il peut décrire en général. Il existe plusieurs sortes de névroses dont les principales sont les suivantes.

1.3.1 Névrose d'angoisse

Dans la névrose d'angoisse, nommée également « attaque de panique », la crise aiguë d'angoisse se traduit par l'installation brutale, sans circonstance déclenchante, d'un état d'anxiété intense, qui va souvent de pair avec une peur de mourir de façon imminente ou de perdre la raison ; parfois la conscience du sujet est défaillante au point qu'il ne sait pas qui il est, ou en quel endroit il se trouve. Cette angoisse s'accompagne d'une oppression thoracique, de palpitations, de rougeurs et/ou de pleurs, de sueurs et/ou de frissons, de vomissements ou douleurs digestives, de difficultés à respirer, d'envie d'uriner, etc. L'anxiété peut également devenir chronique ou généralisée. Elle correspond alors à un sentiment durable de tension interne, de peur et d'insécurité.

> Ici, la personne peut être amenée à accomplir des actes violents ou agressifs liés à cette peur de mourir par exemple.

Tableau 14.1 Signes cliniques de la psychose maniaco-dépressive

Phase dépressive	Phase maniaque
– Humeur dépressive – Diminution de l'intérêt ou du plaisir – Perte ou gain de poids/d'appétit – Problèmes de sommeil – Agitation ou baisse d'énergie – Dévalorisation, culpabilité – Difficulté à penser, à se concentrer, à prendre des décisions – Pensées de mort, idées suicidaires	– Augmentation de l'estime de soi ou idées de grandeur – Réduction du besoin de sommeil (ex. la personne se sent reposée après seulement 3 heures de sommeil) – Désir accru de s'exprimer – Impression que les pensées défilent trop vite – Difficulté à porter attention à une seule chose à la fois – Augmentation de l'activité (ex. aux niveaux social, professionnel, scolaire ou sexuel) – Activités pouvant être dommageables pour la personne ou pour autrui (ex. dépenses, ventes ou achats irréfléchis, etc.)

2. Violence autoagressive : violence tournée vers soi-même.
Violence hétéroagressive : violence tournée vers les autres.

1.3.2 Névrose phobique

La névrose phobique induit un état de peur panique dont l'objet est variable : le sujet peut éprouver une peur de la foule, des grands espaces (agoraphobie), de l'altitude, peur d'avoir à intervenir en public, peur des ascenseurs (claustrophobie), des avions et autres moyens de transport, des araignées, des rats, etc.

> Ce trouble peut, dans sa forme extrême, engendrer des actes violents, d'agitation ou d'agressivité liés à la peur induite par les phobies et la nécessité à vouloir y échapper.

1.3.3 Névrose hystérique

La névrose hystérique se distingue par des traits de caractère tels qu'une propension à plaire et à séduire, et des émotions très variables exprimées de façon spectaculaire (*cf.* tableau 14.3).

> Dans ce cadre, la crise d'agitation survient en général à la suite d'un événement dramatique. Il peut s'agir également d'une réaction outrancière à une frustration minime. La crise est alors brutale et spectaculaire.

La personne pleure, crie, gesticule, parfois se roule par terre. Les bris d'objet et les gestes violents sont alors fréquents. Ces crises surviennent dans le cadre d'une structure immature de la personnalité. Ce sont des décharges motrices de type infantile chez des sujets incapables d'exprimer verbalement leurs émotions.

1.3.4 Névrose obsessionnelle

La névrose obsessionnelle, encore dénommée trouble obsessionnel compulsif (TOC), se caractérise par l'irruption, dans la pensée du sujet, d'une idée absurde, reconnue comme telle par lui, et qu'il cherche à combattre. Ce phénomène engendre une anxiété sévère. C'est, par exemple, la crainte obsédante d'avoir mal verrouillé une porte ou mal fermé le robinet d'arrivée du gaz. Ce sont aussi les vérifications incessantes effectuées par le patient et qui le gênent considérablement. Dans d'autres cas, il s'agit de la terreur de contracter telle ou telle maladie grave ou de celle de se salir. Ces phénomènes angoissants entraînent le malade à développer des rituels de propreté allant jusqu'à paralyser son activité. Elles sont rarement source de violence.

1.4 États délirants ou psychoses

On peut définir les psychoses comme étant des affections mentales affectant la personnalité et pouvant l'altérer dans son ensemble. Elles se traduisent par la perte du contact avec le réel, l'altération des relations avec le monde environnant et l'existence de désir, de croyances, de comportements étranges, incompréhensibles, irrationnels qui s'expriment à travers des idées délirantes et traduisant un mode de pensée irréelle.

C'est parce que l'agressivité, voire la violence peuvent être induites par un délire qu'il peut être intéressant pour un sauveteur d'en connaître alors les principales caractéristiques (*cf.* Fiche bilan n° 26).

1.5 Troubles du comportement : déséquilibre psychique et perversions sexuelles

Ils peuvent englober toute l'existence du sujet ou n'intéresser que son comportement sexuel.

Le déséquilibre psychique se définit par le passage à l'acte. Dès l'enfance, les troubles sont patents : mensonges, vols, fugues préludent à la délinquance. Le sujet psychopathe n'est pas capable de résister à ses pulsions, quelles qu'elles soient. Il agit dans l'immédiat, sans penser aux conséquences de son acte, qui d'ailleurs lui importent peu. Il n'a pas la capacité d'anticiper, de prévoir.

Les perversions sexuelles peuvent s'intégrer dans le cadre du déséquilibre psychique ou bien se trouver isolées. Elles constituent la réalisation active de plaisirs régressifs ou fantasmatiques qui se substituent à l'accomplissement normal de l'acte sexuel et à sa réalisation génitale : inceste, onanisme[3], pédophilie, gérontophilie, nécrophilie, fétichisme, sadisme, masochisme, etc.

3. Onanisme : ensemble de moyens employés pour provoquer l'orgasme de façon solitaire.

1.6 Différentes personnalités pathologiques[4]

À la base, la personnalité apparaît précocement dès l'enfance, se consolide et s'affirme à l'adolescence pour finalement se stabiliser de manière durable avec l'âge adulte. La personnalité résulte de l'intégration dynamique des différentes composantes : biologiques, génétiques, affectives, etc. qui expliquent le fonctionnement interactif de l'individu par rapport à lui-même et à ses pairs dans son environnement socioculturel. L'être humain étant complexe et malléable à la fois, la personnalité est amenée à se corriger ou à se modeler en fonction des événements, du contexte, des traitements médicamenteux, etc. Les traits de personnalité, quant à eux, n'ont pas un caractère pathologique en eux-mêmes et peuvent se rencontrer chez des sujets sains, exempts de troubles mentaux.

Alors, concernant les différentes personnalités dites pathologiques, difficile de parler ici de maladie, c'est plutôt un ensemble de traits de caractère qui placent ces personnalités à la frontière entre le normal et le pathologique, c'est pourquoi on retrouve alors certaines caractéristiques déjà vues lors de pathologies abordées plus haut.

Ainsi, la psychiatrie actuelle reconnaît généralement trois types de personnalités ou structures pathologiques sur lesquels viennent se greffer des troubles mentaux plus ou moins sévères en termes de pronostic, selon les cas.

Le groupe A, correspond aux personnalités « psychotiques ». Il inclut les personnalités paranoïaques, schizoïdes et schizotypiques (sujets bizarres ou excentriques). Pour la compréhension du lecteur seront regroupées les deux dernières catégories car elles reflètent principalement les signes de la schizophrénie qui, elle, est une psychose (Tableau 14.2).

Tableau 14.2. Les personnalités psychotiques (groupe A)

Personnalité paranoïaque : 0,5 à 2,5 % de la population générale	– Sensibilité excessive aux échecs et aux rebuffades – Refus de pardonner les insultes ou les préjudices et tendance rancunière tenace – Caractère soupçonneux et tendance envahissante à déformer les événements en interprétant les actions impartiales ou amicales d'autrui comme hostiles ou méprisantes – Sens tenace et combatif de ses propres droits légitimes hors de proportion avec la situation réelle – Doutes répétés et injustifiés sur la fidélité du conjoint ou du partenaire – Tendance à surévaluer sa propre importance avec perpétuelles références à soi-même – Préoccupation par des explications sans fondement à type de conspiration Ces caractéristiques en font un individu ténébreux, difficile à supporter avec : - un isolement social assez fréquent ; - un risque d'épisodes psychotiques brefs ou d'installation d'un véritable délire paranoïaque.
Personnalité schizoïde	– Incapacité à éprouver du plaisir – Froideur, détachement ou émoussement de l'affectivité – Incapacité à exprimer aussi bien des sentiments chaleureux et tendres envers les autres que de la colère – Indifférence aux éloges comme à la critique – Intérêt réduit pour les relations sexuelles – Préférence marquée pour les activités solitaires – Préoccupation excessive par l'imaginaire et l'introspection – Désintérêt pour les relations amicales et absence d'amis proches – Indifférence nette aux normes et conventions sociales – Croyance bizarre ou pensée magique influençant le comportement – Idées de référence – Perceptions corporelles inhabituelles – Méfiance, idéation persécutoire – Pensées et langage bizarres sans lien avec le groupe culturel de référence – Vie affective pauvre – Comportement excentrique

4. D'après Féline A, Guelfi JD, Hardy P. *Les troubles de la personnalité.* Paris : Flammarion Médecine-Sciences ; 2002.

Le groupe B, inclut les personnalités antisociales, *borderline*, histrioniques et narcissiques (sujets d'apparence théâtrale, émotifs et capricieux) (Tableau 14.3).

Le groupe C, correspond, lui, aux personnalités « névrotiques ». Il inclut les personnalités évitantes, dépendantes et obsessionnelles compulsives (sujets anxieux et craintifs) (Tableau 14.4).

Tableau 14.3. Les personnalités autres que psychotiques ou névrotiques (groupe B)

Personnalité dyssociale : – 3 % des hommes, 1 % des femmes ; – 2 à 3 % de la population générale.	Ce trouble est encore appelé personnalité psychopathique, antisocial ou sociopathique. Il correspond à la notion classique de « déséquilibre mental ». Il est caractérisé par les manifestations suivantes : – indifférence froide envers les sentiments d'autrui ; – attitude irresponsable manifeste et persistante, mépris des normes, des règles et des contraintes sociales ; – incapacité à maintenir durablement des relations ; – très faible tolérance à la frustration et abaissement du seuil de décharge de l'agressivité ; – incapacité à éprouver de la culpabilité ou à tirer un enseignement des expériences, notamment des sanctions ; – tendance nette à blesser autrui. Ce trouble peut s'accompagner d'une irritabilité persistante.
Personnalité *borderline* ou état limite : 2 % de la population générale.	Selon la CIM-10, la personnalité émotionnellement labile[5] comprend deux types cliniques : le type impulsif et le type *borderline* ou limite. Les principales caractéristiques de la personnalité impulsive sont : l'instabilité émotionnelle et le manque de contrôle des impulsions. Les principales caractéristiques de la personnalité *borderline* sont, en outre : – la perturbation de l'image de soi ; – l'incertitude concernant les objectifs, les préférences, les choix, les valeurs ; – le sentiment envahissant de vide. Une tendance à s'engager dans des relations intenses et instables conduit fréquemment à des crises émotionnelles et peut s'associer à des efforts démesurés pour éviter les abandons et des menaces répétées de suicide ou des gestes auto-agressifs. D'où une vie chaotique marquée par les conséquences de l'impulsivité (addiction, prise de risques…) : – actes médico-légaux parfois ; – tentatives de suicide ; – attaque de panique avec déréalisation ; – épisodes hallucinatoires brefs ; – dépression.
Personnalité histrionique : 2 à 3 % de la population générale.	– Dramatisation, théâtralisme, hyperexpressivité émotionnelle. – Suggestibilité. – Affectivité superficielle et labile. – Désir permanent de distractions et d'activités où le sujet est le centre d'attention d'autrui. – Aspect ou comportement de séduction inappropriée. – Préoccupation excessive par le souci de plaire physiquement. Le trouble peut s'accompagner d'un égocentrisme, d'une indulgence excessive envers soi-même, d'un désir permanent d'être apprécié, d'une tendance à être facilement blessé et d'un comportement manipulateur persistant visant à satisfaire ses propres besoins. L'évolution est variable : soit atténuation des traits avec l'âge au bénéfice d'activités gratifiantes (œuvres caritatives, bénévolat…), soit évolution marquée par le risque d'addiction, de dépression…

5. Labile : peu stable. Se dit aussi du débit abondant et incontrôlé de la parole chez certains malades mentaux.

Tableau 14.4. Les personnalités névrotiques (groupe C)

Obsessionnel compulsif : 1 % de la population générale.	La personnalité obsessionnelle compulsive se traduit principalement par les traits de caractères suivants : – indécision, doutes et prudence excessive ; – préoccupation par les détails, les règles, les inventaires, l'ordre, l'organisation, les programmes ; – perfectionnisme qui entrave l'achèvement des tâches ; – scrupulosité extrême, méticulosité et souci excessif de la productivité aux dépens de son propre plaisir et des relations interpersonnelles ; – discours recherché et attitude excessivement conformiste ; – rigidité et entêtement ; – insistance pour que les autres se conforment exactement à sa propre manière de faire ou réticence déraisonnable pour laisser les autres faire quoi que ce soit.
Personnalité évitante	Elle se caractérise par : – un sentiment envahissant et persistant de tension et d'appréhension ; – une perception de soi comme socialement incompétent, sans attrait, inférieur ; – une préoccupation excessive par la crainte d'être critiqué, rejeté ; – un refus de nouer des relations à moins d'être certain d'être accepté sans critique ; – une restriction du style de vie résultant du besoin de sécurité ; – un évitement des activités sociales ou professionnelles impliquant des contacts avec autrui de peur d'être critiqué, rejeté. La question des limites diagnostiques entre l'anxiété normale, la timidité, la personnalité évitante et la phobie sociale est toujours débattue.
Personnalité dépendante	La personnalité dépendante se caractérise surtout par : – le fait d'autoriser ou d'encourager autrui à prendre la plupart des décisions importantes à sa place ; – la subordination de ses propres besoins à ceux des personnes dont on dépend ; – la réticence à formuler des demandes – mêmes justifiées – aux personnes dont on dépend ; – un sentiment de malaise ou d'impuissance quand le sujet est seul de peur de ne pouvoir se prendre en charge ; – la préoccupation par la peur d'être abandonné par ses proches ; – une capacité réduite à prendre des décisions sans être rassuré ou conseillé de manière excessive par autrui.

Cependant, il ne semble pas exister de relation systématique entre pathologies mentales et troubles de la personnalité. Néanmoins à l'inverse, certains troubles de la personnalité (ou certains traits de personnalité) semblent être des facteurs de risque pour certains troubles mentaux.

Ainsi par exemple :

– les personnalités *borderline* et psychopathiques sont associées à un risque élevé de conduites addictives et suicidaires ;

– les personnalités *borderline* et hystériques se caractérisent par un risque élevé d'anxiété et de dépression ;

– la personnalité paranoïaque prédispose au délire chronique paranoïaque et la personnalité schizoïde prédispose au développement ultérieur d'une schizophrénie (c'est pour cela qu'elle fut présentée ainsi dans le tableau ci-dessus).

1.7 Différentes formes de passages à l'acte

Voyons maintenant par quoi se traduit alors toute cette violence potentielle, par quels types de passages à l'acte.

En fonction de leurs troubles psychiatriques les personnes n'agiront violemment pas de la même façon. Ainsi, pour certains, leur passage à l'acte sera prémédité, pour d'autres non. De même les réactions de chaque individu devant leur conduite seront, là encore, différentes selon leur vécu par rapport à leur pathologie, c'est ce que nous retrouvons dans le Tableau 14.5 conçu d'après Y. Tyrode et T. Albernhe.[6]

6. Tyrode Y, Albernhe T. *Psychiatrie légale*. Paris : Édition marketing SA, coll. « Ellipse », 1995. p. 803.

Tableau 14.5 Différentes formes de passages à l'acte

Catégories diagnostiques	Préméditation	Formes de violence	Moments privilégiés pour le passage à l'acte	Vécu du malade à l'occasion du passage à l'acte
Schizophrénie	Classiquement absente : passage à l'acte impulsif et en apparence incompréhensible.	Homicides envers l'entourage (famille, amis, sauveteurs). Gravité de l'agression. Prédilection pour les armes blanches.	Début de la maladie, moments féconds, changements de traitement.	Paradoxal. N'arrive pas à expliquer son geste. Se vit comme responsable et non coupable.
Paranoïa	Très organisée, paralogique et vengeresse. Met tous les atouts de son côté.	Agressions, meurtres du conjoint (jalousie). Voisins et soignants (revendications). Gravité de l'agression.	Moments féconds. Phases d'alcoolisation possibles. États dépressifs dans les formes sensitives.	S'estime être une victime et peut faire justice lui-même.
Manie	Absente. Début de l'accès maniaque.	Hyperérotisme : attentat à la pudeur, viol, etc.	Virages de l'humeur (posologies médicamenteuses inadaptées, deuil, alcoolisation, etc.).	Euphorie caustique, agressivité verbale ayant tendance à s'embraser face à un public.
Mélancolie	Très importante et dissimulée (suicide imparable). Si virage maniaque, la préméditation peut disparaître.	Homicide (exceptionnel). Parfois suicide, altruiste collectif.	Virage de l'humeur. Insomnie avec décompensation matinale avec passage à l'acte suicidaire.	Auto-accusation, idées de mort. Vécu intense et douloureux.
Psychose hallucinatoire chronique	Le délire évolue longtemps à bas bruit, puis s'enkyste. Il génère le projet.	Désignation d'un bouc émissaire que le patient voudra éliminer.	Moments féconds. Ordres hallucinatoires.	Thématique de persécution proche du système paranoïaque : vengeance envers le persécuteur.
Psychose aiguë	Début brutal de l'accès de violence, en général éphémère et non prémédité.	Homicide, violences physiques ou sexuelles.	Pendant tout l'épisode délirant. Risque accru pendant décompensation.	Conservation d'un certain lien avec la réalité. Impossibilité de résister aux hallucinations.
Ivresse pathologique	Absente, mais l'alcoolisation étant volontaire, elle est pénalement répréhensible.	Comme pour les psychoses aiguës.	Tout dépend de la tolérance individuelle à l'alcool.	Sensation de toute-puissance avec troubles de l'humeur et amnésie post-critique.
Alcoolisme chronique	Passage à l'acte favorisé par la détérioration mentale. Éventuelle ivresse surajoutée.	Conjoint agressé, rixes, fréquence importante des homicides.	*Delirium tremens*, crises de jalousie, vécu d'impuissance sexuelle, etc.	Troubles caractériels chroniques non reconnus par le malade qui devient irritable, intolérant, violent.
Toxicomanie	Variable suivant la personnalité du sujet.	Agressions utilitaires. Viols avec violences, prostitution.	État de manque, état confusionnel ou hallucinatoire.	Conscience lucide lors des vols utilitaires. Conscience confuse ou oniroïde[7] sous l'effet de toxique.
Psychopathie	Passage à l'acte dans l'instant, sans préméditation.	De fréquence et de gravité variables.	Toutes les formes de frustration. Passages à l'acte itératifs.	Amoralité et impulsivité, désir de revanche envers la société.

7. Se dit d'un état caractérisé par des rêveries, chez des sujets ayant gardé leur lucidité et leur orientation.

Débilité	Souvent le fait d'un tiers qui manipule le sujet.	Meurtres, viols, coups et blessures, etc.	Alcoolisation, adhésion à une bande.	Vécu d'immédiateté : ne prévoit pas les conséquences à long terme de son acte.
Épilepsie	Le « raptus comitial » ne comporte pas de préméditation.	Grande violence clastique.	Crises temporales, état de mal temporal avec automatismes psychomoteurs et états crépusculaires de la conscience.	Ignorance et amnésie post-critique.
Démence	Absente sauf dans le délire sénile de préjudice.	Coups et blessures, exhibitionnisme.	Épisodes anxieux ou confuso-oniriques.	Ignorance, idées de revendication dans le délire sénile de préjudice.

1.8 Conduites auto-agressives

Les conduites auto-agressives sont souvent faites de façon intentionnelle ou volontaire, mais il faut cependant ne pas oublier les cas où elles sont exécutées pendant une phase de délire hallucinatoire, lors d'un épisode psychotique. Dans ce cas, les automutilations sont souvent graves, pouvant aller jusqu'à l'ablation ou l'amputation de certaines parties du corps (membres, organes génitaux, yeux, etc.).
Il peut aussi s'agir de causes liées à d'autres maladies psychiatriques comme l'autisme, ou la personne va passer une partie de son temps à se frapper la tête contre les murs ou à se mordre.

Le sauveteur, dans son bilan, devra donc rechercher des éventuels antécédents psychiatriques de la victime.

2. Causes organiques

En secourisme comme en médecine d'ailleurs, il y a des pièges qu'il faut savoir éviter. Ainsi une victime, un blessé ou un traumatisé pourront présenter des signes cliniques faisant penser à des troubles psychiatriques et qui, en fait, s'avéreront relever de causes organiques. Ces signes pièges peuvent se retrouver à travers plusieurs pathologies.

2.1 Maladies neurologiques

Les personnes présentant des tumeurs surtout frontales, des méningites mais aussi des hémorragies méningées, des hématomes intracrâniens suite à des traumatismes crâniens, ou sujettes à l'épilepsie peuvent présenter des signes d'agitation ou d'agressivité, voire de violence.

Ainsi, chez le traumatisé crânien ancien, irritabilité et agitation font parties du processus normal de récupération.

Les victimes de traumatisme crâniocérébral peuvent avoir de la difficulté à retenir leurs impulsions. Elles passent tout de suite à l'action sans retenue ou sans autocritique, ou encore, elles ne se rendent pas compte des effets de leur comportement sur leur entourage. Chez le traumatisé crânien récent, ce sont les signes comme une désinhibition (jusqu'à la désinhibition sexuelle), une écholalie (répétition involontaire de mots ou de phrases prononcées par autrui), une agressivité (verbale, voire physique), parfois une grande tristesse, ainsi qu'une grande passivité, un manque total d'initiative ou une grande lenteur qui peuvent faire évoquer ce traumatisme par atteinte du lobe frontal.
Concernant les malades séropositifs, l'entrée dans la maladie peut se faire par une maladie neurologique pouvant s'exprimer à travers un tableau psychiatrique aigu notamment de bouffée délirante aiguë avec trouble du comportement, agitation et agressivité associé à des éléments confusionnels et des hallucinations visuelles.

2.2 Autres pathologies

L'ivresse aiguë, les encéphalopathies hépatiques (complication de l'alcoolisme chronique), certaines maladies endocriniennes (hyperthyroïdie, hypoglycémie), les hyperthermies, les globes vésicaux, **fécalomes et déshydratation plus particulièrement chez la personne âgée, peuvent eux aussi être vecteurs d'une agitation aiguë**, tout comme aussi l'insuffisance respiratoire aiguë hypoxique ou l'hypercapnie, ce qui est le cas notamment pour le monoxyde de carbone ou d'autres intoxications.
Certaines intoxications par médicaments peuvent entraîner des psychoses à type d'agitation incohérente, délire hallucinatoire surtout zoopsique (qui consiste à voir des animaux), confusion mentale avec ataxie (défaut de coordination des mouvements volontaires) surtout chez le sujet parkinsonien âgé si les doses sont élevées.
Dans le cas de l'hyperthyroïdie, les poussées aiguës peuvent donner des accès d'obnubilation ou des épisodes d'excitation psychomotrice ainsi qu'un véritable syndrome confuso-délirant pouvant alors passer pour un épisode aigu d'une psychose maniaco-dépressive. Pour ce qui est de la maladie de Basedow qui survient souvent chez la femme entre 30 et 50 ans, les troubles psychiques sont fréquents et se présentent sous la forme d'un état d'agitation anxieuse avec irritabilité et insomnie.

2.3 Syndrome confusionnel

Cf. fiche bilan n° 25.

3. Conclusion

Comme on vient de le voir les causes d'un comportement agressif ou violent peuvent être nombreuses, tout comme le sont les formes sous lesquelles elles peuvent se présenter.

Quoi qu'il en soit, afin de réaliser son bilan, le sauveteur ne devra jamais prendre de risques qui pourraient le mettre en danger, lui ou ses collègues. La maîtrise physique de la personne pouvant parfois être nécessaire avant de pouvoir l'approcher afin de s'occuper d'elle. Le sauveteur devra alors savoir faire appel à du renfort pour mener à bien une telle opération, tout acte d'héroïsme étant souvent, outre le fait d'être inutile et dangereux, préjudiciable au bon déroulement du reste de l'intervention. **De plus, le sauveteur devra garder en mémoire qu'une personne délirante n'a plus la même perception des choses, rendant ainsi souvent le dialogue, son discernement, de même que la reconnaissance des gens, difficiles, voire impossibles.**

Ainsi, si quelques sauveteurs se sentent rassurés de par le port de leur uniforme, qui semble, d'après eux, leur octroyer une certaine immunité, il n'en est rien.
Déjà, certaines personnes non délirantes ne font aucune différence, logeant ainsi tout le monde à la même enseigne, secours, famille ou entourage, chacun étant alors susceptible de récolter les frais d'une violence incontrôlée, alors raison de plus d'accroître son attention lorsque la personne est délirante !
La plus grande prudence s'impose donc lors d'interventions, car l'on a déjà vu parfois des victimes retranchées et barricadées tirant sur tout ce qui bougeait, sans faire la moindre distinction, et où en conséquence plusieurs sauveteurs furent tués.

Pour en savoir plus

Albernhe T. *Criminologie et psychiatrie*. Paris : Ellipses ; 1997.

LES SYNDROMES CONFUSIONNELS

Définition

Ce sont des troubles de la conscience qui préservent des capacités de communication verbale et motrice avec l'extérieur. Le malade peut donc parler, mais fait preuve d'une impossibilité à penser et à s'exprimer avec la clarté, la justesse et la vitesse habituelles, ce qui a pour conséquence une communication verbale souvent difficile.

Signes

Toutes les fonctions cérébrales sont atteintes à des degrés divers, comme les manipulations avec ou sans objet, l'habillage, les conduites alimentaires et sphinctériennes, la marche, etc. :
– vigilance fluctuante, alternant des phases d'éveil et de somnolence ;
– attention ne pouvant être soutenue (distractibilité) ;
– élocution perturbée (dysarthrie). Manque du mot, troubles de l'expression orale ce qui induit substitution de mots ou de syllabes (paraphasies) et troubles de compréhension (aphasie). Discours spontané, souvent peu informatif, incohérent, la victime passe volontiers d'un sujet à l'autre (troubles de la pensée) ;
– conscience de soi et pensée peuvent être altérées d'où un délire possible : complexe, structuré, souvent à tonalité persécutrice. Son vécu est intense, rendant compte d'une agitation extrême, d'un comportement agressif, de conduites de fugue ;
– désorientation temporo-spatiale ;
– trouble de la mémoire. Le rappel des faits récents et anciens est perturbé ainsi que le calcul mental et le raisonnement ;
– perceptions et reconnaissances émoussées d'où de fausses reconnaissances, des troubles de l'interprétation et des convictions morbides ;
– illusions et hallucinations (animaux, individus, monstres…, parfois auditives ou olfactives).

Causes

Les causes peuvent être :
– traumatiques : traumatisme crânien (contusion, hémorragie cérébrale, hématome extradural, hématome sous-dural) mais aussi médicales : accidents vasculaires cérébraux, tumeurs et infections cérébrales (méningite) ;
– toxiques : alcool par intoxication aiguë ou sevrage brutal : *delirium tremens* (voir ci-dessous), monoxyde de carbone, drogues ;
– métaboliques : hypo- ou hyperglycémie, hypo- ou hypernatrémie, hypercalcémie, etc. ;
– anoxiques : hypercapnie ;
– endocriniennes : thyroïde, insuffisance surrénale aiguë, etc. ;
– dues à des insuffisances viscérales : hépatique, rénale, cardiaque, respiratoire.

Les syndromes confusionnels calmes

Le malade est spontanément silencieux, apathique et inerte.

*Les syndromes confuso-hallucinatoires, ou « **delirium** »*

Prédominance de l'agitation psychomotrice parfois violente, d'un délire (illusions + hallucinations).
Recrudescence souvent le soir ou la nuit.

Cas particulier du delirium tremens
Il s'agit d'un syndrome de manque violent, qui apparaît généralement dans les 48-96 heures après le dernier verre chez les personnes dont le niveau d'alcoolo-dépendance est très élevé.
Il se caractérise généralement par :
– une altération importante du système nerveux (confusion mentale, anomalies de la perception : **erreur d'interprétation**, **hallucinations**) ;
– une perturbation du rythme veille/sommeil avec insomnie ou somnolence diurne ;
– une augmentation ou une diminution de l'activité psychomotrice ;
– une désorientation temporo-spatiale ;
– une non-reconnaissance des personnes de l'entourage ;
– des troubles de la mémoire, une épilepsie, une crise convulsive généralisée ;
– un tremblement des mains ;
– **des phases d'hétéro-agressivité possibles, avec crise clastique**.

Précaution importante : éviter les phénomènes neurostimulants (gyrophares mais surtout avertisseurs sonores lors de l'évacuation).

LES ÉTATS DÉLIRANTS

Définition

Un délire repose sur 6 points qui sont à évaluer :

Comment a été le début ?	Est recherché : – si le délire s'est installé progressivement ou s'il est d'apparition brutale ; – s'il existe un facteur déclenchant et si le patient a déjà eu des antécédents personnels dans ce domaine.
Quel est le mécanisme ?	Les mécanismes générateurs de délire sont des altérations psychologiques qui interfèrent avec la façon dont le sujet perçoit la réalité, différente de ce qu'elle est réellement. • **Interprétation ou distorsion du jugement :** jugement faux porté sur une perception exacte. Peuvent être endogènes (sensations au niveau du corps) ou exogènes (faits extérieurs). • **Altération des perceptions :** – l'illusion : déformation d'un objet réel qui est incorrectement perçu ; – les hallucinations : fausses perceptions qui surviennent en l'absence d'objet extérieur. Elles peuvent être : auditives, visuelles, cénesthésiques (au niveau du corps), olfactives, gustatives ou intrapsychiques (impression d'avoir des pensées qui ne sont pas à soi). • **Fabulation et imagination :** projections imaginaires prises pour des souvenirs. • **Intuition :** sentiment, idée, croyance auquel le sujet adhère totalement avec une certitude absolue. • **Syndrome d'automatisme mental :** la personne va constater des entraves dans sa volonté de penser, d'agir. Elle est convaincue que ses pensées sont volées, devinées. Elle a l'impression qu'on agit à travers elle, que ses actes et ses paroles sont commandés. Cela peut aboutir à un syndrome d'influence où le sujet se sent tout entier sous l'influence et la domination d'une force extérieure.
Sur quel thème repose le délire ?	Le sujet peut délirer sur n'importe quel thème, néanmoins les plus récurrents sont les suivants. • **Thèmes de persécution (paranoïa) :** le patient est convaincu qu'on veut lui nuire physiquement, moralement, au niveau de son travail, au niveau de sa famille, etc. Les formes de persécutions sont multiples : surveillance, filatures, menaces, calomnies, machinations, empoisonnement, etc. • **Thèmes d'influences :** le sujet à l'impression d'être dirigé par une force extérieure qu'il ressent soit implantée en lui, soit agissant de l'extérieur. • **Thèmes de grandeurs. (mégalomanie) :** idées de richesses, de missions à accomplir, de filiations royales. • **Thèmes mystiques**, souvent articulés autour de thèmes de persécutions, d'envoûtement, de magie, etc. • **Thèmes hypocondriaques.** Le sujet va ressentir des sensations douloureuses, pénibles, persistantes qui concernent une ou plusieurs parties du corps et parfois même il peut y avoir des idées de transformations corporelles. • **Thèmes de négation.** Le sujet a une conviction de modification, de destruction, de non-existence de lui-même ou d'une partie de lui.
Le délire est-il organisé ?	Cela correspond à la cohérence de la construction délirante. Le délire est dit systématisé lorsque la conclusion du patient a une base logique assez conséquente (l'exemple type est le délire paranoïaque). Ces personnes paraissent en général crédibles. Le délire est non systématisé lors qu'il n'y a pas de logique évidente pour les proches.
Y-a-t-il adhésion au délire ?	Le patient adhère-t-il ou non à son délire ? En fait est-il capable d'en critiquer tout ou partie ?
Quel est le comportement du patient ?	Ce sont tous les comportements qui peuvent résulter du délire : angoisse, exaltation, euphorie, agressivité, etc.

Conduite à tenir

• **Ne pas « adhérer » ou « rentrer » dans le délire**.
• Voir si la personne a absorbé des produits particuliers (médicaments, drogues, champignons, etc.).
• Faire un bilan classique avec glycémie capillaire.
• Évacuer la victime vers un service d'urgences ou vers un service de psychiatrie de secteur en s'assurant que le service en question et les médecins sont prévenus et qu'ils sont d'accord pour recevoir le patient.
• Se renseigner si la personne n'est pas en permission ou en fugue d'un établissement psychiatrique et si oui, sous quel mode d'hospitalisation était-elle ? (libre, HDT, HO).

ALCOOL, DROGUES ET VIOLENCE

15 CHAPITRE

« Violence sous influence », tel pourrait être le sous-titre de ce chapitre, car d'après certaines études réalisées tant en Europe qu'aux États-Unis, 57 à 79 % des actes violents seraient réalisés sous l'emprise de l'alcool.
De même, plus de 50 % des comportements violents auraient été commis par des gens sous la dépendance de drogues illicites. Nous allons étudier dans ce chapitre quel est donc le rapport entre alcool, drogues et violences et voir ainsi les situations auxquelles peut être confronté le sauveteur.

1. Alcool

Les causes de violences sous l'emprise de l'alcool sont multiples, on retrouve notamment :
– l'ensemble des violences criminelles (viols, agressions, etc., soit dans 50 % des homicides) ;
– une grande partie des violences domestiques. Ainsi, une analyse effectuée à partir de rapports de police met en évidence que dans 43 %, des disputes conjugales avec violence, épouse et mari avaient bu tous les deux, dans 44 %, seul l'agresseur avait bu et dans 13 % des cas, seule la victime avait bu. Une autre étude, également réalisée à partir de rapports de police, montre que les disputes familiales, dont 70 % concernent l'épouse et le mari, sont dans 46 % des cas associées aux problèmes d'alcool ou de drogue ; 59 % des antagonistes de la dispute sous l'emprise de l'alcool étaient des hommes et 26 % des femmes. Le pourcentage d'implication de l'alcool dans le mauvais traitement des enfants semble inférieur à celui observé chez la femme. Ainsi, il est estimé que l'alcool est impliqué dans 25 à 50 % des cas de mauvais traitement de la femme et dans 20 % de ceux des enfants ;
– une partie de la violence routière. L'alcool, en entraînant une diminution des réflexes, des troubles de la vision, et une perte du contrôle de soi, est impliqué dans un très grand nombre d'accidents de la route. Une alcoolémie de 0,5 g/L multiplie par deux le risque d'accident. Au-delà de 0,8 g/L, ce risque est multiplié par dix. Globalement, l'alcool est mis en cause dans moins de 10 % des accidents sans gravité, dans environ 25 % des accidents où il y a blessure du conducteur et/ou des passagers, dans 50 % des collisions mortelles, et dans 65 % des accidents où un seul conducteur est impliqué. Concernant les violences routières, il est à rappeler, pour mémoire, que la loi du 5 juillet 1985, dite aussi « loi Badinter », prévoit un droit d'indemnisation de tous les dommages engendrés par un accident de la circulation. Il faut néanmoins, pour que cette loi s'applique, que trois éléments soient réunis de façon concomitante, un accident de la circulation, un véhicule terrestre à moteur et l'implication de ce véhicule ;
– de même, l'alcool serait présent dans environ 20 % des suicides.

1.1 Représentation de l'alcool

L'institut Sorgem[1] a mené récemment pour le ministère de la Santé une étude qualitative sur les représentations et les attitudes des hommes face à l'alcool. En conclusion, elle

1. http ://www.sante.gouv.fr/htm/actu/31_030122.htm

confirme que la consommation d'alcool participe à la construction de l'identité des hommes, et cela à trois titres :
– l'alcool, c'est la France, ou la région d'où l'on vient ;
– l'alcool, c'est l'héritage du père ;
– l'alcool, c'est le symbole de la virilité !
Effectivement, pour les personnes interrogées, l'alcool est perçu comme faisant partie intégrante de la gastronomie française et est une valeur transmise de père en fils. On boit comme son père ou l'on ne boit pas comme son père. C'est dans cette dimension généalogique et symbolique que l'alcool est au centre de l'identité masculine. Enfin, l'alcool, c'est une affaire d'hommes. Il faut boire pour être un homme ! C'est un produit qui lie les hommes entre eux : la bande de copains, d'amis, de collègues. Il est donc étroitement associé à la virilité et à la masculinité. Cette idée n'est pas nouvelle ! Mais elle est, semble-t-il, de plus en plus renforcée par le fait que le buveur se veut un être responsable et non dépendant, qui connaît ses limites, et c'est là, plus encore, que résiderait sa virilité aujourd'hui à savoir : évaluer sa capacité à se contrôler. Ainsi, il vit sa consommation sur le mode de la liberté individuelle et refuse, de part ce fait, d'être jugé ou gendarmé.

1.2 Consommation d'alcool et dépendance

1.2.1 Incidence

Les enquêtes épidémiologiques rapportent que 65 % des hommes et 30 % des femmes en France déclareraient consommer de l'alcool. Ces consommations étant variables : régulières ou irrégulières, en moindre quantité chez les femmes que chez les hommes, différentes selon les régions et selon les professions. De plus, l'alcool serait souvent associé à une polyconsommation de substances psychoactives : tabac, café, médicaments psychoactifs.
L'alcool le plus consommé en France serait le vin devant les alcools forts et la bière.
Aujourd'hui, la consommation totale d'alcool pur est en baisse : 10,9 L d'alcool pur par an et par habitant contre 17,7 L en 1961.
De plus, les Français tendent à privilégier les vins haut de gamme et boivent ainsi de moins en moins des vins de table, à cela s'associe le fait que la prise de boisson est moins quotidienne qu'avant, étant de plus en plus rythmée par les circonstances (cérémonies, fêtes), notamment pour les consommateurs irréguliers. En fait, seule la consommation de bière augmente, car elle reste la boisson préférée des jeunes.

1.2.2 Population concernée

On peut diviser en deux types de population les personnes ivres auxquelles le sauveteur pourra être confronté en intervention : celles chez lesquelles la consommation excessive d'alcool serait associée à des troubles tels que la dépression ou l'anxiété et des conséquences somatiques importantes et celles chez qui la conduite d'alcoolisation serait plus liée à des facteurs génétiques (antécédents familiaux), au sexe masculin, au début précoce de l'adolescence avec une fréquence non négligeable de troubles de la personnalité (conduites antisociales).
La consommation pourra se faire soit en solitaire : boire pour oublier, pour cacher sa détresse ou en groupe, l'alcool, lien entre tous, servant alors d'élément fédérateur et rassurant. Ainsi dans les deux cas, l'alcool pour les personnes dépendantes apparaîtrait comme la solution de tous leurs maux.
Selon les critères du DSM-IV, le syndrome de dépendance se caractérise par une combinaison de plusieurs symptômes (Tableau 15.1).

Tableau 15.1. Le syndrome de dépendance alcoolique selon le DSM-IV

Perte de contrôle, de la quantité et de la durée de l'alcoolisme.
Désir puissant et compulsif de boire.
Incapacité à réduire la consommation en dessous d'un seuil d'alcoolisation.
Temps significatif passé à boire ou à récupérer des effets de l'alcoolisation.
Poursuite de la consommation malgré la connaissance des problèmes liés à l'alcoolisme.
Tolérance, qui se caractérise par le fait que l'individu a besoin de quantités de plus en plus importantes.
Existence d'un syndrome de sevrage à l'arrêt de l'alcoolisation ; le syndrome de sevrage se définissant par la présence : – d'une hyperactivité végétative (sueurs, tachycardie, palpitations) ; – de tremblements ; – d'une insomnie ou sommeil avec des cauchemars ; – de nausées, de vomissements ; – d'agitation psychomotrice ; – d'hallucinations transitoires.

Mise à part l'alcoolisation chronique, le sauveteur sera confronté régulièrement aussi à des intoxications alcooliques aiguës, qui pourront être dites simples ou pathologiques (*cf.* Fiche bilan n° 27). De même, il pourra se retrouver face aux complications liées au sevrage de l'alcool et que l'on appelle *delirium tremens* (*cf.* Fiche bilan n° 25).

1.3 Rappel sur la législation

Ne pouvant passer en revue toute la législation liée à l'alcool, nous verrons succinctement celle se rapportant à l'ivresse publique puisque le sauveteur peut y être confronté et celle concernant la vente dans les débits de boissons et notamment les buvettes, grandes « pourvoyeuses de clients » pour les services de secours certains week-ends. Enfin, nous reproduirons ici un tableau des peines encourues dans le cadre de la violence routière.
Concernant la répression de l'ivresse publique, l'**article L. 3341-1 du Code de la santé publique** stipule que : « *Toute personne trouvée en état d'ivresse dans les rues, chemins, places, cafés, cabarets ou autres lieux publics, est, par mesure de police, conduite à ses frais au poste le plus voisin ou dans une chambre de sûreté, pour y être retenue jusqu'à ce qu'elle ait recouvré la raison.* »
L'**article L. 3342-1** précise, quant à lui, que : « *dans les débits de boissons et tous commerces ou lieux publics, il est interdit de vendre ou d'offrir à titre gratuit à des mineurs de moins de 16 ans des boissons alcooliques à consommer sur place ou à emporter.* »
Les boissons alcooliques sont divisées en cinq catégories qui sont définies à l'**article L. 3321-1** : « *Les boissons sont, en vue de la réglementation de leur fabrication, de leur mise en vente et de leur consommation, réparties en cinq groupes :*
– 1. boissons sans alcool : eaux minérales ou gazéifiées, jus de fruits ou de légumes non fermentés ou ne comportant pas, à la suite d'un début de fermentation, de traces d'alcool supérieures à 1,2 degré, limonades, sirops, infusions, lait, café, thé, chocolat ;
– 2. boissons fermentées non distillées : vin, bière, cidre, poiré, hydromel, auxquelles sont joints les vins doux naturels bénéficiant du régime fiscal des vins, ainsi que les crèmes de cassis et les jus de fruits ou de légumes fermentés comportant de 1,2 à 3 degrés d'alcool ;
– 3. vins doux naturels autres que ceux appartenant au groupe 2, vins de liqueur, apéritifs à base de vin et liqueurs de fraises, framboises, cassis ou cerises, ne titrant pas plus de 18 degrés d'alcool pur ;
– 4. rhums, tafias, alcools provenant de la distillation des vins, cidres, poirés ou fruits, et ne supportant aucune addition d'essence ainsi que liqueurs édulcorées au moyen de sucre, de glucose ou de miel à raison de 400 g minimum par litre pour les liqueurs anisées et de 200 g minimum par litre pour les autres liqueurs et ne contenant pas plus d'un demi-gramme d'essence par litre ;
– 5. toutes les autres boissons alcooliques. »
Article L. 3335-4 : « *La vente et la distribution de boissons des groupes 2 à 5 définis à l'article L. 3321-1 est interdite dans les stades, dans les salles d'éducation physique, les gymnases et d'une manière générale, dans tous les établissements d'activités physiques et sportives.* »
Cependant, il existe une législation spécifique concernant les buvettes, considérées comme des débits temporaires. Décret n° 2001-1070, du 12 novembre 2001 (*Journal Officiel* du 17 novembre) d'application de l'article 18 de la loi des finances pour 2001. Sont concernées par ce décret, trois catégories de buvettes :
– les buvettes sur les stades dites sportives qui ont droit à dix ouvertures annuelles ;
– les buvettes créées par les associations pour les manifestations qu'elles organisent dans la limite de cinq par an ;
– les buvettes créées à l'occasion d'une foire, vente ou fête publique.
Seules les catégories de boissons des premier et deuxième groupes peuvent y être vendues, pour une consommation soit sur place, soit à emporter.
Pour ce qui est de la violence routière, voici dans le tableau 15.2 les peines encourues actuellement et celles prévues lors d'un prochain remaniement. Il est à noter que la loi du 15 avril 1954 concernant l'alcoolique dangereux n'est plus appliquée depuis plusieurs années.

2. Drogues

Mis à part l'alcool, les drogues peuvent, elles aussi, être génératrices de violence.
À causes d'elles, le sauveteur pourra se retrouver schématiquement face à trois cas :
– la violence est liée aux effets de la drogue sur l'organisme ;

Tableau 15.2. Peines encourues lors des violences routières

	Homicide involontaire		Blessures involontaires avec une ITT > à 3 mois		Blessures involontaires avec une ITT < à 3 mois	
	Peines actuelles	*Peines prévues*	*Peines actuelles*	*Peines prévues*	*Peines actuelles*	*Peines prévues*
Simple	3 ans	5 ans	2 ans	3 ans	Amende contraventionnelle	2 ans
Violation délibérée d'une obligation de sécurité	5 ans	7 ans	3 ans	5 ans	1 an	3 ans
Avec alcool	6 ans	7 ans	4 ans	5 ans	2 ans	3 ans
Avec stupéfiants	6 ans	7 ans	4 ans	5 ans	2 ans	3 ans
Absence de permis de conduire	3 ans	7 ans	2 ans	5 ans	Amende contraventionnelle	3 ans
Très grand excès de vitesse	3 ans	7 ans	2 ans	5 ans	Amende contraventionnelle	3 ans
Délit de fuite	6 ans	7 ans	4 ans	5 ans	Amende contraventionnelle	3 ans
Avec deux circonstances aggravantes	10 ans uniquement pour violation délibérée d'une obligation de sécurité + alcool, stupéfiants ou délit de fuite	10 ans	6 ans uniquement pour violation délibérée d'une obligation + alcool, stupéfiants ou délit de fuite	7 ans	3 ans uniquement pour violation délibérée d'une obligation de sécurité + alcool, stupéfiants	5 ans

– la violence est liée à l'acquisition de la drogue ;
– la violence émane du lieu où la drogue est au centre du problème.

Ainsi, une enquête comparative sur plusieurs pays dont la France intitulée « La consommation de drogues illicites et la criminalité : une relation complexe »[2] et menée au Canada en 2001 signifiait que : « concernant les personnes dépendantes de drogues illégales, c'est avant tout la violence liée à la criminalité due à la recherche et l'acquisition de produits psychotropes et au trafic qui suscite toujours crainte et insécurité auprès de la population. De fait, selon les statistiques sur les stupéfiants, sur presque 4 800 personnes interpellées en 1997 pour trafic, contrebande ainsi que consommation de drogues illégales, un délit sur cinq (19 %) avait été commis dans le cadre de la criminalité liée à l'approvisionnement, incluant, dans la plupart des cas, des violences contre des personnes ou des biens. »

D'ailleurs, près de 80 % des détenus qui ont fait usage de drogues illicites le jour où ils ont commis le délit pour lequel ils se sont vus incarcérés, affirmaient que leur consommation avait facilité le passage à l'acte. De ces individus, 83,1 % ont mentionné que cette consommation a eu pour effet d'altérer leur jugement, 33,6 % ont déclaré que la consommation les avait rendus plus enclins à se disputer, et 37 % qu'elle les avait rendus plus agressifs ou plus violents.

2. http ://www.parl.gc.ca/37/1/parlbus/commbus/senate/Com-f/ille-F/library-f/INTRODUCTION#INTRODUCTION

2.1 La violence est liée aux effets de la drogue sur l'organisme

Voici dans le Tableau 15.3, les effets liés aux produits consommés concernant leur degré de potentialisation de la violence ainsi que les principaux signes rencontrés en cas d'intoxication (*cf.* Fiche bilan n° 29).

2.2 La violence est liée à l'acquisition de la drogue

Afin de pouvoir se procurer ses doses, le toxicomane pourra être amené à commettre des actes de violences pour obtenir l'argent qui lui servira ainsi par la suite à pouvoir se ravitailler. Il s'agira souvent de vols mais aussi et/ou d'agressions.

2.3 La violence émane du lieu de la drogue

Des rivalités entre bandes, des règlements de compte entre dealers et/ou clients pourront être aussi source de violence. Ainsi, bagarres, rixes avec ou non utilisation d'armes blanches ou à feu entraîneront, là aussi, des actes de violences assortis de blessures et de traumatismes parfois très graves pouvant mettre en jeu le pronostic vital.

2.4 Rappel sur la législation[3]

2.4.1 Définition juridique

Déjà, il faut savoir qu'il n'existe pas de définition juridique des drogues. La notion de « drogue » ne figure pas dans la loi parce qu'il n'y a pas un régime juridique commun à l'ensemble des « drogues ». Toutefois, dans le langage courant les « drogues » regroupent les différentes substances qui modifient le fonctionnement du système nerveux central et peuvent provoquer une dépendance. L'alcool et le tabac sont qualifiés de drogues licites parce que leur commerce et leur usage sont admis. Les stupéfiants sont qualifiés de drogues illicites parce que leur commerce ou leur usage sont interdits, sauf à des fins médicales et scientifiques.

2.4.2 Substances classées comme stupéfiants

Cependant, il existe une liste établie par un arrêté du ministre de la Santé, de plus de 170 plantes et substances stupéfiantes. La décision de classer une plante ou une substance sur cette liste est prise en tenant compte de son danger potentiel pour la santé humaine et du risque d'abus que sa consommation suscite. Il existe également un classement international

Tableau 15.3. Drogues illicites et leur rapport à la violence

Drogues	Rapport à la violence ou l'agressivité
Cannabis	Le cannabis est psychodysleptique, c'est-à-dire capable de produire les symptômes de certaines psychoses ou des hallucinations, un passage à l'acte violent est donc toujours possible.
Héroïne	À l'instar du cannabis, l'héroïne aurait généralement pour effet de réduire la volonté d'utiliser la violence. Dans certains cas cependant, il semble que des comportements agités ou impulsifs puissent survenir au cours d'une période de sevrage.
Cocaïne	La cocaïne a pour principale propriété de stimuler le système nerveux central. Une consommation abusive de cette drogue pourrait donc occasionner une paranoïa. Cette réaction semble toutefois peu fréquente parmi l'ensemble des consommateurs de cocaïne. Certains soutiennent que la consommation de cette drogue peut également occasionner une irritabilité et de l'anxiété chez le consommateur, surtout à la fin d'une période d'intoxication.
PCP = mescaline	Le PCP est reconnu pour ses propriétés multiples (hallucinogènes, analgésiques et anesthésiques). Comme la cocaïne, cette drogue stimule le système nerveux central, il s'agirait, après l'alcool, de la drogue la plus souvent associée à la violence.
LSD	le LSD est reconnu pour ses propriétés hallucinogènes. Cette drogue pourrait conséquemment engendrer des comportements bizarres et violents.
Amphétamines et ecstasy	Comme la cocaïne, cette drogue a pour principale propriété de stimuler le système nerveux central. Une consommation abusive pourrait ainsi engendrer une paranoïa, une irritabilité, de l'anxiété et même une psychose toxique.

3. http ://membres.lycos.fr/caat/toxicomanie/loi.htm

des stupéfiants établi par les Nations Unies sur avis de l'Organisation mondiale de la santé. La liste française des stupéfiants inclut toutes les plantes et substances classées par les conventions internationales de l'ONU.

Article L 5132-1 du Code de la santé publique : *« Sont comprises comme substances vénéneuses :*

– les substances dangereuses classées selon les catégories définies à l'article L. 5132-2 ;

– les substances stupéfiantes ;

– les substances psychotropes ;

– les substances inscrites sur la liste I et la liste II définies à l'article L. 5132-6.

On entend par "substances" les éléments chimiques et leurs composés comme ils se présentent à l'état naturel ou tels qu'ils sont produits par l'industrie, contenant éventuellement tout additif nécessaire à leur mise sur le marché. On entend par "préparations" les mélanges ou solutions composés de deux substances ou plus. »

Article L 5132-7 CSP : *« Les plantes, substances ou préparations vénéneuses sont classées comme stupéfiants ou comme psychotropes ou sont inscrites sur les listes I et II par arrêté du ministre chargé de la Santé pris sur proposition du directeur général de l'Agence française de sécurité sanitaire des produits de santé. »*

2.4.3 Répression du trafic de stupéfiants

La loi du 31 décembre 1970 constitue le cadre légal dans lequel s'inscrit la politique française de lutte contre les drogues. Cette loi réprime l'usage et le trafic de stupéfiants, en distinguant clairement ces deux aspects et repose sur quatre axes :

– répression sévère du trafic et de ses profits ;

– pénalisation de l'usage ;

– alternative de soin à la sanction de l'usage (injonction thérapeutique) ;

– interdiction de la publicité pour l'usage et le trafic des stupéfiants, assimilée à une provocation.

La loi ne fait aucune différence entre les divers produits stupéfiants et s'applique indifféremment à chacun d'eux.

Les dispositions de la loi, relatives au trafic de produits stupéfiants, sont regroupées dans les articles 222-34 et suivants du Code pénal. Quant à l'usage, ainsi que la présentation favorable des stupéfiants, ils sont visés aux articles L628 et L 630 du Code de la santé publique. L'article L.627 fixe les règles du commerce licite des substances ou plantes classées stupéfiants. L'article L.3421-1 du Code de la santé publique sanctionne l'usage illicite de stupéfiants d'une peine maximale de 1 an d'emprisonnement ou d'une amende. On distingue, en général, le consommateur du revendeur du trafiquant. Voilà ce qui en fait les différences.

Le consommateur ou usager de produit stupéfiant peut encourir, selon l'article L628 du Code de la santé publique, des peines pouvant aller jusqu'à 1 an d'emprisonnement et/ou 3 750 euros d'amende.

L'usager revendeur, c'est-à-dire le toxicomane qui, pour subvenir à ses besoins en drogue, vend des produits, est puni comme un « vendeur ».

Le détenteur est celui qui est trouvé en possession d'un produit stupéfiant (222-37 du Code pénal), ou celui qui en facilite l'usage (ex. ordonnance fictive ou de complaisance), il risque des peines allant jusqu'à 10 ans d'emprisonnement et/ou 7,5 millions d'euros d'amende.

Le vendeur ou « *dealer* », celui qui vend ou donne de la drogue à un consommateur, peut encourir jusqu'à 5 ans d'emprisonnement et/ou 75 000 euros d'amende (article 222-39 du Code pénal, 1er alinéa).

Les trafiquants. Tous les actes intervenant dans le trafic de drogue, depuis les lieux de production jusqu'aux lieux de distribution, que ces actes soient le fait d'un groupe organisé ou d'un individu isolé, sont classés comme des crimes et passibles de peines très lourdes.

Ainsi, la production, la fabrication, l'importation, l'exportation, le transport, la vente, l'achat, l'offre, l'emploi illicites de produits stupéfiants exposent à des peines pouvant aller de 10 ans de prison jusqu'à la réclusion criminelle à perpétuité et à 7,5 millions d'euros d'amende (article 222-34,35,37, alinéa 1 du Code pénal).

Les condamnations pour trafic de stupéfiants sont accompagnées de peines complémentaires et accessoires telles que la confiscation des biens, la suspension ou l'annulation du permis de conduire, l'interdiction d'exercer certaines professions, la fermeture du débit de boissons (bar, discothèque), l'interdiction de séjour ou l'interdiction du territoire français pour une personne de nationalité étrangère. Cependant, la loi prévoit une diminution, voire une exemption de peine à l'égard de celui (auteur ou complice) qui aura permis de faire cesser un trafic et, le cas échéant, d'en identifier les autres coupables en avertissant les services d'enquêtes et les autorités judiciaires.

2.4.4 Répression en cas de violence routière

Pour ce qui est de la violence routière, le 23 janvier 2003, l'Assemblée nationale a voté une loi punissant la conduite sous emprise de stupéfiant de peine pouvant atteindre 2 ans d'emprisonnement et 4 500 euros d'amende ; lorsque le conducteur cumule l'emprise de drogue et l'emprise d'alcool, la peine peut atteindre 3 ans d'emprisonnement et 9 000 euros d'amende. Cette loi vise également la personne qui guide un jeune en conduite accompagnée et vient en complément de la loi du 31 décembre 1970 qui punit, en tout état de cause, l'usage de stupéfiant.

La loi du 18 juin 1999 prévoit le dépistage systématique des conducteurs impliqués dans un accident mortel pour rechercher la présence et le dosage de stupéfiants.

3. Conclusion

Comme on peut le voir, la violence à laquelle le sauveteur sera confronté sera donc souvent associée à une prise d'alcool ou de drogue. Néanmoins, les risques de violence majeurs restent liés plus à l'alcool qu'aux drogues. L'ivresse pathologique représentant, alors, le plus grand risque de conséquences graves.

L'IVRESSE AIGUË

Calcul du taux d'alcoolémie

La consommation se mesure en nombre de verres, qu'il s'agisse de vin, de bière, d'apéritifs ou de digestifs.
Un verre équivaut à une unité internationale d'alcool, soit 10 g d'alcool pur.
Ainsi pour avoir une idée du taux d'alcoolémie d'une personne, on résout l'équation suivante :

$$\frac{\text{Alcool absorbé (nombre de verres} \times 10\text{ g)}}{\text{Poids de l'individu}} \times 0{,}7 \text{ (poids de l'eau du corps)}$$

On distingue les données suivantes :
- entre 0 et 0,5 g d'alcoolémie : pas de manifestation visible à part les sujets pathologiquement hypersensibles ;
- entre 0,5 et 1 g : baisse des capacités ;
- entre 1 et 1,5 g : 80 à 90 % de sujets manifestent des signes cliniques d'ivresse ;
- entre 1,5 et 2 g : les chiffres passent à 95 % ;
- supérieur à 2 g : l'ivresse est apparente chez tous, avec souvent une succession de trois phases : excitation, ébriété et dépression.

Ivresse simple

Phase	Signes
Excitation psychomotrice Alcoolémie : > 1 et < 2 g	Excitation intellectuelle et motrice, sensation d'euphorie, d'optimisme, de facilité, diminution du contrôle de soi et de la vigilance, propos inconsidérés, humeur labile oscillant entre expansivité et tristesse, voire agressivité.
Ébriété ou d'incoordination Alcoolémie : > à 2 g	Démarche instable, gestes incoordonnés et dissymétriques, parole bredouillante, signes végétatifs (nausées, vomissements, diarrhée). – Sur le plan psychique : accentuation des troubles de la pensée, avec dans l'ordre : incohérence idéique, véritable confusion, altération de la vigilance, somnolence puis torpeur. – Sur le plan neurologique : incoordination motrice, démarche ataxique[4], ébrieuse, instabilité statique et présence de tremblements.
Dépression Alcoolémie : > à 3 g	Grande fatigue avec endormissement fréquent et évolution comateuse, avec insensibilité à toutes les excitations motrices ou sensorielles. Coma profond sans signe de localisation neurologique. – Mydriase aréactive, hypotonie, réflexes ostéotendineux abolis. Baisse du pouls, respiration difficile et stertoreuse[5]. **Attention : hypothermie grave et évolution vers un collapsus cardio-vasculaire mortel possible.**

Signes variables d'un individu à l'autre → surveillance des fonctions vitales + prise de mesures préventives (éviter les traumatismes + parer à l'apparition éventuelle d'une crise comitiale).

4. Démarche ataxique : démarche avec troubles de la motricité liée à l'incoordination des mouvements.
5. Caractérisé par le ronflement, le râle.

Ivresse pathologique

C'est une excitation motrice pouvant être associée à des activités délirantes et hallucinatoires.
Elle est souvent présente lors de l'existence de troubles graves de la personnalité associés (psychopathique et/ou sociopathique, états limites, alcoolisme secondaire aux psychoses chroniques) ou de troubles organiques cérébraux (épilepsie, détérioration intellectuelle débutante).
La désinhibition avec libération d'une agressivité, très importante, sous-tendue par des éléments passionnels, entraîne un risque majeur : dangerosité imminente ou actes suicidaires.
Elle succède à une ingestion récente et massive de l'alcool.
Son évolution sur 24 heures se termine habituellement par un coma.
L'amnésie consécutive est fréquente.
Dès 1890, description classique de trois formes cliniques.

L'ivresse excito-motrice	Raptus[6] impulsif, furieux, à peine annoncé par quelques prodromes[7] : malaises mal définis, céphalées, angoisse. Sujet d'emblée au paroxysme de sa fureur, souvent clastique, entraînant une violence physique incontrôlable. Durée = plusieurs heures possibles. Fin = coma.
L'ivresse hallucinatoire	Forme mineure = distorsion cauchemardesque de la réalité. Majeure = état richement hallucinatoire alimenté par des phénomènes visuels ou auditifs : scènes tragiques mélangées intimement à la réalité : hallucination de flagrant délit d'infidélité, de carnage, de bandes menaçantes ou injurieuses avec possibilité de réactions meurtrières impulsives. **Peut être confondue avec un *delirium tremens*.**
L'ivresse délirante	Réalise le tableau plus calme d'un épisode délirant où s'associent quatre thèmes essentiels : – l'auto-dénonciation délirante qui peut conduire au suicide ; – les thèmes mégalomaniaques ; – les thèmes de jalousie qui peuvent conduire à des réactions homicides ; – les thèmes de persécution qui peuvent entraîner des réactions défensives et agressives. Parfois, l'ivresse délirante est vécue comme une transformation de la personnalité.

6. Impulsion pouvant avoir des conséquences tragiques.
7. Faits qui présagent quelque événement.

LE SYNDROME DE MANQUE

L'état de manque survient généralement après 9 à 10 heures d'abstinence, mais dès 6 heures les premiers signes peuvent apparaître.

Après 6 heures de manque

– Envie de drogue
– Anxiété

Après 8 heures de manque

– Nécessité impérieuse de drogue
– Rhinorrhée + + +
– Larmoiement + + +
– Bâillements

Après 12 heures de manque

– Aggravation des symptômes précédents
– Horripilation + + +
– Frissons + + +
– Mydriase bilatérale
– Douleurs lombaires et/ou abdominales
– Douleurs osseuses et musculaires (tout contact est douloureux, le patient reste prostré, courbé en avant, se tordant les mains)

Après 18/24 heures de manque

– Aggravation des symptômes précédents
– Hypertension artérielle
– Tachycardie
– Fébrilité
– Difficultés respiratoires
– Nausées+++
– Agitation

Après 24/36 heures de manque

– Aggravation
– Fièvre
– Vomissements+++
– Diarrhée+++
– Insomnie sévère

Sont souvent aussi associées : céphalées ou sensation de vertige, pâleurs, hypersudation et hypersalivation.
Le rôle du sauveteur sera, bien évidemment, outre une prise en charge somatique (position antalgique et évacuation sur avis régulation médicale), d'essayer d'établir une relation de confiance, ce qui n'est pas toujours évident dans ce genre de contexte.

PRODUITS STUPÉFIANTS : SIGNES D'INTOXICATION ET OVERDOSE

Signes d'intoxication

Drogues	Signes d'intoxication
Cannabis (THC)	Un taux maximal de THC est obtenu dans le sang environ 20 minutes après inhalation, l'effet durant de 15 minutes à 3 heures selon les individus. Le THC est éliminé à 90 % par les voies urinaires. Signes cliniques de l'intoxication : pupilles dilatées, yeux rouges, bouche sèche, tachycardie. Signes du manque : l'abstinence entraîne après quelques jours une irritabilité et des insomnies. Effets indésirables liés à un usage régulier : un usage chronique peut entraîner de nombreux effets tels que : syndrome amotivationnel, ralentissement de la pensée et de l'activité, confusion verbale, apragmatisme, augmentation du temps de réflexe, incoordination psychomotrice, perte de mémoire, sensation d'anxiété, voire panique et hallucinations chez les sujets psychiquement fragiles. Sur le plan somatique : céphalées, vomissements, troubles cardiovasculaires (tachycardie, hypotension orthostatique, vertiges) et respiratoires (dyspnée, crises d'asthme déclenchées par les allergènes présents dans les préparations de cannabis).
Héroïne	Le surdosage : dépression du SNC[8], dépression respiratoire, myosis. Le sevrage à l'héroïne : survient environ 12 heures après la dernière prise et disparaît habituellement après 48 à 72 heures. La symptomatologie associe : vomissements, diarrhée, agitation, pleurs, insomnie, mydriase, fièvre, transpiration (*cf.* Fiche bilan n° 28).
Cocaïne	La cocaïne provoque : – une contraction de la plupart des vaisseaux sanguins. Les tissus, insuffisamment irrigués, s'appauvrissent et, par conséquent, se nécrosent. C'est souvent le cas de la cloison nasale avec des lésions perforantes chez les usagers réguliers ; – des troubles du rythme cardiaque. Ils peuvent être à l'origine d'accidents cardiaques, notamment chez des personnes fragiles et/ou qui consomment de fortes quantités de tabac. D'autant que la consommation de tabac, comme celle de l'alcool, est souvent augmentée lors des prises de cocaïne. Chez les personnes plus sensibles, l'usage de cocaïne peut provoquer des troubles psychiques, une grande instabilité d'humeur, des délires paranoïdes[9] (notamment au bruit) ou des attaques de panique ; – une augmentation de l'activité psychique et, par conséquent, des insomnies, des amnésies et des phases d'excitation ; – un lever les inhibitions, ce qui peut conduire à commettre des actes de violence, des agressions sexuelles, des dépenses compulsives, etc. La sensation de « toute-puissance » entraînée par la cocaïne en fait un produit qui risque d'engendrer des passages à l'acte ; – attention à l'intoxication chez le passager clandestin qui transporte des boulettes dans son estomac et/ou son tube digestif ; – signes cliniques de l'intoxication très proches de ceux des amphétamines : céphalées, nausées, mydriase, convulsions, coma ; – augmentation de la température centrale jusqu'à 42 °C, rhabdomyolyse (destruction des muscles striés) ; – tachycardie, HTA, troubles du rythme ventriculaire, angor, voire infarctus (augmentation des besoins en O_2 et vasoconstriction). AVC même chez le sujet jeune ; – tachypnée, bronchospasme, OAP lésionnel, pneumothorax.
PCP = mescaline	Agitation, anxiété, crampes abdominales, vomissements, hallucinations visuelles. À haute dose, on observe une chute de tension artérielle, une dépression respiratoire.
LSD	Agitation, confusion, désorientation. Mydriase, tachycardie, tachypnée

8. SNC : Système Nerveux Central.
9. Épisode ou délire paranoïde : crise pendant laquelle un individu est le sujet de délires qui rappellent la paranoïa.

Drogues	Signes d'intoxication
Amphétamines et ecstasy	Très proche de celle de l'intoxication à la cocaïne (principal diagnostic différentiel). Tachycardie, HTA, troubles du rythme. Hyperthermie supérieure à 40 °C (aggravée par la sudation due à la danse pendant plusieurs heures) et déshydratation du fait de la diminution des sensations (soif, douleur), possibilité de danser jusqu'à épuisement. Anxiété, agressivité, agitation. Diminution des capacités auditives et visuelles, convulsions, coma. Secousses involontaires des globes oculaires (nystagmus), mydriase réactive. Hyperventilation, vomissements. Hypertonie musculaire, rhabdomyolyse. Vomissements, nausées, maux de tête, sueurs, vertiges, tremblements, contractures et douleurs musculaires, troubles de la marche et de l'équilibre, troubles sensoriels à type de photophobie et de vision floue, paranoïa, altérations du sommeil, diminutions de l'appétit, difficultés de concentration : ces effets secondaires peuvent persister plusieurs jours après la prise. Complications psychiatriques : la crise d'angoisse aiguë est la complication la plus fréquente. L'ecstasy provoque en outre des épisodes psychotiques pouvant évoluer vers une schizophrénie paranoïde. La drogue étouffe les signaux d'alarme émis par le corps. Les personnes concernées ne se rendent pas compte à temps de leur état et elles ne sont pas non plus en mesure d'agir de manière adéquate pour éviter un problème (dangereux pour les personnes qui souffrent de problèmes cardiaques ou d'asthme). L'ecstasy est un stupéfiant dangereux car il est fabriqué dans des laboratoires clandestins, ce qui explique ces différents composants. En effet, le problème majeur demeure la grande hétérogénéité des substances vendues sous le nom d'ecstasy. Ingurgiter un ecstasy revient à jouer à la roulette russe (« mauvais voyage », ou autres expériences désagréables).
GHB	(*Cf.* fiche bilan n° 38.)
Psilocybine	Drogue extraite de certains champignons. Hallucinations visuelles, mydriase, tachycardie, anxiété, nausées, vomissements, diarrhée.

AVC : accident vasculaire cérébral ; OAP : œdème aigu du poumon ; HTA : hypertension artérielle.

Il en va de la drogue comme de l'alcool, à savoir que son impact sera différent selon le consommateur et qu'il faut bien sûr tenir compte :
– du type de drogue consommée et de la possibilité que plusieurs d'entre elles, différentes, soient consommées en même temps ;
– du mode de consommation, per os ***ou intraveineux direct notamment ;***
– de la dose ingérée ou administrée ;
– du sexe, de la taille et du poids du consommateur ;
– des prédispositions du consommateur, c'est-à-dire ses humeurs, les attentes qu'il a par rapport à sa consommation, son état de santé, etc. ;
– de l'environnement social.

Overdose

L'overdose est un coma par surdosage qui peut entraîner la mort et dont les symptômes varient suivant le produit utilisé : dépresseur ou stimulant.

Le risque de surdosage est plus grand :
– après une période d'abstinence ;
– chez les utilisateurs occasionnels ;
– lorsqu'un produit plus concentré est mis sur le marché.

Les décès semblent dus à l'utilisation de mélanges (polytoxicomanie) qui incluent essentiellement, en marge des opiacés et des psychostimulants, l'alcool et les benzodiazépines.
Les morts sont aussi liées à la consommation d'un produit d'origine inhabituelle ou, dans le cas des opiacés, à la reprise de la drogue après une longue période d'abstinence. Dans ce dernier cas, le danger vient de ce que si la répétition des prises induit une tolérance au produit, une même dose induit des effets moindres. Or, cette tolérance disparaît après une abstinence prolongée.

SOUS-PARTIE

3

Les agressions individuelles hétéro-agressives

LES VIOLENCES CONJUGALES

CHAPITRE 16

Tous les 15 jours, trois femmes sont tuées en France par leur conjoint (14 000/an Russie).
Vingt-cinq pour cent des morts maternelles, lors d'une grossesse, sont secondaires à des violences physiques.
Quarante pour cent des femmes battues rapportent avoir aussi subi des violences conjugales pendant leur grossesse.
Comme on peut le voir à travers ces données chiffrées, la violence conjugale est un phénomène répandu auquel le sauveteur aura obligatoirement affaire dans le cadre de ses activités, mais connaît-il réellement ce type de violence et sait-il le prendre en charge, mis à part effectuer un bilan lésionnel ?
Qu'en est-il de la prise en charge globale de la femme, notamment au niveau psychologique ? D'une femme battue on entendra dire parfois « si elle reste, c'est qu'elle aime ça ! » Nous allons voir, à travers ce chapitre, que cela n'est pas si facile que ça pour elle et que ce genre de phrase toute faite fait partie de préjugés et d'idées préconçues véhiculées par des personnes n'ayant aucune connaissance du problème.
En outre, il ne faut pas oublier qu'il existe des hommes battus et que ce phénomène est encore moins connu que celui des femmes maltraitées.
Nous allons donc étudier ici ce qu'est la violence conjugale, en abordant, dans un premier temps, les violences faites aux femmes puis, dans un second temps, celle subie par les hommes.

1. Définition

L'OMS[1], reprenant les termes adoptés par l'Assemblée générale des Nations unies, donne la définition suivante de la violence à l'égard des femmes : « Tous actes de violences dirigés contre le sexe féminin, et causant ou pouvant causer aux femmes un préjudice ou des souffrances physiques sexuelles ou psychologiques, y compris la menace de tels actes, la contrainte ou la privation arbitraire de liberté, que ce soit dans la vie publique ou privée. »
La violence conjugale peut toucher tous les milieux socio-économiques, quel que soit le statut social, l'âge, le niveau de scolarité, la profession, la race ou la religion.

2. Violences familiales et conjugales

Les sauveteurs, intervenant la plupart du temps lors d'une scène de violence, doivent savoir que celle-ci s'inscrit à la fois dans un processus d'escalade et dans un phénomène cyclique.
Le processus d'escalade est le suivant : des violences psychologiques accompagnées petit à petit de violence verbale. Puis, après les mots viennent les coups, qui malheureusement peuvent parfois déboucher sur un homicide (Figures 16.1 et 16.2).
La violence conjugale est souvent une spirale infernale. Le cycle est composé de quatre phases.

1. Organisation mondiale de la santé.

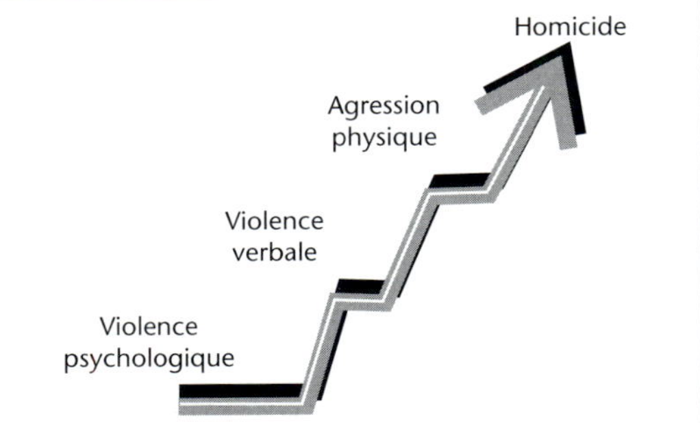

Figure 16.1. L'escalade de la violence.

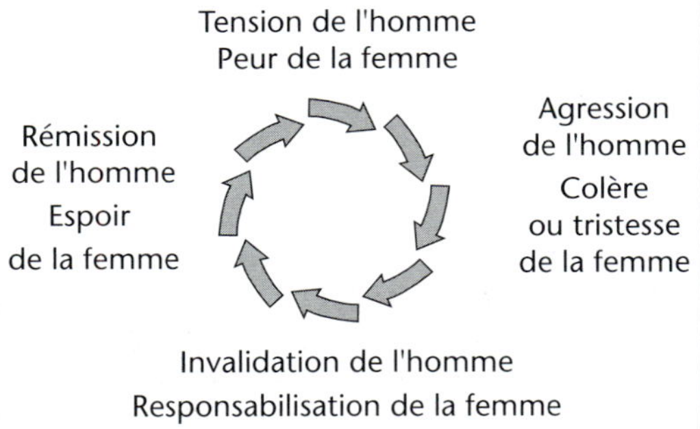

Figure 16.2. Le cycle de la violence.

D'abord une phase de tension de l'homme et une peur de la femme. L'atmosphère devient pesante, l'orage gronde. A lieu alors le passage à l'acte avec l'agression de l'homme, la femme ressentant alors de la colère ou de la tristesse. Une fois le calme revenu, il y a en général invalidation de l'homme et responsabilisation de la femme « Tu vois à quoi tu m'obliges... » dit le mari. S'ensuit alors une période de rémission chez l'homme, ce qui permet à la femme de reprendre espoir, pensant que c'est la dernière fois que cela se produit, que son mari va changer, lui trouvant même parfois des excuses, mais après un temps d'accalmie de durée variable, souvent de plus en plus courte, recommence le cercle vicieux et infernal...
Voyons maintenant les différents types de violence qui existent dans le cas de maltraitance conjugale ou familiale.

2.1 Violence verbale

Il ne s'agit pas de simples querelles entre conjoints mais de réels assauts verbaux de l'homme sur la femme. Cette violence s'exprime donc dans un rapport inégalitaire et se traduit par :
- crier, utiliser un ton brusque et autoritaire pour demander un service ;
- faire des injonctions ;
- interrompre sans cesse l'autre ou lui reprocher de parler, de se taire, de faire ce qu'on n'aime pas ;
- diriger la conversation, ne pas écouter ce que dit l'autre.

2.2 Violence psychologique

Elle est généralement associée à toutes les autres formes de maltraitances. Elle est faite d'insultes, de remarques vexantes, de critiques permanentes sur les pensées ou les actes de la femme.
L'agresseur se présente comme celui qui sait tout, qui dicte ce qu'il faut faire, qui fait passer la femme pour folle. Il utilise le chantage en utilisant les sentiments, les enfants et profère des menaces de représailles, de suicide, de viol, de droit de garde des enfants et de violence.

2.3 Violence économique

Elle est insidieuse mais souvent présente. Cela consiste pour l'homme à empêcher sa femme de travailler, à dévaloriser son travail et/ou à considérer son salaire comme secondaire. C'est aussi lui donner l'interdiction de sortir, d'avoir accès à l'argent du couple, d'avoir un carnet de chèques ou une carte bancaire, distribuer parcimonieusement l'argent pour le ménage et vérifier toutes ses dépenses, voire l'obliger à démissionner ou à changer de type de travail ou enfin à lui verser son salaire.

2.4 Violence sexuelle

C'est souvent la violence la plus secrète et celle vécue comme une des plus humiliantes par la victime car elle est souvent associée au sentiment d'être réduit à l'état de chose. Il s'agit souvent d'une contrainte à la sexualité, ou à une vie sexuelle insatisfaisante, les insultes, les humiliations, ou les rapports sexuels brutaux. La femme peut être prise, ligotée, sodomisée ou pénétrée de force avec un objet, être violée après avoir été battue ou injuriée, être forcée d'agir selon les fantasmes sexuels du conjoint, ou être « prêtée » à un ami pour un rapport sexuel, etc.

2.5 Violence physique

La violence physique est, pour le secouriste, la plus visible et elle est souvent à l'origine de l'appel des secours. Elle se traduit par une empoignade, des coups de pieds ou de poing, des gifles. La victime peut également être frappée avec un objet. On peut lui tirer les cheveux, la brûler, la pincer, l'électrocuter, lui cracher dessus, la défenestrer ou la jeter au sol ou dans les escaliers. Elle peut être séquestrée et être donc empêchée de sortir ou de fuir. On peut lui taper la tête contre les murs, lui déchirer les vêtements, l'étouffer, lui tenir la tête sous l'eau, l'étrangler, l'attaquer à l'arme blanche ou à feu, voire carrément la tuer.

Enfin, il faut savoir qu'en cas de départ du domicile conjugal, pour que l'auteur des violences ne connaisse pas la nouvelle adresse de sa victime ou si celle-ci craint des représailles, elle peut se faire domicilier au commissariat, à la brigade de gendarmerie ou au cabinet de son avocat (article 62-1 du Code de procédure pénale).

Les femmes victimes de maltraitances pourront aussi avoir recours à diverses associations, pour recevoir une l'aide au niveau des démarches à entreprendre, ainsi qu'un soutien psychologique.

3. La femme battue et la loi

Il se peut que la femme battue demande à l'équipe ce qu'elle doit faire : **les sauveteurs n'ont aucun conseil à donner, et cela toujours dans le dessein de rester neutres, mais ils pourront néanmoins lui indiquer les démarches qui s'ouvrent à elle, comme notamment le dépôt de plainte (*cf.* chapitre 13)**. Les sauveteurs pourront aussi indiquer à la victime la nécessité de faire faire un certificat médical initial de constatation des blessures, soit par son généraliste, soit par un médecin des UMJ où là l'acte sera gratuit sur réquisition de police, et sur lequel seront stipulés les jours d'ITT (article 222-13 alinéa 6 CP). Il est important de savoir que ce texte s'applique même en cas de résidence séparée.

Il existe aussi d'autres articles du Code pénal sur lesquels la femme maltraitée peut s'appuyer (222-16, 222-17, 222-18 ; 434-5, 224-1, 222-7, 8,9, et 10, 222-1) (*cf.* Chapitre 13). La victime pourra aussi rassembler des témoignages écrits de parents, amis, voisins afin qu'ils puissent être versés au dossier. Néanmoins, ces témoignages devront être datés et signés et accompagnés de la photocopie de la pièce d'identité du témoin.

4. Victime

Il n'y a pas de profil type de femme maltraitée, ni de réaction type.

On retrouve néanmoins souvent, chez ces femmes maltraitées, une minimisation, voire une négation de la violence, une culpabilité, une emprise. Très souvent, la personne vit dans la peur, se sentant, de plus, dévalorisée. Il existe ainsi plusieurs raisons à l'emprise qu'elle subit :
– elle a perdu toute estime d'elle-même ;
– a aimé ou aime encore cet homme ;
– pense pouvoir changer la situation et modifier le comportement de son conjoint ;
– ne veut pas priver les enfants de leur père et veut préserver l'unité familiale ;
– subit des pressions extérieures et/ou la réprobation de son entourage ;
– est isolée et a très peu d'opportunités pour trouver de l'aide ;
– a peur de la misère et des obstacles matériels à surmonter (hébergement, emploi, nouveau logement) ;
– n'a pas les ressources physiques et psychologiques nécessaires pour entreprendre les recherches ;
– est menacée et a peur des représailles sur elle-même ou sur les enfants ;

– méconnaît ses droits et se montre réticente à affronter les institutions et l'appareil judiciaire ;
– reste et tente de se conformer aux attentes de son mari pour éviter de nouveaux actes de violence.

Face à toutes ces violences subies, l'attitude de la victime sera tantôt craintive, embarrassée au regard fuyant, regardant son mari avant de répondre, parfois elle sera agressive et irritée. Traumatisée, elle sursautera à la moindre stimulation, au moindre bruit, et présentera alors une certaine anxiété, une attitude déprimée ou triste. Ses déclarations seront parfois confuses ou incohérentes. Il pourra y avoir un refus d'expliquer l'origine de ses blessures et exister un délai entre l'accident et la demande de soins.

5. Agresseurs

Pour ce qui est de l'agresseur, dans la majorité des cas, il s'agit du mari, concubin, partenaire régulier. Mais il ne faut pas oublier que la violence des enfants envers les parents existe et qu'ainsi le maltraitant peut être l'un des enfants. Plus rarement, il s'agit d'un autre membre de la famille ou de l'entourage immédiat. Il ne faut pas oublier que ce type de maltraitance existe aussi dans les couples homosexuels féminins, où la partenaire est un offenseur potentiel.

5.1 Violence dans les couples homosexuels féminins

5.1.1 Situation paradoxale

La violence au sein d'une union semble l'apanage du mâle, fruit de la domination masculine, hautement considérée dans nos sociétés patriarcales actuelles. Si la violence réaffirme une image de force et donc de masculinité, pendant que la femme est associée à la notion de douceur, alors comment et où se situe la partenaire agressive d'un couple homosexuel ? En effet, la femme qui frappe sa conjointe est en porte-à-faux, tout d'abord en étant dans une relation homosexuelle et en vivant avec une femme, ensuite en étant une femme qui exprime de la violence, et enfin en n'étant elle-même pas à l'abri de subir un jour la violence, en tant que victime dans une société structurellement misogyne. Une femme qui violente sa compagne, si elle a un minimum de conscience, ne peut que ressentir l'ambiguïté douloureuse de ses actes.

5.1.2 Motivations de l'agresseur

Pourquoi alors s'y laisse-t-elle aller ? Quelle mauvaise force la pousse à agir ainsi ?

▸ Conduite sous l'emprise d'alcool ou de stupéfiants

La consommation d'alcool et de drogue peut, comme chez les hétérosexuels, être une cause déclenchante de violences. De plus, pour l'agresseuse, si elle a été témoin de violences conjugales parentales, et si elle a été victime indirecte de ces violences domestiques, peut s'identifier à l'agresseur et ainsi reproduire les comportements victimaires auxquels, enfant, elle a assisté.

▸ Influence du milieu familial

Dans d'autres cas, l'agresseuse a été victime directe de ces maltraitances parentales. Parfois, la petite fille fut élevée comme un garçon, à la dure. D'autres fois, elle fut bien considérée comme une enfant mais dû subir le vieil adage « Qui aime bien, châtie bien » accompagné du célèbre « C'est pour ton bien ! ». Plus tard, l'enfant maltraitée devient maltraitante, selon la triste loi des répétitions. Outre des violences physiques, on retrouve aussi souvent des violences sexuelles notamment de l'inceste dans le passé de ces femmes brutales.

▸ Homophobie

Victimes de l'homophobie, violence sociale faite à un groupe stigmatisé, la lesbienne (le mot est alors utilisé comme terme péjoratif) est montrée du doigt principalement par les hommes, comme étant une femme qui se démarque des standards traditionnels qui veulent que la femme soit avant tout épouse, mère et éventuellement maîtresse.

Certains de ces machos voudront alors que ces femmes « inférieures » soient punies d'être comme elles sont, en étant violées, voire tuées. Cela procure alors à ces femmes, lors de ces passages à l'acte, le rôle de bouc émissaire. Rejetées, ne pouvant vivre comme elles l'entendent, elles éprouveront alors rancœur et virulence à l'égard de la société. Ne se sentant pas reconnues socialement d'abord en tant que femmes, puis en tant qu'homosexuelles,

elles ne pourront qu'entretenir frustration et rage à l'égard de ceux qui les mettent au banc des parias et des exclues. Ignorées, rabaissées, beaucoup auront du mal à réagir, à se faire entendre, à exprimer leur humiliation. Et comme toute violence qui ne peut être extériorisée est souvent retournée contre soi, elle se traduit alors par des passages à l'acte auto-agressifs (suicide ou tentatives) ou hétéro-agressifs (où là, ironie du vocabulaire, le terme hétéro prend une tout autre signification !) contre d'autres membres de la communauté homosexuelle, le premier élément de ce groupe à disposition étant la partenaire. La violence est ainsi mal dirigée et fait qu'au bout du compte, les lesbiennes s'en prennent à leurs semblables, à elles-mêmes, plutôt qu'à la société oppressive. La violence se fait boomerang.

5.2 Couples hétérosexuels

5.2.1 Incidence

La maltraitance des femmes est un sujet complexe dont la prise en compte est récente puisque la première enquête nationale sur les violences envers les femmes en France (ENVEFF : sur un échantillon de 6 970 femmes de 20 à 59 ans) ne date que de 2000, et a été réalisée par le service de droits des femmes et le secrétariat d'État aux Droits des femmes, suite à la conférence mondiale sur les femmes de 1995 à Pékin.

5.2.2 Facteurs favorisants

À travers tous les cas recensés de violences conjugales hétérosexuelles, on a pu retrouver des paramètres relatifs aux commettants revenant régulièrement et qui sont les suivants. Ils utilisent la violence parce qu'ils ne supportent pas la contradiction. Dans 85 à 95 % des cas, ils sont alcooliques ou sous l'emprise de l'alcool au moment des faits. Ce sont des hommes autoritaires, investis de fonctions de commandement, de responsabilités, souvent psychorigides, psychopathes ou paranoïaques, impulsifs, capables d'actes agressifs irrationnels. Ou bien, il arrive aussi que cela soit des hommes à la personnalité perturbée ayant une piètre estime d'eux-mêmes et ayant alors besoin de compensations narcissiques. Ce peut être aussi des hommes reproduisant à l'âge adulte ce qu'ils ont subi pendant l'enfance ou des migrants qui arrivent de pays où les coutumes sont différentes et où les femmes n'ont pas le même statut qu'en France.

5.2.3 Attitude du sauveteur face à l'auteur de violences conjugales

Devant l'importance et la gravité de la violence subie, le secouriste peut être amené à vouloir réagir face à l'agresseur, il risque alors d'adopter une attitude passionnelle qui serait préjudiciable à une bonne prise en charge. Le sauveteur doit donc se rappeler qu'il doit toujours avoir un certain recul par rapport à ce qu'il est contraint d'affronter, qu'il doit rester neutre afin de pouvoir adopter une attitude professionnelle en ne prenant parti dans aucun conflit et ce, afin de pouvoir mener au mieux son intervention.

5.2.4 Attitude de l'agresseur

L'attitude de l'agresseur sera souvent trop prévenante, il répondra à la place de sa femme ou lui suggérera les réponses et cherchera par tous les moyens à la contrôler par des expressions du visage ou des attitudes intimidantes. Il peut aussi être virulent à l'égard de l'équipe secouriste qui s'occupe de sa femme. Quoi qu'il en soit, il cherchera toujours à s'adapter et à élaborer des stratégies en fonction des réactions de sa partenaire et de l'équipe de sauveteurs.

6. *Hommes battus*

6.1 Formes de violence retrouvées

Comme chez la femme, on retrouve chez l'homme battu, à peu près les mêmes formes de violences :

– *physique*, par des coups, des gifles (avec les bagues !) et des griffures. Violences que l'homme se gardera bien souvent de rendre, car si la femme portait plainte, il lui serait alors facile de retourner la situation en montrant les traces des coups du mari, pouvant de ce fait alléguer que c'est lui qui a commencé, ce qui ne manquerait pas, bien évidemment, d'être cru ;

– *sexuelle*, par la politique du « non » ou faisant en sorte d'induire une frustration et une insatisfaction, violence obligatoirement couplée avec celle psychologique. Il ne semble pas y avoir de contrainte comme pour la femme battue ;

– *psychologique*, elle semble être la forme la plus utilisée car semblant traduire de plus une violence « spécifiquement féminine ». Les procédés employés étant directs ou indirects. Les formes directes consistent principalement par l'utilisation du « non » : se refuser à faire l'amour, boycotter la cuisine en faisant des plats immangeables, se montrer toujours insatisfaite de tout, faire des histoires pour un rien, être toujours dans le soupçon et le contrôle avec un harcèlement permanent sur l'emploi du temps, etc. Les formes indirectes consistent à s'attaquer à ce que l'homme a généralement de plus cher : ses enfants, son chien (en allant jusqu'à le tuer), sa voiture (en rayant la belle carrosserie toute neuve), son travail (par des appels intempestifs et une dévalorisation auprès de la hiérarchie) ;
– *verbale*, dans ce domaine la femme semble avoir un vocabulaire tout aussi choisi que l'homme ;
– *économique*. Le pillage du compte de monsieur n'est alors pas rare.

6.2 Circonstances

Si la violence faite aux femmes se produit généralement en huis clos à la maison, quand c'est la femme qui malmène son mari, elle ne se gêne généralement pas de le faire en public et plus particulièrement dans la sphère professionnelle et amicale (le harcèlement est ainsi total, l'homme n'ayant même plus son travail ou ses amis comme refuge), ce qui apporte un degré supplémentaire d'humiliation.

6.3 Répercussions psychologiques et sociales

Les répercussions de toutes ces violences vont alors être, pour l'homme battu, une vulnérabilité identitaire avec des retombées sur :
– l'estime de soi : vision narcissique dévalorisante et donc sentiment d'humiliation et de déchéance : « Suis-je vraiment un homme pour accepter tout ça ? » ;
– l'image sociale, c'est-à-dire à partir du regard des autres sur lui. « Je découvre qui je suis dans le regard d'autrui » : objet de la conjointe, il peut, en plus, devenir sujet de la risée sociale.

> Être battu invalide l'homme dans son appartenance à la catégorie sociale « homme », ce qui n'a jamais lieu quand la femme est victime de l'homme, son statut social de femme n'étant pas atteint (Sophie Torrent, 2001).

Être un homme battu implique deux attitudes, le cacher ou l'avouer. Dans les deux cas, la douleur psychologique sera présente et sera, de ce fait, soit intériorisée ou extériorisée. Il en va de l'homme battu comme de l'homosexuel : doit-il ou ne doit-il pas faire son « *coming out* », avec tout ce que cela comporte de reactions si on le fait !
Les réponses de l'homme battu face à ce phénomène de violence peuvent être les mêmes que ceux de la femme violentée, à savoir : le déni, la minimisation, la banalisation ou la recherche d'excuses. Avec les mêmes sentiments associés : la culpabilité, le rôle de martyr et la recherche de bénéfices secondaires.

7. Conclusion

Qu'il s'agisse d'hommes ou de femmes battus, il semble important que chaque secouriste puisse avoir quelques notions concernant les violences conjuguales, afin d'éviter tous comportements ou paroles malheureux qui pourraient, lors de leur prise en charge, victimiser secondairement un être qui a déjà beaucoup souffert (*cf.* Fiche n° 30).

Pour en savoir plus

Torrent S. *L'homme battu, un tabou au cœur du tabou*. Québec : Option santé ; 2001.
La délégation régionale aux droits des femmes et à l'égalité (29, rue Barbet-de-Jouy, 75007 Paris) a réalisé plusieurs documents sous la direction de Catherine Morbois et Marie-France Casalis, dont : « Violence sexiste, données de base » ; « Dépister les situations de violence conjugale et évaluer la dangerosité des hommes violents » ; « L'intervention en urgence dans les situations de violence conjugale » ; « Recevoir des femmes confrontées à la violence sexiste », etc.

LA VICTIME DE VIOLENCES CONJUGALES

Régulièrement, les sauveteurs sont appelés à intervenir lors de différends familiaux et doivent alors prendre en charge les victimes de violences conjugales.
Souvent, la personne ne voudra pas avouer aux sauveteurs qu'elle a été victime de coups et blessures volontaires par honte, culpabilité ou peur des représailles (seules 25 % parleraient spontanément de ce qu'elles subissent). Les sauveteurs devront suspecter les violences d'après :
– leur bilan lésionnel ;
– l'attitude de la patiente ;
– l'atttitude de l'agresseur ;
– les questions qu'ils poseront.

Conduite à tenir par le sauveteur

• Ne pas prendre parti.
• Ne pas vouloir réagir face à l'agresseur, si celui-ci est présent : une attitude trop passionnelle du sauveteur serait préjudiciable à une bonne prise en charge.
• Réconforter, chercher à établir un climat de confiance.
• Isoler la patiente sous prétexte de l'examiner (l'agresseur voulant souvent être présent pour maintenir son emprise).
• Inspecter le corps entier et rechercher des anciennes lésions, contusions et hématomes notamment.
• **Penser à faire systématiquement un bilan des enfants présents lors de l'altercation.** Dans 68 % des cas, l'enfant a été témoin des scènes de violence et dans 10 % des cas, la violence a aussi été dirigée contre lui, entraînant des blessures accidentelles (l'enfant reçoit un coup qui ne lui était pas destiné) et/ou des blessures intentionnelles (il est utilisé comme arme ou est lui aussi victime de violence). Les blessures peuvent être de tous types et de localisations différentes.
• Évaluer la gravité de la situation surtout si la patiente refuse l'hospitalisation à partir :
– de la gravité des lésions ;
– du contexte lié à l'alcoolisation du partenaire ;
– du retentissement sur les enfants au foyer, témoins des actes de violences ;
– de la présence de certains facteurs de vulnérabilité (grossesse, troubles mentaux, âge, etc.) ;
– de l'existence de menaces de mort ou d'usage d'armes.
S'il y a toujours refus d'hospitalisation, penser à proposer un éloignement temporaire (prise en charge par famille, voisins, associations).

Bilan lésionnel

• Les lésions traumatiques sont multiples et d'âge différent : érosions, ecchymoses (Figures 6.4, 6.9 et 6.11), hématomes, contusions, plaies, brûlures (Figures 16.3 et 18.6), fractures, hémorragies. Principalement au visage, au crâne, au cou, aux extrémités, ou au contraire dans les zones cachées par des vêtements + organes génitaux + cavité buccale.

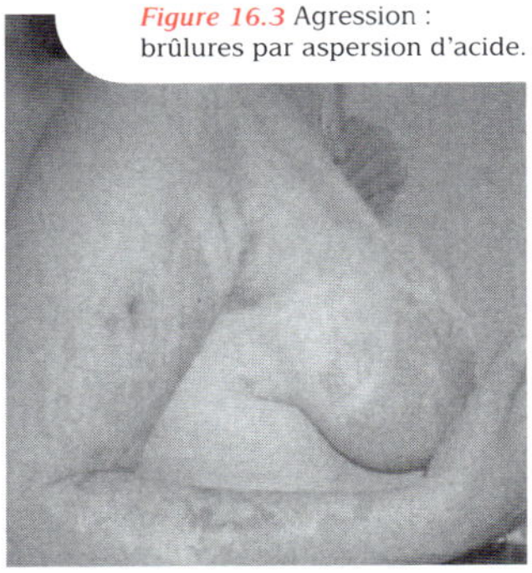

Figure 16.3 Agression : brûlures par aspersion d'acide.

• Les traumatismes dentaires, maxillo-faciaux, ophtalmiques et tympaniques sont fréquents. Il faut alors rechercher des fractures dentaires, des fractures des os propres du nez, des fractures du massif maxillo-facial (mandibule, plancher orbital), des troubles visuels, une baisse de l'acuité auditive unilatérale, des hémorragies buccales, nasales, des otorragies.
• Les douleurs sont principalement abdominales, thoraciques, pelviennes dues aux coups de poing, de pied, mais aussi de genou dans le bas-ventre.
• La difficulté d'ouverture de la bouche est fréquente lors des agressions sexuelles par fellation forcée.
• Les autres troubles sont des palpitations, des douleurs à respirer, des douleurs pelviennes, des céphalées et ceux dus à l'abus de substances (alcool, drogue, médicaments).

Attention :
– aux tentatives de suicides associées ;
– aux personnes présentant des hématomes importants (Figure 6.4) et – rappelons-le – qui suivent un traitement anticoagulant.

Cas de la femme enceinte

La grossesse peut :
– être la conséquence d'un viol conjugal ;
– avoir été décidée par le couple pendant une période d'accalmie de la violence ;
– être la conséquence de l'impossibilité pour la femme d'utiliser une contraception.
Suite aux coups portés, la patiente peut présenter des risques de :
– lésions fœtales par blessures par armes blanches ;
– fausse couche spontanée ou avortement provoqué ;
– menace d'accouchement prématuré ;
– lésions traumatiques de l'abdomen et des seins ;
– hémorragie, rupture utérine, décollement rétroplacentaire.

Dans tous ces cas, il y a urgence de prise en charge médicalisée.

LE SAUVETEUR FACE À LA VICTIME DE SÉGRÉGATION

CHAPITRE 17

Appartenir à une minorité ou à un groupe stigmatisé peut suffire pour devenir victime. C'est ainsi que, souvent, à travers un statut peu enviable de bouc émissaire, des personnes considérées comme faisant partie de populations jugées marginales vont se retrouver dans un véhicule de secours, pris en charge par des sauveteurs, du seul fait d'avoir une vie ou une tête différente. Nous prendrons ainsi trois exemples de ces violences, souvent gratuites : la violence prostitutionnelle, le racisme et l'homophobie.
Nous profiterons aussi de ce chapitre pour aborder les violences en milieu fermé, car les victimes y ont souvent aussi ce fameux rôle de souffre-douleur.
Mais avant tout cela, voyons quelle peut être la réaction des sauveteurs face à la prise en charge d'un homosexuel reconnu ou parfois seulement supposé, ou d'une prostituée.

1. Attitude du sauveteur

Parfois, lors de la prise en charge d'une prostituée ou d'un homosexuel, les sauveteurs pourront se montrer goguenards, narquois ou sardoniques, car aborder dans un but de soins celle qui d'habitude l'est pour un tout autre motif ou celui qui, par ses orientations sexuelles, est différent, leur offrira une image péjorative de l'intervention à mener. Une attitude d'autodéfense sera alors inconsciemment élaborée, se traduisant ainsi souvent par des rires et des plaisanteries plus ou moins graveleuses.
Cette attitude est induite par le fait qu'ici le sauveteur aura l'impression que sa virilité, son image d'homme est remise en cause. De plus, il intervient en groupe, ce qui renforce cette impression, surtout si le nombre d'hommes est important chez les sauveteurs, que cela soit chez les pompiers ou dans les équipes secouristes associatives. Par ailleurs, la moyenne d'âge est relativement jeune avec ce que cela comporte d'immaturité et de gêne concernant tout ce qui touche de près ou de loin au sexe, encore tabou. Cela peut provoquer alors un certain mal-être.
C'est cette même attitude de protection que l'on retrouvera aussi chez certains sauveteurs face à la mort notamment.

2. La prostituée : une victime méconnue

On ne peut pas aborder la maltraitance, et notamment celle faite aux femmes, sans parler du vécu dans ce domaine de la prostituée. Car, s'il y a bien quelqu'un qui les subit toutes, c'est bien cette professionnelle montrée du doigt, celle qui, pour certains, « fait tache dans le paysage », gêne le voisinage, et sur qui éventuellement on s'apitoiera si elle est jeune, blonde et vient de l'Est. Mais qu'elle se fasse trucider et alors, elle ne sera plus qu'un vulgaire sujet de fait divers aussitôt oublié.
Les sauveteurs pouvant intervenir conjointement avec des associations ou des organismes spécialisés dans la prise en charge des prostituées, il paraît intéressant de connaître les éléments qui font de ces femmes des victimes.

S'ils sont mieux intégrés par le sauveteur, ces éléments de victimisation pourront l'aider à effectuer une meilleure prise en charge des femmes maltraitées, issues d'un milieu qu'ils ne connaissent pas.
Que subit la prostituée ? Que ressent-elle, celle que l'on croise parfois près de chez soi de jour comme de nuit, en hiver comme en été, tellement présente qu'elle finit par en devenir transparente, presque invisible ! Une simple chose associée à du mobilier urbain !

2.1 Victimisation

Selon une étude américaine, 68 % des prostituées présenteraient un état de stress post-traumatique (c'est-à-dire les mêmes symptômes ressentis par les vétérans du Vietnam au retour de mission), preuve que de pratiquer le plus vieux métier du monde n'est pas une sinécure !
Effectivement, ces femmes qui se prostituent sont soumises à de nombreux agents victimaires, dont les répercussions sont de trois ordres, physiques et plus particulièrement traumatiques, psychologiques et sociales et peuvent endosser tous les aspects connus de victimes allant de la victime-innocente à la victime-coupable en passant par la victime-consentante :
– victime innocente ou tout du moins naïve, lorsque l'on fait référence à ces jeunes filles à qui l'on promet monts et merveilles, et qui finissent par arpenter le trottoir d'une capitale alors qu'elles croyaient un jour parcourir les podiums des défilés de mode ;
– victime consentante ou présumée comme telle, lorsqu'elle refuse de dénoncer son souteneur ou qu'elle accepte de prendre des coups « par amour » ;
– enfin victime coupable, lorsqu'elle finit par devenir à son tour mère maquerelle et avoir main mise sur d'autres « brebis égarées ».
Quand, dans un couple, une femme est battue par son mari, souvent elle se taira et subira en silence, mais néanmoins recevra généralement de la compassion d'autres femmes, disant qu'elles ne savent pas ce qu'elles feraient si elles étaient à sa place. Cependant, si s'est une prostituée qui subit ces violences en silence, alors là, on dira que ça fait partie du métier tellement cette image de la prostituée battue est banalisée, car c'est bien connu dans tous les films, la prostituée c'est celle qui prend sa raclée journalière sans protester ! Malheureusement ce n'est pas que du cinéma... les coups et blessures font partie des risques du métier à la seule différence qu'ils sont que très rarement considérés comme des accidents de travail !
Effectivement, il n'y a qu'en portant plainte et qu'en consultant en milieu médical que la patiente pourra obtenir un arrêt de travail et une incapacité totale de travail.

> Seulement, rares sont celles qui portent plainte et qui consultent, à moins bien sûr que les lésions soient réellement invalidantes.

Il n'y a pas de procès, pas de réparation, donc pas de préjudice qu'il soit esthétique ou moral. Et pour quelqu'un qui a un métier en contact avec la clientèle, travailler avec des douleurs à la mâchoire, 1'œil au beurre noir ou le bras en écharpe, c'est plutôt délicat ! Alors au pire, se sont des journées qui ne seront pas travaillées, donc sans rentrée financière, ouvrant ainsi droit éventuellement à une correction, une amende ou à une punition infligées par le souteneur pour non-rentabilité... en un mot, le cercle infernal !

2.2 Douleurs endurées

2.2.1 Traumatismes physiques et psychologiques

> Les traumatismes physiques subis sont des plus variés pouvant aller de la simple ecchymose au décès pur et simple par meurtre ou assassinat, en passant par toutes sortes de tortures infligées, laissant des stigmates indélébiles comme le marquage au fer rouge, les tatouages et autres traces cicatricielles : blessures par armes blanches ou à feu, vitriolages, etc.

On peut ainsi comprendre comment, dans de telles conditions, il est alors facile de se sentir diminuée sur le plan psychologique lorsque l'on se sait traitée comme une moins

que rien. Ce sentiment est d'ailleurs renforcé par celui de perte d'identité, lorsque pour exercer cette activité, on doit changer de prénom, voire prendre une nouvelle identité. Comment alors avoir envie de prendre soin de ce corps que plus personne ne respecte !
Le souteneur prend la prostituée pour sa chose, sa propriété et peut décider de livrer son corps en pâture à n'importe qui, sans qu'elle ait un mot à dire !
Elle n'est pour le client qu'un objet, un corps associé à une marchandise, qui comme, toute denrée, se périmera avec les années.
Ce corps, lorsqu'elle le regarde dans une glace, lui rappelle toutes les meurtrissures endurées. Il finit par la rebuter car il la ramène à la réalité de chaque jour et elle a alors envie de l'éliminer pour qu'enfin tout s'arrête, c'est la tentative de suicide.
S'ils peuvent résulter de son « employeur », ces traumatismes physiques peuvent aussi être infligés par un client mécontent de la prestation, un badaud présentant des troubles de la personnalité ou de toute autre personne qui, pour une raison ou une autre, a décidé de s'en prendre aux prostituées : voisins s'estimant gênés par le commerce exercé sous leur fenêtre, agresseurs dans le but de les dévaliser, dealer pressé d'être payé, voire d'autres prostituées défendant leur territoire, etc.
Comme on peut donc le voir, la sécurité physique de la prostituée n'existe pas : elle est une victime potentielle permanente.
Outre les maltraitances physiques, les répercussions sont alors psychologiques, comme on a pu le voir plus haut, mais aussi physiques et fonctionnelles, dues principalement aux séquelles des violences subies, et pouvant entraîner de possibles retombées esthétiques aux lourdes conséquences financières à plus ou moins long terme. Il y a aussi la drogue, prise en plus ou moins grande quantité, qui détruit la santé et fane un corps avant l'heure. Alors le fait de voir ce corps qui se délite journellement, inexorablement, attise l'angoisse et le stress ou bien, au contraire, conduit à un certain désabusement qui ne fait qu'aggraver la spirale infernale. Pour survivre, il y a ces petites pilules que l'on se procure plus ou moins légalement, qui font dormir, oublier ou, au contraire, qui aident à rester performante, tout en vous rongeant de l'intérieur.

2.2.2 Rejet social

Il paraît aussi qu'il ne doit pas y avoir de ségrégation dans le droit au logement ! Seulement louer à une prostituée, c'est comme vivre avec, c'est aller, là encore, au-devant de graves ennuis avec les forces de police et la justice !
En ce qui concerne les forces de police justement, combien de prostituées se sont plaintes de ces interpellations parfois un peu musclées, accompagnées de remarques désagréables, voire insultantes ou humiliantes, de plaisanteries parfois un peu grasses émanant d'agents quelque peu indélicats, voire carrément grossiers, pour qui l'uniforme semble offrir une protection leur permettant d'agir en toute impunité et qui se croient obligés d'en rajouter une couche dans le rabaissement de ces êtres humains ? Les quolibets seront d'autant plus appuyés si la prostituée n'est pas une « vraie femme ». Effectivement, il suffit qu'en plus d'être prostituée, elle fasse partie de la population transgenre, transsexuelle notamment, pour que cela soit source de victimisation supplémentaire, comme si le fait d'être prostituée et de souffrir de problèmes d'identité sexuelle ne suffisait pas.

2.3 Isolement

2.3.1 Absences de liens relationnels

À qui pouvoir parler de tout cela ? À qui se confier :
– le mari ou le concubin ? Tout le monde sait bien que dans ce milieu, l'épaule réconfortante du partenaire n'existe pas, car vivre avec une prostituée c'est s'exposer à de lourdes retombées judiciaires. Ces femmes vivent alors généralement seules ;
– l'enfant, s'il existe, a souvent été placé au mieux dans de la famille, au pire dans un foyer de l'aide sociale à l'enfance, éventuellement dans une famille d'accueil. Cet enfant, de plus, n'a pas toujours été désiré, il peut être issu d'un viol ou d'une relation avec un homme de passage en qui l'on croyait. La prostituée ne le voit que ponctuellement et lui cache bien souvent son métier. Enfin, l'enfant, qui aurait pu naître un jour, n'existe pas car la prostituée s'est fait avorter ou a provoqué une fausse couche, ce qui reste toujours traumatisant pour une femme ;

– la famille, quant à elle, elle est souvent loin, en province voire à l'étranger et de plus, elle n'est pas forcément au courant des activités lucratives de l'enfant du pays. De plus, cet éloignement qu'il soit physique ou moral a parfois été voulu pour fuir une situation difficile, voire insupportable. Lorsque la prostituée arrive d'un autre pays il y a souvent comme victimisation secondaire par le fait qu'elle ne parle pas et/ou ne comprend pas le français ou du moins difficilement, ce qui représente un handicap certain et une difficulté supplémentaire pour s'en sortir surtout si elle est en situation irrégulière.

La prostituée est partie pour oublier, ou du moins tenter de le faire, un passé trop lourd à supporter souvent fait de maltraitances physiques et psychologiques, voire d'inceste ou de viol. Un passé fait de pauvreté, où l'on ne résiste pas à l'appel des lumières de la ville où tout semble plus facile mais où au bout du chemin il n'y a alors, encore, que désillusion !

2.3.2 Difficultés familiales

Cela peut être aussi pour se sauver d'une famille dans laquelle on se sent en opposition, en rébellion. On quitte alors tout pour obtenir son autonomie, mais de mauvaises rencontres font parfois bifurquer des chemins que l'on s'était tracés. Ce destin s'est parfois aussi forgé au gré des galères vécues suite au renvoi du foyer familial. La jeune fille, par exemple, est devenue trop gênante à la maison, elle se pose parfois comme la rivale de sa mère quand celle-ci met tout en œuvre pour changer de vie. Alors, puisqu'on ne cesse de la traiter de pute à la maison pourquoi ne pas y croire, et s'en convaincre en franchissant le cap à l'extérieur ! Ainsi du rejet par la famille à l'autorejet, à l'autodévaluation, là encore, il n'y a qu'un pas qu'il est souvent facile de franchir !

Parfois, la prostituée n'a même pas de famille et peut être une enfant abandonnée à la naissance ou retirée aux parents, ne connaissant alors pour simple famille que les foyers de la Direction départementale des affaires sanitaires et sociales (DDASS).

2.4 Bouc émissaire

2.4.1 Fantasmes et préjugés

La prostituée est souvent le bouc émissaire d'une société, alors, comme tout défouloir ou souffre-douleur, elle est pointée du doigt, car c'est par elle qu'arrive le malheur !

N'est-ce pas elle qui détourne le bon mari du droit chemin ? Même si après tout, elle n'est pas une vraie rivale car elle n'est pas reconnue comme femme à part entière !

N'est-ce pas elle qui favorise la propagation des maladies ? Ça ne peut pas être propre dans sa petite camionnette le long du bois !

N'est-ce pas elle qui dérange à un tel point nos consciences, qu'on ne supporte pas de la voir exercer son soi-disant métier en pleine ville, la reléguant ainsi aux périphéries des cités, sur des avenues sombres où à l'orée des bois, comme jadis on chassait les pestiférés hors des enceintes citadines ? Ces fameuses forêts, où dans l'esprit populaire vivent les pires créatures. N'est-ce pas là d'ailleurs qu'on y rencontre le loup ?

Au mieux, paraît-il pour certains, il faudrait les mettre dans des maisons « spécialisées », rouvrir celles que Marthe Richard a fait fermer, ou bien, comme dans certains pays, les mettre en vitrine, comme la viande fraîche que l'on expose à l'étal d'un boucher !

2.4.2 Esclavage

Il paraît qu'actuellement le travail de nuit des femmes est réglementé, qu'une semaine de travail doit être de 35 heures, que passé un certain âge on a le droit à la retraite et que les lois sont valables pour tout le monde !

Le 27 avril 1848, un décret pris par le gouvernement de l'époque et abolissant l'esclavage stipulait notamment dans deux de ces articles, les choses suivantes :

Art. 1. : « *L'esclavage sera entièrement aboli dans toutes les colonies et possessions françaises, 2 mois après la promulgation du présent décret dans chacune d'elles. À partir de la promulgation du présent décret dans les colonies, tout châtiment corporel, toute vente de personnes non libres seront absolument interdits.* »

Art. 8. : « *À l'avenir, même en pays étranger, il est interdit à tout Français de posséder, d'acheter ou de vendre des esclaves, et de participer, soit directement, soit indirectement, à tout trafic ou exploitation de ce genre. Toute infraction à ces dispositions entraînera la perte de la qualité de citoyen français.* »

Qu'en est-il alors de ces belles phrases et de ces lois aujourd'hui ? Qu'est-ce que l'homme avec

un grand H peut-il bien ressentir lorsque l'on s'aperçoit que rien n'a changé, que ces femmes sont toujours traitées en esclaves, voire comme des animaux, du bétail à travers ces trafics d'êtres humains ? Comment accepter cela et le permettre dans un pays qui fut à l'initiative des droits de l'homme et du citoyen ! N'est-ce pas une citoyenne à part entière, une femme comme les autres, celle qu'on traite de femme de mauvaise vie ou de petite vertu et qui paye ses impôts comme tout le monde ?
Là encore, on voit bien combien la prostituée peut jouer le rôle de bouc émissaire, de cette société qui se sait coupable de ne pouvoir faire appliquer ses lois et qui ainsi en attribue la faute à autrui. Car après tout, n'est ce pas l'offre qui crée la demande ?

2.4.3 Rupture du pacte républicain

Une femme apatride !
Écrivain français, Paul Morand (1888-1976) disait : « Les prostituées sont souvent, après les religieuses, nos meilleures patriotes. »
Depuis la IIIe république, la devise de la France est « Liberté, Égalité, Fraternité ». Mais une prostituée peut-elle se reconnaître à travers ces trois mots ? Peut-elle se sentir intégrée et reconnue dans un pays dans lequel les principes invoqués sont ceux qui sont en premiers bafoués chez elle !
Quelle « Liberté » a-t-elle, lorsqu'elle doit rendre des comptes tant financiers que moraux à quelqu'un qui exerce sur elle une autorité subie et non consentie ou « acceptée » par force et par chantage ? A-t-elle seulement le droit de choisir ses clients, et la liberté d'arrêter quand ça lui chante ? La réponse, tout le monde la connaît.
Que signifie pour elle ce mot « Égalité » alors qu'elle ne doit que subir cette domination masculine en accomplissant des phantasmes qui ne sont pas les siens, qu'elle doit se laisser peloter, tripoter, et se taire, sans avoir le droit de prendre son plaisir en retour. Peut-elle même seulement se sentir l'égale d'une femme quand avant tout on lui rappelle qu'elle n'est rien ? Comment exister lorsque l'on est nié par l'autre ?
« Fraternité », qu'est-ce que ce mot peut bien vouloir dire à quelqu'un à qui l'on refuse de vivre dignement ? Cette femme que l'on refuse de voir, comme le SDF dont la présence nous dérange et nous interpelle dans notre fort intérieur en allumant en nous une petite flamme que l'on appelle la honte et que l'on essaye d'éteindre en détournant le regard ! Comment parler de fraternité quand ces femmes se font lancer à la figure des bordées d'injures, telle une lapidation en règle, alors qu'il y a bien longtemps, un homme aurait dit concernant une d'entre elles prénommée Marie Madeleine : « Que celui qui n'a jamais pêché lui lance la première pierre ! »
Comme on peut le voir à partir de cette évocation rapide des violences subies, très souvent mal supportées, mais toujours endurées corporellement et moralement, combien la victimisation de la prostituée est importante et à quel point les retombées physiques et sociales peuvent être considérables, entraînant systématiquement des conséquences psychologiques graves, voire mortelles.
La prostituée est donc bien une victime à part entière et en cela, elle se doit d'être considérée et reconnue comme telle, avec tout le respect qu'impose malheureusement ce statut et en n'oubliant jamais que derrière la prostituée, il y a avant tout un être humain, une femme à part entière.

3. *Racisme*

3.1 DÉFINITIONS

3.1.1 Antisémitisme[1]

On attribue généralement l'origine de ce mot à l'allemand « *Antisemitismus* », mot créé en 1879 par le journaliste Wilhelm Marr dans son pamphlet antijuif : « Victoire du judaïsme sur la germanité considérée d'un point de vue non confessionnel ». Dans le langage courant, l'antisémitisme désigne la haine envers le peuple juif. Le terme antisémitisme est en fait étymologiquement impropre à définir cette haine car sémite désigne un groupe de langage (et non un groupe ethnique ou religieux) dont font partie les langues hébraïque et arabe. Considérer un Arabe comme étant antisémite serait littéralement un contresens. Cette erreur linguistique est due à l'ignorance de l'inventeur du terme, dans l'esprit duquel sémite désignait le peuple juif. En

1. http ://encyclopedie.sytes.net

conséquence, le terme est entré dans le langage avec le sens d'antijudaïsme, qu'il supplante dans l'usage. L'antisémitisme fait l'amalgame entre la religion juive et le peuple hébreu.

3.1.2 Racisme

Le racisme est une idéologie qui repose sur une théorie établissant un lien direct entre l'appartenance supposée d'un être humain à une race (ou sous-espèce) et ses autres qualités. Dans le langage courant, on utilise le mot racisme pour parler de discriminations fondées sur des critères arbitraires, même si elles ne font pas référence à la notion de race. Par exemple, une discrimination basée sur une religion (ex. : racisme anti-juif), une nationalité, une ethnie, un groupe social ou un mode de vie.

3.1.3 Xénophobie

Le mot xénophobie est composé des racines grecques *xéno*, « ce qui vient de l'extérieur » et *phobie*, « la peur ». Ce mot définit donc littéralement, « la peur de ce qui vient de l'extérieur ». Dans le langage courant, la xénophobie fait référence à la peur cliniquement reproductible de l'étranger, c'est-à-dire, par abus de langage, de celui qui ne possède pas la même nationalité. Le concept de xénophobie est souvent confondu avec le racisme.

3.2 Violences et loi

3.2.1 Formes de violences

Tous types de violences peuvent être retrouvés, allant de l'insulte au meurtre. Les principales victimes sont généralement les Maghrébins et les Juifs. Dans le cas de ces derniers, la violence individuelle peut être couplée à des actes terroristes dirigés contre des synagogues ou des écoles.

3.2.2 Culpabilité des victimes

Que cela soit pour le racisme ou l'homophobie, le sauveteur aura souvent face à lui des victimes pouvant éprouver de la honte et de la culpabilité. Ces victimes ayant aussi souvent des doutes sur les poursuites pénales éventuelles en cas de dépôt de plainte. Ce qui fait qu'elles hésitent souvent à en déposer une.

3.2.3 Volet répressif[2]

Cependant, il faut savoir que la loi n° 2003-88 du 3 février 2003, visant à aggraver les peines punissant les infractions à caractère raciste, antisémite ou xénophobe a été mise en place. Elle insère plusieurs nouveaux articles dans le Code pénal, dans le but de rendre plus lourdes les peines encourues pour un crime ou un délit commis pour ces motifs.

Est désormais considérée comme une circonstance aggravante le fait d'avoir commis un crime ou un délit pour un motif raciste, antisémite ou xénophobe (article 132-76 CP).

La peine encourue pour un crime ou un délit, par exemple des coups et blessures, est donc alourdie dans ces cas (*cf.* les critères de l'article 225-1). La circonstance aggravante est constituée quand l'infraction commise a été accompagnée (avant, après ou pendant) d'actes de toute nature portant atteinte à l'honneur ou à la considération de la victime ou d'un groupe de personnes dont elle fait partie, à raison de leur appartenance ou non appartenance à une ethnie, une nation, une race ou une religion déterminée. Ces actes peuvent être des paroles, des images, des écrits… :

– meurtre : la sanction peut aller jusqu'à la prison à perpétuité, au lieu de 30 ans (article 221-4 6° CP) ;

– torture : la sanction pour tortures et actes de barbarie peut aller jusqu'à 20 ans de prison, au lieu de 15 (article 222-3 5° bis) ;

– violences :

• violences qui ont entraîné la mort sans intention de la donner : la sanction peut aller jusqu'à 20 ans de prison, au lieu de 15 (article 222-8 5° bis) ;

• violences qui ont entraîné des mutilations ou une infirmité permanente : la sanction passe de 10 à 15 ans de prison et à 150 000 euros d'amende (article 222-10 5° bis) ;

• violences qui ont entraîné une incapacité totale de travail pendant plus de 8 jours : la sanction va jusqu'à 5 ans de prison, au lieu de 3 et 75 000 euros d'amende, au lieu de 45 000 (article 222-12 5° bis) ;

• violences qui ont entraîné une incapacité de travail inférieure ou égale à 8 jours ou n'ayant entraîné aucune incapacité de travail : la sanction peut aller jusqu'à 3 ans de prison et 45 000 euros d'amende (article 222-13 5° bis) ;

2. Le lecteur est aussi invité à se reporter au chapitre 4 : dispositions concernant la lutte contre les discriminations de la loi du 9 mars 2004, dite loi Perben II, afin de voir les modifications récemment apportées.

– destruction, dégradation, détérioration de biens : le fait de détruire, dégrader ou détériorer un bien appartenant à autrui : la sanction peut aller jusqu'à 3 ans de prison, au lieu de 2 ans et 45 000 euros d'amende, au lieu de 30 000 (article 322-2). Si le bien est un lieu de culte, un établissement scolaire, éducatif ou de loisirs ou un véhicule transportant des enfants : la sanction peut aller jusqu'à 5 ans de prison et 75 000 euros d'amende (article 322-3). Enfin, si l'acte est perpétré grâce à une substance explosive, un incendie ou tout autre moyen de nature à créer un danger pour les personnes : la sanction peut aller jusqu'à 20 ans de prison, au lieu de 10 et 150 000 euros d'amende. La victime pouvant être le propriétaire du bien ou simplement celui qui l'utilisait au moment de l'infraction (article 322-8 3°).

4. Homophobie

4.1 Définition

Comme pour le racisme, on retrouve les mêmes types de violence. L'homophobie n'étant qu'une forme de racisme à l'encontre des homosexuels.

4.2 Formes de violence

La forme la plus basique et la plus courante reste bien évidemment les violences verbales au point que le terme de « PD » est devenu presque banal, ne s'adressant pas forcément à des homosexuels, mais au tout-venant. Cette insulte ne faisant que reposer sur un syllogisme : effectivement, être homosexuel (PD) est la pire des choses qui puisse arriver à un homme. Mon ennemi est celui à qui je peux souhaiter le pire, donc mon ennemi est PD ! CQFD !

Les plaisanteries de mauvais goût liées à l'homosexualité sont légion, comme il a pu y en avoir sur les Belges ou les blondes à une époque, toujours sur un mode ironique afin de stigmatiser le groupe à atteindre. De plus, ces « traits d'humour » sont souvent dirigés vers un type d'homosexuel : l'efféminé. Cette image de l'homosexuel étant souvent mise en avant comme s'il représentait la majorité des gens appartenant à ce groupe, alors qu'il n'en est qu'une minorité. C'est la fustigation par la caricature !

4.3 Préjugés homophobes

L'homosexuel ou le gay[3] est aussi associé à certaines maladies comme le SIDA ou la pédophilie. L'amalgame ainsi fait servant à jeter l'opprobre sur l'ensemble de la communauté. Ainsi par manque de connaissances et/ou à cause d'informations erronées, la peur se traduit par des insultes mais aussi par des attitudes d'évitement ou de rejet. C'est un mécanisme de défense bien connu ! L'homosexuel prend ainsi le rôle de bouc émissaire, celui par qui le malheur arrive et qu'il faut éliminer[4] !

4.4 Discrimination

D'ailleurs pendant la guerre ne portait-il pas un triangle rose comme d'autres portaient une étoile jaune ? Ce n'est d'ailleurs que le 26 avril 2001, c'est-à-dire que très récemment, que fut reconnue officiellement la déportation des homosexuels pendant la Seconde Guerre mondiale.

La mise à l'écart est aussi renforcée par les institutions et les lois qui discriminent ce type de population. Heureusement, les **articles 225-1 et 225-2 du Code pénal** tentent de venir contrebalancer tout cela, en ces termes : « *Constitue une discrimination, toute distinction opérée entre les personnes physiques à raison de leur origine, de leur sexe, de leur situation de famille, de leur état de santé, de leur handicap, de leurs mœurs, de leurs opinions politiques, de leurs activités syndicales, de leur appartenance ou de leur non-appartenance, vraie ou supposée, à une ethnie, une nation, une race ou une religion déterminée. Constitue une discrimination, toute distinction opérée entre les personnes morales à raison de l'origine, du sexe, de la situation de famille, de l'état de santé,*

3. Le terme de « gay » désigne spécifiquement un homme dont l'homosexualité est vécue de façon ouverte, et qui manifeste dans la vie quotidienne son orientation sexuelle. Ce terme anglo-américain serait issu du provençal du XIVe siècle. On désignait alors ainsi l'art des troubadours, liés aux Albigeois et d'une grande liberté de mœurs. Flora Leroy-Fargeot.

4. Même processus déjà vu concernant les prostituées : voir infra.

du handicap, des mœurs, des opinions politiques, des activités syndicales, de l'appartenance ou de la non-appartenance, vraie ou supposée, à une ethnie, une nation, une race ou une religion déterminée des membres ou de certains membres de ces personnes morales. »

« La discrimination définie à l'article 225-1, commise à l'égard d'une personne physique ou morale, est punie de 2 ans d'emprisonnement et de 30 000 € d'amende lorsqu'elle consiste :

– à refuser la fourniture d'un bien ou d'un service ;

– à entraver l'exercice normal d'une activité économique quelconque ;

– à refuser d'embaucher, à sanctionner ou à licencier une personne ;

– à subordonner la fourniture d'un bien ou d'un service à une condition fondée sur l'un des éléments visés à l'article 225-1 ;

– à subordonner une offre d'emploi à une condition fondée sur l'un des éléments visés à l'article 225-1. »

4.5 Droit à la différence

Malgré tout, un présupposé veut que tout le monde soit hétérosexuel et on a tendance alors à oublier la minorité homosexuelle à laquelle on pourrait rajouter la communauté transgenre. Ce présupposé étant à rapprocher de celui qui veut que tout le monde soit bien portant, et physiquement « normal », mettant ainsi de côté quasiment toutes formes de handicap.

Où en est alors le droit à la différence ? Combien même cette différence n'est pas voulue mais subie ! On ne choisit pas d'être homosexuel comme on ne choisit pas d'être hétérosexuel ! Et si certains se suicident parce qu'ils ne supportent pas leur orientation sexuelle, c'est bien que celle-ci leur est « imposée », car s'ils avaient pu avoir le choix, ils auraient alors très certainement choisi celle plus traditionnelle et n'arriveraient pas ainsi à d'aussi funestes fins. Et c'est ainsi que de la violence des autres, on crée sa propre violence. Les homosexuels eux-mêmes intériorisent les préjugés, les normes sociales homophobes et en viennent à se dévaloriser, voire à se détester eux-mêmes, à déprécier, voire à abhorrer les homosexuels de leur entourage.

Comme on le voit, l'image que l'on peut renvoyer ou le regard de l'autre, tout simplement, peuvent devenir victimaires, victimisation d'autant plus terrible qu'elle est associée à des insultes ou à des attaques physiques.

5. Milieux fermés

5.1 Différence entre brimade et torture

La brimade est mesure vexatoire et inutile, nous dit *Le Petit Larousse*. Certains adeptes des pratiques sadomasochistes allant jusqu'à déclarer : « Le but d'une brimade est de tourmenter le sujet déjà soumis. Cela doit le déstabiliser, et par la même occasion au moins l'incommoder, voire lui infliger une douleur. Attention, ne pas confondre brimade qui est plus une vacherie (ou un bizutage) avec une torture qui est faite sciemment, dans le but de faire mal, pour obtenir quelque chose[5]... Tout acte de torture est inadmissible, et doit être formellement proscrit. Il s'agit d'une dégradation pour celui qui la commet, et qui ne peut plus prétendre à figurer au rang des êtres humains. La brimade, même si elle peut prendre la même apparence qu'une torture, est un acte qui doit rester soumis à une acceptation mutuelle... »

5.2 Règles d'homosocialité

Le point commun entre les lieux-dits fermés c'est que se sont des endroits quasiment exclusivement masculins et où donc, par essence, règne une certaine homosocialité, propice à y vivre des moments empreints d'une certaine homosexualité, qui, si elle n'est pas toujours affirmée, reste malgré tout latente. Il y règne une certaine confraternité marquée et parfois ont lieu des jeux sexuels très marqués comme les concours de « branlette », les concours de celui « qui a la plus grosse » ou qui urine le plus loin, etc., l'imagination dans ce genre de distraction étant parfois sans limite ! Mais c'est souvent et aussi surtout en ces lieux que les hommes apprennent à devenir des hommes. Pour l'armée et l'école, c'est souvent le passage

5. Voir le paragraphe sur la torture au chapitre 34.

de l'adolescence au statut d'homme et pour la prison celui de la transition d'homme à celui de caïd, ce passage se faisant alors par l'initiation des plus jeunes par les plus âgés, ainsi que par l'initiation par mimétisme, celle-ci étant souvent calquée sur des modes de puissance de domination et donc de violence. Ce mode d'apprentissage n'est pas exempt de dérapages notamment dans le domaine sexuel et c'est là que l'on retrouve certaines dérives du bizutage[6], d'agression sexuelle et de viol.

Ainsi, plus on avance à devenir homme, plus on se doit de trouver sa place et de se positionner : soumis ou dominant et donc agressé ou agresseur, mais on ne doit en aucun cas rester neutre. Risquant ainsi pour ceux qui feront alors partie de la classe des « faibles » que l'homosociabilité se transforme en homophobie, induisant que ceux qui ne sont pas acceptés dans le clan des « hommes » seront, par défaut, assimilés à la femme et ainsi traités comme tel, avec tous les sobriquets et moqueries qui vont avec !

Là encore, le refoulé du groupe devenant « de par nature » le bouc émissaire des autres, il est celui qui représente la partie féminine de tous ces « machos » qui le rejettent. Ainsi à travers lui, ils refoulent, combattent et exorcisent, la « femme » qui sommeille en eux.

5.3 Types d'agression

Lorsque l'on étudie le phénomène des hommes agressés sexuellement, on s'aperçoit que la majorité de ces hommes le sont par d'autres hommes qui ne sont pas homosexuels et que, dans ce cas, 56 % des abus sexuels seraient commis par des adolescents (Roger et Terry, 1984), donc souvent par les gens dont l'âge de l'abusé correspond à celui de l'abuseur. Cela signifie que, outre les abus commis au sein de la famille, de la cité, la majorité d'entre eux a lieu au sein des institutions précitées au cours de bizutages ou de mauvais jeux.

Mettre quelqu'un « à poil », faire « une bite au cirage » sous la contrainte psychologique ou la force physique ne sont, paraît-il, pas bien méchants, nous disent, par exemple, les probizutage : ce n'est qu'après tout qu'une « mise à l'air » ! Mais qu'en est-il lorsque celui qui subit cela, a subi dans son enfance des attouchements, voire parfois une ou des agressions sexuelles !

Que dire aussi de celui à qui « pour de rire » on va enfoncer un balai dans l'anus et qui aura peut-être vécu dans son enfance un viol pédophile ? Mais là ce n'est pas un viol, ce sont juste de vilains garnements qui voulaient s'amuser pour tromper l'ennui ou parce qu'ils avaient trop bu. On ne va quand même pas les juger et leur infliger entre 5 et 10 ans de prison pour un simple « jeu » et leur briser ainsi leur prometteuse carrière ! Mais qu'en est-il alors de celui qui aura vécu cet outrage ? S'il se plaint, c'est qu'il n'aura pas beaucoup d'humour !... Après tout qu'est-ce qui l'empêchait de faire partie de ses tortionnaires ! S'il avait été plus ceci ou plus cela, il aurait fait partie de la bande et c'est lui qui aurait pu le faire subir à un autre ! Donc si c'est à lui que c'est arrivé, c'est bien qu'il y avait une raison et de plus, s'il a vécu des attouchements dans son enfance, si c'est toujours sur lui que ça tombe, la raison se confirme : c'est qu'il aime ça et qu'il doit le chercher ! Réflexion combien simpliste aux retombées souvent tragiques, mais qui malgré tout continue d'être entendue, même de personnes ayant un certain niveau d'études ! Comme quoi, ce ne sont pas toujours les connaissances qui forment la raison !

De plus, il faut noter que parfois un garçon ou un homme abusé peut ressentir un orgasme ou présenter une érection, ce qui fera alors dire ou penser à ses tortionnaires qu'il est consentant et ressent du plaisir. Seulement il ne s'agit là que d'une réaction physiologique qui ne signifie aucunement que la personne a ressenti du plaisir ! Attitude et vécu qui, au contraire, seront souvent source de honte de la part de l'abusé qui a pu montrer une telle réaction !

5.4 Loi du silence

Partout, le silence est le même, mû par les mêmes vecteurs, la crainte, la honte et la culpabilité. Comment un jeune étudiant, un détenu, ou un jeune engagé peuvent-ils oser dire sans avoir honte qu'ils ont dû s'exposer nus devant d'autres ? Il y a quand même une différence

6. Voir le paragraphe sur le bizutage au Chapitre 19.

notable entre se mettre nu entre hommes, (douches communes, vestiaires, chambres partagées) où la nudité est vécue de manière tout à fait naturelle et devoir s'exhiber de façon non consentie parfois devant les mêmes personnes ! Cela oblige, aussi, à ressentir le sentiment d'être une poule mouillée, de ne pas « être un homme » car on n'a pas su se « monter à la hauteur » dans une telle situation.
On ressent de la culpabilité d'avoir peut-être engendré cette attitude d'autrui car on paraît plus frêle, plus fragile, inférieur, car après tout, n'est-il pas plus facile de s'attaquer aux plus faibles et aux plus soumis que soi !
Et il y a aussi la crainte de ne pas être cru, d'être la risée des autres si l'on se plaint, et la peur que les personnes à qui l'on s'adresse puissent être les complices passifs des principaux auteurs des faits. Existe aussi la peur des représailles éventuelles, souvent psychologiques, c'est-à-dire : de ne pas « être intégré » au groupe, d'être montrer du doigt et mis à l'index. Mais il ne faut pas oublier que ces représailles peuvent aussi être physiques. Alors il faut mieux encore, pour certains, souffrir que de subir l'indifférence, la mise au placard ou des violences pires encore que celles endurées lors des brimades et des vexations.

5.5 Ressentis différents de la part des agressés

Nous avons vu combien certaines pratiques peuvent être traumatisantes pour certains qui les subissent, alors qu'il faut savoir, tout de même, que pour d'autres cela ne laissera aucune trace psychologique et qu'ils trouveront cela plutôt sympathique et quelque peu ludique ! Effectivement, certains agissements peuvent être ressentis agréablement s'ils sont consentis, alors qu'ils seront vécus comme traumatiques, s'ils sont imposés, ce qui reprend en partie les dires du début de cet exposé, énoncés par un partisan des pratiques sadomaso. En revanche, s'il y a traumatisme, celui-ci est souvent important car il survient à un moment où le jeune est en pleine élaboration de sa personnalité. Pour le détenu, le fait est souvent lui aussi marquant, car cela arrive à une période où sa personnalité est en train de changer et où il se pose des questions sur son avenir.

6. Conclusion

L'homme serait-il alors réellement un loup pour l'homme ?
La réponse semble être que le loup qui se cache en l'homme ne semble pas reconnaître les prostituées, les homosexuels, ni les hommes issus d'autres cultures comme faisant partie de ses congénères pour oser leur infliger ce qu'il leur fait endurer !
Fasse alors, qu'après ce portrait rapidement brossé de ce que pouvait supporter toutes ces victimes de ségrégation, le sauveteur sache ainsi adopter une attitude digne du rôle qui lui est confié et qu'il puisse aller un peu plus loin dans sa réflexion sur son comportement qui parfois est un peu limite vis-à-vis de toutes ces catégories de personnes qui, même si elles peuvent parfois remettre en cause sa propre image ou son vécu, n'en restent pas moins avant tout des gens qui souffrent.

Tous ces actes subis qui auront indéfectiblement fait naître chez la victime honte et culpabilité engendreront souvent un mutisme qui ne facilitera pas la tâche du sauveteur. À lui alors d'être assez fin psychologue pour « savoir lire entre les lignes » et les silences, afin de faire de sa prise en charge un acte d'empathie et de compréhension.
Faut-il que celui-ci soit mené par un sauveteur homme ou femme ? La réponse est difficile car devant l'un comme l'autre, l'homme blessé dans son statut d'homme, et donc d'une certaine façon dans sa virilité, se sentira démuni, dévalorisé et souvent anéanti, cela valant aussi pour les hommes battus et les victimes de torture. Tout dépend alors de l'attitude du sauveteur et de comment il peut être perçu.
Ainsi une femme sauveteur âgée pourra être perçue comme la mère, ce qui pourra faciliter le contact. Alors qu'un sauveteur homme plus jeune sera vécu comme le fils, celui devant lequel on doit alors se montrer digne, et à qui alors on n'osera pas raconter ces malheurs.
Tout est alors une question de « *feeling* » et de ressenti !

Pour en savoir plus

Ouvrard L. *La prostitution : analyse juridique et choix de politique criminelle.* Paris : L'Harmattan-Sciences criminelles ; 2000. 256 p.
« Identité sexuelle et persécutions », rapport Amnesty international, 2001.

VICTIMES, ASSOCIATIONS ET SERVICE D'AIDE

Cette fiche n'a pour seule prétention que d'informer, succinctement, les sauveteurs sur ce qui existe pour venir en aide aux victimes, afin qu'ils puissent les en informer lors de leur prise en charge.

Associations

Il ne faut pas confondre associations de victimes et associations d'aide aux victimes.

Dans le premier cas ce sont des associations créées par les victimes d'une catastrophe qui se regroupent, pour échanger sur ce qu'ils ont vécu et/ou pour essayer d'avoir un certain poids lors d'un procès.
Dans le second cas, il s'agit de « structures » spécialisées pour venir en aide aux victimes comme c'est le cas notamment de l'**Inavem**, définie comme suit à travers les deux premiers articles de ses nouveaux statuts (juin 2004).

Article 1
L'Institut National d'Aide aux Victimes Et de Médiation (Inavem), fondée le 7 juin 1986, est la Fédération nationale des associations d'aide aux victimes, régies par la loi de 1901, dont les objectifs sont les suivants :
– l'accueil et l'écoute des victimes d'atteintes à la personne ou aux biens ;
– l'aide psychologique, l'information sur les droits et l'accompagnement social des victimes.
Les services des associations susvisées sont proposés à titre gratuit. Une obligation de confidentialité est attachée au contenu des entretiens avec les victimes. Les associations d'aide aux victimes respectent enfin l'autonomie de décision des victimes.
La Fédération est constituée pour une durée illimitée. Elle n'a aucun caractère confessionnel ou politique. Son siège social est fixé à Pantin (Seine Saint-Denis).

Article 2
L'objet de la fédération est de promouvoir et de développer l'aide et l'assistance aux victimes, les pratiques de médiation et tout autre mesure contribuant à améliorer la reconnaissance des victimes.
Plus précisément, les actions de la fédération sont les suivantes :
– 1. organiser, sur l'ensemble du territoire, l'accès de toute personne victime à un service égal, de qualité et de proximité ;
– 2. animer et favoriser la communication et la coordination entre les associations d'aide aux victimes ;
– 3. promouvoir, au niveau local, toute initiative d'aide aux victimes et assister les associations locales pour leur permettre d'assurer au mieux leurs missions ;
– 4. assurer la formation pluridisciplinaire des intervenants des associations d'aide aux victimes ainsi que de toute organisation ou service en relation avec des victimes ;
– 5. développer les recherches et les études en lien avec l'objet de la fédération ;
– 6. proposer toute modification législative ou réglementaire visant à améliorer les droits des victimes ;

– 7. informer l'opinion, les pouvoirs publics et toute organisation concernée de l'objet et des actions de la fédération, et établir des relations partenariales avec tous les secteurs professionnels impliqués ;
– 8. représenter les associations d'aide aux victimes au niveau national, européen et international ;
– 9. promouvoir les travaux, les réflexions et les échanges internationaux dans les domaines d'action de la fédération ;
– 10. veiller au respect et à la mise en œuvre des accords, conventions et autres instruments nationaux, européens et internationaux relatifs aux droits des victimes. »

Services d'aide

Pour ce qui est des SAVU, il s'agit d'une mise en place, à titre expérimental, notamment à Valenciennes (2002), à la demande du ministre délégué à la Ville, Jean-Louis Borloo, de services d'aide d'urgence destinés à aider psychologiquement et administrativement les victimes d'actes de délinquance.

Une équipe composée d'un psychologue et d'un juriste, circulant en voiture, serait appelée à intervenir « soit au commissariat, soit sur la voie publique, soit chez la victime directement dès qu'il y a un incident quelconque afin de prendre en charge psychologiquement et techniquement la victime ». L'équipe pouvant ainsi emmener la victime à l'hôpital ou au commissariat, prévenir ses proches, voire garder ses enfants ou son appartement, l'aider à remplir les formalités administratives…

Actuellement ce projet semble en veille et se pose la question de sa pérennisation.

L'INDEMNISATION DES VICTIMES

Victimes d'actes de terrorisme

La loi n° 86-1020 du 9 septembre 1986 a mis en place un système d'indemnisation des atteintes corporelles subies par les personnes du fait d'actes de terrorisme et d'attentats.

Le fonds de garantie des victimes d'actes de terrorisme et d'autres infractions (FGTI) indemnise toutes les victimes, quelle que soit leur nationalité, d'actes de terrorisme survenus en France à compter du 1er janvier 1985.

Pour les actes de terrorisme survenus à l'étranger, le fonds de garantie indemnise les seules victimes de nationalité française.

L'intervention du fonds de garantie des victimes d'actes de terrorisme et d'autres infractions est soumise à certaines conditions portant notamment sur :

– la nature de l'acte de terrorisme ;
– la date de l'acte de terrorisme ;
– le lieu de l'acte de terrorisme ;
– le délai de saisine du FGTI ;
– les dommages indemnisés.

Pour être qualifié d'acte de terrorisme, l'acte doit réunir deux critères :

– être une infraction en relation avec une entreprise individuelle ou collective ;
– avoir pour but de troubler gravement l'ordre public par l'intimidation ou la terreur.

La victime ou les ayants droit disposent d'un délai de 10 ans à compter de la date de l'acte de terrorisme pour saisir le fonds de garantie.

Le fonds de garantie indemnise intégralement les dommages corporels des victimes blessées et les préjudices moraux et économiques des ayants droit des victimes décédées.

Les dommages aux biens ne sont pas pris en charge par le FGTI, mais par les contrats d'assurance couvrant les biens endommagés.

Victimes d'infractions

Toute personne ayant subi un préjudice grave résultant d'une infraction peut, à certaines conditions, en obtenir l'indemnisation, en s'adressant à la Commission d'Indemnisation des Victimes d'Infraction (CIVI) siégeant dans le ressort de chaque tribunal de grande instance.

Article 706-3 du Code de procédure pénale

« *Toute personne ayant subi un préjudice résultant de faits volontaires ou non, qui présentent le caractère matériel d'une infraction, peut obtenir la réparation intégrale des dommages qui résultent des atteintes à la personne, lorsque sont réunies les conditions suivantes :*

– 1. Ces atteintes n'entrent pas dans le champ d'application de l'article 53 de la loi de financement de la Sécurité sociale pour 2001 (n° 2000-1257 du 23 décembre 2000), ni de l'article L 126-1 du Code des assurances, ni du chapitre Ier de la loi n° 85-677 du 5 juillet 1985 (loi dite Badinter) tendant à l'amélioration de la situation des victimes d'accidents de la circulation et à l'accélération des procédures d'indemnisation et n'ont pas pour origine un acte de chasse ou de destruction des animaux nuisibles ;

– 2. Ces faits :

• soit ont entraîné la mort, une incapacité permanente ou une incapacité totale de travail personnel égale ou supérieure à 1 mois ;

• soit sont prévus et réprimés par les articles 222-22 à 222-30 et 227-25 à 227-27 du Code pénal ;

– 3. La personne lésée est de nationalité française. Dans le cas contraire, les faits ont été commis sur le territoire national et la personne lésée est :
• soit ressortissante d'un État membre de la Communauté économique européenne ;
• soit, sous réserve des traités et accords internationaux, en séjour régulier au jour des faits ou de la demande.
– 4. La réparation peut être refusée ou son montant réduit à raison de la faute de la victime. »

Article 706-13/14 du Code de procédure pénale

« *Toute personne qui, victime d'un vol, d'une escroquerie, d'un abus de confiance, d'une extorsion de fonds ou d'une destruction, d'une dégradation ou d'une détérioration d'un bien lui appartenant, ne peut obtenir à un titre quelconque une réparation ou une indemnisation effective et suffisante de son préjudice, et se trouve de ce fait dans une situation matérielle ou psychologique grave, peut obtenir une indemnité dans les conditions prévues par les articles 706-3 (3e et dernier alinéa) à 706-12, lorsque ses ressources sont inférieures au plafond prévu par l'article 4 de la loi n° 91-647 du 10 juillet 1991 relative à l'aide juridique pour bénéficier de l'aide juridictionnelle partielle, compte tenu, le cas échéant, de ses charges de famille.* »

Dans ce cas, l'indemnité est au maximum égale au triple du montant mensuel de ce plafond de ressources.

Ces dispositions sont aussi applicables aux personnes mentionnées à l'article 706-3 qui, victimes d'une atteinte à la personne prévue par cet article, ne peuvent, à ce titre, prétendre à la réparation intégrale de leur préjudice, les faits générateurs de celui-ci ayant entraîné une incapacité totale de travail inférieure à 1 mois.

LES SÉVICES À MINEURS[1]

CHAPITRE 18

Soixante-quinze mille enfants maltraités, par an, en France. Deux en meurent chaque jour ! Le décès du nourrisson est la deuxième cause de mortalité infantile après la première semaine de vie. Ceux qui se remettent de leurs blessures sont rendus à leur famille dans 90 % des cas.

Ces chiffres à eux seuls sont éloquents et traduisent l'ampleur du problème !

On appelle enfant maltraité : « l'enfant victime de violences physiques, d'abus sexuels, de violences psychologiques, de négligences lourdes ayant des conséquences graves sur son développement physique et psychique ».

Qui maltraite ? Quels sont les facteurs victimaires et les différents types de sévices subis ? Quels sont les signes de cette maltraitance et quelle doit être alors l'attitude des sauveteurs ? C'est ce qui va être abordé au cours de ce chapitre. Les violences sexuelles feront l'objet d'un autre chapitre.

1. Enfant et loi

Afin de protéger les enfants, il existe un important arsenal législatif dont les principaux textes sont les suivants :

– loi n° 89-487 du 10 juillet 1989 relative à la prévention des mauvais traitements à l'égard des mineurs et à la protection de l'enfance ;

– loi n° 98-468 du 17 juin 1998 relative à la prévention et à la répression des infractions sexuelles ainsi qu'à la protection des mineurs ;

– circulaire DAS/DSF 2 n° 98-275 du 5 mai 1998 relative à la prise en compte de situations de maltraitance à enfants au sein des établissements sociaux et médico-sociaux ;

– loi n° 2000-197 du 6 mars 2000 visant à renforcer le rôle de l'école dans la prévention et la détection des faits de mauvais traitements à enfants ;

– circulaire DAS/TS 1 n° 2000-355 du 8 juin 2000 relative à la lutte contre la maltraitance et à la formation des travailleurs sociaux ;

– circulaire DGA 5/SD 2 n° 2002-265 du 30 avril 2002 relative au renforcement des procédures de traitement des signalements de maltraitance et d'abus sexuels envers les enfants et les adultes vulnérables accueillis dans les structures sociales et médico-sociales ;

– loi n° 2000-196 du 6 mars 2000 instituant un défenseur des enfants ;

– circulaire du 21 novembre 2001 portant sur les relations entre le défenseur des enfants et l'autorité judiciaire.

2. Qui maltraite ?

La maltraitance peut être soit effective ou latente, ressurgir ou devenir opérante.

2.1 Personnalités maltraitantes

On retrouve principalement quatre types de personnalité chez les maltraitants ou abuseurs :

– le *psychopathe*, dont la personnalité se traduit par une notion de toute-puissance avec de l'agressivité, de l'impulsivité et une intolérance à la frustration et pour qui l'enfant est un objet dépendant ;

1. Hors agression sexuelle.

– le *paranoïaque*, qui se sent persécuté dès qu'il a à répondre de ses actes et qui n'hésite pas à employer des punitions, des violences éducatives ou des abus sexuels comme le gourou qui se prend pour un initiateur et auquel sont associées parfois des idées délirantes. C'est aussi l'exemple du patriarche autoritaire. L'humiliation subie, la fascination exercée, la culpabilité des victimes font que souvent il n'y a pas de dénonciation ;
– le *pervers*, qui par un sentiment de haine, de déni, de disqualification nie l'existence de l'autre. On retrouve alors une violence psychologique et physique sur un enfant coupé de ses origines (mère célibataire voulue) qui peut être nié, dépersonnalisé à travers une relation fusionnelle, avec une mère possessive qui le vampirise. C'est le cas aussi dans les actes incestueux ;
– le *carencé affectif*, dont la personnalité se traduit principalement par une immaturité, parfois une débilité, une avidité affective, un manque de repères structurants. Les attitudes qui en découlent sont donc souvent une dépendance affective passive avec parfois une agressivité et des jeux sexuels traduisant une quête affective. Ainsi, les notions d'interdits sont souvent méconnues d'où une culpabilité impossible : « Je ne savais pas que c'était mal ! »

2.2 MALTRAITANCE INTRAFAMILIALE

En intrafamilial, ce sont les parents, la fratrie ou les autres membres de la famille (oncle, cousin, etc.) que l'on retrouve comme maltraitants. Les sectes sont aussi estimées comme source de violences « familiales ». Enfin, l'enfant peut aussi être considéré aussi comme inducteur de la violence.

2.2.1 Parents maltraitants

Ainsi pour ce qui est du cas des parents maltraitants, ce sont souvent des personnes carencées avec un manque de confiance en soi, une personnalité peu structurée mais aussi et surtout avec une *inadaptation au stress.* On retrouve aussi souvent une compulsion de répétition. Ces parents considèrent parfois l'enfant comme leur possession ou leur prolongement (par exemple la mère qui voulue être danseuse mais qui n'a pu réaliser son rêve, obligera sa fille à l'être, vivant ainsi sa passion à travers son enfant). On note parfois une décompensation psychotique, une faille et une blessure narcissique qui entraînent une demande affective de la part des parents, les rôles semblant ainsi inversés.

2.2.2 Enfant dans la secte

Concernant les maltraitances subies par les enfants vivant dans les sectes, elles se traduisent généralement par les faits suivants :
– une déscolarisation due à la séquestration et à l'endoctrinement qui sont déjà en eux-mêmes victimaires ;
– un transfert de l'autorité parentale qui entraîne des carences affectives et placement ;
– des châtiments corporels ;
– un travail obligatoire et de la mendicité ;
– une mise en péril de la santé de l'enfant par les refus de soins (vaccinations, soins, transfusion sanguine,...) imposés par la secte, ainsi qu'une mise en danger due aux carences nutritionnelles, en raison des jeûnes ou du végétarisme obligés ;
– des abus sexuels (inceste, relation entre enfants, pédophilie, vidéo, relations obligatoires).

En plus des sévices qui leur sont faits, le paroxysme de l'horreur est atteint lorsque l'enfant est assassiné, soit parce qu'il est donné en offrande et ainsi sacrifié, soit parce qu'il est tué lors des suicides ou massacres collectifs.

2.2.3 Enfant « cause » de sa maltraitance

Ainsi présenté, cela semble surprenant, néanmoins l'enfant peut être, involontairement, la source innocente de ses violences endurées. C'est le cas de l'enfant de remplacement idéalisé et à qui l'association à la personne défunte sera permanente, de sorte, que s'il ne fait pas ce que l'on attend de lui ou s'il ne ressemble pas au modèle de référence, il pourra être rejeté, puni ou délaissé. « Au moins ton frère, lui, il était sage ! Au moins ton frère, lui, il apprenait bien à l'école ! », etc.

Si l'enfant a le malheur d'être issu d'un premier mariage ou d'être apporté dans la corbeille d'un remariage, il pourra alors subir les foudres d'une marâtre ou d'un parâtre.

Parfois aussi, pas de chance pour lui, on voulait une fille et c'est un garçon qui est arrivé, ou inversement et alors il se le verra reproché toute sa vie. On l'espérait « normal »

tant physiquement ou psychologiquement et le voilà handicapé ou homosexuel, qui plus est, efféminé !
Il peut aussi avoir la malchance d'avoir des traits de ressemblance moraux ou physiques avec une personne haïe, être un enfant adultérin ou issu d'un viol et donc, systématiquement, par sa seule présence, rappeler à sa mère le calvaire enduré, etc.

2.3 MALTRAITANCE EXTRAFAMILIALE

En extrafamilial, on retrouve l'ami de la famille, la nourrice, dans les lieux publics, il s'agit souvent d'un inconnu, en institution, l'éducateur ou le moniteur et l'instituteur à l'école, le curé à l'église, le personnel soignant à hôpital, mais aussi l'employeur, et les forces de l'ordre. Comme on peut le voir, l'enfant est une victime potentielle partout où il va, c'est donc un être vulnérable qui nécessite une prise en compte attentionnée.
En centre de détention ou en institution, on retrouve principalement la maltraitance infligée par les codétenus (racket, sévices sexuels), la violence des personnels en *burn-out*, des humiliations, la non-participation à son devenir, une carence de prise en charge globale, notamment thérapeutique et aussi une victimisation due au manque de moyens :
– écoles, internats : racket, intimidation, racisme, bizutage, attouchements, déshabillage : « mise à l'air », « bite au cirage », chahut des autres, concentration difficile, affaires abîmées, cartable trop lourd ;
– hôpital : syndrome de Munchausen par procuration, douleur par méconnaissance ou déni de la part du personnel, rupture familiale, angoisse non apaisée, essai thérapeutique, « maltraitance pour le bien de l'enfant ».
Il y a aussi comme critères victimaires :
– l'utilisation des enfants à travers la guerre génératrice de traumatismes physiques, psychologiques et de violences sexuelles ;
– l'exploitation sexuelle par le tourisme sexuel, par le biais d'un réseau, sous couvert de mannequinat, associée parfois à l'utilisation de drogues pour obtenir une docilité, une excitation au moment du « travail », afin de lutter contre la fatigue. Les conséquences de cette exploitation sont souvent dramatiques, et apportent leur lot d'infections variées, de stérilité, de maladies sexuellement transmissibles, de grossesse, ainsi qu'une détresse psychologique cause de suicide, dépression, repli sur soi, délinquance, etc. ;
– le travail obligé. En France la scolarité est obligatoire jusqu'à 16 ans, ce qui est loin d'être obligatoire partout, faisant de ses enfants une main-d'œuvre docile, sous-payée, plus adroite et non déclarée. Parfois, ces enfants sont aussi vendus, ce qui donne cette équation dramatique : vente + travail = survictimisation. Les secteurs d'activité les plus communément retrouvés sont :
• l'agriculture (accidents, outils et machines et intoxications pesticides, engrais), les industries manufacturières (fabriques, mines source d'explosion, intoxication) ;
• les services (ménages, travail non rémunéré, horaires difficiles) ;
• l'artisanat à domicile ;
• et enfin, les emplois de rue (racket, violence, délinquance, prostitution).
Les retentissements de ces difficiles conditions de « travail » étant : les abus sexuels générateurs de maladies sexuellement transmissibles (MST) et de troubles psychologiques, l'isolement, les déformations musculo-squelettiques, la malnutrition, le manque de repos et de sommeil, le confinement, les infections diverses et notamment respiratoires, les maladies professionnelles, etc.

3. Facteurs victimaires

3.1 ENFANT ET IMMIGRATION

Plusieurs facteurs sont victimaires à ce niveau, le racisme, situation bien connue, dont peut être victime l'enfant mais aussi le deuil du pays natal à faire, phénomène souvent sous-estimé.

3.1.1 Enfant victime de sa double culture

Ainsi, l'enfant doit apprendre à se séparer d'un pays qui l'a vu naître et s'habituer à un autre qu'il lui est totalement étranger avec parfois des coutumes et des traditions aux antipodes de ce qu'il a pu connaître. Si pour lui, en raison de sa jeunesse et de ses facultés d'adaptation, l'accommodation peut bien se passer, pour les parents c'est souvent beaucoup plus difficile, l'enfant se retrouvant alors le trait d'union social entre sa famille et la société, quand, par exemple, il est le seul à parler français. Il devient ainsi un enfant victime de la double culture (excision, vêtements à l'européenne à l'extérieur et boubou à la maison, papier toilette à l'école et nettoyage à l'eau à la maison dans la culture musulmane, signes extérieurs d'appartenance) et chez qui le comportement parental est souvent ambivalent pouvant être traduit par la phrase suivante : « Fais comme eux pour réussir, mais reste comme nous, ne change pas ! »

3.1.2 Enfant otage du « droit du sol »

Quand les parents sont interdits de séjour en France, mais que l'enfant est né en France, celui-ci va se retrouver dans une position d'otage, car grâce à lui et son droit du sol acquis, les parents ne sont plus expulsables, cela étant souvent associé à des répercussions sociales, médicales et psychoaffectives comme l'errance, un nomadisme lié à des déplacements continuels entraînant alors souvent pour l'enfant un non-suivi médical, faisant de son attitude, la résonance des angoisses parentales.

3.1.3 Enfant séquestré

L'enfant peut aussi être victime de séquestration, forme d'esclavage moderne faisant de temps en temps la une des faits divers, lorsque de jeunes étrangères, en situation souvent illégale, sont employées par des couples sans scrupules.

Enfin, on retrouve aussi les mariages imposés source parfois de suicides de la part de ces jeunes à qui l'on impose en France une coutume qui n'a pas lieu ici et qui pour eux n'est donc pas la leur.

3.2 Enfant et pauvreté

Le paupérisme serait aussi un facteur victimaire puisque souvent, il entraîne une nourriture déséquilibrée et insuffisante, des difficultés d'accès aux soins, un mode de vie souvent dans l'isolement et la promiscuité, source de conflits et de violence dont l'aboutissement est souvent alors l'échec scolaire et la délinquance. Souvent aussi, une des conséquences de la pauvreté est l'exploitation commerciale par le travail et la prostitution.

> Il existe trois catégories de sévices : sexuels, psychiques et corporels, mais plusieurs maltraitances peuvent être associées. À l'intérieur de ces trois groupes, on peut aussi dissocier les maltraitances actives (les coups), des maltraitances passives (négligence).

Les sévices sexuels (à l'exception des mutilations sexuelles) étant traités dans un chapitre spécifique, nous traiterons donc ici que des sévices psychologiques et corporels.

4. Sévices psychiques

On peut, pour faciliter leur compréhension, les diviser en quatre parties.

Il y a d'abord les sévices commis que sont la dévalorisation, le choix d'un prénom ridicule et l'exhibitionnisme (par les troubles que cela peut entraîner).

Ensuite on trouve les sévices par omission : négligence, abandonnisme. Le sauveteur retrouvera alors des troubles de l'état général, comme la dénutrition (fonte du pannicule adipeux, petite masse de graisse sous l'œil en haut de la joue), une altération de l'état de la peau (saleté, infection, parasitose), (Figure 18.1) et/ou des retards psychomoteurs.

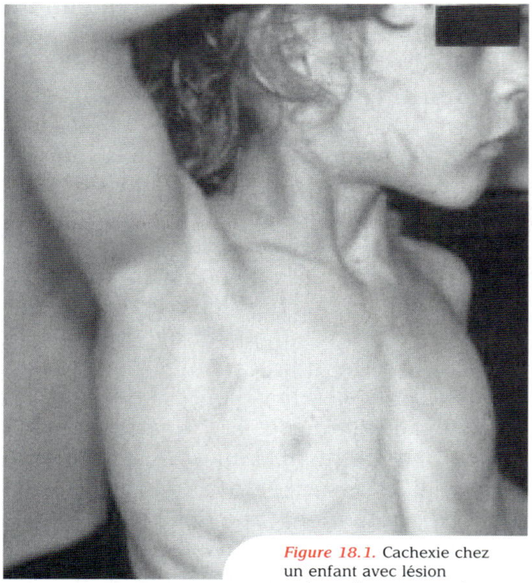

Figure 18.1. Cachexie chez un enfant avec lésion ecchymotiques traumatiques surajoutées (face et thorax).

Tableau 18.1. Valeurs normales de poids et mensurations de l'enfant sain

	Naissance	1 mois	3 mois	6 mois	9 mois	1 an	2 ans	3 ans	4 ans	5 ans	10 ans
Poids (kg)	3 kg 250 (± 500 g)	3,8	5,5	7	8,5	10	13	15	16,5	18	30
Taille (cm)	50 cm (± 2 cm)	52,5	59	65	70	75	85	95	100	105	135
Périmètre crânien	35	36	40	43	45	47	49	50			

Attention
Ce n'est pas parce qu'un enfant est propre qu'il n'est pas maltraité !

C'est ainsi que la police amena un jour, aux urgences, plusieurs enfants qui vivaient dans un état d'incurie très avancé et dont le plus petit de 13 mois, ne pesant que 4 kg (alors qu'il aurait dû avoisiner les dix), était dans un état tel de crasse qu'il était impossible de déterminer en le voyant s'il s'agissait d'un garçon ou d'une fille. Quant aux couches qu'il portait, elles étaient si sales qu'il fut difficile de les lui décoller de la peau ! De même, il lui était impossible de se tenir assis, alors qu'à cet âge on commence à marcher. Il paraissait si fragile qu'on ne pouvait le prendre dans les bras sans avoir peur de le casser !
À titre indicatif voici les valeurs normales moyennes en matière de poids et mensuration chez l'enfant sain (Tableau 18.1 et 18.2). Pour des informations plus détaillées à ce sujet, *cf.* Annexe 1 en fin d'ouvrage.

Tableau 18.2. Gain de poids par mois

Le gain de poids doit être par mois :
0 à 3 mois = 30 g/jour soit 750 à 900 g/mois
3 à 6 mois = 20 g/jour soit 600 g/mois
6 mois à 1 an = 300 à 400 g/mois
1 à 2 ans = 200 à 300 g/mois
2 à 4 ans = 1 800 à 2 000 g/an
4 à 7 ans = 1 500 g/an

De même, il est rappelé que tout enfant est soumis, dans le cadre de la protection maternelle infantile (PMI), à des examens médicaux obligatoires dont le nombre et la date sont fixés par voie réglementaire :
– première année : neuf examens (dont un dans les 8 jours qui suivent la naissance et un au cours du 9e ou 10e mois) ;
– du 13e au 25e mois, trois examens (dont un au cours du 24e ou du 25e mois) ;
– de la 3e à la 6e année, deux examens par an.
Ces examens ayant pour objet :
– la surveillance de la croissance staturopondérale et du développement physique, psychomoteur et affectif de l'enfant ;
– le dépistage précoce des anomalies ou déficiences ;
– la pratique des vaccinations obligatoires.
Puis il y a les sévices de façon directe qui sont représentés par la cruauté mentale, la violence verbale, l'isolement, la séquestration et l'exploitation.
Les sévices de façon indirecte ont lieu pour les victimes de séparation parentale, les témoins de violence conjugale.

5. Sévices corporels

Ils se divisent en deux parties, les violences physiques (les mutilations et traumatismes, la maltraitance materno-fœtale et le syndrome de Munchausen par procuration) et les homicides qui peuvent être volontaires ou non.

5.1 Violences physiques

5.1.1 Mutilations sexuelles

► Généralités

Avant 1990, les circoncisions qu'elles soient féminines ou masculines étaient considérées de la même façon, et c'est à partir de cette date que le terme de mutilations sexuelles féminines est apparu, créant ainsi un fossé entre circoncision masculine et féminine, reconnaissant ainsi l'une comme une mutilation et pas l'autre. Ainsi en France, seules les mutilations sexuelles féminines sont interdites et passibles des assises, même si elles ont été pratiquées hors du territoire français à partir du moment où la jeune fille mutilée est française. Les mutilations masculines (circoncisions) étant, quant à elles, permises.

► Législation

Ainsi, grâce à l'**article 113.7 du Code pénal**, on apprend que : « *La loi pénale française est applicable à tout crime, ainsi qu'à tout délit puni d'emprisonnement, commis par un Français ou par un étranger hors du territoire de la République lorsque la victime est de nationalité française au moment de l'infraction.* » Les peines, quant à elles, relèvent de l'**article 222-9 et 222-10 du Code pénal** : « *Les violences ayant entraîné une mutilation ou une infirmité permanente sont punies de 10 ans d'emprisonnement et de 150 000 euros d'amende* », « *La peine encourue est portée à 20 ans de réclusion criminelle lorsque l'infraction définie à l'article 222-9 est commise sur un mineur de 15 ans par un ascendant légitime, naturel ou adoptif ou par toute autre personne ayant autorité sur le mineur.* »

► Circoncision

En Europe, la population d'hommes et d'enfants circoncis oscillerait entre 2 et 5 % (55 % aux États-Unis). Treize millions d'enfants seraient circoncis de par le monde chaque année, ce qui par rapport aux chiffres « féminins », nous indique que la circoncision masculine serait cinq fois supérieure.

La France détient le record des circoncisions des pays d'Europe (opération remboursée à 100 % par la Sécurité sociale), avec 15 % de garçons non juifs ni musulmans circoncis, alors que l'on estime à seulement 1 % les circoncisions justifiées médicalement par un phimosis[2].

Il existe quatre types de circoncision masculine :

– 1er type : il consiste à couper en partie ou en totalité la peau du pénis qui dépasse le gland. Cette peau est appelée prépuce. Le prépuce préserve la sensibilité du gland mais sa consistance en fait un agent lubrifiant. Chez l'embryon, il commence son développement à 8 semaines. Sa face externe est cutanée tandis que son feuillet interne est une muqueuse ;

– 2e type : c'est la forme de circoncision pratiquée par les juifs. Le circonciseur commence par tirer la peau du pénis et coupe la partie qui dépasse le gland. Cette opération est appelée en hébreu « milah ». Ensuite, il tire la peau en arrière et arrache avec les ongles allongés et aiguisés de son pouce et de son index ou avec des ciseaux la partie de la peau (doublure du prépuce) qui reste entre la coupe et le gland. Cette opération est appelée en hébreu « periah » ;

– 3e type : il consiste à écorcher complètement la peau du pénis et parfois le scrotum (peau des bourses). Cette forme de circoncision, appelée en arabe « salkh », existait (et probablement continue à exister) chez des tribus du sud de l'Arabie et dans certaines tribus d'Afrique noire ;

– 4e type : il consiste à fendre l'urètre, créant de la sorte une ouverture qui ressemble au vagin féminin. Appelé subincision, ce type de circoncision est encore pratiqué par des aborigènes d'Australie.

L'infibulation chez l'homme est une opération faite dans le but d'empêcher les rapports sexuels et consiste à passer un anneau (fibula : épingle de sûreté en métal qui servait dans l'antiquité à fixer les vêtements), à travers le prépuce ramené sur le gland.

Comme les circoncisions féminines, les circoncisions masculines présentent certains risques, ce qui en fait un acte chirurgical non anodin, puisque, outre les traumatismes psychologiques, elles peuvent entraîner des saignements, des infections, des ulcères et des sténoses du méat. On estime à une dizaine le nombre de décès par an.

Si les hommes ne semblent pas se plaindre d'avoir été ainsi mutilés, c'est souvent par honte et de peur que soient associés à ces plaintes d'éventuels problèmes de virilité. Quoi qu'il en soit, la circoncision, tant masculine que féminine, est une atteinte à l'intégrité physique qui réduit les fonctions naturelles et conduit à des complications physiques,

2. Étroitesse de l'ouverture du prépuce empêchant de décalotter naturellement.

psychiques et sexuelles, et parfois à la mort. De ce fait, elle est une violation du droit à l'intégrité physique et du droit à la vie :

– **article 16 du Code civil** : « *La loi assure la primauté de la personne, interdit toute atteinte à la dignité de celle-ci et garantit le respect de l'être humain dès le commencement de sa vie.* » ;

– **article 16-1** : « *Chacun a droit au respect de son corps. Le corps humain est inviolable. Le corps humain, ses éléments et ses produits ne peuvent faire l'objet d'un droit patrimonial.* »

▶ Excision et autres mutilations sexuelles féminines

Incidence

On estime à près de 25 000 femmes et 10 000 enfants le nombre actuel, en France, de femmes mutilées ou en voie de l'être. Elles sont issues pour la plupart du Sénégal, du Mali, de la Côte-d'Ivoire et de la Mauritanie. Elles sont 130 millions de part le monde à être concernées par de telles pratiques.

Les raisons des mutilations féminines[3] sont principalement culturelles et sociologiques. Concernant la coutume, les arguments avancés sont que cela s'est toujours fait et qu'une croyance veut que le clitoris soit un vestige masculin malfaisant, qu'il est nécessaire de faire disparaître pour que la féminité s'accomplisse. De plus, les Africains établis en France ont peur qu'en acceptant les règles de la société d'accueil le retour au pays soit impossible.

Justification des familles

Sociologiquement, ces mutilations permettraient de garantir :

– l'honneur de la famille, car l'excision permet de conserver la virginité des jeunes filles jusqu'au mariage en les préservant du désir sexuel et en rendant impossible toute expérience sexuelle prénuptiale ;

– l'honneur du mari, car l'excision réduirait le désir des femmes qui, frustrées en particulier par la polygamie, ne seraient pas tentées d'avoir des relations adultérines. Les hommes contribuant à maintenir la coutume, en refusant d'épouser des femmes non excisées.

Pour les mères, la justification de l'excision de leur fille est qu'elle ne pourra pas se marier, d'où l'impossibilité pour une femme d'accéder à la reconnaissance sociale en devenant mère. Elles n'envisagent pour leur fille qu'un mariage avec le mari que la famille lui aura choisi, mariage arrangé souvent précoce et forcé avec un parent souvent plus âgé, vivant au village. La jeune fille non excisée est encore considérée de nos jours, dans bien des régions d'Afrique, comme une personne impure. Elle est marginalisée, ainsi de telles jeunes filles ne peuvent ni se marier, ni même être autorisées à préparer les repas pour la famille, jusqu'à ce qu'elles acceptent de subir cette mutilation, qu'elles finissent parfois par demander elles-mêmes. Enfin, la pression vient aussi des belles-mères et de la communauté d'origine qui se retrouve dans nos cités, où s'exerce l'autorité respectée des anciens.

Âge des victimes

En général, la mutilation a lieu avant la première menstruation entre 4 et 12 ans, mais plus souvent dans les premiers jours de la vie afin d'éviter le refus de la fillette, mise en garde au cours de ses études, ou après l'âge de 6 ans, moment où s'arrête la surveillance par les médecins de la protection maternelle et infantile. Parfois, elle est effectuée juste avant le mariage ou même après la naissance du premier enfant. Tout cela dépend de l'ethnie considérée et peut varier d'une génération à l'autre.

Le rappel anatomique est présenté dans la Figure 18.2.

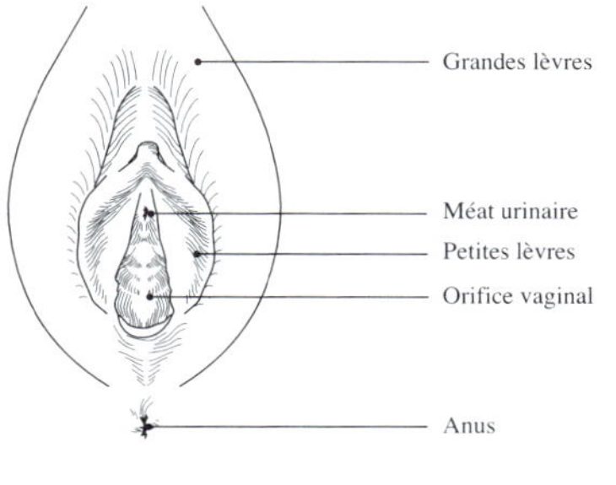

Figure 18.2. Organes génitaux externes féminins (rappel anatomique).

3. Ce paragraphe, réalisé à partir d'un d'article, dont sont reproduits ici de larges extraits, est consultable, dans sa totalité dans Bull Acad Natl 2003 ; 187, n° 6, séance du 17 juin 2003, lui-même inspiré de : Franjou MH, Gillette I. *Femmes assises sous le couteau*. Paris : GAMS ; 1995.

Les mutilations les plus connues sont principalement l'excision et l'infibulation (Figure 18.3) mais il en existe malheureusement bien d'autres, regroupées dans le tableau suivant et souvent divisées en quatre catégories (voir le paragraphe sur les différents types de circoncisions masculines).

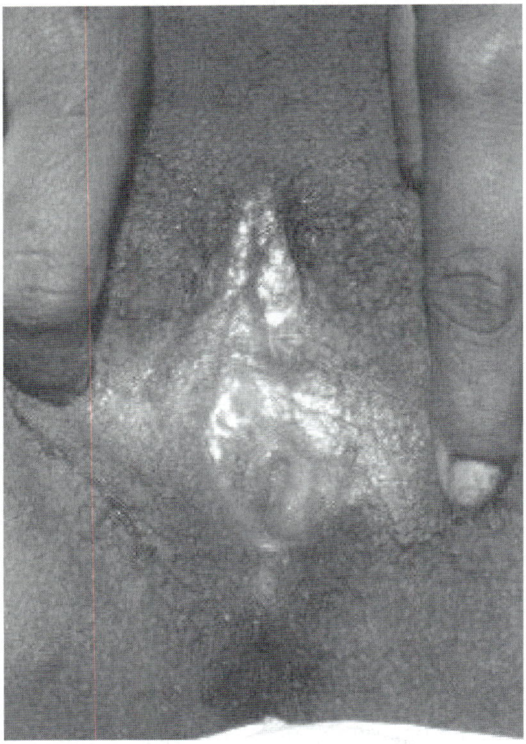

Figure 18.3. Mutilations sexuelles : ablation du clitoris et infibulation, couture des petites lèvres.

Mode opératoire

Les mutilations sont pratiquées dans le pays d'origine à l'occasion de vacances ou les « exciseuses » sont amenées en France pour pratiquer le rituel.

Le mode opératoire est artisanal, pratiqué par des femmes sans connaissances médicales dont les pratiques sont transmises de génération en génération, de femmes à femmes. L'hygiène est rudimentaire, voire absente. Les ustensiles utilisés sont aussi divers que variés, allant du couteau au morceau de verre. La cicatrisation se fait par application de mixture d'herbes, de boue de cendre et de bouse de vache. L'anesthésie est absente. En attendant la soudure des grandes lèvres, ce qui demande à peu près 3 semaines, l'enfant est maintenu ficelée.

Lorsque la femme se marie, la cicatrice doit être incisée. Au pays d'origine, c'est une matrone ou le mari qui « ouvre sa femme » avec un instrument coupant le jour même du mariage. Malheureusement, il arrive que cela se fasse « naturellement », ainsi le mari déchire progressivement sa femme et un rapport complet n'est possible qu'après des semaines ou des mois de tentatives infructueuses.

Complications

Les conséquences de ces mutilations féminines sont à types de :

– *complications immédiates et secondaires*. La douleur très violente est intolérable. Associée à la peur et à l'angoisse ressenties par la fillette, elle peut entraîner un état de choc grave. Cette douleur, à l'origine de mouvements de défense, peut provoquer des gestes maladroits de l'opérateur créant des blessures supplémentaires des organes voisins : périnée, vagin, urètre. L'hémorragie, toujours importante et difficile à contrôler, peut être mortelle. L'émission d'urine sur la plaie occasionne de vives brûlures et parfois une rétention d'urine réflexe.

Les complications secondaires sont essentiellement liées à des infections dues aux très mauvaises conditions d'hygiène de l'intervention, à la nature des pansements utilisés, à l'immobilisation prolongée de la fillette qui baigne dans ses urines et ses excréments. D'autres complications infectieuses sont particulièrement redoutables en raison de l'emploi d'instruments parfois souillés de terre ou de sang séché mis au contact de vastes plaies représentant autant de portes d'entrée : le tétanos, l'infection par le virus de l'immunodéficience humaine (VIH) et, à moindre degré, celle par le virus de l'hépatite B ou C ;

– complications à long terme. Cette femme à qui on a « volé sa féminité », souffre souvent de douleurs pelviennes chroniques, de dysménorrhée[4], de frigidité, de dyspareunie[5], d'anorgasmie. En cas d'infibulation, les urines et les

4. Menstruation douloureuse.
5. Douleur éprouvée lors des rapports sexuels.

règles s'écoulent d'autant plus mal que l'orifice laissé est petit. On retrouve aussi des kystes sous-cutanés douloureux car contenant de la peau et des poils malencontreusement inclus à l'intérieur de la cicatrice. Par ailleurs, des infections urinaires chroniques sont fréquentes qui peuvent, à terme, léser la fonction rénale. Outre ces complications physiques, on note de sévères conséquences psychiatriques, notamment des crises d'angoisse, des dépressions avec parfois une tendance suicidaire ;

– *complications obstétricales*. L'infibulation ne permet pas l'examen par toucher vaginal et le déroulement du travail n'est que peu contrôlé. Par ailleurs, au moment de l'expulsion peut survenir une déchirure grave du périnée mettant en contact vagin et rectum. Dans un cas, la femme ne pourra plus retenir ses urines, dans un autre, elle ne retiendra pas ses selles qu'elle perdra en permanence. Devenue incontinente, la jeune femme sera progressivement mise à l'écart par sa famille et sa tribu. Elle tentera parfois, alors, de se suicider. Dans les études africaines, presque toutes les patientes présentant des fistules urinaires sont de jeunes primipares âgées de 14 à 19 ans.

Tableau 18.3. Les différents types de mutilations sexuelles chez la femme

<table>
<tr><td colspan="6">Circoncision féminine (dite sunnite)
Uniquement l'ablation du prépuce clitoridien.</td></tr>
<tr><td colspan="3">Nymphotomie
Incision des petites lèvres (les nymphes).
On peut ajouter à cette catégorie l'étirement des lèvres et la cautérisation par brûlure.</td><td colspan="3">Nymphectomie partielle ou totale
Ablation partielle ou totale des petites lèvres (les nymphes)</td></tr>
<tr><td colspan="2">Clitoridotomie
Incision du clitoris.
On peut ajouter à cette catégorie : les piqûres, les perforations et l'étirement du clitoris et/ou des lèvres ; la cautérisation par brûlure du clitoris et du tissu avoisinant.</td><td colspan="2">Clitoridectomie simple
Amputation partielle ou totale du clitoris. N'empêche ni les relations sexuelles ni l'accouchement.</td><td colspan="2">Clitoridectomie élargie
La clitoridectomie est accompagnée d'une excision partielle ou totale des petites lèvres. N'empêche ni les relations sexuelles ni l'accouchement.</td></tr>
<tr><td colspan="6">Excision
Terme général englobant les mutilations vulvaires suivantes : circoncision féminine sunnite, clitoridectomie simple et élargie = ablation plus ou moins complète du clitoris et des petites lèvres, mutilation surtout pratiquée par des sociétés vivant en Afrique de l'Ouest. L'orifice du vagin reste ouvert. Les rapports sont difficiles mais possibles.</td></tr>
<tr><td colspan="2">Infibulation partielle
Clitoridectomie + excision des petites lèvres + infibulation limitée aux deux tiers supérieurs des grandes lèvres.
Nécessite une désinfibulation pour l'accouchement.</td><td colspan="4">Infibulation large appelée aussi l'infibulation pharaonique
Clitoridectomie + ablation des petites lèvres + incision presque totale des grandes lèvres, et leur suture l'une à l'autre, couvrant l'urètre et l'entrée du vagin et ne laissant qu'un minime orifice de la taille d'un crayon ou même plus petit pour le passage de l'urine et des règles.
La vulve a disparu, remplacée par une cicatrice fibreuse et dure.
Nécessite une désinfibulation avant tout rapport sexuel.</td></tr>
<tr><td colspan="6">Réinfibulation
Nouvelle suture des grandes lèvres après séparation du conjoint (par décès, divorce…) ou dans certains cas après l'accouchement sous le prétexte que les relations sexuelles sont plus agréables pour l'homme si ces femmes ont été « opérées », et qu'il n'est pas concevable d'avoir « la vulve exposée ».</td></tr>
<tr><td colspan="6">Introcision
Consiste à élargir l'entrée du vagin par une ou des incisions de l'hymen et l'orifice vaginal, mais parfois ces incisions dépassent ces limites pour atteindre la vulve, voire le périnée.</td></tr>
<tr><td colspan="2">Angurya cuts
Grattage de l'orifice vaginal.</td><td colspan="2">Gishiri cuts
Incision du vagin.</td><td colspan="2">Introduction de substances corrosives ou de plantes dans le vagin. Pour provoquer des saignements ou pour resserrer ou rétrécir le vagin.</td></tr>
</table>

En Occident, certaines femmes consultent enceintes sans avoir jamais été pénétrées. La fécondation a eu lieu au travers de l'orifice existant. Pour que l'accouchement puisse se faire, on doit alors inciser la cicatrice, ce qui pour le sauveteur sera un handicap pouvant mettre en jeu la vie de la mère et/ou de l'enfant lors d'un accouchement inopiné, si la femme n'a pas été préparée avant.

> Si l'obstétricien n'intervient pas, l'enfant risque de souffrir, de mourir in utero ou de présenter de graves séquelles psychomotrices. Si l'indication de césarienne est formelle, on se heurte parfois à l'opposition des hommes de certaines ethnies, notamment malienne. Force est alors d'avoir recours soit à un marabout qui règle habituellement le problème, soit au procureur de la République qui délivre l'autorisation d'opérer. Les tractations avec le mari doivent être faites par un homme.
> Rappelons que la « loi Kouchner » du 4 mars 2002 sur le droit des malades et la qualité du système de santé fait obligation absolue, non seulement d'informer la patiente mais, en principe, de se conformer à ses désirs.
> Donc en cas d'accouchement inopiné, sachant que la parturiente possède des antécédents de mutilations sexuelles, un appel urgent au SAMU devra être réalisé.

Après l'accouchement, le mari demandera parfois que la femme soit « recousue » à ses dimensions.

Ainsi, les mutilations sexuelles et leurs conséquences contribuent à avoir un taux très élevé de la mortalité maternelle en Afrique. En 1995, ce taux était de 14 pour 100 000 naissances en France et de 2000 pour 100 000 au Mali. Lorsqu'une femme meurt du fait d'une maternité en France, il en meurt 60 au Sénégal, 81 au Burkina Faso, 200 au Mali.

5.1.2 Lésions de la peau

Elles englobent :

– les ecchymoses, rarement uniques, de couleurs différentes, donc d'âges différents. Le sauveteur notera leurs localisations et leurs formes (coups de fouet, de ceinturons) (Figures 18.4 et 18.5) ;

– les plaies, elles peuvent prendre, elles aussi, la forme de l'objet causal (fouet, liens contondants). La localisation peut être sexuelle et buccale (ouverture de bouche forcée pour obliger à manger ou par fellation contrainte), mais aussi au niveau du dos, des cuisses et des fesses. Elles peuvent aussi être associées à l'introduction de corps étrangers ;

– les morsures, on recherchera à en connaître l'auteur : automorsure, autre enfant, adulte, animal ;

– les brûlures représentent 20 % des maltraitances et peuvent compromettre le pronostic vital et entraîner des séquelles graves (pour le bilan, voir le Chapitre 29 sur les flammes source de violence). Dans le cadre de la maltraitance, les brûlures peuvent prendre la forme là aussi de l'objet à l'origine du traumatisme (fer à repasser, cigarette) (Figure 18.6) ;

– l'alopécie qui correspond à une perte de cheveux parfois par plaques s'ils sont arrachés par poignées ;

– infections et parasitoses dues à un manque de soins ;

– et enfin les tatouages, scarifications, piercing, exécutés contre la volonté de l'enfant. On retrouve cela souvent dans certaines cultures africaines.

5.1.3 Fractures et traumatismes divers

Les fractures interviennent principalement dans les deux premières années et représentent, elles aussi, 20 % des maltraitances. On retrouve souvent une notion de plusieurs fractures d'âges différents. Silverman, radiologue et pédiatre, a donné son nom au « syndrome des enfants battus » (Tableau 18.4).

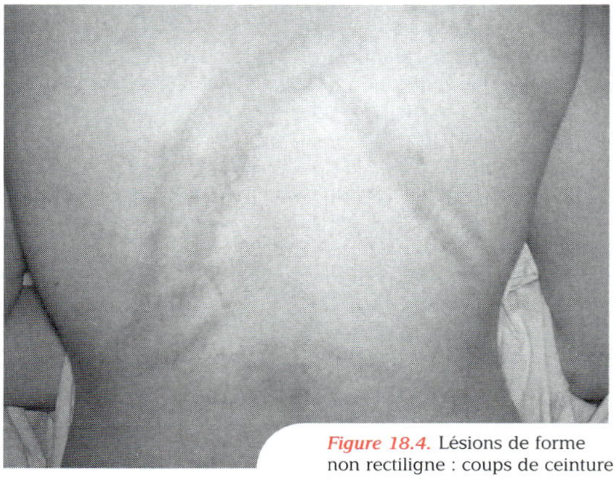

Figure 18.4. Lésions de forme non rectiligne : coups de ceinture large.

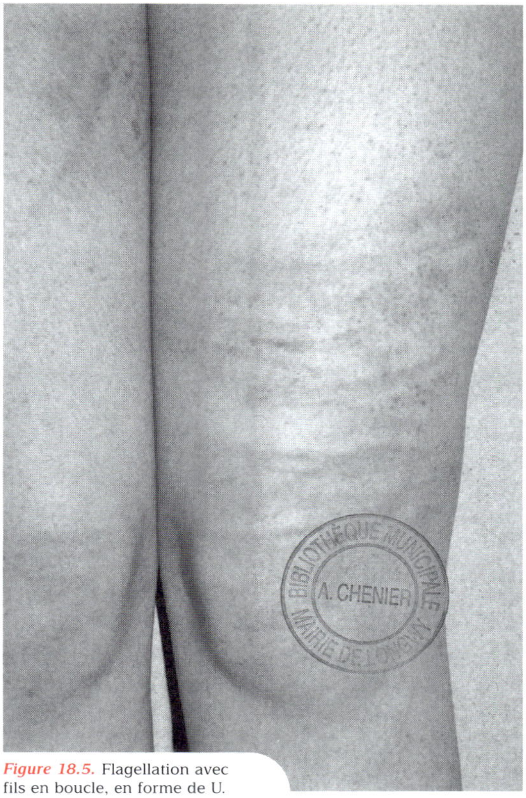

Figure 18.5. Flagellation avec fils en boucle, en forme de U.

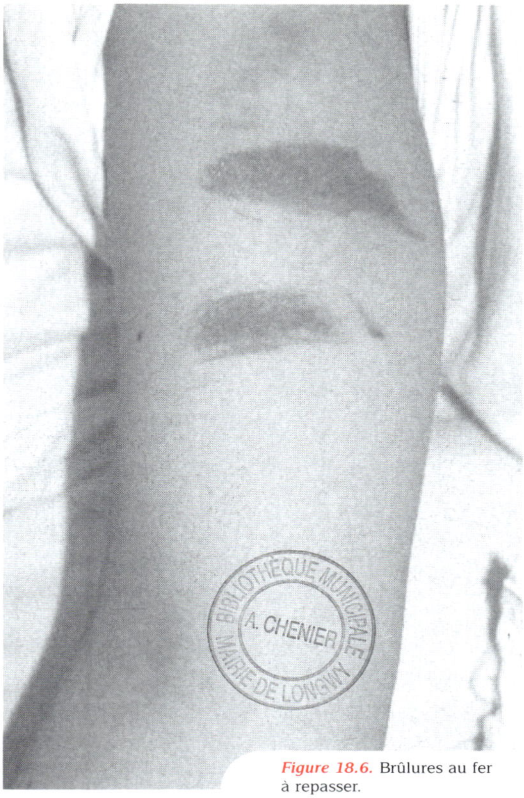

Figure 18.6. Brûlures au fer à repasser.

Tableau 18.4. Fractures suspectes ou non chez l'enfant

Fractures considérées généralement comme des fractures accidentelles et « normales »	Fracture simple. Fracture diaphysaire des os longs (Figure 18.7 – il s'agit néanmoins ici d'un traumatisme issu d'une maltraitance). Fracture de la clavicule. Fracture pariétale linéaire.
Fractures considérées comme suspectes et pouvant relever de la maltraitance	Fractures métaphysaires des os longs. Fractures de côtes en position postérieure et latérale par rapport à l'articulation. Fractures complexes du crâne (multiples, bilatérales, traversant les sutures, avec embarrure, avec diastasis[6] supérieur à 3 mm, en étoile…). Fractures de l'omoplate, du sternum, d'une apophyse épineuse vertébrale (Figure 18.8). Fracture en spirale d'un membre avant l'âge de la marche. Fracture des doigts avant l'âge de la marche.

90 % des fractures de côtes sont dues à la maltraitance, elles sont graves car elles présentent un risque d'asphyxie.

Pour ce qui est des traumatismes, on retrouve :
– les traumatismes crâniens, dont la fameuse notion du « bébé secoué » qui remonte à 1972 et représente 15 % des décès par mauvais traitements entraînant : hémorragies rétiniennes et hématome sous-dural sans trauma externe ainsi que parfois des fractures de côtes par compression du thorax. Il y a aussi le bébé frappé qui peut présenter des traumatismes crâniens ;

6. Diastasis : écartement anormal entre deux éléments anatomiques.

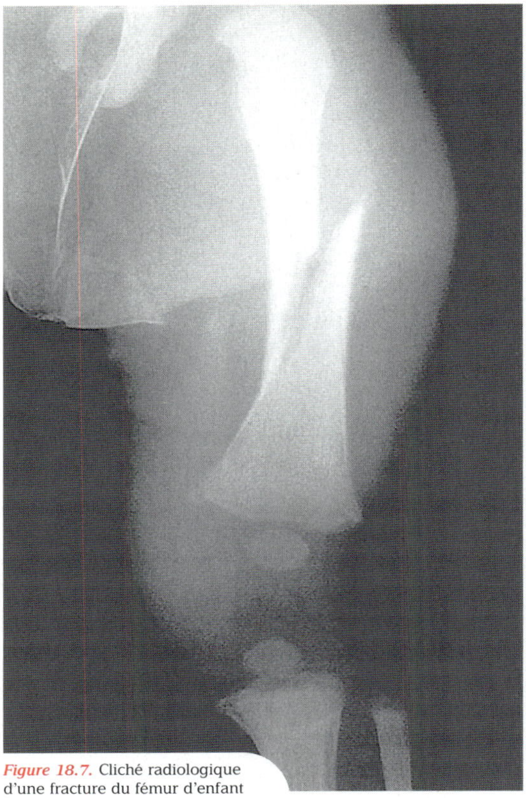

Figure 18.7. Cliché radiologique d'une fracture du fémur d'enfant de 3 mois, mécanisme de torsion possible.

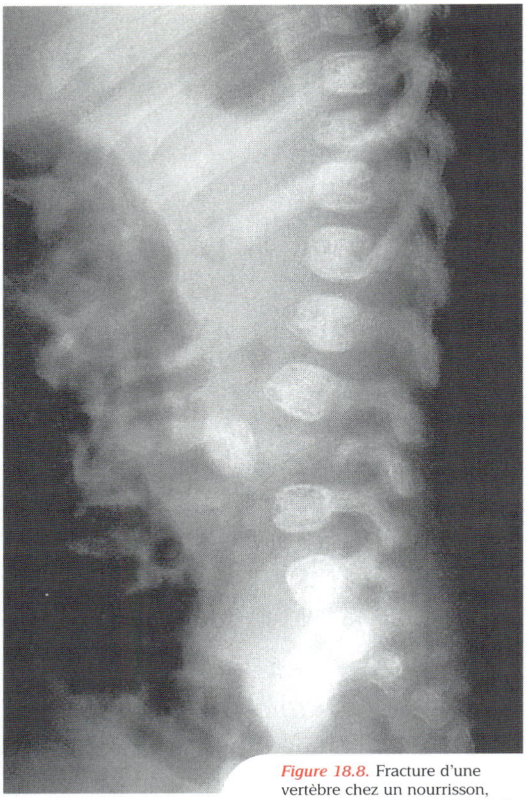

Figure 18.8. Fracture d'une vertèbre chez un nourrisson, séparation du corps vertébral des apophyses (possible projection de l'enfant contre un mur).

– les traumatismes faciaux, souvent accompagnés de traumatismes oculaires et de traumatismes dentaires, qui peuvent avoir des répercussions esthétiques, visuelles et auditives (Figure 18.9) ;

– les lésions oculaires avec deux causes :

• les chocs directs qui peuvent entraîner des lésions des paupières, du globe et de la rétine ;

• les traumatismes indirects comme la strangulation qui peut induire une hémorragie des conjonctives ;

• les lésions viscérales, parfois mortelles. Elles sont dues à des coups sur le thorax et l'abdomen entraînant, rupture de la rate ou du foie, perforations des intestins, hémothorax ou pneumothorax.

5.1.4 Syndrome de Munchausen par procuration

Le syndrome de Munchausen par procuration est une forme de maltraitance dans laquelle (souvent) la mère fabrique ou exagère des problèmes mentaux ou physiques sur son enfant dans le dessein d'obtenir une attention et un intérêt, qu'elle pense ne pas pouvoir obtenir par un autre moyen. L'enfant, réduit ainsi à l'état d'objet, est utilisé pour servir de prétexte et donc de lien avec le médecin.

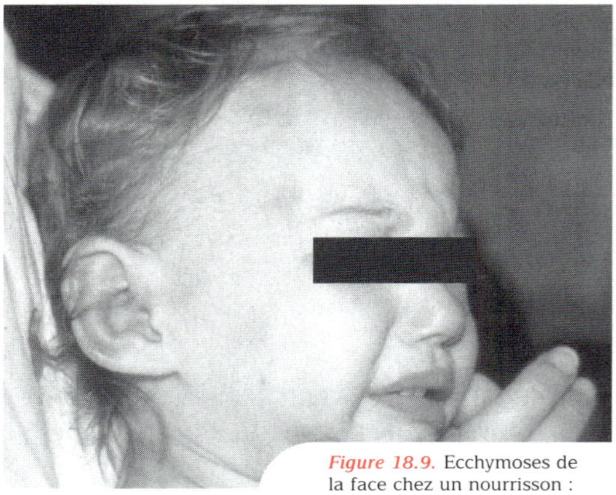

Figure 18.9. Ecchymoses de la face chez un nourrisson : probable gifle violente marquée sur l'oreille et la joue droite.

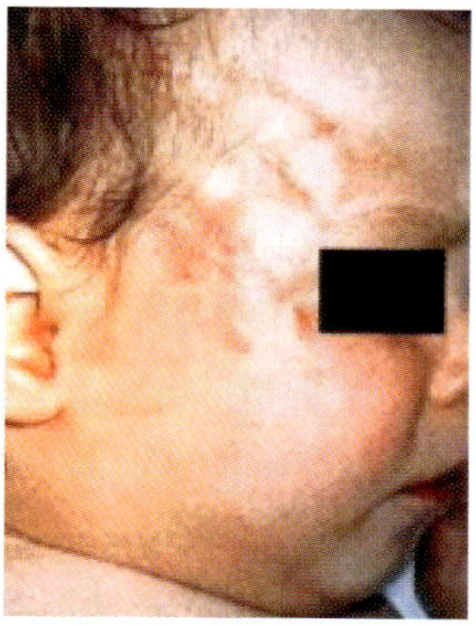

6.1 Ecchymoses reproduisant l'emprunte d'une main résultant d'une forte gifle

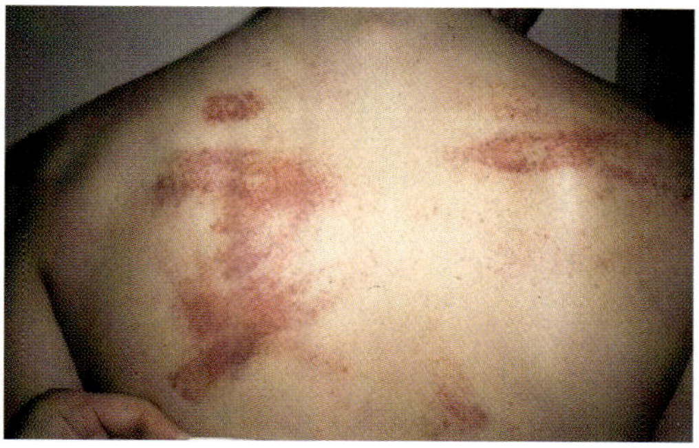

6.2 Lésions en forme : coups de bâton

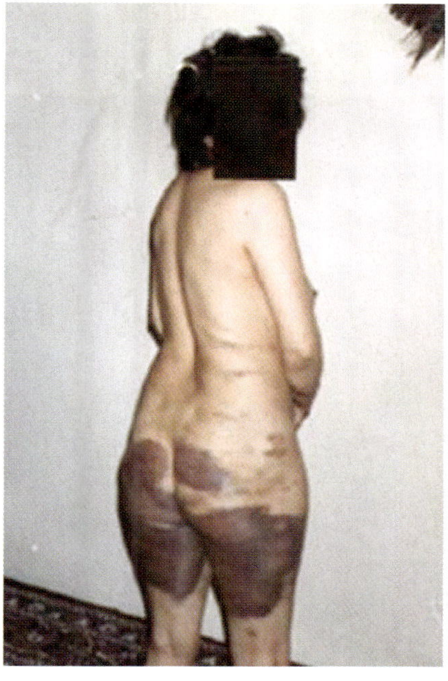

6.3 Ecchymose importante de fesse

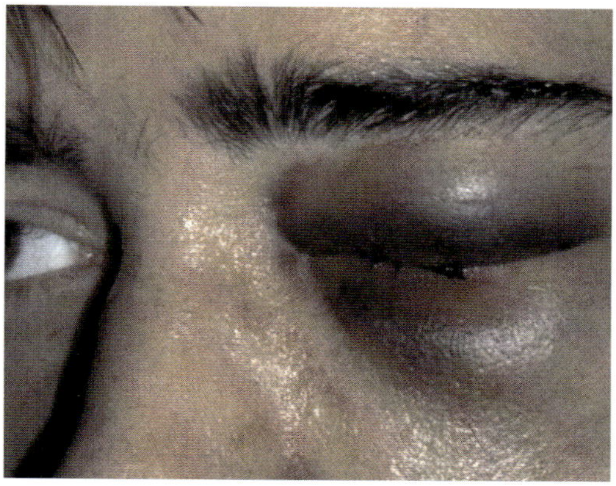

6.5 Hématome bi palpébral (des deux paupières)

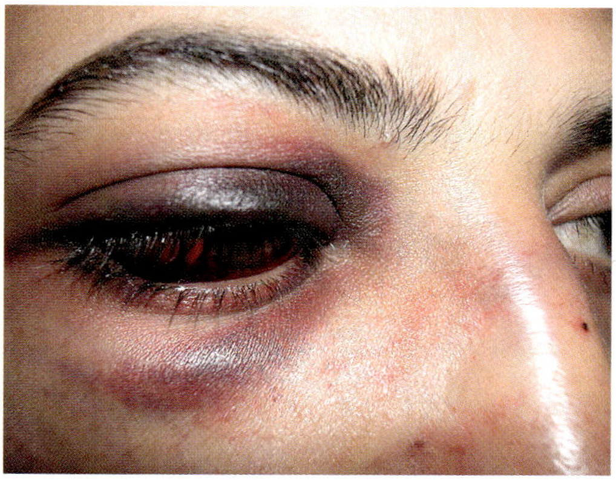

6.8 Hémorragie sous conjonctivale

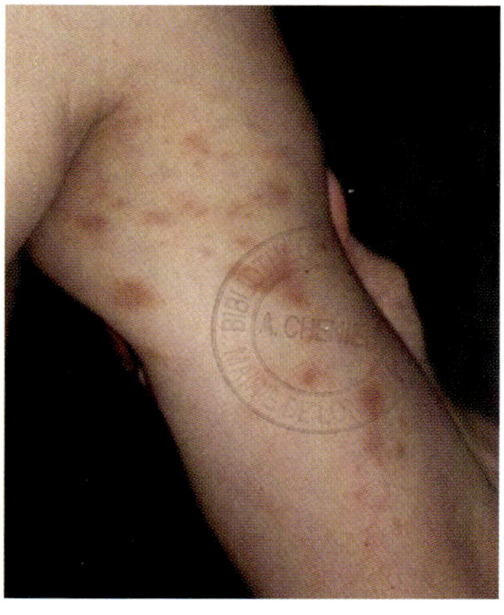

6.10 Prises en force

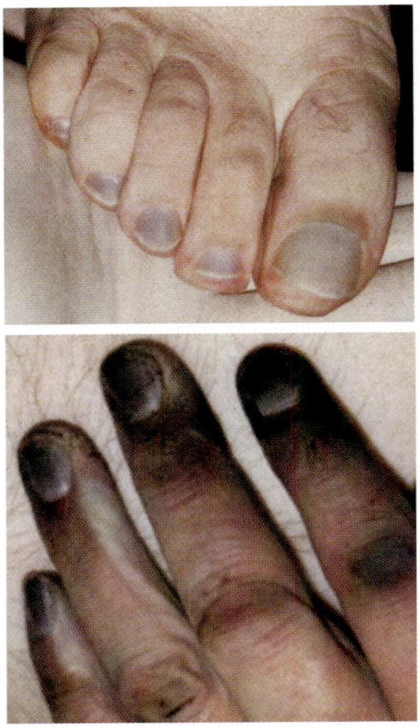

7.1 et 7.2 Cyanose des ongles de pied et de main

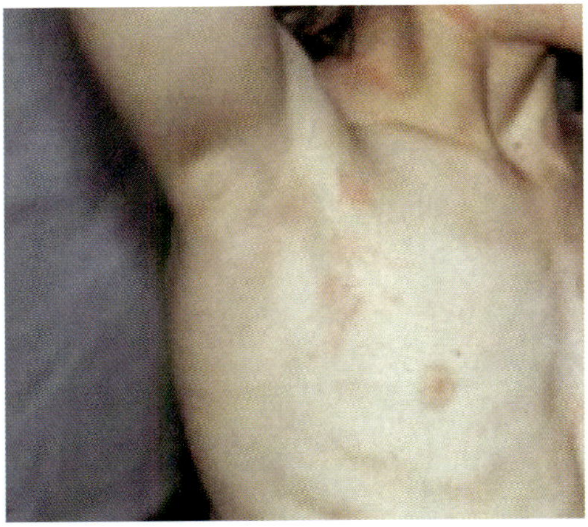

18.1 Cachexie chez un enfant avec lésions ecchymotiques traumatiques surajoutées (face et thorax)

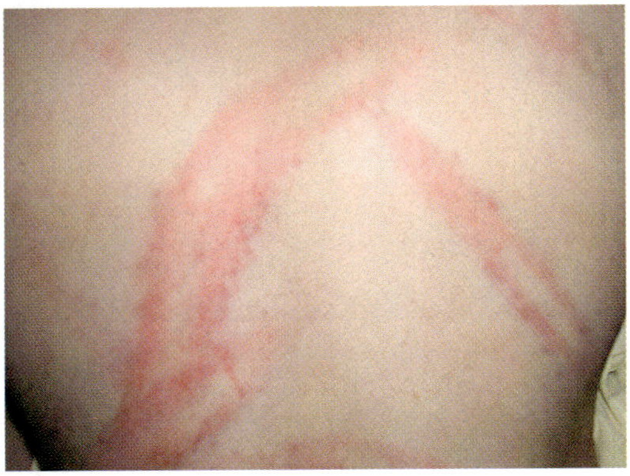

18.4 Lésions en forme non rectilignes : coups de ceinture large

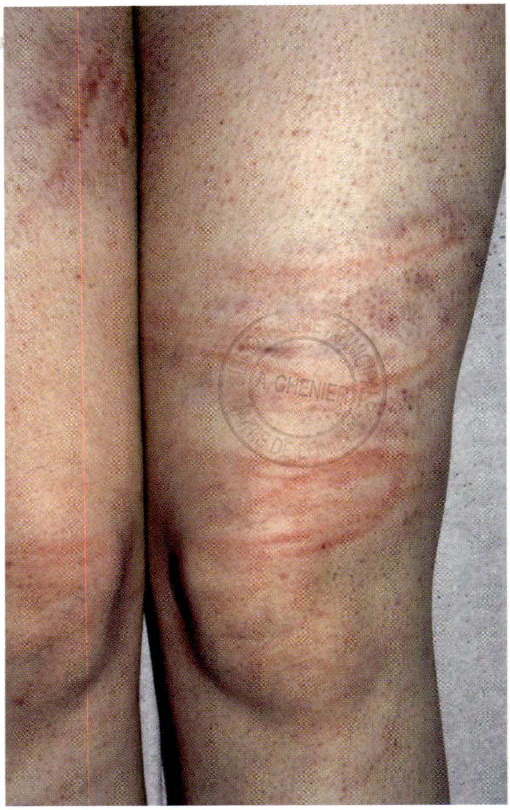

18.5 Flagellation avec fils en boucle, en forme de U

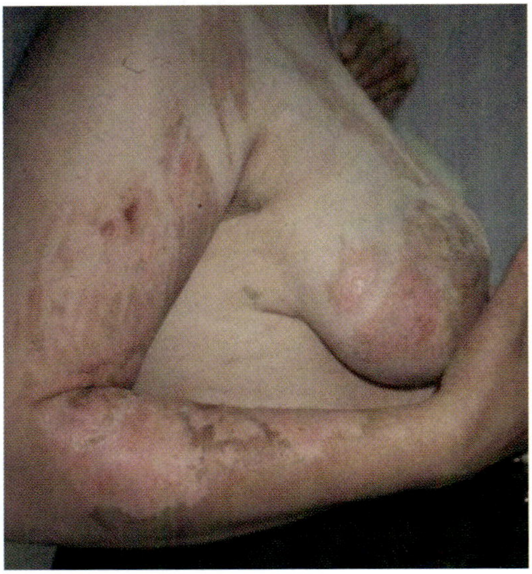

16.3 Agression : brûlures par aspersion d'acide

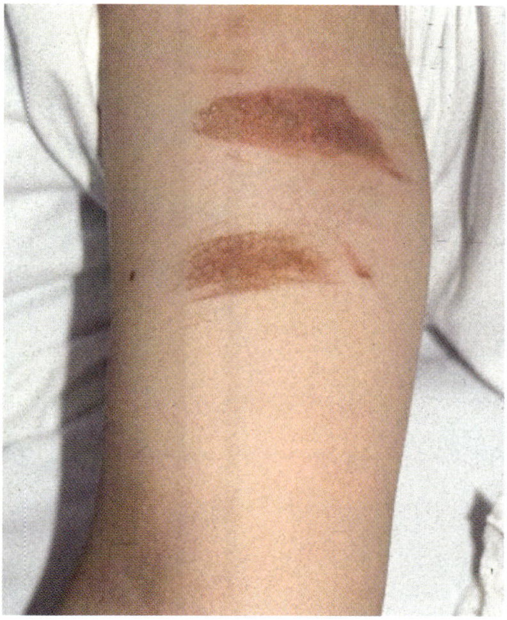

18.6 Brûlures au fer à repasser

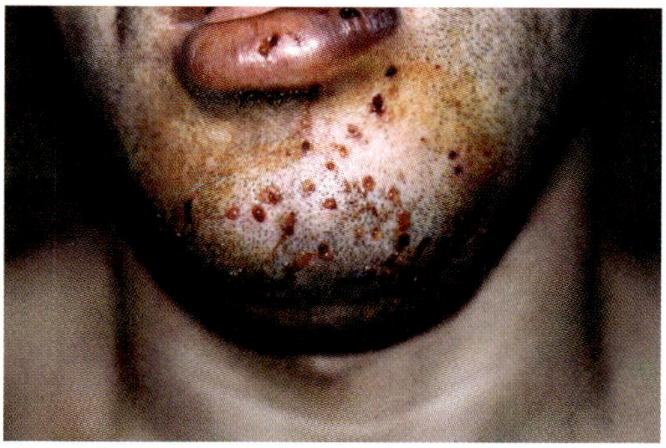

22.5 Lésions par plombs (grenaille) peu pénétrantes

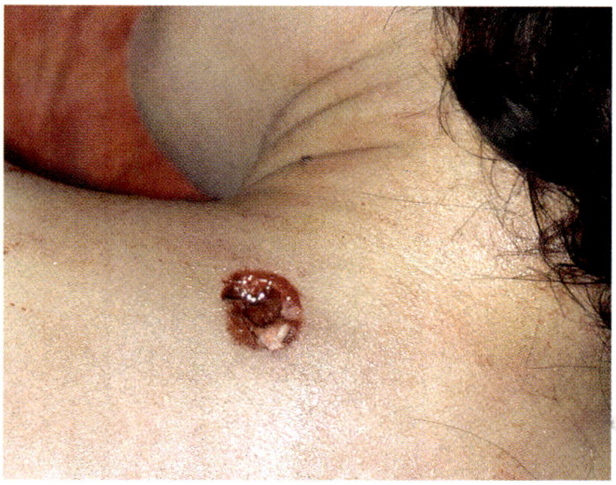

22.12 Orifice éversé (en cratère) de sortie de balle

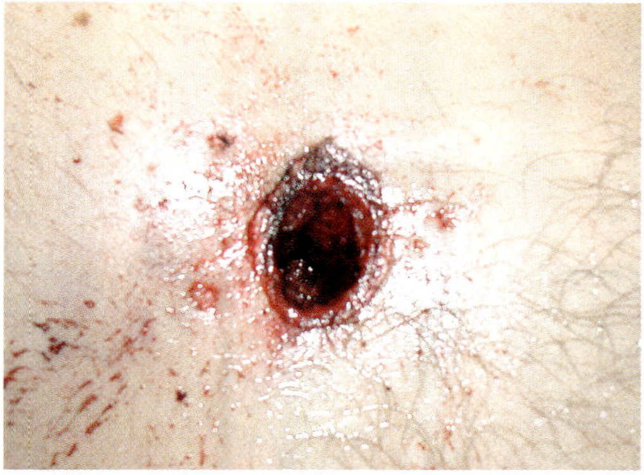

22.9 Tir à bout touchant entrée de projectile, type balle

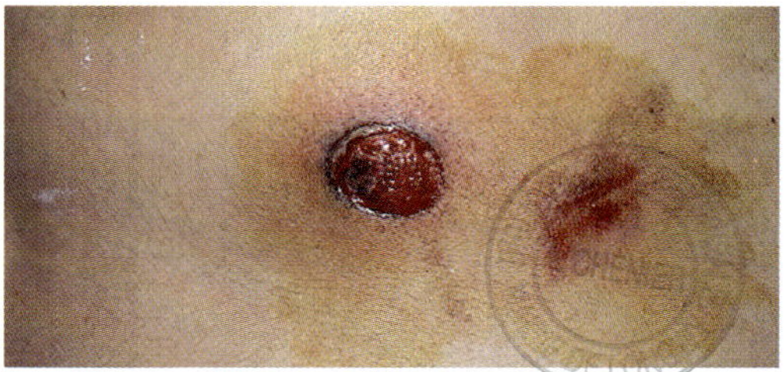

22.14 Impacts de balle plastique « flash ball »

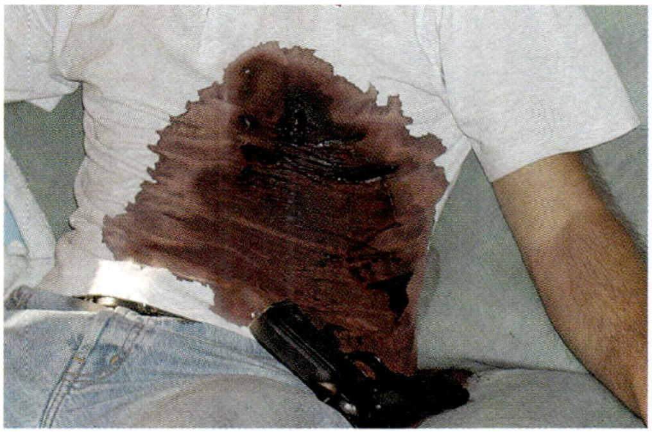

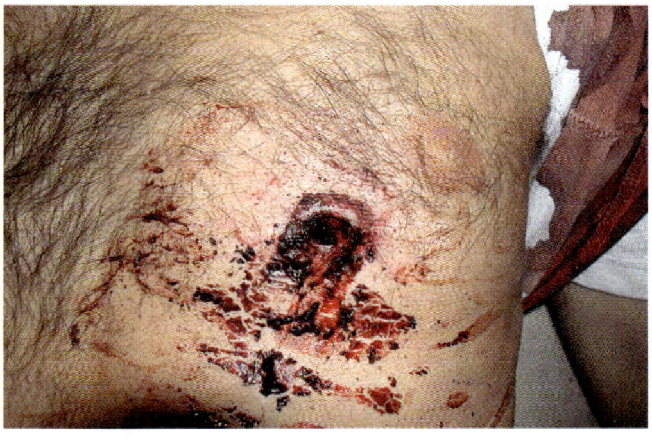

22.10 et 22.11 Scène de suicide par arme à feu. Attention : le sauveteur arrivant dans de telles circonstances, devra prendre toutes les précautions s'il doit écarter l'arme (empreintes digitales, sécurisation, ...) Il peut s'agir d'un homicide déguisé en suicide. Plaie par balle au niveau cardiaque (visualisation une fois le t shirt relevé)

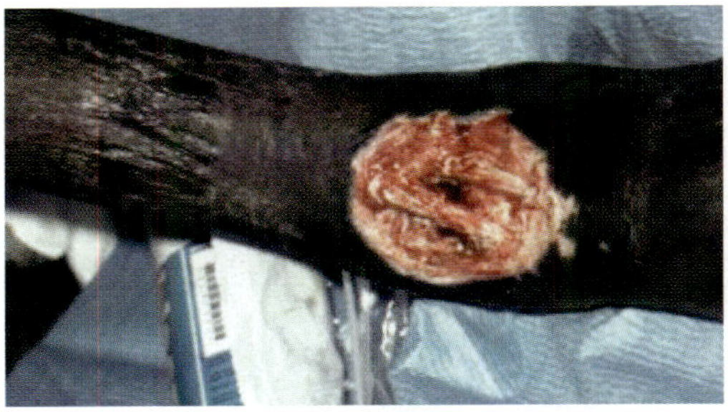

22.15 Lésion avec délabrement par plaie par balle.
Tendons apparents. Rwanda 1994

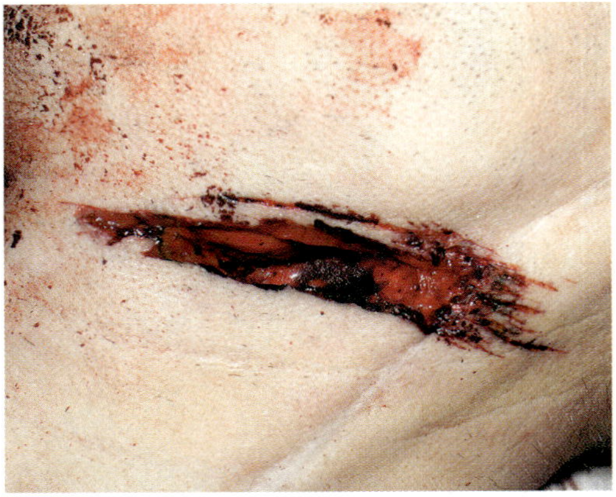

22.17 Automutilation au niveau du cou.
Multiples lésions parallèles linéaires groupées

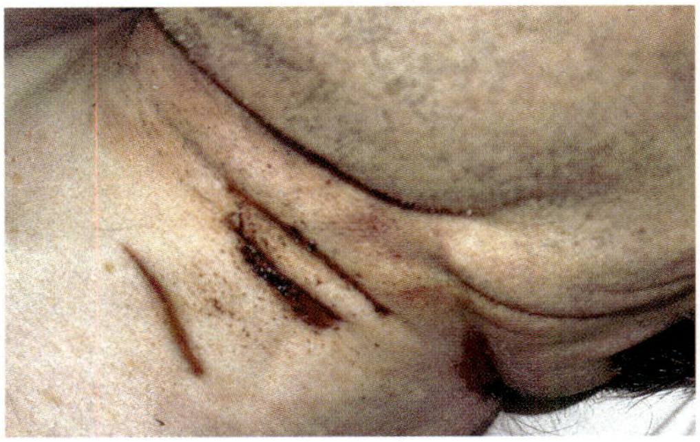

22.18 Automutilations au niveau du cou

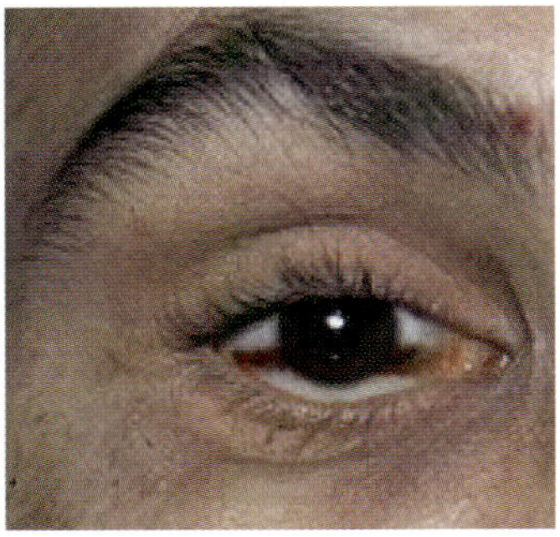

22.22 Signes conjonctivaux d'un syndrome asphyxique avec
pétéchies en bandes conjonctivales

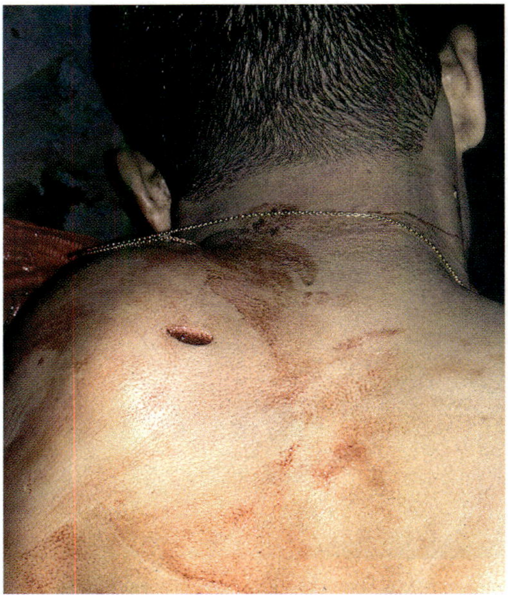

22.19 Plaie par arme blanche enfoncée

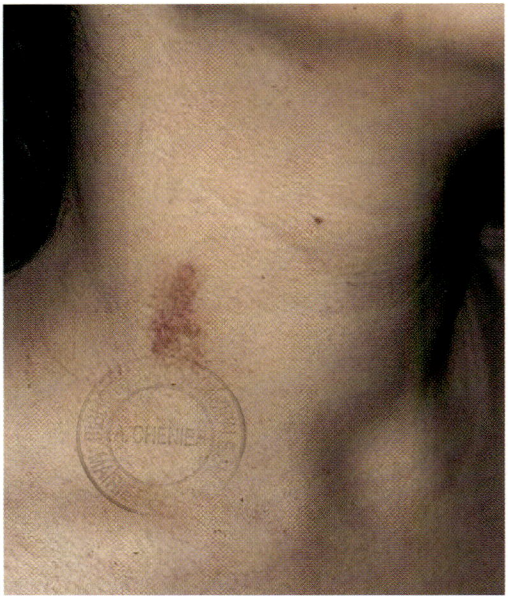

22.21 Trace de strangulation manuelle : appui digital

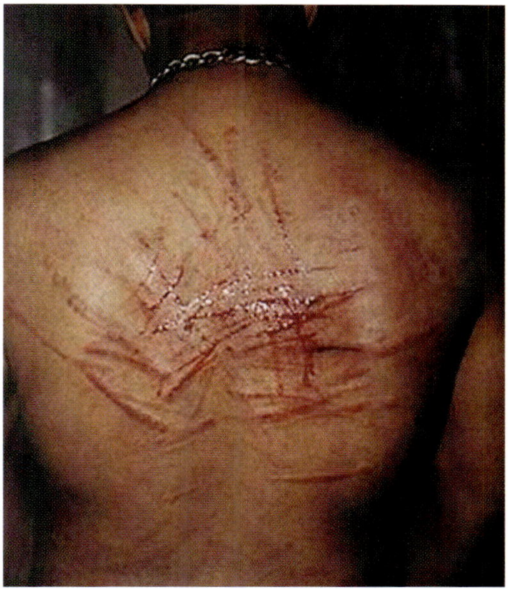

24.1 Marques de flagellations après une séance sado masochiste

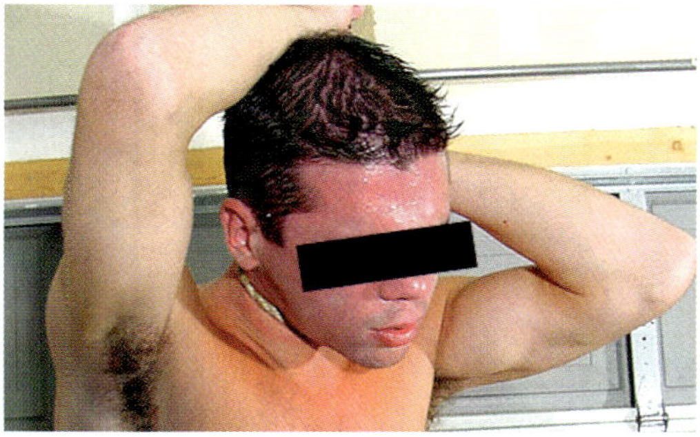

24.3 Pendaison autoérotique (noter la cyanose du visage)

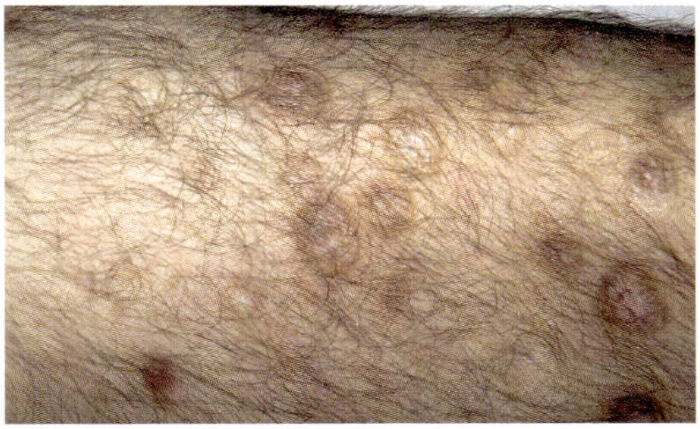

26.1 Brûlures de cigarettes

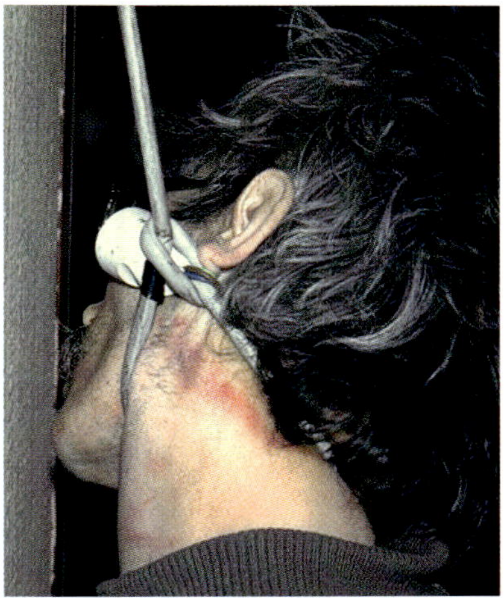

27.2 Pendaison avec une rallonge électrique.
La position du nœud est latérale

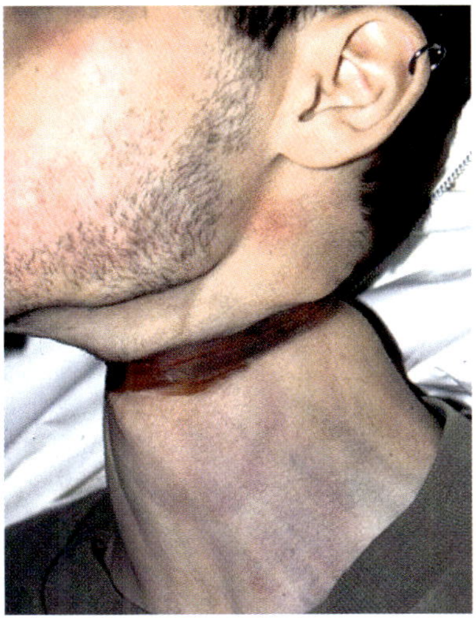

27.3 Sillon de pendaison, une fois le lien ôté

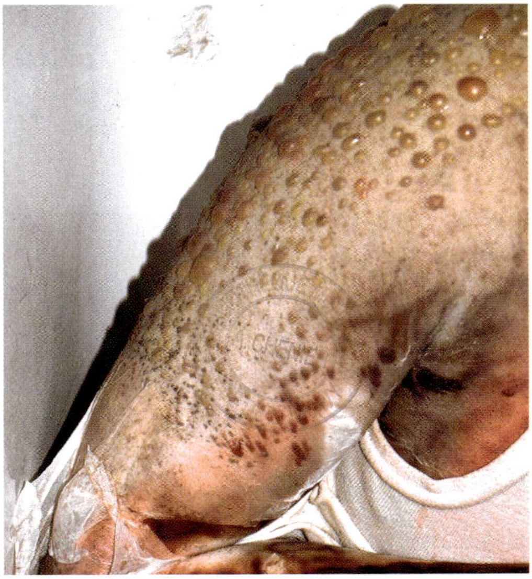

27.4 Noyé en eau chaude. Phlyctènes multiples

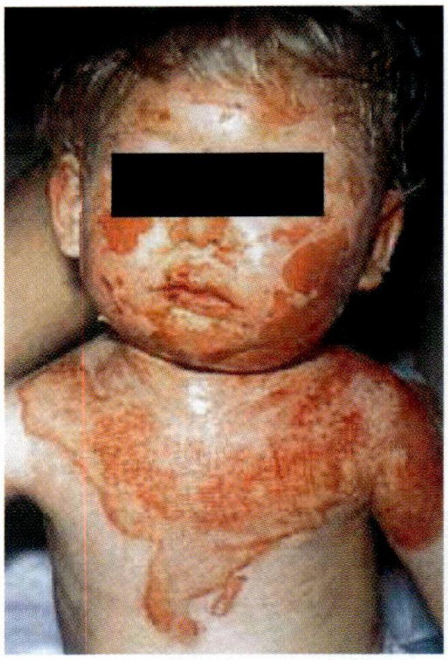

29.2 Brûlure par aspersion d'eau bouillante. Superficie évaluée entre 30 et 35 %

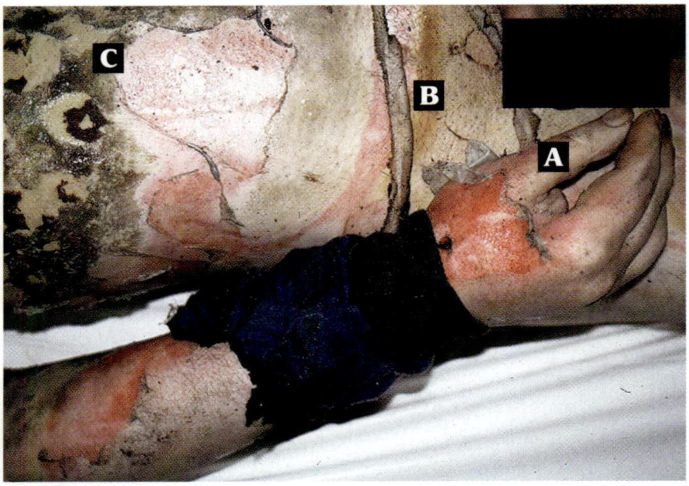

29.4 Différents degrés de brûlures : **A** 1°, **B** 2°, **C** 3°

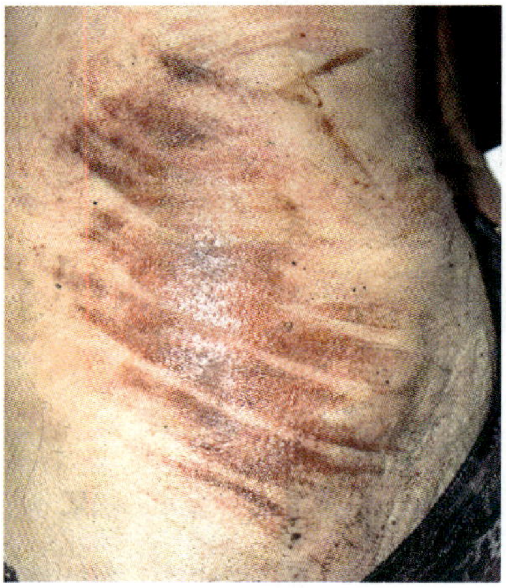

30.1 Lésions parcheminées du bord externe de la fesse reproduisant les bandes d'un pneu. Piéton heurté puis franchi par le train arrière d'un poids lourd

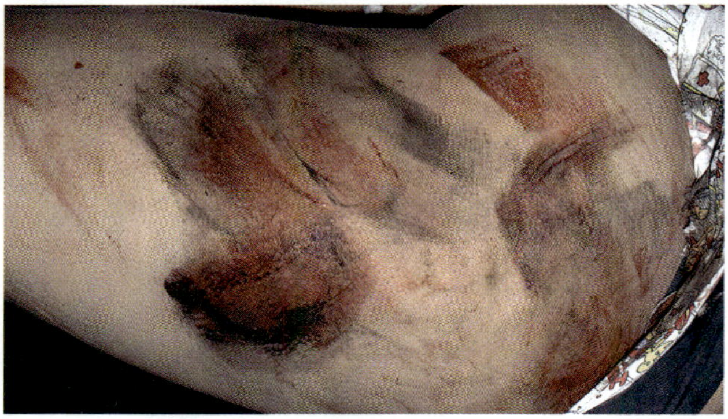

30.2 Lésions de franchissement par poids lourd avec graisse et suie (dessous de caisse)

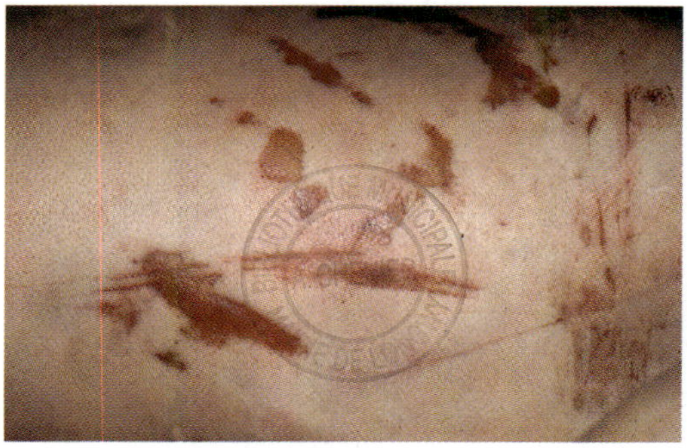

30.3 Lésions de franchissement et de traînage abrasées, parcheminées

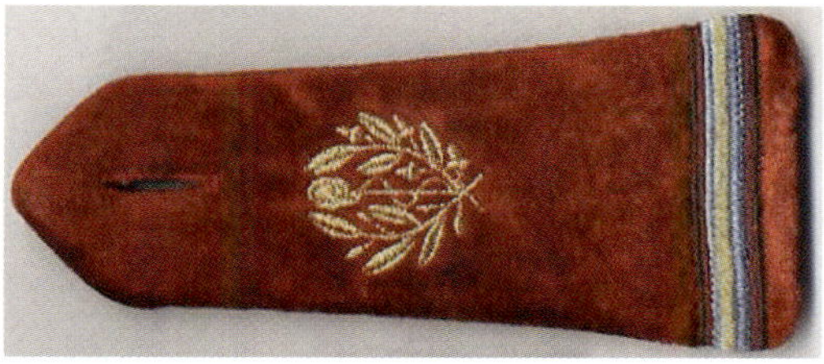

33.2 Épaulette d'uniforme d'un infirmier

33.1 Symboles d'identification pour le transport des matières dangereuses

1 Substances explosives

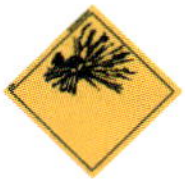

Sujet à l'explosion
Divisions : 1.1, 1.2, 1.3

Sujet à l'explosion
Divisions : 1.4

Sujet à l'explosion
Divisions : 1.5

Sujet à l'explosion
Divisions : 1.6

2 Gaz

2.1 Gaz inflammable
et non toxique

2.2 Gaz non inflammable
et non toxique

2.3 Gaz toxique

3 Liquides ou gaz inflammables

3 Danger de feu
(matière liquide inflammable)

4 Solides inflammables

Danger de feu
(matière solide inflammable)

Matière sujette
à une inflammation spontanée

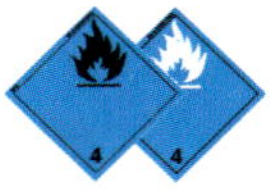

Danger d'émanation de gaz
inflammable au contact de l'eau

5 Substances comburantes

N° 5.1 Matière comburante

N° 5.2 Peroxyde organique
Danger d'incendie

6 Substances toxiques

N° 6.1 Matière toxique

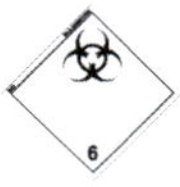

N° 6.2 Matière infectieuse

7 Matières radioactives

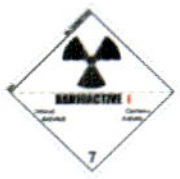

Matière radioactive
dans des colis de catégorie I

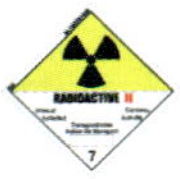

Matière radioactive
dans des colis de catégorie II

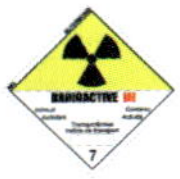

Matière radioactive
dans des colis de catégorie III

8 Substances corrosives

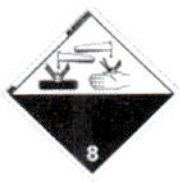

9 Autres marchandises dangereuses

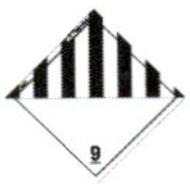

Matières ou objets divers présentant
au cours du transport un danger autre
que ceux visés par les autres classes

Marchandises transportées à chaud

33.1 (bis) Plaque d'identification pour le transport des matières dangereuses

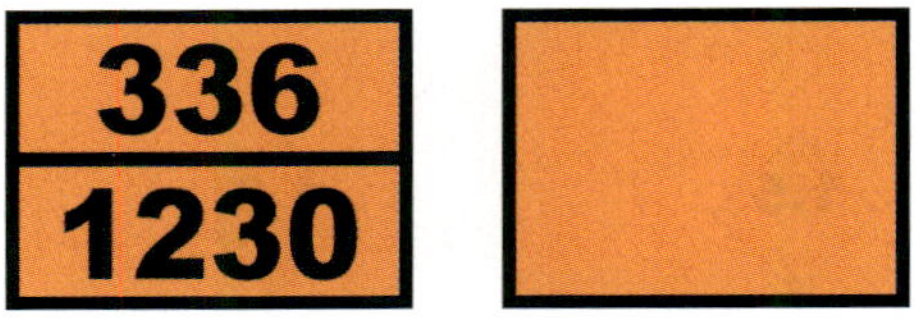

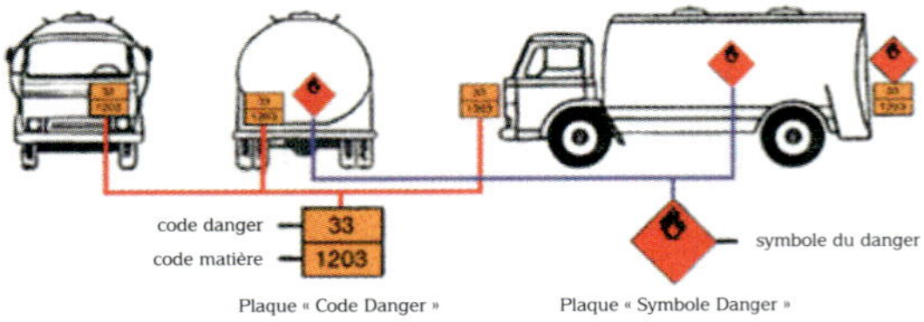

Plaques rectangulaires pour camions :
a/ pour véhicule citerne,
b/ pour véhicule routier ou citerne à chargements multiples

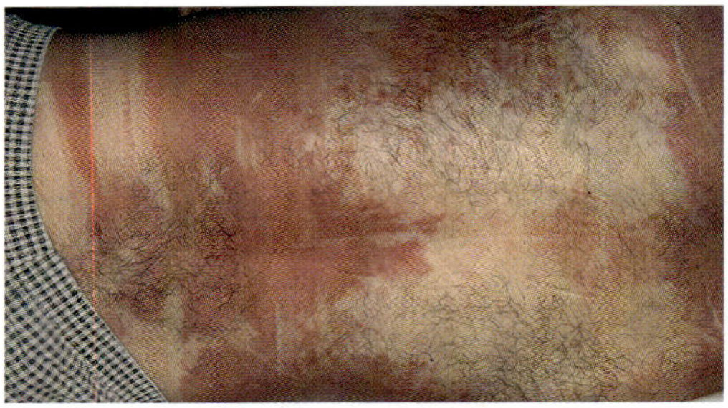

36.1 Lividités cadavériques

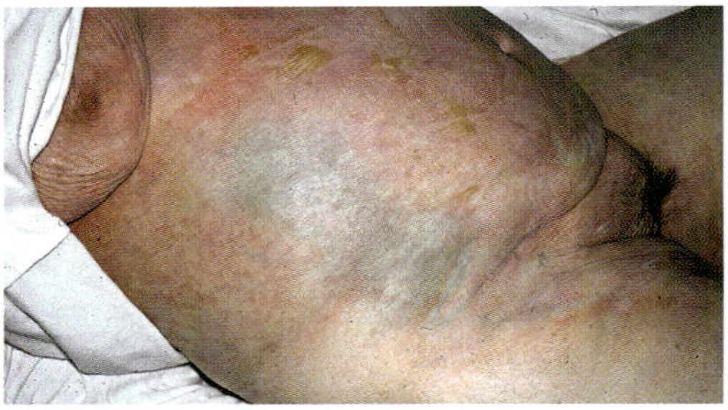

36.2 Apparition de la tache verte de putréfaction

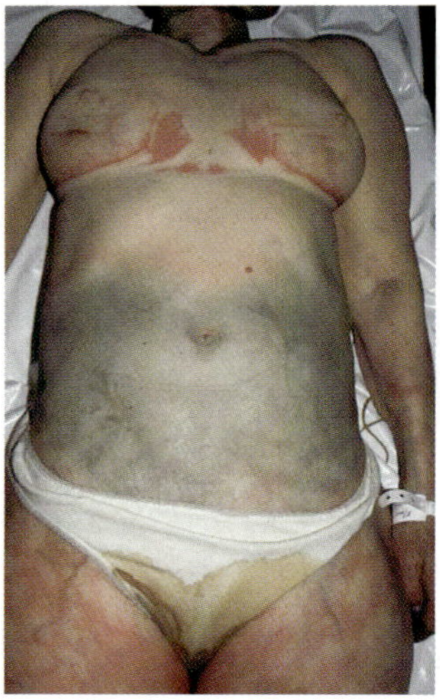

36.3 Tache verte étendue

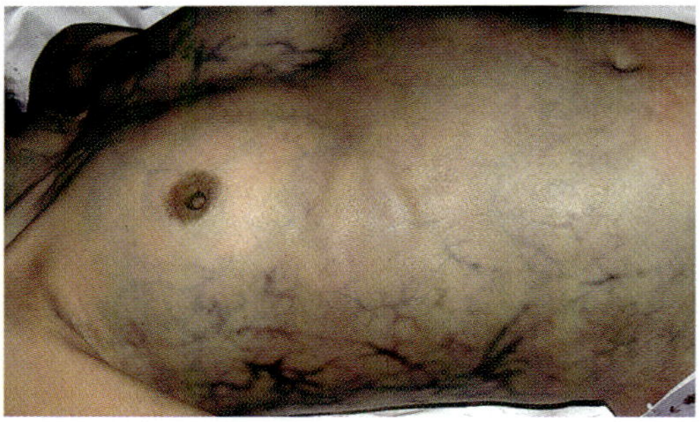

36.5 Putréfaction avec gonflement abdominal, tache verte étendue et circulation collatérale

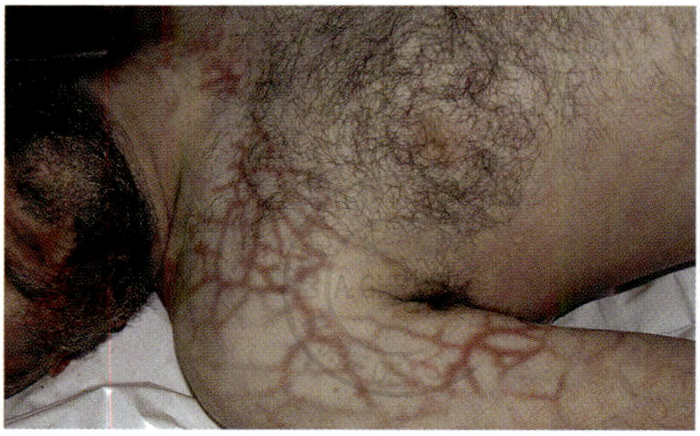

36.4 Circulation posthume

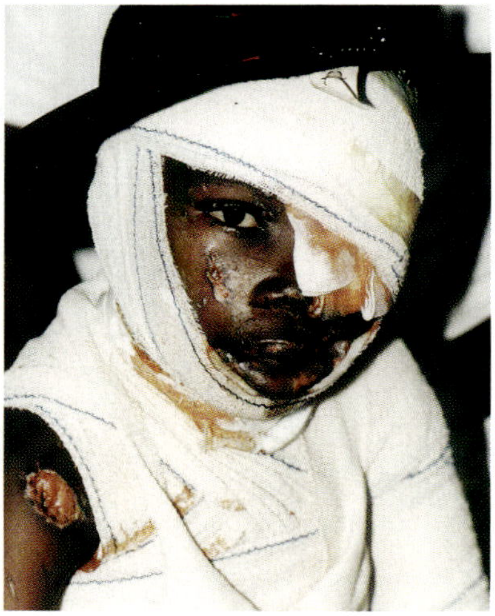

40.5 Enfant rwandais blessé par grenade

S'établit alors une triade, mère, médecin, enfant dont le père est généralement totalement exclu. Les critères pour affirmer ce syndrome sont :
– une pathologie induite ou alléguée par un parent, le plus souvent la mère, qui a de plus généralement une profession paramédicale ;
– un enfant hospitalisé de façon répétitive pour bilan et traitement (nomadisme hospitalier : quand la mère voit qu'elle risque d'être démasquée, elle change d'hôpital prétextant que l'équipe médicale est incompétente) ;
– la négation par le parent du caractère induit ou allégué de la pathologie ;
– la disparition des troubles et des symptômes quand l'enfant est isolé de ce parent.

5.1.5 Maltraitance fœtale

Il existe deux formes de maltraitances fœtales :
– maltraitance materno-fœtale indirecte : alcool, drogue, ou parce que la grossesse peut être non désirée ou survenir après un viol. Le déni de grossesse peut aussi engendrer une maltraitance passive ;
– maltraitance fœtale directe notamment lors d'agression (coups de pieds dans le ventre, coups de couteau) ou lors de tentatives d'auto-avortement (introduction d'aiguilles à tricoter par voie basse).

5.2 Homicides

Là aussi ils se divisent en deux :
– les homicides volontaires : crimes sexuels (viols), meurtres, assassinats, mais aussi crimes liés à la guerre et au terrorisme, l'infanticide ;
– les homicides involontaires lors de bagarres ou d'accidents.

6. Attitudes de l'enfant maltraité

En fonction de son âge, l'enfant pourra présenter des attitudes différentes en réaction et en fonction de la maltraitance subie.

> La notion de honte et de culpabilité est souvent aussi présente.
> La honte est créée par la confusion suite au traumatisme. La souffrance a pour corollaire le secret. Elle est renforcée par le déni de l'adulte, ce qui engendre de l'isolement.
> La culpabilité peut prendre la forme de l'identification à l'agresseur, l'attitude de secret pour protéger le parent agresseur est alors présente. Il peut aussi y avoir transfert de culpabilité, c'est l'enfant qui se sent coupable, ce qui a pour effet de laisser l'abuseur tranquille.

7. Signalement

> S'il doit y avoir signalement, ce n'est bien sûr pas le sauveteur qui le fera directement, mais l'institution à qui il aura remis l'enfant. Cependant, son témoignage sera important pour retranscrire ce qu'il a pu voir et ressentir sur les lieux de l'intervention en veillant de ne pas tomber dans l'écueil de l'interprétation.

Tableau 18.5. Attitudes possibles de l'enfant maltraité suivant l'âge

Nourrisson	– Conduites d'évitement : fuite du contact oculaire. – Apathie ou au contraire avidité affective envers les étrangers. – Troubles des conduites alimentaires. – Troubles sphinctériens, etc.
Enfant d'âge scolaire	– Inhibition ou au contraire agitation. – Agressivité notamment envers les pairs en milieu scolaire. – Auto-agressivité, etc.
Grand enfant	– Fugues. – Dépressions, tendances suicidaires. – Déviance. – Délinquance. – Échec ou au contraire surinvestissement scolaire, etc.

En cas de notion de **danger immédiat**, il sera fait un **signalement judiciaire** au procureur de la République qui fera en sorte de placer de l'enfant dans les plus brefs délais et préviendra le juge pour enfants sous 8 jours.
S'il n'y a pas de notion d'urgence, il sera fait alors ce qu'on appelle un **signalement administratif** au président du Conseil général qui diligentera une enquête par l'aide sociale à l'enfance (ASE).

8. À savoir

Il existe un Numéro vert : 119 « Allô enfance en danger » pour tout ce qui, comme son nom l'indique, concerne les enfants en danger. Le défenseur des enfants (loi n° 2000-196 du 6 mars 2000) est une autorité indépendante nommée pour 6 ans par décret en conseil des ministres. Il est chargé de défendre et de promouvoir les droits de l'enfant consacrés par la loi ou par un engagement international régulièrement ratifié ou approuvé. Il reçoit les réclamations individuelles d'enfants mineurs ou de leurs représentants légaux qui estiment qu'une personne publique ou privée n'a pas respecté les droits de l'enfant. Lorsqu'il a été saisi directement par l'enfant mineur, il peut en informer son représentant légal. Les réclamations peuvent lui être présentées par les associations reconnues d'utilité publique qui défendent les droits des enfants.

9. Conclusion

Les maltraitances étant malheureusement très courantes, le sauveteur devra donc être très vigilant lors de la prise en charge de mineurs blessés et qui plus est, agressés. Il n'agira jamais seul afin que ses propos, mais aussi et surtout ses faits et gestes, ne puissent pas être mal interprétés, ce qui pourrait le mettre, le cas échéant, en mauvaise posture juridique. Une attitude extrêmement professionnelle est donc ici obligée.

Pour en savoir plus

Tyrode Y, Bourcet S. *Sévices sur mineurs*. Paris : Ellipses ; 2001.
Manciaux M (sous la direction de). *Enfances en danger*. Paris : Fleurus ; 2002.
Marc B (ouvrage collectif auquel l'auteur du présent ouvrage a participé). *Maltraitances et violences*. Paris : Masson ; 2004.

L'ENFANT SUSPECTÉ DE SUBIR DES VIOLENCES

Certains contextes d'intervention peuvent faire suspecter au sauveteur l'existence de maltraitance. Dans le but de pouvoir orienter son bilan, afin d'accréditer ou non ses doutes, voici quelques notions à connaître.

Approche de l'enfant

Il est recommandé de s'entretenir :
– avec seulement l'enfant, c'est-à-dire en dehors des personnes qui sont avec lui, afin qu'il ne soit pas influencé dans ses réponses ;
– en présence d'un tiers soignant, témoin de moralité par rapport à l'entretien, et avec lequel on puisse avoir un échange de point de vue après l'entretien, afin de s'assurer que les deux ont bien entendu et compris la même chose.
Il faut chercher à mettre en confiance l'enfant, en lui expliquant pourquoi on a besoin de discuter avec lui.

Réactions de l'enfant

Globalement, l'enfant pourra avoir trois réactions :
– une explication invraisemblable, souvent dans le but de couvrir un parent, l'enfant ayant conscience que ce qui s'est passé n'est pas correct. Parfois, il récitera ce qu'on lui aura dit de dire. **Il faut alors lui faire comprendre qu'on n'est pas dupe et qu'on est là pour l'aider ;**
– une accusation d'adulte et notamment un des parents : ces dires sont généralement vrais ;
– un mutisme : le sauveteur n'insistera pas. Brusquer l'enfant pour « le faire parler » serait doublement traumatogène pour lui.

Rechercher les éléments suivants

Si les parents sont présents, le sauveteur s'entretiendra avec eux, **séparément si possible**, afin de voir si leur témoignage n'est pas discordant ou invraisemblable.
Le sauveteur essayera de comprendre :
– la place de l'enfant dans la cellule familiale (enfant issu d'un autre mariage ou d'un viol, adopté, non désiré, etc.) ;
– le contexte socioéconomique dans lequel il vit (fratrie nombreuse dans un foyer monoparental, chômage, etc.) ;
– s'il y a eu retard dans la demande soins, le pourquoi de ce retard. « Ça nous paraissait pas très important, on a préféré aller faire les courses avant qu'il n'y ait trop de monde au magasin ! », « Il l'a fait exprès pour nous embêter, ça lui apprendra, ça lui fait pas de mal de patienter un peu ! », « Si vous croyez que l'on a que ça à faire que de passer notre journée à l'hôpital ! » sont des réponses qui doivent résonner à l'oreille du sauveteur !
– les antécédents médico-sociaux de l'enfant et de la fratrie. Des défauts de soins sur plusieurs des enfants sont-ils à noter ou est-ce le seul à être dans ce cas-là ? Ainsi, il est déjà arrivé d'entendre à l'arrivée à l'hôpital « Ah ! C'est le tour de celui-là aujourd'hui, la semaine dernière on a reçu le frère pour le même motif ! C'est une famille d'habitués ! »
Il faut demander à voir le carnet de santé et voir ainsi s'il y a un suivi, s'il est à jour, ce qui, dans le cas contraire, peut traduire un certain laxisme de la part des parents. Parfois les carnets de santé sont bien tenus pour les autres enfants, mais pas pour celui pour lequel on a été appelé, dans le cas où celui-ci est considéré comme « le vilain petit canard » ! À quand remonte la dernière conduite à l'hôpital et pour quel motif ?
Faire le bilan secouriste et repérer les lésions suspectes ou discordantes avec les dires de l'enfant ou des personnes l'accompagnant.

Rendre compte

• Ne pas hésiter à faire part de ses doutes à la régulation notamment si l'on pense que l'enfant est en danger immédiat.

• Faire intervenir la police s'il y a un risque vital pour l'enfant et que l'entourage refuse la prise en charge par les secours.

• Assurer des transmissions complètes au personnel des urgences sur le contexte de l'intervention.

• Bien tout retranscrire sur la fiche d'intervention.

Pour toute évacuation d'enfant vers un milieu hospitalier, penser à prendre le carnet de santé.

Bilan

Ainsi le bilan du sauveteur de l'enfant maltraité pourra se résumer en cinq questions :

– Avant : antécédents de l'enfant, contexte familial, événements stressants ?

– Où et quand : où l'accident s'est-il passé ? Quand l'accident s'est-il passé ?

– Qui : qui s'occupait de l'enfant au moment de l'accident ? Qui a été témoin de l'accident ?

– Comment : comment l'accident s'est-il passé ? Cinétique de l'accident (hauteur de la chute, surface de réception, etc.).

– Après : qu'a fait l'enfant après l'accident ? Quels soins ont alors été apportés à l'enfant ? Y a-t-il eu d'autres consultations ?

CHAPITRE 19

L'ENFANT[1] VIOLENT

On parle souvent d'enfant maltraité, battu ou abusé, et rares sont les fois où on l'envisage dans le rôle de l'abuseur, du maltraitant ou de l'agresseur. Cependant, cette face cachée existe et plus souvent qu'il ne serait donné à l'imaginer. Ainsi, on sait dans les violences scolaires que près de 90 % des enfants agressés le sont par des camarades de leur âge, qu'il existe des enfants qui battent leurs parents et que l'enfant ou l'adolescent peut aussi, par ses comportements à risque, être son « propre agresseur ».
C'est donc toutes ces formes de violences, rarement connues par le sauveteur, que nous allons aborder ici, afin que celui-ci ne les ignore pas et sache, qu'un jour ou l'autre, il pourra y être confronté au détour d'une intervention.

1. Violences scolaires

Jusqu'à la fin du XIXe siècle, le 18 janvier 1887 pour être précis, la violence scolaire était principalement due aux enseignants par le biais des châtiments corporels, mais aujourd'hui, la tendance s'est inversée et c'est à peu près depuis 1975 que celle-ci est devenue l'apanage des élèves eux-mêmes.
Disserter ici sur les causes de cette violence serait trop long et s'éloignerait du sujet qui nous intéresse, c'est pourquoi nous nous contenterons de nous arrêter sur les plus victimaires, après en avoir survolé les différents types, leurs victimes et leurs commettants.

1.1 Différents types de violences

Les principales catégories de violences scolaires généralement répertoriées sont présentées dans le Tableau 19.1.

Tableau 19.1. Catégories de violences scolaires

Violences délinquantes actives	Physique	Directe	Atteintes physiques contre les personnes, suicide
		Indirecte	Atteintes contre les biens des personnes, de l'institution, vandalisme
	Verbale	Directe	Atteintes verbales contre les personnes : menaces, outrages, injures, harcèlement
		Indirecte	Calomnies, médisances, taquineries
Violences d'attitude passive	Physique	Directe	Exclusion, quarantaine, chahuts, absentéisme
		Indirecte	Évitement, présence non participante, sans matériel
	Verbale	Directe	Refus de participer, de répondre, de politesse
		Indirecte	Ne pas prendre part au travail, ne pas communiquer, se taire

1. Terme employé ici de façon générique, mais englobant aussi les adolescents.

Seules les violences délinquantes actives intéresseront ici le sauveteur.

Pour information, durant l'année scolaire 1999-2000[2], les établissements du second degré ont ainsi signalé, en moyenne, environ 225 000 déclarations d'« incidents » par trimestre (contre 240 000 l'année précédente, soit un recul de 6,3 %). Dans l'ensemble, ces incidents sont constitués de la manière suivante :

- violences verbales : 50 % ;
- atteintes physiques aux personnes : 15 % ;
- dégradations : 15,7 % ;
- vols ou tentatives et recel : 10,4 % ;
- intrusions : 4,8 % ;
- consommation de drogues et trafic : 2,7 % ;
- port d'armes blanches, de bombes lacrymogènes ou d'autres armes : 0,9 % ;
- suicides et tentatives : 0,5 % ;
- port d'armes à feu : 0,01 %.

Dans l'ensemble, la violence affecte davantage les collèges que les lycées, exceptés les LEP et même si certaines académies semblent plus touchées que d'autres, le vol semble sévir dans tous les établissements et le racket dans près de 60 % d'entre eux. De même, presque 70 % des collèges seraient concernés par des adolescents fugueurs et près de 50 % par des tentatives de suicide. Enfin, les agressions physiques graves contre les adultes concerneraient 25 % d'entre eux. En revanche, plus de 80 % des collèges se déclarent exempts des problèmes de drogue. Par ailleurs, la violence semble fluctuer selon les moments de l'année scolaire, les périodes de conseils de classe ou les longues périodes qui séparent les vacances étant plus propices à l'apparition de faits de violence.

1.2 Victimes

La violence affecte en tout premier lieu les élèves : 78 %. Les personnels (20 % des victimes) en constituent quant à eux la deuxième cible devant les personnes extérieures (1,6 %) et les parents (0,4 %).

1.3 Agresseurs

Dans 86 % des cas, il s'agit, là encore, en premier lieu d'un élève, dont le profil type serait le suivant[3] : élève de collège ou de LEP, souvent en ZEP, du même établissement que ses victimes, de sexe masculin, auteur souvent de violences verbales ou physiques et de vols ou de tentatives, avec un sentiment d'impunité croissant et protégé par la loi du silence. Selon l'enquête INSERM de M. Choquet en 1993, un jeune sur cinq serait régulièrement violent avec un pic d'incidence de 11-13 ans et 14-15 ans pour les garçons et 14-15 ans pour les filles. Viennent ensuite comme agresseurs : les personnes extérieures aux établissements (12 %), les personnels (1,3 %) et les parents (0,7 %).

1.4 Jeux dangereux

Il existe plusieurs « jeux », dont le plus tristement célèbre reste celui du foulard (voir plus bas), mais il en existe bien d'autres, tout aussi dangereux ou dégradants, comme le jeu de la canette qui consiste à rouer de coups un « camarade de jeu » vers qui on aurait lancé une canette et qui ne l'aurait pas rattrapé. Un autre consistant à designer un bouc émissaire le matin et à le maltraiter toute la journée, etc. Ces chères têtes blondes ne manquant pas d'imagination dans le domaine…

Le « jeu » du foulard[4]

Il s'agit d'un jeu d'étranglement, qui se pratique seul ou à plusieurs, et dont l'objectif est de provoquer un évanouissement, en principe de courte durée. Cette pratique peut avoir de graves conséquences neurologiques irréversibles, voire s'avérer fatale. Cette pratique ancienne existait déjà dans les années 1950 et présente de nombreuses variantes. Les participants sont volontaires et consentants. Ici, il n'y a pas de « victime » car « l'étrangleur » répond à la demande de « l'étranglé », contrairement à d'autres « jeux » où la victime est un souffre-douleur.

2. Données issues du rapport d'information présenté à l'Assemblée nationale en février 2001 sur la sécurité dans les établissements scolaires par Bruno Bourg-Broc, député.
3. G. Vila, CHU Necker-enfants malades, AP-HP, 75015 Paris.
4. « Le "jeu" du foulard et autres pratiques à risque similaires », 11 avril 2002, compte-rendu de mission de M. Jean-Michel Croissandeau, IGEN – « Établissements et vie scolaire ».

Les « étranglés » sont des occasionnels, en majorité, qui essaient un jeu nouveau, pour voir, et qui ne pratiquent plus après cette expérience. Les pratiquants réguliers recherchent des sensations fortes, ils sont souvent en situation de mal-être. Les suicidaires sont très rares. Cette activité est perçue comme ludique. Les enfants sont tout simplement inconscients des risques encourus. Il s'agit surtout d'une pratique de garçons, les filles sont très rarement impliquées. Les enfants qui participent sont très jeunes, entre 11 et 13 ans, élèves au collège, 6e et 5e. Les débutants au lycée sont très rares et exceptionnels en primaire (un cas conduisant au décès).
Les « étrangleurs » sont les mêmes que les « étranglés ». Ils ne s'inscrivent pas dans une logique de pervers. Pour eux, il s'agit d'un « jeu », celui de « l'évanouissement », un « truc de collégiens » qui répond à une sollicitation car la victime est consentante.
Cette pratique s'effectue pour l'essentiel à la maison, en solitaire. Les cas critiques sont exceptionnels dans les établissements (un seul décès recensé dans l'école primaire, tous les autres, attribués à cette pratique, relèvent de la sphère familiale). Cette pratique n'est donc pas l'apanage des violences scolaires.
En ce qui concerne les sanctions encourues, les enfants « étrangleurs » peuvent être mis en examen pour homicide involontaire, les participants à la séance pour non-assistance en personne en péril ou atteinte à l'intégrité physique.

1.5 Racket

Les racketteurs justifient leur acte par quatre causes :
- amusement ;
- frime, occasion de montrer de quoi ils sont capables ;
- récupération de biens de consommation ;
- racket de business, trafic, on vole pour revendre, ce racket est souvent lié au trafic de drogue.

Les formes de racket :
- peuvent être des prêts forcés dans le but de tester l'autre pour voir jusqu'à quel moment il résiste ;
- peuvent s'organiser autour d'un groupe ethnique (racket en bande) ;
- peuvent être des formes de menace et contre menace : surenchère (souvent sur les habits) ;
- peuvent relever du racket sadisant dans le dessein de brimer un élève par un mécanisme pervers.

1.6 Bizutage

1.6.1 Rituel de vengeance

Le bizutage, si on écoute ses partisans, est soit-disant un rite de passage ou d'accueil, mais à y regarder de plus près il s'agit avant tout d'un acte de vengeance de gens qui ont eux-mêmes été bizutés et qui ne font que reproduire ce qu'ils ont subi à un degré parfois même plus élevé. Et de rituel initiatique, il semble alors que l'on a vite franchi le pas en faveur d'un rituel sacrificiel, où la victime endosse alors le rôle de bouc émissaire.
Le petit nouveau qui arrive « innocent » est celui qui va prendre la place du nouveau devenu alors ancien, focalisant ainsi sur lui, maintenant, l'intérêt qui peut être porté par la hiérarchie ou les professeurs, comme lorsqu'arrive dans une famille un nouveau-né. Ainsi pour le maltraitant, l'« accueil » des nouveaux sous cette forme s'apparente à une phase de deuil à accomplir, deuil lié à leur avancement au sein de l'institution et à la perte du statut de petit nouveau. Cela expliquerait alors pourquoi le bizutage ressemble plus à de la vengeance qu'à de l'accueil. Car lorsque l'on accueille quelqu'un au sein de son groupe (même s'il a besoin de faire ses preuves pour y être admis), a-t-on besoin de le maltraiter, de l'humilier et donc de le rabaisser pour lui accorder, un statut « d'égal à égal » ?

1.6.2 Différences avec les rites de passages des sociétés traditionnelles

Pour en revenir au rôle, soit-disant, initiatique de passage du bizutage, un fait important est à souligner, c'est que dans toute civilisation où il existe justement ces rites de passages du monde de l'enfance à celui de l'adulte, ceux-ci sont organisés par des adultes, des anciens (au sens noble du terme). Or, ici, les anciens ne sont pas forcément adultes et, de plus, ne cherchent visiblement pas à faire évoluer positivement le récipiendaire, mais au contraire semble chercher à lui apprendre la résignation, devant entraîner la renonciation de soi-même au profit du groupe, et ainsi le forcer à mettre en sourdine sa propre personnalité, au lieu au contraire, de chercher à la faire s'épanouir !

1.6.3 Assimilation à un phénomène sectaire

Les parents d'élèves, qui ont monté une association contre le bizutage, en arrivent même à le considérer comme un phénomène sectaire : démontrant comment étapes par étapes de manière très structurée, on arrive à établir une emprise de l'individu d'abord en faisant effraction dans son monde, puis une captation et enfin une programmation (Chantal de Préneuf, 1999).

1.6.4 Cadre législatif

Le bizutage est puni par la loi. En voici d'ailleurs le texte législatif, **article 225-16-1 CP** « *Hors les cas de violences, de menaces ou d'atteintes sexuelles, le fait pour une personne d'amener autrui, contre son gré ou non, à subir ou à commettre des actes humiliants ou dégradants lors de manifestations ou de réunions liées aux milieux scolaire et socio-éducatif est puni de 6 mois d'emprisonnement et de 7 500 € d'amende.* » Cette peine étant doublée lorsque le délit est commis sur une personne particulièrement vulnérable en raison de son âge, d'une maladie, d'une infirmité, d'une déficience physique ou morale ou d'un état de grossesse dès lors que cet état est apparent ou connu de son auteur. Cet article de loi complète le dispositif répressif existant. Ainsi, au-delà des comportements les plus graves en matière de bizutage d'ores et déjà incriminés sous d'autres qualifications de droit commun telles que les agressions sexuelles, les violences ou les menaces (*cf.* la circulaire du 12-9-1997), la loi du 17 juin 1998 entend prohiber également tous les actes humiliants ou dégradants, quelle que soit l'attitude de la victime. Dorénavant tombe sous le coup de la loi pénale tout acte portant atteinte à la dignité de la personne. Le législateur n'exige pas, pour que l'infraction soit réalisée, que la victime ait été contrainte à commettre ou subir des actes de bizutage. Les faits, même s'ils sont consentis réellement ou en apparence, dès lors qu'ils revêtent un caractère humiliant ou dégradant, sont répréhensibles. Par ailleurs, cet article rend punissable également celui qui amène autrui, même avec son accord, à commettre des actes humiliants ou dégradants. Ces dispositions assurant alors une protection particulière face aux contraintes exercées par le groupe sur l'individu et à l'isolement qui en résulte pour celui-ci.

1.6.5 Mise en place d'un service d'écoute

Il est bon aussi de savoir que le ministère de la Jeunesse, de l'Éducation nationale et de la recherche a mis en place un numéro azur « SOS violence » 08 01 55 55 00 du lundi au vendredi de 9 h 30 à 12 h et de 14 h à 18 h pour tout ce qui concerne le bizutage justement.

2. Enfant tyran

Le professeur M.C. Mouren-Simeoni[5] a, d'après plusieurs études à travers le monde, dégagé les principales caractéristiques des enfants maltraitants et des parents maltraités. Voilà ce qui en ressort.

2.1 Enfants maltraitants

L'âge habituel des premiers soins en psychiatrie est l'adolescence (13 à 14 ans) mais nombreux sont ceux qui ont commencé depuis l'enfance à frapper leurs parents.

Le sexe est marqué par une forte représentation des garçons et l'on remarque une forte majorité d'enfants aînés ou uniques.

Il est reconnu aussi que ces enfants maltraitants sont en général des enfants hyperinvestis par leur mère : enfants longtemps désirés, enfants issus de grossesses difficiles, enfants « rescapés ». Il s'agit donc d'enfants-rois occupant dans la famille une position privilégiée. La majorité d'entre eux vit en famille.

Les cibles de l'agressivité de l'enfant sont préférentiellement l'un ou les deux parents, mais les membres de l'entourage ne sont pas épargnés : la fratrie, les grands-parents, les camarades ou les animaux domestiques. L'enfant peut aussi dégrader des biens maté-

5. Service de psychopathologie de l'enfant et de l'adolescent, hôpital Robert Debré, 75019 Paris.

riels. Ces « attaques » visent souvent des objets « chers » aux parents (bibelots) ou indispensables à leur bien-être (lunettes, dentiers).
Les facteurs déclenchant les sévices physiques apparaissent minimes, tandis que le type et la gravité des sévices infligés ont une grande diversité : insultes, menaces de mort, ébauches d'étranglement ou de blessure, crachats, coups de pied, morsures, cheveux arrachés... Les lésions infligées peuvent nécessiter des soins hospitaliers, d'où l'intervention des sauveteurs, mais les parents gardant le plus souvent le silence sur leur origine.

2.2 Parents maltraités

2.2.1 Épidémiologie

Le niveau socio-économique des parents est plutôt moyen ou élevé. La dynamique qui régit les familles maltraitées par un enfant est particulière : la distribution des rôles parentaux, le problème des limites et de l'autorité, l'impossibilité à se séparer et les secrets familiaux constituent des éléments souvent retrouvés. Du fait de leur propre psychopathologie (angoisse de séparation), les mères, qui ont développé un grand investissement de l'enfant, lui laissent peu d'autonomie, préviennent les frustrations, effectuent à sa place les efforts nécessaires.
Ces mères agressées, en général par leur fils, se sentent plus proches de ce fils que de leur mari. La situation des mères célibataires à la fois toutes-puissantes et martyres, puisque ayant tout sacrifié pour l'enfant, peut « faciliter » les passages à l'acte agressifs de l'enfant. Pour le garçon devenu adolescent, cette relation à la mère, prégnante, dictatoriale, exclusive et infantilisante prend un caractère incestueux et menaçant.
Mais cliniquement, les bourreaux domestiques sont aussi des enfants anxieux. L'enfant tyrannique est un enfant privé d'expériences et d'apprentissages. Au fur et à mesure qu'il devient plus âgé, ses parents sont de moins en moins efficaces pour le protéger : il réagit alors par la colère et l'agressivité. À l'adolescence, les coups peuvent s'interpréter comme un essai de mise à distance de la mère et de ses menaces incestueuses.

2.2.2 Problème d'autorité parentale

Les pères tiennent peu de place dans ces configurations familiales. Cela tient parfois aux circonstances : pères morts, âgés, malades. Dans d'autres cas, le père existe mais il est absent symboliquement.
Le manque d'autorité parentale est l'un des problèmes majeurs. En référence à certaines valeurs philosophiques ou éducatives, ces parents renoncent à imposer limites et autorité, celles-ci étant vécues comme une privation de liberté ou une coercition. Du fait de ce manque d'autorité, l'adolescent se trouve contraint d'assurer une position d'indépendance avant que son développement ne le lui permette. Les violences physiques peuvent s'interpréter comme un essai de remplacement des parents inefficaces ou une punition de leur permissivité ou de leur démission.

2.2.3 Manque de communication

Dans certaines de ces familles existent des secrets familiaux empêchant la « libre circulation » de la parole, contribuant ainsi à l'isolement des uns par rapport aux autres.
Enfin, il est étonnant de constater l'extrême tolérance de l'entourage face à la violence : la réalité est cachée, les faits sont minimisés. On évite d'en discuter ouvertement. On ne demande pas d'aide. Reconnaître l'aberration de l'attitude de l'enfant, c'est admettre l'échec de son rôle de parents.

3. Comportements à risque

L'adolescence est la grande période des conduites dites à risque, pouvant faire alors de l'enfant sa propre victime. Les facteurs influençant de telles pratiques étant, principalement :
– la recherche de nouveauté : c'est la période de la découverte et de l'exploration dans tous les domaines. C'est l'attirance vers l'interdit ;
– la recherche de sensation fortes et de vertige, avec en plus le côté ordalique des pratiques en défiant la mort ou en flirtant avec, à la limite de la conduite suicidaire ;
– une recherche de reconnaissance par ses pairs : l'enfant est prêt à tout pour être accepté par le groupe auquel il veut appartenir. Il est prêt à faire des choses que normalement il refuserait de faire s'il était seul. Le risque est qu'il peut perdre toute notion de danger et de souffrance chez l'autre. Il est alors comme

dans un jeu vidéo, même s'il détruit l'autre ce n'est pas grave, on peut recommencer une nouvelle partie avec un autre personnage !
– l'assimilation à une conduite addictive : le plaisir procuré étant tellement fort que cela en devient presque une drogue ;
– se battre contre soi-même et se montrer ses limites.

4. Rôle du sauveteur

Il pourra être de plusieurs sortes, à savoir :
– prise en charge de l'enfant victime d'un autre enfant ;
– prise en charge de l'enfant victime de sa propre violence ;
– prise en charge de l'adulte victime de l'enfant.
Mise à part la prise en charge somatique, le sauveteur devra aussi, dans les deux premiers cas, faire preuve de « finesse psychologique », sans être moralisateur mais assez convainquant pour faire prendre conscience à la victime de la dangerosité de telles pratiques. Dans le dernier cas il pourra être judicieux de rencontrer l'enfant s'il est encore présent sur les lieux, afin de peut-être l'aider à verbaliser ce qui vient de se passer. Car même s'il ne voudra pas le laisser paraître, il sera parfois en souffrance.

Ce travail est souvent dur à faire par les sauveteurs jeunes, eux-mêmes ayant parfois le même âge que les victimes et se trouvant aussi dans les mêmes démarches intellectuelles.
Cependant, même s'ils s'avéraient plus matures, ils ne seraient pas forcément reçus comme crédibles de la part des victimes, qui elles ne feraient aucune différence et verraient dans ce jeune sauveteur un allié. « Tu me comprends toi qui a le même âge que moi ! »
Il est donc important que de telles prises en charge soient faites par des sauveteurs ayant déjà acquis une certaine maturité d'esprit. **D'où l'importance d'avoir des équipages qui ne soient pas composés que de jeunes sauveteurs tant en âge qu'en expérience,** mais l'un induisant souvent l'autre, malheureusement !

MINORITÉ, ÉMANCIPATION ET AUTORITÉ PARENTALE

En tant que sauveteur, et notamment lorsque l'on va prendre en charge un mineur (*cf.* Fiche technique n° 13), on entend souvent parler de minorité, d'autorité parentale, voire d'émancipation sans pouvoir en donner des définitions exactes. Cette fiche s'appuie sur les articles des Codes civil et pénal pour apporter au lecteur quelques précisions.

Minorité : titre X, articles 388 à 388-2

Depuis la loi n° 74-631 du 5 juillet 1974, modifiant les **articles 388 et 488 du Code civil** : « *Le mineur est l'individu de l'un ou l'autre sexe qui n'a point encore l'âge de 18 ans accomplis.* » Cependant, les mineurs ressortissants d'un pays étranger demeurent soumis quant à leur majorité à la loi de leur pays d'origine. Il doit en être tenu compte lorsque la majorité dans leur pays est différente de l'âge retenu par le droit français.

Majorité : titre XI, article 488

« *La majorité est fixée à 18 ans accomplis ; à cet âge, on est capable de tous les actes de la vie civile. Est néanmoins protégé par la loi*[6]*, soit à l'occasion d'un acte particulier, soit d'une manière continue, le majeur qu'une altération de ses facultés personnelles met dans l'impossibilité de pourvoir seul à ses intérêts. Peut pareillement être protégé le majeur qui, par sa prodigalité, son intempérance ou son oisiveté, s'expose à tomber dans le besoin ou compromet l'exécution de ses obligations familiales.* »

Pour ce qui est de la majorité sexuelle, celle-ci est fixée à 15 ans.

Émancipation : titre X, articles 476 à 487

Les principales notions relatives à l'émancipation sont que le mineur est émancipé de plein droit par le mariage. Même non marié, il pourra être émancipé lorsqu'il aura atteint l'âge de 16 ans révolus. Ainsi une fois émancipé, il cesse d'être sous l'autorité de ses père et mère. Ceux-ci ne sont plus alors responsables de plein droit, en leur seule qualité de père ou de mère, du dommage qu'il pourra causer à autrui postérieurement à son émancipation.

Le mineur émancipé est capable, comme un majeur, de tous les actes de la vie civile.

Autorité parentale : titre IX, articles 371 à 387

D'entrée de jeu, l'**article 371** (entré en vigueur le 1er janvier 1971)[7] peut faire sourire ! :
« *L'enfant, à tout âge, doit honneur et respect à ses père et mère.* »

Pour le reste voici ceux qui, dans le cadre de cet ouvrage nous intéressent le plus, soit de part leur rapport avec la violence, soit parce que liés à l'intervention du sauveteur.

- **Article 371-1** (2002) : « ***L'autorité parentale est un ensemble de droits et de devoirs ayant pour finalité l'intérêt de l'enfant.*** *Elle appartient aux père et mère jusqu'à la majorité ou l'émancipation de l'enfant pour le protéger dans sa sécurité, sa santé et sa*

6. *Cf.* Fiche technique n° 37.
7. Entre parenthèses la date de la dernière modification de l'article.

moralité, pour assurer son éducation et permettre son développement, dans le respect dû à sa personne. Les parents associent l'enfant aux décisions qui le concernent, selon son âge et son degré de maturité. »

Les parents d'un enfant naturel (c'est-à-dire né de parents non mariés) n'exercent en commun l'autorité parentale que si la filiation a été établie à l'égard des deux parents dans l'année de la naissance de l'enfant.

À défaut, l'autorité parentale est exercée par le parent dont la filiation a été établie au cours de la première année. L'autorité parentale ne peut, dans ce cas, être exercée en commun par les père et mère que s'ils procèdent à une déclaration conjointe en ce sens devant le greffier en chef du tribunal de grande instance ou sur décision du juge aux affaires familiales (article 372 [2002]).

• **Article 371-2** (2002) : *« Chacun des parents contribue à l'entretien et à l'éducation des enfants à proportion de ses ressources, de celles de l'autre parent, ainsi que des besoins de l'enfant. Cette obligation ne cesse pas de plein droit lorsque l'enfant est majeur. »*

• **Article 371-3** (1971) : *« L'enfant ne peut, sans permission des père et mère, quitter la maison familiale et il ne peut en être retiré que dans les cas de nécessité que détermine la loi. »*

Article 372-2 (2002) : « *À l'égard des tiers de bonne foi, chacun des parents est réputé agir avec l'accord de l'autre, quand il fait seul un acte usuel* de l'autorité parentale relativement à la personne de l'enfant.* »

Cet article est important car il concerne directement les sauveteurs qui sont alors les tiers de bonne foi.

*En matière médicale, le partage entre les actes usuels et non usuels est défini au cas par cas au fil des décisions de justice. Cela indiqué, entrent *a priori* dans la catégorie des actes « usuels » :

– les soins obligatoires (certaines vaccinations) ;

– les soins courants (blessures superficielles, infections bénignes, soins dentaires de routine…) ;

– les soins habituels chez l'enfant (traitement des maladies infantiles ordinaires) ou chez tel enfant en particulier (poursuite d'un traitement ou soin d'une maladie récurrente ; en effet, « usuel » n'est pas synonyme de bénin).

Ne peuvent être considérés comme des actes « usuels » :

– la décision de soumettre l'enfant à un traitement nécessitant une hospitalisation prolongée ;

– le recours à un traitement lourd ou comportant des effets secondaires importants, y compris au plan esthétique ;

– la résolution d'arrêter les soins ou de les réduire à un traitement de confort.

• **Article 373** (2002) : « *Est privé de l'exercice de l'autorité parentale le père ou la mère qui est hors d'état de manifester sa volonté, en raison de son incapacité, de son absence ou de toute autre cause.* »

• **Article 373-1** (2002) : « *Si l'un des père et mère décède ou se trouve privé de l'exercice de l'autorité parentale, l'autre exerce seul cette autorité.* »

Article 375 (1987) : « ***Si la santé, la sécurité ou la moralité d'un mineur non émancipé sont en danger, ou si les conditions de son éducation sont gravement compromises, des mesures d'assistance éducative peuvent être ordonnées par justice à la requête des père et mère conjointement, ou de l'un d'eux, de la personne ou du service à qui l'enfant a été confié ou du tuteur, du mineur lui-même ou du ministère public. Le juge peut se saisir d'office à titre exceptionnel. Elles peuvent être ordonnées en même temps pour plusieurs enfants relevant de la même autorité parentale. La décision fixe la durée de la mesure sans que celle-ci puisse, lorsqu'il s'agit d'une mesure éducative exercée par un service ou une institution, excéder 2 ans. La mesure peut être renouvelée par décision motivée.*** »

• **Article 375-7** (1998) : « *Les père et mère, dont l'enfant a donné lieu à une mesure d'assistance éducative, conservent sur lui leur autorité parentale et en exercent tous les attributs qui ne sont pas inconciliables avec l'application de la mesure. Ils ne peuvent émanciper l'enfant sans autorisation du juge des enfants, tant que la mesure d'assistance éducative reçoit application. S'il a été nécessaire de placer l'enfant hors de chez ses parents, ceux-ci conservent un droit de correspondance et un droit de visite. Le juge en fixe les modalités et peut même, si l'intérêt de l'enfant l'exige, décider que l'exercice de ces droits, ou de l'un d'eux, sera provisoirement suspendu. Le juge peut indiquer que le lieu de placement de l'enfant doit être recherché afin de faciliter, autant que possible, l'exercice du droit de visite par le ou les parents.* »

Article 378-1 (1996) : « ***Peuvent se voir retirer totalement l'autorité parentale, en dehors de toute condamnation pénale, les père et mère qui, soit par de mauvais traitements, soit par une consommation habituelle et excessive de boissons alcooliques ou un usage de stupéfiants, soit par une inconduite notoire ou des comportements délictueux, soit par un défaut de soins ou un manque de direction, mettent manifestement en danger la sécurité, la santé ou la moralité de l'enfant. Peuvent pareillement se voir retirer totalement l'autorité parentale, quand une mesure d'assistance éducative avait été prise à l'égard de l'enfant, les père et mère qui, pendant plus de 2 ans, se sont volontairement abstenus d'exercer les droits et de remplir les devoirs que leur laissait l'article 375-7. L'action en retrait total de l'autorité parentale est portée devant le tribunal de grande instance, soit par le ministère public, soit par un membre de la famille ou le tuteur de l'enfant.*** »

La personne âgée : une proie facile

20 Chapitre

Qu'elles soient victimes de violences à domicile lors d'agression, de maltraitances de la part de certains membres de leur famille ou de mauvais traitements en institution, les personnes âgées sont des proies faciles car vulnérables de par leur état de santé ou en raison de leur grand âge.
Ainsi, on estime à près de 600 000 le nombre de personnes âgées maltraitées en France, soit près de plus de 5 % de la population des plus de 65 ans.
Les maltraitances ont lieu aussi bien à domicile qu'en institution, avec, malgré tout, une prévalence pour le domicile (60 % contre 29 en institution).
Au cours de ce chapitre, nous allons donc étudier quelles sont ces maltraitances subies, et comment réagissent les personnes qui en sont victimes, induisant ainsi pour le sauveteur la façon dont il devra en assurer la prise en charge.
Enfin, nous évoquerons l'agression climatique subie par les personnes âgées lors de la vague de chaleur de l'été 2003.

1. Généralités

La maltraitance peut prendre plusieurs formes, à savoir :
– des violences physiques (coups, blessures, bousculades…) ;
– des violences morales et psychologiques (injures, exclusion…) ;
– des violences médicamenteuses (abus ou privations de médicaments) ;
– des violences financières (spoliations, privation de revenus, héritage détourné, vols des biens) ;
– des violences sexuelles ;
– des crimes et des délits.

Les violences peuvent être :
– actives (privation de liberté ou de soins…) ;
– passives (la perte de contact humain, l'oubli…).

Les victimes sont en majorité des femmes (75 %), veuves, vivant en famille. Les hommes, quant à eux, sont le plus souvent maltraités par leur conjointe, un membre de la famille ou encore par une tierce personne, compagne « de quelque temps », dame de compagnie abusive.

La moyenne d'âge des victimes est de 79 ans. Les « maltraitants », eux, sont en majorité des membres de la famille (66 %, dont 59 % les enfants). Les amis et voisins sont impliqués dans 13 % des cas. Les professionnels soignants (infirmiers, aides-soignants, aides ménagères, administrateurs) atteignent le taux de 20 % dans la liste des « accusés ».

2. Violences hors institution

2.1 Formes de maltraitance

Les maltraitances les plus fréquentes, hors institution, sont financières et psychologiques et se passent donc en milieu familial :
– financières : spoliation d'argent, de biens mobiliers et immobiliers, vie aux crochets de l'aïeul… ;
– psychologiques : menaces de rejet, privation de visites, humiliation, infantilisation ;
– physiques, qui regroupent les brutalités, coups, gifles, escarres non ou mal soignées, etc.

Ces abus sont le plus souvent associés et agissent en cascade : pressions psychologiques, voire brutalités physiques si nécessaire, greffées à une maltraitance financière.

2.2 Cas particulier de la négligence, une autre forme de maltraitance

Plus ignorées que les précédentes, mais très nombreuses sont les négligences par omission, volontaires ou non, d'aide à la vie quotidienne : lever, coucher, toilette, repas, marche… Sur ces maltraitances, le sauveteur n'interviendra que très rarement en direct, mais pourra éventuellement les suspecter en intervenant pour des prétextes autres, principalement des chutes.

2.3 Agression

2.3.1 Incidence

Le sauveteur peut aussi être appelé pour une personne agressée. Lorsque l'agression a été très violente, il se peut que la personne en meure. Généralement, la mort est due aux coups portés ou par asphyxie. La majorité des homicides ont lieu au domicile de la victime et dans 80 % des cas l'agresseur est connu par elle. Parfois, à ces brutalités sont associés des crimes sexuels (viols) (0,6 %).

2.3.2 Nécessité d'un bilan complet

Nous insisterons là encore sur la nécessité d'un bilan correct à la base en s'appuyant sur le cas suivant. Un médecin SAMU demanda à une équipe de pompiers de conduire vers les urgences médico-judiciaires une femme de 80 ans qui venait de se faire agresser par sa fille. Des traces de strangulation étaient visibles ainsi qu'une plaie importante du front dont l'hémorragie était jugulée par pansement compressif. La victime avait tellement perdu de sang que sa robe qui était bleue à la base apparaissait rouge, mais tout le monde sait qu'une blessure à la tête saigne beaucoup, d'autant que l'ensemble des cheveux était collé par le sang, formant ainsi une espèce de casque.

Alors que l'infirmier des urgences enlevait le pansement et tentait d'inspecter la boîte crânienne, quelle ne fut pas sa surprise que de voir un de ses doigts s'enfoncer dans la tête. Surpris, il redoubla de vigilance quand ce phénomène se produisit une deuxième fois. Il fut alors décidé de raser l'ensemble du crâne. La découverte fut impressionnante : huit trous dont le plus gros avait la taille d'une pièce d'un euro (Figure 20.1). Il s'agissait en fait de l'impact de huit coups de marteaux assenés de façon violente. Quant à l'hématome circulaire autour du cou, il correspondait à une tentative de strangulation avec le cordon du bip de l'alarme que les personnes âgées ont souvent autour du cou.

Ainsi, si le bilan avait été mieux fait, notamment au niveau du crâne, si l'on avait eu la curiosité de rechercher s'il y avait d'autres plaies, personne ne serait passé à côté d'un tel carnage au niveau de la boîte crânienne et n'aurait attribué l'hémorragie à la seule plaie frontale. De plus, la victime aurait pu ainsi être transportée dans de meilleures conditions, être perfusée et sédatée.

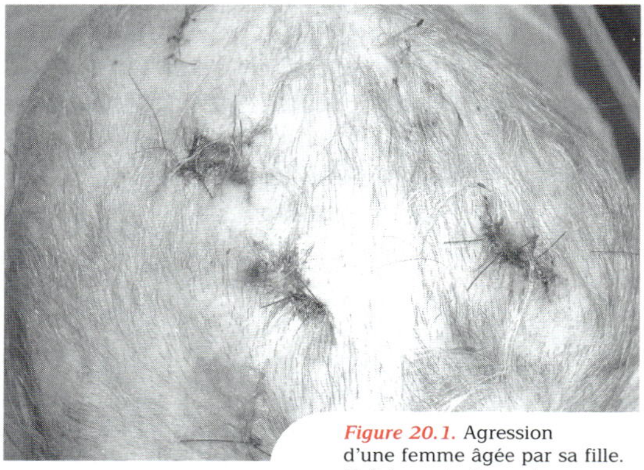

Figure 20.1. Agression d'une femme âgée par sa fille. Huit impacts de marteau. Plaies recousues. Par chance, pas de fractures du crâne, scanner normal.

2.3.3 Nécessité d'un transport adapté

Malheureusement, ce type d'exemple n'est pas isolé. Car outre les bilans mal faits, il n'est par rare de voir des sauveteurs transporter des victimes dont le degré de gravité ne correspond pas à leur compétence de prise en charge.

> Attention donc, amis sauveteurs et surtout jeunes et novices chefs d'équipages ! Restez vigilants sur le type de victime que l'on vous donne parfois à évacuer : même si le transport est confié par un médecin, il existe parfois des cadeaux empoisonnés qu'il est difficile de refuser. Il faut alors peut-être savoir dans ces cas-là en référer

à sa hiérarchie, afin que l'on sache que vous prenez en charge quelqu'un dont l'état semble dépasser vos attributions.
Quoi qu'il en soit, rappelez-vous qu'une bonne surveillance et une fiche d'intervention bien remplie seront déjà, dans un premier temps, de bonnes alliées en cas de soucis par la suite, même si c'est celui qui a confié le transport qui engage principalement sa responsabilité.
Savoir ouvrir un bon parapluie protège parfois de grosses intempéries !

2.4 Euthanasie

Étymologiquement, « *euthanos* » signifie la « bonne mort ». Autrefois synonyme de mort calme et sans souffrance, ce terme est aujourd'hui réservé à la pratique qui consiste à hâter la mort d'un malade incurable, dans le dessein d'abréger ses souffrances (définition extraite du *Dictionnaire de Médecine Flammarion*). On distingue deux types d'euthanasies :
– l'euthanasie active : geste d'un tiers qui donne la mort ;
– l'euthanasie passive : l'arrêt des traitements qui abrège la vie.
Le Code pénal n'a pas retenu de qualification particulière concernant l'euthanasie. Elle reste assimilée à un meurtre, voire à un assassinat (meurtre avec préméditation : il est constitué lorsque sont réunis un élément matériel et un élément intentionnel).

2.5 Autoviolence

Il s'avère aussi que la personne âgée peut être source de sa propre maltraitance. Le sauveteur peut alors être confronté à trois grandes causes d'autoviolence. Ces attitudes pouvant bien sûr être retrouvées au sein de l'institution.

2.5.1 Suicide

Lasse de voir la vie s'écouler et d'avoir vu mourir ses enfants, de rester seule, et de voir la maladie s'installer progressivement, entraînant des diminutions de ses différentes facultés, la personne âgée est parfois alors tentée de passer à l'acte sur elle-même et de vouloir se supprimer.
Alors qu'elle a souvent beaucoup de médicaments à sa disposition, il est très rare que l'absorption massive de ceux-ci soit utilisée comme mode opératoire. Les décès par médicaments ayant plus comme origine une erreur dans la prise due à une déficience visuelle ou à des troubles confusionnels.
La façon de se suicider est souvent très violente. Arrive en premier la pendaison (47 % des hommes pour 32 chez les femmes) suivent les armes à feu chez l'homme (25 %) et la noyade chez la femme (25 % aussi) puis par ordre décroissant chez l'homme : noyade, défenestration, poison et chez la femme : poison, défenestration, armes à feu.

2.5.2 Syndrome de glissement associé souvent à des états régressifs

Le syndrome de glissement peut aussi quelque part être considéré comme un mode suicidaire, la personne se laissant dépérir à petit feu. On note alors souvent un repli sur soi accompagné d'un refus à s'alimenter et de soins. Dans les états régressifs, on voit aussi apparaître parfois une incontinence sans cause organique qui n'existait pas avant.

2.5.3 Alcoolisme

Il est là aussi pour aider à oublier et/ou pour tenir compagnie.
Comme on le voit, tous ces signes peuvent traduire un syndrome dépressif, courant chez les personnes du troisième, voire du quatrième âge.

3. *Violences en institution*

Le sauveteur peut aussi être amené à venir prendre en charge une personne âgée placée en institution, et cela pour différentes causes qu'elles soient médicale, chirurgicale ou traumatique.
Pour ce qui est du sujet qui nous concerne ici, il faut savoir que la personne âgée peut aussi apparaître comme victime à l'intérieur de ces maisons de retraites : victime de sa famille, victime des soignants, victime des autres pensionnaires, victime d'elle-même, victime de la loi, victime de l'institution.

3.1 Famille, cause de victimisation

La personne âgée peut être victime de sa famille, qui ne vient pas ou peu en visite faisant ainsi ressentir à l'aïeul un sentiment d'abandon. Au contraire, les visites peuvent être trop présentes par intérêt, fatiguant ainsi le pensionnaire par un entourage surprotecteur. Il se peut aussi qu'existe un conflit familial dû souvent au paiement de l'institution. L'autre fait victimaire étant la gestion des biens « à l'insu du plein gré ».

Le placement sans préparation du jour au lendemain est aussi un acte traumatisant pour la personne placée se trouvant ainsi loin de son village, de sa rue, de ses voisins, de ses amis, de son animal préféré... devant alors faire le deuil de toutes ces pertes en même temps, risquant ainsi de fixer son aigreur sur le soignant qui représentera l'oppresseur. Toute action de soin devenant pour elle une « agression caractérisée ».

3.2 Maltraitance par les autres pensionnaires

Victime des autres pensionnaires, elle subit des coups et blessures, par griffures ou coups de cannes, des entraves aux soins, une gêne physique par les bruits (parler fort, musique, ronflements), les odeurs. De même, la vue des autres pensionnaires peut lui renvoyer une mauvaise image d'elle-même, enfin on pourra noter une certaine atteinte à l'intimité due à la vie en collectivité avec notamment des intrusions dans la chambre ou le partage obligé de celle-ci.

3.3 Maltraitance institutionnelle

Il existe aussi une maltraitance institutionnelle due aux locaux et à la façon dont est gérée la maison de retraite. Les causes de ces violences institutionnelles se divisent principalement en deux catégories : les causes organisationnelles, comme l'absence de projet de soins, d'organisation concertée du travail, de discussion d'équipe en vue de résolution de problèmes, ainsi que, et c'est souvent récurrent, une absence de formation et de sélection du personnel, ce qui entraîne par phénomène « boule de neige », les causes psychologiques atteignant le personnel. Ces causes sont le stress, la démotivation, le travail à contre-cœur auprès des personnes âgées et aussi la confrontation à la vieillesse et à la mort.

Il peut y avoir de mauvaises conditions environnementales, comme une bâtisse ancienne mal entretenue ou qui n'est plus aux normes. Les secouristes connaissent bien ce genre de situation, car souvent ils interviennent dans le cadre de plans de secours déclenchés pour l'incendie de tels établissements. Ce sont des bâtiments où l'on se retrouve aussi parfois en difficulté pour faire une manutention ou un brancardage corrects, faute de place.

Ces espaces de vie sont aussi mal perçus par les pensionnaires qui, parfois mis à part un meuble et quelques bibelots, ne peuvent personnaliser leur environnement, ce qui leur donne la sensation de s'éteindre petit à petit dans un endroit anonyme.

3.4 Quand le soignant est un maltraitant...

Comme on l'a vu précédemment, le personnel n'est pas toujours bien formé ou motivé pour travailler dans de tels endroits. Il est tout de même important de signaler que ce n'est pas une généralité. Néanmoins, de ce mal-être au travail peut en découler deux types de mauvais traitements commis par ces agents.

3.4.1 Mauvais traitements psychologiques

Ceux-ci peuvent se traduire par une dévalorisation, des reflets ou des jugements négatifs. Donner des surnoms, employer le tutoiement, faire des remarques sur les visites. Il peut s'agir aussi d'abus d'autorité comme prendre une décision à la place des personnes concernées, mettre des couches systématiquement, ne pas respecter un choix exprimé, ou forcer à agir vite et imposer chambre et voisins, ou empêcher un résidant de se rendre utile. Il y a aussi les assauts verbaux, les menaces et les chantages. Il y a aussi le fait de provoquer la peur, d'intimider et d'infantiliser.

Les violences par omission font aussi partie des maltraitances psychologiques, comme ne pas tenir compte du vécu, des habitudes vestimentaires. Parfois en voulant bien faire, le personnel commet des impairs. C'est ainsi

que, dans certaines institutions, seront offertes des fleurs à la fête des mères, geste attentionné mais qui ne prend pas en compte, là encore, le vécu de la femme âgée. Quels souvenirs ce geste peut-il raviver si elle n'a jamais été mère ou si ces enfants sont décédés ?
De même, il est souvent de coutume de fêter l'anniversaire d'un résidant, or cette pratique qui jadis prenait fin à 21 ans – âge de la majorité – a débordé dans les trente dernières années. Or, l'anniversaire peut être le rappel douloureux de la mort qui approche.
Un autre exemple est le fait de ne pas mentionner à une personne aveugle les mets qui lui sont donnés à manger. L'abus social, c'est aussi faire de la personne un être invisible, par exemple, lorsque l'on fait manger deux personnes à la fois.

> Le soignant qui s'assied récompense.
> Le soignant qui reste debout punit.
> Une expérience a été réalisée : deux soignants entraient l'un après l'autre dans la chambre d'un résident et y restaient chacun 5 minutes chronométrées. Mais l'un restait debout durant ces 5 minutes pour parler, alors que l'autre s'asseyait. Quand ensuite on demandait à la personne combien de temps chacun était resté, celle-ci disait que l'un n'avait fait que passer alors que l'autre (celui qui s'était assis) était resté un long moment.

> Cette expérience devra rester en mémoire du sauveteur, qui devra s'en inspirer lorsqu'il entrera en relation avec une personne âgée, et par extension une victime, afin de faciliter contact et échange.

3.4.2 Mauvais traitements physiques

Ils sont bien plus courants et nombreux qu'on oserait l'imaginer. Ce sont des soins non donnés bien que nécessaires ou une négligence apportée aux soins de première nécessité. C'est la contention physique ou une douleur engendrée par le port d'un vêtement inadapté. Il y a aussi la douleur physique et les blessures infligées délibérément (gifle, pincement, tape, ongles longs, bagues). Ce sont les médicaments ou les prothèses non fournies, l'absorption médicamenteuse dans un but non thérapeutique.
Enfin, à tout cela vient souvent se rajouter, une mauvaise organisation des soins et des prestations : la lingerie qui ne fournit pas suffisamment de serviettes de table et/ou de toilette, obligeant à utiliser des taies d'oreiller à la place, une longue attente pour tout, l'absence d'activité d'éveil et de loisirs et de prestations de confort (coiffure, pédicure), etc.

4. Réactions des personnes âgées

Lors de son entretien, le sauveteur s'apercevra vite que les personnes maltraitées sont souvent peu bavardes sur ce qu'elles subissent et se plaignent peu. Tentons d'expliquer le pourquoi d'un tel mutisme.

4.1 Peur des représailles

La première raison est que les personnes âgées craignent souvent, si elles se plaignent, de subir des représailles ou d'être abandonnées. Si elles sont à domicile elles ont peur d'être placées dans un établissement d'hébergement ou si elles y sont déjà, elles craignent alors d'en être renvoyées. De même, la peur de causer un scandale, d'être à l'origine d'un conflit dans la famille et ainsi de perdre des relations significatives avec les petits-enfants notamment, les incitent à se taire.

4.2 Manque de recul sur la situation

Parfois, elles n'osent rien dire car elles ne se rendent pas compte de la gravité de leur situation, et que tout dépend aussi du sens que la victime donne à la situation d'abus. Elles peuvent aussi excuser ou justifier les comportements abusifs de leur bourreau comme le ferait un otage victime du syndrome de Stockholm de part l'importance de la relation affective entretenue avec l'abuseur.

4.3 Manque d'information

Mais aussi, elles ignorent les possibilités d'aide et de recours, se sentent coupables à cause de leur état de dépendance et des soins qu'elles requièrent, éprouvent une diminution de la confiance en soi causée par la situation et donc se sentent impuissantes. Certaines pensent pouvoir régler seules leurs problèmes et d'autres croient « n'avoir que ce qu'elles méritent ».

4.4 Manque de relations sociales

Enfin, pour certaines, le fait de n'avoir personne de confiance dans l'environnement à qui se confier ou le sentiment qu'il y a peu de chances qu'elles soient crues ou leur capacité limitée de communiquer clairement les détails de l'incident font qu'alors elles ne s'expriment pas.

4.5 Déni des maltraitants

Souvent, le sauveteur sera aussi confronté aux réactions des maltraitants qui se traduira généralement par une dénégation du problème. Au mieux, il y aura minimisation de l'incident à l'origine de la plainte accompagnée d'une recherche de culpabilisation de la victime. Eux aussi pourront craindre des conflits ou des représailles, de la part de leur hiérarchie ou des autorités s'il s'agit de la famille et chercheront alors à faire profil bas.

5. Législation et associations

5.1 Législation

Il existe, à travers les différents codes, environ 60 articles sur la protection de la personne âgée, dont les principaux sont :

– **article 222-14 CP** : « *Les violences habituelles sur un mineur de 15 ans ou sur une personne dont la particulière vulnérabilité, due à son âge, à une maladie, à une infirmité, à une déficience physique ou psychique ou à un état de grossesse, est apparente ou connue de leur auteur sont punies de :...* » ;

– **article 314-1 CP** : « *L'abus de confiance est le fait par une personne de détourner, au préjudice d'autrui, des fonds, des valeurs ou un bien quelconque qui lui ont été remis et qu'elle a acceptés à charge de les rendre, de les représenter ou d'en faire un usage déterminé.* » ;

– **article 313-4 CP** : « *L'abus frauduleux de l'état d'ignorance ou de la situation de faiblesse soit d'un mineur, soit d'une personne dont la particulière vulnérabilité, due à son âge, à une maladie, à une infirmité, à une déficience physique ou psychique ou à un état de grossesse, est apparente ou connue de son auteur, pour obliger ce mineur ou cette personne à un acte ou à une abstention qui lui sont gravement préjudiciables, est puni de...* »

5.2 Organismes d'État et associations dédiées aux personnes âgées

De plus, a été créé un Comité national de vigilance contre la maltraitance des personnes âgées par arrêté du 16 novembre 2002. Il est institué, pour une durée de 3 ans, auprès du ministre chargé des Personnes âgées, et a pour mission d'aider à la définition, à la mise en œuvre et au suivi de la politique de prévention et de lutte contre la maltraitance des personnes âgées. Il peut être consulté par le ministre chargé des Personnes âgées sur toute question relative à la maltraitance des personnes âgées. Il est présidé par le ministre chargé des Personnes âgées.

Outre ce comité, des associations existent pour venir en aide aux personnes âgées maltraitées, il s'agit principalement de :

– ALMA France numéro national : 08 92 68 01 18. Le réseau ALMA (ALlô-MAltraitance des personnes âgées) fait appel à des retraités, formés à l'écoute et aux différents aspects de la maltraitance des personnes âgées ;

– l'Association française de protection et d'assistance aux personnes âgées. L'AFPAP, association loi 1901 à but non lucratif, a pour objet la protection, l'assistance et l'information auprès des personnes âgées. L'association diffuse l'information sur les droits des personnes âgées auprès des professionnels du secteur médico-social et des familles.

Cette association a également un rôle d'écoute et de conseil auprès des personnes âgées et des familles par le biais d'une assistance téléphonique gratuite, dans le cadre de la maltraitance envers les personnes âgées en institution au 0 800 020 528.

Elle conseille aussi les familles et les professionnels de la santé pour l'obtention d'allocations auxquelles peuvent prétendre les personnes

âgées (aides sociales, prestation spécifique dépendance, allocation personnalisée à l'autonomie, allocation compensatrice pour tierce personne, aide au logement…).
Enfin, l'association est amenée à visiter les structures d'accueil pour personnes âgées. L'AFPAP rend compte de tout manquement aux conditions d'accueil et d'hébergement des personnes âgées auprès des structures d'État compétentes et ce, dans l'intérêt des personnes âgées.

6. Agressions climatiques

Avec la canicule de l'été 2003, on a vu surgir une nouvelle violence faite aux personnes âgées, que celles-ci soient en institution ou à domicile, et inhérente aux conditions climatiques. Ce fut une violence passive due à une mauvaise préparation et à une incapacité à y faire face, laissant ainsi les gens âgés démunis devant une telle catastrophe naturelle ; beaucoup en ont payé un lourd tribu.
Les deux principaux facteurs ayant conduit à une telle hécatombe sont :
– un délaissement des personnes âgées à domicile avec, en cette période estivale, un isolement accru dû aux familles parties en vacances, aux aides à domicile, elles aussi absentes et non remplacées. Il est à noter que si les personnes âgées ont plus souffert de la canicule que les enfants, autre groupe à risque de personnes sensibles à de telles variations de température, c'est que ces derniers ont été mieux pris en charge car mieux surveillés, ne souffrant par exemple que rarement d'abandon comme peuvent en souffrir les personnes âgées ;
– une déficience physiologique (*cf.* Fiche n° 36) entraînant la perte de la notion de soif, induisant une hydratation insuffisante, des traitements non pris, une aggravation de certaines pathologies. Pour ce qui est des maisons de retraite, certaines se sont avérées inadaptées à de telles conditions de température (manque de climatisation due à une loi récente, manque de personnel, etc.).

7. Conclusion

Comme on le voit, la liste des maltraitances subies par les personnes âgées pourrait être longue encore, mais à travers ces principaux traumatismes victimaires endurés, le sauveteur peut ainsi mieux comprendre combien la prise en charge d'une telle personne meurtrie dans sa chair et son esprit pourra s'avérer délicate et devra ainsi requérir un maximum d'empathie, d'écoute et de compréhension, même si le contact s'avère difficile parce que la personne âgée n'a plus toute sa tête ou s'exprime difficilement ou même comprend avec difficulté, par surdité ou maladie.

COUP DE CHALEUR ET INSOLATION

Rappel concernant la thermorégulation

Chez l'homme, la température centrale est stable, en dépit des variations de la température extérieure. Il s'agit donc d'un équilibre entre la production de chaleur (thermogenèse) et la perte de chaleur (thermolyse). Le centre de la thermorégulation se trouve dans l'hypothalamus, à la base du cerveau.

• *La* thermogenèse *est la somme de la chaleur dégagée ou produite par :*

– le métabolisme de base qui est la dépense énergétique de l'organisme minimale pour fonctionner. Il est de 1 700 calories pour un homme de 70 kg, à jeun, au repos, à 18 °C, moyennement vêtu ;

– l'exercice musculaire : le rendement musculaire est faible car seulement 20 % de l'énergie passe en énergie mécanique, le reste est transformé en chaleur ;

– les métabolismes ajoutés, en particulier l'alimentation.

• *La* thermolyse *se fait par quatre mécanismes :*

– la conduction, c'est l'échange thermique par contact avec un solide au niveau des surfaces d'appui du corps, exemple le corps et le sol. ***Ainsi debout, seule la plante des pieds est en contact avec le sol : les pertes thermiques par conduction sont donc minimes. À l'inverse, un blessé allongé par terre va rapidement perdre beaucoup de chaleur, c'est pourquoi il faut toujours chercher à réchauffer une victime et surtout à l'isoler de la surface de contact froide ;***

– la convection est l'échange entre le corps et un fluide en mouvement qui est presque toujours l'air, mais peut être également l'eau. Ces échanges sont d'autant plus importants que la ventilation est efficace et le milieu ambiant plus froid que la température du revêtement cutané. Ces échanges peuvent être diminués par l'interposition d'une couche isolante (vêtements...) ;

– le rayonnement correspond à l'échange thermique entre la peau et les éléments solides placés dans l'environnement. Les échanges se font des corps les plus chauds vers les corps les plus froids. Ils ont lieu aussi bien en intérieur qu'en extérieur. En intérieur, ces échanges dépendent de la température des parois de la pièce. En extérieur, le sujet est soumis soit au rayonnement solaire direct, soit au rayonnement réfléchi par le ciel, le sol, les objets environnants ;

– l'évaporation et la sudation. C'est le moyen le plus efficace pour éliminer la chaleur produite. Les pertes thermiques par évaporation surviennent également lorsque les vêtements sont mouillés (par exemple lors d'une immersion accidentelle) : cela va bien évidemment accélérer le refroidissement, et donc aggraver l'état de la victime. En altitude, l'air est particulièrement sec : il y a évaporation par voie respiratoire et le sujet va devoir compenser cette déshydratation par des boissons. Plusieurs formes existent :

• perte de vapeur d'eau par les poumons (négligeable pour l'homme mais très importante pour le chien par exemple) ;

• perspiration : diffusion de l'eau des couches superficielles de la peau vers l'extérieur ;

• sudation, à condition que la sueur soit effectivement évaporée, c'est-à-dire que l'air ambiant soit renouvelé et non saturé en vapeur d'eau (1 g d'eau évaporée permet d'éliminer 0,6 kcal).

Coup de chaleur et insolation

Le coup de chaleur ne doit pas être confondu avec le coup de soleil.

Ce dernier est une brûlure de la peau provoquée par les rayons ultraviolets émis par le soleil, en l'occurrence des rayons « froids » qui ne provoquent pas d'élévation de température. Le coup de chaleur lui, est une perturbation dans le cerveau du système de régulation de la température du corps. Il est favorisé par différents facteurs, parmi lesquels :
– une forte chaleur ambiante à laquelle peut contribuer ou non le soleil ;
– un haut degré d'humidité dans l'air (degré hygrométrique élevé perturbant l'évaporation sudorale) ;
– l'absence d'aération ;
– la pratique excessive d'activités physiques ;
– le manque d'eau ;
– la prise de neuroleptiques, de diurétiques (médicaments destinés à augmenter la quantité d'urine) ;
– des problèmes pulmonaires (entraînant une insuffisance de refroidissement de l'organisme, qui est un des rôles de la respiration en dehors de celui d'apporter de l'oxygène aux organes) ;
– une atteinte neurologique ;
– des problèmes de peau empêchant la sudation normale (fabrication de la sueur) de s'effectuer ;
– une superposition excessive de vêtements chauds en plein été, etc.

Les symptômes en sont principalement :
– l'hyperthermie (élévation de la température supérieure à 41 °C) ;
– la peau sèche, rouge et chaude, le visage est cyanosé ;
– la tachycardie ;
– l'hypotension ;
– les troubles neurologiques avec : céphalées, troubles de la conscience, agitation, convulsions ;
– la dyspnée avec vertiges et troubles visuels ;
L'insolation est une forme particulière du coup de chaleur due à l'action du rayonnement solaire sur la tête.

LA DÉSHYDRATATION DE LA PERSONNE ÂGÉE

Mécanismes[1]

Le vieillissement s'accompagne d'un certain nombre de spécificités qui expliquent la grande fréquence des déshydratations :

– modification de l'appareil musculaire, il apparaît une diminution de l'eau corporelle totale. À poids égal, la composition corporelle d'un sujet âgé diffère notablement de celle d'un sujet jeune ;

– diminution de la sensation de soif. De plus, chez le sujet âgé, la réponse à la baisse tensionnelle ou à la diminution du volume sanguin est beaucoup plus longue à se manifester et il est souvent nécessaire alors d'avoir une hypovolémie franche ou une hypotension artérielle pour stimuler la soif ;

– baisse du débit de filtration du rein, conséquence d'une diminution du débit cardiaque et d'une répartition différente de la vascularisation. De même, le rein perd également de ses possibilités de réabsorption sodée. L'élimination d'une même substance nécessitera une plus grande quantité d'urines que chez l'adulte jeune ;

– une diminution fréquente des apports alimentaires : les apports en eau correspondent à l'eau contenue dans les aliments (environ 1 L/jour pour une alimentation normale), de l'eau produite lors de l'oxydation des aliments (environ 300 mL/j), et des boissons. La quantité de boissons est ajustée par la soif. Si la quantité d'aliments consommés diminue, ce qui est fréquent chez le sujet âgé, il est nécessaire d'augmenter la quantité de boissons, alors que c'est bien souvent la situation inverse que l'on rencontre.

La déshydratation et la malnutrition sont donc très liées, toute diminution d'apport alimentaire impliquant automatiquement un déficit en eau. À l'inverse, les sorties d'eau sont non seulement conservées par la diurèse, la sudation et les selles, mais peuvent être augmentées en raison d'une hyperthermie, de la surchauffe de la pièce de résidence ou de l'élévation brutale de la température extérieure.

Les besoins en eau du sujet âgé sont plus élevés que ceux d'un adulte, les mécanismes de régulation étant moins bons, les déficits seront moins rapidement compensés. Les besoins sont estimés à 1 700 mL par jour ou de 30 mL/kg de poids après 65 ans. Les apports minimaux à ne pas transgresser sont de 1,5 L/j dont 0,7 L sous forme de boissons (soit l'équivalent de 8 verres de liquide par jour). Il faut penser à les augmenter en cas de température extérieure élevée ou de fièvre (0,5 L par degré au-delà de 38 °C).

Concrètement, il est nécessaire d'obtenir au minimum 1,5 à 2 L d'apport hydrique/jour, en partie par les boissons, en partie par l'eau liée aux aliments. Une étude[2] démontrerait que 50 à 80 % des femmes, selon les pays, ont des apports hydriques (boissons + eau des aliments) inférieurs à 1 700 mL/j.

1. http://www.cerin.org/recherche/articles/SYN2003CD78_hydratationPA.asp
2. Haveman Nies A, de Groot LCPGM, Van Staverne WA. *Fluid intake of elderly europeans.* J Nutr Health Aging 1997 ; 1 : 151-6.

Principaux signes cliniques de déshydratation[3]

– Soif : mais cette sensation comme on l'a vu est altérée chez le sujet âgé.
– Sécheresse des muqueuses buccale, langue cartonnée.
– Fièvre parfois.
– Symptômes neuropsychiques : torpeur, faiblesse, léthargie, obnubilation, confusion…
– Signes d'ischémie artérielle (membres inférieurs).
– Hypotonie des globes oculaires, cernes.
– Conservation du pli cutané, toutefois peu évocateur chez le grand vieillard dont la peau perd naturellement de son élasticité - diminution de la sudation axillaire.
– Signes cardiovasculaires : hypotension artérielle (souvent – 5 à – 10 mmHg de la PA moyenne, aggravée par l'orthostatisme), tachycardie, hypotension orthostatique.
– Perte de poids (possibilité de – 2 à – 3 kg en 2 jours).

Facteurs de risque de déshydratation chez la personne âgée

Outre ces signes qu'ils soient présents ou non, isolément ou en globalité, il faut savoir qu'en dehors de toute pathologie, il existe des facteurs de risque à la déshydratation du sujet âgé.

– Âge > 85 ans.
– Sexe féminin.
– Faible poids corporel.
– Diminution et retard de l'apparition de la soif.
– Baisse des capacités de concentration du rein.
– Crainte de l'incontinence urinaire et donc restriction volontaire des apports hydriques.
– Température ambiante élevée et/ou sèche.
– Problèmes sociaux et/ou économiques.
– Ingestion de moins de 1,5 L de liquide/jour.
– Activité physique inhabituelle.
– Structure d'accueil sous-médicalisée, sous-équipée.
– Facteurs « fonctionnels » : mobilité réduite, problèmes moteurs, baisse de l'acuité visuelle, troubles de la compréhension, de la communication.
– Pathologies intercurrentes : maladie d'Alzheimer, antécédents de déshydratation, pathologies provoquant des pertes excessives d'eau : diarrhées, fièvre, vomissements, polyurie du diabète, tachypnée…, apports réduits par dysphagie, anorexie, syndrome dépressif, état confusionnel, démence…
– Facteurs iatrogènes[4] : médicamenteux : laxatifs, diurétiques, sédatifs…, apports protidiques excessifs (nourriture entérale hyperprotéique), démarche diagnostique imposant d'être à jeun.

3. Pour les conduites à tenir, le lecteur est invité à se rapporter au site Internet ministériel permettant d'accéder à l'information sur le plan canicule : www.sante.gouv.fr
4. Provoqués par le médecin, le traitement ou les médicaments.

PROTECTION JURIDIQUE DES MAJEURS

Il se peut que, sur quelques interventions, le sauveteur ait affaire à des personnes placées sous protection juridique, comme notamment certaines personnes âgées.
Que cela signifie-t-il ? Cela change-t-il quelque chose dans la prise en charge au niveau des soins ?
Les causes de protection sont rappelées par l'article 488 du Code civil (*cf.* Fiche technique n° 34) quant à l'article 490, celui-ci précise que : « *Lorsque les facultés mentales sont altérées par une maladie, une infirmité ou un affaiblissement dû à l'âge, il est pourvu aux intérêts de la personne par l'un des régimes de protection prévus aux chapitres suivants. Les mêmes régimes de protection sont applicables à l'altération des facultés corporelles, si elle empêche l'expression de la volonté. L'altération des facultés mentales ou corporelles doit être médicalement établie.* »

Le fait qu'une personne soit placée sous l'un des trois modes de protection ne change rien pour le sauveteur et sa prise en charge.

Il existe trois modes de protection.

Sauvegarde de justice

C'est une mesure immédiate souvent employée en attente d'une mise sous tutelle ou curatelle. La sauvegarde de justice se fait par simple lettre du médecin traitant au procureur de la République. Elle est limitée dans le temps, laisse entière la capacité civile du sujet mais permet que les actes contraires à ses intérêts puissent être facilement annulés.

Curatelle

C'est est un régime d'incapacité partielle. Le majeur en curatelle peut effectuer les actes de gestion ou administration de ses biens, mais l'assistance du curateur est obligatoire pour les actes de dispositions (vente de ses biens, etc).

Tutelle

Article 492 du Code civil : « *Une tutelle est ouverte quand un majeur, pour l'une des causes prévues à l'article 490, a besoin d'être représenté d'une manière continue dans les actes de la vie civile.* »
La tutelle signifie une incapacité complète sur le plan civil : perte des droits civiques et politiques. Le tuteur représente la personne dans tous les actes et de manière continue.
Tutelle et curatelle sont décidées par le juge des tutelles, après avis d'un médecin spécialiste. Le juge nomme le tuteur ou le curateur le plus souvent dans la famille, parfois au dehors (administrateur de biens à l'hôpital, cabinet de gestion).

Tableau récapitulatif	Sauvegarde de justice	Curatelle	Tutelle
Durée	2 mois renouvelable par tranche de 6 mois	Indéterminée	Indéterminée
Qui prononce la décision ?	Procureur de la République Juge des tutelles	Juge des tutelles	Juge des tutelles
Qui assiste la personne ?	Mandataire, personne qui demande l'ouverture de la procédure, personne qui héberge le majeur	Curateur Il existe curatelle simple et curatelle renforcée	Tuteur + ou – conseil de famille et subrogé tuteur
Droits civiques	Le majeur **conserve tous** ses droits	Le majeur **conserve certains** droits	Le majeur **perd tous** ses droits, sauf si le juge autorise certains actes

LES VICTIMES D'AGRESSIONS SEXUELLES[1]

CHAPITRE 21

Outre les sévices psychologiques et corporels, les femmes comme les mineurs (et en moindre nombre des hommes) sont malheureusement souvent victimes de violences sexuelles.
L'importance du sujet justifie à lui seul d'y consacrer un chapitre complet.
Ainsi, nous aborderons les différentes formes d'agression sexuelle, les signes s'y rapportant et la conduite à tenir par les sauveteurs.
Enfin, nous parlerons d'un produit de plus en plus employé dans les agressions sexuelles, que le sauveteur peut être amené à rencontrer et qui entraîne ce que l'on appelle la « soumission chimique » (cf. *Fiche bilan n° 38).*

1. Différentes formes d'agression sexuelle

1.1 Inceste

L'inceste est une relation à caractère sexuel entre des membres d'une même famille : père/fille, mère/fils, frère/sœur, oncle, grand-parent… ou toute personne ayant autorité parentale sur l'enfant : beau-père, belle-mère ou concubin, concubine… Il s'agit d'attouchements et/ou d'actes de pénétration sexuelle (vaginale, anale, buccale) par organe sexuel, doigts, ou au moyen d'un objet.

Dans la législation française, l'inceste n'est pas nommé. Le Code pénal le classifie comme viol ou comme agression sexuelle, avec circonstances aggravantes puisque commis par ascendant légitime, naturel ou adoptif ou par toute personne ayant autorité.

On estime qu'il existe trois types de familles dans lesquelles l'inceste a le plus de risque de se produire :

– la *famille rigide et totalitaire* où le père a une position de tyran domestique. Sa femme lui étant soumise et/ou étant adhérente à son autorité, les filles y sont donc soumises. Le père rationalise, la mère ferme les yeux accusant de fabulation l'enfant qui viendrait à se plaindre ;

– la *famille fusionnelle* où les membres sont enchevêtrés et dévoués les uns aux autres, c'est le cas dans les sectes, ou dans les familles où règne un climat affectif poussé. Le père reconnaît et parfois culpabilise, la mère laisse faire ;

– la *famille chaotique* où l'instabilité et l'insécurité sont la règle. Les cadets subissent les assauts des aînés, le père immature et impulsif n'a pas intégré les règles sociales, la mère participe.

1.2 Climat incestueux

On appellera climat incestueux des actes commis et indirectement sexuels comme :

– la vérification du corps sous couvert d'hygiène ou de soins inutiles, comme l'aide à la défécation ou le contrôle de virginité ;

– des attaques constantes par le regard et le toucher (caresses trop appuyées), une dévalorisation du corps souvent associée à des insultes, garçons traités de « PD » et filles de « putes » ;

– un exhibitionnisme des parents, des confidences érotiques des parents aux enfants, un partage de lit, certaines photos de nus.

1. Le sujet sera traité indifféremment comme concernant majeurs et mineurs, en parlant de façon prépondérante des femmes et des enfants ; cependant, si une partie du texte s'adressait plus à l'une ou à l'autre de ces catégories, cela serait alors spécifié.

1.3 Exhibitionnisme

Les exhibitionnistes sont généralement des hommes exhibant leurs organes génitaux devant d'autres personnes ciblées comme étant vulnérables. Ils cherchent ainsi à provoquer l'effroi chez la victime innocente dans le but d'une réassurance sur leur intégrité sexuelle. Mais ce sont aussi des dénudations publiques, des rapports sexuels publics, ou des exhibitions de seins, de fesses par des prostituées, notamment. Quand celui qui a regardé est un enfant, il peut se sentir coupable d'avoir regardé, d'avoir été curieux.

1.4 Pédophilie

Selon la définition de l'OMS[2], il s'agit de la : « préférence sexuelle d'un adulte pour des enfants prépubères des deux sexes ».

Les commettants sont souvent des individus inhibés sur le plan sexuel et affectif vis-à-vis des autres adultes. Ils refusent de quitter leur adolescence ou leur enfance. Ils ne critiquent pas leur geste et ressentent de l'incompréhension et de l'injustice devant une condamnation. Ils ont aussi souvent le culte de la beauté et sont attirés généralement par des enfants graciles, fragiles et donc prépubères. Les relations s'arrêtant alors quand l'enfant atteint la puberté.

1.5 Agressions sexuelles et viol

Deux tiers des viols en France sont commis sur des mineurs :

– *viol en réunion*. Ce type d'agression est très souvent le résultat d'un *acte collectif* (dit « en réunion ») dans des milieux homosexuels et hétérosexuels où la victime, parfois désinhibée par l'alcool ou par la drogue, a pu être attirée par l'un des participants, cela entraînant un intense sentiment de honte et de culpabilité chez elle, rendant les révélations difficiles ;

– *attentat à la pudeur (attouchements)*. Il se fait souvent par le biais de la séduction et de la persuasion. Soit la problématique remonte depuis l'adolescence, l'enfant étant jugé « pur, sincère et naturel », soit l'intérêt pour l'enfant apparaît à l'âge adulte ;

– *viol*. Il se commet par intimidation et usage de la force :

• soit la victime est exploitée, humiliée, dépersonnalisée, dans ce cas l'hostilité et le désir de domination prédominent ;

• soit l'agression se fait à travers un sentiment de vengeance reporté sur la victime. Ainsi l'agresseur se veut maître de la situation, il ordonne et contrôle ;

• soit, enfin, il a lieu par sadisme, la victime étant alors souvent enlevée, agressée. Parfois, il existe un rituel élaboré. La douleur et les cris de la victime provoquant l'excitation.

Il faut savoir que le viol entre époux existe. Par ailleurs, une personne handicapée peut être la victime d'un individu qui, profitant de l'autorité qu'il exerce, abuse soit de sa crédulité, soit de son incapacité à se défendre. L'agresseur est souvent un proche et alléguera volontiers que la victime était consentante.

Pour ce qui est des viols d'hommes, ils sont souvent homosexuels, mais parfois l'auteur peut être une femme et l'agression est, dans ce cas, encore plus difficile à révéler. Ils sont alors souvent découverts par la constatation de lésions.

2. Violences sexuelles et loi

2.1 Harcèlement sexuel

Le harcèlement sexuel est abordé par l'**article 222-33 du CP** : « Le fait de harceler autrui dans le but d'obtenir des faveurs de nature sexuelle est puni de 1 an d'emprisonnement et de 15 000 euros d'amende. »

Le sauveteur pourra y être confronté par le biais de la personne qui, pour cesser d'en être victime, voudra mettre fin à ses jours. Il en va de même pour le harcèlement moral au travail, les deux pouvant aussi être liés.

2.2 Exhibition sexuelle

Pour ce qui est de l'exhibition sexuelle, deux articles s'y rapportent, l'**article 222-32 du CP** : « L'exhibition sexuelle imposée à la vue d'autrui dans un lieu accessible aux regards du public est punie de 1 an d'emprisonnement et de 15 000 euros d'amende. » et l'**article 227-22 du CP** : « *Le fait de favoriser ou de tenter de favoriser la corruption d'un mineur est puni de 5 ans d'emprisonnement et de 75 000 euros d'amende.* » *Ces peines sont portées à 7 ans d'emprisonnement*

2. OMS : Organisation mondiale pour la santé.

et à 100 000 euros d'amende lorsque le mineur est âgé de moins de 15 ans ou lorsque le mineur a été mis en contact avec l'auteur des faits grâce à l'utilisation, pour la diffusion de messages à destination d'un public non déterminé, d'un réseau de télécommunications ou que les faits sont commis à l'intérieur d'un établissement scolaire ou éducatif ou, à l'occasion des entrées ou des sorties des élèves, aux abords d'un tel établissement. Les mêmes peines sont notamment applicables au fait, commis par un majeur, d'organiser des réunions comportant des exhibitions ou des relations sexuelles auxquelles un mineur assiste ou participe. »

2.3 Viol

La définition du viol est donnée par l'**article 222-23 du CP** : « *Tout acte de pénétration sexuelle, de quelque nature qu'il soit, commis sur la personne d'autrui par violence, contrainte, menace ou surprise est un viol. Le viol est puni de 15 ans de réclusion criminelle.* »

Et les peines encourues sont définies dans les articles suivants :

– **article 222-24 du CP** : « *Le viol est puni de 20 ans de réclusion criminelle :*

- *1° Lorsqu'il a entraîné une mutilation ou une infirmité permanente ;*
- *2° Lorsqu'il est commis sur un mineur de 15 ans ;*
- *3° Lorsqu'il est commis sur une personne dont la particulière vulnérabilité, due à son âge, à une maladie, à une infirmité, à une déficience physique ou psychique ou à un état de grossesse, est apparente ou connue de l'auteur ;*
- *4° Lorsqu'il est commis par un ascendant légitime, naturel ou adoptif, ou par toute autre personne ayant autorité sur la victime ;*
- *5° Lorsqu'il est commis par une personne qui abuse de l'autorité que lui confèrent ses fonctions ;*
- *6° Lorsqu'il est commis par plusieurs personnes agissant en qualité d'auteur ou de complice ;*
- *7° Lorsqu'il est commis avec usage ou menace d'une arme ;*
- *8° Lorsque la victime a été mise en contact avec l'auteur des faits grâce à l'utilisation, pour la diffusion de messages à destination d'un public non déterminé, d'un réseau de télécommunications ;*
- *9° Lorsqu'il a été commis à raison de l'orientation sexuelle de la victime.* » ;

– **article 222-25 du CP** : « *Le viol est puni de 30 ans de réclusion criminelle lorsqu'il a entraîné la mort de la victime. Les deux premiers alinéas de l'article 132-23 relatifs à la période de sûreté sont applicables à l'infraction prévue par le présent article.* » ;

– **article 222-26 du CP** : « *Le viol est puni de la réclusion criminelle à perpétuité lorsqu'il est précédé, accompagné ou suivi de tortures ou d'actes de barbarie.* »

2.4 Agressions sexuelles

L'agression sexuelle est définie par l'**article 222-22 du CP** : « *Constitue une agression sexuelle toute atteinte sexuelle commise avec violence, contrainte, menace ou surprise. Lorsque les agressions sexuelles sont commises à l'étranger contre un mineur par un Français ou par une personne résidant habituellement sur le territoire français, la loi française est applicable par dérogation au deuxième alinéa de l'article 113-6 et les dispositions de la seconde phrase de l'article 113-8 ne sont pas applicables.* »

Les peines encourues sont les suivantes :

– **article 222-27 du CP** : « *Les agressions sexuelles autres que le viol sont punies de 5 ans d'emprisonnement et de 75 000 euros d'amende.* » ;

– **article 222-28 du CP** : « *L'infraction définie à l'article 222-27 est punie de 7 ans d'emprisonnement et de 100 000 euros d'amende :*

- *1° Lorsqu'elle a entraîné une blessure ou une lésion ;*
- *2° Lorsqu'elle est commise par un ascendant légitime, naturel ou adoptif, ou par toute autre personne ayant autorité sur la victime ;*
- *3° Lorsqu'elle est commise par une personne qui abuse de l'autorité que lui confèrent ses fonctions ;*
- *4° Lorsqu'elle est commise par plusieurs personnes agissant en qualité d'auteur ou de complice ;*
- *5° Lorsqu'elle est commise avec usage ou menace d'une arme ;*
- *6° Lorsque la victime a été mise en contact avec l'auteur des faits grâce à l'utilisation, pour la diffusion de messages à destination d'un public non déterminé, d'un réseau de télécommunications.* » ;

– **article 222-29 du CP** : « *Les agressions sexuelles autres que le viol sont punies de 7 ans d'emprisonnement et de 100 000 euros d'amende lorsqu'elles sont imposées :*

- *1° À un mineur de 15 ans ;*
- *2° À une personne dont la particulière vulnérabilité due à son âge, à une maladie, à une infirmité, à une déficience physique ou psychique ou à un état de grossesse, est apparente ou connue de son auteur.* » ;

– **article 222-30 du CP** : « *L'infraction définie à*

l'article 222-29 est punie de 10 ans d'emprisonnement et de 150 000 euros d'amende :
• 1° Lorsqu'elle a entraîné une blessure ou une lésion ;
• 2° Lorsqu'elle est commise par un ascendant légitime, naturel ou adoptif ou par toute autre personne ayant autorité sur la victime ;
• 3° Lorsqu'elle est commise par une personne qui abuse de l'autorité que lui confèrent ses fonctions ;
• 4° Lorsqu'elle est commise par plusieurs personnes agissant en qualité d'auteur ou de complice ;
• 5° Lorsqu'elle est commise avec usage ou menace d'une arme ;
• 6° Lorsqu'elle a été commise à raison de l'orientation sexuelle de la victime. » ;

– **article 227-25 du CP** : « *Le fait, par un majeur, d'exercer sans violence, contrainte, menace ni surprise une atteinte sexuelle sur la personne d'un mineur de 15 ans est puni de 5 ans d'emprisonnement et de 75 000 euros d'amende.* » ;

– **article 227-26 du CP** : « *L'infraction définie à l'article 227-25 est punie de 10 ans d'emprisonnement et de 150 000 euros d'amende :*
• 1° Lorsqu'elle est commise par un ascendant légitime, naturel ou adoptif ou par toute autre personne ayant autorité sur la victime ;
• 2° Lorsqu'elle est commise par une personne qui abuse de l'autorité que lui confèrent ses fonctions ;
• 3° Lorsqu'elle est commise par plusieurs personnes agissant en qualité d'auteur ou de complice ;
• 4° Lorsque le mineur a été mis en contact avec l'auteur des faits grâce à l'utilisation, pour la diffusion de messages à destination d'un public non déterminé, d'un réseau de télécommunications. » ;

– **article 227-27 du CP** : « *Les atteintes sexuelles sans violence, contrainte, menace ni surprise sur un mineur âgé de plus de 15 ans et non émancipé par le mariage sont punies de 2 ans d'emprisonnement et de 30 000 euros d'amende :*
• 1° Lorsqu'elles sont commises par un ascendant légitime, naturel ou adoptif ou par toute autre personne ayant autorité sur la victime ;
• 2° Lorsqu'elles sont commises par une personne qui abuse de l'autorité que lui confèrent ses fonctions. »

*Outre les condamnations résultant des agressions sexuelles d'autres peuvent y être associées, comme celles notamment prévues à l'**article 227-29 du CP** : « Les personnes physiques coupables des infractions prévues au présent chapitre encourent également les peines complémentaires suivantes :*
*– 1° L'interdiction des droits civiques, civils et de famille, suivant les modalités définies à l'**article 131-26** ;*
– 2° La suspension, pour une durée de 5 ans au plus, du permis de conduire, cette suspension pouvant être limitée à la conduite en dehors de l'activité professionnelle ;
– 3° L'annulation du permis de conduire avec interdiction de solliciter la délivrance d'un nouveau permis pendant 5 ans au plus ;
– 4° L'interdiction, pour une durée de 5 ans au plus, de quitter le territoire de la République ;
– 5° La confiscation de la chose qui a servi ou était destinée à commettre l'infraction ou de la chose qui en est le produit ;
– 6° L'interdiction, soit à titre définitif, soit pour une durée de 10 ans au plus, d'exercer une activité professionnelle ou bénévole impliquant un contact habituel avec des mineurs. »

3. Approche de la victime

3.1 Évaluation de la possibilité de récidive

Lorsqu'un sauveteur se trouve face à un enfant supposé victime de violences sexuelles ou d'agression, il cherchera à savoir si quelqu'un l'accompagne : Ses parents ? Un ami ? Un représentant d'une institution (éducateur) ? Ou s'il est seul.
De cette recherche découlera de savoir où il habite, ainsi est-il domicilié chez ses deux parents, ou chez l'un des deux ou chez un proche ? Est-il en internat, chez une assistante maternelle, en foyer ? **On n'oubliera pas l'hypothèse aussi qu'il puisse être en fugue !** Cela permettra, lorsque l'on va aborder l'agression sexuelle et son abuseur, de savoir, dans le cas où l'auteur présumé serait nommé, si l'enfant vit avec ou non avec lui et d'évaluer ainsi les risques pour l'enfant de rester au domicile.

3.2 Demande de description de l'agression

Concernant l'agression en elle-même, le sauveteur cherchera à savoir :
– de quels abus sexuels il s'agit (caresses, attouchements, pénétration génitale, fellation, sodomie, etc.) ;

– si ceux-ci sont clairement révélés par l'enfant ou par une autre personne (en présence ou non de l'enfant) ; suggérés, avec plus ou moins de gêne et de sous-entendus ou non évoqués par l'enfant mais suspectés par un tiers ;
– si les faits sont récents ou anciens, uniques ou répétés. S'ils sont révélés pour la première fois ou ont déjà été révélés. Dans ce dernier cas, le sauveteur essayera de se faire préciser les conditions de la révélation et les suites déjà données.

3.3 Évaluation de la prise en charge

Enfin, le sauveteur fera en sorte de voir si l'enfant est soutenu par quelqu'un de la famille ou de son entourage. Il appréciera également si on croit l'enfant ou s'il est complètement seul avec son problème. Il en est de même si la victime est un adulte.
Ainsi, de cette dernière recherche dépendra la prise en charge. Effectivement, si l'affaire est déjà connue, le sauveteur ne fera qu'intervenir dans un processus déjà lancé et ne sera alors qu'un relais ponctuel le temps de la gestion de son intervention. Si, en revanche, il est le premier intervenant « professionnel », de sa prise en charge initiale pourra découler le reste de la gestion de l'affaire.

> Le sauveteur doit vraiment garder à l'esprit que d'un mauvais premier contact peut découler tout le reste de la prise en charge rendant celle-ci toute aussi victimaire que l'agression vécue.

4. Entretien

4.1 Écoute de la victime

Le sauveteur proposera à la victime de s'entretenir avec elle, et non pas de l'interroger sur ce qui a pu se passer, car rien que le verbe « interroger » risquerait d'être sur victimaire à lui tout seul. Effectivement le rôle du sauveteur sera principalement d'entendre la victime, car celle-ci aura besoin d'être écoutée, rassurée et réconfortée. Le sauveteur n'est pas là pour mener une enquête, il existe la police pour ça et certaines questions doivent être posées par un professionnel médical lors de l'examen aux urgences, il ne sert donc à rien de faire double emploi au risque de survictimiser l'agressé.

> Les questions du sauveteur doivent juste servir à orienter vers une bonne prise en charge et à éviter de commettre certains impairs.

Pour que l'entretien se passe dans les meilleures conditions possibles, le sauveteur fera en sorte, comme on l'a déjà vu, de s'entretenir avec la victime dans un endroit calme et dans un climat de confiance.
S'il s'agit d'un enfant abusé ou maltraité, on pourra lui dire des phrases comme : « Ce que je constate sur ton corps me fait penser que quelqu'un ne se conduit pas bien avec toi. », « C'est peut-être difficile pour toi d'en parler parce qu'on t'a peut-être dit que c'était un secret. », « Peut-être t'a-t-on dit que quelqu'un pourrait mourir si tu révélais ce secret. », « C'est peut-être difficile aussi pour toi d'en parler parce que par moments tu aimes beaucoup cette personne et à d'autres moments tu la détestes. », « C'est peut-être quelqu'un que tu aimes beaucoup et c'est pour cela que c'est difficile d'en parler. », etc.

4.2 Rapport avec la famille

4.2.1 Prise en charge

> **Si les faits sont récents et commis par un agresseur extérieur à la famille** les parents auront aussi besoin d'aide et seront souvent trop choqués pour aider eux-mêmes leur enfant. Ils seront donc à prendre en charge au même titre que l'enfant.
> Si en revanche l'agresseur vit avec l'enfant, ce dernier doit alors être protégé et ce, dès le jour même car il peut exister un risque de récidive au domicile.

Si les faits rapportés sont anciens, c'est que l'enfant se décide peut-être seulement à parler, qu'il se sent enfin prêt à le faire ; il faut alors le féliciter d'avoir réussi à passer le cap et l'encourager à parler, il en est de même si la victime est un adulte et qu'il n'a pas osé jusque-là rapporter ce dont il a été victime. En revanche, si les dires ne viennent pas de l'enfant mais d'un adulte « qui dit que l'enfant lui a dit que... », alors le sauveteur prendra bien garde, s'il ne semble y avoir aucun danger immédiat pour l'enfant, de rentrer dans ce genre de considérations et orientera l'adulte vers les services judiciaires. Effectivement, ce genre de propos peuvent ne pas être fondés et résulter d'une interprétation hasardeuse ou servir de base à de la manipulation. Ainsi, l'abus sexuel allégué peut être un motif invoqué pour obtenir la garde de l'enfant en cas de séparation du couple parental et le récit de l'enfant n'être que le reflet de ce qu'on lui impose de dire.

4.2.2 Informations à délivrer et soutien à apporter

> Le rôle du sauveteur sera aussi d'informer la victime sur ce qui va se passer par la suite.

Il doit lui dire pourquoi on l'emmène à l'hôpital et ce qu'on va y faire et lui faire comprendre que c'est pour son bien. Effectivement, si la victime est un enfant traumatisé, celui-ci aura grand besoin d'être rassuré. Il a besoin de savoir que la loi interdit de s'attaquer injustement à plus faible que soi. En effet, l'adulte est, pour lui, un représentant de l'autorité donc quelqu'un censé le guider et le protéger. Quand cette personne l'agresse, il voit alors brusquement son échelle des valeurs basculer et se retrouve ainsi déstabilisé. Il est alors important que le sauveteur lui apporte une image rassurante.

> C'est donc plus d'empathie et de chaleur humaine dont l'enfant a besoin à ce moment-là, que de technicité secouriste.

Si l'enfant ou la femme abusée ne parlent pas, car ils sont trop traumatisés pour le faire, trop impressionnés par tout l'arsenal déployé autour d'eux, trop intimidés ou parce qu'ils respectent l'ordre qui leur a été donné de se taire (surtout chez l'enfant) par un de leurs proches et/ou qu'ils ont subi des pressions ou des menaces, le sauveteur peut alors leur dire qu'ils pourront le faire plus tard quand ils se sentiront mieux.

De plus, un sentiment de culpabilité sera souvent très présent, d'autant plus si la victime est un jeune homme, qui, de ce fait, se sentira atteint dans sa virilité et sa position d'homme.

> Il est important pour la victime que le sauveteur ne minimise jamais ce qu'elle a pu subir, et encore moins ne le banalise, ne cherche à dédramatiser l'acte subi ou conseille l'oubli.

De même, on ne dit pas « se faire violer » ou « se faire agresser », mais être violé ou être agressé, le « se faire » ayant un côté péjoratif qui pour certains est vécu comme « se “laisser” faire agresser ou violer ».

> Enfin, là encore, l'écoute doit être active et non dubitative même si les propos semblent invraisemblables, car tant que l'enquête n'a pas été réalisée, on est sûr de rien !

5. Bilan

Les sauveteurs ne sont pas toujours appelés en première intention pour un viol ou une agression sexuelle, mais apprendront au décours de leur intervention le réel motif de leur déplacement. Ainsi chez un adulte, ils peuvent être sollicités pour un différend, une altercation ou une agression et chez l'enfant pour une crise clastique.

5.1 Écoute

Puisque c'est pendant son intervention qu'il apprendra parfois le vrai motif de l'intervention, le sauveteur doit, pour arriver à de telles confidences, spontanées ou non, être très attentif à tout ce qui lui est dit ou sous-entendu et donc être à l'écoute, savoir observer les comportements de la victime et surtout chercher toujours à instaurer un climat de confiance.

Avant de poser les questions habituelles propres à un bilan secouriste, le sauveteur écoutera en premier les plaintes de la victime. Elles sont souvent somatiques : douleurs abdominales, vaginales, anales, saignements, brûlures mictionnelles, céphalées...

5.2 Anamnèse de l'intervention

Comme on l'a vu dans le chapitre sur les personnes agressées, il faut bien évidemment étudier l'anamnèse[3] de l'intervention, ainsi on peut être amené à rechercher[4] :

– **la date, l'heure et le lieu des faits**, le nombre d'agresseurs (actifs ou non), leur sexe et l'éventuel **lien de parenté** avec la victime. On appréciera ainsi le délai écoulé depuis l'agression sachant que l'examen médico-légal doit être fait le plus rapidement possible et notamment dans les heures qui suivent pour avoir des chances d'avoir des prélèvements corrects (vagin : 72 à 96 heures, anus : 72, bouche : 48 et peau : 24) ;

– **les circonstances de l'agression avec recherche de coups et blessures associés** (strangulation, coups de poing/pied, objet contondant, arme blanche, arme à feu), de violences verbales (insultes, chantage, pressions psychologiques), d'une possible séquestration, tentative de résistance… ;

– **les événements associés :** une perte de connaissance, une chute au sol, une prise de toxiques (alcool, drogues, médicaments…) ;

– le déroulement de l'agression : l'existence ou non d'attouchements sexuels réalisés ou subis (oraux, vaginaux, anaux, organes génitaux externes), la notion de pénétrations sexuelles (orales, vaginales, anales) avec ou sans l'utilisation de corps étrangers, l'existence ou non d'éjaculations, leur nombre, le site. Il convient de faire préciser également si l'auteur portait ou non un préservatif ;

– **le comportement après l'agression :** il faut savoir notamment si, après les faits, la victime a effectué ou non une toilette intime, si elle a changé de vêtements, ce qui va pouvoir influencer la recherche de spermatozoïdes. Il est important de savoir si depuis l'agression, la victime a pris des médicaments ou bu de l'alcool ;

– enfin, comme dans tout bilan, on recherchera la notion d'antécédents chez la victime. Ici, ce sont les antécédents sur le plan médical, chirurgical mais surtout gynécologique qui seront intéressants à rechercher. **S'il y a des saignements, le sauveteur se fera préciser la date des dernières règles et si la victime est enceinte** ; si elle ne sait pas répondre : la date des derniers rapports librement consentis, avec le partenaire habituel ou non, et donc s'il existait des rapports sexuels antérieurs aux faits et quelle est la contraception utilisée.

5.3 Signes extérieurs

Il n'y aura pas de bilan spécifique à faire par le sauveteur, outre le bilan habituel d'une personne blessée ou traumatisée en se basant principalement sur les signes cliniques et les éléments extérieurs visibles.

> Il est bien évident qu'il ne revient pas au sauveteur de faire un examen gynécologique.

La recherche des signes extérieurs consiste donc en un examen général minutieux de l'état cutané de la peau de la victime, à la recherche de traces de violence sur l'ensemble du corps, mais aussi et surtout au niveau de la face interne des cuisses et de la poitrine, ainsi que des zones d'appui et de contention (cou, poignets, chevilles). Il ne faut pas omettre l'examen de la cavité buccale à la recherche de lésions dentaires et des muqueuses, ainsi que celui du frein de la langue qui peuvent traduire une fellation forcée.

Chez l'homme agressé, on pourra retrouver des lésions de l'orifice urétral à type de déchirure, un corps étranger, une déchirure du frein du prépuce, la présence de sang, un œdème du prépuce ou de tout le pénis, des hématomes ou de plaies du scrotum, ainsi que des traces au niveau du pubis ou du gland qu'il est donc nécessaire de décalotter si la personne n'est pas circoncise.

Chez l'enfant en cas de sodomie, il peut exister ce que l'on appelle un anus béant.

5.4 Symptômes évocateurs

Outre les signes évoqués plus haut, les sauveteurs pourront avoir à leur disposition des symptômes pouvant accréditer la thèse de l'agression sexuelle que celle-ci soit récente ou plus ancienne (Tableau 21.1).

Parfois, c'est le comportement d'un des parents,

3. Anamnèse : ensemble des renseignements fournis au sauveteur par la victime ou son entourage, sur l'acte subi.

4. Les éléments en gras sont essentiels au bilan du sauveteur. Les autres ne sont donnés qu'à titre indicatif, car ils seront recherchés par le médecin légiste.

Tableau 21.1 Les signes évocateurs d'une agression sexuelle

Signes évocateurs récents	Signes évocateurs à distance de l'acte
Manifestations psychiatriques et troubles du comportement : – conduites antisociales chez les préadolescent(e)s et les adolescent(e)s : fugue, toxicomanie, prostitution ; – dépression avec parfois tentative de suicide notamment chez les adolescent(e)s ; – mutisme, repli, automutilations, excitation, labilité de l'humeur ; – changement récent et massif du comportement (pleurs, tristesse, disparition des conduites ludiques) ; – désinvestissement scolaire brutal ; – peur brutale et incontrôlable des hommes ; – refus de rentrer à la maison ; – refus d'aller se coucher, de se déshabiller la nuit ; – tendance à se barricader la nuit dans sa chambre ; – préoccupations sexuelles excessives pour l'âge de l'enfant, masturbation excessive et en public, comportement séducteur et sexualisé avec l'adulte présent, qui entraîne chez celui-ci un sentiment de malaise ; – rituels de lavage obsessionnels ou au contraire peur de la toilette des organes génitaux ; – vêtements : superposition vestimentaire, refus de se laisser habiller ou déshabiller.	Maladies sexuellement transmissibles : condylomes vénériens, écoulement gonococcique, etc. Lors de la survenue d'une grossesse chez une adolescente, la question de l'abus sexuel doit être posée, plus encore quand elle ne veut pas révéler l'identité du père du bébé ou si une demande d'interruption volontaire de grossesse est faite en présence de son père. Il faut savoir y penser également en cas de déni de grossesse ou de déclaration tardive. Manifestations psychosomatiques, véritables symptômes écrans, parfois liées à la nature de l'acte sexuel infligé : énurésie[1] secondaire, encoprésie[2], constipation, anorexie, gêne à la déglutition, vomissements, terreurs nocturnes d'apparition récente, douleurs abdominales, douleurs osseuses. 1. Énurésie : émission nocturne, involontaire et inconsciente, d'urines après l'âge de 5 ans. 2. Encoprésie : émission non contrôlable de selles après l'âge de 2 ans 1/2.

le plus habituellement le père ou le beau-père, qui fait soupçonner une relation incestueuse : parent ou adulte ayant une proximité corporelle inhabituelle avec son enfant, parent ou adulte intrusif s'imposant à l'entretien et/ou pendant le bilan.

5.5 Évaluation psychologique

Elle complète le bilan et concerne les antécédents psychiatriques, la notion de traitements psychotropes, la présentation de la victime (faciès triste, ralentissement psychomoteur), l'existence de signes de stress post-traumatique récent (réactions de sursaut, anxiété, labilité de l'humeur, obnubilation, anesthésie affective), ou secondaires (troubles du sommeil avec cauchemars, troubles des conduites alimentaires, anxiété, troubles de l'humeur, conduites phobiques, rituels obsessionnels), l'existence de conduites délirantes, de confusion ou perplexité, de conduites addictives. Le comportement de la victime sera également rapporté : agressivité verbale, repli sur soi, mutisme, inhibition, confusion, auto-accusation, calme anormal.

> Il est important de décrire la présentation de la victime et son état psychologique au moment du bilan.

6. Conclusion

Comme on vient de le voir, le bilan de l'agressé sexuel repose déjà avant tout sur l'instauration d'un climat de confiance.

Les éléments de bilans qui ont été donnés ici se veulent les plus complets possibles. Cependant, si le sauveteur ne peut les regrouper, tout cela n'est pas bien grave, car ils le seront alors par le médecin qui effectuera l'examen médical. Néanmoins ils peuvent être d'une importance certaine si la recherche de l'agresseur est entreprise rapidement par les forces de police.

Pour en savoir plus

Haesevoets Y. *L'enfant victime d'inceste*. Bruxelles : De Boeck et Larcier éd. ; 1999.

Soutoul J-H, Chevrant-Breton O. *Les agressions sexuelles de l'adulte et du mineur*. Paris : Ellipses ; 1994.

LA SOUMISSION CHIMIQUE

Cette soumission se définit par l'administration, à l'insu des victimes, de substances psychoactives à des fins criminelles notamment de vols, mais aussi de viols. L'absorption de ce produit ayant pour but de réduire la volonté, d'annihiler le libre arbitre et de rendre ainsi la victime dépendante de son agresseur.

Action	Effets recherchés*
Anxiolytique	Abaisse le seuil anxiogène, diminue dans une certaine mesure la méfiance.
Sédative	Diminue la volonté et la résistance psychique, abaisse les barrières morales et facilite le passage à l'acte.
Hypnotique	Abaisse considérablement le libre arbitre, la victime devient très suggestible, devenant capable de répondre par automatisme à des ordres simples.
Narcotique	Complémentaire à la sédation, la narcose est une torpeur entrecoupée de rêves éveillés généralement tranquilles.
Amnésiante	Permet à l'agresseur une certaine impunité car l'amnésie est rarement totale mais elle entraîne un flou sur la réalité des faits et leur chronologie.
Myorelaxante	Permet la relaxation musculaire et diminue la coordination motrice. La victime est alors malléable physiquement pour l'agresseur.
Dysleptique	Rêves et réalité se confondent, la victime est totalement désorientée. Phénomène anxiogène.
Euphorisante	Effet momentané.

*. Campana JP. *Principes de médecine légale*. Rueil-Malmaison ; Arnette ; 2003.

Les produits principalement utilisés sont : l'alcool, parfois associé au cannabis, le LSD mais aussi et surtout les benzodiazépines (classe de médicaments aussi appelés anxiolytiques, tranquillisants ou somnifères) comme par exemple le Lexomil®, le Valium® ou le Témesta®, et bien sur le GHB.

Produit à la mode, le gamma OH (GHB)

Produit anesthésique à la base, découvert en 1961, il disparaît peu à peu au profit d'autres produits mais réapparaît dans le monde des bodybuilders à la fin des années 1980, utilisé alors pour ses prétendues propriétés inductrices de l'hormone de croissance et brûleur de graisses. Puis, il est progressivement utilisé dans les endroits festifs (boîtes de nuit et rave-parties principalement) pour ses propriétés hallucinogènes, euphorisantes et sédatives. De là, son utilisation dévie vers des pratiques criminelles et devient alors la « *date rape drug* » (drogue du viol).

Le GHB, inscrit sur la liste des stupéfiants depuis 1999, est illicite en dehors de son usage comme médicament. Les effets cliniques deviennent manifestes 5 à 15 minutes après sa prise. C'est un dépresseur du système nerveux central. Une dose de 10 mg/kg produit une hypotonie et une petite amnésie, une dose de 20 à 30 mg/kg une somnolence puis le sommeil, une dose de 50 à 70 mg/kg une hypnose et un coma profond.

Des mouvements myocloniques et une dépression respiratoire accompagnent la descente anesthésique.

Au niveau cardiaque, sa prise peut entraîner une bradycardie et une hypotension. Dans certains cas, l'hypotension est précédée d'une hypertension artérielle transitoire.
Il peut aussi provoquer une augmentation de l'amplitude et une diminution de la fréquence des mouvements respiratoires.
Ses effets en tant que drogue varient en fonction de la dose. Les doses mentionnées le sont à titre indicatif, les effets pouvant varier en fonction de la sensibilité personnelle du consommateur.

Dose	Effets
Dose faible (0,5-1,5 g)	Relaxation, désinhibition, ébriété semblable à celle apportée par l'alcool. Amélioration de la sociabilité : les rapports humains deviennent plus faciles. Augmentation de la capacité érectile et augmentation de la durée et de la qualité des orgasmes pour les deux sexes. C'est cette propriété, combinée avec l'amnésie que provoque parfois le GHB, qui explique qu'il soit parfois appelé drogue du viol. À cette dose, les effets secondaires sont faibles : photophobie, ataxie[1] et vertiges. Les effets de la prise d'une dose se font ressentir pendant 1 à 4 heures.
Dose moyenne (2-3 g)	Intensification des effets d'une faible dose. À cette dose, le GHB a des propriétés hypnotiques.
Dose forte (> 4 g)	Dose anesthésique (le GHB est utilisé à la dose de 60 mg/kg en anesthésie). Elle entraîne un coma de 3 à 4 heures et nécessite une surveillance médicale.
Au-dessus	Les effets neurologiques peuvent varier d'une intensité moyenne (ataxie, vertige, nystagmus[2]) à sévère (coma, apnée, arrêt respiratoire, décès). En général, la victime présente d'abord une courte période d'euphorie suivie d'une baisse rapide et profonde de son niveau de conscience. Des myoclonies et des crises pseudo-épileptiques sont souvent rapportées. Au plan digestif, on note des nausées et des vomissements surtout au moment du retour à la conscience. Une hypotension peut être notée dans 10 % des cas, elle est souvent la conséquence de la co-ingestion d'alcool ou d'autres drogues. Une hypothermie légère est parfois rapportée. Il existe des cas de brûlures des lèvres et de l'oropharynx dues à l'absorption de drogue contenant encore de la soude nécessaire à la synthèse de GHB.

1. Défaut de coordination des mouvements volontaires.
2. Mouvement d'oscillation involontaire et saccadé du globe oculaire.

Les effets du GHB sont aggravés s'ils sont potentialisés par l'absorption simultanée d'alcool, de dépresseurs du système nerveux central comme des tranquillisants, des somnifères ou des antidépresseurs.

Bilan du sauveteur

Outre de rechercher les signes liés à une intoxication, et d'évaluer les paramètres vitaux, le sauveteur recherchera dans les causes du malaise, car c'est souvent le motif pour lequel il est appelé, si la victime se souvient de sa soirée, si elle était accompagnée de gens uniquement connus ou s'il s'agissait de rencontres « d'un soir », ce qu'elle a bu ou mangé, et notamment si elle a laissé son verre sans surveillance, pendant qu'elle parlait ou surtout pendant qu'elle dansait.

Coups et blessures volontaires

CHAPITRE 22

Quelle soit hétéro- ou auto-agressive, la violence pour s'exprimer fait souvent appel à l'utilisation d'armes.
L'article 132-75 CP définit l'arme de façon suivante « Est une arme tout objet conçu pour tuer ou blesser. Tout autre objet susceptible de présenter un danger pour les personnes est assimilé à une arme dès lors qu'il est utilisé pour tuer, blesser ou menacer ou qu'il est destiné, par celui qui en est porteur, à tuer, blesser ou menacer.
Est assimilé à une arme tout objet qui, présentant avec l'arme définie au premier alinéa une ressemblance de nature à créer une confusion, est utilisé pour menacer de tuer ou de blesser ou est destiné, par celui qui en est porteur, à menacer de tuer ou de blesser.
L'utilisation d'un animal pour tuer, blesser ou menacer est assimilée à l'usage d'une arme. En cas de condamnation du propriétaire de l'animal ou si le propriétaire est inconnu, le tribunal peut décider de remettre l'animal à une œuvre de protection animale reconnue d'utilité publique ou déclarée, laquelle pourra librement en disposer. »
Les plus couramment utilisées sont bien évidemment les mains, armes de base de toutes bagarres, mais si elles servent principalement à cogner, elles peuvent aussi servir à étrangler. Il y a aussi les armes blanches, allant du couteau au rasoir, mais d'autres préféreront des armes plus lourdes comme la hache ou la machette. D'autres objets peuvent être utilisés comme arme, leur fonction première étant alors détournée au profit d'une utilisation criminelle, on parlera alors d'arme par destination. C'est le cas, par exemple, de l'utilisation d'outils de bricolage, de jardinage ou d'ustensiles de cheminée ; d'une seringue prétendue contaminée par un toxicomane qui, menace de la planter dans sa victime si celle-ci ne cède pas à ses volontés.
De plus, mis à part l'utilisation d'outils mécaniques comme les voitures béliers ou les tronçonneuses, il existe les poisons, les explosifs, les liquides (essence ou acide notamment) mais aussi, et on y pense souvent moins, les animaux.
Enfin une catégorie d'arme reste très utilisée, il s'agit des armes à feu.
Ne pouvant aborder ici en détail l'utilisation de toutes ces armes, nous nous arrêterons donc sur celles les plus fréquemment utilisées et de par ce fait, celles rencontrées le plus souvent par les sauveteurs, à savoir : les armes à feu et les armes blanches, mais aussi les animaux par le biais de leurs morsures, enfin nous aborderons les étranglements et les strangulations.

1. Différents types d'armes

C'est le décret 95-589 du 6 mai 1995 qui donne les définitions techniques des différentes catégories d'armes. Elles sont divisées en huit catégories (voir tableau ci-dessous). Les trois premières appartenant plus au domaine militaire et les cinq suivantes au domaine civil. La sixième catégorie, détaillée ici car étant celle la plus couramment rencontrée par les sauveteurs, comprend les armes autres que celles à feu et donc notamment les armes dites blanches (Tableau 22.1 page suivante).

Tableau 22.1 : Les différentes catégories d'armes

Classement français	Classement européen	Désignation	
1re catégorie	A	Armes à feu et leurs munitions conçues pour ou destinées à la guerre terrestre, navale ou aérienne.	Matériels de guerre, armes et munitions
2e catégorie	A	Matériels destinés à être portés ou à être utilisés au combat	
3e catégorie	A	Matériels de protection contre les gaz de combat et produits destinés à la guerre chimique et incendiaire	
4e catégorie	B	Armes à feu dites de défense et leurs munitions dont l'acquisition et la détention sont soumises à autorisation	Armes et éléments d'arme, munitions non considérés comme matériels de guerre
5e catégorie II	C	Armes longues à répétition ou semi-automatiques, armes rayées (armes de chasses)	
5e catégorie I	D	Armes longues à un coup par canon lisse (armes de chasse)	
6e catégorie	C	Armes dites blanches, et tout objet susceptible de constituer une arme dangereuse pour la sécurité publique **Armes blanches** : baïonnettes, sabres-baïonnettes, poignards, couteaux poignards, matraques, cannes-épées, arbalètes, fléaux japonais, étoiles de jet, coups de poing américains, lance-pierres de compétition, projecteurs hypodermiques. **Certains aérosols incapacitants ou lacrymogènes classés par arrêté interministériel** : gaz CS (ortho-chlorobenzyliden-malonitril) d'une contenance supérieure à 100 mL ou d'une concentration > à 2 %. À base de poivre (oleoresin de capsicum) de toutes contenances.	
7e catégorie	C	Armes de tir, de foire ou de salon et leurs munitions	
8e catégorie	C	Armes et munitions historiques (après 1870) et de collection	

Tableau 22.2. Personnes âgées de 18 ans au moins (art. 23/2° et 3° du décret 95-589)

Catégories	Dispositions
5e	Libres (fusils, carabines, canardières à canon lisse tirant 1 coup par canon)
	Soumises à déclaration (fusils, carabines, canardières semi-automatiques ou à répétition à un ou plusieurs canons lisses et(ou) à canon(s) rayé(s) et percussion centrale)
6e	Libres (pour les armes nommément désignées par le décret)
7e	Libres (armes d'alarme et de starter, de signalisation, à gaz ou à air comprimé développant une énergie supérieure à 2 joules et inférieure à 10 joules)
	Soumises à déclaration (armes de tous calibres à percussion annulaire autres que celles de la 4e cat., armes à gaz ou à air comprimé développant une énergie supérieure à 10 joules autres que celles classées en 4e cat.)
8e	Libres (armes historiques et de collection rendues inaptes au tir)

Tableau 22.3. Mineurs âgés de plus de 16 ans (art. 23/4° du décret 95-589)

5e et 7e	Avec autorisation parentale et l'une des conditions suivantes : – être titulaire du permis de chasser ; – être titulaire d'une licence d'une fédération sportive de tir agréée.
6e	Avec autorisation parentale
8e	Avec autorisation parentale

Tableau 22.4. Mineurs âgés de 9 à 16 ans (art. 23/5° du décr. 95-589)

7e	Armes dont le projectile est propulsé par des gaz ou de l'air comprimé développant une énergie supérieure à 2 joules et inférieure à 10 joules non classées en 4e cat. Avec autorisation parentale, le mineur doit être en possession d'une licence d'une fédération sportive de tir agréée.

Nota : Ces armes ne peuvent être cédées à ces mineurs que dans les mêmes conditions. La vente de ces armes aux mineurs de moins de 16 ans est interdite.

1.1 Acquisition et détention

L'acquisition est l'obtention d'une arme par achat, par voie successorale ou testamentaire. La détention est la possession d'une arme au domicile.

Par principe, l'acquisition et la détention des armes, éléments d'arme, munitions ou éléments de munition des quatre premières catégories sont interdites, sauf autorisation (art. 23/1°du décret 95-589) (Tableaux 22.2, 22.3 et 22.4).

Cas de non-délivrance de l'autorisation

Aucune autorisation ne peut être accordée :
– pour des dispositifs additionnels ou de substitution qui modifient ou transforment l'arme pour la classer en 1re catégorie, notamment en permettant le tir par rafales ;
– pour les armes à feu de la 4e catégorie camouflées sous la forme d'un autre objet ;
pour les personnes qui font l'objet d'un régime de protection en raison de l'altération de leurs facultés mentales (art. 490 du Code civil) ;
– pour les malades mentaux faisant l'objet d'une mesure de placement (art. L 333 à L 358 du Code de la santé publique), ainsi l'article 18 du décret du 18 avril 1939 précise : « *Toute personne physique sollicitant la délivrance ou le renouvellement d'une autorisation d'acquisition ou de détention de matériels, d'armes ou de munitions des 1re et 4e catégories ou faisant une déclaration de détention d'armes ou de munitions des 5e et 7e catégories, doit produire un certificat médical attestant que son état de santé physique et psychique n'est pas incompatible avec la détention de ces matériels, armes ou munitions.* »
La durée de validité du certificat est limitée à 15 jours à compter de la date de son établissement (art. 40 du décret 95-589).
Et de rajouter : « *Dans le cas où la personne mentionnée au précédent alinéa suit ou a suivi un traitement dans un service ou un secteur de psychiatrie d'un établissement de santé, l'autorité administrative peut lui demander de produire également un certificat médical délivré par un médecin psychiatre* » ;
– aux alcooliques dangereux (art. L 355 et suivants du Code de la santé publique).

1.2 Port et transport

Le port d'arme est le fait d'avoir l'arme sur soi (poche de vêtement, étui à la ceinture ou sous le bras, etc.) et immédiatement utilisable.

Le transport d'arme est le fait d'avoir l'arme auprès de soi (coffre de voiture, housse, gaine, etc.) et non utilisable immédiatement (démontée éventuellement).

Dans le régime général (art. 57 du décr. 95-589) :
– sont libres : le port et le transport des armes d'épaule et munitions des 5, 7 et 8e cat. ;
– sont interdits :
• le port des armes et munitions de 1re et 4e cat., des armes de poing de 7e et 8e cat., des armes de 6e cat. nommément désignées ainsi que, sans motif légitime, le port des autres armes de la 6e cat. ;
• le transport sans motif légitime des armes et munitions de 1re et 4e cat. des armes de 6e cat. et des armes de poing de 7e cat.

Dans le *régime particulier* (art. 57 et 58 du décr. 95-589) :
– les *tireurs licenciés auprès d'une fédération sportive de tir agréée* : la licence délivrée par la fédération vaut titre de transport légitime pour les armes détenues régulièrement et utilisées dans le cadre de leur activité sportive. Les armes sont transportées de manière à ne pas être immédiatement utilisables soit en recourant à un dispositif technique, soit par démontage d'une de leurs pièces de sécurité ;
– les *chasseurs* : le port et le transport des armes des 1re et 4e cat. acquises et détenues dans les formes réglementaires, dont l'emploi est permis pour la chasse, sont autorisés pour l'exercice de cette activité dans des conditions fixées par arrêté interministériel ;
– les *fonctionnaires et agents chargés d'un service de police* : le port des armes et munitions de 1re, 4e et 6e cat. est autorisé dans l'exercice ou à l'occasion de leurs fonctions ;
– les *fonctionnaires et agents autres que ceux visés ci-avant* : les arrêtés ministériels d'autorisation d'acquisition et de détention emportent autorisations individuelles de port d'armes ;
– les *militaires* : ils portent leurs armes et munitions dans les conditions définies par les règlements particuliers qui les concernent ;

– les *douaniers* : ils sont autorisés dans l'exercice de leurs fonctions à porter les armes et munitions qui leur ont été remises par leur administration ;
– les *convoyeurs de fonds* : ils sont autorisés à porter leurs armes au cours des missions de transports de fonds ou de valeurs (art. 4 du décret 79-618 du 13 juillet 1979) ;
– les *entreprises assurant le gardiennage de leurs immeubles* : leur personnel peut être autorisé, lorsque la mission le justifie, à porter les armes et munitions dont ils sont pourvus à l'extérieur des bâtiments et locaux de leur entreprise ;
– les *agents de l'Office national de la chasse* : ces agents sont autorisés à porter les armes et munitions dont ils sont détenteurs dans le cadre de leurs fonctions.

2. Armes à feu

Leur utilisation peut entrer aussi bien dans le cadre de suicides[1], d'agressions ou d'actes relevant du banditisme. Cependant, le sauveteur pourra être amené à gérer aussi des situations ou l'acte violent est accidentel comme les accidents de chasse ou des jeux d'enfant qui tournent mal.

Quel que soit l'événement victimaire résultant de l'usage d'une arme à feu, les éléments à rechercher seront toujours les mêmes.

> Néanmoins, le sauveteur devra, avant toute chose, se poser la question **très importante** à savoir si le tireur est toujours présent sur les lieux et les risques éventuels qui s'y rapportent alors.

2.1 Armes

On appelle pistolet une arme de poing dont la chambre (volume d'une arme recevant la munition et la tenant prête à être tirée) est intégrée au canon ou en permanence alignée avec celui-ci.
En revanche, un revolver est aussi une arme de poing, mais elle est équipée d'un cylindre tournant (de l'anglais « *revolving* » qui signifie « en rotation »), appelé barillet, contenant des chambres pour des cartouches individuelles (Figure 22.1).
Un fusil est une arme d'épaule équipée d'un canon de longueur supérieure ou égale à 40,64 cm. Le canon d'un fusil est lisse, dépourvu de rayures, les fusils d'assaut qui ont en revanche leurs canons rayés sont donc en

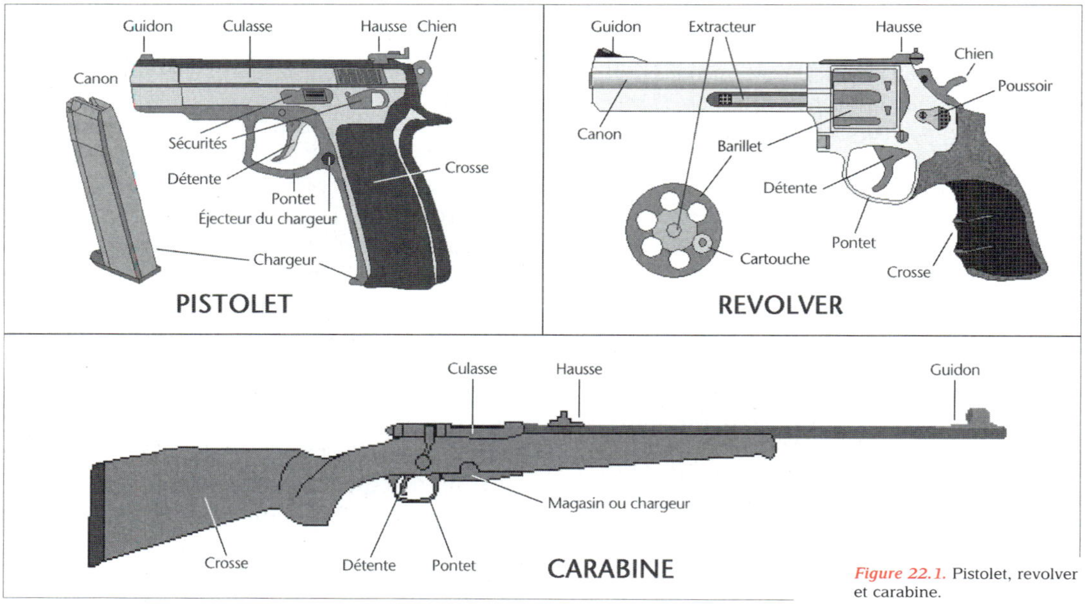

Figure 22.1. Pistolet, revolver et carabine.

1. L'usage d'armes à feu est le deuxième mode de suicide en France après la pendaison et avant les intoxications.

fait … des carabines, c'est-à-dire une arme d'épaule équipée d'un canon de longueur inférieure à 16 pouces (40,64 cm). La précision de la carabine est inférieure à celle du fusil. Le but des rainures parallèles en spirale est de mettre le projectile en rotation autour de son axe longitudinal, augmentant de ce fait la précision du tir. Ainsi, la balle avance en tournant sur elle-même (c'est ce que l'on nomme le phénomène de lacet) et bascule à l'arrivée, en entrant dans le corps. La vitesse moyenne d'une balle ou d'un plomb est de 330 m/s. Le calibre ne signifie pas le diamètre du projectile. Il est plus à considérer comme étant une marque que comme une description ou une référence.
Mis à part les armes dites « de poing » et « d'épaule » il existe aussi une catégorie appelée « de hanche ». De même, il y a les armes automatiques (mitraillette), semi-automatiques (pistolet) ou tirant au coup par coup (fusil de chasse).

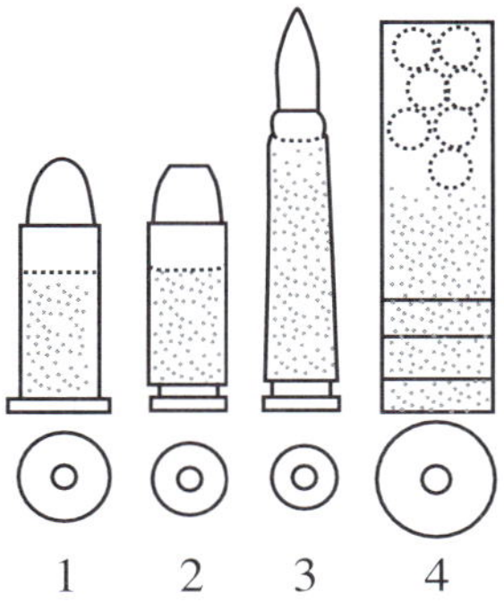

1. Balle de revolver. Elle se reconnaît à son extrémité large qui permet de bloquer la balle dans le barillet.

2. Balle de pistolet, avec gorge d'éjection. Ces munitions sont également utilisées dans les carabines.

3. Balle de fusil d'assaut ou de chasse, plus longue et effilée qu'une balle d'arme de poing. Le projectile est plus aérodynamique que celui d'une arme de poing, car il est destiné à être tiré à haute vélocité, et à plus longue distance.

4. Cartouche de chasse à plombs.

Figure 22.2. Les différents types de projectiles.

2.2 Munitions

Une munition est constituée :
– d'un étui dans lequel se trouve : la poudre, la bourre et l'amorce ;
– du projectile, il s'agit alors soit de balles ou de plombs. Il existe plusieurs types de balles (balles explosives, incendiaires) dont nous ne rentrerons pas dans le détail ici. Elles sont en plomb ou en laiton chemisé en acier ou nickel.
Les effets généralement recherchés pour un projectile sont :
– d'être vulnérant c'est-à-dire de pouvoir causer des blessures ;
– d'avoir un pouvoir perforant ;
– d'avoir un grand pouvoir d'arrêt, ainsi par exemple un projectile de 10 g[2] entraîne sur le corps humain une surcharge de 40 kg et le choc entraîne une sidération du système nerveux central. À 330 m/s, la lésion créée dépend d'une part d'une onde de choc qui la précède (pression de 25 kg/cm^2) et d'autre part d'une onde de succion négative à l'arrivée ;
– d'avoir un pouvoir calorique, ce qui entraîne des brûlures (Figures 22.2, 22.3 et 22.4).

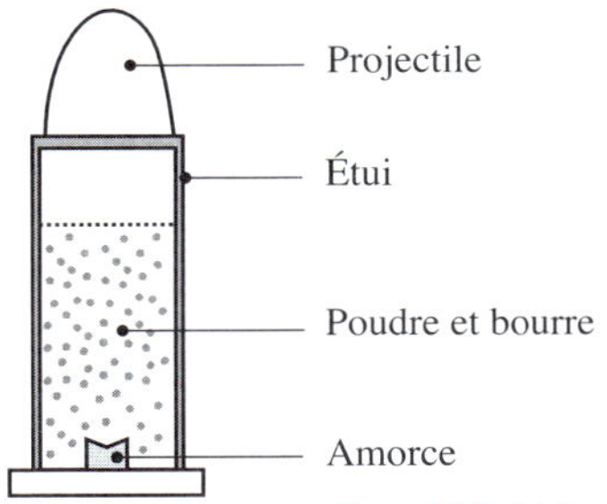

Figure 22.3. Schéma d'une balle d'arme de poing.

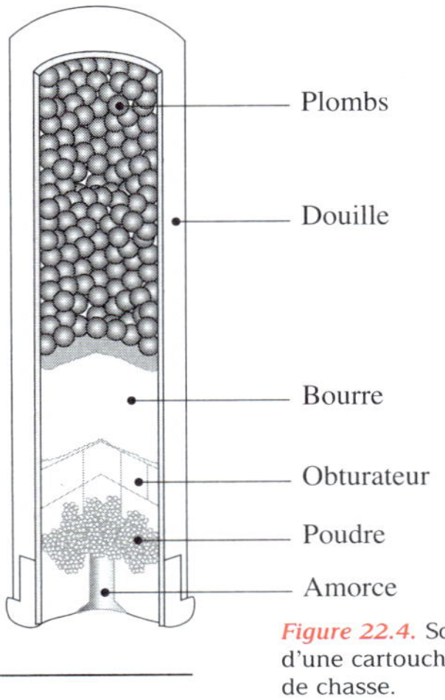

Figure 22.4. Schéma d'une cartouche de fusil de chasse.

2. Attention, ne pas confondre gramme et grain : 1 Grain (gr) = 0,0648 gramme (g) et 1 gramme (g) = 15,4324 Grain (gr).

2.3 Blessés et lésions

2.3.1 Orifices dus aux plombs

À très faible distance, l'orifice d'entrée est unique, déchiqueté, large, avec pénétration des plombs peu dispersée et de la bourre de la cartouche, ce qui confère à ceux-ci le pouvoir d'une balle. L'orifice de sortie est peu différent de l'orifice d'entrée, en général plus étendu, déchiqueté, dans la trajectoire de l'orifice d'entrée. À plus de 5 m, la gerbe de dispersion des plombs est large, les orifices d'entrée correspondent à un plomb chacun. Il n'y pas forcément d'orifice de sortie (Figures 22.5, 22.6, 22.7 et 22.8).

2.3.2 Orifices dus aux balles

À 10 cm, l'orifice d'entrée est entouré d'une tache de fumée et de tatouage noirâtre sur la première épaisseur rencontrée (tissu ou peau). À 30 cm, la tache de fumée disparaît mais les tatouages persistent. L'orifice d'une balle est en principe de petite taille, assez régulier, circulaire (Figures 22.9 et 22.10). L'orifice de sortie, s'il existe, est en principe plus grand que l'orifice d'entrée, irrégulier, en étoile, éclaté vers l'extérieur du cratère (Figures 22.11 et 22.12).

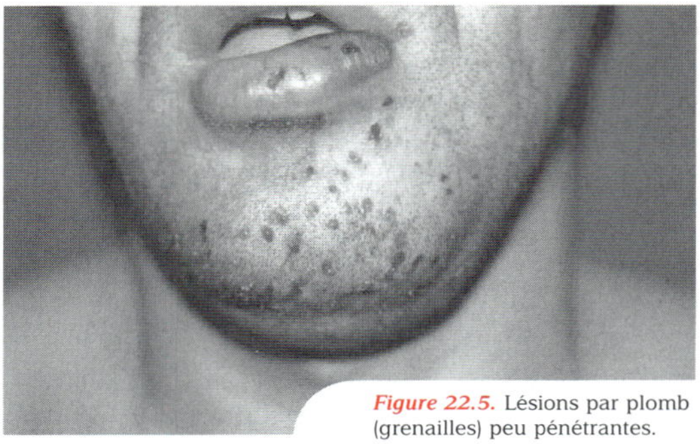

Figure 22.5. Lésions par plomb (grenailles) peu pénétrantes.

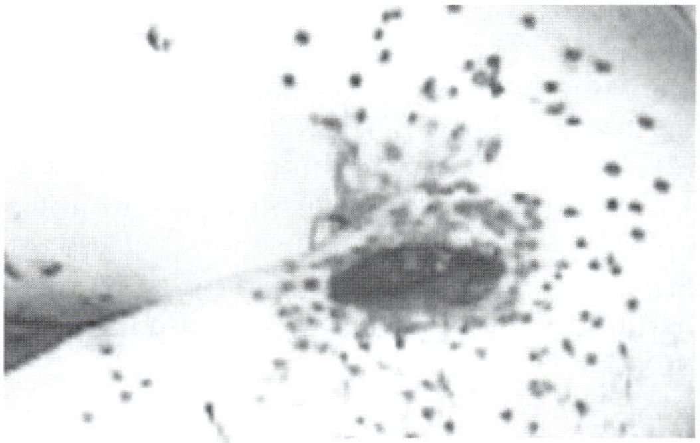

Figure 22.6. Lésions par plomb (cartouche de chasse). Tir à bout portant avec entrée correspondant à la bourre de la cartouche et de multiples entrées autour en gerbe.

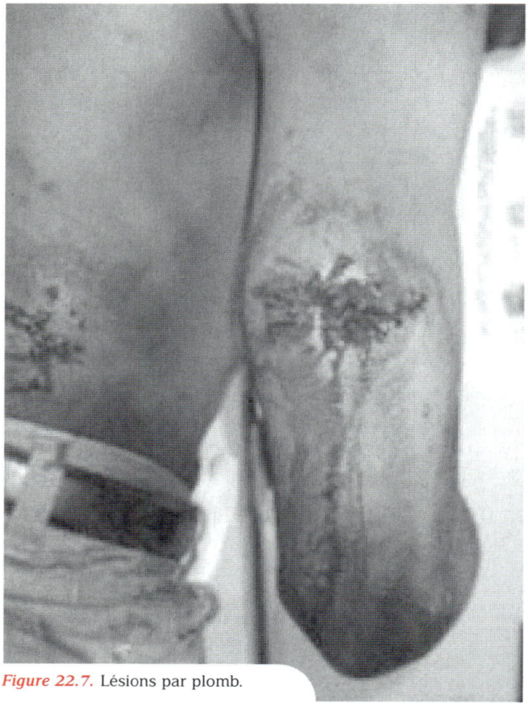

Figure 22.7. Lésions par plomb.

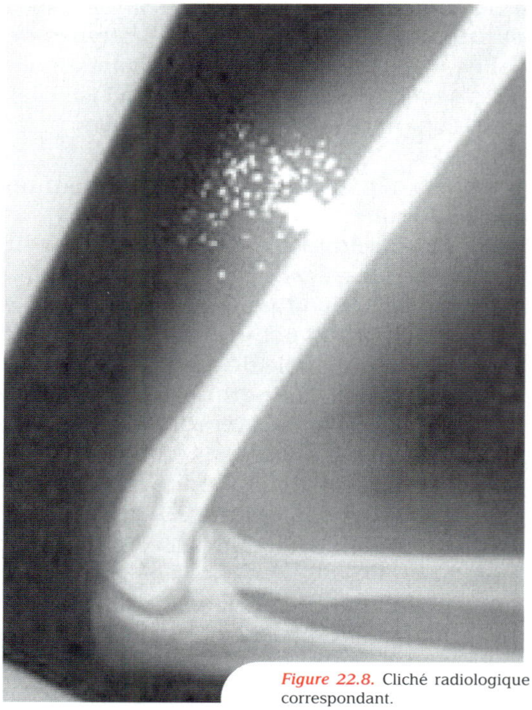

Figure 22.8. Cliché radiologique correspondant.

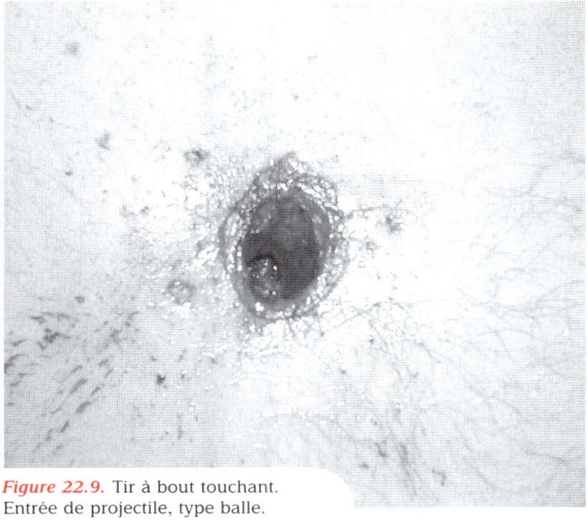

Figure 22.9. Tir à bout touchant. Entrée de projectile, type balle.

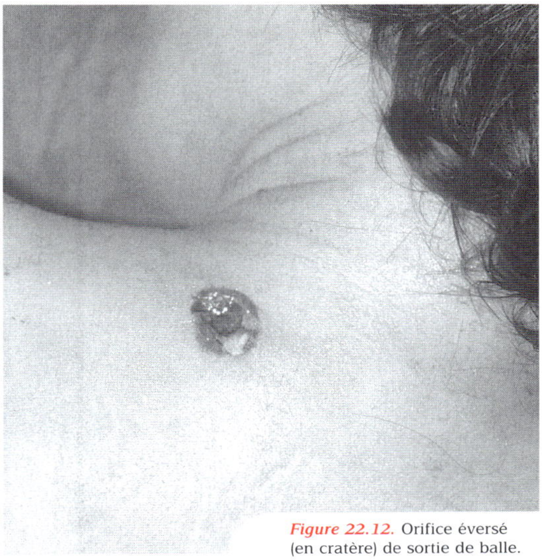

Figure 22.12. Orifice éversé (en cratère) de sortie de balle.

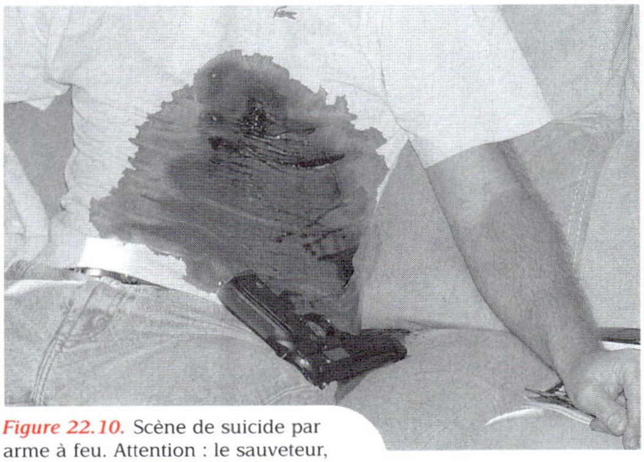

Figure 22.10. Scène de suicide par arme à feu. Attention : le sauveteur, arrivant dans de telles circonstances, devra prendre toutes les précautions s'il doit écarter l'arme (empreintes digitales, sécurisation, etc.) Il peut s'agir d'un homicide déguisé en suicide.

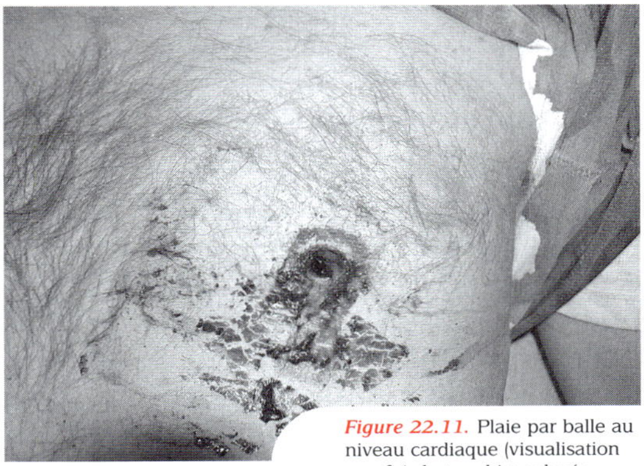

Figure 22.11. Plaie par balle au niveau cardiaque (visualisation une fois le tee-shirt enlevé : même personne que 22.10.

La pénétration d'un projectile entraînera bien évidemment des lésions, principalement des plaies. Les balles agissent différemment en entrant dans le corps : fragmentation, par ouverture en tenaille, ou elles s'écrasent « en champignonage ».

On parlera de plaie pénétrante lorsque celle-ci est constituée d'un orifice d'entrée seul. Une plaie transfixiante présente, quant à elle, un orifice d'entrée plus un orifice de sortie.

Les plaies par balle sont très septiques car elles aspirent tout en entrant, de plus le projectile sortant du canon est souillé de dépôts de poussières ou de graisse et accompagné de poudre et de fumée.

Elles saignent rarement, l'entrée du projectile cautérisant la plaie. Le sauveteur devra considérer toute fracture associée comme une fracture ouverte.

Concernant les munitions de guerre : si la balle à haute vitesse traverse d'abord un obstacle avant de toucher sa cible, les blessures provoquées sont généralement encore plus délabrantes.

Les plaies par arme à feu le plus souvent rencontrées en pratique civile sont dues au calibre 22 LR, plombs de chasse, pistolets automatiques.

Dans le cas des *flash-ball*, il n'y a pas pénétration de balles, car il s'agit de balles de caoutchouc, cependant leur impact peut entraîner des lésions importantes (Figures 22.13 et 22.14).

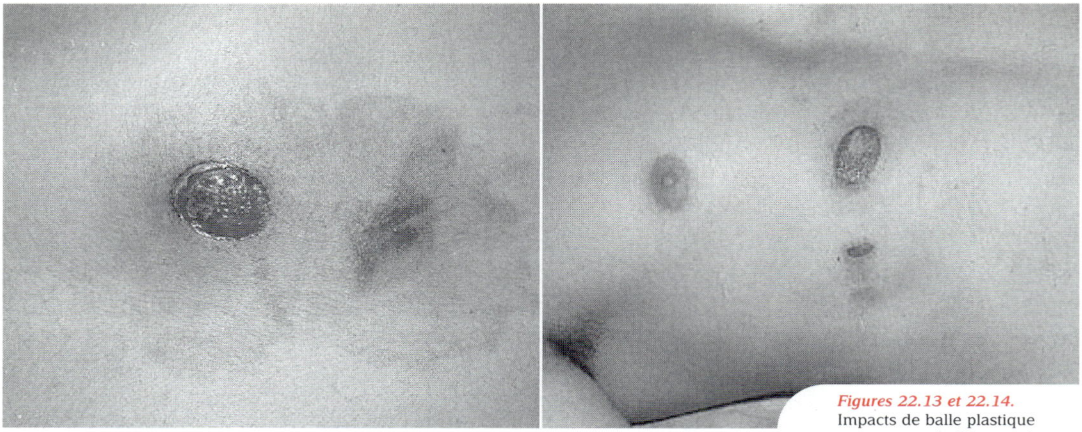

Figures 22.13 et 22.14. Impacts de balle plastique « *gum coin* » (balle caoutchouc, *flash-ball*).

2.3.3 Plaies crânio-cérébrales

Elles représentent 50 % des tentatives de suicide par armes à feu.

> Il faut faire très attention en recherchant les orifices car ceux-ci sont souvent cachés (cheveux, oreilles, bouche).

Si la victime est en état de mort apparente, on recherchera les signes de l'arrêt cardio-ventilatoire et on adoptera la conduite à tenir traditionnelle en pareil cas. Ce sont des victimes qui seront généralement susceptibles de servir de donneur pour des prélèvements d'organes.

Si, en revanche, la victime est consciente ou comateuse, on recherchera l'état pupillaire, un éventuel déficit, une hémiplégie, ainsi qu'une notion d'intervalle libre. Si possible, l'évacuation se fera en position semi-assise pour diminuer l'œdème cérébral, si l'état de conscience et hémodynamique[3] le permet.

2.3.4 Plaies abdominales

Deux complications sont à envisager : l'infection pour les viscères creux atteints et l'hémorragie des organes pleins. Un risque de lésions thoraciques associées doit toujours être soupçonné. Une pénétration abdominale aura souvent pour effet de clouer la victime sur place. En cas d'éviscération, un pansement humide stérile sera recommandé.

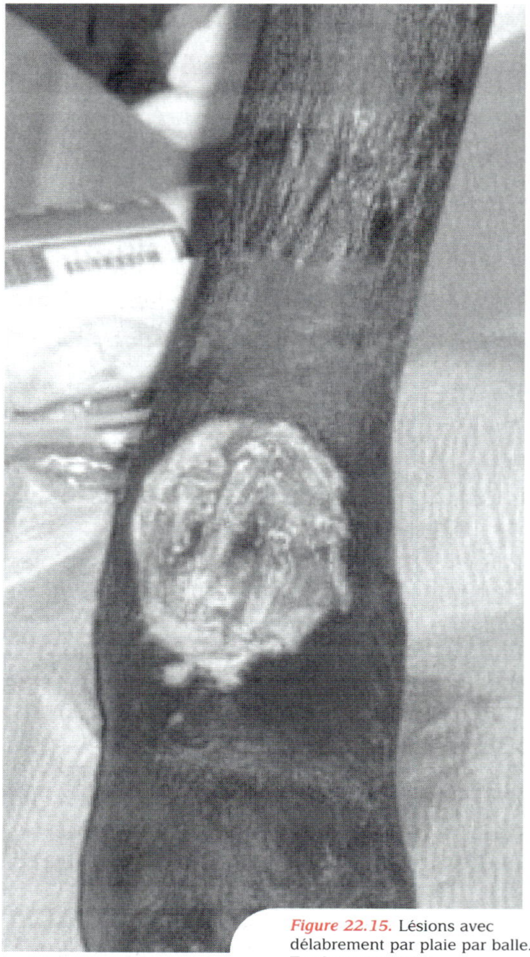

Figure 22.15. Lésions avec délabrement par plaie par balle. Tendons apparents. Rwanda, 1994.

3. Étude des différents paramètres (pouls, tension) régissant la circulation sanguine.

2.3.5 Plaies de membres

Les lésions sont associées souvent de complications nerveuses, osseuses, cutanées, des parties molles et vasculaires. Les risques en sont bien évidemment hémorragiques, ischémiques, œdémateux et infectieux. Les recherches seront axées sur l'existence ou non de pouls périphériques et de lésions nerveuses (Figure 22.15).

2.3.6 Plaies thoraciques

Il existera différents types de plaies en fonction de l'organe lésé (plaie soufflante, pneumothorax), mais il ne faut pas oublier aussi le risque de tamponnade (compression du muscle cardiaque due à un épanchement sanguin entraînant un arrêt cardiaque).

2.3.7 Plaies maxillo-faciales

Les risques à distance sont infectieux, mais ceux initiaux sont hémorragiques dus à la riche vascularisation des parties molles de la face, et asphyxiques dus au sang, à la salive, aux fragments osseux, aux dents.

2.3.8 Plaies du cou

En cas de plaie du cou, le risque lésionnel principal est dû à la proximité des gros vaisseaux, des voies aériennes supérieures et de la moelle épinière. L'inspection de la victime portera donc sur la recherche d'un emphysème souscutané (bulles sous la peau), d'un hématome compressif des voies aériennes supérieures et de signes neurologiques : lésion de moelle avec tétraplégie par exemple, ainsi qu'une hypotension, une bradycardie, ou des problèmes respiratoires.

La conduite à tenir devant toutes ces plaies, outre les gestes liés directement à la pratique des sauveteurs, consiste en un appel **systématique** de la régulation médicale et des services de police. Une oxygénothérapie sera mise d'emblée en route et les victimes, en fonction de leur état seront placées dans les positions d'attentes en adéquation avec leurs traumatismes.

3. Armes blanches

Tout comme pour les armes à feu, le sauveteur devra, devant un traumatisme occasionné par une arme blanche, effectuer un bilan complet de la situation (*cf.* Fiche bilan n° 40).

3.1 Acte

En cas de suicide ou même seulement de tentative de suicide, on pourra retrouver notamment, dans le cadre d'une phlébotomie, (incision d'une veine) (Figure 22.16), des entailles souvent multiples, parallèles, superficielles, prédominantes du côté opposé à la dextérité du suicidant (préférentiellement à gauche chez un droitier). Dans le cadre d'un égorgement, on pourra retrouver des coupures d'hésitation au niveau du cou. Les plaies sont, là encore, souvent superficielles et parallèles et peuvent être accompagnées d'une plaie plus profonde (Figures 22.17 et 22.18).
Le sauveteur devra garder à l'esprit qu'il ne s'agit par forcément toujours de tentatives de suicides mais, qu'en fonction de la personnalité de la victime, il peut s'agir d'actes d'automutilation, comme cela peut être le cas lors d'émasculation quand celle-ci n'est pas accidentelle.
Lors d'une agression, les plaies sont généralement plus franches et moins nombreuses. Les localisations sont diverses, parfois à des endroits inaccessibles pour la victime (Figure 22.19). Des traces d'autres lésions peuvent être associées comme celles de coups ou celles dues à un phénomène de défense, notamment au niveau des mains.

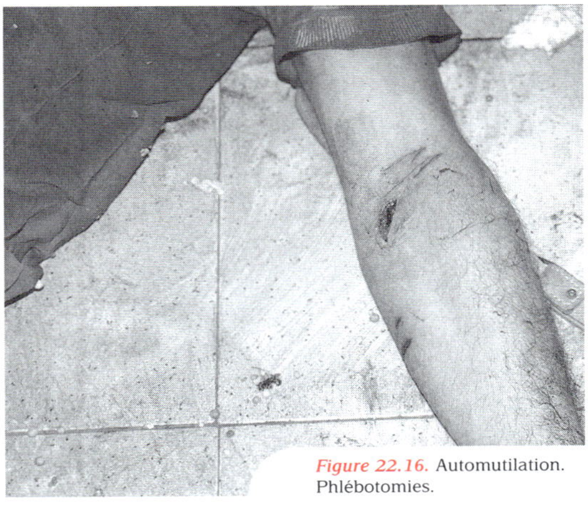

Figure 22.16. Automutilation. Phlébotomies.

De plus, l'arme n'est pas forcément encore sur les lieux contrairement aux actes d'automutilation ou de suicide.

3.2 Armes

Il existe plusieurs sortes d'armes blanches classées en fonction de leur forme mais surtout en fonction de leur impact.

3.2.1 Armes dites « piquantes »

Ce sont des objets étroits et longs, terminés par une pointe effilée, pouvant ainsi créer des plaies hémorragiques avec des lésions internes vitales. On retrouve, dans cette catégorie, baïonnette, clou, compas, flèche, fourche, pic à glace, poinçon, etc.

3.2.2 Armes « tranchantes »

Ces armes ont un côté non tranchant appelé « talon » et un autre plus ou moins coupant appelé « fil ». Les plus utilisées sont : couteaux, rasoirs, ciseaux, hache, serpe, machette, scie, sabre, épée, etc.

3.2.3 Armes « contondantes »

Il s'agit d'armes (blanches ou non), qui meurtrissent par effet d'écrasement induit par leur poids : marteau, massue, bâton, etc.

3.3 Lésions

Souvent à type de plaies et d'ecchymoses, elles sont rarement uniques. Leur multiplicité potentielle exige donc un bilan minutieux de celles-ci d'autant plus qu'elles peuvent être très discrètes, voire cachées.

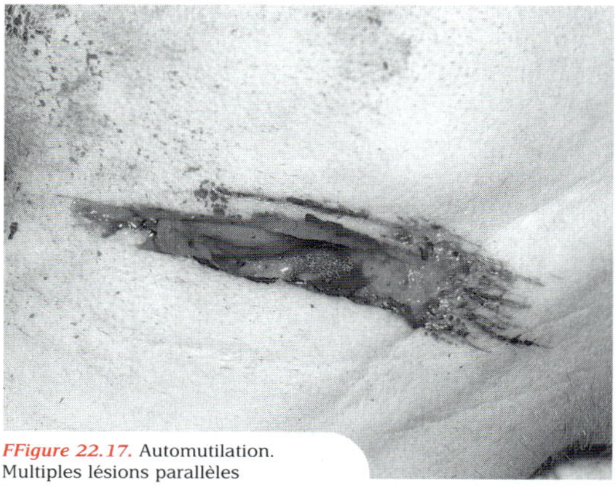

FFigure 22.17. Automutilation. Multiples lésions parallèles linéaires groupées.

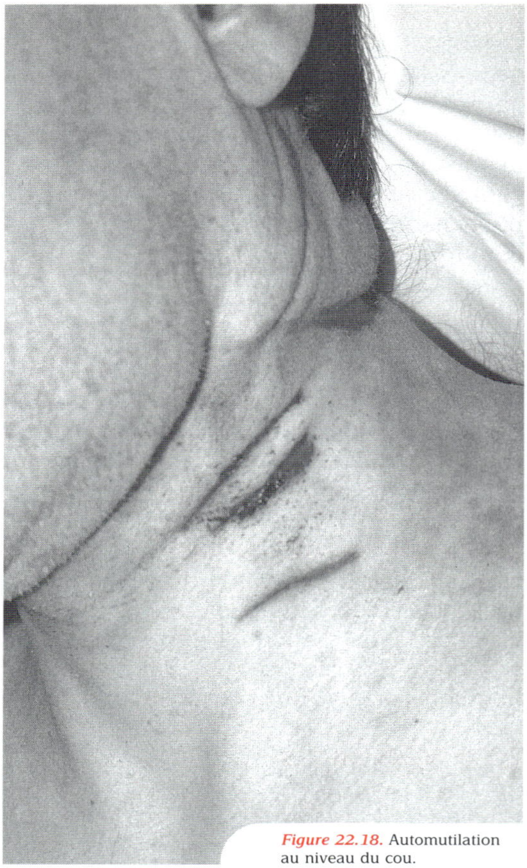

Figure 22.18. Automutilation au niveau du cou.

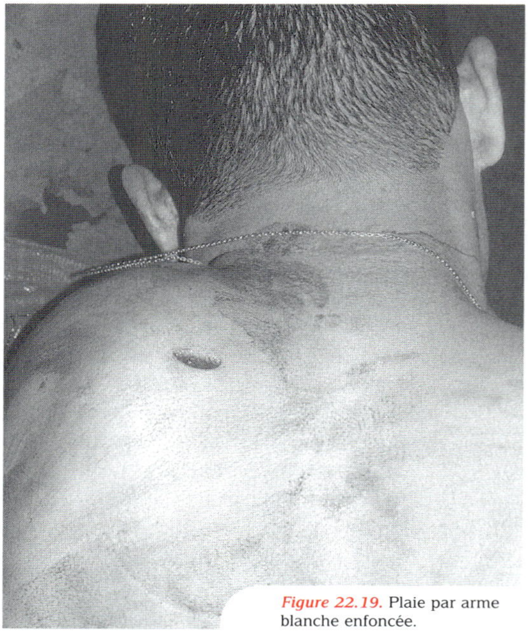

Figure 22.19. Plaie par arme blanche enfoncée.

Les plaies seront franches ou contuses et différentes selon le type d'instrument utilisé. Les lésions peuvent reproduire la forme de l'agent vulnérant et être associées à d'autres traumatismes (fracture).

3.3.1 Plaies franches

Elles sont provoquées par le fil aiguisé d'une arme piquante, tranchante ou coupante. Les bords sont nets, sauf si l'arme était émoussée, on parle d'ouverture en boutonnière. La longueur de la plaie est plus importante que sa profondeur. La plaie se termine souvent en queue de rat, c'est-à-dire de plus en plus fine et de plus en plus superficielle, contrairement à l'autre extrémité qui est l'endroit du coup initial et qui est alors plus nette et plus profonde. Cette indication permet de savoir de quel côté le coup a été porté. Elles peuvent être mortelles en fonction de leur localisation (cou, poignet).

3.3.2 Plaies contuses

Elles sont causées soit par l'impact direct d'un objet sur la peau (l'objet vient à la victime), soit contre un objet contondant (la victime va à l'objet). Les berges de la plaie sont souvent irrégulières, contuses, voire déchiquetées. On retrouve parfois des lambeaux de peau intacts à l'intérieur de la blessure. Elles sont souvent entourées d'une zone ecchymotique. On les retrouve souvent près d'une région osseuse.

3.3.3 Piqûres

Les armes piquantes perforent les tissus à mesure qu'elles y pénètrent en raison de leur extrémité pointue. La forme de l'orifice d'entrée dépend de celle de l'arme utilisée (forme circulaire, triangulaire, polygonale...). Elles peuvent être mortelles en fonction de la localisation et l'arme employée.

3.3.4 Blessures par objet piquant et tranchant

Ce sont les blessures occasionnées comme par exemple : ciseaux, tournevis, couteau. Elles représentent la première cause de mortalité dans les accidents par arme blanche. Leur profondeur de pénétration est souvent supérieure en taille à la longueur de l'arme, cela étant dû au caractère dépressible de la paroi et à la force transmise dans les coups portés.

4. Chiens utilisés comme arme

Dans certains milieux, des animaux et principalement des chiens sont utilisés comme arme dans un contexte de délinquance. On parle alors dans le cadre de la législation de chiens dangereux.

4.1 Rappel sur la réglementation et la législation

La loi n° 99-5 du 6 janvier 1999, relative aux animaux dangereux et errants et à la protection des animaux, classe les chiens dangereux en deux catégories.

4.1.1 Première catégorie

La première catégorie regroupe les chiens d'attaque dont le maître ne peut retracer les origines par un document. Elle comporte les pitbulls, les boer bulls et les chiens d'apparence Tosa-Inu. D'une population estimée à 40 000 en France, ils ont proliféré de façon considérable. Nombre d'entre eux sont élevés clandestinement. Ces chiens sont eux-mêmes les premières victimes de l'engouement dont ils font l'objet par les mauvais traitements qui leur sont infligés lors de leur élevage et de leur entraînement à l'agressivité. Ils sont caractérisés par une puissance particulière de leur mâchoire et donc de leur mordant, par leur insensibilité à la douleur et par un comportement aisément agressif facile à développer. Comme ils sont issus de croisements inconsidérés, ce ne sont pas des chiens de race, mais ils sont néanmoins assimilables aux races citées, en raison de leurs caractéristiques morphologiques.

4.1.2 Seconde catégorie

La seconde catégorie regroupe les chiens de garde ou de défense qui sont inscrits au livre des origines françaises (LOF). Leur maître dispose de documents délivrés par la Société centrale canine (certificats de naissance et pedigree) attestant de l'origine du chien. Le rottweiler et chiens d'apparence rottweiler appartiennent à cette catégorie, même sans inscription au LOF. Contrairement aux chiens de la première catégorie, leur reconnaissance se fonde sur les standards des races. Ils appartiennent à des races reconnues par le ministère de l'Agriculture et de la Pêche. Leur élevage correspond à des programmes de sélection gérés par la Société centrale canine (www.scc.asso.fr). Néanmoins, ces types de chiens, du fait de leur morphologie et de leur comportement, peuvent, tout comme les pit-bulls, être utilisés comme instruments d'intimidation. Les propriétaires de chiens de la seconde catégorie n'ont pas obligation de les stériliser. Ils doivent cependant les déclarer à la mairie, les promener muselés et en laisse dans les lieux ouverts au public.

4.1.3 Nouvelle législation

▶ Déclaration à la mairie

Depuis le 1er janvier 2000, les propriétaires de chiens dits « dangereux » de type pit-bulls (staffordshire, terrier, american staffordshire terrier), mastiff, tosa ou autres animaux assimilés par leurs caractéristiques aux chiens de race rottweiler, doivent être impérativement déclarés en mairie sous peine d'une contravention pouvant aller jusqu'à 763 euros et la saisie de l'animal. La déclaration en mairie de détention de chiens relevant de la première catégorie (chiens d'attaque) et de la seconde catégorie (chiens de garde et de défense) est obligatoire. Ainsi le déclarant est tenu de renseigner une fiche spécifique avec les coordonnées précises du propriétaire ou du détenteur de l'animal ainsi que l'âge, le sexe et le type de chien. Cette déclaration est complétée par les renseignements suivants :
– l'identification du chien (n° du tatouage, date) ;
– la vaccination antirabique (référence du certificat vétérinaire) ;
– l'assurance (attestation spéciale établie par l'assureur).
De plus et uniquement pour les chiens de la 1re catégorie, un certificat est établi par le vétérinaire qui a réalisé la stérilisation de l'animal, obligatoire depuis le 6 janvier 2000. Un récépissé de cette déclaration, délivré par la mairie, lieu de résidence du détenteur de l'animal, est alors remis au déclarant accompagné d'une notice d'information.

▶ Muselage dans les lieux publics

De plus, il est rappelé qu'en application de l'article 211-5 du Code rural, les chiens de seconde catégorie (« chien de garde et de défense ») au sens de l'arrêté ministériel du 27 avril 1999 (JO du 30 avril 1999) doivent être muselés et tenus en laisse par une personne majeure sur la voie publique ;
– dans les parties communes des immeubles collectifs où ils ne peuvent stationner ;
– dans les lieux publics ;
– dans les locaux ouverts au public ;
– dans les transports en commun.

▶ Personnes non autorisées à détenir ces chiens

Enfin ne peuvent détenir ces chiens (première ou seconde catégorie) :
– les personnes de moins de 18 ans ;
– les majeurs en tutelle ;
– les personnes auxquelles le maire a retiré la propriété ou la garde d'un chien parce qu'il présentait un danger pour les personnes ou les animaux domestiques ;
– les personnes condamnées pour crime ou à une peine d'emprisonnement avec ou sans sursis pour délit inscrit au bulletin n° 2 du casier judiciaire.

▶ Sanctions prévues par la loi

L'inobservation de chacune de ces dispositions est punie d'une amende de deuxième classe (763 euros).
De plus, selon l'**article R623-3 CP** : « *Le fait, par le gardien d'un animal susceptible de présenter un danger pour les personnes, d'exciter ou de ne pas retenir cet animal lorsqu'il attaque ou poursuit un passant, alors même qu'il n'en est résulté aucun dommage, est puni de l'amende prévue pour les contraventions de la 3e classe.*
En cas de condamnation du propriétaire de l'animal ou si le propriétaire est inconnu, le tribunal peut décider de remettre l'animal à une œuvre de protection animale reconnue d'utilité publique ou déclarée, laquelle pourra librement en disposer. »
Pour l'article 1385 CC, *cf.* la Fiche n° 19.

4.2 Caractéristiques physiques (Figure 22.20)

Les chiens visés, que ce soit pour la 1re ou la 2e catégorie, sont des molosses de type dogue, définis par un corps massif et épais, une forte ossature et un cou épais. Les deux éléments essentiels sont la poitrine et la tête. La poitrine est puissante, large, cylindrique avec les côtes arquées. La tête est large et massive, avec un crâne et un museau de forme plus ou moins cubique. Le museau est relié au crâne par une dépression plus ou moins marquée appelée le stop. Ils ont un périmètre thoracique allant de 60 à 80 cm, ce qui correspond alors à un poids de 18 à 40 kg.

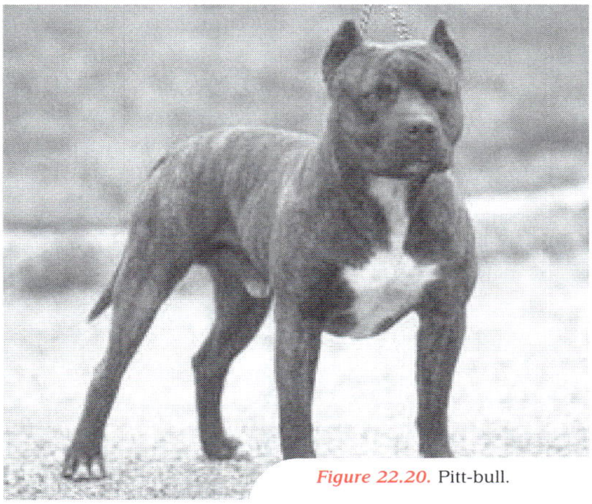

Figure 22.20. Pitt-bull.

4.3 Lésions

Les lésions susceptibles d'être rencontrées sont à type de griffures mais aussi et surtout de morsures, devant lesquelles la conduite à tenir est la suivante.

4.3.1 Nettoyage des lésions

Il faut nettoyer la ou les plaies (rares sont les lésions uniques) afin de limiter la propagation bactérienne *in situ*. La gueule d'un animal et du chien notamment possède beaucoup de germes. Le nettoyage se fait avec un produit bactéricide, virulicide et sporicide, peu traumatisant pour les tissus comme la Bétadine®. Un pansement est réalisé, mais il ne doit en aucun cas être occlusif. Les berges de la plaie ne doivent pas non plus être refermées grâce à des autoadhésifs de type Stéri-Strip®, ou suturées. Seuls des points de rapprochement seront généralement faits.

4.3.2 Évaluation des lésions

La taille, la localisation et la profondeur peuvent être des facteurs de gravité des lésions.
Pour ce qui est du siège, la main, la face et les organes génitaux sont des zones particulièrement sensibles pour des raisons tant physiologiques qu'esthétiques ou opérationnelles. Lors de morsures, les zones les plus fréquemment touchées sont la main (environ 30 %) et la tête (environ 20 %), puis la jambe (15 %).
Concernant l'étendue des lésions et leur profondeur, il est évident que plus elles sont importantes plus les risques sont majeurs.

4.3.3 Recherche de pathologies associées

Afin de compléter le bilan, le sauveteur recherchera, chez la personne mordue, un terrain particulier qu'il s'agisse d'un trouble de la réponse immunitaire ou de pathologies entraînant directement ou indirectement une diminution des défenses (alcoolisme, diabète, pathologie hématologique, cancer, maladies de système, immunodéficience...).

Enfin, il faudra s'assurer, preuve à l'appui (carnet de santé si possible), de l'état vaccinal, antitétanique, voire antirabique de l'animal.

4.3.4 Hospitalisation

L'hospitalisation n'est pas obligatoire mais un passage par le service des urgences devant des morsures d'animaux reste souhaitable. Il pourra ainsi y être effectué, si nécessaire, une détersion et une désinfection de la plaie, voire son parage[4], lequel pouvant imposer une exploration chirurgicale large, sous anesthésie générale. Parallèlement, une morsure qui aura entraîné une perte de substance imposera la conduite en milieu hospitalier.

5. Étranglement, strangulation et suffocation

La strangulation correspond à l'application d'une force extérieure perpendiculairement à l'axe du cou, responsable d'une compression des voies aériennes supérieures. Ainsi, la force de gravité n'intervient pas, contrairement aux pendaisons. Les strangulations peuvent être manuelles (étranglement) ou avec une partie du bras, ou être réalisées avec un accessoire, généralement un lien.

4. Parage : le parage d'une plaie contuse et sale consiste en l'ablation chirurgicale de tous les tissus souillés (peau, graisse, tendons, etc.).

5.1 Strangulation au lien

Tous les styles de liens sont possibles, entraînant une anoxie cérébrale. La perte de connaissance survient entre 10 et 15 secondes en l'absence de lutte.

Le sillon peut être multiple, il est complètement circulaire, horizontal et souvent laryngé (contrairement à la pendaison où il est sus-laryngé), parfois sous-laryngé au niveau de la trachée.

Des marques laissées par les ongles de la victime se débattant peuvent être visibles à l'endroit du lien.

5.2 Strangulation manuelle

C'est la plus courante. Quasiment toutes les strangulations manuelles sont des homicides, car lors de la perte de connaissance, le relâchement musculaire fait retomber la main qui serrait, annulant ainsi la pression exercée. La personne ne peut donc pas s'auto-étrangler.

Une intoxication est souvent à rechercher, car elle est souvent associée.

> Des lésions traumatiques associées du nez et des lèvres sont possibles, si une suffocation a été conjointe à la strangulation.

Concernant les traces de doigts, elles sont consécutives à l'appui des doigts et des ongles au niveau du cou. Elles peuvent ne pas être apparentes si l'agresseur portait des gants ou s'il y avait une couche de vêtements entre le cou de la victime et la main de l'agresseur. Si une seule main a été utilisée avec ainsi strangulation de face, on aura d'un côté du cou des contusions et traces d'ongles et de l'autre un érythème ou une contusion provoquée par le pouce (Figure 22.21). L'utilisation des avants-bras, comme dans les arts martiaux, laisse peu de marques.

> Chez une personne victime de strangulation, le sauveteur doit aussi rechercher :
> – la présence éventuelle de traumatisme crânien avec contusion occipitale ou plaie contuse dû au choc répété de la tête contre le sol ;
> – la notion de fracture de l'os hyoïde, mais surtout ici la fracture ou la luxation du cartilage thyroïde (pomme d'Adam) et cartilage cricoïde, très souvent présents chez la personne âgée (près de 90 % des cas) ;
> – des hémorragies au niveau des conjonctives, signant une détresse ventilatoire (Figure 22.22) ;
> – des lésions, de chute sur le dos, ou des membres par projection au sol ;
> – des contusions thoraciques ou abdominales par coups de genoux ;
> – des violences sexuelles.

5.3 Suffocation

Le terme de suffocation, quand à lui, répond à la définition d'un blocage de l'entrée d'air dans les poumons par une obstruction des voies aériennes supérieures (nez, bouche). En cas d'agression, elle peut être due à l'application d'un linge, d'un coussin, de film étirable alimentaire, etc. sur la face de la victime afin, par exemple, d'étouffer ses cris, mais peut être secondaire à un bâillonnement ou à l'introduction d'un tissu dans la bouche. Les traces éventuellement retrouvées sur le visage seront fonction du moyen utilisé pour obturer les voies aériennes.

6. Conclusion

Comme nous avons pu le voir, la prise en charge des traumatismes dus aux différentes armes est importante à faire et donc à connaître par le sauveteur, le pronostic vital pouvant parfois être engagé.

Pour en savoir plus

Buquet A. *Manuel de criminalistique moderne*. Paris : PUF ; 2001.

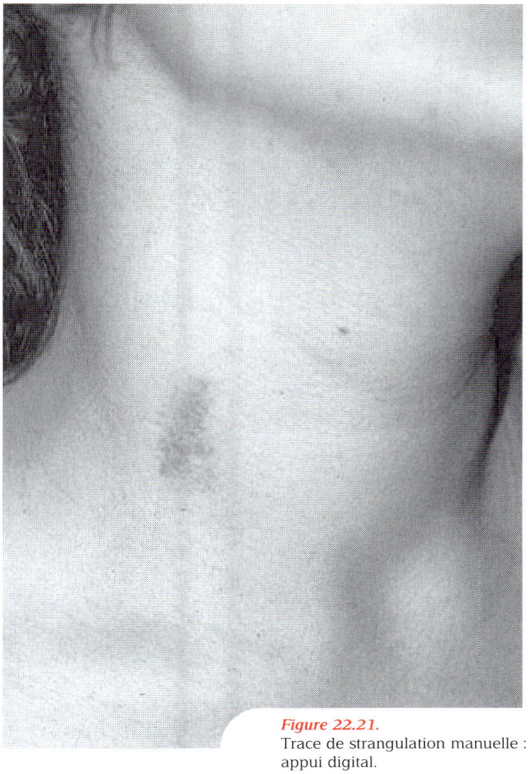

Figure 22.21.
Trace de strangulation manuelle : appui digital.

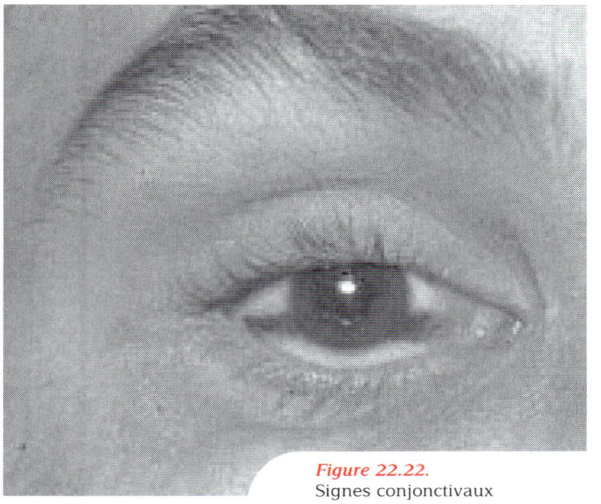

Figure 22.22.
Signes conjonctivaux d'un syndrome asphyxique avec pétéchies en bandes conjonctivales.

LE BLESSÉ PAR ARME À FEU

Lors d'une intervention impliquant une arme à feu, le sauveteur, dans son bilan, doit prendre en compte plusieurs paramètres qui certes, ne sont pas tous forcément faciles à apprécier, mais dont la notion doit cependant toujours rester en mémoire.

Quelles sont les circonstances de l'événement ?

S'agit-il d'un accident ou d'un acte volontaire, d'un crime, d'un suicide ? (Figures 22.10 et 22.11).
Que s'est-il passé ?

Y a-t-il un risque de suraccident ?

L'arme est-t-elle toujours présente ?
Si oui, est-elle encore chargée ?
Peut-elle ainsi être maniée par quelqu'un autre ?
Y a-t-il un risque qu'il y ait d'autres armes ?
Quand est-il du tireur ?

À quand remonte l'événement ?

La notion de temps est toujours un paramètre important dans tout accident ou événement traumatique.

Quel type d'arme et de munition a-t-il été employé ?

Quelle est la distance de tir ?

Afin de déterminer la distance de tir plusieurs définitions sont employées :
– « à bout touchant » lorsque que la bouche du canon était appuyée contre la peau, ce qui entraîne alors des brûlures périlésionnelles, et une « chambre de mine » (cavité contenant des débris de poudre et de vêtements), mais si les coups sont tirés à travers des vêtements, certains signes disparaissent ;
– « à bout portant » indique que la bouche du canon était à moins de 30 cm de la peau entraînant alors, un tatouage périlésionnel (brûlures ponctiformes).

Y a-t-il des blessés et si oui, combien ?

Qu'en est-il des orifices d'entrée et éventuellement de sortie ?

• Rechercher le lieu d'entrée et éventuellement celui de sortie ; le sauveteur devra se méfier des orifices cachés comme, notamment, dans une chevelure, une forte pilosité ou la bouche.
• Décrire leur forme : réguliers ou irréguliers, plus le tir est oblique, plus l'orifice est tangentiel à la peau et s'ovalise jusqu'à provoquer une plaie en « séton », véritable tunnelisation de la peau.
• Mesurer leur diamètre approximatif.
• Décrire l'orifice et son entourage immédiat. Généralement, l'orifice central est légèrement plus petit, ou de même taille que le projectile. Autour du trou, il y a ce qu'on

appelle la collerette d'essuyage : si le projectile traverse une peau nue, il s'essuie sur les berges de l'orifice. Si des vêtements s'interposent, l'essuyage s'y fera et on ne retrouvera pas la collerette. Puis rechercher la collerette érosive qui se parchemine sur la victime, enfin une ecchymose péri-orificielle. Si le tir est court s'imprimeront sur la peau (ou les vêtements) fumée et grains de poudre. On décrira alors une zone d'estompage (fumée) et une zone de tatouage (poudre). Si le tir est long, aucune de ces deux zones ne sera observée.

Quelles sont les lésions et leurs répercussions sur l'état général de la victime ?

Outre la recherche de lésions, le sauveteur se posera la question de la morphologie de la victime, cela peut être surprenant, mais il est important de savoir effectivement si elle est plutôt mince ou bien charpentée, voire obèse. Car les victimes bien enrobées risquent moins de lésions ou des lésions moins graves grâce à leur couche adipeuse « servant de gilet pare-balles ».

Quelles sont les mesures de précautions à observer ?

Le port des gants de la part des sauveteurs sera systématique tant dans un but de protection des risques infectieux que vis-à-vis d'un problème médico-légal éventuel (empreintes, indices divers).
Si les vêtements de la victime doivent être découpés, le découpage se fera à distance des orifices générés par le ou les projectiles.
Un débriefing des sauveteurs en fin d'intervention sera obligatoirement mis en place.

Dans la mesure du possible, l'arme, ainsi que les douilles retrouvées au sol ne seront pas déplacées. Si malgré tout, celles-ci doivent être mobilisées, un marquage, ou mieux une prise de photos, seront réalisés avant leur déplacement.

Y a-t-il des impliqués non blessés à prendre en charge ?

C'est une question à ne pas oublier, car s'ils sont trop axés sur la prise en charge de la victime des coups de feu, les sauveteurs peuvent oublier la prise en charge des impliqués non blessés, comme les témoins, la famille ou autre.

LE BLESSÉ PAR ARME BLANCHE

Tout comme pour les armes à feu, le sauveteur doit, devant un traumatisme occasionné par une arme blanche, effectuer un bilan de la situation.

Que s'est-il passé ?

S'agit-il d'une agression ou d'un suicide ? D'un acte rituel (excision) ou d'un accident ?

Quelle arme a été utilisée ?

Combien y a-t-il de blessés ?

Là encore, comme pour les armes à feu, le bilan devra se faire sur une victime entièrement déshabillée. Les blessures devant être clairement répertoriées.

Quelles sont les lésions observées ?

Combien y en a-t-il ?

Quel est leur siège ?

L'importance du siège des lésions varie selon les organes en regard et oriente vers les complications éventuelles à prévoir. La position de chaque blessure est précisée en fonction de repères anatomiques fixes, osseux de préférence (*cf.* Fiche bilan n° 9).

Quelle est la forme des lésions ?

La forme des lésions doit être décrite avec précision. Une même arme ne donnera pas les mêmes lésions selon la façon dont elle a été utilisée. Ainsi, un couteau ne donnera pas la même lésion s'il est enfoncé dans le corps que s'il est utilisé avec des grands mouvements occasionnant ainsi des estafilades. Une plaie par couteau peut donc prendre différents aspects.

Pour mieux décrire une plaie, il convient, dans la mesure du possible, d'en rapprocher les bords. Cela permet ainsi de constater s'il y a eu, en plus, perte de substance (disparition d'une partie de la chair et de la peau).

La forme dépend bien évidemment de l'arme. Toujours pour reprendre l'exemple du couteau, il en existe plusieurs sortes. Ainsi, un couteau – qui en soi est un terme vague – qui a un fil de chaque côté, est dit à double tranchant et occasionne des plaies avec des berges similaires. En revanche, s'il est constitué d'un fil et d'un talon, c'est-à-dire d'un seul côté tranchant, on aura une blessure avec un côté net, de l'autre un bord carré ou une autre forme. Si, en plus, la lame a été tournée une fois enfoncée, la forme de la plaie sera en V ou présentera un aspect irrégulier. De même, avec une paire de ciseaux, on pourra avoir une plaie en forme de Z.
Plus la pointe de l'arme sera émoussée, plus il risquera d'y avoir perte de substance de façon grossière.

Quelle est la profondeur des lésions ?
Si la blessure présente, en plus de l'orifice d'entrée, un orifice de sortie, on parle de blessure transfixiante. Il est difficile pour un sauveteur d'estimer la profondeur de telles blessures. Cette évaluation ne pouvant être réalisée que lors d'une exploration chirurgicale.

Quelle est la longueur des lésions ?
On mesure la longueur des lésions, mais pas leur largeur. Effectivement, à la largeur ne correspond que la béance de la plaie due à l'écartement des berges. La longueur peut être fonction de l'angle d'attaque et de la force portée au coup.

Quelle est la force utilisée ?
Elle est variable suivant l'arme utilisée, car plus la pointe est fine moins il y a de force nécessaire. De même, plus une lame est aiguisée, moins il y a de force nécessaire pour la faire pénétrer par rapport à la même arme dont la lame serait émoussée.
C'est un aspect qui ne rentre généralement pas en compte dans le bilan fait par un sauveteur, mais peut orienter sur la gravité d'une blessure si on connaît le gabarit de l'agresseur ou sa morphologie.

Quelle est la direction des coups portés ?
Si cette information est importante pour un médecin légiste (notamment savoir si l'agresseur est droitier ou gaucher), elle n'apporte en revanche pas grand-chose pour la prise en charge par un sauveteur.

Quelles sont les répercussions des lésions sur l'état général ?
Là encore, comme pour les armes à feu, il est vital de faire une bonne évaluation afin de pouvoir adapter les gestes à effectuer.

SOUS-PARTIE

4

Les agressions individuelles, auto-agressives

LES CONDUITES AUTO-AGRESSIVES DANS UN BUT DE REVENDICATION

CHAPITRE 23

Les conduites auto-agressives auxquelles le sauveteur pourra se trouver confronté au cours d'une intervention peuvent être divisées en deux catégories.
Ainsi, on peut considérer celles accomplies en dehors de toute perception de la réalité, les causes en étant souvent purement psychiatriques. C'est par exemple, le passage à l'acte lors d'un délire psychotique (Figure 23.1). Celles-ci sont traitées au chapitre 14 « Violence, psychiatrie et troubles somatiques ».
Puis on peut retrouver celles qui sont réalisées « consciemment » dans un but :
– de recherche du plaisir, comme c'est le cas pour la pendaison auto-érotique ou les pratiques sadomasochistes ;
– expiatoire, lors de processions religieuses notamment ;
– exutoire, afin d'exorciser un mal-être, pratique pouvant s'apparenter à une conduite addictive ;
– suicidaire, soit la volonté de mourir est réelle, soit il s'agit d'un appel au secours ;
– de revendication. L'intention première n'étant pas ici de mourir, même si la mort en est parfois l'issue finale, mais de revendiquer quelque chose ou afin de pouvoir faire passer un message ou une idée. C'est par celles-ci que nous allons commencer.

Le recours à l'auto-agressivité est souvent utilisé pour revendiquer.
Ainsi, en se faisant du mal, la personne cherche à attirer sur elle l'attention et ce dans le dessein, pense-t-elle, de mieux faire passer son message, qu'il soit personnel, mais aussi parfois politique ; le passage à l'acte étant alors souvent, dans ce cas-là, sacrificiel.
Les moyens utilisés, outre ceux, radicaux, de se faire exploser (et dans ce cas le rôle du sauveteur consistera à prendre en charges les blessés collatéraux plutôt que la victime elle-même), sont principalement la grève de la faim, l'ingestion de corps étrangers et l'immolation par le feu[1]*.*

1. Grévistes de la faim

Le sauveteur peut être amené au cours d'une action humanitaire ou d'une intervention de secours à gérer des grévistes de la faim. Leur prise en charge le laisse souvent démuni car il ne sait pas exactement qu'elle peut être son action et comment la mener.
Il faut savoir que le déroulement d'une grève de la faim obéit à un processus chronologique qui induit à moyen terme des changements métaboliques pouvant avoir un impact à la longue sur le pronostic vital.

1.1 Approche du gréviste

Dans un premier temps afin de faciliter l'approche avec le gréviste, le sauveteur devra déjà faire en sorte de considérer la ou les personnes qu'il a en face de lui en prenant en compte la nature de leur action. Il devra, pour cela, écouter

1. Pour ce dernier paramètre, voir le Chapitre 29 : « Les flammes source de violence ».

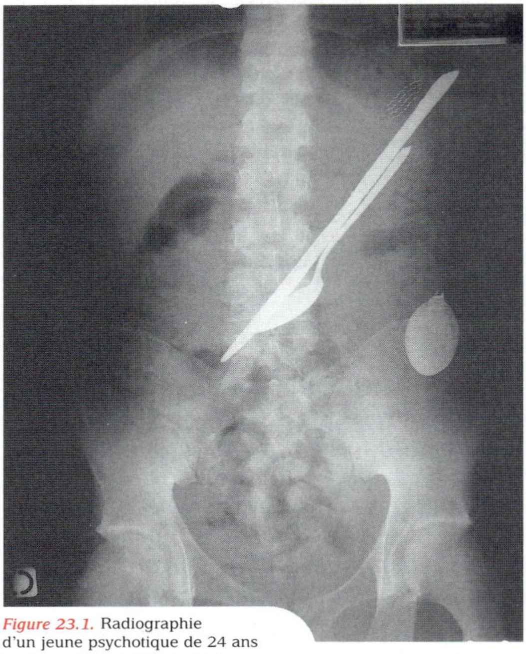

Figure 23.1. Radiographie d'un jeune psychotique de 24 ans ayant avalé la tête d'une cuiller et celle d'une brosse à dents, un couteau et une cuiller en entiers.

la ou les personnes concernées ou discuter avec le porte-parole du groupe, s'il en existe un. Cependant, si le contact se fait par leur représentant, son rôle sera quand même de s'assurer que chaque gréviste ne subit pas une pression du reste des membres du groupe.
Ainsi, le patient fait-il la grève de la faim par conviction, par soutien au groupe ou par solidarité obligée ?
S'agit-il d'une grève individuelle ou collective ? Et dans ce cas, le gréviste est-il pleinement et personnellement consentant ?
Le sauveteur cherchera aussi à savoir le pourquoi d'une telle action, ce qui la motive et quelles sont les intentions du gréviste.
Depuis quand est-elle mise en œuvre ?
L'action aura-t-elle une durée limitée ou sera-t-elle menée jusqu'à ce que mort s'en suive ?
Y a-t-il uniquement refus de s'alimenter ou également de s'hydrater ?
Enfin, il finira par rechercher les facteurs de risques, ceux-ci étant principalement liés à l'état somatique du ou des grévistes.

1.2 Bilan somatique

Parfois, pour toutes ces recherches, le secouriste devra avoir affaire à un interprète, les grévistes étant quelquefois des étrangers en situation irrégulière cherchant à la régulariser.

1.2.1 Constantes

Les constantes chiffrées recherchées seront :
– le pouls ;
– la ventilation ;
– la pression artérielle ;
– la température ;
– la glycémie capillaire.

1.2.2 Poids

Cependant, il faudra aussi rechercher le poids actuel et l'associer à la notion de taille ainsi que de poids antérieur, c'est-à-dire le nombre de kilos perdus et sur quelle durée (*cf.* 1.4.2).

1.2.3 Apport hydrique

> Le sauveteur cherchera, aussi et surtout, à évaluer la notion d'apport hydrique, sous quelle forme et la quantité/jour. Il est conseillé de boire 1,5 à 2 litres d'eau ou de thé par jour.

Pendant la grève de la faim, il se peut qu'il soit de plus en plus difficile pour le gréviste d'ingurgiter cette quantité de liquide. Si tel est le cas, il convient de voir s'il accepterait d'être hydraté par voie intraveineuse.

1.2.4 Autres éléments à rechercher

En complément de son bilan somatique, le sauveteur pourra s'enquérir de quelques recherches supplémentaires. Les questions qu'il pourra alors poser seront les suivantes :
– le gréviste accepte-t-il de subir des examens médicaux, des analyses de sang et d'urine, des radiographies ?
– accepte-t-il que l'on contrôle son poids, sa tension artérielle et son pouls ?
– accepte-t-il que le médecin le visite tous les jours et l'informe sur l'évolution de son état ?
– accepte-t-il de prendre des médicaments liés à son état ?
– est-il disposé à prendre un supplément de sel et de potassium, éventuellement de l'eau minérale et des vitamines ?
– veut-il que le médecin intervienne en cas de complications ou s'il tombe dans le coma ?
– est-il d'accord pour qu'on l'hospitalise si son état le requiert ?
– faut-il informer sa famille ?
– s'il ne parle pas le français, veut-il un inter-

prête ? Veut-il en choisir un lui-même ? (Une personne de ses connaissances appartenant à la même ethnie par exemple, ou partageant la même cause.)

1.3 Groupes à risques

Le sauveteur gardera à l'esprit qu'il y a parmi les grévistes des groupes à risque qui nécessitent une attention particulière à savoir :
– les personnes qui ont eu auparavant, ou qui ont encore, certaines maladies, comme des maladies cardiovasculaires, un diabète, une épilepsie, des hémorragies gastriques ou intestinales ; les immunodéprimés. Par ailleurs, des maladies rénales latentes peuvent se manifester à un stade précoce, provoquer de graves complications et la mort prématurée, s'il n'y a pas d'intervention ;
– les personnes qui prennent des médicaments ;
– les femmes enceintes (de plus les femmes sont plus sujettes à l'acidose que les hommes et perdent plus vite du poids) ;
– les personnes âgées ;
– les enfants.

1.4 Phases et signes d'une grève

En règle générale, une grève de la faim peut durer plusieurs jours, voire plusieurs semaines, alors qu'une grève de la soif ne peut excéder quelques jours, souvent une semaine au maximum.
Les phases et les signes symptomatiques du déroulement d'une grève de la faim sont généralement les suivants, il faut néanmoins savoir qu'il n'y a pas de « règles » précises.

1.4.1 Première semaine

La grève de la faim est généralement bien supportée.
Il n'y a que peu de risques à condition que l'apport en liquide soit suffisant.
La faim douloureuse et les crampes d'estomac disparaissent après quelques jours, parfois après 1 à 2 semaines seulement.
Il est possible de faire des exercices physiques.
Le taux de sucre dans le sang chute au début (0,6-0,8 mmol/L[2]) et se stabilise ensuite à un niveau moins élevé. Concernant la consommation du glucose par l'organisme, normalement, le tissu cérébral ne peut utiliser que du glucose pour s'approvisionner en énergie. En cas de jeûne, la réserve de glucose dans le corps (le foie) est épuisée après 3 jours environ, ce qui entraîne rapidement la mort. Cependant, un mécanisme d'adaptation se met toutefois en place qui vise à faire durer cette énergie le plus longtemps possible, à maintenir le métabolisme du cerveau en bon état et à épargner les tissus musculaires. En gros, l'adaptation du corps se fait de la manière suivante :
– l'individu va puiser son sucre dans le tissu adipeux et va chercher à baisser la consommation extracérébrale de glucose, ce qui entraîne une baisse du taux de sucre dans le sang au cours des premiers jours ; ensuite, celui-ci reste stable ;
– les reins adaptent leur mode de filtration en faisant en sorte que le produit final ne soit plus de l'urée mais de l'ammoniaque. De cette façon, il y a moins de perte en eau et en azote ;
– le tissu cérébral, pour s'approvisionner en énergie, va être alors en mesure d'utiliser en partie à la place du glucose des corps cétoniques, qui sont des produits de dégradation des graisses dans le foie. L'insuline a ici un rôle considérable à jouer, car chez un patient souffrant d'acidocétose diabétique, cette adaptation ne se fait pas.

> Les diabétiques qui entament une grève de la faim sont donc rapidement confrontés à de graves problèmes.

Seulement, on ne peut pas prévoir le degré d'adaptation de chaque organe ni, par conséquent, la durée de la grève de la faim sans séquelles. On ne peut que constater quand l'adaptation ne se fait pas et quand l'énergie nécessaire au métabolisme du cerveau n'est plus disponible.

1.4.2 Premier mois

À la longue, outre la perte de poids[3] d'une moyenne de 400 g par jour, ce qui représente une perte de poids de 12 kg par mois environ (l'amaigrissement rapide au début est principalement dû à la perte en eau et en sels minéraux), un certain nombre de changements font leur apparition, comme :

2. Voir tableau des conversions Fiche n° 11.
3. L'importance de la perte pondérale ne dépend pas du poids initial mais de l'hydratation et de la consommation de sels.

– l'hypotension orthostatique et la bradycardie, qui entravent la mobilité, provoquent des vertiges et parfois des maux de tête ;
– la fatigue qui se manifeste plus rapidement, ainsi que des douleurs musculaires en cas d'efforts mineurs, des difficultés à lire et une diminution de la vivacité d'esprit ;
– on observe également, une baisse de la température du corps, parfois des coliques ou le hoquet ;
– l'hypokaliémie[4], les convulsions et le delirium représentent un risque supplémentaire dans une phase précoce.

Après 3 semaines, la situation peut s'être dégradée à un point tel qu'il faille envisager une hospitalisation pour que des soins plus appropriés et plus spécialisés puissent être prodigués. Plusieurs des symptômes décrits ci-après peuvent déjà se manifester au cours du premier mois.

1.4.3 Phase de la maladie

Le gréviste de la faim commence à se sentir vraiment malade.

> Le moment critique se situe presque toujours aux environs du 40e jour.

Le sentiment général d'être malade peut être accompagné des symptômes suivants : perte de l'audition, baisse de la vue, diplopie[5] et (en phase terminale) cécité, nystagmus[6], ataxie[7], langage confus, nausées, vomissements bilieux, ictère, peau sèche et squameuse, troubles du décubitus (escarres) et hémorragies (gingivale, gastro-intestinale et œsophagienne).

Le psychisme reste lucide jusqu'au bout. Il n'y a pas de détérioration mentale, mais des problèmes de concentration, des difficultés d'élocution, des signes d'apathie (insensibilité), une labilité mentale. Ces symptômes sont certainement aussi causés par une extrême fatigue.

1.4.4 Phase terminale

Elle est caractérisée par l'euphorie, un état confusionnel, et ensuite le coma et la mort vers le 60e jour à condition qu'aucune complication ne soit survenue avant. Tout cela se passe alors très rapidement : il ne faudrait pas croire qu'il reste, alors, du temps pour « négocier ». La mort peut survenir en quelques heures. Il n'y a pas de temps à perdre. La décision d'intervenir médicalement doit avoir été prise avant ce moment. Une équipe de sauveteurs ainsi qu'une ambulance doivent se tenir prêtes.

1.5 Critères de gravité et transport

1.5.1 Consentement du gréviste

La prise en charge et surtout le transport ne pourront se faire sans le consentement du gréviste.

Cependant, la déclaration de Malte de l'Association médicale mondiale sur les grévistes de la faim, adoptée par la 43e Assemblée médicale mondiale à Malte, en novembre 1991 et révisée par la 44e Assemblée médicale mondiale à Marbella (Espagne), en novembre 1992, donne les grandes lignes directrices à observer par un médecin dans la prise en charge d'un gréviste de la faim et lui laisse toute latitude à intervenir dans l'intérêt du patient.

1.5.2 Cas d'un gréviste mineur

Si le gréviste est un mineur, sa volonté est à prendre en compte et s'il veut se nourrir, on peut passer outre le refus des parents. Si les parents s'y opposent, un signalement peut être fait en urgence.

Dans le cas où le mineur (grand enfant ou adolescent) refuse de lui-même de s'alimenter[8], il faut voir quel est l'avis des parents, quelle est la gravité de la situation et dans quelle mesure on doit considérer que l'enfant est capable de prendre seul une telle décision.

Le problème se posera dans les mêmes termes pour les personnes ne possédant pas toutes leurs capacités mentales.

4. Baisse du potassium.
5. Altération de la vue qui a pour effet de faire paraître les objets doubles.
6. Mouvement d'oscillation involontaire et saccadé du globe oculaire.
7. Désordre du système nerveux se caractérisant par un défaut de coordination des mouvements volontaires.
8. Il s'agit là de gréviste de la faim et non de refus de s'alimenter comme les anorexiques par exemple.

1.5.3 Critères retenus pour une hospitalisation en urgence

Les critères de gravité généralement retenus pour une hospitalisation en urgence sont les suivants :
– perte pondérale de plus de 10 % par rapport au poids de départ et davantage chez les personnes qui ont des réserves supplémentaires ;
– troubles de la conscience et/ou décompensation psychologique ;
– signes d'insuffisance cardiaque : dyspnée, œdème... ;
– signes de déshydratation grave et d'insuffisance rénale : hypotension orthostatique avec une différence de la pression systolique de plus de 25 mmHg lors du passage de la position couchée à la position debout ;
– hypothermie grave : moins de 35,5 °C ;
– bradycardie grave : rythme cardiaque inférieur à 35 par minute, ou pouls irrégulier.

2. Conduites auto-agressives en prison[10]

Les automutilations et grève de la faim représentent 80 % des violences dirigées contre soi en prison (les suicides, 20 %).
On estime à plus de 1 300 actes d'automutilations et environ 900 déclarations de grèves de la faim par an dans les prisons françaises. Ces chiffres seraient largement sous-estimés.
Les automutilations (90 % de coupure pour 5 % d'ingestion de produits toxiques ou de corps étrangers) qui nécessitent l'intervention du SAMU sont comptabilisées parmi les tentatives de suicide, même si elles n'avaient clairement pas la mort pour objectif (amputation d'un doigt, par exemple).
Quant aux grèves de la faim, seules celles supérieures à 7 jours sont comptabilisées, sauf si elles s'accompagnent d'une grève de la soif.

10. http://www.prison.eu.org/article.php3 ?id_article=397

2.1 Que doit faire le directeur de prison quand un détenu entame une grève de la faim ?

Dès qu'un refus de s'alimenter est déclaré par un détenu ou constaté par le personnel de surveillance, le chef d'établissement doit s'assurer de la préservation de la santé du détenu. Il doit immédiatement déclarer au personnel de l'Unité de consultations et de soins ambulatoires (UCSA) la volonté d'un détenu de ne plus s'alimenter et veiller à ce qu'un suivi soit assuré au détenu, notamment pour « contrôler l'authenticité de la démarche ».
Quand le refus de nourriture se prolonge au-delà de 48 heures, le chef d'établissement doit en informer les autorités judiciaires ou administratives concernées.
Si l'auteur de la grève de la faim est un prévenu, le magistrat chargé du dossier et le procureur de la République doivent être avertis.
S'il s'agit d'un condamné, le juge d'application des peines et le procureur seront les personnes à prévenir, ainsi que le préfet si le détenu est un étranger en situation irrégulière.
Le directeur de prison est tenu d'avertir la direction centrale de l'administration pénitentiaire du cas des détenus dont le refus de se nourrir dure depuis plus de 7 jours consécutifs ou depuis plus de 48 heures quand s'y ajoute une grève de la soif (circulaire DAP 86-24 G1 du 13 octobre 1986, circulaire JUSE9840065C du 14 décembre 1998, note DAP du 22 mars 1994 sur le refus d'aliments solides et liquides).

2.2 Que doit faire le chef d'établissement en cas d'automutilation ?

Le chef d'établissement doit veiller à une prise en charge individualisée et rapide des détenus auto-agressifs, même si leur gravité est relative.
La prise en charge doit être réalisée par le service médical dans les plus brefs délais.
Le détenu doit être reçu en audience par un personnel de direction ou par une personne désignée par le directeur dans les jours qui suivent l'acte d'auto-agression.

Il doit également être vu par un membre du service d'insertion et de probation dans le même laps de temps.
Ce dialogue ne vise évidemment pas pour l'administration pénitentiaire à donner satisfaction au détenu mais à éviter une escalade dans le comportement auto-agressif (circulaire JUSE9840034C du 29 mai 1998 sur la prévention des suicides).

3. Conduites auto-agressives dans les locaux de police

Les sauveteurs peuvent aussi être amenés à intervenir pour des gardés à vue ou des personnes en rétention administrative en attente d'expulsion. Comme par exemple, pour cette personne qui démonta un stylo et l'avala en pièces détachées (Figure 23.2) dans le dessein de se faire hospitaliser et ainsi retarder son départ, dans l'espoir qu'entre temps son dossier se régularise.
Pour certains, c'est dans le but d'« embêter » les policiers qu'ils s'automutilent, les obligeant ainsi à les accompagner à l'hôpital, et à devoir patienter pendant qu'on les examine ou qu'on les recoud. Le gardé à vue ayant ainsi, pendant un cours instant, la sensation de soumettre les policiers et donc de prendre le pouvoir.
Pour d'autres, l'acte est commis par désespoir, par chantage ou vengeance contre eux-mêmes.
Que cela soit en milieu carcéral ou dans des locaux de la police, le rôle du sauveteur se limitera souvent à un rôle de soins d'urgences sur place et à une éventuelle conduite vers un milieu hospitalier si l'état le nécessite vraiment, des mesures administratives et d'accompagnement, voire d'escorte devant alors être mises en place. Souvent, dans le cas des gardés à vue, le médecin alors requis devra se prononcer sur l'état de la personne et définir si celui-ci est compatible avec une garde à vue (article 63-3 du Code procédure pénale).

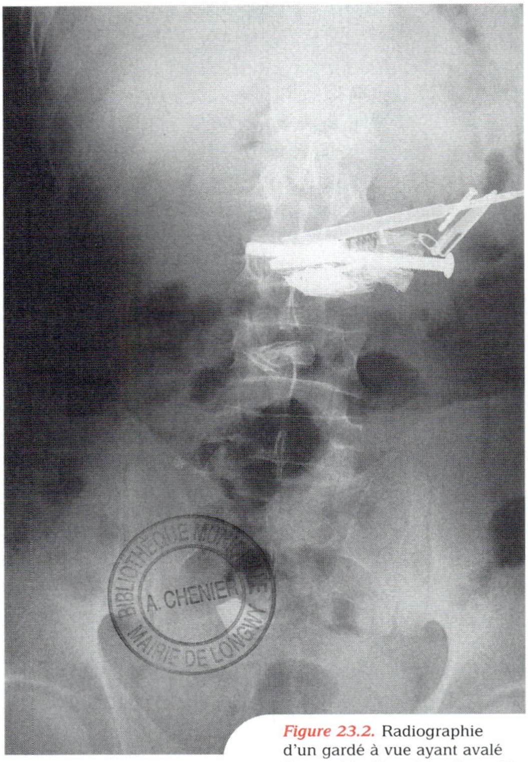

Figure 23.2. Radiographie d'un gardé à vue ayant avalé l'ensemble d'un stylo démonté.

LES CONDUITES AUTO-AGRESSIVES DANS UN OBJECTIF DE RECHERCHE DU PLAISIR

CHAPITRE 24

Les pratiques sadomasochistes et les pendaisons auto-érotiques sont les deux principales causes d'auto-agressivité dans un but de recherche de plaisir auxquelles le sauveteur pourra être confronté.

1. Pratiques sadomasochistes

Nous ne traiterons pas ici du pourquoi ou du comment de telles pratiques. Cependant, le sauveteur doit savoir que dans la recherche du plaisir, l'homme est capable d'aller très loin. Il peut ainsi endurer de fortes douleurs et s'infliger des lésions aux conséquences parfois irréversibles.
Rares sont les victimes qui admettront s'être faites cela lors de telles pratiques. Beaucoup chercheront à donner des explications parfois bien peu convaincantes.
Quoi qu'il en soit, la prise en charge reste similaire à tout autre blessé (Figure 24.1).

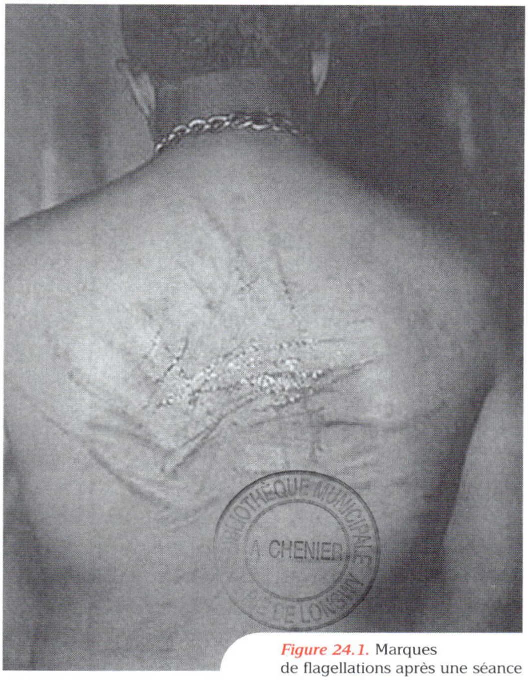

Figure 24.1. Marques de flagellations après une séance sadomasochiste.

2. Pendaison auto-érotique

Il existe une forme de pendaison qui n'est ni suicidaire, ni accidentelle : c'est la pendaison auto-érotique. Il n'existe pas d'étude connue sur ce sujet, ni de chiffres.

2.1 Incidence

On la retrouve principalement chez l'homme de 15 à 25 ans, souvent aussi adepte de piercing et de tatouages et pouvant aimer pratiquer le bondage[1]. Cependant, tout le monde peut être concerné, car c'est une pratique liée à la pulsion sexuelle et à la personnalité du commettant. Elle concerne toutes les ethnies et tous les milieux sociaux.
Les jeunes qui la pratiquent chercheront, généralement, à en cacher les stigmates afin

1. Se faire attacher dans un contexte érotique, vient de l'anglais *to bond* : lier dans le sens d'attacher.

de ne pas éveiller l'attention des parents ou de l'entourage, ainsi ils pourront être amenés à porter des foulards ou des cols roulés même en plein été. Les explications sont souvent floues et évasives.

Les marques d'abrasion ou de traces autour du cou sont, souvent, discrètes.

2.2 Cadre

Les liens employés sont très divers, allant des cordes aux collants ou aux sous-vêtements de femme (Figure 24.2).

On peut aussi retrouver dans l'entourage immédiat certains indices, comme des petits cadenas, une littérature spécialisée, des marques inexpliquées au plafond, sur la tête ou les pieds de lit. Cette pratique auto-érotique semble être de plus en plus élaborée au fil de l'expérience.

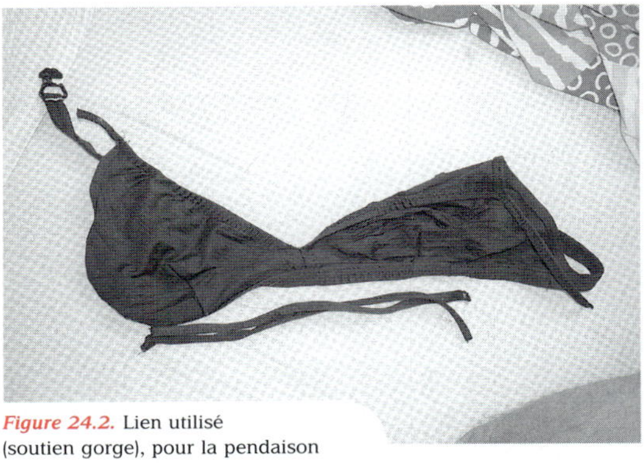

Figure 24.2. Lien utilisé (soutien gorge), pour la pendaison de la photo 24.4.

2.3 Objectif

Le but d'une telle « expérience » est la recherche d'effets physiologiques par manque d'oxygène au cerveau (Figure 24.3) et elle est souvent accompagnée d'un acte masturbatoire. Elle peut être associée à la prise d'alcool, de médicaments ou de stupéfiants, et relève souvent du rituel. Chez les adolescents, ce rituel est habituellement solitaire alors que, chez l'adulte, la tendance est à la pratique en couple homosexuel ou hétérosexuel et rentre alors souvent dans un contexte sadomasochiste.

2.4 Différence avec la pendaison suicidaire

Contrairement aux dispositifs pris dans le but d'une pendaison suicidaire, il existe, ici, des moyens pour mettre un terme à la pendaison, nœud coulissant, clefs de cadenas, couteau pour couper le lien, etc.

Une personne récupérée par des sauveteurs lors d'une telle expérience aura généralement, après un stade de confusion, une récupération rapide et complète.

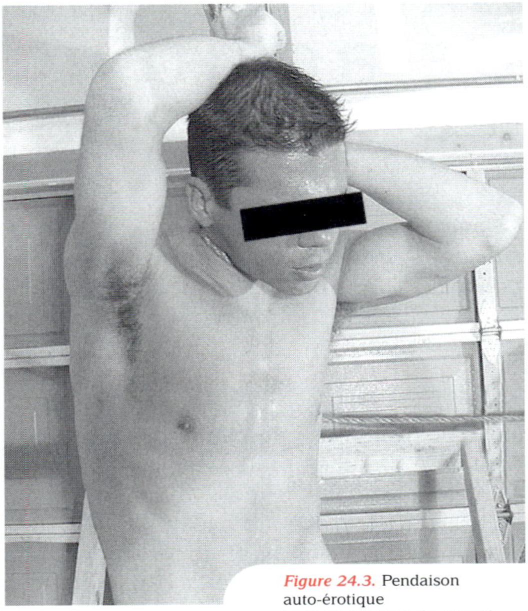

Figure 24.3. Pendaison auto-érotique (noter la cyanose du visage).

2.5 Reconnaître la pendaison auto-érotique

Si malheureusement les sauveteurs arrivent trop tard (Figure 24.4) les signes en faveur d'une pendaison auto-érotique seront les suivants :

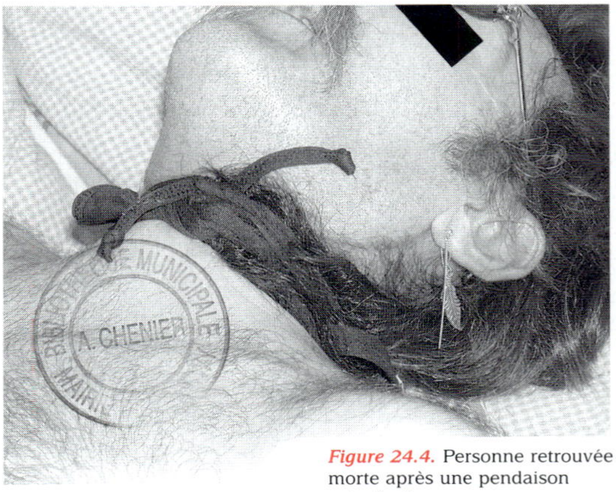

Figure 24.4. Personne retrouvée morte après une pendaison auto-érotique.

– asphyxie due de façon évidente à une strangulation par lien, soit par pendaison, dans une position telle, ou en présence de moyens de sauvetage tels que la mort n'était pas de toute évidence l'objectif recherché ;
– preuve de mise en jeu de mécanismes physiologiques afin d'accroître l'éveil sexuel avec moyens pour mettre fin à la pratique ;
– preuve d'une activité sexuelle solitaire ;
– aides au fantasme (livre, revue, accessoires, etc.) ;
– mise en évidence ou connaissance d'une activité auto-érotique antérieure ;
– pas d'intention de suicide apparente.

Si en revanche, les sauveteurs se trouvent, à leur arrivée, en présence d'une victime vivante, la conduite à tenir et le bilan sont les mêmes que pour un pendu « traditionnel » (*cf.* Fiche bilan n° 42).

Les conduites auto-agressives dans un but expiatoire

CHAPITRE 25

Après avoir étudié les modes opératoires asphyxiques les plus traditionnels[1] et susceptibles d'être rencontrés par un sauveteur en mission, il semble intéressant, afin de compléter ce tour d'horizon, de s'arrêter sur une façon de faire heureusement quasiment disparue aujourd'hui mais qui fut à l'origine d'une victimisation mondialement célèbre : la crucifixion.

1. Reconnaître ces pratiques

Même si les risques qu'un sauveteur puisse être confronté à cette pratique sont infimes, on estime qu'il pourrait être amené à se trouver face à elle lors de pratiques sadomasochistes, éventuellement de règlements de compte (personne pendue par les bras) mais aussi lors de cérémonies retraçant la passion du Christ. Il y aurait alors, dans ce cas, d'autres lésions associées, comme des plaies du cuir chevelu résultantes du couronnement d'épines ou des traces de flagellation.
Effectivement, il existe des circonstances où les actes d'auto-agressivité sont commis dans un but expiatoire. C'est notamment le cas lors de certaines fêtes religieuses où des pénitents n'hésitent pas ainsi à s'autoflageller et à se faire crucifier, en souvenir du martyr subi par le Christ, mais aussi dans le but d'une expiation de leurs péchés.
Cependant, il peut arriver que ces actes expiatoires soient aussi réalisés lors de messes noires ou au cours de réunions sataniques, dans certaines sectes ou regroupements occultes.
Dans ce cas, mis à part la mort ritualisée, toutes sortes de lésions peuvent être rencontrées, beaucoup cependant étant hémorragiques, car lors de ses séances « épuratrices », le sang tient une grande place.

2. Cas le plus célèbre

Concernant la crucifixion, elle a été étudiée notamment par deux médecins, les Docteurs Barbet[2] et Bradley. Ainsi, afin d'en connaître le mécanisme, nous partirons donc de leurs écrits, concernant ce qu'a pu subir et endurer le plus célèbre crucifié de tous les temps.

2.1 Historique

La crucifixion était un mode de supplice bien banal à l'époque : la révolte des esclaves sous la conduite de Spartacus se solda par la crucifixion d'environ 6 000 personnes ; Néron fit crucifier plusieurs milliers de chrétiens de tous âges et, histoire d'apporter un peu de distraction, il faisait enduire leurs corps de résine, ce qui lui permettait de s'en servir comme flambeaux la nuit...

1. Étranglements et strangulations sont traités au chapitre 22. Quant à la pendaison elle est abordée aux chapitres 24 et 27.
2. http://perso.wanadoo.fr/gira.cadouarn/france/annexes/crucifixion_fr.htm

Pour tous ceux qui avaient eu l'occasion d'assister à ce supplice, la croix représentait un objet d'horreur, ce qui a duré plusieurs siècles, jusqu'à l'interdiction de la crucifixion par Constantin vers 320.

2.2 Description du calvaire de Jésus-Christ

2.2.1 Description médicale du docteur Gérald H. Bradley[3]

Voici une description médicale des souffrances physiques de Jésus sur la croix, selon le docteur Gérald H. Bradley.
« Aucune autre mort ne pouvait être plus cruelle pour un humain. Jésus a dû se supporter lui-même afin de parvenir à respirer. La douleur cuisante provoquée par les clous qui frottaient contre les nerfs de ses poignets se propageait jusque dans ses bras, son cerveau et sa colonne vertébrale. Les clous enfoncés dans ses pieds frottaient contre ses os métatarsiens et faisaient raidir tout son corps. En réaction, les muscles de ses jambes se contractaient en entraînant toujours plus son corps vers le bas. Jésus pouvait inspirer, mais il était incapable d'expirer tant que le gaz carbonique de ses poumons et de son système sanguin n'avait pas atteint un niveau qui forcerait sa respiration à reprendre et à dissiper ses crampes. L'épuisement, l'état de choc, la déshydratation et la paralysie contribuaient tous à la mort d'un crucifié. Le cœur de la victime pouvait à peine pomper son sang épais à mesure que mouraient, l'un après l'autre, ses milliards de globules. Mais, juste avant sa mort, malgré toute son agonie, Jésus avait la pleine maîtrise de son esprit. C'est pourquoi, il a pu, à haute voix, demander à son Père céleste de pardonner à ses bourreaux, car ceux-ci ne savaient pas quelle était la grandeur de leur crime (voir évangile selon St Luc chapitre 23 verset 34). C'est pour chaque individu en particulier que l'agneau de Dieu s'est offert en sacrifice. Au moment où Jésus est mort, son sang s'est coagulé et de lui est sorti de l'eau (sérum sanguin). »

2.2.2 Interprétation par le docteur Barbet

Ce que le docteur Barbet a écrit après avoir étudié le mécanisme de la crucifixion est le suivant : « ... La position d'un homme cloué ou attaché sur la croix est celle d'un homme dont la poitrine est comprimée par la traction que le poids de son corps exerce sur les muscles de ses bras. Dans cette position, pour pouvoir faire entrer de l'air dans ses poumons, le supplicié doit se soulever en tirant sur ses bras. Au bout d'un certain laps de temps, qui dépend de la force de ses muscles et de la valeur de sa résistance nerveuse, le malheureux n'a plus la force de se soulever et ne peut plus respirer. Il commence alors à donner les signes classiques de l'asphyxie et il meurt. Le mécanisme de la crucifixion fonctionne sur ce principe mais de façon beaucoup plus cruelle parce que les pieds du condamné, cloués sur la barre de la croix, lui fournissent un point d'appui qui lui permet de se soulever régulièrement pour respirer. De cette façon, au lieu de mourir en quelques minutes, le crucifié, s'il a beaucoup de courage et de force, peut mourir en 24 heures. C'est un mécanisme diabolique. Chaque fois qu'il se soulève pour combattre l'asphyxie menaçante, le condamné tire sur ses chairs où les clous sont plantés. Il cherche donc à respirer le moins souvent possible, il règle lui-même l'horreur de son agonie et la fréquence de ses douleurs. En somme, il rythme la souffrance de l'asphyxie avec la souffrance que causent les plaies de ses poignets ou de ses pieds... »

2.3 Causes de la mort

Les causes de la mort par crucifixion sont principalement de deux sortes, directes et indirectes.

2.3.1 Causes indirectes

En ce qui concerne les causes indirectes : il s'agit du manque d'alimentation et de boisson qui entraîne rapidement une déshydratation avec son cortège de fatigue majeure, maux de tête, soif intense... et des complications résultant de l'épuisement à subir des tortures parallèles comme la flagellation par exemple, et des troubles hémorragiques qui en découlent.

2.3.2 Cause directe

Pour ce qui est de la cause directe, il s'agit bien évidemment de l'asphyxie à laquelle sont liés deux phénomènes :

3. http://iquebec.ifrance.com/paysciel/Souffrances.html

– un blocage mécanique de la cage thoracique par la position bras étendus et surélevés, blocage accentué par le poids du corps tirant sur les bras ;
– une paralysie respiratoire due aux crampes des muscles respiratoires : diaphragme en premier lieu, mais aussi pectoraux, sterno-cléido-mastoïdiens, intercostaux. La paralysie de ces muscles entraînant une dilatation de la cage thoracique avec projection en avant du sternum et creusement de l'épigastre, refoulement des viscères vers le bas par le diaphragme induisant un bombement de la partie basse de l'abdomen.
L'asphyxie implique elle-même une double conséquence : un appauvrissement du sang en oxygène et un enrichissement en gaz carbonique, avec pour conséquence une acidose, cause elle-même de transpiration profuse (aggravant la déshydratation) et de crampes musculaires.
Ainsi, le malheureux supplicié n'a le choix qu'entre deux positions :
– soit se laisser aller en mettant le poids de son corps sur les clous plantés dans ses poignets, mais il se met alors rapidement à asphyxier ;
– soit pour respirer un peu, s'appuyer sur les clous de ses pieds et se relever de quelques centimètres, ce qui lui permet de reprendre un peu son souffle, mais au prix d'un effort intense et épuisant ; et, bien sûr, tout cela accompagné sans interruption de la douleur dans les nerfs médians, de crampes incessantes dans tous les muscles, etc.

LES CONDUITES AUTO-AGRESSIVES DANS UN BUT EXUTOIRE

CHAPITRE 26

Comme on l'a déjà vu, ce type d'automutilation est une blessure physique intentionnelle infligée à soi-même, sans intention de se donner la mort, uniquement dans l'objectif de se faire mal.
Lorsqu'elle est faite dans un but exutoire, l'objectif est d'exorciser un mal-être intérieur. De par son phénomène répétitif dans le temps, cette pratique peut, à la longue s'apparenter à une conduite addictive.
Le passage à l'acte peut être spontané, pulsionnel ou au contraire préparé, pouvant alors, dans ce dernier cas, relever d'un certain rituel.

1. Profil de l'auteur

L'automutilation concerne aussi bien les hommes que les femmes, mais chez ces dernières, elle est souvent associée à des troubles alimentaires de type anorexie ou boulimie.
Le passage à l'acte débute généralement à l'adolescence avec une phase paroxystique vers 20 ans, pour décroître par la suite et disparaître vers 30 ans.
On retrouve souvent, chez les personnes qui s'automutilent, un passé d'abusé que cela soit physique, psychologique ou sexuel, un vécu de toxicomane ou d'usager de boissons alcoolisées. Cependant, il semblerait que lors du passage à l'acte, rares sont ceux qui sont sous l'emprise de la boisson ou de stupéfiants, renforçant ainsi le fait que ces gestes sont bien effectués en pleine connaissance de cause.

2. Différents types de passages à l'acte

Afin de s'automutiler, les auteurs ont « à leur disposition » plusieurs modes opératoires, mais sont généralement fidèles à un seul et ces actes se produisent souvent dans les mêmes circonstances. Les automutilations les plus fréquemment retrouvées sont les suivantes :
– *se couper*[1] : C'est la façon la plus courante. Faite en général avec un couteau, un rasoir, un morceau de verre ou un objet tranchant. La plupart des coupures sont faites sur les bras, les jambes, les poignets ou la poitrine, mais certains se coupent sur d'autres parties du corps, ventre, visage, cou, seins et organes génitaux. Se couper aux bras ou aux poignets est le plus courant car les excuses sont plus plausibles (par exemple, la victime peut dire qu'elle s'est blessée en faisant la cuisine ou en bricolant) ;
– *se brûler* est aussi une façon courante de se faire mal, en général à l'aide d'une cigarette (Figure 26.1), d'un briquet, d'allumettes, de plaques de la cuisinière, d'objets chauffés (fers ou récipients chauds) ou d'objets brûlants. Parfois sont utilisés des liquides inflammables, tels l'essence, le propane, l'alcool ou l'essence à briquets. Comme la coupure, la brûlure est souvent faite sur les bras, les jambes, les poignets ou la poitrine ;
– *interférer avec le soin d'une blessure*. Souvent on interfère inconsciemment avec le soin d'une blessure, mais quand cette interférence est

1. www.automutilation.org/

faite délibérément, on peut considérer cela comme une automutilation. Cela peut inclure de retirer des points avant terme, de mettre des aiguilles dans la blessure, ou de faire d'autres choses qui empêchent la guérison ;
– *se taper avec les poings* est une autre façon de se faire mal. La victime se tape sur la tête ou les cuisses. Même si cela n'a pas l'air aussi sérieux que de se couper ou se brûler, la personne le fait pour les mêmes raisons et dans le même but ;
– *se ronger les ongles*. Beaucoup de personnes se rongent les ongles, mais quand c'est dans le but de se faire mal, cette pratique devient plus intense et plus fréquente. Cela peut aller jusqu'à endommager les ongles et les cuticules. Certains se rongent les ongles jusqu'au sang ;
– *se gratter*. Chose fréquente parmi la plupart des gens, se gratter peut également devenir une façon de se faire mal. Ceux qui le font ainsi, le font de façon plus intense, plus fréquente et plus continue. Les parties de la peau deviennent à vif et peuvent saigner. La personne se gratte souvent avec les ongles, mais il arrive qu'elle utilise également un objet tranchant ou semi-tranchant, genre couteau, peigne ou crayon. C'est parfois fait inconsciemment ;
– *s'arracher les cheveux*. Il s'agit de la trichotillomanie qui est le « besoin irrésistible de s'arracher les cheveux ». C'est la seule forme d'automutilation reconnue comme un problème psychologique par le *Diagnostic and Statistical anual of Mental disorders* (DSM-IV). Les cheveux ou les poils sont arrachés du scalp, des sourcils, de la barbe, mais peuvent également être arrachés de n'importe quelle partie du corps. Les endroits dénudés sont généralement cachés par un chapeau, un pansement ou des lunettes de soleil.

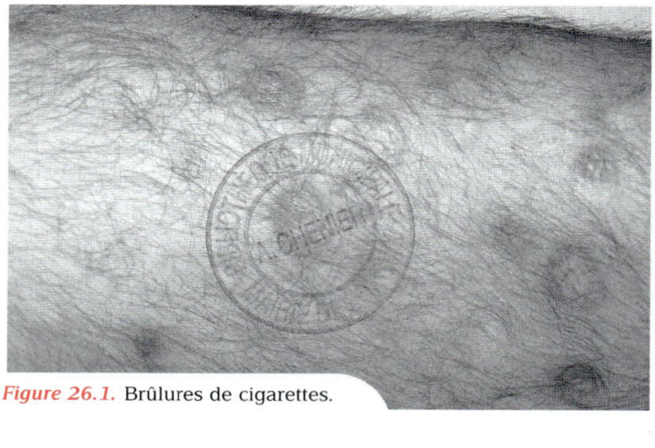

Figure 26.1. Brûlures de cigarettes.

3. Phase de prémutilation

C'est la phase préparatoire du passage à l'acte, avec une préparation sommaire si l'acte est impulsif, bien plus élaborée si l'automutilation fait appel à un rituel. Ce rituel a lieu souvent au domicile, le soir dans un contexte d'isolement et de solitude.

Ce sont des pensées négatives et/ou une cause déclenchante sur fond d'autodévaluation qui vont favoriser le passage à l'acte. Les pensées de base du style : « Je me déteste, je suis laide, je déteste tout le monde, je veux que quelqu'un prenne soin de moi, la vie est ennuyeuse, je suis stupide » se transformant en « je vais me faire mal ! »

Il peut aussi s'agir pour certains d'une phase de défi à l'autre, d'une provocation, accompagnées d'une certaine fierté à accomplir le geste pour ne pas perdre la face. Cela fait alors, souvent, partie des conduites à risques des adolescents. D'autres réaliseront cette automutilation lors d'une phase de colère et de révolte, préférant se faire mal à eux-mêmes, afin d'éviter d'avoir à être violent sur autrui.

La frustration, la dépression et le sentiment d'abandon sont aussi des causes de passage à l'acte.

4. Phase de mutilation

Elle est généralement vécue sous forme d'un état dissociatif, comme un dédoublement de personnalité, entraînant alors, souvent, une absence de souffrance. Cette action est renforcée par la libération de substances naturelles (endorphines) sécrétées par le tissu nerveux et l'hypophyse qui jouent un rôle analgésique.

5. Phase de postmutilation

Elle se traduit à la fois par un sentiment d'apaisement et de libération suivis souvent par de la culpabilité et de la honte. Peut alors s'installer une spirale infernale, car la culpabilité et la honte sont des sentiments négatifs et que ce type de sentiments déclenche les mutilations, la personne aura alors tendance à recommencer et donc à se blesser à nouveau après s'être déjà automutilée un moment auparavant.

Comme les mutilations sont souvent faites seules dans un contexte d'isolement, la personne aura tendance, après le geste, à se taire et à cacher ses blessures. Comme il y a eu rituel de passage à l'acte, il peut aussi y avoir rituel dans les soins des blessures liées à l'acte.

6. Conclusion

Ce type d'automutilation est certainement, avec celui de revendication et les tentatives de suicide, un mode de communication que le sauveteur sera à même de rencontrer et ce, notamment dans la prise en charge de l'adolescent en souffrance morale. Il devra donc, là encore, être vigilant par rapport à son approche et au discours employé.

CHAPITRE 27

LES CONDUITES AUTO-AGRESSIVES DANS UN BUT SUICIDAIRE

Après la Finlande, la Belgique, la Suisse et l'Autriche, la France est le cinquième pays en Europe[1] à avoir le plus fort taux de suicide : 2 % de morts par an, chiffre supérieur à celui des tués lors d'accidents de la route. C'est aussi la première cause de mortalité chez les adultes jeunes (25-34 ans) et la deuxième chez les adolescents après les accidents de la circulation.
Le sauveteur sera donc inévitablement amené à prendre en charge un suicidant au cours de ses interventions de secours, qu'il intervienne au cours de la crise suicidaire avant que le passage à l'acte n'ait eu lieu, ou après que celui-ci a été accompli.
Ainsi, nous verrons dans ce chapitre qu'elles doivent être les prises en charge d'un suicidant selon que le sauveteur arrive avant ou après le passage à l'acte et nous aborderons la prise en charge des modes de suicide les plus courants en France.

1. Généralités

Plus de 150 000 tentatives de suicide sont répertoriées en France chaque année, dont environ 137 000 passent par un service d'urgences.
Le processus suicidaire peut prendre la forme d'une crise psychosociale où un individu est ambivalent, souffrant et a l'impression de se retrouver dans une impasse.
Généralement, lorsqu'un individu fait face à un ou des événements difficiles, un processus se met en marche afin de préserver l'équilibre et de gérer les difficultés. L'individu utilise alors des stratégies d'adaptation comme par exemple, se confier à un ami. Si l'utilisation de ces stratégies se fait efficacement, l'anxiété diminue et s'estompe graduellement, si en revanche, elles s'avèrent inefficaces, les difficultés engendrent de l'anxiété, rendant ainsi l'individu fragile et vulnérable, situation qui peut alors déboucher sur un état de crise. Pour diminuer celle-ci, la personne pourra avoir recours à l'alcool, à la drogue, aux médicaments ou à tout autre moyen pour lui « engourdir » l'esprit.
Si, à long terme, la personne ne retire aucune satisfaction dans l'utilisation de ces moyens, il y aura crise suicidaire. Le suicide apparaissant alors comme une solution possible pour mettre un terme à la souffrance. C'est alors le passage à l'acte.

> Ainsi, la personne ne se suicide pas par choix, mais parce qu'elle a l'impression qu'elle n'a pas d'autre alternative.

2. Définitions

2.1 Crise suicidaire

C'est une crise psychique dont le risque majeur est le suicide. Il s'agit d'un moment dans la vie d'une personne où celle-ci se sent dans une impasse avec des idées suicidaires de plus en plus envahissantes ; le suicide apparaît de plus en plus à cette personne comme le seul moyen d'échapper

1. Source OMS, la France est 14e au niveau mondial.

à sa souffrance et de sortir de cet état de crise. Cette crise est faite d'idées suicidaires.

2.2 Idée suicidaire

Elle inclut toutes les intentions, les plans, les décisions et les impulsions à se suicider. Ces comportements peuvent être directement observés ou entendus et il est justifié d'en conclure à une intention possible de suicide ; ils peuvent également tendre vers cette intention mais l'acte mortel n'a pas été accompli. Une personne est dite suicidaire lorsqu'elle a des idées de suicide ou exprime des menaces de suicide.

2.3 Tentative de suicide

C'est de la part d'une personne, un comportement auto-agressif cherchant à menacer sa vie ou à se mettre en danger. L'intention de causer sa propre mort peut être réelle ou simulée ou tend à faire croire que telle est son intention mais l'acte suicidaire n'aboutit pas forcément à la mort. On parle alors de morbidité suicidaire et de suicidant.

2.4 Suicide

C'est l'acte abouti de se donner la mort de façon volontaire. Les cas de suicide sont donc des décès dans lesquels un acte délibéré menaçant la vie est accompli par une personne envers elle-même et cause sa mort. On parle de mortalité suicidaire et de suicidé.

3. Fonctions des tentatives de suicide

Les « fonctions » des tentatives de suicide (TS) sont souvent intriquées[2] :

– *fonction auto-agressive* : on pourrait opposer les TS[3] avec idée réelle de trouver la mort (auto-agressivité à son degré le plus fort) et les TS sans idée réelle de trouver la mort (auto-agressivité à un degré plus faible) ;

– *fonction hétéro-agressive* : « À moi la mort, à toi le deuil » ; c'est atteindre l'autre à travers soi. Un comportement suicidaire implique très souvent l'autre. L'hétéro-agressivité est explicite ou implicite, consciente ou inconsciente. La TS peut résulter du retournement contre soi d'une pulsion hétéro-agressive devenue intolérable ;

– *fonction d'appel* : il s'agit alors d'un appel au secours, d'un appel à l'autre, d'une demande d'aide, d'une expression de demande informulable à l'autre, et surtout d'un appel au changement relationnel. « Se suicider pour exister » ; « Se suicider pour vivre, et non pas pour mourir, mais pour vivre autrement » ;

– *fonction d'utilisation de l'autre* : il s'agit alors d'une recherche active de « bénéfices secondaires » grâce à la conduite suicidaire ;

– *réaction de « catastrophe »* : la tentative de suicide apparaît comme une réaction soudaine, impulsive, inadaptée à la situation, échappant en grande partie à la volonté (perte de contrôle), exprimant un désarroi, un état de panique devant une situation émotionnelle intolérable ;

– *réaction de « fuite »*, proximité d'une échéance : il s'agit ici d'une réaction moins impulsive qui permet d'éviter la confrontation à un événement perçu comme dangereux et insupportable vis-à-vis duquel le sujet se sent impuissant : échéance redoutée, sanction, menace, etc. ;

– *fonction ordalique* (fonction de jugement par une puissance supérieure ou divine) : il s'agit alors d'un appel au hasard, d'un « jeu » avec la mort, par lequel le sujet s'en remet à une force supérieure, parfois divine, pour décider de son sort : « roulette russe » ; « suicide accident » ; « foncer au feu rouge ». Ce comportement, qui s'observe avec une certaine fréquence chez les adolescents et les adultes jeunes, serait à l'origine de nombreux « accidents ».

4. Législation[4]

La déclaration des droits de l'homme énonce que « la loi n'a le droit de défendre que les actions nuisibles à la société ». Le suicide n'est donc plus réprimé en France depuis le Code Napoléon de 1810.

2. « Entretien et relation d'aide dans les situations psychiatriques difficiles » Paris : Masson.
3. TS : tentative de suicide, le terme d'autolyse est parfois aussi employé.
4. http://www.infosuicide.org/Juridic.htm

4.1 Responsabilité civile et pénale du suicidant

Le Code civil ne mentionne pas le suicide, il ne connaît que les contractants. Or, « *l'individu ne peut entrer en rapport juridique avec lui-même* ». Le code se préoccupe des conséquences de la mort, non de ses circonstances. La responsabilité civile se définissant comme l'obligation de réparer le dommage que l'on a causé par une faute intentionnelle ou non, (articles 1382 et 1383 du Code civil, reproduits dans leur intégralité Fiche n° 19) on peut s'interroger sur la réparation des éventuels dommages matériels, corporels ou même moraux occasionnés par un suicide violent.

Au civil, « *la personne qui, sous l'emprise d'un trouble mental, a causé un dommage à autrui, est tenue à réparation* » (article 489-2 de la loi du 3 janvier 1968 sur les incapables majeurs). Au pénal, le suicidant qui a survécu est susceptible de bénéficier d'un non-lieu, en vertu de l'article 122-1 du Code pénal, article concernant l'irresponsabilité pénale.

4.2 Responsabilité d'autrui en cas de suicide

Au plan pénal, le suicide n'étant pas punissable, la complicité n'est pas non plus réprimée. Encore faut-il que l'aide apportée au suicidant soit purement passive. Dès que la participation devient une aide matérielle effective, le fait que la victime soit consentante ou même demandeuse n'exonère pas le complice d'une condamnation probable pour meurtre ou assassinat (article 221-1 à 5 du CP).

Quant au témoin passif d'un suicide, il peut être poursuivi en vertu du deuxième alinéa de l'article 223-6 du CP ; pour s'être abstenu de porter secours à une personne en péril.

Enfin, la loi du 31 décembre 1987 condamne la provocation au suicide tenté ou consommé par autrui, de même que la propagande ou la publicité en faveur de produits, objets ou méthodes préconisés comme moyens de se donner la mort (article 223-1 à 5 du CP).

Sur le plan civil, la responsabilité d'autrui peut-être engagée lorsque le suicidant ou sa famille se portent partie civile et demandent réparation lors du procès pénal intenté pour l'une des infractions que l'on vient d'énumérer. À l'étranger, 18 nations dont 15 européennes condamnent la participation, l'incitation ou l'aide au suicide d'autrui. La France est le seul pays à incriminer la propagande ou la publicité en faveur du suicide.

5. Quand le sauveteur intervient avant le passage à l'acte suicidaire

Alors que le passage à l'acte n'a pas encore eu lieu, les secours ont pu être appelés par l'entourage, car la personne manifestait l'intention de mettre fin à ses jours, parfois par la personne elle-même. Le sauveteur doit alors :

– évaluer la potentialité du passage à l'acte et du degré d'urgence à intervenir qui peut en découler (*cf.* Fiche bilan n° 41) ;

– évaluer la dangerosité[5].

5.1 Évaluation des facteurs de risque de la crise suicidaire

Le Tableau 27.1 présente les différents facteurs de risque de la crise suicidaire.

5.2 Évaluation des degrés d'urgence de la crise suicidaire

Les degrés d'urgence de la crise suicidaire sont présentés dans le Tableau 27.2.

Habituellement, les secours sont appelés alors que l'urgence est moyenne, parfois lorsqu'elle est élevée. Quoi qu'il en soit, dans ces deux cas, l'orientation vers un professionnel est indispensable, par le biais d'un service d'urgences en général. Dans le premier cas, afin de prévenir le passage à l'acte, dans le deuxième pour y remédier.

5. « La crise suicidaire : reconnaître et prendre en charge » : http://psydoc-fr.broca.inserm.fr

Tableau 27.1. Facteurs de risques de la crise suicidaire[6]

[6]	Facteurs individuels	Facteurs familiaux	Facteurs psychosociaux
Enfants (– de 12 ans)	– Conception de la mort plus ou moins réaliste – Difficultés à résoudre ses problèmes – Présence de troubles psychiatriques	– Violence parentale et abus sexuel – Histoire familiale d'abus de drogues et d'alcool – Troubles mentaux chez les parents – Banalisation du suicide par les parents	Séparation, divorce ou décès d'un parent
Jeunes (12-24 ans)	– Peu habile à développer des moyens de s'adapter – Tentative de suicide antérieure – Problèmes d'apprentissage et d'impulsivité – Troubles psychiatriques associés à une dépression, une conduite antisociale ou à l'abus de substances – Problèmes chroniques dans les relations avec ses pairs – Relations d'attachement pathologiques avec les parents – Perte d'un parent tôt dans la vie – Homosexualité, plus particulièrement pour les jeunes hommes durant l'adolescence	– Isolement social et affectif – Difficultés d'intégration sociale – Manque d'habileté familiale à aider les jeunes – Troubles mentaux chez l'un ou l'autre des parents – Antécédents suicidaires dans la famille – Suicide jugé acceptable ou relevant du domaine privé – Abus et négligence	– Divorce ou décès d'un parent – Accès facile aux moyens létaux (armes à feu, médicaments, etc.) – Consommation d'alcool ou de drogues – Conflit sérieux avec un membre de la famille – Taux de chômage élevé et pauvreté des enfants et des jeunes – Sensationnalisme dans la présentation du suicide par les médias – Imitation ou contagion des comportements suicidaires – Perception de rejet par la famille, rejet par les pairs ou perte d'une relation significative – Échec scolaire, expulsion d'école et pressions pour réussir
Adultes (25-64 ans)	– Manque d'aptitude à résoudre les problèmes – Tentative de suicide antérieure – Abus sexuel et physique chez la femme – Emprisonnement (détenu ou prévenu) – Troubles psychiatriques, telle dépression récurrente +++, schizophrénie, troubles anxieux et de la personnalité – Homosexualité – Traits de personnalité (anxiété, faible estime de soi, etc.) – Facteurs génétiques et biologiques	– Absence de réseau social et isolement associé au divorce, veuvage ou séparation – Suicide considéré comme un comportement acceptable	– Accessibilité aux moyens létaux – Consommation d'alcool ou de drogues – Présence d'une maladie grave (Sida, annonce de séropositivité, cancer) – Événements humiliants – Fin d'une relation significative – Problèmes interpersonnels importants – Chômage
Adultes (65 ans et +)	– Troubles psychiatriques associés à une maladie physique – Maladie chronique associée à une dépendance ou à de la douleur – Problèmes lies à la consommation d'alcool – Détérioration physique et mentale	– Isolement social des personnes âgées – Pauvreté ou conditions d'hébergement en centre d'accueil	– Abus ou mauvais usage de médicaments – Veuvage chez les hommes – Placement dans un centre d'accueil – Impact médiatique et banalisation des comportements suicidaires chez les personnes âgées

6. Source : Direction de la santé publique gouvernement du Québec, 1997.

Tableau 27.2. Les degrés d'urgence de la crise suicidaire

Urgence faible	Les premières idées suicidaires sont envisagées avec angoisse. La personne est relativement calme. Elle peut être émotionnellement troublée, mais elle dira que ça va, qu'elle a le contrôle et qu'elle appellera si ça ne va pas. Elle parle de projets (vérifier si les projets de voyage ou de départ sont réels). Elle ne semble pas en crise ou très peu. Elle semble vouloir attendre avant de passer à l'acte. Elle ne fait pas de menaces suicidaires ou très peu. Elle accepte l'aide du sauveteur. En général, la personne, sans être euphorique, ne sera pas anormalement ou dramatiquement troublée émotionnellement.
Urgence moyenne	La personne rumine l'idée du suicide depuis un certain temps. Tous les éléments de la planification ne sont pas déterminés. Elle est encore vulnérable et fragile. Elle est encore troublée émotionnellement. On sent qu'elle se calme mais qu'elle peut quand même passer à l'acte. Elle n'est pas confuse mais il persiste une rigidité cognitive à l'égard de l'intention suicidaire. Elle peut passer du calme à la crise très rapidement. Elle peut maintenir son intention de se suicider. En général, la tentative de suicide n'est que reportée. Elle peut accepter l'idée d'attendre, mais à la condition d'être vue rapidement Elle peut nier avoir besoin d'aide. Les émotions sont à fleur de peau et elle demeure vulnérable.
Urgence élevée	En général, une urgence est élevée quand il y a proximité du passage à l'acte (dans les 48 prochaines heures). La crise est très prononcée ; beaucoup d'émotions ou au contraire, des émotions coupées complètement. Elle a peur de passer à l'acte ; elle a peur de ce qu'elle pourrait faire. Elle a fait la tentative (ex. : les médicaments sont pris ou en train d'être absorbés). Elle est décidée, la planification du suicide est claire, la méthode est choisie, des préparatifs ont été réalisés. Le moyen est disponible. Elle est très agitée ou elle est complètement immobilisée par sa dépression (difficulté à parler). Elle dit qu'elle n'en peut plus ; qu'elle n'est plus capable de supporter ça. Elle peut ne pas vouloir d'aide. Elle semble complètement dépassée par ce qui lui arrive ou au contraire explique beaucoup sa décision. Elle peut expliquer rationnellement son intention de se suicider. Elle a consommé de la drogue, de l'alcool.

5.3 Groupes à haut risque

Certaines catégories de gens sont dites à risques car représentant des viviers potentiels de personnes susceptibles de passer à l'acte, il s'agit principalement :
– des personnes âgées, en particulier après 75 ans[7] ;
– des personnes détenues : le taux de suicide en milieu carcéral est 12 fois supérieur à celui de la moyenne nationale ;
– des personnes ayant une maladie psychiatrique ;
– des personnes ayant fait au moins une tentative de suicide ;
– des jeunes de 15 à 24 ans.

Il n'y a plus maintenant d'appelés du contingent qui étaient à eux seuls un groupe à risque. Il n'y a plus que des militaires engagés, néanmoins le sauveteur peut être amené à intervenir chez l'un d'eux pour une crise suicidaire, le risque est alors souvent élevé, tout comme d'ailleurs chez les policiers, le suicide se faisant souvent, chez ces derniers, avec l'arme de service.

5.4 Prise en charge

L'attitude du sauveteur vis-à-vis de la conduite à tenir dépendra de l'estimation du degré d'urgence mais aussi de l'entourage à assurer la prise en charge du suicidant.

7. Voir chapitre 20 sur la maltraitance des personnes âgées.

Si le degré d'urgence de la crise est jugé élevé et qu'il concerne un mineur, il sera important d'y associer les parents, leur réceptivité devant les difficultés de leur enfant étant déterminante. S'ils ne peuvent ou ne veulent pas apporter leur soutien à leur enfant et que la crise suicidaire risque de compromettre la sécurité du jeune, il faut alors faire appel à un intervenant extérieur et signaler la situation au procureur de la République.

6. Quand le sauveteur intervient pendant ou après le passage à l'acte

Souvent, le sauveteur est appelé alors que le processus du passage à l'acte est enclenché (tentative de suicide imminente) ou déjà réalisé. Dans ce dernier cas, la prise en compte des paramètres vitaux est primordiale et passe avant une quelconque prise en charge psychologique. Néanmoins, celle-ci peut être entreprise en parallèle de la prise en charge somatique lorsque l'état de la victime le permet.

7. Modes opératoires et bilans

Nous ne pouvons pas bien évidemment passer en revue tous les modes opératoires suicidaires auxquels le sauveteur pourra se trouver confronté et de là étudier tous les bilans liés à chacun. L'OMS ayant recensé près de mille façons[8] de se donner la mort ! Les modes opératoires les plus utilisés en France sont la pendaison, la noyade, les armes à feu et les intoxications par inhalation ou ingestion de substances dont les plus couramment utilisées sont : les médicaments, le gaz, certains produits pour déboucher les éviers, qui contiennent de la soude caustique, et enfin les désherbants, particulièrement toxiques (une bouteille de désherbant peut être fatale en 45 minutes à celui ou celle qui l'ingère). Nous développerons ici la pendaison, et aborderons la noyade et l'intoxication à travers les Fiches bilans n° 43, 44 et 45. Pour les bilans comme ceux relevant des armes à feu ou des armes blanches, phlébotomies notamment, le lecteur se rapportera aux Fiches n° 39 et 40.

7.1 Pendaison

7.1.1 Définition

La pendaison consiste en la suspension d'un corps par le cou au moyen d'un lien attaché à un point fixe (*cf.* Fiche bilan n° 42).

La striction au niveau du cou se fait par l'intermédiaire de ce lien soumis à la traction du poids du corps. L'effet de gravité, c'est-à-dire la hauteur de chute, augmente la force appliquée autour du cou. Chez l'adulte, une force d'environ 15 kg suffit pour assurer l'occlusion totale des vaisseaux du cou (2 kg pour une compression jugulaire, 5 kg pour celle de la carotide et le refoulement de la base de la langue sur la face postérieure du pharynx, et donc 15 à 20 kg pour la compression de la trachée et des artères vertébrales).

7.1.2 Incidence

Les pendaisons sont rarement des homicides, mais peuvent être, éventuellement, accidentelles. Elles sont donc, dans la plupart des cas des suicides. C'est effectivement le premier mode de suicide réussi en France, elles ne représentent en revanche que 1 % des tentatives. Ce mode d'autolyse est principalement l'apanage des hommes, surtout en milieu rural, psychiatrique et carcéral. Cependant, il ne faut pas exclure la pendaison auto-érotique qui ne rentre dans aucune des situations précédemment citées (voir chapitre 24 sur les agressions auto-agressives dans un but de recherche du plaisir).

7.1.3 Pronostic

Le pronostic des pendaisons est généralement sombre puisque 85 % des suicidants en meurent dont 70 % avant l'arrivée des secours, et les quinze autres pour cent mourront secondairement malgré une prise en charge correcte par les sauveteurs.

Dans 70 % des cas la pendaison est dite complète, c'est-à-dire les pieds ne touchant

8. Monestier M. *Suicides : histoires, techniques et bizarreries de la mort volontaire des origines à nos jours.* Paris : Le Cherche Midi éditeur ; 1995

pas terre. La victime est souvent trouvée, les bras le long du corps, la tête inclinée du côté opposée au nœud, lorsque celui-ci est latéral. La pendaison, comme la strangulation et la suffocation, sont toutes les trois génératrices d'asphyxies dites mécaniques, comme le sont aussi la noyade ou la submersion. Le mécanisme est à chaque fois le même. Le tableau 27.3 le rappelle.

7.1.4 Mécanisme de pendaison

Il est dû à trois paramètres :
– l'asphyxie mécanique, due à une compression de la trachée ou du carrefour laryngo-pharyngé n'est possible, comme on l'a vu, que si la force exercée est suffisante. Le mécanisme principal est donc la résultante du lien qui repousse la base de la langue contre le voile du palais et la face postérieure du pharynx provoquant ainsi une obstruction complète des voies aériennes supérieures et l'arrêt de la ventilation ;
– le blocage partiel ou total de la circulation cérébrale, en fonction du poids de la traction et de la position du nœud (paramètre important) ;
– l'inhibition réflexe, au niveau laryngé et carotidien responsable de syncope.

7.1.5 Phases cliniques du pendu

La mort par pendaison évolue en plusieurs phases de durées différentes chacune et que l'on peut définir comme étant les suivantes (Tableau 27.4).

7.2 Bilan du sauveteur

(*Cf.* fiche bilan n° 42.)

8. Conclusion

Comme on vient de le voir, la prise en charge d'un suicidant fait prendre en compte un nombre important de paramètres dont le sauveteur n'a pas forcement conscience.
Cependant, s'il veut parfaire son travail, il devra garder à l'esprit que l'histoire de chaque suicidant est différente et qu'il est donc nécessaire de prendre en compte le vécu de chacun pour mener à bien son travail et le personnaliser.

> On ne peut donc plaquer, sur chaque prise en charge de suicidant, une même attitude, ce qui malheureusement arrive trop souvent.

Tableau 27.3 Les différentes phases d'une asphyxie

1re phase (1 min)	2e phase (2 min)	3e phase
Troubles subjectifs à type d'acouphènes, de vertiges etc. : congestion puis, polypnée, tachycardie et sueurs profuses.	Augmentation progressive de la cyanose avec apparition de pétéchies, bradycardie, perte de conscience et convulsions.	Puis surviennent les gasps, l'arrêt respiratoire et, 5 à 15 min plus tard, l'arrêt cardiaque.

Tableau 27.4. Phases cliniques d'un pendu

Phase	Phase cérébrale	Phase d'excitation des centres nerveux	Phase de dépression des centres nerveux	Phase de mort apparente
Durée	**8 à 11 s**	**1 à 2 min**	**1 à 2 min**	
Signes	– Troubles sensoriels : vertige, vision avec des lacunes au niveau du champ visuel, bourdonnement d'oreille, sensation de chaleur – Troubles moteurs : asthénie musculaire – Perte de connaissance : apparition brutale	– Spasme musculaire – Convulsion généralisée débutant au visage et gagnant les membres inférieurs – Exagération des réflexes – Contraction des muscles lisses avec perte d'urine et des matières fécales – Stimulation des sécrétions – Tachycardie et HTA	– Dépression respiratoire → apnée – Tachycardie, HTA → collapsus cardio-vasculaire	– ACR – Pression artérielle imprenable – Pouls non perçu, cyanose du visage et des extrémités – Pupilles en mydriase – Absence de mouvement respiratoire

HTA : hypertension artérielle ; ACR : arrêt cardio-respiratoire.

APPROCHE ET BILAN DU SUICIDANT

• Arrivé sur place, le sauveteur doit **prendre contact** avec la personne concernée. Pour mener à bien son bilan de la situation et la prise en charge, il doit garder en tête que la prise de contact avec un suicidant est parfois difficile à effectuer, celui-ci étant souvent en pleurs ou découragé, et présentant en plus des réticences ou de la difficulté à parler de ses intentions suicidaires.

• Afin donc de pouvoir établir le meilleur contact qui soit, le sauveteur fera en sorte d'essayer d'**établir un climat de confiance** avec la personne. Pour cela :

– il choisira, si possible, un lieu propice à l'échange, c'est-à-dire loin des personnes qui sont « partie prenante » – et qui plus est négativement – dans ce qui se passe. Un lieu où la personne se sentira en confiance ou en sécurité ;

– il écoutera de façon neutre sans transmettre ses propres jugements de valeur ;

– il s'exprimera avec calme en essayant de comprendre ce que vit la personne. Pour cela, il l'encouragera à exprimer ses émotions et n'oubliera pas que les silences sont des formes de dialogue. La question du suicide pourra être abordée ouvertement, permettant ainsi de montrer à la personne que l'on parle bien de la même chose. Ainsi, on n'hésitera pas à lui demander si elle a déjà pensé à passer à l'acte et, dans l'affirmative, on cherchera à savoir si un scénario suicidaire a été élaboré.

Le sauveteur devra cependant **éviter certains écueils**, notamment dans la relation avec un jeune suicidant.

• Ne pas laisser la personne confrontée à l'agressivité éventuelle et/ou au rejet de l'entourage, ce qui ne favoriserait pas la verbalisation du mal-être.

• Ne pas tomber dans le piège de la banalisation, voire du déni, tant du côté du suicidant que du côté de sa famille. Ne pas « faire comme si le suicide (ou son intention) n'avait pas existé, puisqu'il n'a pas été réussi (ou encore réalisé) ». Le suicidant n'aurait pas ainsi l'impression d'être entendu et reconnu dans son acte.

• Ne pas avoir une attitude d'évitement de toute verbalisation concernant la tentative de suicide elle-même. Là encore, une impression de ne pas vouloir aborder le sujet pourrait être mal perçue par le suicidant.

• Ne pas se laisser aller à des prises de position moralisantes, en s'identifiant par exemple aux parents. Le sauveteur doit rester à sa place, il peut au mieux conseiller mais pas moraliser.

• Ne pas se laisser prendre au piège de la provocation et du rejet, ce que cherche souvent à induire un jeune qui éprouve des sentiments de honte, de culpabilité, d'infériorité, d'indignité ou de dépression. Le sauveteur n'est pas un exutoire. Il n'est pas là non plus pour recevoir l'agressivité qui est à la base dirigée contre quelqu'un d'autre, souvent notamment les parents.

• Ne pas établir une alliance « totale », trop proche du suicidant, au point de ne plus pouvoir évaluer objectivement les éléments orientant vers une éventuelle pathologie ou permettant d'apprécier le risque de récidive. Le sauveteur n'est pas un copain.

• Ne pas compromettre une alliance fragile construite avec le suicidant, en livrant par exemple aux parents le contenu de l'entretien avec le jeune sans lui préserver un espace de confidentialité ou sans lui avoir demandé la permission de le faire, ou de l'avoir averti que l'on était obligé, dans certaines circonstances, d'en parler. Le sauveteur est tenu au secret professionnel, quand bien même ce qu'il détient provient d'un mineur (cf. article 1111-4 CSP).

Une fois le contact établi, le sauveteur devra **évaluer la potentialité du passage à l'acte et du degré d'urgence à intervenir** qui peut en découler. Pour cela, six items seront à explorer lors de son bilan.

1. Le niveau de souffrance :
– désarroi ou désespoir ;
– repli sur soi, isolement relationnel ;
– sentiment de dévalorisation ou d'impuissance ;
– sentiment de culpabilité.
2. Le degré d'intentionnalité :
– idées envahissantes, rumination, pour cela, le sauveteur devra aussi bien tenir compte des messages verbaux que non verbaux ;
– recherche ou non d'aide, attitude par rapport à des propositions de soins ;
– dispositions envisagées ou prises, en vue d'un passage à l'acte (plan, scénario) où ? quand ? comment ?
3. Les éléments d'impulsivité :
– tension psychique, instabilité comportementale ;
– agitation motrice (liée éventuellement à la prise d'alcool ou de toxiques), état de panique ;
– antécédents de passage à l'acte, de fugue ou d'actes violents.
4. Un éventuel élément précipitant : conflit, échec, rupture, perte, etc.
5. La présence de moyens létaux à disposition : évaluer s'il s'agit de moyens mortels à coup sûr (armes), s'ils sont accessibles ou disponibles (médicaments), etc.
6. La qualité du soutien de l'entourage proche : capacité de soutien ou inversement, renforcement du risque dans le cas de familles « au climat malsain, ambigu », laissant au sauveteur un sentiment de mal-être ambiant palpable, pouvant être préjudiciable au suicidant.

En plus, afin de peaufiner son bilan, le sauveteur outre les paramètres précédents, pourra **rechercher les facteurs de risque** qui peuvent intercéder dans la crise suicidaire (*cf.* Chapitre 27).

LE BILAN DU PENDU

Arrivant sur une scène de pendaison (Figure 27.1), plusieurs paramètres sont à prendre compte par le sauveteur pour effectuer son bilan.

Savoir si la pendaison est complète ou non

Le corps prend-il appui sur le sol ou non ?

Lien

Tout peut servir, linges, câbles électriques, cordages, ceintures, etc. (Figure 27.2).

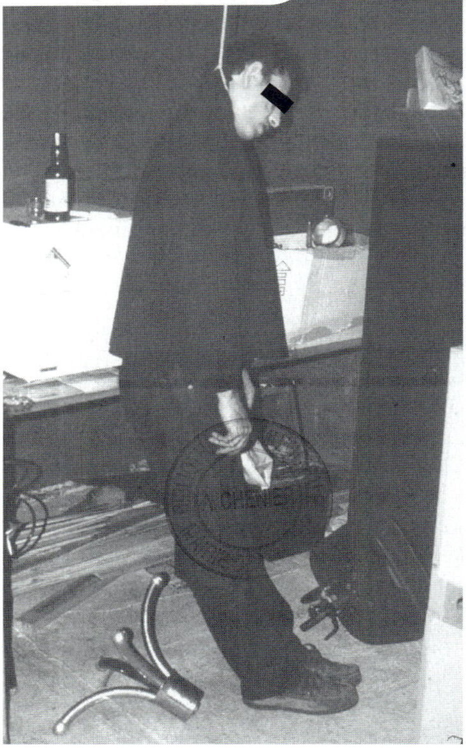

Figure 27.1. Scène de pendaison incomplète (les pieds touchent terre). Tout laisse à penser qu'il peut y avoir ingestion d'alcool associée (verre et bouteille à proximité) et que la personne s'est laissée tomber de la chaise pour donner plus de force. La position du nœud est postéro-latérale.

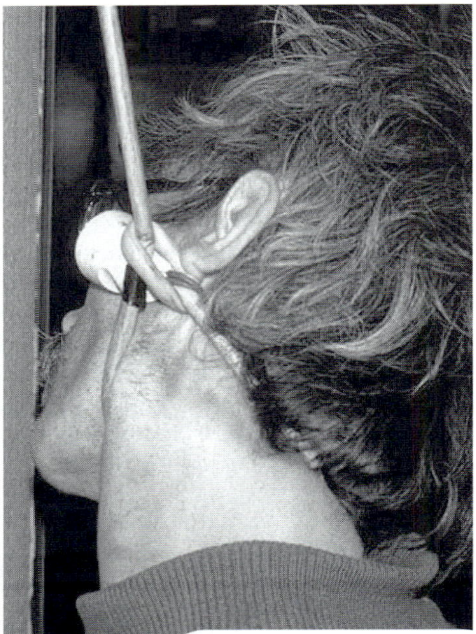

Figure 27.2. Pendaison avec une rallonge électrique. La position du nœud est latérale.

Lors de son intervention, le sauveteur ne devra jamais défaire le nœud, mais couper le lien à distance du nœud, pour libérer la victime. Effectivement, la façon dont a été fait le nœud est très importante pour les enquêteurs.

Sillon (Figure 27.3)

C'est la marque laissée par le lien. Il sera, généralement, oblique en direction du nœud, passant au-dessus de la pomme d'Adam, donc au-dessus du larynx. On peut observer une bande de peau violacée entre chaque sillon si le lien fait plusieurs tours. Le bilan du sillon par le sauveteur devra comprendre les indications suivantes :

– direction ;
– profondeur ;
– largeur ;
– coloration ;
– aspect continu ou en fer à cheval (le sillon ayant tendance à s'effacer en se rapprochant du nœud).

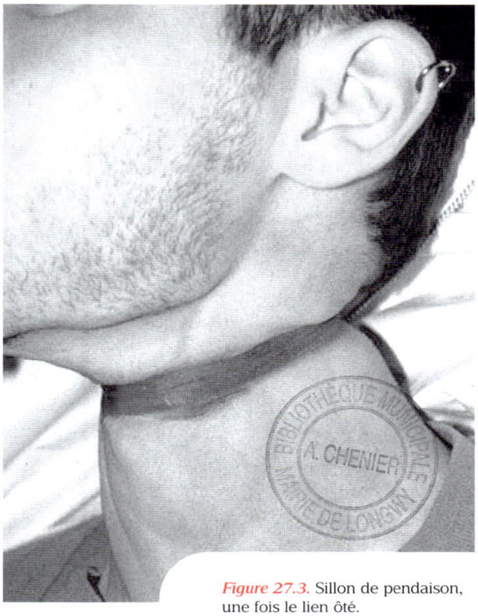

Figure 27.3. Sillon de pendaison, une fois le lien ôté.

Nœud

Il faut distinguer :

– sa nature : il peut être coulissant ou fixe, simple ou comportant plusieurs tours.
– sa position : dans 75 % des cas, il se situe en position antérieure ou postérieure, le lien appuyant alors de façon symétrique de chaque côté du cou plaquant ainsi les vaisseaux contre les vertèbres, réalisant une occlusion totale ; le pendu est alors souvent blanc. Lorsque le nœud est latéral (25 %) (Figure 27.2), il rend possible une partie du retour veineux d'un côté, la victime est alors généralement bleue.

Il peut entraîner des abrasions de la peau.

Hauteur de chute

Chez un obèse, une chute d'une forte hauteur avec un lien étroit et robuste peut entraîner une pendaison décapitation.

Temps de pendaison

Cette notion n'est pas toujours connue.

Lésions traumatiques

Elles peuvent être associées, comme des éraflures au niveau du cou effectuées par le suicidant qui aura cherché à se dépendre.

Si la corde a cassé, la chute a pu entraîner des fractures, mais la fracture du rachis semble relativement rare exceptée dans les pendaisons précipitations (c'est le type de pendaison utilisé lors de peine de mort). On peut aussi suspecter parfois des fractures de l'os hyoïde (situé au-dessus du larynx).

Le sauveteur recherchera aussi les signes d'**une intoxication associée**, souvent courante.

Répercussions sur l'état général

Lorsque la pendaison est dite manquée (la victime a été découverte à temps, s'est ravisée, ou encore le lien a cassé), la personne présente alors souvent le tableau suivant, les signes étant fonction du temps de pendaison.

Signes neurologiques (ils dominent souvent le tableau)	Ils débutent par une perte de connaissance : coma vigil, coma profond suivi de : – hypertonie généralisée, rigidité de décérébration ; – agitation, crise convulsive ; – hyperéflexivité ostéotendineuse ; – mouvements anormaux avec enroulement des membres supérieurs, Babinski bilatéral (inversion du réflexe cutané plantaire) ; – mydriase bilatérale ou réflexes photomoteurs conservés ; – troubles sphinctériens : émission d'urine et des matières, voire érection et éjaculation. Les sujets sortent du coma dans un état de confusion et d'agitation avec un examen neurologique, par ailleurs, normal dans la majorité des cas, mais souvent avec une amnésie signalée par la majorité des auteurs concernant la TS et ses préparatifs. Un coma de plus de 48 heures est de pronostic défavorable.
Signes cardiovasculaires	Instabilité tensionnelle. Hémorragie cutanée au-dessus du sillon et à la face. Troubles vasomoteurs responsables de sécrétions bronchiques et formation de phlyctènes et de pétéchies.
Signes pulmonaires (fréquents)	Apnée, suffocation due à l'œdème laryngé. Bradypnée, polypnée avec pauses respiratoires, encombrement pulmonaire lié à un OAP[1] précoce. Embolie pulmonaire foudroyante.
Signes cutanés	Pétéchies[2] sur le visage et sur tout le corps. Au niveau du cou, ligne argentine, sillon laissé par lien au-dessus du larynx. Lividité aux membres inférieurs et aux mains.
Au niveau des yeux et du visage	Sang au niveau des conjonctives. Exophtalmie (yeux exorbités). Projection de la langue hors de la bouche. Faciès cyanosé puis vultueux (rouge et gonflé) secondairement.
Traumatologie	Rachis souvent indemne sinon risque cervical en (C4, C5, C6, C7), niveau lombaire, fracture de l'axis due à l'antéroflexion de la tête + extension du cou.
Divers	Hyperthermie, hypersudation, hyperglycémie.

1. OAP : œdème aigu du poumon.
2. Pétéchie : petite tâche rouge violacée, provoquée par une petite hémorragie sous-cutanée.

En cas de pendaison manquée, le sauveteur ne doit pas crier victoire trop vite car même si la victime paraît hors de danger, elle reste néanmoins très souvent instable et risque de décompenser rapidement, le sauveteur devant alors, devant un tel tableau rester hypervigilant et assurer une surveillance constante.
Même devant quelqu'un qui va bien suite à une pendaison manquée, le sauveteur fera ***systématiquement*** *appel à un service de secours médicalisé.*

Sachant que ce type d'intervention – si surtout la personne trouvée en arrêt cardio-ventilatoire n'a pu être ranimée – va donner lieu à une enquête de police (notamment pour savoir s'il ne s'agit pas d'un homicide maquillé en suicide), le sauveteur veillera à préserver et ainsi à ne pas détruire un maximum d'indices (déplacements d'objet ou de ce qui a pu servir pour monter se pendre, liens, nœuds, etc.).

LE BILAN DU NOYÉ

Rappel sur la salinité de l'eau

Eau douce

Celle-ci passe très rapidement des poumons dans le sang, dans certains cas le volume sanguin peut être doublé en moins de 2 min.

La P.A. augmente considérablement, les veines se distendent, le cœur se dilate. L'eau douce fait éclater les globules rouges et leur contenu se répand dans le sang → modification fonctionnement cardiaque → **fibrillation cardiaque** → incapacité de lancer le sang dans les vaisseaux.

Eau de mer

Le phénomène est inverse du fait que la salinité de l'eau de mer est 3 fois supérieure au plasma. Le plasma passe du sang dans les alvéoles, le noyé l'est à la fois du dehors et du dedans, il se développe un **œdème pulmonaire**, jamais de fibrillation cardiaque.

Rappel sur l'hypothermie en milieu aquatique

La conductivité thermique de l'eau est 26 fois supérieure à celle de l'air.

Le taux de mortalité est estimé à 100 % après une heure passée dans une eau à 0 °C et 50 % après 3 heures dans une eau à 10 °C.

La couche adipeuse présente chez certains individus serait un bon facteur de résistance au froid.

Signes principaux accompagnant l'hypothermie :

– des gaps correspondant à l'inhalation réflexe de 2 à 3 litres d'eau puis une hyper ventilation d'environ 10 fois la normale ;

– une tachycardie correspondant à une augmentation du débit cardiaque de 60 à 100 %, se surajoute à l'effet de la pression hydrostatique. Tous ces effets sont à l'origine d'une incapacité à la nage, au moins partielle, et peuvent être associés à la turbulence du milieu (vagues), l'incapacité à maintenir une apnée plus de 10 secondes à cause de l'hyperventilation, une arythmie cardiaque ainsi qu'un terrain particulier (âge notamment). Pour ce qui est des troubles cardiaques, une température de 28 °C (de la victime) est considérée comme le seuil de fibrillation ventriculaire et entre 24 °C et 26 °C pour l'asystolie.

L'inhalation, qui peut être pulmonaire ou gastrique, accélère le refroidissement par l'intérieur.

Les troubles de la conscience s'aggravent quand la température baisse et correspondent à une diminution du débit cérébral (de 6 à 7 % par °C) lui-même lié à une chute du métabolisme.

Une réaction dermatologique à type d'urticaire est régulièrement présente chez les personnes sorties de l'eau.

Types de noyades

Noyade vraie	Noyade secondaire ou hydrocution
Mécanisme	
C'est le fait d'un sujet ne sachant pas nager ou d'un nageur confirmé qui se noie par épuisement ou par affolement, entraîné par des courants, ou d'une personne incarcérée dans son véhicule tombé à l'eau : – un spasme de la glotte dû au contact de l'eau au niveau des V.A.S (voies aériennes supérieures) ; – une brève syncope ; – une relance de la respiration avec des mouvements rapides qui diminuent peu à peu ; – un arrêt cardiaque après 5 à 6 min : **c'est le noyé bleu.**	C'est une syncope primitive au cours de laquelle survient la noyade, due à la différence de température entre le corps du baigneur et l'eau. L'hydrocution survient surtout l'été et apparaît comme une complication d'un bon repas bien arrosé, d'un long bain de soleil ou d'un exercice musculaire prolongé avec le plus souvent une rapide entrée dans l'eau → une syncope, puis la mort qui survient en 4 à 5 min après l'arrêt cardio-respiratoire, associé avec une petite pénétration d'eau dans les V.A.S. : **c'est le noyé blanc.**

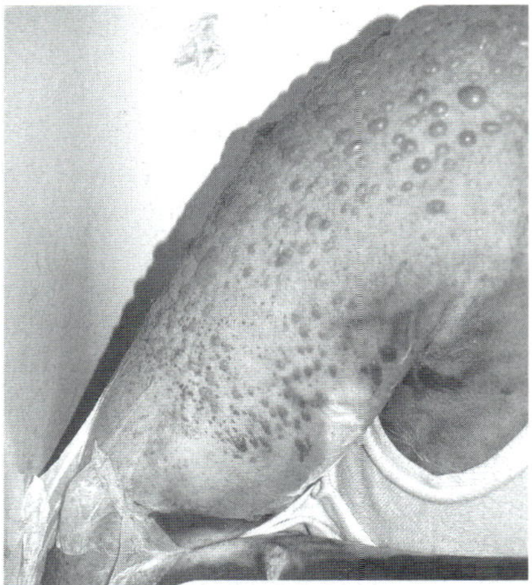

Figure 27.4. Noyé en eau chaude. Phlyctènes multiples.

BILAN

Circonstances de la noyade ?

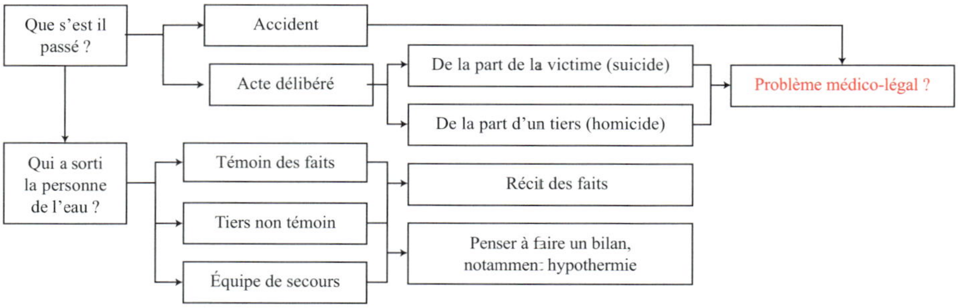

Les tentatives de suicide sont plus courantes en eau de rivière ou en étang qu'en eau de mer. Se précipiter dans l'eau à l'aide de sa voiture peut être une forme de suicide par noyade. Parfois le suicidant sera retrouvé les mains, les genoux ou les jambes liées, ces entraves posées par lui-même étant faites dans le but de ne pas pouvoir renoncer à son acte au dernier moment, par instinct de conservation.

ATTENTION
– Face à un suicide dans une baignoire, considérer que la personne à pu chercher à s'électrocuter (sèche-cheveux branché dans l'eau) → penser au risque de suraccident.
– Un suicidant sorti de l'eau mécontent d'avoir pu être sauvé, peut être capable de se rejeter à l'eau, faussant ainsi compagnie à ses sauveteurs, ou peut se montrer agressif à leur égard.

La victime était-elle lestée ?

– Savoir s'il y a eu précipitation à partir d'un pont et que la personne a été emmenée par le courant, ou si elle s'est lestée d'une pierre au cou et a coulée à l'endroit où elle s'est jetée à l'eau.
– Éléments qui orienteront dans la recherche des traumatismes associés : traumatismes cervicaux dus au lestage ou à un plongeon en eau peu profonde, fractures et plaies dues à la dérive du corps et au charriage dans la rivière.

Face à quel type d'eau sommes-nous ?

Eaux stagnantes : piscine, baignoire, étang **Eaux vives :** rivière, mer	Eau douce Eau saline	Pollution

Quelle est la température de l'eau ?

Brûlures dues à la température de l'eau (baignoire) (figure 27.1) ou au contraire hypothermie (eaux vives).

Temps d'immersion ?

Retentissement sur la victime ?

Tout dépend du moment où l'on intervient dans la noyade. Quoi qu'il en soit on trouvera des signes de :
– troubles ventilatoires, avec cyanose dans la noyade vraie ;
– troubles circulatoires avec écume rosée au niveau des lèvres et signes de l'OAP ;
– troubles de la conscience ;
– hypothermie possible ;
– lésions traumatiques de charriage ;
– ACR éventuellement

Bilan complémentaire

– Âge.
– En fonction des circonstances : recherche de malaise, d'antécédents psychiatriques, de traitement en cours, etc.

ATTENTION
aux intoxications associées (médicamenteuse et alcoolique dans TS, alcoolique dans AVP - voiture qui a quittée la route)

Conduite à tenir particulière

– Appel des forces de police en fonction des circonstances.
– Appel de moyens nécessaires si besoin (appareil de levage).
– Éviter le refroidissement, tant de la victime qu'éventuellement de la personne qui a été la repêcher.

L'INTOXICATION AU GAZ

Dans les asphyxies au gaz, il n'est pas rare de voir des suicidants se servir de leur voiture et des échappements qui en résultent pour tenter de mettre fin à leurs jours.
Le suicide au gaz naturel n'est pas possible, celui-ci ne contenant pas d'oxyde de carbone.
L'agent principalement retrouvé dans ce genre de tentative de suicide est le monoxyde de carbone (CO), cependant ce qui va suivre vaut aussi pour les intoxications accidentelles dont pourront être victimes par exemple le SDF, le squatter d'un appartement insalubre mais aussi toute personne ayant un chauffe-eau défaillant, voire le sauveteur s'il ne le détecte pas à temps. C'est pourquoi il est recommandé que chaque équipe de sauveteurs puisse être équipée de détecteur de CO.
Les risques sont les suivants.

< 100 ppm (parties par millions)[9]	Sans danger, céphalées
200 ppm	Nausées
500 ppm	Vomissements, perte de connaissance brève
1 000 ppm	Intoxications graves, coma
2 000 ppm	Mortel en 4-5 heures
5 000 ppm	Mortel en 20 minutes

Quoi qu'il en soit, ce gaz incolore, inodore et sans saveur serait responsable d'environ 300 morts par an en France.
Après inhalation, le CO se fixe à 85 % sur l'hémoglobine pour laquelle son affinité est 230 fois supérieure à celle de l'oxygène, ce qui entraîne une hypoxie aiguë par anomalie de transport de l'oxygène. Il se fixe aussi directement aux muscles et à certaines cellules entraînant alors une toxicité cellulaire directe. Certains organes sont particulièrement sensibles à l'action de l'oxyde de carbone comme le cerveau, le myocarde mais aussi le fœtus.
Dès que le taux de saturation de l'hémoglobine par l'oxyde de carbone (HbCO) atteint 5 %, des effets peuvent être visibles au niveau du système nerveux et des modifications peuvent apparaître au niveau du flux sanguin et de la fréquence cardiaque et pulmonaire. En fonction de l'importance de l'intoxication, les symptômes pourront être les suivants.

9. http ://clients.newel.net/particulier/macmi/articles/revuesamu97/samu6803.htm

Symptômes	Taux de CO (mL/100 mL)	Taux d'HbCO (% d'HbCO)
Céphalées et dyspnée d'effort, angor chez le coronarien, risque mortel pour l'insuffisant cardiaque grave, vision floue.	2-4	10-20
Nausées, céphalées, vertiges, dyspnée.	4-6	20-30
Confusion, perte de connaissance, céphalées sévères, tachycardie, hyperpnée, vomissements.	6-8	30-40
Altérations sensorielles des fonctions intellectuelles, faiblesse musculaire aggravée à l'effort.	8-10	40-50
Coma, convulsions.	10-14	50-70
Défaillance cardio-respiratoire et mort.	> 14	> 70

Le tabagisme peut, à lui seul, induire un taux de carboxyhémoglobine de 15 %.
La classique teinte cochenille des téguments est rare, plus souvent remplacée par une pâleur ou une cyanose.
Une agitation ainsi que des troubles du comportement peuvent être retrouvés, donnant à cette intoxication l'apparence d'une décompensation psychiatrique.
Comme dans les inhalations de fumées, l'HbCO peut entraîner une valeur faussée de la saturométrie.
Il va de soi que le traitement d'une telle intoxication est l'oxygénothérapie normobare (au masque à haute concentration), voire hyperbare en fonction du degré de gravité des signes et du temps d'exposition en atmosphère pathogène.

L'INTOXICATION MÉDICAMENTEUSE

Face à une intoxication médicamenteuse, qu'elle soit volontaire ou non, le sauveteur recherchera :

– le nom des médicaments absorbés. **Attention, aujourd'hui, un même médicament peut avoir deux noms différents : un nom commercial et un nom en tant que médicament générique (en général le nom de sa molécule : ex. Lexomil®, = bromazepam) ;**

– leur nombre :

• penser à fouiller les poubelles ;

• si l'on ne peut pas déterminer exactement la quantité ingérée on partira de l'idée que la personne en a pris le maximum. Ainsi pour une boîte déjà entamée avant la prise, la dose considérée sera celle correspondant à l'ensemble des comprimés manquants ;

– leur dosage ;

– si les médicaments absorbés appartiennent au traitement régulier de la victime ;

– le délai d'absorption ou à quand remonte la prise ;

– s'il y a prise associée d'alcool ou d'autres toxiques (si oui lesquels et en quelle quantité) ;

– s'il y a eu vomissements ;

– et bien sûr la répercussion sur l'état général, avec prise en compte des constantes.

Les principaux médicaments rencontrés lors de ces tentatives de suicide ainsi que leurs signes cliniques sont regroupés dans le tableau suivant[10].

Familles (exemple)	Dose de toxique	Risques/signes
Barbituriques (Gardénal®)	0,5 g	Coma, myosis, hypothermie, hypoventilation, collapsus
Benzodiazépines (Valium®-Lexomil®...)	0,1-0,5 g	Hypotension, coma
Carbamates (Équanil®-Atrium®)	4 g	Coma, mydriase, hypothermie, collapsus
Imipramines (Anafranil®-Laroxyl®)	0,5 g	Agitation, délire, coma, mydriase, convulsions, troubles de la conduction cardiaque
Phenothiazines (Largactil®-Nozinan®)	0,5 g	Coma, myosis ou mydriase, hypothermie, convulsions, collapsus, troubles de la conduction cardiaque
Morphiniques (codéine-héroïne)		Coma, hypoventilation, myosis
Anesthésiques (cocaïne)		Délire, convulsions, mydriase, hypoventilation, collapsus, nausées, vomissements, hyperthermie
Tonicardiaques (digitaline, digoxine)	2-5 mg	Confusion, troubles visuels, signes digestifs, troubles cardiaques (ACR)
Aspirine	20 g	Coma, convulsions, hyperthermie, hyperventilation, hémorragies digestives
Paracétamol (Dafalgan®)	10 g	Coma, hypoventilation, atteinte hépatique grave
Nivaquine	4 g	Troubles de la vision, arythmie brutale (ACR)
Colchicine (Colchimax®)	5 mg	Diarrhée, collapsus, atteinte hématologique
Anticoagulants (Sintrom®-Tromexane®)		Troubles digestifs, hémorragie interne et ou exteriorisée

ACR : arrêt cardio-respiratoire.

***ATTENTION :** l'intoxication au paracétamol est souvent sous estimée dans sa gravité et peut parfois être une urgence. Concernant les intoxications par produits ménagers, la conduite principale est de ne pas faire vomir la victime, le produit qui a brûlé au premier passage les voies digestives risquant le même effet lors de son second passage.*

10. http ://www.infirmiers.com/secourisme/intoxicationaigue.php4.

SOUS-PARTIE

5

Les agressions collectives

VIOLENCE ET GRANDS RASSEMBLEMENTS

CHAPITRE 28

Certains grands événements, sportifs notamment, sont parfois propices à des débordements de violence. Ainsi, c'est le 29 mai 1985 avec la vision de la mort en direct liée à la catastrophe du Heysel, qui fit 39 morts et 600 blessés lors de la Coupe d'Europe entre l'équipe italienne de la Juventus et l'équipe anglaise de Liverpool, que l'opinion publique semble avoir pris conscience de la violence dans le sport et plus particulièrement dans le football.
Cette image de violence fut à nouveau renforcée par celle du gendarme Nivel agressé pendant la coupe du monde de football en 1998 par une bande de supporters déchaînés et laissé pour mort baignant dans son sang. Comme quoi, 13 ans plus tard, rien ne semblait donc avoir changé.
Puisque c'est lors de ces grands rassemblements de football que cette violence semble être la plus présente, c'est à partir de ce phénomène que nous allons traiter ce chapitre. Ce qui est valable pour un stade l'étant tout autant pour tout autre lieu où se regroupe un nombre important de personnes.
Le but de ce chapitre est d'apporter aux sauveteurs quelques notions de base, afin de leur permettre de mieux cerner cette violence, pour que, lors de la couverture sanitaire d'un événement à risque, ils puissent mieux la percevoir, mieux l'anticiper et ainsi mieux appréhender les exactions qui en résultent.
Enfin, nous aborderons le phénomène de panique, conduite collective parfois rencontrée lors de telles manifestations lorsque celles-ci dégénèrent.

1. Lieux d'affrontement

La violence peut naître à différents endroits : à l'intérieur du lieu de rassemblement, le stade bien sûr, mais aussi à l'extérieur notamment à proximité des gares desservant le lieu de réunion, voire dans les trains.

1.1 STADE

1.1.1 Un lieu guerrier

Ce lieu, qui se veut festif à la base, peut être ressenti par les spectateurs, qui se trouvent enfermés à l'intérieur, comme un lieu guerrier. Effectivement, s'il est construit de façon circulaire et fermée, sur le même schéma que les arènes de la Rome antique, il ne manquera pas d'être assimilé à un lieu de combat, de joute, plutôt qu'à un lieu de fête et donc, par définition, à un site où sont organisées des violences.

De plus, cet endroit clos pourra pour certains, et notamment la sécurité interne ou certains supporters, être considéré comme une forteresse, un camp retranché où « l'ennemi » (souvent les forces de police), est stationné à l'extérieur et où l'état de siège sera décrété dès que les « festivités » débuteront.
Pour ce qui est des habitants des villes, dont la quiétude est troublée certains soirs de match, ce sont alors les supporters qui sont perçus comme des envahisseurs !

1.1.2 Un espace de visibilité

Le stade, outre son statut de lieu sportif et donc de spectacle, est aussi par définition un lieu économique (billetterie, buvette, produits dérivés) qui devient un studio d'enregistrement les soirs d'événements importants.

C'est donc un espace de visibilité pour les supporters et leur violence. Nous aborderons ce problème quand nous traiterons du rôle des médias.

1.1.3 Un terrain d'affrontement

Pour certains supporters, le stade représente un terrain neutre, une forme d'extraterritorialité, où les conflits peuvent ainsi se régler en interne tant au sens propre qu'au sens figuré. Le stade étant alors, ni plus ni moins, que le prolongement de la cour de recréation que le supporter fréquentait lorsqu'il était gamin et qui servait de lieu pour régler les différends enfantins. C'est ce problème de territorialité qui s'étend de plus en plus aux alentours du lieu de la rencontre, allant jusqu'à investir la ville de l'équipe perdante.

1.1.4 Un espace masculin

Lors de certaines manifestations les femmes ne représentant que 10 % du public, le stade devient donc un « espace » masculin, et donc d'expression de la virilité, virilité qui, pour quelques-uns, devient synonyme de violence. Ainsi pour certains jeunes, assister à un premier match dans un stade, c'est comme entrer dans le monde viril des hommes avec ce que cela suppose alors de déviance potentielle pour faire comme les aînés (comportement mimétique).

1.2 Alentours du stade

Les alentours du stade sont le lieu que le public, qui n'a pu s'exprimer à l'intérieur du stade, investira pour extérioriser ses réactions, face au résultat du match ou par rapport à ce qui a pu se passer pendant celui-ci. C'est le lieu de la justice immédiate, d'épanchement de la révolte.

Cet espace d'expression s'étend souvent du stade jusqu'aux gares routières, SNCF ou RER, lieu réel de dispersion des spectateurs. C'est pourquoi, lors de grandes manifestations et qui plus est, à risques, il peut parfois sembler opportun que les services de secours assurent un poste de secours dit « prudentiel » près de ces endroits stratégiques que sont les gares. C'est notamment ce dispositif que met en place la Croix-Rouge de Seine-Saint-Denis, responsable des secours non médicaux sur le Stade de France.

Ce « territoire investi » à l'extérieur du stade, généralement étroitement surveillé par les forces de l'ordre, peut être le lieu que choisiront quelques fauteurs de troubles pour se dissimuler dans la foule, afin de prendre le camp adverse par surprise, comme le firent déjà des hooligans.

2. Supporters

Le football est l'un des sports où la moyenne d'âge des supporters est la plus jeune (61 % ont moins de 25 ans).

2.1 Être un supporter

Il existe schématiquement trois types de supporters :

– le *supporter passif, appelé spectateur* : il vient pour le jeu, pour voir un « beau spectacle » en fonction de l'affiche et est sans *a priori* pour une équipe par rapport à l'autre. Il est venu voir 22 sportifs jouer ensemble ;

– le *supporter actif* : il appartient généralement à un club de supporters, il vient pour soutenir son équipe. Il se veut acteur du match en prenant position, en manifestant sa présence. Il se sent investi dans les enjeux du match. Il est venu prendre parti pour 11 joueurs, quitte parfois à être de mauvaise foi. Il insultera les joueurs de couleur de l'autre équipe avec des propos racistes, mais pourra encenser ceux qui font partie de la sienne.

Au football, il existe une rivalité au sein de ses supporters, qui de spectateurs deviennent de véritables fans avec tout ce que ce mot comporte de signification négative et dangereuse. Cette rivalité est ressentie comme une véritable dualité, ami/ennemi, eux/nous. Alors que leur amour commun pour le ballon rond devrait plutôt les rapprocher, c'est leur soutien aveugle pour leur équipe qui les éloigne. Chacun pour son camp, pas de cause commune ! C'est ainsi que sont nées les individualités spécifiques à chaque groupe de supporters d'où ont émergé certains fauteurs de troubles ;

– les *fauteurs de troubles* : ils ne se sentent pas investis dans le match, peu importent les enjeux. Ils sont là pour se donner en spectacle par quelque moyen que ce soit.

2.2 Fauteur de troubles

Le fauteur de trouble est quasi exclusivement célibataire et blanc, âgé entre 15 et 30 ans et venant fréquemment d'un milieu modeste. Il est souvent chômeur ou possède un travail instable (CDD, intérimaire). Il a généralement eu une enfance dans une famille éclatée ou un univers violent. Souvent tatoué, parfois aux couleurs de son équipe, il n'a pas de style vestimentaire particulier. Seul le foot compte, toute autre activité ne l'intéresse pas. Ses valeurs sont : la fierté, la virilité, l'orgueil, l'esprit d'équipe et l'amour pour le club. Ses idées politiques sont plutôt à droite, voire d'extrême-droite.

Ce fauteur de troubles n'agit jamais seul et fait donc partie d'un groupe généralement hiérarchisé dont la taille varie en fonction du club (environs 200 pour un grand club) :

– les meneurs, au nombre généralement de dix, forment le noyau dur, appelé *leadership* dont le rôle est la prise d'initiative des confrontations ;

– les stagiaires, une centaine, âgés de 20 ans en moyenne, aspirent à intégrer le noyau dur. Ce sont eux qui ont le rôle de casseurs avec provocations, insultes, chants et actes de violence ;

– les plus jeunes sont les suiveurs, ils sont là pour apprendre.

Quant aux femmes, elles n'ont pas de rôle actif. Ce sont les petites amies des casseurs. Elles attendent généralement à l'exterieur du stade.

3. Dans l'enceinte du stade

3.1 Grillage

Certains stades sont encore équipés de grillage pour séparer les supporters. L'inconvénient de ces grilles, c'est qu'elles donnent l'impression aux supporters d'être des bêtes en cage, les poussant alors à agir de la sorte.

La notion de cage est très importante pour le supporter s'il habite dans une cité. Issu souvent d'un milieu modeste voire défavorisé, il estime alors vivre dans des *cages* à lapins, l'ennui le faisant parfois errer en bas des immeubles dans les *cages* d'escaliers. Et si en plus, il est un habitué des commissariats, il aura alors eu à connaître « la mise en *cage* » lors de gardes à vue.

Le but d'un animal étant de marquer son territoire, le supporter, assimilé comme tel, aura alors tendance à vouloir franchir ces barrières, sortir de sa cage, pour aller investir le territoire voisin, généralement celui de son ennemi : le supporter de l'équipe opposée. Cette prise de territoire se retrouve alors, dans certains clubs, certains virages de stade ou dans l'espace derrière les buts qui sont souvent investis par les supporters.

3.2 Inclinaison des gradins

Autre problème d'infrastructure, le danger induit par l'inclinaison des gradins. Souvent ceux-ci sont très escarpés (jusqu'à 37° d'inclinaison) pour faciliter une bonne vision de la compétition. Lors de certains matchs, les supporters ont tendance à dévaler ces marches quand un but est marqué, cette déferlante souvent incontrôlée pouvant alors entraîner quelques accidents.

3.3 Installation du public

3.3.1 Nombre de places assises

Le nombre de places assises peut lui aussi influer sur le phénomène de violence. Avec une équation assez simple à comprendre. Plus il y a de sièges, moins il y a de places et donc plus le prix des places est cher. Ceux qui ne peuvent alors entrer dans le stade faute de moyens ou faute de places auront tendance à manifester leur mécontentement aux alentours du stade, voire tenteront de rentrer en force, générant alors certaines bagarres. C'est généralement le motif des bagarres d'avant-match.
C'est aussi le problème de places assises qui fut à l'origine de la catastrophe de Furiani, en Corse, le 5 mai 1992, où pour la circonstance du match (demi-finale de coupe de France opposant Bastia à l'OM) furent construits à la hâte des échafaudages-tribunes, qui ne résistèrent pas aux vibrations émises par les piétinements et les mouvements des spectateurs et qui s'écroulèrent entraînant dans leur chute 4 200 personnes, faisant ainsi 18 morts et 2 357 blessés.

3.3.2 Attitude du supporter assis

De plus, un supporter est quelqu'un qui a besoin de bouger, par excitation, pour se montrer, pour s'exprimer. S'il est assis, il se sent alors entravé dans ses mouvements. Il ressent de ce fait encore plus d'énervement à ne pas pouvoir remuer et est encore plus enclin à s'agiter et à se lever en permanence. C'est ainsi que, lors de ces gesticulations, on verra voler toutes sortes d'objets.

De plus, le fait de se lever est, pour le supporter, une marque d'intérêt et de reconnaissance vis-à-vis des joueurs. C'est ce sentiment que l'on retrouve lors d'une « ola », comme aussi d'ailleurs dans une « *standing ovation* ».

3.3.3 Attitude du supporter debout

A contrario, un spectateur debout d'emblée pourra plus facilement gesticuler, mais ne pourra pas taper sur ses voisins car il sera serré contre les autres. Ainsi, la foule s'auto-contient et donc s'auto-contrôle et il y a de ce fait moins de débordements. D'autres, au contraire, diront qu'une foule est plus agressive debout qu'assise.

3.3.4 Facteurs pouvant favoriser des comportements violents

L'ambiance qui règne dans le stade et notamment dans les tribunes influe aussi sur la potentialité de violence. Ainsi une foule maquillée, déguisée sera plus encline à la violence qu'une foule qui ne l'est pas et cela par effet de dépersonnalisation. Effectivement, les maquillages confèrent aux spectateurs un certain anonymat. Ainsi derrière son maquillage, son masque, le supporter, comme lors d'un carnaval, n'est plus lui. Il est un supporter lambda dans une foule, ce qui peut induire alors des comportements violents ou dangereux.
De plus, les bruits émis par les sifflets, les cris, les cornes de brume, les pétards ou feux de Bengale, et autres objets musicaux ou bruyants, associés à la vision de couleurs vives, des fumigènes de couleur, entraîneront une hyperactivation du système nerveux central et augmenteront de ce fait l'agressivité du supporter.

4. Sur le terrain

L'excitation des spectateurs dépendra bien souvent aussi de leur degré d'identification aux joueurs.

4.1.1 Identification aux joueurs

Ainsi, si ceux-ci se comportent mal sur le terrain, leurs supporters auront souvent tendance à en faire autant dans les tribunes, agissant, là encore, par mimétisme. Le nombre de spectateurs dans le stade étant alors souvent un vecteur d'aggravation de chahut par phénomène d'entraînement. Effectivement, il n'est pas rare que des joueurs se fassent remarquer par leur violence à l'encontre de leurs adversaires sur le terrain, mais aussi sur le chemin des vestiaires.

4.1.2 Attitude des dirigeants

De même, il n'est pas inhabituel que cette conduite se retrouve aussi au niveau des dirigeants du club et de l'équipe d'encadrement assis sur le banc de touche. Ces agissements déplacés visibles par les supporters survoltés sont alors des détonateurs pour la violence.

4.1.3 Comportement de l'arbitre et du speaker

Le comportement de l'arbitre qui agit avec plus ou moins d'impartialité, ainsi que les commentaires subjectifs du speaker du stade peuvent, eux aussi, induire l'attitude des supporters dans les tribunes ou après le match.

4.1.4 Attitude des spectateurs

C'est ainsi qu'il peut être donné à voir des débordements conduisant à l'envahissement du terrain, les supporters s'appropriant alors le territoire réservé aux joueurs en signe de protestation. Envahissement qui n'a rien à voir avec le « *streaking* » qui concerne quelques hurluberlus descendant en général sur le terrain pour y courir dans le plus simple appareil.

5. Rôle des médias

C'est en 1950 que les premiers droits de retransmission télévisuelle sont instaurés pour lutter contre le déclin du sport. Sans le vouloir, la petite lucarne va se faire la caisse de résonance du phénomène d'affrontement, car à travers la télévision, les supporters radicaux vont pouvoir se mesurer, se comparer à ceux des autres clubs, faire connaître leurs chants guerriers et entrer ainsi en compétition, sachant que tout incident local devient alors, grâce à la médiatisation, un événement national.
En 1955 ont commencé les affrontements et donc les premières mesures prises au niveau des stades, mais tout cela se limitait à la région. Avec le développement des transports, l'internationalisation des compétitions, associés à l'augmentation des revenus des

supporters, leur permettant de se déplacer plus souvent, le phénomène s'intensifie, relayé par les médias.
En 1962, le salaire des joueurs est libéré, ce qui conduit aux premiers transferts, et au début de la « starisation » des joueurs, amplifiée là encore par les médias.
Les médias et surtout la télévision sont donc devenus le miroir de ce qui pouvait se passer à l'intérieur du sport, capables de faire et de défaire une carrière par l'orientation des articles ou des reportages. Ils ont entraîné alors dans leur sillage les plus fervents supporters, en manipulant leurs émotions et donc leur comportement.

6. Clubs

Les clubs ont aussi une grande part de responsabilité dans la violence de leurs supporters. Violence qui peut alors servir de monnaie d'échange, et/ou de chantage à la relégation où le discours sous-entendu est « Vous ne nous reléguez pas et tout se passera bien et on fera en sorte qu'il n'y ait pas de violences, si en revanche, vous nous rétrogradez alors on ne répond plus de rien et vous verrez bien la réaction des supporters... ». Le supporter devenant alors à son insu un otage de choix, le bras indirectement armé de certains clubs, celui qui, par son aveuglement, peut être manipulé et utilisé, comme on « lâche les chiens ».
Ainsi même si le match c'est bien déroulé, la situation pourra dégénérer en fonction des anciens contentieux entre clubs, le supporter devenant alors « la petite main » qui va aider à faire le ménage.

7. Législation

Il faut savoir qu'au niveau européen, il a été mis en place, en 1985, la convention européenne sur la violence et les débordements de spectateurs lors de manifestations sportives et notamment de matchs de football.
En France, plusieurs lois abordent la violence dans les stades, nous nous arrêterons ici sur deux d'entre elles.

7.1 Loi n° 93-1282 du 6 décembre 1993

La loi n° 84610 du 16 juillet 1984, relative à l'organisation et à la promotion des activités physiques et sportives, a été revisitée par la loi n° 93-1282 du 6 décembre 1993 « relative à la sécurité des manifestations sportives » dite loi Alliot-Marie du nom du ministre des Sports de l'époque et dont les principaux articles relatifs à la violence dans les stades sont les suivants :
– article 42.4 : « *Lors du déroulement ou de la retransmission en public d'une manifestation sportive,* ***l'accès à une enceinte sportive est interdit à toute personne en état d'ivresse****. Quiconque aura enfreint cette interdiction sera puni d'une amende de 7 500 euros. Si l'auteur de l'infraction définie au deuxième alinéa s'est également rendu coupable de violences ayant entraîné une incapacité totale de travail d'une durée inférieure ou égale à 8 jours, il sera puni d'une amende de 15 000 euros et de 1 an d'emprisonnement. Les peines prévues au précédent alinéa sont applicables à quiconque aura, en état d'ivresse, pénétré ou tenté de pénétrer par force ou par fraude dans une enceinte sportive lors du déroulement ou de la retransmission en public d'une manifestation sportive.* » ;
– article 42.5 : « *Quiconque aura introduit ou tenté d'introduire par force ou par fraude dans une enceinte sportive, lors du déroulement ou de la retransmission en public d'une manifestation sportive, des boissons alcooliques au sens de l'article L. 1er du Code des débits de boissons et des mesures contre l'alcoolisme sera puni d'une amende de 7 500 euros et de 1 an d'emprisonnement. Les dispositions du premier alinéa ne sont pas applicables aux personnes autorisées à vendre ou à distribuer de telles boissons en application du troisième alinéa de l'article 49-1-2 du même code.* » ;
– article 42.7 : « *Sera punie d'une amende de 15 000 euros et de 1 an d'emprisonnement toute personne qui, lors d'une manifestation sportive ou de la retransmission en public d'une telle manifestation dans une enceinte sportive, aura par quelque moyen que ce soit, provoqué des spectateurs à la haine ou à la violence à l'égard de l'arbitre, d'un juge sportif, d'un joueur ou de toute autre personne ou groupe de personnes.* » ;
– article 42.7.1 : « *L'introduction, le port ou l'exhibition, dans une enceinte sportive, lors du déroulement ou de la retransmission en public d'une*

manifestation sportive, d'insignes, signes ou symboles rappelant une idéologie raciste ou xénophobe est puni d'une amende de 15 000 euros et de 1 an d'emprisonnement. La tentative du délit prévu à l'alinéa précédent est punie des mêmes peines. » ;

– article 42.8 : « *L'introduction de fusées ou artifices de toute nature ainsi que l'introduction sans motif légitime de tous objets susceptibles de constituer une arme au sens de l'article 132-75 du Code pénal sont interdites dans une enceinte sportive lors du déroulement ou de la retransmission en public d'une manifestation sportive. Quiconque aura enfreint l'une ou l'autre de ces interdictions sera puni d'une amende de 15 000 euros et de 3 ans d'emprisonnement. La tentative du délit prévu au présent article est punie des mêmes peines. Le tribunal pourra aussi prononcer la confiscation de l'objet qui a servi ou était destiné à commettre l'infraction.* » ;

– article 42.9 : « *Sera puni des peines prévues au deuxième alinéa de l'article 42-8 quiconque aura jeté un projectile présentant un danger pour la sécurité des personnes dans une enceinte sportive lors du déroulement ou de la retransmission en public d'une manifestation sportive. Sera puni des mêmes peines quiconque aura utilisé ou tenté d'utiliser les installations mobilières ou immobilières de l'enceinte sportive comme projectile.* » ;

– article 42.10 : « *Sera puni d'une amende de 15 000 euros et de 1 an d'emprisonnement quiconque, en pénétrant sur l'aire de compétition d'une enceinte sportive, aura troublé le déroulement de la compétition ou porté atteinte à la sécurité des personnes ou des biens.* »

7.2 Circulaire du 9 décembre 1994

7.2.1 Mise en place du dispositif de sécurité

Émanant du ministère de l'Intérieur, elle est relative à la sécurité des enceintes sportives à l'occasion des rencontres de football. En voici de larges extraits.

« Lors des rencontres de football, qu'elles soient nationales ou internationales, les services de police sont confrontés à des manifestations de grande ampleur mais également à d'autres difficultés spécifiquement attachées à ce sport. Le développement, ces dernières années, de certaines formes de violence constatées dans plusieurs stades, révèle l'émergence d'un phénomène "hooligan" qui nécessite toute votre attention. Pour mieux maîtriser ces phénomènes, les incriminations pénales contenues dans la loi citée en référence vous accordent désormais les moyens juridiques adaptés.

Mis en œuvre en étroite collaboration avec les organisateurs, les dispositifs de sécurité seront élaborés dans le cadre des directives ci-après définies. Ils devront, en particulier, face à des perturbateurs, privilégier l'aspect judiciaire afin de neutraliser les fauteurs de troubles et ainsi en éviter la réitération. Individualisant au mieux la réponse, ils inciteront ainsi à ne plus raisonner en termes classiques d'affrontement.

Le contexte propre aux différentes rencontres, en particulier le niveau de compétition et l'enjeu, ainsi que l'environnement des équipes participantes, conditionnent l'organisation du service, notamment l'importance des forces de police ou de gendarmerie appelées à y participer.

Des contacts utiles doivent être pris avec les représentants qualifiés des clubs en présence et des associations de supporters, pour évaluer le nombre des spectateurs et obtenir des informations sur leur comportement...

Les rapports entretenus entre la Direction générale de la police nationale et les instances représentatives du football ont permis l'instauration dans chaque club, depuis la saison 1992, d'un correspondant sécurité, véritable interlocuteur spécialisé à même de fournir des renseignements exploitables au plan opérationnel.

Il importe d'associer ce représentant du club à l'élaboration des services d'ordre à cause de sa connaissance particulièrement utile de certains supporters à surveiller de près. Cette concertation vous autorise à insister sur la responsabilité des dirigeants de clubs qui ne voudraient parfois gérer que le seul aspect sportif de ces événements...

7.2.2 Inspection du stade

Dans tous les cas, l'inspection du stade et des installations est effectuée quelques jours avant la rencontre, conjointement avec les autres services concernés (services municipaux, pompiers, SAMU, organisateurs...) pour déceler les anomalies affectant la sécurité et y remédier sans délai. Cette visite ne saurait se substituer aux visites des commissions de sécurité...

7.2.3 Mesures d'interdictions préventives

Dans le but d'éviter les troubles dus à la consommation de boissons alcoolisées, il est impératif d'en interdire la vente ou la distribution tant à l'intérieur du stade qu'aux alentours de celui-ci (par des ambulants en particulier). Au besoin, si des circonstances exceptionnelles le justifient, une telle mesure peut être étendue à tout ou partie de la circonscription.

L'introduction ou la tentative d'introduction de boissons alcoolisées sera interdite dans l'enceinte du stade, on recourra éventuellement à l'article 42-5 de la loi 93-1282... (voir plus haut).

7.2.4 Dispositifs concernant les individus « potentiellement dangereux »

La prise en charge des groupes présentant un risque potentiel doit être prévue, notamment pour ceux utilisant des moyens de déplacement collectif. Un dispositif de surveillance générale sera mis en place dans la ville de départ, dans la ville de destination et si nécessaire sur certains itinéraires, afin de prévenir et réprimer les actes de délinquance et veiller au maintien de l'ordre.

De même incombe aux services de sécurité la détection d'individus ou de groupes portant ou exhibant des insignes, signes ou symboles évoquant une idéologie raciste ou xénophobe afin de faire obstacle à leur entrée dans le stade.

7.2.5 Mesures de protection des joueurs, arbitres et officiels

Une particulière vigilance devra empêcher l'introduction dans les enceintes sportives de fusées ou feux d'artifices de toute nature, cette même attitude étant valable pour toute arme par destination présentant des risques pour les spectateurs (article 42-8 de la loi du 6 décembre 1993)...

La protection des joueurs, des arbitres et des officiels doit être assurée avant, pendant et après la rencontre. Elle dispose désormais d'une base légale accrue découlant des dispositions de la loi du 6 décembre 1993 (article 42-7).

Des parkings surveillés et protégés, aménagés si possible à l'intérieur du périmètre du stade dans un secteur d'accès réservé et au plus près des installations, seront prévus pour abriter les autocars des joueurs et les véhicules des officiels et des arbitres évitant ainsi les déplacements dans les zones accessibles au public.

Il appartient aux forces de l'ordre de mettre en place un dispositif de sécurité à même de réduire la probabilité ou les conséquences d'incidents graves. À cet égard, la plus grande fermeté doit s'exercer à l'encontre des perturbateurs dont la mise à l'écart conditionne le déroulement normal du match.

Le recours à l'article 42-10 de la loi précitée offre dorénavant une base juridique sans équivoque appuyée sur la mise en œuvre de patrouilles en tenue et en civil pour :

– détecter et signaler les groupes d'agitateurs, les individus portant ou exhibant des insignes, signes ou symboles rappelant une idéologie raciste ou xénophobe, interpeller les vendeurs de billets à la sauvette et établir toute procédure nécessaire ;

– surveiller les parkings, les stations de transports en commun pour prévenir les vols ou les agressions.

Le service d'ordre dans le stade doit respecter un principe : l'organisateur est responsable de la sécurité dans l'enceinte sportive. Il en assume l'entière responsabilité. En corollaire, la sécurité hors enceinte sportive est assumée sans partage par l'autorité administrative...

Les groupes de spectateurs repérés ou signalés comme potentiellement dangereux ou agressifs doivent être surveillés. Les moyens modernes de reproduction de l'image tels que photos ou vidéo seront utilisés pour permettre des identifications précises et l'établissement de procédures judiciaires en cas d'incidents. Ces mesures sont fondamentales pour une bonne application des dispositions de la loi du 6 décembre 1993.

Les contrôleurs et les personnels techniques doivent être sensibilisés au recueil du renseignement. L'attention des correspondants sécurité des clubs doit être attirée sur ce point.

Des instructions précises doivent être données au commentateur officiel du stade pour interdire les annonces de nature à favoriser les comportements antisportifs ou agressifs et obtenir son concours pour diffuser toute consigne au public en cas de nécessité.

7.2.6 Modalités d'intervention des forces de l'ordre

En ce qui concerne l'intervention éventuelle, sur réquisition, ou en cas de nécessité absolue, des forces de police à l'intérieur de l'enceinte sportive :

– des unités légères de première intervention peuvent être constituées pour agir avec un maximum de sécurité et évacuer immédiatement

les fauteurs de troubles. Toute action dans ce cadre doit être compatible avec les phénomènes de foules ;
– une réserve opérationnelle, dont l'importance sera fixée en fonction de l'événement, doit toujours être prévue afin d'être mise en œuvre en cas de troubles graves.
Lorsque des heurts ou violences ou des délits prévus par la loi 93-1282 relative à la sécurité des manifestations sportives sont prévisibles, le procureur de la République sera tenu informé de la situation et des mesures prises pour assurer l'identification et la mise en cause de leurs auteurs...

7.2.7 Missions du service d'ordre

Le service d'ordre mis en place aux abords immédiats du stade doit prendre en considération les points suivants :
– séparation des supporters à l'intérieur du stade qui impose la mise en place des cheminements spécifiques. À cet effet, des parkings distincts seront attribués aux supporters de chaque club, à partir desquels ils pourront accéder aux tribunes qui leur sont réservées. Au besoin, si le contexte le justifie ou si le déroulement du match laisse craindre des incidents, des mesures de protection doivent être prises tout au long des cheminements et à l'occasion des déplacements des autocars et véhicules des spectateurs, à l'arrivée comme au départ ;
– définition d'un plan global de circulation, avec interdiction de stationnement et accès limité à certains véhicules : officiels, autocars transportant les équipes, moyens de secours et de sécurité ;
– maintien permanent de la vacuité des itinéraires de secours ;
– établissement d'un large périmètre de sécurité interdit à la circulation des véhicules et des piétons afin de permettre aux forces de l'ordre de gérer l'espace ainsi dégagé en facilitant notamment le cheminement des spectateurs et l'accès des seuls véhicules autorisés ;
– mise en place sur ce périmètre des points de prébarrage tenus par des fonctionnaires de police ayant pour missions :
• de ne laisser pénétrer que les personnes en possession de billets ; d'orienter le public en fonction des billets détenus ;
• de procéder à l'examen des objets transportés et à des palpations de sécurité afin de confisquer les objets dangereux ou interdits : bouteilles, boissons alcoolisées, fusées, fumigènes, hampes de banderoles... ;
• de refouler les individus ivres et de prendre à leur égard toute mesure utile autorisée par les textes.

7.2.8 Dispositif mis en place afin de faciliter la sortie des supporters

Après le match, l'ensemble du dispositif policier est prévu de façon à établir un quadrillage extérieur, mais uniquement après le match et non en cours de partie ou tout mouvement du service d'ordre tel que changement de secteur ou autre est à prohiber. Il tient compte des axes de dispersion des spectateurs, des voies empruntées pour les transports en commun, des lieux de stationnement des cars de supporters et enfin de la surveillance des débits de boissons et autres commerces situés aux abords du stade.
L'objectif est de faciliter l'évacuation du stade et de fluidifier la circulation. Si, en raison notamment du déroulement de la rencontre, des affrontements sont à redouter à l'extérieur, des mesures d'encadrement des groupes à risque devront être mises en place, en même temps que la surveillance des points sensibles de la ville. Au besoin, il pourra être envisagé de maintenir dans l'enceinte du stade les supporters de l'une des équipes, dans l'attente de la dispersion totale des autres. Les joueurs ou arbitres seront escortés si nécessaire...
Les présentes directives ne sont pas exclusives des dispositions mises en œuvre habituellement lors de manifestations sportives de grande ampleur. »

8. Sauveteur face à la foule

8.1 DÉFINIR LA « DANGEROSITÉ » DE LA FOULE

La circulaire n° 00344 du 23 mai 2001 du ministère de l'Intérieur sur le dimensionnement des dispositifs préventifs de secours demande à ce que la foule soit évaluée, afin d'y approprier les secours à mettre en place. Les critères retenus dans ce document sont les suivants :
– « *pour les manifestations où le public est assis et statique (concert de musique classique, réunion d'assemblée générale associative...) ou debout et aisément mobile (compétition sportive banale de plein air en zone aménagée...), il peut être considéré comme calme ;*

– pour les manifestations où le public est debout et statique (concert de plein air...) ou mobile mais peu actif (foire exposition, compétition sportive en zone naturelle non aménagée...), il peut être considéré à risque moyen ;
– pour les manifestations où le public est sujet à des mouvements de foule ou mobile et très actif (course traditionnelle de vachettes en public, match de football à risque, grand carnaval de rue, concert pour jeune public...), il peut être considéré à risque fort. »

8.2 Types de lésions

Les pathologies rencontrées sur une mission sportive à risques sont les mêmes que celles liées aux manifestations regroupant un nombre conséquent de spectateurs ou de participants engendrant une foule importante : concerts, grands rassemblements politiques ou religieux, manifestations de protestation. Cependant, le sauveteur pourra retrouver des attitudes similaires de la part des victimes lors d'évacuation de grande envergure (catastrophes naturelles, World Trade Center, ...).
Les lésions associées à cette violence sont très variées et peuvent aller de la « bobologie » à l'arrêt cardio-ventilatoire en passant par les détresses ventilatoires et toute la traumatologie. Les causes allant des blessures liées aux bagarres, rixes et autres affrontements, aux décès par compression de la cage thoracique comme ce fut le cas au Heysel.

8.3 Intervention dans la foule

8.3.1 Nombre de sauveteurs intervenant

Sur des grands dispositifs de secours ou la foule est très compacte, comme c'est le cas par exemple chaque année à Lille pour la grande braderie qui réunit sur 2 jours plus d'un million de personnes le long de 100 kilomètres de trottoirs, les sauveteurs devront toujours intervenir en équipes constituées de trois à quatre personnes et faire en sorte de toujours rester en contact, radio principalement, avec leur base arrière. Un secouriste isolé ne serait d'aucune utilité et serait vite débordé et pourrait même être considéré comme mis en danger à se retrouver seul. Idem pour un binôme.

8.3.2 Évaluation de la situation

► Tenter de calmer les esprits

S'ils doivent intervenir lors d'un conflit, bagarre ou autre, les sauveteurs se garderont bien évidemment de prendre parti. S'il s'agit d'intervenir sur un élément d'une bande constituée il peut être aidant, voire salvateur d'accepter de dialoguer avec son « chef », lui seul pouvant avoir une certaine maîtrise de par son autorité reconnue sur le reste du groupe et avoir ainsi la possibilité de pouvoir calmer les esprits. Dans ce cas-là, le sauveteur doit savoir bien négocier, en se montrant alors ferme, déterminé mais conciliant.

► Si l'ambiance dégénère...

> Si l'ambiance dégénère, en aucun cas le sauveteur ne cherchera à se mettre en avant car il ne ferait pas face. Il faut alors savoir se protéger quitte à s'enfermer dans l'infirmerie le temps de laisser passer « l'orage » afin d'être alors plus disponible et donc plus efficace, une fois celui-ci passé, pour aller prendre en charge les victimes.

Sur le dispositif de secours d'une grande structure, comme le stade de France, par exemple, qui peut contenir jusqu'à 80 000 spectateurs, il est demandé aux sauveteurs, médecins, infirmiers et secouristes de se mettre, un peu avant la fin de la manifestation, en « dispositif de sortie », c'est-à-dire de se tenir à l'extérieur des infirmeries et de surveiller le bon déroulement de l'évacuation du stade, cela afin de s'assurer que celui-ci se vide dans les meilleures conditions et de pouvoir donner l'alerte rapidement en cas de problèmes.

8.4 Phénomène de panique

8.4.1 Historique

► Origine du terme

Petite minute culturelle : le terme de panique vient du dieu Pan, créature aux pieds de bouc et à la tête ornée de cornes. C'est de là que viendrait l'image du diable avec ses cornes. Ce dieu connu aussi pour sa flûte de syrinx ou flûte de pan, aimait, paraît-il, batifoler avec les personnes des deux sexes au fond des bois.

Ainsi, sa réputation était telle que les gens en avaient peur et fuyaient affolés devant lui, d'où le terme de panique.

▶ Première grande manifestation de panique

En France, la première fois ou l'on prit en compte réellement ce phénomène, c'est à partir du 4 mai 1897 lors de l'incendie du bazar de la charité, ou l'on dénombra cent vingt morts, parmi lesquels la duchesse d'Alençon, et plus de deux cents blessés... Ce qui a été notable lors de cet accident et qui a fait grand bruit, c'était que lors de la tentative d'évacuation des lieux, les hommes de l'époque, connus pour leur galanterie, oublièrent les règles de bienséance pour sauver leur peau. Une journaliste écrivit : « Parmi ces hommes (ils étaient environ deux cents), on en cite deux qui furent admirables et jusqu'à dix en tout qui firent leur devoir. Le reste détala, non seulement ne sauvant personne, mais encore se frayant un passage dans la chair féminine, à coups de pieds, à coups de poings, à coups de talons, à coups de canne. » Comme quoi même des gentlemen pouvaient céder à la panique !

▶ Deux exemples dramatiques

Si, au Heysel, la responsabilité première est celle des spectateurs qui ont semé la violence et la panique, la catastrophe du stade de Bradford (Grande-Bretagne), deux semaines plus tôt, qui fit 53 victimes, 18 disparus et 200 blessés, est à mettre au compte d'un stade vétuste n'offrant pas de garanties de sécurité suffisantes. Les spectateurs avaient été victimes de mouvements de panique provoqués par l'incendie d'une tribune dont ils n'avaient pu s'échapper en raison des barrières et des grillages protégeant le terrain et fermant le stade.

8.4.2 Évaluation du phénomène

▶ Sécurité : ce qu'en pensent les Français

Ainsi, le sauveteur pourra se retrouver face à des grands mouvements de foule souvent associés à des états de panique. Effectivement, il faut savoir que déjà par nature, les Français en règle générale, pensent que la sécurité n'est pas optimale dans les lieux publics comme le montre cette étude faite en 2001[1]. Dans le Tableau 28.1 est retranscrit en pourcentage leur ressenti concernant les équipements en matière de sécurité dans certains lieux publics[2].

Sur la capacité d'une foule à garder son calme, 87 % se disent inquiets à cet égard, dont 51 % très inquiets, seuls 13 % se montrant confiants dans ce domaine.

Et l'étude de conclure : « Au total, il semble que dans l'esprit des Français, les ingrédients soient réunis pour qu'en cas d'incident dans un lieu public, la situation devienne potentiellement grave pour les personnes s'y trouvant. Les lieux publics semblent ainsi constituer un contexte insécurisant pour ceux qui les fréquentent et les utilisent. »

▶ Notion de foule

Il y a donc risque de panique accrue en cas de mouvement de foule si déjà inconsciemment les gens ne se sentent pas en sûreté et donc en confiance. De plus, la foule est considérée comme : « Peu apte au raisonnement, elle se montre, au contraire, très apte à l'action[3]. » C'est effectivement bien connu que le phénomène de masse prime toujours sur l'individualité.

Tableau 28.1. Ressenti des Français en matière de sécurité dans les lieux publics (en %)

	Grands magasins	Écoles	Cinémas	Stades de foot	Bureaux	Métro	Boîtes de nuit
Suffisamment équipés	54	52	49	41	40	20	19
Insuffisamment équipés	43	43	43	49	50	60	64
Sans opinion	3	5	8	10	10	20	17

1. Grande enquête SOFRES - Observatoire de la sécurité Assa Abloy, réalisée en septembre 2001 par téléphone auprès d'un échantillon national de 1 000 personnes représentatives de la population âgée de 18 ans et plus.
2. Cependant, n'y a-t-il pas une différence à faire entre sécurité et sureté, qui sont parfois amalgamés dans l'esprit des gens !
3. Gustave Le Bon www.uqac.uquebec.ca/zone30/Classiques_des_sciences_sociales/livres/le_bon_gustave.html (1895, rééd. PUF, Paris 1981).

▶ **Définition**

> Concernant la définition de la panique, on peut dire qu'il s'agit d'une peur collective intense, déclenchée par la survenue d'un danger réel ou imaginaire, ressentie simultanément par tout ou partie des individus d'un groupe, d'une foule ou d'une population, caractérisée par la régression des consciences à un niveau archaïque et grégaire, et se traduisant par des comportements collectifs inadaptés, soit de sidération stuporeuse, soit plus souvent de fuite éperdue, d'agitation désordonnée ou de violence aveugle.

▶ **Déroulement du phénomène de panique : les quatre phases**

La désorganisation du groupe est totale d'emblée ou plus progressive quand la réaction de panique se propage de proche en proche. Une fois le processus déclenché, il est exceptionnel qu'une intervention extérieure puisse en juguler l'évolution spontanée. On peut décrire le phénomène de panique comme se décomposant en quatre phases :

– la *phase de préparation et de propagation de rumeurs*. Le « bouche à oreille » fonctionne alors d'après des faits vérifiés ou non. Il y a installation d'un climat d'inquiétude ;

– la *phase de choc comportant la perception brutale et simultanée d'un danger*. C'est à ce moment qu'apparaît le signal déclencheur. Il y a alors perte du sens critique et contagion mentale ;

– la *phase de réaction*, c'est-à-dire la panique proprement dite avec une mise en mouvement paroxystique et simultanée de la foule. Ainsi, l'individu isolé dans la foule (phénomène paradoxal) perd son libre arbitre et adhère, hors de sa volonté, à l'idéologie dominante collective. *A contrario* il peut y avoir inhibition psychique ;

– enfin, la *phase de résolution avec une réorganisation progressive*. Il y a alors sédation de la peur, extinction des conduites motrices, réveil de la lucidité et réapparition de la structure du groupe.

Lors de la panique, le jugement, le respect d'autrui et l'entraide collective ont laissé place à l'obnubilation, au déchaînement de la violence et au « chacun pour soi », ce qui fait que la panique est dangereuse et nuisible en elle-même, qu'elle aggrave le danger, accroît le nombre des victimes et provoque de la désorganisation sociale[4].

> Le sauveteur devra donc, lors de tels événements, savoir garder son sang-froid et ne jamais s'aventurer dans une foule en état de panique, il serait alors happé par elle, entraîné et se retrouverait noyé, comme un nageur pris au piège d'une lame de fond.

9. Conclusion

Comme on le sait, la violence est latente en tout être humain, il semble alors que certains lieux qui se voulaient festifs à la base soient le terrain d'expression de cette violence, et qu'un rien puisse alors prendre une proportion dramatique devant laquelle le sauveteur pourra se sentir désarmé. Celui-ci doit donc toujours rester attentif et attentionné afin qu'aux premiers signes de débordement, la situation puisse être maîtrisée, évitant ainsi que cette violence larvée ne prenne toute son ampleur, sa force et sa dangerosité.

Pour en savoir plus

Bodin D (sous la direction de). *Sports et violences*. Paris : Chiron éd. ; 2001.

Lassaille J-Y. *La violence dans le sport*. Paris, PUF, coll. « Que sais-je ? » ; 1997.

Mignon P. « La violence dans les stades : supporters, ultras et hooligans ». Les cahiers de l'INSEP 1995, n° 10.

4. Crocq L. *Paniques collectives et peurs immémoriales*. Psychologie médicale 1992 ; 24 (4) : 395-401.

LES ARTIFICES DE DIVERTISSEMENT

Les produits pyrotechniques destinés aux feux d'artifices (nommés artifices de divertissement) sont divisés en quatre catégories allant de K1 à K4. Chacune de ces classes est soumise à des dispositions légales différentes.

Critères de classement des artifices de divertissement

Ce classement repose sur la dangerosité des produits.

Descriptif et dispositions pénales
K1
• Cette catégorie regroupe l'ensemble des artifices ne représentant qu'un risque de danger mineur. La vente et la mise en œuvre sont autorisées à toute personne et cela sans restriction d'âge. • Masse de matière active inférieure ou égale à 3 g pour les pétards, 50 g pour les cierges magiques, 10 g pour les autres artifices. • Pas de projections perforantes à plus de 0,5 m. • Les artifices K1 ne doivent pas être confondus avec des jouets ou des produits alimentaires.
K2
• Les artifices du groupe K2 sont plus puissants que ceux du groupe K1, ainsi ils ne peuvent être vendus qu'à des personnes majeures. La mise en œuvre de ces produits ne nécessite pas de qualification particulière. • Masse de matière active inférieure ou égale à 10 g pour les pétards, 100 g pour les autres artifices. • Calibre des bombes inférieur ou égal à 65 mm. Altitude de fonctionnement des bombes et fusées supérieure ou égale à 12 m.
K3
• La catégorie K3 est l'une des plus importantes, elle regroupe de nombreux produits. La vente et la mise en œuvre sont interdites aux mineurs, cependant il n'est pas nécessaire de participer à une formation pour utiliser ces produits. • Masse de matière active inférieure ou égale à 45 g pour la charge sonore des marrons d'air et 500 g pour les autres artifices. • Calibre inférieur ou égal à 50 mm pour les marrons d'air et 105 mm pour les autres artifices. Altitude de fonctionnement des bombes et fusées supérieure ou égale à 20 m.
K4
• Il s'agit de la catégorie la plus élevée. Tous les artifices de ce groupe sont interdits de vente aux mineurs, la mise en œuvre d'un feu d'artifices incluant des produits du groupe K4 ne peut être effectuée que par un artificier titulaire du certificat de qualification au tir d'artifices de divertissement du groupe K4. • Masse de matière active supérieure à 500 g pour les pièces d'artifice. Calibre supérieur à 50 mm pour les marrons d'air et 105 mm pour les autres artifices. • Un feu d'artifice est également classé en catégorie « K4 » s'il contient au total plus de 35 kg de matière active.

Autorisations de tir

Lorsque le spectacle comporte le tir d'artifices de classe K4 ou comprend au total plus de 35 kg de matière explosive, une déclaration à la préfecture du département, 15 jours avant la date du tir, est obligatoire. Cette déclaration doit décrire les conditions d'exécution, notamment le lieu, la date, l'horaire du tir, le nom de la personne qui dirige l'exécution du feu, les dispositions destinées à limiter les risques pour le public et le voisinage avec l'obligation d'établir un schéma de mise en œuvre, les numéros d'agréments avec les distances de sécurité, une copie du certificat de qualification K4 et une attestation d'assurance de l'artificier ou de la société par laquelle il est employé.

Pour un feu d'artifice contenant uniquement des produits K1, K2 ou K3 et dont la quantité de matière active est inférieure à 35 kg : avertir les pompiers de la date et du lieu de tir, demander l'autorisation à la mairie et, si le tir se déroule sur un lieu privé, demander l'autorisation au propriétaire du terrain.

Transport de produits

Le transport de matériel pyrotechnique nécessite un permis de transport spécial pour le transport de produit dangereux. Toutes les routes ne sont pas aptes à voir circuler de la pyrotechnie et le trajet doit être prévu à l'avance. De plus, pour des raisons de sécurité, la quantité maximum de matière active (produit brut au pouvoir explosif) est limitée à un certain poids par camion. Le type de danger est signalé par une plaque étiquette orange marquée : artifices (*cf.* Fiche technique n° 53).

Classification internationale

La classification internationale se retrouve sur tous les cartons d'articles pyrotechniques ainsi que sur les camions les transportant.
Le standard international utilise des étiquettes imprimées en noir sur un fond orange reconnaissable de loin. Ce code comprend deux chiffres et une lettre de la forme : X.XA (exemple : 1.4G). Le premier chiffre correspond au type de produit (exemple : en pyrotechnie civile, le chiffre 1 correspond à explosif) Le second chiffre correspond à la dangerosité du produit évaluée sur une échelle de 1 à 6. La lettre correspond au groupe de compatibilité du produit, c'est-à-dire la possibilité de chargement des produits de classe 1 au sein d'un même convoi. Donc les cartons d'artifices de divertissements seront souvent étiquetés : 1.3G, 1.4G ou 1.4S.

Classification ONU

Il existe en plus de la classification « internationale », une classification ONU qui diffère de la précédente, et qui utilise un autre code comprenant quatre chiffres de la forme : XXXX (exemple : 0336). Un code de transport différent est alors attribué à chaque type de transport. Ainsi les codes internationaux deviennent les suivants en code ONU :
- 1.1G > 0333 : pour le transport de produits risquant une grosse explosion (exemple : bombe créant une détonation) ;
- 1.2G > 0334 : pour le transport de projectiles très dangereux ;
- 1.3G > 0335 : pour le transport de projectiles dangereux ou de radiations thermiques ;
- 1.4G > 0336 : pour le transport de produits à danger limité (exemple : objets pyrotechniques à usage technique) ;
- 1.4S > 0337 : pour le transport de produits à danger très limité (confiné dans l'emballage d'origine en cas d'accident comme des inflammateurs par exemple).

Lire une étiquette

Conformément au décret n° 90-897 du 1er octobre 1990 concernant la réglementation des artifices de divertissement, l'article 13.1 stipule : « *Tout artifice élémentaire de divertissement distribué en France à titre onéreux ou gratuit ou destiné à l'être, en l'état ou sous forme de pièce ou de feux d'artifices, doit comporter un marquage comprenant en langue française :*
- *la désignation générique de l'artifice ;*
- *sa désignation commerciale ;*
- *son groupe de classement ;*
- *la mention :*

• pour les artifices du groupe K1 : "Précautions d'emploi à respecter pour une utilisation sûre du produit" ;
• pour les artifices du groupe K2 : "Vente aux mineurs interdite. La mise en œuvre doit être effectuée conformément à la notice d'emploi" ;
• pour les artifices du groupe K3 : "Vente aux mineurs interdite. La mise en œuvre doit être effectuée conformément au mode d'emploi" ;
• pour les artifices du groupe K4 : "Vente aux mineurs interdite. Vente et mise en œuvre soumises aux dispositions des articles 12 à 16 du décret n° 90-897 du 1er octobre 1990 portant réglementation des artifices de divertissement" ;
• la mention : "l'utilisation de ce produit doit s'effectuer conformément aux réglementations relatives à la protection de la santé publique et de l'environnement" ;
– le numéro d'agrément. AD/XX/00000 (AD est constant et signifie artifice de divertissement XX, représente la désignation générique de l'artifice, 00000, cinq chiffres propres à chaque artifice) ;
– le nom et l'adresse du responsable de la première mise sur le marché. Le marquage des artifices élémentaires contenus dans un emballage doit être reproduit sur cet emballage ;
– la distance de sécurité à respecter par rapport au public (décret n° 99-766 du 1er septembre 1999 modifiant le décret n° 90-897 du 1er octobre 1990) ».

De plus, on peut aussi parfois voir la mention : « selectionné, importé et commercialisé par... ».

LES FLAMMES, SOURCE DE VIOLENCE

CHAPITRE 29

Il y a des faits divers qui, chaque année, reviennent de façon récurrente et font la une des médias, ce sont les feux de forêts dans le sud de la France. Violence faite à la nature certes, mais aussi aux vacanciers ou aux habitants locaux qui y perdent souvent leurs biens, mais aussi parfois la vie. Là encore, le sauveteur peut s'y retrouver blessé ou victime décédée. Il existe trois causes aux incendies : naturelle (foudre, rayons du soleil), accidentelle et volontaire. C'est cette dernière catégorie qui nous intéressera ici. Qui sont alors ces gens qui ont recours au feu pour s'exprimer ? Quel est le rôle du sauveteur lors de tels événements ? Ce sont les deux points principaux que nous allons aborder dans ce chapitre.

1. Pyromanes

1.1 Définition et épidémiologie

La pyromanie est caractérisée par un besoin irrépressible de mettre le feu. Considérée comme un trouble du contrôle des pulsions, au même titre que la kleptomanie[1] ou la trichotillomanie[2], elle se manifeste généralement pendant l'adolescence ou au début de l'âge adulte et aurait tendance à disparaître avec l'âge, passé 30 ans. Elle est plus commune chez les hommes. Même si le pyromane peut se retrouver devant les tribunaux, il présente des différences importantes avec l'incendiaire criminel.

1.2 Psychologie du pyromane

Pour que la pyromanie soit diagnostiquée, elle doit répondre aux critères du DSM-IV et ne pas être expliquée par une autre maladie. Le DSM-IV décrit ainsi les symptômes de la pyromanie :
– plus d'un épisode d'incendie volontaire et prémédité ;
– tension et excitation précédant l'incendie ;
– plaisir et gratification lorsque l'incendie est allumé.

Les pyromanes sont fascinés par tout ce qui touche au feu. Leur intérêt se manifeste souvent par des lectures, des discussions ou des collections d'objets en rapport avec lui. Ils ont tendance à planifier leur acte et ils peuvent donner eux-mêmes l'alerte, venir en aide aux victimes ou aux secouristes ou tout simplement contempler ce qu'ils ont fait. Généralement, ils ne sont pas affectés par les dommages, les blessures et même les décès que leur acte a pu entraîner.

> La motivation du pyromane est le seul plaisir que provoque l'incendie.

Il n'agit pas pour de l'argent, pour exprimer une idée politique, pour cacher les signes d'un crime ou pour se venger, dans ce cas, on parlerait alors d'incendiaire criminel. On ne considère pas non plus quelqu'un comme pyromane s'il souffre de troubles bipolaires[3], s'il a une personnalité antisociale ou s'il a agi parce qu'il était victime d'hallucinations ou sous l'influence de substances.

---

1. C'est une forme de vol qui consiste à dérober des choses futiles dont la personne n'a pas besoin et nullement envie. Ce sont des vols sans préméditation mais qui sont effectués suite à une montée subite du désir de le faire. La personne réalise ce désir dans un état second, souvent proche de l'orgasme, par exemple au moment de passer à la caisse avec l'objet caché.
2. Voir chapitre 26.
3. Le trouble bipolaire est une maladie appelée aussi psychose maniaco-dépressive (PMD) (*cf.* p. 174). Elle se reconnaît par des variations de l'humeur très fortes qui vont affecter mentalement et physiquement le patient. Les symptômes de la maladie sont très variables d'un patient à l'autre (caractères des phases, intensités, durées fréquences, concomitances, etc.) Le patient va connaître des phases dépressives et des phases d'exaltation (dites maniaques) qui vont entraîner des troubles importants au niveau de la pensée, des actes, des sentiments, du comportement et de l'état physique.

2. Incendiaires criminels

2.1 Incendiaires frauduleux

La cause est principalement économique. L'incendiaire agit pour toucher l'argent des assurances et donc met ainsi volontairement le feu à sa maison ou à son entreprise. Il peut aussi chercher à éliminer un concurrent.

2.2 Incendiaires irrationnels

Les incendies qui en résultent ont généralement une origine psychologique. Les incendiaires agissent généralement en solitaire de façon volontaire ou non. Ainsi, un individu pourra, de façon tout à fait « involontaire », mettre le feu pendant un épisode confusionnel ou pendant un épisode psychotique durant lequel il a entendu des voix lui dire de le faire. Il y a alors souvent perte du libre arbitre. Il peut s'agir aussi d'une personne agissant dans un but purificateur ou dans un but de vengeance, l'injustice pouvant être réelle ou imaginaire.

Les incendies peuvent aussi être volontaires sans pour autant être criminels, il s'agit par exemple de feux allumés par des enfants, par jeu ou « juste pour voir », sans intention malveillante mais devant lesquels ils se trouvent vite dépassés.

2.3 Incendies de revendication

Ils sont eux, en revanche, commis en groupe. La motivation est sociale. Il y a les incendies pour raisons politiques, prémédités, qui s'apparentent à des gestes terroristes, les incendies commis dans un objectif de vandalisme et enfin ceux allumés lors d'émeutes ou de manifestations.

On retrouve aussi ici les attitudes autosacrificielles où, pour revendiquer sa cause, la victime décide de s'immoler par le feu. Cet acte est souvent fait en public, sur la voie publique.

2.4 Incendies avec une origine criminogène

Il peut s'agir d'un incendie allumé intentionnellement dans le dessein de maquiller un crime ou une façon de punir, comme dans le cas de la jeune Sohane à Vitry-sur-Seine en octobre 2002, qui fut transformée en torche vivante par son ex-petit ami.

3. Législation

La législation française concernant les incendies volontaires est régie par l'**article 322-5 et suivants du Code pénal** : « *La destruction, la dégradation ou la détérioration involontaire d'un bien appartenant à autrui par l'effet d'une explosion ou d'un incendie provoqués par manquement à une obligation de sécurité ou de prudence imposée par la loi ou le règlement est punie de 1 an d'emprisonnement et de 15 000 euros d'amende.*

En cas de violation manifestement délibérée d'une obligation particulière de sécurité ou de prudence prévue par la loi ou le règlement, les peines encourues sont portées à 2 ans d'emprisonnement et à 30 000 euros d'amende.

Lorsqu'il s'agit de l'incendie de bois, forêts, landes, maquis, plantations ou reboisements d'autrui, les peines sont portées à 2 ans d'emprisonnement et à 30 000 euros d'amende dans le cas prévu par le premier alinéa, et à 3 ans d'emprisonnement et à 45 000 euros d'amende dans le cas prévu par le deuxième alinéa.

Si cet incendie est intervenu dans des conditions de nature à exposer les personnes à un dommage corporel ou à créer un dommage irréversible à l'environnement, les peines sont portées à 3 ans d'emprisonnement et à 45 000 euros d'amende dans le cas prévu par le premier alinéa, et à 5 ans d'emprisonnement et à 100 000 euros d'amende dans le cas prévu par le deuxième alinéa.

Si l'incendie a provoqué pour autrui une incapacité totale de travail pendant 8 jours au plus, les peines sont portées à 5 ans d'emprisonnement et à 75 000 euros d'amende dans le cas prévu par le premier alinéa, et à 7 ans d'emprisonnement et à 100 000 euros d'amende dans le cas prévu par le deuxième alinéa.

S'il a provoqué la mort d'une ou plusieurs personnes, les peines sont portées à 7 ans d'emprisonnement et à 100 000 euros d'amende dans le cas prévu par le premier alinéa, et à 10 ans d'emprisonnement et à 150 000 euros d'amende dans le cas prévu par le deuxième alinéa. »

4. Feux de forêts

Le sauveteur peut être amené à intervenir lors d'un incendie, le fait que celui-ci soit d'origine intentionnelle ou pas ne changera en rien son action.

Nous ne pouvons bien évidemment pas traiter ici de tous les types de feux, ce qui n'est d'ailleurs pas le propos de cet ouvrage. Cependant, il a semblé intéressant d'aborder le cas spécifique des feux de forêts. Effectivement, pour ce qui les concerne, vue l'étendue les proportions que de tels désastres peuvent prendre, c'est le type même d'événement dans lequel seront impliqués un grand nombre de sauveteurs qu'ils soient professionnels, volontaires ou secouristes associatifs, amenés à travailler ensemble en étroite collaboration. Par leur interaction, des secouristes pouvant avoir à prendre en charge des pompiers blessés.
Afin de pouvoir parler le même langage, il peut paraître instructif que les secouristes associatifs, à qui le programme de secourisme enseigne ce qu'est un incendie au travers de l'apprentissage du triangle du feu et du traitement des brûlures, puissent acquérir ici quelques notions sur ce qu'est un incendie de forêt et sa propagation.

4.1 Causes

Quand on dit feux de forêts, on pense généralement incendie criminel. Seulement ceux-ci ne sont pas forcément « criminels » puisque seulement 11 % des départs de feu le sont pour actes de malveillance. En fait, les feux de forêts sont classés en trois catégories :
– causes naturelles ou présumées naturelles (foudre, inflammations spontanées...) ;
– actions humaines volontaires (incendie criminel ou pyromanie) ;
– actions humaines involontaires (imprudences, écobuage).
On distingue deux types de mise à feu :
– mise à feu proche résultant d'une braise ou d'une étincelle déposée à proximité ;
– mise à feu lointaine par dispersion de particules en combustion à plusieurs centaines de mètres (le risque de mise à feu lointaine par barbecue est largement sous-estimé).
Quand au risque d'incendie de forêt issu de dépôts d'ordures, il provient de matériaux qui ont été déposés en combustion lente invisible et de la fermentation des détritus.
De même, lorsque l'on parle de feux de forêts, trois régions sont particulièrement visées à savoir les landes, la Corse et le sud-est de la France. Pourquoi toujours ces régions et pas la Bretagne ou les Vosges ?
Déjà, parce que les Landes et le Var sont les deux départements les plus boisés de France et que landes, maquis, garrigues et pinèdes sont plus vulnérables que les zones forestières (chênaies) de part leur environnement climatique (sécheresse) et leur faible teneur en eau.

4.2 Feu et propagation

Petit rappel sur le triangle du feu. Pour qu'il y ait feu, il faut que trois facteurs soient réunis :
– un combustible : corps qui a la particularité de brûler, ce sont généralement des composés du carbone et de l'hydrogène. Dans le cas présent, il s'agit principalement des végétaux ;
– un comburant : corps simple qui, mis en présence d'un combustible, permet puis entretient la combustion, le plus répandu étant l'oxygène ;
– une source d'énergie : quantité de chaleur nécessaire pour démarrer la combustion.
La propagation d'un feu de forêt se décompose en quatre étapes :
– 1. combustion du matériel végétal avec émission de chaleur ;
– 2. transfert de la chaleur émise vers le combustible en avant du front de flammes ;
– 3. absorption de la chaleur par le végétal en avant du front de flammes ;
– 4. inflammation.
Le transport de la chaleur émise par la combustion est assuré par trois processus :
– la conduction, correspondant à la transmission de proche en proche de l'énergie à l'intérieur du matériau, elle ne contribue que très faiblement au transfert de chaleur ;
– le rayonnement thermique, mode de propagation de l'énergie sous forme d'ondes infrarouges. C'est le mode principal de propagation des incendies de forêt ;
– la convection, liée aux mouvements d'air chaud, dont l'importance augmente avec le vent et la pente. Ces mouvements peuvent, en outre, contribuer au transport de particules incandescentes en avant du front de flammes. Ce processus est à l'origine du déclenchement de foyers secondaires.
De plus, la propagation des feux de forêts est dépendante de plusieurs facteurs :
– la *teneur en eau des végétaux et de leur composition chimique*. La teneur en cire et résine est un facteur entrant dans l'inflammabilité des végétaux ;

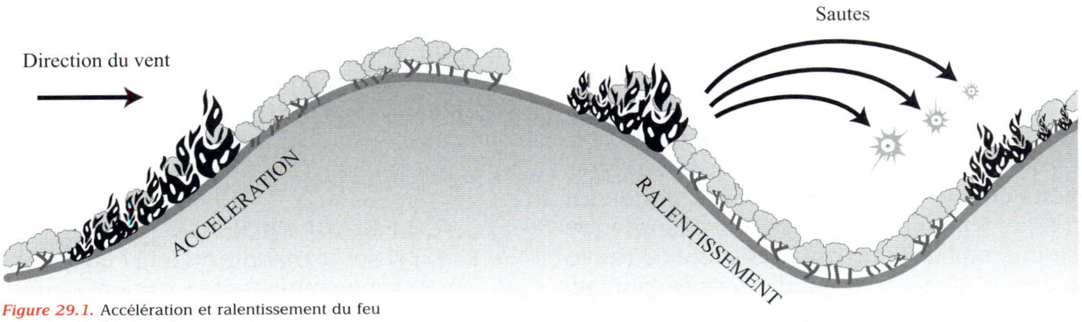

Figure 29.1. Accélération et ralentissement du feu selon le relief du terrain.

– la *répartition de la végétation et son entretien* : plus elle est dense et plus elle possède « d'étages » (petits arbustes et grands arbres), plus le risque est grand ;
– le *relief du terrain* : la pente modifie l'inclinaison relative des flammes par rapport au sol et favorise, lors d'une propagation ascendante, l'efficacité des transferts thermiques par rayonnement et convection. Les feux ascendants brûlent donc plus rapidement sur les pentes fortes. En revanche, un feu descendant voit sa vitesse considérablement ralentie (Figure 29.1) ;
– les *conditions climatiques* bien évidemment, plus il fait chaud et sec plus le danger est élevé ;
– la *vitesse du vent* : le vent joue un rôle majeur dans la propagation du feu. Il agit à plusieurs niveaux :
• en renouvelant l'oxygène de l'air, il renforce donc un des trois éléments du triangle du feu ;
• en réduisant l'angle entre les flammes et le sol et en favorisant le transport de particules incandescentes en avant du front de flammes ;
• en déterminant la direction de l'incendie et sa vitesse de propagation.

5. Rôle du sauveteur

Si le sauveteur est un pompier, il sera bien évidemment en première ligne dans ce genre d'événement. Si en revanche, c'est un secouriste associatif, son action s'orientera plus vers la prise en charge des brûlés résultant de l'incendie et de la prise en charge des sinistrés, secours psychologique, relogement, etc.
La première mission sera donc la prise en charge physique des brûlés qui, outre les brûlures de différents degrés, vont présenter des intoxications dues aux émanations de gaz toxiques libérés par l'incendie lui-même ou par les matières brûlées (*cf.* fiche bilan n° 47).

5.1 Précautions à prendre sur place

Arrivé sur le lieu du sinistre afin d'y prendre en charge les victimes, le sauveteur chef d'équipe doit respecter quelques consignes de sécurité, à savoir :
– avoir un équipement en adéquation avec les risques rencontrés sur place ;
– ne pas s'aventurer hors du périmètre qui lui sera défini par le responsable sur place auquel il n'aura pas manqué de se présenter.
Les autres équipiers ne descendront du véhicule qu'après en avoir été invités par le chef d'équipe.
Le conducteur du véhicule doit, quant à lui, veiller à :
– ranger son véhicule sur le bord de la piste de façon à ne pas gêner la progression des autres véhicules ;
– garer son véhicule en position départ et moteur tournant (repli rapide ou demande en renfort) ;
– fermer les vitres et les portières du véhicule ;
– mouiller ou faire mouiller les pneus et le dessous du véhicule s'il stationne dans le brûlé ;
– caler son véhicule si nécessaire ;
– maintenir une veille radio ;
– faire l'inventaire du matériel sorti du véhicule ;
– faire l'inventaire du matériel avant son rangement dans le véhicule.

5.2 Soutien psychologique

La deuxième mission du sauveteur concernera la prise en charge psychologique. Il faut toujours avoir à l'esprit que notre peau est notre enveloppe extérieure, notre contenant qui forme une barrière contre les agressions diverses, infections notamment, mais que c'est aussi un organe sensoriel par lequel passe beaucoup d'émotions. Par sa couleur, son grain, c'est elle qui nous différencie des autres. Notre peau est donc un élément essentiel de notre corps et de notre vécu, elle porte les traces de notre histoire (rides, cicatrices, tatouages, etc.). Son effraction revêt alors une importance toute particulière.

Le feu est un des quatre éléments (eau, terre, air, feu) qui véhicule le plus d'images paradoxales. Il peut aussi bien être synonyme de purification, de puissance, que de colère divine, de moyen par lequel on éliminait les sorcières et les hérétiques, de purgatoire, mais aussi et surtout d'enfer.

Être confronté au feu, avoir été entouré par lui est donc fortement victimaire pour celui qui l'a vécu et qui en revient. Le sauveteur doit donc être capable de pouvoir comprendre toute cette souffrance et accepter d'entendre le vécu traumatique que peut représenter la confrontation à la mort par le feu.

Pour celui qui a été gravement brûlé, ce n'est là que le début d'un long parcours semé d'épreuves toutes plus traumatisantes les unes que les autres. Le sauveteur sera le témoin de la première, à savoir le conditionnement et le départ vers le centre des grands brûlés c'est-à-dire un monde clos et aseptisé. La personne est parfois tout a fait consciente de ce qui l'attend et va alors se résigner et se replier sur elle-même ou au contraire, rentrera dans une phase de déni cherchant auprès du sauveteur une réassurance, notamment, sur la gravité des brûlures et sur les séquelles éventuelles.

Le sauveteur est alors le premier regard, le premier témoin d'une transformation inexorable aux retombées psychologiques parfois dramatiques. La qualité de son accompagnement moral et sa réassurance lorsque l'état le permet sont donc primordiales.

5.3 Autres missions

Les autres rôles du sauveteur seront de participer à l'aide au relogement des sinistrés[4], par la participation à la gestion de lieux d'hébergement d'urgence, de récolte de produits de première nécessité ou de vêtements, etc. Là encore, le soutien moral aux sinistrés est d'une grande importance.

6. Conclusion

Face à un incendie, le rôle du sauveteur s'avère donc pluridisciplinaire.

De plus, le feu, élément au fort potentiel fascinant, aura donc toujours sur le sauveteur qu'il soit pompier ou non, une importante résonance émotionnelle, génératrice alors de stress à la fois négatif mais aussi parfois positif !

4. Voir les Fiches techniques n° 56 et bilan n° 12.

LES BRÛLÉS

Il faut :

– chercher à évaluer la gravité des lésions, pour cela, on doit **déshabiller la victime en veillant à ne pas chercher à retirer les vêtements collés à la peau**. Cet examen est souvent rendu difficile par les poussières et la suie qui recouvrent le blessé ;

– chercher ensuite les lésions associées (fractures, blast, signes d'intoxication) ;

– recueillir certaines informations complémentaires (nature de l'incendie, circonstances de survenue, voir le sixième paragraphe) ;

– compléter par la prise de constantes.

L'évaluation de la gravité des brûlures reposera sur plusieurs facteurs.

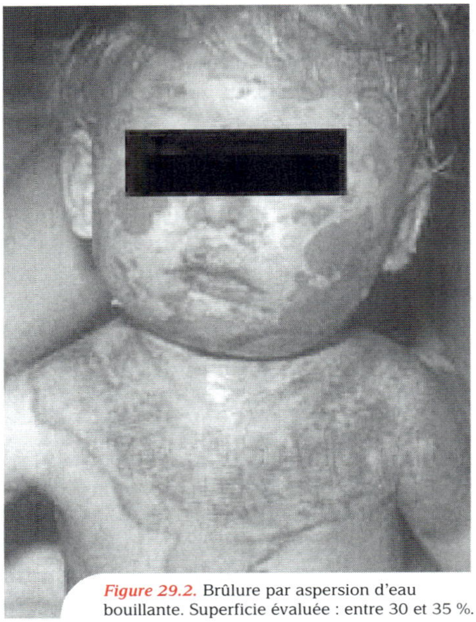

Figure 29.2. Brûlure par aspersion d'eau bouillante. Superficie évaluée : entre 30 et 35 %.

Surface brûlée

Elle sera calculée d'après la règle des neuf dite de Wallace ou d'après les tables de Lund et Browder (Figure 29.2).

Tableau 29.1. Tables de Lund et Browder

Table des « 9 » dite de Wallace			Table de Lund et Browder				
Enfant	Adulte	Âge / Localisation	0-1 an	1-4 ans	5-9 ans	10-15 ans	adulte
Tête = 9 + (10 – âge)	9 %	Tête	19 %	17 %	13 %	10 %	7 %
		Cou			2 %		
	9 %	Tronc antérieur			13 %		
	9 %	Tronc postérieur			13 %	Pourcentages communs à tous les âges	
	9 % les deux	1 fesse			2,50 %		
	1 %	Organes genitaux externes			1 %		
	9 %	1 bras			4 %		
		1 avant-bras			3 %		
		1 main			2,5 %		
MI = 36 – (10 – âge)	9 %	1 cuisse	5,50 %	6,50 %	8,50 %	8,50 %	9,50 %
	9 %	1 jambe	5 %	5 %	5,50 %	6 %	7 %
		1 pied			3,50 %		

On estime le seuil d'hospitalisation à 20 % des surfaces atteintes chez l'adulte et à 10 % chez l'enfant.

Une fuite très importante du plasma en dehors des vaisseaux va avoir lieu, majorant ainsi le risque d'état de choc.
Une réaction inflammatoire va apparaître progressivement autour des brûlures.
Un œdème pulmonaire en cas d'inhalation est à craindre.

Profondeur

Elle se mesure en degrés (Figure 29.4) :

– 1er degré : atteinte des couches superficielles de l'épiderme. Il se forme un érythème douloureux. La douleur disparaît en 72 heures. La guérison se fait spontanément en 4 à 5 jours avec une petite desquamation de la peau ;

– 2e degré. Il est divisé en deux stades :

• superficiel. Il y a atteinte des couches profondes de l'épiderme sans toucher la jonction dermo-épidermique. Apparition de phlyctène avec œdème, la peau est rosée parfois rougeâtre. La lésion est douloureuse et cicatrise après 7 à 10 jours sans laisser de séquelles (cicatrice légère) ;

• profond. La jonction dermo-épiderme est partiellement atteinte (égale à la couche supérieure du derme). Toutes les couches de l'épiderme sont atteintes mais les structures dérivées de la peau (follicule pileux, glandes sébacées, sudoripares) ne sont pas atteintes. La douleur est importante. La lésion est rouge brunâtre, suintante.

Elle guérit en 3 à 4 semaines s'il n'y a pas d'infections. Elle peut laisser des cicatrices.

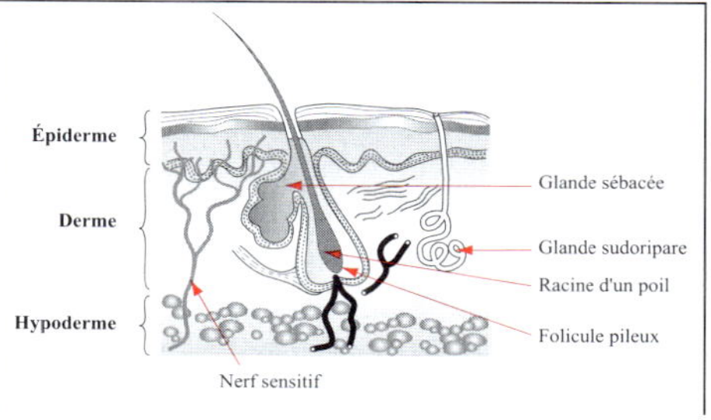

Figure 29.3. Schéma du derme et de l'hypoderme.

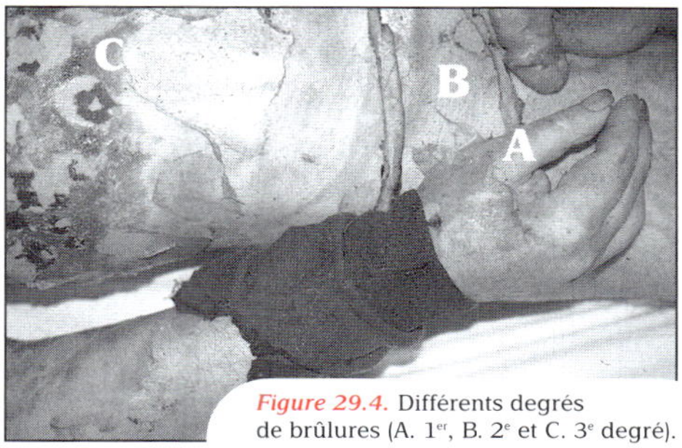

Figure 29.4. Différents degrés de brûlures (A. 1er, B. 2e et C. 3e degré).

Les brûlures du 1er et 2e degré sont aussi appelées superficielles.

– 3e degré : destruction de l'épiderme, du derme et des dérivés épidermiques. La couleur varie du brun au blanc, certaines plaies peuvent être asséchées et carbonisées (cartonnées), elles seront noires en superficie. Présence d'œdème important et **absence de douleur** au niveau de la brûlure, car les terminaisons nerveuses ont été détruites. Une greffe est alors parfois nécessaire.

Localisations

Elles mettent en jeu le pronostic vital, fonctionnel et esthétique.

Les lésions engageant le pronostic vital sont les brûlures de la face et du cou qui entraînent l'apparition d'un œdème, d'une détresse respiratoire aiguë grave qui peut alors nécessiter une intubation.

L'œdème provoqué au niveau des organes génitaux externes va, quant à lui, empêcher d'uriner et donc d'éliminer les déchets organiques, créant ainsi une lésion rénale. La pose d'une sonde urinaire, par une équipe spécialisée, est donc indispensable.

Devant tout brûlé, il faut faire appel à des secours médicalisés.

Les brûlures du thorax vont réduire l'ampliation de la cage thoracique, entraînant, là aussi, une détresse respiratoire.
Les brûlures de la cuisse peuvent entraîner des ischémies sévères, ce qui nécessite d'effectuer rapidement des incisions dites de décharge, afin de lever la compression vasculo-nerveuse.
Bien évidemment, des brûlures aux mains présentent, elles aussi, un critère de gravité, tout comme celles proches des orifices naturels :

Lésions associées

Les lésions associées et notamment pulmonaires sont à rechercher. Trois mécanismes sont à l'origine des lésions pulmonaires :
– l'action directe de la chaleur : c'est le moins fréquent, compte tenu du refroidissement important effectué par les voies aériennes supérieures. Ce mécanisme reste prédominant en cas de brûlure avec inhalation de vapeur d'eau ;
– l'encrassement et l'obstruction de tout l'arbre bronchique par les suies inhalées ;
– la toxicité des gaz qui agressent la muqueuse en se transformant, au contact de l'eau, en acides forts (acide sulfurique, acide nitrique, acide chlorhydrique), et qui génèrent un œdème lésionnel.
Par ailleurs, l'inhalation de fumées peut provoquer une intoxication par monoxyde de carbone et par acide cyanhydrique lors de la combustion de produits plastiques.
Enfin, en cas d'explosion, le brûlé peut être victime d'un blast pulmonaire, source de contusion et d'œdème lésionnel (*cf.* Fiche bilan n° 50).
L'existence de lésions pulmonaires aggrave le pronostic du brûlé avec une mortalité trois fois plus importante que chez les patients indemnes de lésions respiratoires.

Terrain

Le terrain de survenue pourra être lui aussi un facteur d'aggravation. Il s'agit notamment des personnes âgées, des enfants, des femmes enceintes, des personnes diabétiques, immunodéprimées ou alcooliques.

Informations complémentaires à demander

Qu'elle est la nature de l'agent causal (les feux de produits synthétiques étant les plus toxiques) ?
Y a-t-il eu explosion ? Et si oui, était-ce en espace clos ? Dans l'affirmative, rechercher les lésions par effets de blast.
La victime est-elle à l'origine de l'incendie ? Si oui, était-ce accidentel ou voulu (suicide). Rechercher alors d'éventuelles intoxications associées (alcool, drogues).
Y a-t-il eu perte de connaissance de la victime ? Ce qui augmente alors le risque d'inhalation, et de gravité des lésions.
À quelle heure a débuté l'oxygénothérapie ? C'est une indication importante pour la suite dans le suivi de l'évolution de la victime.

VIOLENCE ET CITÉ[1] 30 CHAPITRE

Aborder la question de la violence et des cités n'est pas une chose aisée car elle impose de prendre en compte un certain nombre d'éléments tant sociologiques, qu'économiques et culturels. La cité est un ensemble complexe qui n'obéit à aucune règle précise. Après avoir rapidement brossé un portrait des types de violence qui existent, nous verrons quel est le rôle du sauveteur face à ces violences.

1. Situation : le passé et le présent

La violence urbaine en tant que telle n'a été prise en compte qu'au début des années 1990 grâce au travail décisif de madame Lucienne Bui Trong, commissaire à la direction centrale des renseignements généraux (DCRG) qui s'est attachée à classer les différentes manifestations de la violence urbaine en huit niveaux (du vandalisme à l'émeute organisée, en passant par les insultes et voies de fait contre des représentants de l'État).
La section de la DCRG a changé de dénomination, initialement « Violences urbaines », elle est passée à « Villes et banlieues »
Il faut d'abord tordre le cou à une idée communément admise qui consiste à associer « violences urbaines » à « cités ». Les grands ensembles construits à la périphérie des villes étaient destinés à fournir un habitat social à des gens travaillant dans les industries qui y avaient trouvé refuge. Durant des années, ces parcs immobiliers n'ont posé aucun problème. Arrivés à un âge avancé, les occupants ont investi en province et ont délaissé ces bâtiments au profit d'une population plus précaire. La violence qui est apparue n'est donc pas, et ne doit pas être, attribuée à la simple forme de la construction en déniant toute responsabilité aux habitants et aux autorités locales qui ont laissé s'installer un sentiment d'insécurité.
Les cités sensibles ont toutes été édifiées dans les années 1960 avec un souci architectural de rétablir un sentiment de communauté. Les entrées des bâtiments sont généralement orientées vers l'intérieur de la cité, les routes périphériques sont rares, les cheminements sont sinueux et les espaces verts sont relativement nombreux avec une forte présence de talus visant à créer une certaine intimité.
Les bâtiments sont généralement de la 4e famille (entre 28 et 50 mètres de hauteur) et étaient aux normes de sécurité incendie au moment de la construction (ce qui n'est plus toujours le cas).
Afin de compléter ce sentiment identitaire, l'installation de commerçants a été encouragée par les pouvoirs publics avec de véritables zones de vie en pied d'immeuble : magasins, aires de jeux, salles associatives...
Aujourd'hui, ces bâtiments ont assez mal vieilli par défaut d'entretien et par détérioration de l'existant. Ce vieillissement prématuré des installations contribue d'ailleurs au sentiment d'insécurité.
Il n'y a qu'à s'aventurer dans ces ensembles pour mesurer l'étendue des dégâts... On ne

1. Chapitre écrit en collaboration avec le lieutenant Salomon (BSPP).

compte plus en effet, le nombre de locaux vide-ordures marqués par les incendies à répétition, les carcasses de véhicules brûlées, les portes d'immeubles forcées, les vitres fracturées, les murs souillés de tags en tous genres...
Les commerçants ont déserté les lieux et les pouvoirs publics limitent leurs actions au social : vacances offertes par la commune, mise en place de médiateurs et d'animateurs. Les services publics (EDF, GDF, La Poste) interviennent avec parcimonie. Les installations de la RATP ne sont plus remplacées, car trop souvent détruites, les coûts induits par l'insécurité étant énormes.
Les jeunes qui habitent dans ces cités ne sont pas tous des délinquants, loin s'en faut. Seulement, une part de cette jeunesse concentre sur elle toute la délinquance et dans toutes ces formes. Sans chercher à alarmer le lecteur, il faut bien être persuadé que les trafics ne concernent pas que les stupéfiants et les voitures. Il convient d'y ajouter les trafics d'armes, la prostitution, l'extorsion. Une véritable économie souterraine se développe, économie qui a besoin de calme. À cet effet, les meneurs mettent en place de jeunes guetteurs qui alertent les « grands frères » en cas d'arrivée de la police. Les aînés se chargent de lutter contre la petite délinquance qui attire également les forces de l'ordre. Une cité calme n'est donc pas forcément une cité innocente.
On assiste également à une montée du communautarisme et notamment de l'Islam. Les mosquées (officielles ou sauvages) sont de plus en plus nombreuses. Il est devenu courant de voir des jeunes imams haranguant de jeunes adolescents en pleine rue. On a même vu des musulmans éradiquer un trafic de stupéfiants en collaboration avec la police pour mieux étendre l'emprise religieuse.
La population errante à toute heure du jour et de la nuit est variée : jeunes enfants, adolescents ou adultes. Le refus d'aller à l'école, la réalisation de certaines contraventions permettent à un jeune de marquer son refus de l'institution. Elle place rapidement ces jeunes en position d'échec scolaire. L'école n'a plus la maîtrise de ces jeunes éléments qui manquent les cours et dont les parents, bien souvent non francophones, n'exercent plus réellement d'autorité, déléguant cette mission à l'omniprésent grand frère (voir plus loin).
La présence de la police a largement augmenté et la création des groupements d'interventions régionaux (GIR) a permis de prendre en compte le problème de l'économie souterraine à bras-le-corps. Était-il en effet admissible de voir des jeunes bénéficiaires du RMI (revenu minimum d'insertion) rouler dans de grosses berlines allemandes ?
Les suites judiciaires du travail de la police ne sont pas toujours à la hauteur de leurs espérances. Les tribunaux compétents sont souvent saturés, car ils doivent s'occuper d'une grosse concentration de cités dites sensibles. Le tribunal de grande instance de Bobigny, qui est le premier tribunal de France en nombre de dossiers à traiter, ne condamne pas avec la même rigueur que celui de Tours ou de Clermont-Ferrand. Ainsi, si la notion de violence urbaine correspond pour le sous-préfet de Loches à la détérioration d'un parterre de fleurs, pour celui de Saint-Denis, elle réside dans la destruction de mobiliers urbains ou de véhicules de police...
Parfaitement au fait des procédures pénales, les jeunes s'arrangent toujours pour être mis en cause dans un tribunal très chargé, espérant la clémence d'un juge submergé de travail et de « grosses » affaires (grande délinquance notamment).

2. Formes de la violence

Il est bien difficile de dresser un catalogue des formes de violence auxquelles le sauveteur peut être confronté. Le premier élément de classement réside donc dans le tableau dressé par la direction centrale des renseignements généraux[2] (Tableau 30.1).
Toute cette violence se construit essentiellement autour d'un rapport de force entre l'Institution et le fauteur de troubles.
Les faits divers des journaux régionaux et nationaux recèlent d'exemples de violences urbaines. Si Strasbourg défraie la chronique chaque 31 décembre, cette ville est loin d'être la plus exposée. Le département de la Seine-Saint-Denis concentre le plus grand nombre de cités classées sensibles et le nombre de véhicules incendiés annuellement est important (plusieurs

2. Source. Bui Trong L. *Violences urbaines, des vérités qui dérangent*. Paris : Bayard éditions ; 2000.

Tableau 30.1. Classement des formes de violence

Degré	Manifestations
1	– Violences en bandes, dénuées de caractère anticonstitutionnel, délinquance crapuleuse en bande, rixes, règlements de comptes. Affrontement et règlement de compte entre bandes rivales. – Vandalisme, vol à l'étalage, razzia dans les commerces, intimidation sur les commerçants. – Dégradation de l'environnement. – Pillage, racket et vol sur les écoliers. – Rodéos de voitures volées avec incendie pour finir.
2	– Agressions verbales et gestuelles sur ceux qui symbolisent la réussite ou l'autorité (police, pompiers, chauffeurs de bus, facteurs, enseignants). – Attaque furtive contre des locaux de police ou de gendarmerie. – Vandalisme contre les écoles, notamment lorsqu'il y a eu exclusion, mauvaises notes ou punitions.
3	**Agressions physiques sur les agents institutionnels (pompiers,** militaires, contrôleurs, vigiles, enseignants, travailleurs sociaux) autres que policiers.
4	– Protestation de manifestants contre une intervention de police dans un quartier. – Menace téléphonique aux familles de policiers. **– Jets de pierre sur les voitures de patrouille et les engins de secours.** – Manifestation devant les commissariats.
5	– Regroupements agressifs et vindicatifs de jeunes. – Invasion de commissariats pour libérer un suspect. – Développement visible de recel et des trafics de drogue. – Mise en place d'une économie parallèle. – Amplification de la toxicomanie.
6	Agressions physiques contre les policiers, attaques ouvertes du commissariat, embuscades (les policiers sont attirés dans des pièges par de faux appels téléphoniques), pare-chocages, incendies volontaires.
7	– Mini émeute : vandalisme ouvert, massif (saccage de vitrines, de voitures, jets de cocktails Molotov) en un temps généralement bref, et sans affrontement avec les forces de l'ordre, de la part de 15 à 30 jeunes. – Escalade de violence brève et sans lendemain.
8	Guérilla, émeutes, saccages massifs suivis d'affrontement avec les forces de police, répétition 3 à 5 nuits d'affilée, de la part de 50 à 200 jeunes.

centaines), sans compter le coût du renouvellement des conteneurs à détritus pour les communes concernées.

Ainsi, en juin 2001, la cité des Beaudottes à Sevran a été le théâtre d'émeutes (degré 8) six nuits durant. Plusieurs véhicules de police et de sapeurs-pompiers ont été endommagés. Cette violence s'est prolongée en juillet à Aulnay-sous-Bois avec la charge, par un véhicule de chantier, d'un fourgon de sapeurs-pompiers qui intervenait pour éteindre l'incendie d'une protection maternelle et infantile (PMI) dans laquelle une femme était prisonnière des flammes[3].

Nous pouvons aussi évoquer, pour mémoire, les attaques à la voiture-bélier contre des engins de secours, le tir avec un pistolet à grenailles, les embuscades, les agressions en règle, dont les conséquences physiques (jours d'incapacité totale de travail) sont toujours (heureusement, dans une certaine mesure) moins importantes que les conséquences psychologiques pour le sauveteur et sa famille. Bon nombre d'acteurs de la sécurité dans ces zones demandent rapidement leur mutation.

Il faut souligner la douleur de gens qui ont embrassé un métier par vocation et qui voient leurs idéaux battus en brèche...

3. Suites

Dans le meilleur des cas, il n'y a pas eu de sauveteur blessé. L'issue de l'intervention passe par une discussion chaleureuse menée par le

3. Les jeunes arrêtés à la suite de cette attaque ont été condamnés les 9 et 15 janvier 2004 à :
– pour l'agresseur mineur, 1 an de prison dont 8 mois fermes, 2 000 € de dommages et intérêts par personnel blessé, 6 000 € de dommages et intérêts pour le matériel ;
– pour l'agresseur majeur, 18 mois de prison avec sursis, 1 000 € de dommages et intérêts par personnel blessé, 3 ans de mise à l'épreuve.

chef d'équipe visant à rappeler les règles de sécurité, à souligner que tout s'est bien passé, en évitant les propos racistes ou à l'emporte-pièce sur les origines de cette violence.

Si l'un des sauveteurs est blessé, sa prise en charge médicale est impérative avec le souci d'obtenir rapidement un état des jours d'incapacité totale de travail qui sont l'élément décisif de l'opportunité des poursuites de la part du procureur de la République.

Même si ce chiffre est inférieur à 8 jours, le dépôt de plainte doit être **systématique** : il est la seule trace de ces incivilités et permet d'accumuler une donnée statistique essentielle. À long terme, il permet de réévaluer le nombre de magistrats nécessaires dans un tribunal, de chiffrer le sentiment d'insécurité, de sensibiliser les pouvoirs publics et les médias. Si l'auteur des incivilités est **identifié**, il permet une interpellation avec placement en garde à vue. La somme de petites contraventions ou de petits délits permet de faire « tomber » les récidivistes, pour ce qu'ils ont commis ou pour un autre motif.

Ainsi, on a pu voir un jeune de 18 ans plusieurs fois interpellé pour des violences sur des fonctionnaires de police et des sapeurs-pompiers être condamné à 6 mois de prison ferme pour outrage à magistrat, comme quoi, tout le monde ne peut pas être insulté...

La loi dite « Sécurité intérieure » de mars 2003 a multiplié le nombre d'agents protégés contre ces incivilités, étendant cette protection aux familles de ceux qui œuvrent en zone sensible.

4. « Grands frères » et phénomènes de bandes

La bande, à travers son leader (ou un ou plusieurs de ses membres), ou « le grand frère » est l'interlocuteur potentiel auxquel a habituellement affaire le sauveteur. Voyons quels sont ses rôles dans la cité.

4.1 « Grand frère »

Comme on l'a vu plus haut, l'autorité sur les plus petits est déléguée « au grand frère », celui-ci n'est d'ailleurs pas forcément l'aîné de la famille ; c'est un leader du quartier qui prend en charge les plus jeunes, selon les principes « de la vie de famille ». Ainsi, il est souvent perçu comme le porteur de la loi, celui qui la fait respecter mais celui aussi qui peut se permettre de la transgresser.

De par son « charisme » vis-à-vis des plus jeunes, il devient le roi et les jeunes ses sujets. Il est alors la seule référence dans un contexte dépourvu de valeurs hormis celles de l'argent et de « la flambe ». De l'autorité à la puissance, il n'y a alors qu'un pas, le même qui permet de passer d'un état de droit à un état de force, associé parfois à un antimodernisme radical.

S'il représente l'autorité du père, il a souvent été à l'initiative de mettre ce dernier sur la touche en affaiblissant son image, en lui reprochant d'être à l'origine de « cette vie de merde » alors que ce père est souvent absent en raison de ses horaires de travail. Celui-ci mis à l'écart, la famille se recentre alors autour de la mère, si celle-ci n'est pas étouffée à son tour par l'aîné de la fratrie qui se substitue au chef de famille.

> Le sauveteur, en arrivant sur place, cherchera donc à évaluer la place du père dans la famille et, s'il le sent discrédité, cherchera alors à discuter avec la personne « qui a pris sa place », sans pour autant le négliger. Cependant, le contact avec « le grand frère » ne sera pas toujours aisé, car il s'agira souvent de « sa » logique contre celle du sauveteur qui peut être divergente.

4.2 Bande

On appelle traditionnellement bande, un groupe pourvu d'un leader et arborant un signe distinctif qui la représente et la différencie des autres. Pour la petite histoire, bande et contrebande ont la même origine[4] !

Par extension ce groupe est considéré comme marginal et dangereux et implique de ce fait l'idée de délinquance. D'ailleurs, ces notions de dangerosité et de criminalité sont renforcées par le Code pénal puisque d'après lui, le fait d'agir en bande est une circonstance aggravante et qu'il existe même un article pour donner

4. Esterle-Hedibel M., *La bande, le risque et l'accident*, Paris : L'Harmattan : 2002. p. 37.

définition à la bande : « *Constitue une bande organisée au sens de la loi tout groupement formé ou toute entente établie en vue de la préparation, caractérisée par un ou plusieurs faits matériels, d'une ou de plusieurs infractions.* » (**article 132-71 CP**).

La bande induit aussi une notion de structure fermée mue par une cohésion de groupe face à l'« extérieur », liée à un territoire et vivant grâce à une économie parallèle.

La bande peut prendre le nom de « gang », ce qui introduit alors la notion d'un nombre restreint d'individus organisés en opposition à la « horde » qui sous-entend un grand nombre de personnes et une certaine désorganisation.

La bande fonctionne sur la base d'un règlement interne aux rôles codifiés et basés sur plusieurs valeurs principales : l'honneur, le respect et la reconnaissance de la hiérarchie des âges.

C'est sur ces valeurs que pourra jouer le sauveteur dans sa prise de contact pour arriver à instituer une discussion, avec pour corollaire la notion de honte (induite lors d'un manquement à l'une des valeurs énoncées précédemment) et la narcissisation de ses membres (liée à l'orgueil qui les anime).

5. Sauveteur face aux violences

5.1 Les différents types de violences

En regard du tableau vu précédemment, le sauveteur peut être confronté à bon nombre de violences. La plupart ont déjà été abordées dans des chapitres précédents auxquels le lecteur est invité à se rapporter, avec pour mémoire, pour ce qui est de l'approche des victimes (*cf.* Chapitre 1) ;

– les violences liées à la drogue (*cf.* Chapitre 15 et Fiches n° 28 et 29) ;

– les incendies volontaires (*cf.* Chapitre 29 et fiche 47) ;

– les agressions sexuelles (*cf.* Chapitre 21) ;

– les attaques par chien (*cf.* Chapitre 22) ;

– les accidents de voie publique (AVP). Ceux pour lesquels sont amenés à intervenir les sauveteurs peuvent être liés à la violence, et être dus, ainsi, à des rodéos, des virées qui finissent mal (alcool, vitesse, etc.), des délits de fuite pour échapper aux forces de police, etc. Les sauveteurs seront parfois surpris de l'âge du chauffeur, jeune mineur de 14, 15 ans, voire moins. Le défaut de permis de conduire de beaucoup des conducteurs expliquant parfois à lui seul les causes de l'accident. Les véhicules n'appartiennent pas toujours aux conducteurs : voiture, mobylette ou moto étant volées. Il peut y avoir des personnes extérieures impliquées dans l'accident : piéton renversé (*cf.* Fiche bilan n° 48) ;

– les bagarres, rixes et agressions, avec notamment blessures par armes blanches et à feu (*cf.* Chapitre 22 et Fiches n° 39 et 40). Ces affrontements sont généralement de trois types :

- la rixe, lutte spontanée et éphémère ;
- le règlement de compte, bagarre organisée qui introduit une notion de vengeance et dont l'équité des combattants n'est généralement pas respectée. Les causes de vengeance étant des plus variées, avec pour les plus communes :
  - les atteintes à l'intégrité physique ou supposées comme telles : coups, bousculades, gestes malheureux, « regards de travers » ;
  - les offenses verbales directes : insultes, paroles offensantes ; ou indirectes : paroles « par-derrière », ragots, rumeurs, « embrouilles », « histoires » ;
  - la transgression de la loi du silence : dénonciations, trahisons ;
  - les atteintes aux biens : vol, racket, dettes non honorées ;
  - les atteintes réelles ou symboliques à la vertu des filles ou des femmes : insultes référencées à la mère, flirts avec une sœur, etc. ;
- la bataille rangée, affrontement dont le lieu et la date sont déterminés à l'avance. Le lieu est d'ordinaire accessible par les « pairs » mais à l'abri des « étrangers », les plus jeunes faisant le guet. Il peut s'agir notamment de terrains vagues, de petits parcs, de cour d'immeuble, de sous-sol. L'aire de combat peut être neutre dans le cas d'un affrontement organisé, contrairement au règlement de compte où là, il y aura déplacement sur le territoire de l'autre.

L'intensité de tous ces combats est souvent fonction du public présent qui peut à la fois avoir un rôle d'entraînant et de séparant, place qui peut être interchangeable.

5.2 ÉLÉMENTS À RECHERCHER

Voici quelques-unes des questions que pourra être amené à se poser le sauveteur, afin de gérer au mieux son intervention.

– À qui ai-je à faire ?
– À quel type de violence ou à quel type de bagarre suis-je confronté ?
– Dans quel contexte j'interviens ?
– Sur quel territoire suis-je ?
– Comment suis-je perçu ?
– Y a-t-il utilisation d'armes ? Si oui lesquelles ?
– Y a-t-il des risques liés à leur présence sur le site ? (*cf.* Fiches n° 39 et 40).
– Qui est mon interlocuteur privilégié ?
Dans le cas de deux bandes opposées : il faut avoir un interlocuteur dans chaque camp et ne pas en favoriser un par rapport à l'autre.
– Les forces de police sont-elles prévenues ?
– Leur présence est-elle nécessaire sur place ?
– Doit-on appeler des renforts de sauveteurs ?
– Quels sont les ressentis de la victime vis-à-vis du reste du groupe ? Vis-à-vis de son leader ?
– Comment se situe-t-elle face aux soins ? Le fait qu'il puisse y avoir plaies et blessures ne gêne en rien les participants au combat, leurs soins étant souvent à leurs yeux tout à fait secondaires, ils n'hésiteront pas alors à envoyer promener le secouriste avec sa petite compresse et son flacon d'antiseptique. **N'étant pas dans une logique de soin, rien ne sert d'insister et encore moins de vouloir être moralisateur. Ce qui même pourrait être préjudiciable au sauveteur !** Pour d'autres, les cicatrices que vont engendrer ces lésions mal soignées seront considérées comme autant de véritables trophées guerriers et serviront à renforcer « leur virilité », c'est donc important pour eux d'être blessés et non soignés !
– Si deux blessés me sont confiés, ont-ils de la même bande ou sont-ils ennemis ?
En fonction de leurs camps respectifs, la bagarre ne risque-t-elle pas ainsi de dégénérer dans l'ambulance ?

6. Conclusion

Par expérience, intervenir dans une cité n'est pas une sinécure, les sauveteurs sont donc appelés à la plus grande prudence.
De plus, il paraît difficile, pour une majorité d'entre eux, de laisser de côté leurs *a priori* liés aux idées que peuvent véhiculer les médias ou en regard de leurs convictions et idées personnelles.

Discernement, précautions et surtout circonspection doivent donc être les principaux mots d'ordre.

Pour en savoir plus

Bauer A, Raufer X. *Violences et insécurités urbaines*. Paris : PUF, coll. « Que sais-je ? » ; 1999.
Bui Trong L. *Violences urbaines, des vérités qui dérangent*. Paris : Bayard éditions ; 2000.
Bui Trong L. *Violences : Les racines du mal*. Gordes : Le Relié ; 2002.
Bui Trong L. *Les racines de la violence, de l'émeute au communautarisme*. Paris : éditions Louis Audibert ; 2003.
Lepoutre D. *Cœur de banlieue ; codes, rites et langages*. Paris : Odile Jacob ; 2001.
Esterle-Hedibe M. *La bande, le risque et l'accident*. Paris : L'Harmattan ; 2002.

LES ACCIDENTS DE VOIE PUBLIQUE

Ci-après se trouvent les éléments à rechercher par le sauveteur pour parfaire son bilan lors d'accidents de voie publique.

Accident deux roues et véhicule léger (VL)

Éléments communs

- Circonstances exactes ?
- Risque de suraccident ?
- Nombre de personnes en cause ?
- Nombre de blessés (si plusieurs : système des prénoms et localisation : Ginette passagère avant, Gustave passager arrière gauche) ?
- Place dans ou sur les véhicules avant l'arrivée des secours ?
- Place à l'arrivée des secours ?
- Personne éjectée ?
- Nature du choc : frontal, latéral, arrière ?
- Vitesse du véhicule ? Cinétique ?
- Le véhicule est-il un véhicule « trafiqué » ? (Customisé, élevé en puissance, avec arceaux de sécurité, etc.)
- Répercussions des lésions sur l'état général ?

AVP deux roues	AVP VL
• Port du casque ? • Si oui, a-t-il été enlevé ? et par qui ? • Port de la ceinture ?	• Airbag ? • Appui-tête ?
Types de lésions souvent retrouvées	
Très souvent **polytraumatisé** : – sans casque → TC + trauma de la face ; – membres inférieurs : cuisse, genou, rarement pied si porteur de bottes ; – membres supérieurs : coude, épaule, mains si pas de gants ; – brûlures car moteur chaud ou frottement sur le sol ; – écrasement sous le poids de la moto ; – plaies et hémorragie interne par poignée entrée dans le ventre.	• Choc frontal Sans ceinture, sans appui-tête : – trauma crânien même sans signes de fractures surtout chez le passager avant = pare-brise ; – trauma thoracique : fractures de côtes, plaies du thorax, conducteur = volant ; – trauma abdominal parfois sans traces extérieures → éclatement du foie, rate. Désinsertion viscère → collapsus ou état de choc ; – trauma des membres inférieurs et bassin : passager avant = tableau de bord → genou, fémur ; passager arrière = siège de devant ; – trauma des membres supérieurs a recherché sur les deux membres ; – chauffeur = volant, coude à la fenêtre ; – passager avant = projection bras en avant sur le pare-brise ; – passager arrière = projection bras en avant sur siège de devant ; – trauma colonne → trauma cervical : coup du lapin ; – plaies diverses dues à la projection contre diverses parties du véhicule notamment de face = pare-brise. Avec ceinture, sans appui-tête : – ceinture trois points : baudrier et sous-abdominale → fracture de clavicule → lésions internes si la ceinture était mal réglée ; – atteinte de la colonne vertébrale souvent fréquente, notamment dans un véhicule à deux portes dont le dossier se rabat, s'il est mal calé ou si la personne avant est heurtée par la personne arrière. Avec ceinture et appui-tête : risque hyperflexion brutale de la tête = coup du lapin. • Choc latéral : – choc sur obstacle latéral ou percuté par autre véhicule sur le côté ; – trauma membres supérieurs et inférieurs → côté du choc sur paroi du véhicule ;

	– trauma colonne vertébrale dû à torsion ; – trauma crânien. • Éjection : – par porte ou toit arrachés ? – par pare-brise ? – car voiture décapotable. => **Polytraumatisé**
Ne pas oublier ou hésiter à demander des moyens spécialisés si nécessaire (appareil de relevage ou de désincarcération).	
Le piéton renversé	
Piéton renversés par deux roues	**Piéton renversé par VL**
– Circonstances ? – Point d'impact ? – Projeté ou non ?	
Types de lésions souvent retrouvées	
– cuisse, bas-ventre : lésions dues à la fourche et au phare ; – abdomen, thorax : lésions dues au guidon ; – membres inférieurs : fractures par choc direct ; – membres supérieurs : fractures par projection.	– de face : • atteinte des membres inférieurs dus au pare-choc (les deux jambes) ; • hémorragie interne fréquente par choc sur le capot ; • fractures du bassin ; – de côté ou de dos : lésions cervicales + colonne vertébrale.
Attention : chez l'enfant, les lésions sont plus graves, car sa position est moins haute.	

Mis à part le cas où l'implication du piéton est accidentelle, ce qui est le plus souvent le cas, il peut exister des circonstances où celui-ci est sciemment renversé (ex. : un délit de fuite dans lequel le conducteur fonce volontairement sur les forces de l'ordre).
Il se peut alors que la victime soit traînée au sol et/ou que le véhicule lui roule dessus. On parle alors de lésions de traînage et/ou de franchissement, dont les conséquences peuvent bien évidemment être extrêmement graves (Figures 30.1, 30.2 et 30.3).

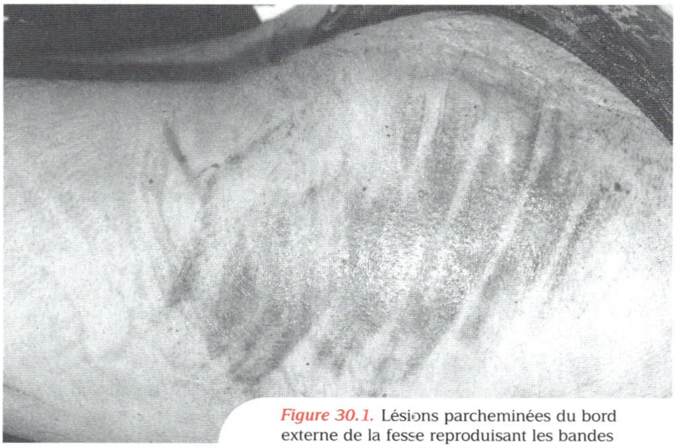

Figure 30.1. Lésions parcheminées du bord externe de la fesse reproduisant les bandes d'un pneu. Piéton heurté puis franchi par le train arrière d'un poids lourd.

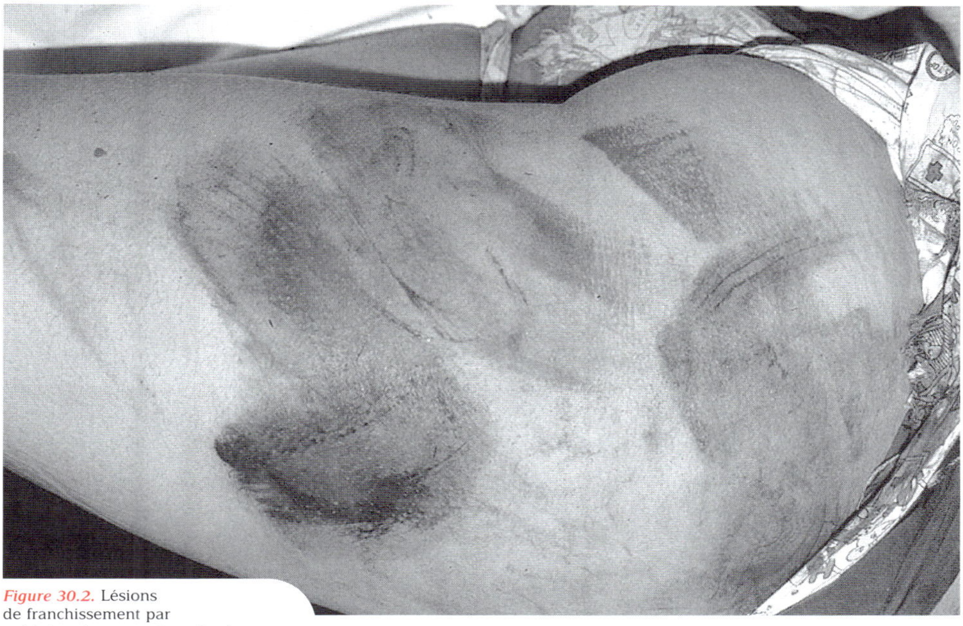

Figure 30.2. Lésions de franchissement par poids lourd avec graisse et suie (dessous de caisse).

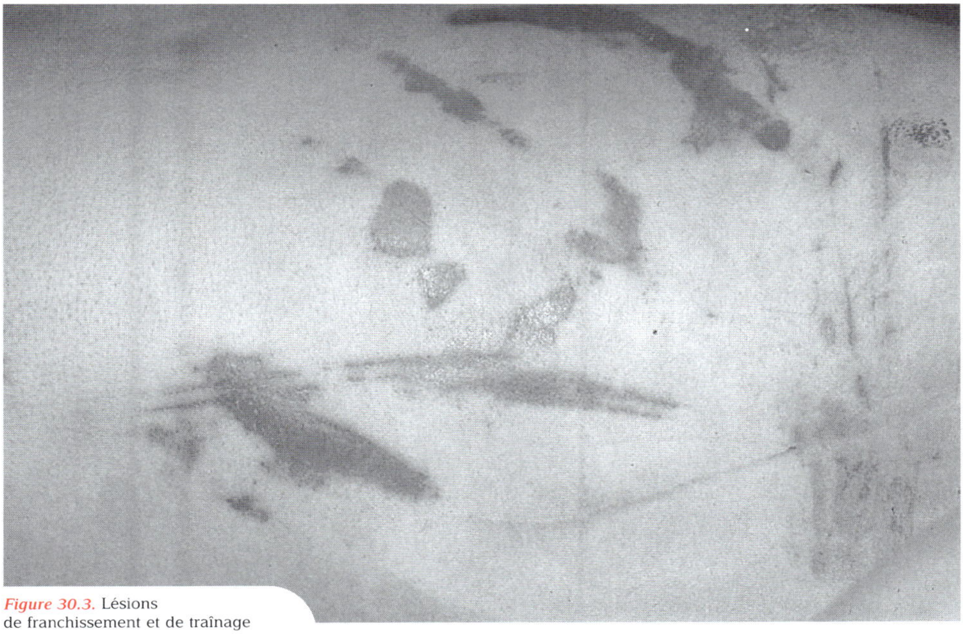

Figure 30.3. Lésions de franchissement et de traînage abrasées, parcheminées.

Le sauveteur face aux actes terroristes

31 Chapitre

Les Français ont pris conscience des actes terroristes avec les nombreux attentats perpétrés dans les années 1980, attentats qui furent particulièrement meurtriers (plus de 30 morts et près de 500 blessés sur 10 ans). De plus, les événements du 11 septembre 2001 aux États-Unis ont montré dans quelles conditions les sauveteurs peuvent payer un lourd tribut dans une telle catastrophe. Ils sont donc doublement impliqués dans ce genre d'accident, à la fois comme secouristes mais aussi comme victimes potentielles. Le but de ce chapitre est d'apporter au sauveteur quelques notions concernant les actes terroristes auxquels il peut être confronté, ainsi que la prise en charge des victimes rencontrées lors de telles missions.

Certaines façons de faire lors d'un attentat peuvent aussi être utilisées en cas de complots ou de « renversements de pouvoir » dans certains pays, auxquels le sauveteur en mission à l'étranger pourra assister.

1. Législation

En France l'**article 421-1 CP** stipule : « *Constituent des actes de terrorisme, lorsqu'elles sont intentionnellement en relation avec une entreprise individuelle ou collective ayant pour but de troubler gravement l'ordre public par l'intimidation ou la terreur, les infractions suivantes :*

– 1° Les atteintes volontaires à la vie, les atteintes volontaires à l'intégrité de la personne, l'enlèvement et la séquestration ainsi que le détournement d'aéronef, de navire ou de tout autre moyen de transport, définis par le livre II du présent code ;

– 2° Les vols, les extorsions, les destructions, dégradations et détériorations, ainsi que les infractions en matière informatique définis par le livre III du présent code ;

– 3° Les infractions en matière de groupes de combat et de mouvements dissous définies par les articles 431-13 à 431-17 et les infractions définies par les articles 434-6 et 441-2 à 441-5 ;

– 4° La fabrication ou la détention de machines, engins meurtriers ou explosifs, définies à l'article 3 de la loi du 19 juin 1871 qui abroge le décret du 4 septembre 1870 sur la fabrication des armes de guerre ; la production, la vente, l'importation ou l'exportation de substances explosives, définies à l'article 6 de la loi n° 70-575 du 3 juillet 1970 portant réforme du régime des poudres et substances explosives ; l'acquisition, la détention, le transport ou le port illégitime de substances explosives ou d'engins fabriqués à l'aide desdites substances, définis à l'article 38 du décret-loi du 18 avril 1939 fixant le régime des matériels de guerre, armes et munitions ; la détention, le port et le transport d'armes et de munitions des première et quatrième catégories, définis aux articles 24, 28, 31 et 32 du décret-loi précité ; les infractions définies aux articles 1er et 4 de la loi n° 72-467 du 9 juin 1972 interdisant la mise au point, la fabrication, la détention, le stockage, l'acquisition et la cession d'armes biologiques ou à base de toxines ; les infractions prévues par les articles 58 à 63 de la loi n° 98-467 du 17 juin 1998 relative à l'application de la Convention du 13 janvier 1993 sur l'interdiction de la mise au point, de la fabrication, du stockage et de l'emploi des armes chimiques et sur leur destruction ;

– 5° Le recel du produit de l'une des infractions prévues aux 1e à 4e ci-dessus ;

– 6° Les infractions de blanchiment prévues au chapitre IV du titre II du livre III du présent code ;
– 7° Les délits d'initié prévus à l'article L. 465-1 du Code monétaire et financier. »

L'**article 421-2** du même code, de compléter : « *Constitue également un acte de terrorisme, lorsqu'il est intentionnellement en relation avec une entreprise individuelle ou collective ayant pour but de troubler gravement l'ordre public par l'intimidation ou la terreur, le fait d'introduire dans l'atmosphère, sur le sol, dans le sous-sol ou dans les eaux, y compris celles de la mer territoriale, une substance de nature à mettre en péril la santé de l'homme ou des animaux ou le milieu naturel.* »

Selon l'**article 412-1 CP** : « *Constitue un attentat le fait de commettre un ou plusieurs actes de violence de nature à mettre en péril les institutions de la République ou à porter atteinte à l'intégrité du territoire national. L'attentat est puni de 30 ans de détention criminelle et de 450 000 euros d'amende. Les peines sont portées à la détention criminelle à perpétuité et à 750 000 euros d'amende lorsque l'attentat est commis par une personne dépositaire de l'autorité publique. Les deux premiers alinéas de l'article 132-23 relatifs à la période de sûreté sont applicables à l'infraction prévue au présent article.* »

Selon l'**article 412-3 CP** : « *Constitue un mouvement insurrectionnel toute violence collective de nature à mettre en péril les institutions de la République ou à porter atteinte à l'intégrité du territoire national.* »

2. Acte terroriste

Après une première vague d'attentats en France en 1986, une deuxième s'abat sur Paris en 1995. Pour mémoire, voici la liste des attentats récemment perpétrés (Tableau 31.1).

Au lendemain de l'attentat de Saint-Michel, le président de la République, Jacques Chirac, donne instruction au secrétaire d'État chargé de l'Action Humanitaire d'Urgence, Xavier Emmanuelli, de constituer un organisme approprié à la prise en charge de « blessés psychiques ». C'est ainsi que fut créée la cellule d'urgence médico-psychologique (CUMP) pour les victimes d'attentats, de catastrophes et d'accidents collectifs.

Tableau 31.1. Liste des attentats récemment perpétrés en France

Date	Lieu	Nombre de victimes
25 juillet 1995	RER Saint Michel	8 morts, 200 blessés
17 août 1995	Place de l'Étoile	20 blessés
3 septembre 1995	marché Richard-Lenoir	4 blessés
7 septembre 1995	école de Villeurbanne	32 blessés
6 octobre 1995	avenue d'Italie	16 blessés
17 octobre 1995	RER Orsay	30 blessés
3 décembre 1996	RER Port-Royal	4 morts - 170 blessés

Le but des attentats est de pouvoir bénéficier d'une couverture médiatique. C'est pourquoi nombre d'entre eux ont lieu vers 18 heures. Ainsi, ils touchent beaucoup de monde (heure de pointe), et sont sûrs deux heures plus tard de faire l'ouverture du journal de 20 heures avec des images « choc » et du direct. Il faut savoir que l'auteur terroriste n'a aucun intérêt pour sa(ses) victime(s) sauf celui qu'elle(s) lui procure(nt) directement, c'est-à-dire de servir de monnaie d'échange, de déstabiliser un gouvernement, d'attirer l'opinion publique sur une cause..

> L'important n'est donc pas les dommages physiques ou psychologiques imposés aux victimes, mais l'effet psychologique produit sur les personnes visées et provoquées à réagir.

Les motivations liées[1] aux actes terroristes sont principalement : ethnique, autonomiste et séparatiste, idéologique, religieuse extrémiste. Ce peut également être une cause toute particulière.

3. Modes opératoires les plus fréquemment rencontrés

3.1 Bombes

Elles représentent 80 % des modes opératoires.

1. Pour avoir un aperçu intéressant des attentats, voir l'article d'Alexandre Blais « Terrorisme conventionnel et non conventionnel, une revue de la littérature » sur www. terrorisme.net.

3.1.1 Avantages de ce mode opératoire

L'attentat à la bombe permet de fixer l'agression à l'heure voulue, la bombe étant souvent actionnée par un dispositif de mise à feu qui permet à ceux qui l'ont placée d'être loin lors de sa déflagration, réduisant ainsi les risques d'interpellation par la police. L'autre avantage de l'utilisation d'une bombe pour son auteur est, qu'ainsi, il se sent moins impliqué puisqu'il dépose son engin et s'en va (sauf dans le cas de l'attentat suicide) et ainsi n'a pas de contact direct avec sa(ses) victime(s), ce qui rend alors son acte plus impersonnel. De plus, ce type d'attentat est connu pour sa létalité et l'étendue des sinistres qu'il peut générer. Enfin, les engins explosifs sont relativement faciles à fabriquer, peu coûteux et efficaces. Ils ne nécessitent pas un nombre élevé d'individus pour être pensés et mis en œuvre.

3.1.2 Types d'attentats

Il existe deux types d'attentats à la bombe : les attentats symboliques et les attentats antipersonnel.

– **Les attentats symboliques** ont comme objectif premier de rendre médiatique une cause. Ils sont perpétrés contre des cibles qui ont une connotation significative. Ceux qui les commettent préfèrent éviter d'infliger des blessures physiques pour ne pas se mettre la population à dos. Ils peuvent être perpétrés durant la nuit et sont, de façon générale, précédés d'un appel de mise en garde afin de permettre aux personnes concernées d'évacuer les lieux. Ils sont souvent accompagnés de communiqués.

– **Les attentats antipersonnel** sont, quant à eux, essentiellement de nature prédatrice. Contrairement aux attentats symboliques, ils ne sont pas pour la plupart précédés d'« alerte à la bombe » et sont perpétrés dans un but de mutiler et de tuer. Ce sont essentiellement :

– les attentats qui sont perpétrés dans des lieux publics à grande affluence tels que les bars et les magasins, qui frappent à l'aveuglette et ne visent pas forcément des cibles précises ;

– les attentats aux véhicules piégés visant à détruire leur environnement immédiat sans distinction ;

– les attentats perpétrés à l'aide d'engins explosifs à fragmentation qui contiennent des matériaux durs (clous, morceau de verre, vis, etc.) ;

– les attentats utilisant un dispositif explosif secondaire. Ces derniers visent spécifiquement à blesser les premiers intervenants (policiers, sauveteurs) qui sont dépêchés sur le site, faisant alors de ceux-ci des victimes « cibles ».

3.1.3 Utilisation des engins explosifs

Les engins explosifs sont utilisés de différentes façons : sous forme de colis piégés, d'engins déposés dans un endroit précis ou portés directement par le kamikaze, il s'agit alors d'attentat suicide, ou de charges explosives projetées (grenades, bombes incendiaires). Enfin, les véhicules sont souvent utilisés et ce, de différentes façons : le véhicule inoccupé et bourré d'explosifs peut être garé devant ou à proximité de sa cible, une voiture piégée peut exploser lorsque son conducteur ouvre la porte, s'assoit à son volant ou met le contact, ou la voiture peut exploser lorsqu'elle passe sur un détonateur dissimulé dans le paysage.

3.1.4 Types de lésions engendrées

(*Cf.* Fiche bilan n° 49.)

3.2 Assassinats

L'assassinat est utilisé fréquemment dans le milieu du crime organisé. C'est un instrument de lutte de pouvoir et de règlements de compte. Lorsqu'il est mis en œuvre par un déséquilibré, il a rarement un motif politique et les motivations sont alors, le plus souvent, floues et/ou bizarres. Parfois il est l'aboutissement tragique d'un enlèvement avec séquestration. Une autre forme d'assassinat employée par les terroristes est l'assassinat collectif. Il s'agit alors d'un meurtre de masse où les personnes tuées le sont sans différenciation d'âge et de sexe. Elles sont « choisies » au hasard, « pour l'exemple ». Elles sont tuées par armes à feu, armes blanches ou par mise à feu des habitations.

3.3 Enlèvements et prises d'otage

Voir chapitre 32 « Les prises d'otages ».

3.4 Transports aériens

Concernant l'atteinte à la sécurité des transports aériens, elle est de deux types : les détournements d'avions et leur destruction.

Article 224-6 CP : « *Le fait de s'emparer ou de*

prendre le contrôle par violence ou menace de violence d'un aéronef, d'un navire ou de tout autre moyen de transport à bord desquels des personnes ont pris place, ainsi que d'une plate-forme fixe située sur le plateau continental, est puni de 20 ans de réclusion criminelle. Les deux premiers alinéas de l'article 132-23 relatif à la période de sûreté sont applicables à cette infraction. »

Le détournement était très en vogue dans les années 1970. Pour ce qui est des destructions d'avions par engins explosifs, celles-ci ont lieu en vol ou au sol. Cependant, l'avion peut être utilisé comme arme et projeté sur sa cible, ce qui implique bien évidemment une phase préliminaire de détournement, comme ce fut le cas de l'attentat du 11 septembre 2001 contre les tours du World Trade Center à New York.

4. Utilisation de matériel nucléaire

L'utilisation de matériel nucléaire à des fins terroristes repose principalement actuellement sur des menaces de chantage. Néanmoins, ce mode opératoire est pris au sérieux par différentes nations, puisque notamment le gouvernement français a émis la « Circulaire relative à la doctrine nationale d'emploi des moyens de secours et de soins face à une action terroriste mettant en œuvre des matières radioactives : n° 800/SGDN/PSE/PPS du 23 avril 2003 ».

Cette circulaire à caractère interministériel, conçue à la demande du Premier ministre, a pour objectif principal le sauvetage et la préservation des vies humaines lors de tels attentats. Elle est à destination des principaux services publics qui auraient alors à intervenir sur le terrain. Outre de définir la mission des intervenants, le rappel des différents plans de secours en France, ce document donne les précisions nécessaires concernant la prise en charge des victimes.

5. Agents chimiques

Leur utilisation est prohibée depuis 1925 par les conventions de Genève.

Ils sont classés en quatre catégories :

– les neurotoxiques, connus principalement à travers le gaz sarin utilisé en 1995 par une secte dans le métro de Tokyo ;
– les vésicants, avec notamment le gaz moutarde ;
– les suffocants qui regroupent le chlore et l'ammoniaque ;
– les asphyxiants avec entre autre le cyanure.

5.1 Neurotoxiques

5.1.1 Présentation

Les premiers signes liés aux neurotoxiques varient en fonction de la dose et de la voie d'exposition, mais restent globalement les suivants (Tableau 31.2) :

– les effets de la vapeur d'agents neurotoxiques commencent dans les secondes et les minutes qui suivent l'exposition ;
– les effets d'une exposition aux liquides mettent environ une demi-heure à se manifester, mais peuvent être latents pendant des heures.

Plus l'intervalle est long, moins graves seront les effets. Les intervenants devront disposer d'un niveau élevé de protection.

5.1.2 Conduite à tenir

Le traitement médical consiste à administrer des antidotes, à décontaminer, à ventiler et à assurer des soins de soutien. L'état de la victime dictant le besoin et l'ordre des traitements. Le premier traitement sera de dégager les voies aériennes et de procurer une ventilation de soutien. Les voies aériennes devront faire l'objet d'aspirations fréquentes en raison de l'excès de sécrétions. En raison de la broncho-constriction et des sécrétions la ventilation initiale pourra être difficile.

5.2 Vésicants

5.2.1 Définition et action

Les irritants cutanés comprennent l'ypérite ou gaz moutarde, le lewisite (L) et l'oxime de phosgène (CX). Ces agents causent des brûlures cutanées avec apparition de phlyctènes. Ils produisent également des lésions aux yeux et aux voies aériennes (Tableau 31.3).

Sous forme de liquides huileux pulvérisés, les agents vésicants restent dans l'environnement pendant des semaines et constituent une menace, qu'ils soient sous forme de vapeur ou de liquide.

Le gaz moutarde ne produit aucun effet immédiat alors que le lewisite et l'oxime de phosgène causent :
– des brûlures au moment du contact avec la peau et les muqueuses et produisent une décoloration (blanchiment ou coloration grisâtre) des tissus ;
– une irritation cutanée, des yeux et des voies respiratoires supérieures ;
– une lyse cellulaire séparant l'épiderme du derme où le liquide plasmatique s'accumule produisant des phlyctènes.

Tableau 31.2. Signes liés aux neurotoxiques

Yeux	La pupille en myosis (contractée) est caractéristique de l'exposition à la vapeur, ou d'une exposition cutanée importante à la forme liquide.
Nez	Rhinorrhée (larmoiement et sécrétions liquides des muqueuses). La gravité varie en fonction de la dose.
Voies respiratoires	Broncho-constriction et sécrétions muqueuses de liquide dans les voies aériennes. On peut ressentir une oppression de la poitrine. Une exposition importante causera une détresse grave et l'apnée en raison de l'atteinte du système nerveux central (SNC).
Système gastro-intestinal	Augmentation de motilité du tube digestif et des sécrétions des glandes sur les parois du tube digestif. La nausée et les vomissements sont généralement des signes de l'exposition cutanée aux liquides. Le malade peut avoir la diarrhée.
Glandes	Augmentation des sécrétions des glandes touchées, notamment les glandes lacrymales, salivaires et bronchiques. Une sudation localisée autour de l'endroit où l'agent liquide a touché la peau est courante. La sudation est généralisée en cas d'absorption systémique.
Muscles squelettiques	Stimulation de muscles squelettiques produisant des fibrillations et des secousses musculaires. Après une grande quantité, l'épuisement et la faiblesse musculaire sont suivis de flaccidité (comme devenus flasques).
Système nerveux central	Les signes aigus du SNC à la suite de l'exposition sont la perte de conscience, les convulsions et l'apnée, qui commencent dans la première minute de l'exposition à une grande quantité de vapeur ou peuvent mettre jusqu'à une demi-heure à apparaître après le contact avec la peau.
Système cardio-vasculaire	Aucune manifestation précise. Le rythme cardiaque peut être ralenti en raison du nerf vague ou accru en raison de certains facteurs, comme la peur. La tension artérielle peut être augmentée, mais demeure généralement normale jusqu'au déclin terminal où apparaîtra la cyanose.

Tableau 31.3. Action des gaz vésicants

	Ypérite (gaz moutarde, HD, H)	Lewisite (L)	Phosgène (CX)
Peau	Atteinte en 2 à 24 heures – Érythème, prurit, sensation de brûlure et phlyctènes	– Début immédiat – Épiderme grisâtre – Phlyctènes en 12-18 heures	– Début immédiat – Blanchiment de la peau – Anneau érythémateux (30 s) suivi de papule (30 min) – Douleur persistante (jours)
Poumons	– Brûlures sphère ORL – Épistaxis – Obstruction voies aériennes	– Irritation extrême – Œdème pulmonaire	– Irritation immédiate – Œdème pulmonaire
Yeux	– Irritation – Photophobie et larmoiement – Blépharospasme[2] intense.	– Douleur – Blépharospasme – Œdème conjonctival – Iritis et lésion cornéenne	– Douleur – Blépharospasme – Œdème conjonctival – Iritis et lésion cornéenne
Autres	– Nécrose cellulaire – Atteinte moelle osseuse	Exsudation capillaire menant à hypovolémie et hypotension	

ORL : oto-rhino-laryngologique.

2. Contraction anormale du muscle orbiculaire des paupières d'origine principalement réflexe.

5.2.2 Conduite à tenir

Elle consiste à arroser +++ à basse pression sans frotter.

5.3 Suffocants

Concernant les agents suffocants, une fois exposées, les victimes souffrent de toux incontrôlables, de nausées et d'oppression thoracique.

Les bronchospasmes et les laryngospasmes sont courants. Les poumons peuvent être endommagés, ce qui cause un œdème localisé et un œdème pulmonaire d'origine non cardiaque, débutant en quelques heures, atteignant son maximum en 24 à 48 heures. La présence de sécrétions abondantes (bronchorrhée) favorise la surinfection et l'apparition de broncho-pneumonie (48 à 72 heures).

Il faut retirer la victime de l'environnement contaminé et enlever les vêtements contaminés.

Dans le cas de contamination des yeux, rincer immédiatement. Il faut oxygéner s'il y a essoufflement. L'épuisement physique peut raccourcir la période de latence et aggraver les symptômes respiratoires. Une restriction stricte de l'activité et l'alitement sont recommandés même chez les personnes qui présentent peu ou pas de symptômes après exposition.

5.4 Asphyxiants

Ces agents pénètrent le corps très rapidement grâce à l'inhalation.

L'organe cible le plus vulnérable à la privation d'oxygène est le système nerveux central. Le patient ressent un urgent besoin d'oxygène.

Les premiers symptômes comprennent les céphalées, les étourdissements, l'agitation et la confusion qui progressent vers les convulsions et le coma.

On constate souvent une odeur d'amande amère, mais seule la moitié de la population peut la sentir. Les victimes du cyanure peuvent avoir une peau d'apparence normale (non cyanosée).

On pourra voir un malade en détresse respiratoire grave sans cyanose, mais avec une peau rouge cerise en raison du contenu élevé d'oxygène veineux produit par les tissus incapables d'extraire l'oxygène.

Il se peut que la victime transpire abondamment et que ses pupilles soient de dimension normale. Une tension artérielle en baisse et une tachycardie suivent une hypertension initiale et une bradycardie compensatoire.

6. Agents biologiques

Ils sont plus difficiles à obtenir que les agents chimiques et plus dangereux pour celui qui les manipule.

6.1 Présentation des différents agents biologiques

On retrouve dans cette catégorie les agents bactériens, dont le plus connu est le charbon, appelé aussi anthrax, mais le choléra et la peste sont aussi des armes potentielles dans ce domaine. On trouve aussi les agents viraux avec principalement la variole en guise de menace, et enfin les toxines biologiques, les plus connues étant la toxine botulique et le ricin : lequel ricin fut utilisé dans le fameux coup du parapluie bulgare ! (Assassinat à Londres en 1978 d'un dissident bulgare avec la pointe d'un parapluie empoisonnée à l'aide de ce produit.)

On divise en trois groupes les agents biologiques (Tableau 31.4).

6.2 Anthrax

Concernant l'anthrax, on peut spécifier les points suivants.

Le *Bacillus anthracis* est considéré comme une arme biologique de choix. C'est un bacille Gram positif à spores qui cause le charbon, une maladie infectieuse grave affectant les herbivores, comme les moutons, les bovins et les chèvres et l'homme. Il peut également affecter la faune. Le tableau clinique dépend de la voie d'infection. Le bacille peut s'étendre de manière locale ou générale à travers le réseau sanguin ou lymphatique. On distingue :

– le *charbon cutané* : on retrouve des démangeaisons là où la peau a été exposée (les 2 ou 3 premières heures), suivies de lésions, particulièrement à la tête, aux avant-bras ou aux mains (papuleuses, puis vésiculeuses). Les cas les plus légers formeront une escarre nécrotique (36 heures) qui tombera sans cicatriser. Dans les

Tableau 31.4. Les différents agents biologiques

	Agent	Catégorie
Agents de classe A		
Haute priorité Faciles à produire et à disséminer Transmissibles de personne à personne Létalité importante Impact majeur en santé publique Panique et perturbation sociale assurées	Variole	Virus
	Peste	Bactérie
	Fièvres hémorragiques	Virus
	Charbon ou anthrax	Bactérie
	Botulisme	Toxine
	Tularémie	Bactérie
Agents de classe B		
Faciles à disséminer Morbidité modérée Faible létalité	Fièvre Q	Bactérie
	Encéphalopathie équine	Virus
	Ricin	Toxine
	Enterotoxine B	Toxine
	Salmonellose	Bactérie
	Shigellose	Bactérie
	Choléra	Bactérie
	E. Coli	Bactérie
Agents de classe C		
Agents pouvant être modifiés en laboratoire pour favoriser une dissémination de masse Disponibilité Facilité de production et de dissémination Possibilité de mortalité et morbidité élevées	Dans cette catégorie, on retrouve la tuberculose résistante et de nombreux virus tels : hanta virus, virus Nipah, fièvres hémorragiques, fièvre jaune, encéphalopathies virales, virus transmis par les tiques	

cas les plus graves (œdèmes malins), l'escarre sera tout entourée de tissu œdémateux (2 à 6 jours) sans nécrose ni vésication ;
– le *charbon par inhalation* : au début, il présente des similitudes avec une infection respiratoire des voies supérieures, mais celle-ci est suivie d'un œdème pulmonaire et de détresse respiratoire ;
– le *charbon intestinal* : il se produit lors de poussées explosives. Le patient présente une détresse abdominale, des ascites à développement rapide et une diarrhée semblable au choléra, de la fièvre et des signes de septicémie.
Il est nécessaire de porter un masque et d'assurer une protection contre la contamination par le sang et les liquides organiques. L'isolation du malade est recommandée, mais non obligatoire.

6.3 Mesures gouvernementales

Le 22 septembre 2001, devant les différentes menaces d'attentats, était dévoilé par Bernard Kouchner, alors ministre de la Santé, le plan Biotox ainsi que l'arrêté relatif à la mise en œuvre, l'importation, l'exportation, la détention, la cession à titre gratuit ou onéreux, l'acquisition et le transport de certains agents responsables de maladies infectieuses, micro-organismes pathogènes et toxines.

ATTENTAT À LA BOMBE : LES LÉSIONS ENGENDRÉES

Les dégâts humains rencontrés lors d'explosion dans un lieu à forte concentration humaine sont souvent dus au blast et aux projectiles plus ou moins volumineux résultant de la fragmentation de la bombe. On retrouvera alors des membres arrachés, des éviscérations, des délabrements craniofaciaux, des plaies pénétrantes et thoraciques, des contusions, des fractures et des brûlures. Il y aura aussi, outre les blessés graves, des personnes tuées sur le coup.

Troubles de la fonction circulatoire

Il peut apparaître divers troubles de la fonction circulatoire, dus à différents types de lésions.

Les *hémorragies* peuvent être :

– internes, dues à un choc direct, à une incarcération, à l'effet de souffle ;

– externes ou extériorisées : les deux étant souvent d'origine traumatique (section de membre, éviscération, trauma crânien). Les hémorragies externes peuvent être artérielles ou veineuses.

Les *plaies* : **la notion de plaie sèche est très importante**. La chute tensionnelle entraînée par le choc a permis la constitution d'un caillot « clou hémostatique » qui vient colmater la lumière artérielle en même temps que l'artère se spasme. Si la tension remonte de quelques points, le fragile bouton saute, ce qui entraîne une reprise brutale de l'hémorragie. **Il faut donc considérer la plaie sèche comme une plaie saignante et maintenir une surveillance accrue**.

Les *brûlures* : elles sont d'origine principalement thermique mais parfois chimique ; il faut apprécier le mieux possible la surface brûlée ainsi que le degré (*cf.* Fiche bilan n° 47).

L'*arrêt cardio-respiratoire* : certains blessés peuvent présenter d'emblée un arrêt cardio-ventilatoire, le tri en fonction des autres blessés décidera ou non si les méthodes de ranimation doivent être entreprises.

Troubles de la fonction respiratoire

Elles sont principalement liées à deux causes :

– l'*obstruction des voies aériennes* due principalement aux hémorragies dans le nasopharynx, aux vomissements et aux fausses routes, à la chute de la langue en arrière et aux corps étrangers obstruant le pharynx (dents cassées, aliments, caillots de sang, sécrétions diverses) ;

– les *traumatismes thoraciques* qui peuvent entraîner un hémothorax, c'est-à-dire un épanchement de sang dans la plèvre, un pneumothorax qui est un épanchement d'air aussi dans la plèvre (les deux peuvent être dus à l'effet de souffle). Mais il peut y avoir aussi un volet costal (fracture d'une côte en deux points, la dissociant ainsi du reste de la cage thoracique) entraînant alors une respiration paradoxale. La conduite à tenir est l'assistance respiratoire pour permettre au volet de se soulever en même temps que le reste de la cage thoracique. Et enfin, la plaie soufflante du thorax provoque une détresse respiratoire aiguë qui évolue vers un état asphyxique rapidement mortel.

Lésions abdominales et risques infectieux

Les lésions sont à type principalement d'éviscération, entraînant des risques importants de dévascularisation par arrachements des pièces anatomiques. Les éviscérations diminuent l'efficacité du diaphragme, ce qui entraîne alors des troubles ventilatoires. Elles peuvent être très hémorragiques car la région est richement vascularisée au niveau des muscles abdominaux.

La conduite à tenir consiste à réduire et à contenir l'éviscération, geste difficile car la victime est souvent agitée en raison de la douleur et de la dyspnée.

Les risques infectieux sont importants, ils sont dus aux plaies, aux brûlures, à l'éviscération, etc.

Troubles de la fonction locomotrice

Souvent, les muscles sont écrasés et les os fracturés, voire broyés. Dans son bilan, le sauveteur s'attardera à la recherche des pouls distaux et à leur symétrie, ce qui déterminera la surveillance particulière :

– s'ils sont présents, maintenir une surveillance ;

– s'ils sont absents puis présents, avec une douleur du membre qui diminue, une recoloration et une chaleur qui réapparaît, on peut suspecter alors un spasme vasculaire. On maintiendra une surveillance ;

– absents, la chaleur du membre diminue, la douleur augmente, l'impotence fonctionnelle s'installe progressivement et durablement, il faut alors traiter comme une détresse circulatoire, plus que comme une fracture ;

– présents, disparaissant après manutention, il faut penser à un déplacement de la fracture pendant la manipulation, il faut peut-être alors envisager une traction du membre, sur avis médical, avec toutes les précautions d'usage.

BLASTÉS ET EFFET DE SOUFFLE

Différentes sortes d'explosion

Milieu	Particularités
Aérien	Propagation de l'onde à vitesse supersonique : 365 m/seconde. Longueur d'onde courte. Amortissement total au bout de 200 à 300 m.
Aquatique	Propagation de l'onde : 1 600 m/seconde. Longueur d'onde courte. Amortissement total au bout de 300 à 1 500 m. En raison de l'incompressibilité du milieu, la perte d'énergie est moins rapide qu'en milieu gazeux (aérien).
Solide	Propagation de l'onde : 5 000 m/seconde dans les structures métalliques. Longueur d'onde élevée. Amortissement total au bout de 2 à 10 m. **Pas d'effet de souffle car pas de variation de pression, d'où l'argument pour certains que le blast solide n'existerait pas.** L'onde de choc est transmise par un solide avec lequel le corps est en contact direct. Ainsi, un sauveteur, appuyé sur une glissière métallique de sécurité, lors d'un grand prix automobile, ressentirait à distance les effets de la voiture venue la percuter bien plus loin.

La détonation entraînée par une explosion produit une onde de choc qui se transmet aussi bien en milieu aérien qu'en milieu liquide ou solide.

Conséquences sur l'organisme

Cette onde de choc occasionne alors dans les tissus des altérations physiques en rapport avec les capacités d'amortissement de ceux-ci.
C'est cet ensemble des lésions organiques liées à la transmission des ondes explosives que l'on appelle blast ou effet de souffle.
Il existe plusieurs types de blast :
– le blast primaire : action de l'onde de choc proprement dite ;
– secondaire : criblage de la victime par des débris projetés à grande vitesse ;
– tertiaire : projection de la victime contre son environnement ;
– quaternaire : lésions par brûlure, ensevelissement, intoxication par fumée, contamination chimique ou radioactive.
Au cours d'explosions terroristes qui sont liées généralement au milieu aérien confiné, ce sont surtout les organes creux à contenu gazeux qui vont être lésés : poumons, viscères creux, abdomen, oreilles, etc. C'est le même mécanisme qui est lié à un produit explosif (type oxygène) ou aux accidents d'autocuiseurs ou de bombes aérosols en milieu domestique.

Mécanisme lésionnel

On distingue :
– l'implosion des organes creux : l'air contenu dans les organes est comprimé par la surpression, puis se détend brutalement, ce qui entraîne une rupture des parois de l'organe ;
– la pulvérisation : le passage de l'onde de choc dans des tissus de densité différente induit un phénomène de fragmentation ;
– les forces d'arrachement et de compression : les différences d'accélération au sein de tissus de densité inhomogène entraînent un impact des tissus denses contre les

tissus de moindre densité, d'où des lésions internes.

Différents types de lésions

La gravité des lésions diminue avec l'éloignement de la source d'explosion et est d'autant moins importante que la victime est lourde.

Globalement, ces lésions sont :
– cérébrales avec des micro-hémorragies cérébro-méningées, avec troubles de la conscience, voire coma, troubles du comportement ;
– auditives, **souvent les plus fréquentes**, entraînant des ruptures de tympan avec parfois dislocation de l'oreille interne, ce qui provoque une baisse de l'acuité auditive uni- ou bilatérale ou une surdité, des sensations ébrieuses ou de vertiges, des otorragies, voire des otorrhées ;
– oculaires, allant de la simple hémorragie au décollement rétinien, avec diminution du champ visuel, baisse de l'acuité visuelle, voire cécité ;
– pulmonaires : dues au traumatisme du gril costal qui est violemment enfoncé par l'onde de choc. **Il est important de savoir que les signes peuvent être latents jusqu'à 36 heures après l'événement, d'où la nécessité d'une évacuation pour surveillance.** On retrouve donc des pneumothorax, des OAP, des gênes respiratoires, des épanchements pleuraux, des hémorragies dues à des ruptures alvéolaires, des hémoptysies, des cyanoses, des sueurs, des douleurs thoraciques, une toux, etc. ;
– abdominales avec éclatements d'organes (rein, rate, etc.) d'où des signes liés aux hémorragies internes et extériorisées, des nausées, des vomissements, des douleurs testiculaires ;
– par polycriblage selon la distance par rapport à l'explosion et consécutives à la nature des matériaux projetés. Le polycriblage peut ainsi être étendu et superficiel ne mettant pas en jeu le pronostic vital, mais peut aussi provoquer des lésions profondes associées à des lésions ostéo-articulaires à type de fractures ouvertes, de lésions tendineuses et, dans les cas les plus graves, d'arrachement de membre ;
– brûlures, intoxication par les fumées dégagées.

Important : outre les actes terroristes, nous retrouvons ce type de lésions dans les explosions suivies d'incendie, d'où la nécessité de rechercher les signes ci-dessus chez tout brûlé.

Bilan

La conduite à tenir est bien évidemment :
– de faire un bilan traditionnel complet de la tête aux pieds mais avec en plus une recherche de tous les signes pouvant s'associer avec les traumatismes sus-cités (exemple : une surdité = rupture de tympan/urine rouge = problème rénal) ;
– de rechercher où se trouvait la personne au moment de l'explosion ;
– d'allonger ;
– de prévenir les troubles consécutifs aux hémorragies et de les traiter ;
– de mettre sous oxygène ;
– de surveiller les paramètres habituels dont l'oxymétrie de pouls.

Tout impliqué doit systématiquement être vu par un médecin, même s'il ne présente aucun signe clinique particulier.

LE CRUSH SYNDROM

C'est une nécrose musculaire d'origine ischémique évoluant en trois phases, entraînant une destruction rénale et pouvant aboutir à la mort : la mortalité se situe entre 10 et 40 %.

La nécessité d'une prise en charge médicale est absolue.

Circonstances d'apparition

Le plus souvent, il s'agit d'un ensevelissement sous des décombres meubles (terre, sable) tel qu'on le voit à la suite d'un éboulement de tranchée ou lors d'un tremblement de terre, mais aussi lors d'un attentat lorsque la personne a été prise dans l'effondrement d'un immeuble et est coincée sous des fortes charges.
Pour qu'il y ait *crush syndrome*, il faut que la durée de la compression soit suffisante. Ainsi, les blessés, immédiatement dégagés, ne développeront pas ce syndrome. Pour qu'il apparaisse, les parties molles ne doivent être que comprimées et non écrasées, l'écrasement nécessitant parfois d'emblée une amputation.

Signes cliniques

1re phase

Dans les heures qui suivent l'accident, les zones longtemps comprimées sont le siège de lésions caractéristiques :
– un gonflement important augmente le volume des masses musculaires, tend la peau qui prend un aspect marbré avec des plages ternes et cyanotiques ;
– le revêtement cutané est intact ou bien présente quelques effractions contuses, souvent des phlyctènes apparaissent ;
– le membre est froid engourdi, insensible superficiellement ;
– les pulsations artérielles sont diminuées ou imperceptibles ;
On recherchera des lésions osseuses ou viscérales associées.

2e phase

L'état général va rapidement s'aggraver et apparaîtront les signes caractéristiques de l'état de choc[3]. C'est un choc typique par levée de garrot :
– pâleur ;
– sueurs ;
– soif intense ;
– pouls filant ;
– pression artérielle plus ou moins effondrée ;
– extrémités froides et cyanosées ;
– troubles digestifs, nausées, vomissements ainsi que troubles neurologiques (torpeur, désorientation temporo-spatiale) sont très souvent présents.

3e phase

Enfin si le blessé passe le cap, le choc a disparu mais il va entrer dans la troisième phase : celle de l'anurie. Celle-ci traduit l'atteinte rénale. On observe une diminution des urines qui prennent une teinte rougeâtre.

L'augmentation du potassium (hyperkaliémie) est responsable de troubles du rythme cardiaque pouvant évoluer vers l'arrêt cardiaque.

3. Voir tableau 6.5.

LA PRISE EN CHARGE D'UN OTAGE

CHAPITRE 32

Parmi les tragiques faits divers auxquels il nous est donné d'assister à travers les médias, les prises d'otages ne sont malheureusement pas exceptionnelles. Le sauveteur pouvant y être confronté à deux titres.
Lors d'une mission à l'étranger, il peut être lui-même être enlevé, il est alors important qu'il puisse connaître les ressentis auxquels il pourra être confronté. Ainsi mieux préparé, son adaptation au stress risque d'être meilleure.
Lors du dénouement d'un tel événement, il peut être amené à prendre en charge tant au niveau de l'accueil (cf. ***Fiche technique n° 52) qu'au niveau somatique, les personnes qui ont été retenues contre leur gré. Afin d'assurer alors un soutien correct, le sauveteur doit savoir ce qu'ont pu ressentir ces otages pendant leur captivité, comprendre leurs émotions, entendre leurs doléances.***
De plus, il doit connaître ce qu'est le syndrome de Stockholm, syndrome propre à la prise d'otage.
C'est ce que nous allons aborder maintenant.

1. Quelques définitions

Elles sont issues du *Petit Robert de la langue française* :

– enlèvement : action de soustraire une ou plusieurs personnes à leur propre liberté ou à l'autorité qui en a la charge. Fait d'ôter un sujet de la place où il se trouve en lui faisant perdre son identité ;

– kidnapper, date de 1930. Étymologiquement de « *kid* » (enfant) et « *to nap* » (saisir), traduit de l'américain et accepté dans la langue française : enlever une personne en général pour en tirer une rançon ;

– otage : provient de l'ancien mot « *ostage* » (1080), issu de *oste*, « hôte », les otages étaient d'abord logés chez le souverain, c'étaient des personnes livrées ou reçues comme garantie de l'exécution d'une promesse, d'un traité politique ou militaire. Actuellement, personne que l'on arrête et que l'on détient pour obtenir ce que l'on exige ;

– ravisseur (*Ravissiere*, 1216 ; de ravir) : personne qui prend par la violence, la ruse, ou la surprise ce qui appartient à autrui y compris sa propre liberté.

2. Législation

« *Le fait, sans ordre des autorités constituées et hors les cas prévus par la loi, d'arrêter, d'enlever, de détenir ou de séquestrer une personne, est puni de 20 ans de réclusion criminelle. Les deux premiers alinéas de l'article 132-23 relatif à la période de sûreté sont applicables à cette infraction. Toutefois, si la personne détenue ou séquestrée est libérée volontairement avant le 7e jour accompli depuis celui de son appréhension, la peine est de 5 ans d'emprisonnement et de 75 000 euros d'amende, sauf dans les cas prévus par l'article 224-2.* » (**Article 224-1 CP.**)

« *Si la personne arrêtée, enlevée, détenue ou séquestrée l'a été comme otage soit pour préparer ou faciliter la commission d'un crime ou d'un délit, soit pour favoriser la fuite ou assurer l'impunité de l'auteur ou du complice d'un crime ou d'un délit, soit pour obtenir l'exécution d'un ordre ou d'une condition, notamment le versement d'une rançon, l'infraction prévue par l'article 224-1 est punie de 30 ans de réclusion criminelle. Les deux premiers alinéas de l'article 132-23 relatif à la période de sûreté sont applicables à cette infraction. Sauf dans les cas prévus à l'article 224-2, la peine est de 10 ans d'emprisonnement si la personne prise en otage dans les conditions définies au premier alinéa est libérée volontairement avant le 7e jour accompli depuis celui de son appréhension, sans que l'ordre ou la condition ait été exécuté.* » (**article 224-4 CP.**)

3. Différents types de prises d'otages

Il existe plusieurs types de prises d'otage, classés en fonction de leurs commettants et de leurs buts. On peut ainsi discerner :

– les hold-up qui tournent mal : attaques de banques, par exemple ;

– les prises d'otages perpétrées par des déséquilibrés mentaux, dans le dessein d'attirer l'attention sur eux, ou pour faire valoir des revendications, ex. « *Human bomb* » qui prit en otage une classe maternelle à Neuilly-sur-Seine, le 14 mai 1993 ;

– les activités terroristes, avec notamment les détournements d'avions, les captures et détentions prolongées de personnes politiques ou autres, et celles retenues comme boucliers humains (Saddam Hussein).

4. Déroulement de la prise d'otage

Elle se fait habituellement en quatre temps.

4.1 Premier temps : la phase de capture

4.1.1 Pour l'otage

C'est une phase de stress aigu, une phase d'effroi, du contact et de la rencontre avec la mort probable, voire réelle. Le stress adaptatif est limité, car toute action menée par l'otage pourrait lui être fatale. On peut noter à ce stade des troubles organiques chez l'otage de type diarrhées, crises d'asthme, voire infarctus du myocarde, épanchement d'urine, etc. Cependant, personne n'est à l'abri d'une attaque de panique, d'une tentative de fuite ou d'une tentative de maîtrise de l'agresseur qui est alors une réponse paranoïaque d'héroïsme dans la toute-puissance. De fait, cette attitude instinctive peut appeler le même type de réponse de la part du ravisseur, et se finir, alors, dans un bain de sang !

4.1.2 Pour le ravisseur

C'est une phase d'excitation intense, il ne sait pas encore si son acte va réussir et comment vont réagir les otages.

4.2 Deuxième temps : la phase de séquestration[1]

4.2.1 Pour l'otage

La psychologie de l'otage pendant la phase de séquestration varie évidemment selon les situations et les personnalités. On s'accorde toutefois à reconnaître dans toutes les prises d'otages prolongées (au-delà de quelques heures) une évolution psychologique type, qui comporte trois sous-phases successives ; déni, espoir et perte d'espoir.

► **Deni**

La sous-phase de déni, qui fait suite immédiatement à la réaction initiale de stress, en conserve encore l'inhibition motrice et l'obnubilation intellectuelle, mais elle correspond à un essai de mise en place de mécanismes qui permettent une adaptation factice à la réalité, là où l'adaptation concrète n'est pas « admissible ».

L'otage venant d'être capturé désire, dans son instinct vital, poursuivre son existence antérieure, libre, non contrainte et non menacée. Il s'attache donc mentalement à tous les caractères de cette existence et nie passionnément tout ce qui pourrait empêcher sa continuation.

Cette négation de la réalité désagréable est parfois explicitement formulée dans un langage intérieur, par lequel l'otage se dit : « Ce n'est pas vrai ! » Plus souvent, ce déni se manifeste sous la forme d'une espèce de carapace psychique par laquelle l'otage se protège de la réalité extérieure qu'il ne veut ni voir, ni entendre : il se réfugie dans une sorte d'engourdissement intellectuel et d'apathie, état second dans lequel les stimulations sensorielles (visuelles, auditives, tactiles) lui parviennent

1. Crocq L. « Les otages et la violence », *Études psychologiques*, n° spécial *Violence*, 1994.

comme lointaines et feutrées, et dans lequel il ne pense pas, ne ressent pas, ne souffre pas et ne veut rien. Cependant, cette défense ne peut s'exercer que provisoirement, et elle s'estompe progressivement pour faire place à une prise de conscience lucide de la réalité, qui constitue la deuxième sous-phase.

► **Espoir**

La prise de conscience lucide implique aussi le souvenir de la vie normale encore récente, la référence à la vie sociale qui environne le monde clos de la prise d'otages, et le raisonnement logique, qui affirme que ces situations ne durent pas, que le soutien social extérieur va s'exercer et que la libération doit venir.

Cette deuxième sous-phase est donc essentiellement une phase d'espoir. L'otage y est lucide, il voit, il juge et il raisonne sainement ; il se contrôle et il conserve, malgré la situation, un moral optimiste. Cependant, si la séquestration se prolonge, et qu'il ne voit ni n'entend de pourparlers en train de s'effectuer, s'il ne perçoit pas de signes d'une libération possible, s'il est isolé (seul otage, ou isolé d'autres otages, et empêché de voir le visage de ses ravisseurs), et s'il n'a pas d'activité mentale de contrôle (surveiller le comportement de ses ravisseurs en conservant la notion de la durée et en se faisant un récit intérieur qui est une forme de maîtrise de la situation) ou d'évasion imaginative (se réfugier dans ses souvenirs), ou de dérivation (contempler les taches du plafond ou compter les rayures du parquet), il risque de s'installer mentalement dans une situation qui s'éternise et de perdre peu à peu son espoir.

► **Perte d'espoir**

La sous-phase de perte d'espoir se met en place progressivement, au fur et à mesure que l'otage, complètement coupé de la réalité extérieure, s'en détache aussi mentalement. Il finit par adhérer, quoique avec une certaine distance et comme dans un rêve, à sa situation du moment et à son environnement immédiat. Avec, comme seule préoccupation, le souci de ne pas se faire remarquer pour ne pas écoper de mauvais traitements, et de se montrer docile aux ordres donnés par les ravisseurs. À noter aussi qu'il perd la notion de l'écoulement du temps et de l'anticipation de l'avenir ; comme s'il s'installait dans une éternité. Cet état d'esprit apparaît plus facilement si l'otage est seul et donc privé du support social du groupe (les groupes d'otages résistent mieux).

En outre, la dépersonnalisation que cela implique est facilitée par la « chosification » imposée par le ravisseur ; ce dernier en effet considère l'otage non comme une personne, mais comme une monnaie d'échange ou de chantage et, en tout état de cause, comme un être inférieur, sans autonomie, destiné à subir les menaces et à recevoir les coups sans discussion.

C'est à ce moment que peut se mettre en place le syndrome de Stockholm car avec les repas, les moments d'attente passés en commun, les discussions, les relations deviennent plus intimes. »

C'est aussi au cours de cette sous-phase que peut s'installer une attitude de séduction de l'otage vis-à-vis de l'agresseur, afin de tenter de se protéger des violences potentielles et notamment d'une exécution et/ou d'un viol.

4.2.2 Pour le ravisseur

Pour lui, le calme est tout relatif car une vigilance de tout instant est nécessaire. S'il pense avoir la situation en main, c'est à ce moment qu'il va commencer un peu à se détendre, prendre ses marques.

4.3 Troisième temps : la phase de libération ou de dénouement

Elle voit apparaître une recrudescence des phénomènes anxieux. « Comment cela va-t-il se passer, notamment si la police donne l'assaut ? Ne va-t-on pas être exécutés par les agresseurs, s'ils sentent qu'ils n'ont plus rien à perdre ? » Tel est le genre de questions que vont se poser les otages.

De plus, ils pourront ressentir une culpabilité si d'autres de leurs compagnons d'infortune restent prisonniers, ou d'être un survivant, si certains d'entre eux ont été abattus.

4.4 Quatrième temps : la phase séquellaire

C'est la phase de l'après avec les manifestations pathologiques possibles ou l'installation du stress post-traumatique.

5. Otages et violence

Les otages peuvent, au cours de leur retenue, subir plusieurs types de violences. Elles ont été, dans les diverses études faites à ce sujet, regroupées en quatre catégories : la privation de liberté, la privation de besoins élémentaires, les mauvais traitements, les menaces de mort.

5.1 Privation de liberté

Cela va de la simple retenue avec la possibilité de pouvoir aller et venir « librement » à l'immobilisme forcé car ficelé sur une chaise, menotté à un radiateur ou séquestré dans un cachot, etc. Les retentissements sur l'organisme peuvent alors être notables, les membres se retrouvant ankylosés, car ils ne peuvent être étirés normalement. Les entraves peuvent aussi entraîner des lésions dues à la façon dont elles sont mises ou serrées et qui dépendent de la matière dont elles sont faites. La personne peut aussi avoir des difficultés à respirer et cela en adéquation avec à la position dans laquelle elle est maintenue et l'inconfort imposé, etc.
Cette privation de liberté est aussi souvent couplée à des privations sensorielles notamment phoniques et visuelles.

5.2 Privation de besoins physiologiques élémentaires

Si l'on se réfère à la pyramide de Maslow ou à la classification de Virginia Henderson, (*cf.* Chapitre 8), on s'aperçoit facilement que bon nombre de ces besoins peuvent être perturbés lors d'une prise d'otages.
Outre celui de se mouvoir, introduit précédemment, au niveau des besoins élémentaires, ce sont ceux de manger, de boire, d'uriner, d'aller à la selle et d'être propre qui sont principalement touchés.
Les répercussions somatiques pouvant être de l'ordre de troubles digestifs (constipation avec risque de syndrome occlusif), mais aussi liés aux antécédents médicaux des otages, comme chez les diabétiques, par exemple.
Bien évidemment, les besoins de protection et de sécurité sont, là aussi, mis à mal, tout comme celui d'être reconnu, puisque, dans ce cas, la personne est chosifiée, réduite au statut de monnaie d'échange (qu'on n'est même pas forcément obligé de rendre à la fin) ou de bouclier. Et si le besoin d'avoir le sentiment d'être utile et d'avoir de la valeur existe toujours, il est devenu péjoratif car la valeur se résume ici en une valeur marchande.
Le besoin de communiquer est aussi perturbé puisque souvent l'otage est contraint au silence.
On note aussi, dans le cas de prise d'otage d'enfants, un besoin élémentaire frustré qui est celui de recevoir les marques d'affection de ses parents, perturbant ainsi le besoin de recevoir de l'amour.

5.3 Mauvais traitements

Ils peuvent être psychologiques, mais bien sûr aussi physiques, puisque coups, mutilations ou viols, pour ne citer que les principaux, semblent « traditionnellement » accompagner une prise d'otage.

5.4 Mort

Elle peut soit se présenter sous forme de menaces ou être mise en scène par le biais de simulacres d'exécution. Dans les cas extrêmes, elle peut être réelle. Souvent le terme guerrier inapproprié, d'« exécution » est utilisé par les preneurs d'otages, cela dans le dessein de se présenter comme des combattants défendant une cause, mais il ne s'agit en fait ni plus ni moins que d'un assassinat. Ce terme d'exécution étant souvent repris par les médias, ce qui a malheureusement pour effet parfois de banaliser cette forme de tuerie. À l'origine, exécuter signifie : tuer par autorité de justice.

5.5 Cas particulier de la prise d'otage politique[2]

« Les conditions de détention varient sensiblement entre les prises d'otages politiques et les autres formes. Dans le premier cas, les terroristes sont particulièrement formés, et le but recherché est la déshumanisation rapide de la victime. Les méthodes sont très nombreuses :

2. Frank Garden-Breche, praticien hospitalier urgentiste, SAMU 35.

attribution d'un nouveau prénom, suppression de tous les objets personnels y compris les vêtements, isolement sensoriel phonique et visuel, contention physique, transferts fréquents d'un lieu de détention à l'autre. Par ses méthodes, ils recherchent la soumission rapide et l'exacerbation des souffrances morales, point de départ de la modification des valeurs profondes de chacun. Il faut exclure les violences physiques qui sont un obstacle constant à l'apparition de l'adhésion des victimes aux thèses de leur(s) ravisseur(s). Quelle victoire en effet pour une organisation terroriste de transformer, à long terme, un opposant en un porte-parole de leur cause !
Dans les prises d'otages de droit commun, les conditions de détention sont plus favorables sur le plan matériel (nourriture et boisson fournies par l'extérieur, cadre moins austère, isolement moins fréquent), mais en revanche, des relations humaines rassurantes sont plus difficiles à établir avec les ravisseurs qui ne pensent qu'à assurer leur propre protection, à n'importe quel prix. »

6. *Vécu de l'otage*

Il ne faut pas oublier qu'une des particularités de la prise d'otages, comme le viol ou la torture, est que la victime est en prise directe avec son agresseur et son regard – contrairement par exemple aux attentats, où la victime ne voit pas son agresseur – ce qui renforce le vécu traumatique.

La soudaineté de l'événement et l'impréparation que cela implique, la surprise induite et la déréalisation ainsi que la dépersonnalisation occasionnée sont autant de vécus victimaires associés à un sentiment de solitude. Le tout étant généralement renforcé par un ressenti d'abandon et de prise de conscience de vulnérabilité.
Lors d'un stress, l'homme adapte son attitude en choisissant notamment entre l'attaque, la défense ou la fuite. Or, dans le contexte présent, ce choix est impossible car l'otage sait que s'il tente de fuir, de protester ou d'attaquer, il risque sa vie. Aucun choix ne lui est donc possible, il doit alors se « contenter » de subir. Le stress induit est alors souvent dépassé mais « imparfait » car tout lui est imposé : son calme (c'est ainsi que rares seront les réactions hystériques dans un tel contexte), son silence et son immobilisme.
Pendant la détention, les valeurs morales, religieuses, sociales et politiques sont souvent remises en cause et ne participent que peu au soutien psychologique des victimes.

6.1 Ressenti de l'otage libéré

Une fois libéré, le sauveteur aura devant lui un être à la fois soulagé mais épuisé physiquement et psychiquement, avec un sentiment d'irréalité.

Le sauveteur doit, cependant, rester vigilant car il est possible que l'ex-otage se mette à décompenser, libérant ainsi toute la tension émotionnelle vécue et accumulée pendant toute la phase de rétention.

C'est alors la crise de larmes et la crise de nerf, la crise d'hystérie contenue pendant la détention pouvant éclater ici. Le tout couplé soit à une phase de prostration, de repli, d'hébétude et de mutisme, ou soit au contraire, à un accès d'agressivité verbale et gestuelle. Tout cela pouvant prendre le sauveteur au dépourvu, l'otage reprochant alors aux secours une intervention tardive. Ainsi, l'agressivité dirigée contre les agresseurs est déplacée sur les sauveteurs. Cette attitude vindicative pourra être majorée si l'ex-otage est mis « au secret » en attendant d'être interrogé par la police, rendant cette deuxième « détention » survictimaire.

6.2 Syndrome de Stockholm

Qui dit prise d'otage y associe quasi systématiquement la notion de syndrome de Stockholm, pensant qu'il en est indissociable. Cependant, celui-ci n'en est pas un corollaire obligatoire. Le nom provient d'une prise d'otages qui eut lieu le 23 août 1973 à Stockholm : les personnes retenues prirent fait et cause pour leurs ravisseurs, l'une des victimes allant même jusqu'à épouser l'un d'eux !

En 1978, un psychiatre américain, le docteur Ochlberg, qui étudia ce phénomène fit apparaître plusieurs éléments importants pour que ce syndrome puisse se mettre en place :

– le développement d'un sentiment de confiance, voire de sympathie des otages vis-à-vis de leurs ravisseurs ;
– le développement d'un sentiment positif des ravisseurs à l'égard de leurs otages ;
– l'apparition d'une hostilité des victimes envers les forces de l'ordre.

Pour cela :

– l'agresseur doit être capable d'une conceptualisation idéologique suffisante pour pouvoir justifier son acte aux yeux des victimes ;
– il ne doit exister aucun antagonisme ethnique, aucun racisme, ni aucun sentiment de haine des agresseurs à l'égard des otages ;
– enfin, il est nécessaire que les victimes potentielles n'aient pas été préalablement informées de l'existence de ce syndrome.

Cependant, à l'intérieur du groupe tous ne sont pas systématiquement victimes de ce syndrome et son retentissement serait alors plus ou moins intense et plus ou moins durable selon les circonstances et les personnalités des otages.

7. Conclusion

Comme on vient de le voir, accueillir un ex-otage peut être difficile pour tout sauveteur qui n'en n'aurait jamais entendu parler avant, les réactions pouvant parfois être surprenantes pour quelqu'un de non-averti.

Enfin, on doit se souvenir que si le syndrome de Stockholm existe, il ne résume pas à lui tout seul la psychologie de l'otage, et que la prise en compte du vécu durant la détention reste essentielle, voire primordiale pour une bonne prise en charge.

Pour en savoir plus

Crocq L. *Incidences psychologiques de la prise d'otage*. Psychologie française 1997 ; 42-3 : 243-54.

Crocq L. *Les otages et la violence*. Études psychologiques « violences » 1994 ; 9 : 41-66.

Torres E. Grenier-Boley V. « Syndrome de Stockholm : pourquoi ce paradoxe ? » *Les dossiers du généraliste* : http://generaliste.medimedia.tm.fr/gene/tl_fch/dossfmc/fmcsyndrstockh.pdf

Garden-Breche F. *Adaptation psychologique aux prises d'otages*. Journal international de victimologie : http://www.jidv.com

LIBÉRATION D'OTAGE : LE RÔLE DU SAUVETEUR

À l'issue d'une prise d'otage, le sauveteur peut intervenir pour différentes raisons :
– s'il y a des morts et des blessés graves, son activité est identique à celle mise en place lors de la prise en charge de telles victimes ;
– si les otages sont libérés sains et saufs ou légèrement blessés, il doit alors assurer, en plus d'une prise en charge somatique, un soutien psychologique.

> ***De par sa fonction, le sauveteur se trouvera, ainsi, à une place charnière entre « l'avant » et « l'après » détention.***

Il fera alors partie de ceux dont le rôle sera de :
– ménager un sas pour l'ex-otage et ainsi lui permettre de passer des conditions « anormales » aux conditions « normales » (espace, temps, valeurs). Ainsi, il l'aidera à retrouver sa personnalité, en lui faisant comprendre qu'il est « redevenu » quelqu'un et n'est donc plus un objet ou une monnaie d'échange. Cela étant d'autant plus dur pour l'ex-otage qui aura l'impression qu'il était quelqu'un d'autre « avant » et qu'il est maintenant quelqu'un d'autre « après » ;
– le préparer à retrouver sa famille et son entourage. L'ex-otage ayant souvent l'impression de se retrouver devant un mur d'incompréhension et d'incommunicabilité avec eux ; l'informer sur les troubles et les symptômes qu'il peut être amené à constater chez lui ou dans son comportement. La connaissance des symptômes aide à comprendre ce qui s'est passé en soi et un symptôme auquel on s'attend est toujours mieux toléré et maîtrisé. Pour cela le sauveteur se devra bien évidemment de les connaître (*cf.* Chapitre 32 sur la prise d'otages) ;
– l'inciter à verbaliser ses émotions, en respectant néanmoins sa volonté de ne pas parler. Cependant, le sauveteur devra tenter de déceler les sujets fragiles qui n'arrivent pas à s'exprimer ou qui sont retranchés dans un silence tragique et une rumination mentale solitaire. Cela dit, beaucoup s'exprimeront spontanément soit pour raconter ce qu'ils ont vécu, soit pour parler de ce qui c'est passé pendant qu'ils étaient en détention. D'autres voudront aussi coucher sur le papier leur expérience, leur ressenti, leurs émotions ;
– le prévenir qu'il sera souvent sollicité pour raconter ce qui s'est passé, cela pouvant induire alors ce que l'on appelle le syndrome de répétition ;
– lui dire de se méfier de la presse et notamment du retentissement médiatique immédiat et du sentiment d'abandon engendré par la suite, ce qui serait d'autant plus victimaire qu'il a déjà vécu ce sentiment une fois, pendant sa détention. Il peut aussi proférer des paroles devant les journalistes qu'il regrettera ensuite ;
– le mettre en garde contre le syndrome de Stockholm car, dans l'euphorie transitoire de la délivrance, il risque d'appliquer cet enthousiasme débordant à son souvenir récent et de considérer ses ravisseurs comme des amis, ou de chercher à les « comprendre » et parfois à les excuser, prenant fait et cause pour ceux qui, il y a peu, étaient encore des malfaiteurs... ;
– l'aider à dominer ses sentiments d'impuissance, de honte et de culpabilité, **et ne pas vouloir chercher à « dédramatiser »** hâtivement ce qui a été un drame. À chaque victime sa « vitesse » pour « digérer » l'événement ;

– lui faire comprendre la nécessité de se positionner par rapport à son groupe. Ainsi, les données vécues par les autres peuvent éclairer sa propre expérience, et aider la prise de recul mais on ne peut substituer une « vérité collective » au point de vue personnel du sujet. Il doit ainsi intégrer son expérience personnelle. De même, toujours par rapport à ce groupe, il doit pouvoir, à travers un débriefing, sortir des éventuels non-dits, et mettre à plat les conflits latents, s'il y en a.

CATASTROPHES ET SITUATIONS DE CRISE : COMMUNICATION ET PRISE EN CHARGE DES SINISTRÉS

CHAPITRE 33

Après avoir donné une définition de la catastrophe, l'objectif de ce chapitre est, dans un premier temps, d'expliquer au sauveteur comment va se faire la communication sur place et quelles sont les dérives, notamment sectaires, auxquelles il pourra assister.
Dans un second temps, comment aborder les victimes de catastrophe, tant au niveau lésionnel que psychologique, mais aussi au niveau des besoins, cela afin de comprendre combien une prise en charge dans sa globalité s'avère nécessaire. Quant au rôle spécifique du sauveteur, il ne sera que très peu abordé ici, tout comme ce qui concerne les plans de secours, le lecteur étant invité pour cela à se référer aux ouvrages déjà existants sur le sujet[1].
Enfin nous donnerons quelques éléments à la fois de réflexion et de conduite à tenir afin d'organiser un envoi humanitaire.

1. Définition d'une catastrophe

Pour qu'il y ait catastrophe, plusieurs critères se doivent d'être réunis :
– la survenue de l'événement est à la fois soudain et brutal, funeste ou néfaste ;
– les destructions matérielles et/ou l'ampleur géographique sont importantes ;
– il y a un grand nombre de victimes dans un même temps et un même lieu ;
– l'événement déborde ou met en tension les moyens de secours habituels ;
– il altère ou sidère les réseaux sociaux :
• production, distribution et consommation de l'énergie, de la nourriture et de l'eau ;
• circulation des personnels et des marchandises ;
• maintien de l'ordre, communication, système de santé, éducation, gestion des cadavres, etc.

2. Classification des catastrophes

Il existe plusieurs façons de classifier les catastrophes : selon le lieu, les effets, l'étendue, le nombre de victimes, etc. La classification retenue ci-après est établie suivant les causes. On retrouve alors :
– les *catastrophes naturelles* d'origine climatiques (tempêtes, tornades, inondations), de causes géologiques (tremblements de terre, Tsunami, volcan[2]), bactériologiques (épidémies) et enfin animales (invasion de sauterelles, de rats, etc.) ;
– les *catastrophes technologiques et accidentelles* que sont les incendies de forêts, les ruptures de barrages, les coups de grisou, etc. mais aussi les accidents de circulation maritime, ferroviaire ou aérienne et ceux dus au transport de matières dangereuses ou explosives (*cf.* Fiche technique n° 53).

---

1. – *Médecine de catastrophe* de MM. Noto, Huguenard et Larcan (paru chez Masson en 1994 dans la collection « abrégés ») ;
– *Secours en situation d'exception* de la Croix-Rouge française (édité chez Flammarion Médecine-Sciences).
2. Voir l'annexe n° 1 concernant les échelles de mesures (Richter, Beaufort, etc.)

Concernant les accidents d'avions, voir pour information, dans le Tableau 33.1, la répartition des accidents selon les phases de vol.

On retrouve également :

– les *catastrophes de guerre* : pilonnage et invasion du pays par des armées ennemies qui vont faire régner une politique de répression en appliquant la politique de la terre brûlée, en instaurant un climat de terreur et en commettant bon nombre d'exactions, dont beaucoup de viols. Il y a aussi les attaques par armes chimiques et bactériologiques, les bombardements par arme nucléaire ;

– les *catastrophes de société*, que sont les émeutes destructrices, mais aussi les famines, les paniques dans un stade ou un lieu publique. Sans oublier bien sûr, les actes de terrorisme massif et les prises d'otages.

Pour ce qui est de la France on peut retenir les dates, durant les cinquante dernières années écoulées, et les chiffres suivants, afin d'illustrer ces différentes catastrophes (Tableau 33.2).

3. *Secours, médias et stratégie de communication*

3.1 Secours et médias

3.1.1 Attrait du sensationnalisme

Une catastrophe induit obligatoirement la présence des médias, mais aussi de paparazzis, prêts à faire « la bonne photo », celle qui pourrait être à la une d'un hebdomadaire ou d'un journal dit à sensations. Le sauveteur doit donc savoir qu'il est à ce niveau très exposé, car il peut être sollicité pour donner des informations ou favoriser l'intrusion dans des lieux réservés ou interdits : morgue ou chapelle ardente notamment. Le sanguinolent et la détresse des gens ont toujours fait recette, d'autant qu'il n'existe pas de presse spécialisée dans les catastrophes, la seule façon alors de les aborder restant le biais du sensationnel.

3.1.2 Attitude du sauveteur face aux médias

Interrogé par les journalistes, le sauveteur doit se rappeler qu'il est soumis au secret professionnel et se poser trois questions :

– Suis-je la personne concernée par cette question ?

– Est-ce à moi d'y répondre et donc dois-je répondre ?

– Quel est le niveau d'« insidiosité » de la question ? Cette question est importante d'autant que, dans de telles circonstances, le sauveteur qui connaît le sujet sur lequel il peut être interviewé ne peut pas prévoir les questions qui lui seront posées et notamment le degré de « piège » qu'elles renferment, sachant qu'en plus ses propos pourront, par la suite, être utilisés sans aucune maîtrise, être déformés ou interprétés.

Une phrase sortie de son contexte peut perdre tout son sens ou carrément exprimer l'inverse de ce qui a été dit !

3.1.3 Pièges à éviter

Ces risques de dérives médiatiques sont très importants à connaître car le sauveteur, en fonction de sa personnalité, pourra se faire facilement prendre au piège ! Ainsi, il suffira parfois de le « narcissiser » un peu, de flatter

Tableau 33.1. Répartition des accidents selon les phases de vol

<table>
<tr><th>Phase de vol</th><th>Décollage</th><th>Montée initiale</th><th>Montée</th><th>Croisière</th><th>Descente</th><th>Approche initiale</th><th>Approche finale</th><th>Atterrissage</th></tr>
<tr><td>Temps de vol représenté</td><td>1 %</td><td>1 %</td><td>13 %</td><td>60 %</td><td>10 %</td><td>11 %</td><td>3 %</td><td>1 %</td></tr>
<tr><td rowspan="2">% de survenue d'accident</td><td>14,4 %</td><td>10,4 %</td><td rowspan="2">6,9 %</td><td rowspan="2">4,7 %</td><td rowspan="2">7,2 %</td><td rowspan="2">11,3 %</td><td>24,2 %</td><td>19,2 %</td></tr>
<tr><td colspan="2">24,8 %</td><td colspan="2">43,3 %</td></tr>
</table>

Tableau 33.2. Les différentes catastrophes en France ces cinquante dernières années

Année	Lieu	Type de catastrophe	Nombre de mort
1959	Malpasset (Var)	Effondrement du barrage	423
1970	Saint-Laurent du pont (Isère)	Incendie du dancing le 5/7	147
1970	Plateau d'Assy (Haute-Savoie)	Glissement de terrain	79
1970	Val-d'Isère (Savoie)	Avalanche	42
1973	Paris	Incendie du CES Édouard Pailleron	17
1978	Paris, rue Raynouard	Explosion conduite de gaz	12
1980	Paris, synagogue rue Copernic	Attentat	4 morts, 22 blessés
1982	Paris, rue des Rosiers	Attentat	6 morts, 22 blessés
1985	Forbach (Moselle)	Coup de grisou	22 morts, 103 blessés
85/86	Paris	Vague d'attentats	Voir Chapitre 31
1987	Grand-Bornant (Haute-Savoie)	Inondations d'un camping	21
1988	Nîmes (Gard)	Inondations	10
1992	Vaisons-La-Romaine (Vaucluse)	Inondations	37
1992	Furiani (Corse)	Effondrement d'une tribune provisoire	15 morts, 2 177 blessés
1994	Airbus Air France Alger-Paris	Détournement	3 passagers tués et 236 otages
1995	Paris	Vague d'attentats	Voir Chapitre spécifique
1998	Les Ormes (Hautes-Alpes)	Avalanches	11
1999	Tunnel du Mont Blanc (Savoie)	Incendie	41
2001	Toulouse, usine AZF	Explosion	30 morts, 9 000 blessés

son ego pour que celui-ci, en quête de reconnaissance et avide de voir sa photo à la une d'un magazine, se répande en confessions. Le danger de ces médias est qu'ils peuvent aussi servir de faire-valoir à une équipe de secours par rapport à une autre et c'est alors le règlement de compte par médias interposés, le tout bien évidemment, au détriment des victimes.

De plus, le sauveteur ne connaît généralement pas la stratégie de communication qui a été mise en place par les hautes instances (voir plus loin).

Le sauveteur aura donc toujours à l'esprit qu'avec un mauvais mot, une attitude péjorative ou un commentaire déplacé captés par les médias, il pourra réduire à néant l'image du groupe de sauveteurs auquel il appartient, voire de l'association qu'il est censé servir et non pas justement desservir par un comportement inadéquat devant une caméra ou un micro.

C'est pourquoi, **il n'est pas du ressort d'un sauveteur de répondre aux questions des journalistes,** sauf s'il y a été autorisé par sa hiérarchie. Seul le COS (Commandant des opérations de secours) ou l'officier « presse » est habilité à diffuser des informations aux médias. De plus, il veillera à garder l'anonymat, afin de se protéger, là encore, des dérives mercantiles qui pourraient en être faites. Enfin, il n'est pas du rôle du sauveteur de s'exprimer à la place des victimes.

3.1.4 Conséquences de la surexposition et de l'oubli

L'effet pervers des médias sur les victimes, les endeuillés et leurs proches en de telles circonstances est qu'il y a généralement surmédiatisation au moment de l'événement, puis c'est le silence qui est associé par les victimes et leurs familles à de l'oubli, entraînant alors une victimisation secondaire.

De plus, pour certaines victimes, le fait d'avoir eu leur photo en couleur et en grand dans certains magazines les représentant blessées, mutilées ou déchiquetées leur a permis de voir ainsi comment elles étaient au moment de l'accident. N'ayant aucune conscience de comment elles pouvaient être, à ce moment-là, cette vision risque alors d'entraîner dans un premier temps un choc émotionnel et dans un second temps une certaine fascination morbide, pouvant entraîner des troubles durables avec perturbation de l'image de soi.

3.1.5 Rôle positif des médias

Néanmoins, la présence des médias ne doit pas être systématiquement mal vécue, en effet ceux-ci peuvent être d'une aide précieuse notamment au niveau des radios FM locales, car des informations pourront rapidement être diffusées par leur biais (appel à la population, aide à des recherches, etc.).

3.2 Secret et médias

Il faut savoir qu'une loi sur la liberté de la presse existe, c'est la loi du 29 juillet 1881 dont le texte a été actualisé au 1er juillet 2002 et que deux de ses chapitres (IV et V) sont consacrés :

– aux crimes et délits commis par voie de presse ou par tout autre moyen de publication ;

– à leurs poursuites et leur répression.

Concernant le sujet de cet ouvrage, une partie de l'article 39 semble particulièrement intéressante : « *Est puni de 15 000 euros d'amende le fait de diffuser, de quelque manière que ce soit, des informations relatives à l'identité ou permettant l'identification :*

– d'un mineur ayant quitté ses parents, son tuteur, la personne ou l'institution qui était chargée de sa garde ou à laquelle il était confié ;

– d'un mineur délaissé dans les conditions mentionnées aux articles 227-1 et 227-2 du Code pénal ;

– d'un mineur qui s'est suicidé ;

– d'un mineur victime d'une infraction.

Les dispositions du présent article ne sont pas applicables lorsque la publication est réalisée à la demande des personnes ayant la garde du mineur ou des autorités administratives ou judiciaires.

Le fait de diffuser, par quelque moyen que ce soit et quel qu'en soit le support, des renseignements concernant l'identité d'une victime d'une agression ou d'une atteinte sexuelles ou l'image de cette victime lorsqu'elle est identifiable est puni de 15 000 euros d'amende. Les dispositions du présent article ne sont pas applicables lorsque la victime a donné son accord écrit, libre et éclairé.

Le fait de révéler, par quelque moyen d'expression que ce soit, l'identité des fonctionnaires de la police nationale, de militaires de la gendarmerie nationale ou d'agents des douanes appartenant à des services ou unités désignés par arrêté du ministre intéressé et dont les missions exigent, pour des raisons de sécurité, le respect de l'anonymat, est puni d'une amende de 15 000 euros. »

3.3 Stratégies de communication en temps de crise

Il existe plusieurs stratégies de communication utilisées en cas de crise, elles émaneront souvent de la cellule de crise (*cf.* Fiche technique n° 55), les voici résumées dans un tableau ci-dessous avec, pour chacune d'elles, les avantages et les inconvénients. Cependant, on ne devrait pas parler de stratégie de communication mais plutôt de stratégie d'information, la communication induisant un échange, alors qu'il ne s'agit en fait bien souvent que d'information, les données et les renseignements n'allant que dans un seul sens (Tableau 33.3).

3.3.1 Façons de délivrer l'information

Parallèlement à cette stratégie, il existe cinq façons de délivrer l'information auprès des journalistes dont pourra dépendre par la suite l'attitude des personnes informées. Ainsi, une information ouvrant sur la rumeur pourra entraîner des scènes de pillage et une thésaurisation de certaines denrées (riz, sucre, huile, essence, etc.) de la part des populations (Tableau 33.4).

Tableau 33.3. Stratégie de communication en temps de crise

Méthode et but	Avantages	Inconvénients	Recommandations
Silence	Simplicité Apaisement Permet la réflexion	Néfaste pour l'image Peut sembler être une fuite ou du mépris Favorise les rumeurs	Utile à court terme En cas de crise majeure
Contre-attaque : nier, retourner l'opinion	Désamorce la crise Transparence	Nécessite un argumentaire irréprochable	Utile si les accusations sont fausses Implique une campagne d'information musclée
Défausse : détourner les responsabilités sur autrui	Permet de gagner du temps Blanchit transitoirement	Peu apprécié en général Reproches de manque de sérieux dans le choix des partenaires	Utile lorsque justifiée Modérer ses accusations S'impliquer malgré tout
Reconnaissance	Crédibilité Permet le dialogue	Risque de ternir l'image de l'association	Solide argumentation Apporter des réponses préventives pour l'avenir
Contrôle : distiller les infos	Maîtrise de l'info Permet de calmer le jeu Réponses en fonction des données acquises	Nécessite une grande expérience Irrite les médias qui perdent le contrôle	Grande technicité Attention aux fuites internes

Tableau 33.4. Stratégies de délivrance de l'information

<table>
<tr><th>Type d'info</th><th>Stratégie</th><th>Remarques</th></tr>
<tr><td>L'info « censurée »</td><td>Les accès au site de la catastrophe sont interdits aux journalistes. Il n'y a aucune info qui filtre ; il peut même y avoir négation de l'événement. C'est le blockout total.</td><td rowspan="3">C'est la porte ouverte à la mésinformation et à la rumeur. Ainsi l'information peut être :
– totalement occultée ;
– incomplète, imprécise ou déformée ;
– fausse ou mensongère ;
– coupée de sa source ;
– amplifiée ou réduite ;
– banalisée ou dramatisée ;
– valorisée ou dévalorisée.</td></tr>
<tr><td>L'info « monopolisée »</td><td>Là encore, l'accès au site est interdit. L'info est sévèrement filtrée et distillée par communiqué de presse.</td></tr>
<tr><td>L'info « chaperonnée »</td><td>L'accès au site est chaperonné, la visite est guidée et on ne montre que ce l'on veut bien montrer. Il peut y avoir eu mise en scène avant l'arrivée des journalistes.</td></tr>
<tr><td>L'info « assistée »</td><td>L'accès au site est libre. Des points presse officiels sont organisés régulièrement.</td><td>Ainsi les journalistes ont l'information et peuvent se rendre compte par eux-mêmes. L'information pourra donc être approuvée ou critiquée.</td></tr>
<tr><td>L'info « anarchique »</td><td>L'accès est libre, il n'y a aucun renseignement donné aux journalistes.</td><td>Ils prennent donc les photos qu'ils veulent et y collent leurs propres commentaires, le tout n'étant pas forcément en adéquation.
L'information pourra alors être : fausse, incomplète, imprécise ou déformée, amplifiée ou réduite.</td></tr>
</table>

3.3.2 Mise en place de la stratégie de communication

Si on veut mettre en place la stratégie de communication, la réponse à plusieurs questions pourra aider à choisir la plus appropriée.

Ainsi le site : http://www.communication-crise.com/portail, propose une liste de 80 questions, certes liées à la crise en entreprise, mais qui, pour certaines, peuvent aider lors de catastrophes, comme par exemple :

– Les principaux responsables sont-ils immédiatement contactables ?
– Avons-nous une cartographie des risques ?
– Les risques majeurs sont-ils bien identifiés ?
– La salle de crise est-elle bien équipée ?
– Quelle population est directement touchée ?
– Y a-t-il des victimes (innocentes) ?
– Quelle est la dimension de la crise (locale, départementale, nationale, internationale) ?
– De quelles ressources avons-nous besoin ?

– Le sujet est-il propice aux rumeurs ?
– Cette crise est-elle durable ?
– Quel est le niveau de connaissance du public ?
– D'autres crises peuvent-elles être générées par la crise initiale ?
– etc.

Néanmoins, pour bien communiquer en cas de crise, plusieurs notions de base sont à observer :
– ne pas communiquer trop rapidement. Il faut savoir prendre son temps et vérifier les informations avant de les délivrer, car répondre trop vite à la demande pressante des journalistes ou des familles des victimes peut entraîner la diffusion d'informations erronées lourdes de conséquences ;
– ne pas faire de spéculations sur la situation, ce qui altérerait la crédibilité si elles s'avéraient fausses ;
– ne régler aucun compte par médias interposés ;
– donner toujours des informations simples pouvant être comprises de tous, sinon on pourrait laisser penser qu'en étant trop confus, trop technique ou trop élitiste, on cherche à cacher quelque chose, à « noyer le poisson », à endormir les consciences ;
– se rappeler que le chemin de l'information est généralement le suivant (voir tableau 33.5) et que pour ce qui est de l'information télévisée, les images priment sur les mots, quitte à ressortir des documents d'archive. Dans une interview, la communication non verbale y est donc plus importante que ce qui est dit. Il faut donc faire attention à son attitude et à sa tenue car elles interfèrent sur la réception du message oral et son interprétation. Ainsi à la lueur de ce tableau, nous pouvons voir que l'ensemble des médias se complète.

3.4 Objectifs des médias

Enfin, on se rappellera aussi que les médias, suivant le moment où ils interviendront dans la catastrophe, n'auront pas le même rôle, ni le même impact auprès des populations. Ainsi, une de leur principale fonction sera la gestion temporelle de l'émotion collective avec chronologiquement les fonctions suivantes :
– produire un choc initial, mais les commentaires des journalistes vont traduire en mots ce que le téléspectateur ressent comme angoisse. Ils ont alors un rôle « d'accoucheur des émotions » c'est-à-dire un effet abréactif[3] ou cathartique[4] ;
– permettre une identification aux victimes, une compassion et une empathie pour les impliqués ;
– avoir du soutien pour les sauveteurs ;
– faciliter un deuil collectif ; ainsi à travers ce qu'il voit à la télé, (dépôt de gerbes de fleurs, retransmission de messe), le téléspectateur à l'impression d'être présent et ainsi d'être en communion avec ceux qui sont sur place ;
– favoriser l'entraide, le recueil de dons et la réparation ; pour certains, la honte ou la culpabilité d'être vivant alors que d'autres ont péri vont, à travers l'entraide et les dons, avoir une attitude réparatrice ;

Tableau 33.5. Le chemin initial de l'information

Chronologie	Média	Rôle	Éléments recherchés par le public
1er temps	Radio : flashs d'information réguliers	Alerte du public	Information générale
2e temps	Télévision : journal régional et surtout journal de 20 h	Récit factuel, premières analyses	Détails et fascination des images
3e temps	Presse écrite : régionale et/ou nationale en fonction de l'ampleur de la catastrophe	Analyse de la situation	Retentissement local, régional ou national Se faire sa propre opinion
4e temps	Internet	Infos spécifiques	Informations complémentaires

3. Abréactif : qui permet la remontée de sentiments jusque-là refoulés.
4. Cathartique : permet un effet thérapeutique de l'abréaction, la victime se sent mieux par la suite. Elle est comme « purifiée ».

– aider à rechercher les causes et les responsables et cela à travers les enquêtes et les reportages qui seront faits ;
– mettre un point final à l'événement, souvent de façon artificielle, car une autre info va arriver pour chasser la précédente ;
– enfin, entretenir le souvenir à des dates anniversaires ou au moment du procès.
Ainsi à chaque jour son sentiment : l'émotion, la compassion, le soutien, la vengeance jusqu'au dernier qui peut être le pardon.

4. *Dérives possibles*

Des dérives médiatiques, mais aussi politiques et économiques sont toujours possibles. Effectivement, quel homme politique, quelle association de défense, n'a pas essayé de tirer à soi la couverture en profitant d'un tel événement pour faire sa publicité ou tout simplement se montrer.
De plus, il ne faut pas oublier que les catastrophes sont souvent aussi source de scènes de pillage.
Enfin, on a souvent tendance à négliger les sectes qui trouvent là un terrain propice à leur emprise, profitant ainsi du malheur des gens et de leur fragilité du moment. Tout cela, bien sûr, sous couvert de vouloir les aider ; comme ce fut le cas lors de la catastrophe d'AZF, notamment, pour plusieurs d'entre elles.

> Les responsables des secours se doivent donc de rester très vigilants devant de tels agissements, et se méfier de prétendus thérapeutes qui se proposent à venir prêter main forte en offrant leur aide et qui ne sont en fait que des « charlatans » ou des enrôleurs de sectes.

Concernant les motivations des sectes et leur retentissement sur les victimes, les trois paragraphes qui suivent sont extraits du fascicule édité par le ministère de la Santé sur la conduite à tenir par les professionnels de santé face aux accidents collectifs, attentats et catastrophes naturelles[5], preuve que la prise en compte de ce phénomène important devient incontournable.

4.1 Motivations des sectes

Les catastrophes offrent aux sectes l'opportunité, en un temps record, sous couvert d'altruisme et d'aide humanitaire :
– d'élargir leur territoire ;
– de récupérer de nouveaux adeptes ;
– d'étendre leur pouvoir ;
– d'acquérir une honorabilité, une respectabilité, une reconnaissance sociale par le biais d'une action en apparence désintéressée et altruiste ;
– de renforcer leur « vitrine » : leurs interventions sur les lieux de catastrophes leur fournissant une image attractive et commercialement très porteuse. Les sectes se servent d'images réalisées lors d'attentats montrant leurs adeptes en action (telles celles du 11 septembre à New York par exemple ou celles d'inondations ou de l'explosion de l'usine AZF) comme « spot publicitaire » pour vendre leur doctrine ;
– de changer l'opinion publique : une secte qui aide, qui soulage, ne fait plus peur. Les catastrophes donnent l'occasion aux sectes de passer de l'autre côté de la barrière ; elles ne sont plus des groupes nocifs ou nuisibles, elles sont reconnues comme faisant partie intégrante des sauveteurs, des sauveurs.

4.2 Sur les lieux de catastrophes

Sur les lieux de catastrophes, les sectes apportent une aide matérielle très efficace et rapide :
– elles disposent de gros moyens financiers et sont parfaitement équipées (groupes électrogènes, tentes de survie, moyens de déblaiement, etc.) ;
– elles disposent aussi de gros moyens humains. Les adeptes peuvent se déplacer par centaines très rapidement ;
– elles sont organisées, efficaces, toujours disponibles, disciplinées, obéissant à un seul leader (pas de rivalité de pouvoir). Prises en charge par les sectes, les victimes vont alors se satisfaire d'une présence chaleureuse et vont passer à côté d'une aide psychologique adéquate que seuls peuvent donner les professionnels compétents formés à la victimologie et aux traumatismes de catastrophes.

5. http://www.sante.gouv.fr/htm/pointsur/attentat/guide.pdf

4.3 Survictimisation des victimes

Lors de la catastrophe, les victimes directes ou indirectes ont perdu tous leurs repères et sont en demande urgente d'aide :

– dans un premier temps :

• elles vont accepter avec plaisir et soulagement l'aide matérielle qui leur est donnée, s'en remettre aux mains de ceux qui les aident, sans toutefois pouvoir repérer, dans la pression de l'urgence, d'où vient cette aide et ce qu'elle cache ;

• mises en confiance par la gentillesse de leurs « sauveteurs », elles acceptent aveuglément le soutien affectif, le réconfort et la chaleur qui leur sont apportés ;

– dans un deuxième temps :

• les victimes qui auront reçu beaucoup d'aide et de chaleur vont se sentir redevables ;

• du sentiment de reconnaissance naîtra l'obligation de remercier et de garder des liens avec leur sauveur longtemps après la catastrophe ;

– dans un troisième temps : la manipulation mentale (*cf.* Fiche technique n° 54) nécessaire pour que tout futur adepte adhère à la doctrine ne peut fonctionner qu'après une mise en état de faiblesse physique et psychique de la proie visée par le manipulateur. Lors des catastrophes, cette mise en état de faiblesse est déjà effectuée. Après l'aide matérielle et affective, la secte va apporter une aide « spirituelle » et va reconstruire les victimes, les aider à retrouver des repères, un but et un sens à la vie selon la doctrine de la secte :

- la société et le monde sont mauvais, enfermés dans la matière, dans le matériel ;
- nous, nous sommes bons, investis d'une « mission divine » par des « entités supérieures » ;
- notre mission est de sauver le monde et de créer avec les élus un monde futur encore utopique (une sorte de paradis sur terre).

Ainsi les catastrophes sont, pour les sectes, l'occasion d'expérimenter leur doctrine. C'est la mise en application de leurs croyances :

– les catastrophes sont en petit ce que la fin du monde est en grand ;

Ainsi les catastrophes donnent un sens à la réalité de la doctrine : elles justifient la doctrine ;

– les catastrophes sont une punition divine et donc la preuve que le monde est mauvais.

> Face à cette invasion sectaire insidieuse et massive sur les lieux de catastrophes qui se répète à chaque drame, il est essentiel que tous les professionnels ou associations intervenants soient informés et restent vigilants.

5. *Victimes de catastrophes*

5.1 Lésions des victimes

Voici un tableau du médecin général Noto[6], reprenant pour chaque type de catastrophe : la situation des victimes, leur approche et leurs lésions (Tableau 33.6).

Les prises d'otages et les victimes d'actes terroristes, ainsi que les brûlés, blastés, etc. étant traités dans un chapitre spécifique, nous ne traiterons ici que des victimes sinistrées de catastrophes naturelles ou technologiques.

5.2 État psychologique des victimes et leur ressenti

Un sinistré présentera différents éprouvés que le sauveteur se devra de prendre en considération afin de mener à bien sa prise en charge.

> Ainsi une victime de catastrophe se sentira dans un dénuement plus ou moins important en fonctions des pertes qu'elle aura subies. À cela s'ajoutera un désarroi face à ce qu'elle vient d'endurer, souvent renforcé par une impression d'abandon et de préjudice, avec toujours un sentiment d'injustice et d'incompréhension par rapport à ce qui a pu survenir.

Suite aux pertes endurées (maison, voiture, autres biens, etc.) un travail de deuil va s'instaurer (*cf.* Fiche technique n° 63). Ce travail est le même que celui lié à la perte d'un proche ou d'un membre de sa famille[7].

6. Noto R, Huguenard P, Larcan A. *Médecine de catastrophe*. Paris : Masson, coll. « Abrégés » ; 1994.
7. Voir le Chapitre 37 sur le deuil.

Tableau 33.6. Étiologie des catastrophes

Nature de la catastrophe	Situation des victimes dispersion/accessibilité	Mécanismes des lésions	Lésions principales ou état pathologique dominant
Tempêtes, cyclones, ouragans, typhons avec inondations (type raz de marée).	– Groupées dans ou autour des habitations endommagées. – Plus ou moins dispersées suivant la trajectoire du vent. – Dispersées par la vague d'eau. – Peu accessibles : ensevelies dans maisons détruites ou disparues dans l'eau, la boue...	– Traumatisme mécanique. – Submersion. – Refroidissement.	– Blessures diverses : plaies, fractures. – Écrasements. – Détresses ventilatoires par noyade. – Hypothermies.
Avalanches. Glissements de terrains.	– Groupées dans habitations ou véhicules : ensevelies ou incarcérées. – Dispersées par coulée de neige ou de terre. Rarement accessibles immédiatement ensevelies sous décombres, neige, terre.	– Obstruction respiratoire. – Traumatisme mécanique. – Refroidissement.	– Détresses ventilatoires. – Blessures : fractures, compression, hypothermies.
Tremblements de terre.	– Dispersées dans toute la zone détruite. Regroupées dans habitations. – Pas ou peu accessibles : emmurées, ensevelies, incarcérées.	– Traumatisme mécanique par écrasement, compression, ensevelissement dans décombres.	– Blessures : plaies, fractures, écrasement.
Inondations.	– Dispersées suivant les zones de refuge. Dispersées, emportées, par les eaux. – Peu accessibles : isolées dans habitations. – Pas accessibles : immergées.	– Submersion. Refroidissement. – Traumatisme mécanique par objets flottants.	– Détresses ventilatoires par noyade. – Hypothermies. – Blessures : plaies, fractures.
Tempêtes, cyclones, ouragans, typhons (sans inondation).	– Groupées dans ou autour des habitations. – Plus ou moins dispersées suivant la trajectoire du vent. – Relativement accessibles suivant l'état de destruction des constructions.	– Traumatisme mécanique par projections d'objets, ensevelissement dans décombres.	Lésions mécaniques : blessures, plaies, fractures, écrasements, compressions.
Incendies d'habitations	– Concentrées autour de la zone du feu. Relativement dispersées si fuite. – Accessibles en cas de fuite dans les zones dégagées. – Peu accessibles si inconscientes dans zones enfumées ou moyens d'accès habituels inutilisables.	– Agression thermique. – Agression toxique. – Agression mécanique. – Agression psychique.	– Brûlures cutanées et respiratoires, – Intoxication par inhalation de gaz toxique. – Blessures si explosion et défenestration.

Tableau 33.6. Étiologie des catastrophes (suite)

Nature de la catastrophe	Situation des victimes dispersion/accessibilité	Mécanismes des lésions	Lésions principales ou état pathologique dominant
Incendies de locaux recevant du public	– Plus ou moins concentrées suivant la taille de l'établissement et possibilité de fuite. – Même problème d'accessibilité que pour habitations : fonction des possibilités de fuite et de pénétration des sauveteurs.	– Agression thermique. – Agression toxique. – Agression mécanique plus importante. – Agression psychique plus importante.	– Brûlures cutanées et respiratoires. – Intoxication par inhalation de gaz et risques toxiques. – Blessures. – Panique collective.
Accidents dans installations et ouvrages souterrains, galeries de mine...	– Dispersées dans toute l'installation suivant la nature et l'ampleur du sinistre. Difficilement accessibles en raison d'éboulements et de l'ambiance agressive (eau, toxique gazeux, incendies et explosions.)	– Traumatisme mécanique. – Traumatisme thermique. – Atteinte toxique. – Submersion.	– Blessures : plaies, fractures, écrasement, compression. – Brûlures. – Intoxication par gaz. – Détresse ventilatoire par noyade.
Explosions, incendies dans locaux d'habitation ou recevant du public (accident ou attentat).	– Concentrées dans le local ou aux abords du local atteint. – Possibilité de dispersion si fuite. Le plus souvent accessible sauf si structures effondrées ou feu persistant.	– Traumatisme par projection. – Traumatisme thermique direct. – Traumatisme par onde de choc.	– Blessures diverses : plaies, polycriblages, – Blessures par bousculade ou défenestration : fractures, écrasements. – Brûlures cutanées et respiratoires. – Blast pulmonaire.
Accidents du trafic routier (passager) avec ou sans incendie	– Le plus souvent regroupées dans ou autour du véhicule (éjectées). – Assez facilement accessibles ou incarcérées.	– Traumatisme mécanique par environnement matériel, – Traumatisme thermique. – Atteinte toxique.	– Blessures diverses : plaies, fractures, amputations, écrasements. – Brûlures cutanées et respiratoires. – Intoxication par inhalation de gaz.
Accidents ferroviaires avec passagers.	– Le plus souvent regroupées dans le train. – Accessibles si structures peu déformées. – Peu accessibles si incarcérées.	– Traumatisme mécanique.	– Blessures diverses : plaies, fractures, écrasements, amputations, compressions.
Accidents d'avions.	– Concentrées dans l'avion ou autour de l'appareil. – Très souvent accessibles en l'absence de persistance de feu si incendie.	– Traumatisme mécanique. – Traumatisme thermique. – Intoxication si incendie.	– Blessures diverses : plaies, fractures, écrasements. – Brûlures cutanées et respiratoires si incendie. – Intoxication si incendie.
Accidents maritimes.	– Concentrées dans le navire. – Dispersées sur grande distance dans l'eau ou embarcations de sauvetage. Accessibles sous réserve d'accès au navire (tempête...).	– Submersion. – Refroidissement. – Éventuellement traumatisme mécanique ou thermique (incendie).	– Détresses ventilatoires par noyade. – Hypothermies. – Blessures : plaies, fractures. – Brûlures.

Tableau 33.6. Étiologie des catastrophes (suite)

Nature de la catastrophe	Situation des victimes dispersion/accessibilité	Mécanismes des lésions	Lésions principales ou état pathologique dominant
Accidents du trafic routier, ferroviaire, maritime. Transport matériaux industriels.	– Dispersées dans zones circulaires plus ou moins importantes suivant l'ampleur de l'accident (explosion, incendie, dégagement gaz et produits toxiques) et diffusion du produit à l'air libre ou dans habitations. – Plus ou moins accessibles suivant nature ambiance agressive (toxique, thermique, radioactive). – Ensevelies si explosion et effondrement dans habitations.	– Traumatisme mécanique. – Traumatisme thermique. – Intoxication.	– Blessures : plaies, fractures. – Brûlures cutanées et respiratoires. – Intoxication locorégionale (peau, œil, arbre respiratoire). – Intoxications générales par inhalation.
Accidents d'installations industrielles.	– Groupées dans l'établissement industriel. – Dispersées à l'extérieur, à l'air libre ou dans les habitations suivant l'extension du sinistre. – Plus ou moins accessibles suivant la nature de l'ambiance agressive (toxique, thermique, radioactive...).	– Traumatisme mécanique. – Traumatisme thermique. – Atteinte toxique. – Atteinte radioactive.	– Blessures : plaies, fractures... – Brûlures thermiques. Intoxication locorégionale et générale. – Contamination radioactive ou irradiation.
Attentats par explosifs en milieu urbain.	– Concentrées autour de la charge explosive. – Dispersées dans immeubles effondrés. – Accessibles à l'air libre. – Peu accessibles (incarcérées dans véhicules ou ensevelies dans locaux).	– Traumatisme par projection d'éclats. – Traumatisme thermique. – Traumatisme par onde de choc.	– Blessures diverses : plaies multiples, arrachements, polycriblages. – Brûlures cutanées et respiratoires. Blast (pulmonaire, abdominal, auditif, crânien).
Attentats par armes à feu.	– Concentrées dans le local. – Dispersées sur trajet de fuite des agresseurs. Toujours accessibles.	– Traumatisme par projectiles.	– Plaies par balles : crâniennes, thoraco-pulmonaires, abdominales, membres.

5.3 Besoins des victimes

Comme on l'a déjà vu, le sauveteur pourra se rapporter à la pyramide de Maslow ou aux besoins classifiés par V. Henderson pour comprendre les besoins éprouvés par les personnes à prendre en charge, qu'il s'agisse de blessés, rescapés, sinistrés, évacués ou impliqués (*cf.* Fiche bilan n° 12). À la lecture de cette fiche, le sauveteur s'apercevra que le besoin de sécurité reste prédominant, tout comme on l'a déjà vu au chapitre de l'évaluation des besoins (Chapitre 8).

Son rôle se devra donc d'apporter cette sécurité tant recherchée et notamment lors de sa participation, surtout s'il est secouriste associatif, à la mise en place et la gestion de centre d'accueil d'impliqués ou de centre d'hébergement d'urgence (*cf.* Fiche technique n° 56).

6. Recommandations aux sauveteurs

Lors d'une catastrophe, le sauveteur fera preuve de prudence afin d'éviter de confondre les victimes (rescapées, sinistrées, etc.) avec les attendants et les impliqués, le *distinguo* n'étant pas toujours à première vue facile à faire dans l'effervescence qui règne sur place.

Outre les catégories de personnes précédemment citées, le sauveteur peut aussi avoir à côtoyer les représentants des autorités françaises ou étrangères (ministres, préfets, représentants diplomatiques, militaires), mais aussi de la police[8], des porte-parole des parties impliqués en fonction de l'événement (compagnie aérienne, directeurs d'école, etc..) et les médias.

Ainsi, afin de rendre son activité plus efficace et d'empêcher un éparpillement stérile dans les tâches à entreprendre et à mener, il sera bon, qu'en début de mission, aient été définis, si possible, le cadre d'intervention et les personnes ciblées qui seront à prendre en charge (blessés, sinistrés, décédés, etc.). Cette intervention, si elle se veut rapide, ne devra par pour autant être précipitée.

Prendre le temps de réfléchir dans ces cas-là avant d'agir semble raisonnable, pour prévenir ainsi certaines erreurs difficilement rattrapables par la suite.

La catastrophe peut avoir aussi des répercussions sur la vie et le travail du sauveteur. Il se sent parfois intouchable, invulnérable, alors, ce corollaire avec les victimes aura un impact négatif sur lui.

En voici quelques exemples qui ne se veulent pas exhaustifs (tableau 33.7).

Ainsi, devant toutes ces catastrophes auxquelles il lui sera donné d'assister, le sauveteur devra savoir faire preuve d'humilité en ayant conscience de ses limites tant physiques que psychologiques et se souvenir qu'à l'impossible nul n'est tenu.

7. Organiser un envoi humanitaire

Lors d'une catastrophe, beaucoup d'associations organisent des envois humanitaires. Voilà pour les sauveteurs qui les coordonnent ou qui les convoient, quelques éléments à connaître afin de les aider dans leurs démarches et leur mission.

Tableau 33.7. Exemples de répercussions sur le sauveteur

Événement	Corollaire
Destruction ou endommagement de bâtiments : maison, entreprise, entrepôts, centre de secours, bâtiments agricoles, hôpitaux, bâtiments publics (gymnase)	– Le sauveteur est aussi victime : destruction de son habitat – Difficulté à trouver sur place des biens et matériaux nécessaires au secours (madriers, essence, etc.) – Casernes et véhicules de secours détruits – Contact avec des animaux dangereux car apeurés – Lieux d'évacuation détruits ou endommagés – Difficulté à trouver des locaux pour en faire des centres d'hébergement – Évacuations dangereuses
Destruction ou endommagement des voies de communication (routes, réseau ferré, ponts, etc.)	– Difficulté d'approche et d'évacuation des victimes – Difficulté d'acheminement des renforts
Destruction ou endommagement de réseaux d'équipements publics : eau, électricité, antennes radio	– Nécessité d'utiliser des épurateurs d'eau et distribution d'eau en bouteilles – Nécessité d'utiliser des groupes électrogènes – Transmissions radios perturbées
Conditions climatiques désastreuses	– Sorties en mer périlleuses – Approche et évacuation des victimes, difficiles ou dangereuses

8. Voir le Chapitre 13 sur la police et les procédures et la Fiche technique n° 57.

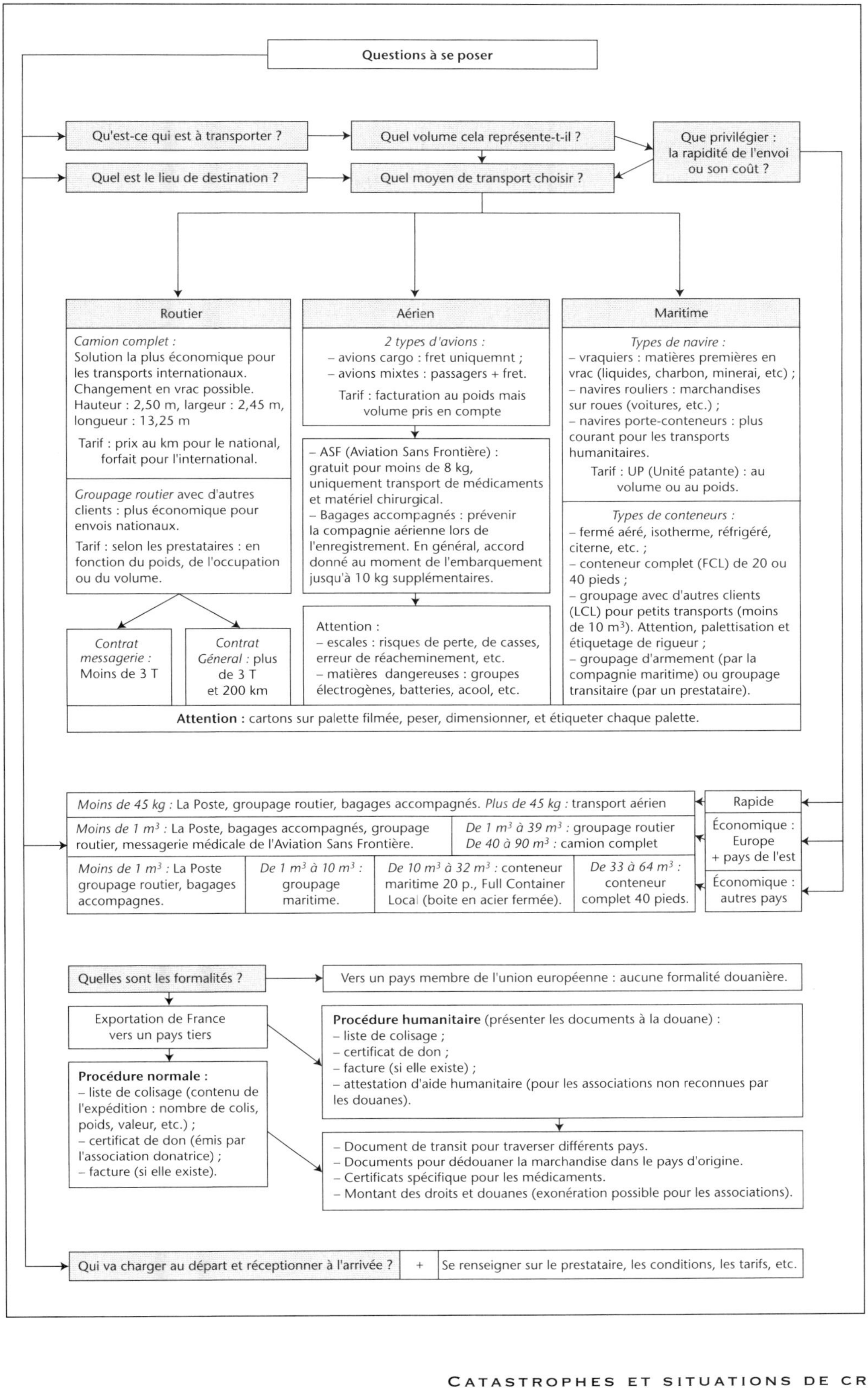

Questions à se poser
Qu'est-ce qui est à transporter ?
Quel volume cela représente-t-il ?
Que privilégier : la rapidité de l'envoi ou son coût ?
Quel est le lieu de destination ?
Quel moyen de transport choisir ?
Routier
Camion complet : Solution la plus économique pour les transports internationaux. Changement en vrac possible. Hauteur : 2,50 m, largeur : 2,45 m, longueur : 13,25 m
Tarif : prix au km pour le national, forfait pour l'international.
Groupage routier avec d'autres clients : plus économique pour envois nationaux.
Tarif : selon les prestataires : en fonction du poids, de l'occupation ou du volume.
Contrat messagerie : Moins de 3 T
Contrat Général : plus de 3 T et 200 km
Aérien
2 types d'avions :
– avions cargo : fret uniquemnt ;
– avions mixtes : passagers + fret.
Tarif : facturation au poids mais volume pris en compte
– ASF (Aviation Sans Frontière) : gratuit pour moins de 8 kg, uniquement transport de médicaments et matériel chirurgical.
– Bagages accompagnés : prévenir la compagnie aérienne lors de l'enregistrement. En général, accord donné au moment de l'embarquement jusqu'à 10 kg supplémentaires.
Attention :
– escales : risques de perte, de casses, erreur de réacheminement, etc.
– matières dangereuses : groupes électrogènes, batteries, acool, etc.
Maritime
Types de navire :
– vraquiers : matières premières en vrac (liquides, charbon, minerai, etc) ;
– navires rouliers : marchandises sur roues (voitures, etc.) ;
– navires porte-conteneurs : plus courant pour les transports humanitaires.
Tarif : UP (Unité patante) : au volume ou au poids.
Types de conteneurs :
– fermé aéré, isotherme, réfrigéré, citerne, etc. ;
– conteneur complet (FCL) de 20 ou 40 pieds ;
– groupage avec d'autres clients (LCL) pour petits transports (moins de 10 m³). Attention, palettisation et étiquetage de rigueur ;
– groupage d'armement (par la compagnie maritime) ou groupage transitaire (par un prestataire).
Attention : cartons sur palette filmée, peser, dimensionner, et étiqueter chaque palette.
Rapide
Moins de 45 kg : La Poste, groupage routier, bagages accompagnés. *Plus de 45 kg :* transport aérien
Économique : Europe + pays de l'est
Moins de 1 m³ : La Poste, bagages accompagnés, groupage routier, messagerie médicale de l'Aviation Sans Frontière.
De 1 m³ à 39 m³ : groupage routier
De 40 à 90 m³ : camion complet
Économique : autres pays
Moins de 1 m³ : La Poste groupage routier, bagages accompagnes.
De 1 m³ à 10 m³ : groupage maritime.
De 10 m³ à 32 m³ : conteneur maritime 20 p., Full Container Local (boite en acier fermée).
De 33 à 64 m³ : conteneur complet 40 pieds.
Quelles sont les formalités ?
Vers un pays membre de l'union européenne : aucune formalité douanière.
Exportation de France vers un pays tiers
Procédure normale :
– liste de colisage (contenu de l'expédition : nombre de colis, poids, valeur, etc.) ;
– certificat de don (émis par l'association donatrice) ;
– facture (si elle existe).
Procédure humanitaire (présenter les documents à la douane) :
– liste de colisage ;
– certificat de don ;
– facture (si elle existe) ;
– attestation d'aide humanitaire (pour les associations non reconnues par les douanes).
– Document de transit pour traverser différents pays.
– Documents pour dédouaner la marchandise dans le pays d'origine.
– Certificats spécifique pour les médicaments.
– Montant des droits et douanes (exonération possible pour les associations).
Qui va charger au départ et réceptionner à l'arrivée ?
+
Se renseigner sur le prestataire, les conditions, les tarifs, etc.

LE TRANSPORT DE MATIÈRES DANGEREUSES

En cas d'accident routier ou ferroviaire impliquant un déplacement de matières dangereuses, il est indispensable pour les services de secours de connaître au plus vite la nature des produits transportés afin de pouvoir faire diligenter sur place les secours adéquats.
Plusieurs facteurs entrent en ligne de compte dans l'évaluation du risque lié au transport de matières dangereuses :
– la diversité des dangers : les substances transportées sont multiples et peuvent être inflammables, toxiques, explosives, corrosives ou radioactives :
• l'explosion peut être occasionnée par un choc avec production d'étincelles (notamment pour les citernes de gaz inflammables), par l'échauffement d'une cuve de produit volatil ou comprimé, par le mélange de plusieurs produits ou par l'allumage inopiné d'artifices ou de munitions ;
• l'incendie peut être causé par l'échauffement anormal d'un organe du véhicule, un choc contre un obstacle (avec production d'étincelles), l'inflammation accidentelle d'une fuite, une explosion au voisinage immédiat du véhicule, voire un sabotage ;
• quant au nuage toxique, il peut provenir d'une fuite de produit toxique ou résulter d'une combustion (même d'un produit non toxique), qui se propage à distance du lieu de l'accident. En se propageant dans l'air, l'eau et/ou le sol, les matières dangereuses peuvent être toxiques par inhalation, par ingestion directe ou indirecte lors de la consommation de produits contaminés, par contact ;
– la diversité des lieux d'accidents probables : autoroutes, routes départementales, voies communales, dans ou hors agglomération ;
– la diversité des causes : défaillance du mode de transport, du confinement, erreur humaine, etc.

Différentes classes de danger

Classes		Définitions	Exemples	Risque principal
1		Matières et objets explosibles	Détonateurs, explosifs de mine, dynamite, etc.	Explosivité
2		Gaz comprimés, liquéfiés ou dissous sous pression	Azote, CO_2, oxygène, butane, chlore, ammoniac, aérosols, etc. Les matières de classe 2 sont réparties en huit catégories : – les gaz comprimés ; – les gaz liquéfiés ; – les gaz liquéfiés réfrigérés ; – les gaz dissous sous pression ; – les générateurs d'aérosols ; – les cartouches de gaz ; – les autres objets contenant un gaz sous pression ; – les échantillons de gaz.	État gazeux
3		Matières liquides inflammables	Essences, alcools, gazole, solvants, etc.	Inflammabilité
4	4.1	Matières solides inflammables	Soufre, naphtalène, etc.	Inflammabilité
	4.2	Matières sujettes à l'inflammation spontanée	Phosphore blanc fondu, charbon actif, etc.	
	4.3	Matières qui, au contact de l'eau, dégagent des gaz inflammables	Sodium, carbure de calcium, lithium, etc.	

Classes		Définitions	Exemples	Risque principal
5	5.1	Matières comburantes	Peroxyde d'hydrogène, chlorate de potassium, engrais au nitrate d'ammonium, etc.	Inflammabilité
	5.2	Peroxydes organiques	Hydroperoxyde de cumyle, etc. Les peroxydes organiques sont répartis en deux divisions : – subdivision P1 : régulation de température non requise ; – subdivision P2 : régulation de température requise.	
6	6.1	Matières toxiques	Aniline, nitrobenzène, trichloréthène, pesticides, etc.	Toxicité ou danger d'infection
	6.2	Matières infectieuses	Toutes les matières contenant ou pouvant contenir des agents pathogènes : des micro-organismes viables (bactéries, virus, parasites, champignons), des micro-organismes recombinés susceptibles de transmettre des maladies infectieuses chez l'homme ou l'animal. Elles sont réparties en trois divisions : – subdivision I1 : matières infectieuses pour l'homme ; – subdivision I2 : matières infectieuses pour les animaux ; – subdivision I3 : déchets d'hôpital. Classement en quatre groupes de risque : – groupe de risque 4 : risque individuel et collectif élevés ; – groupe de risque 3 : risque individuel élevé et risque collectif faible ; – groupe de risque 2 : risque individuel modéré et risque collectif limité ; – groupe de risque 1 : risques individuel et collectif faibles.	
7		Matières radioactives	Uranium, etc.	Radioactivité
8		Matières corrosives	Acide chlorhydrique, soude caustique, acide sulfurique, etc.	Corrosivité
9		Matières et objets dangereux divers	Amiante, produits chauds (bitumes, métaux en fusion, etc.), PCB, PCT, etc. Elles sont réparties en 11 divisions : – subdivision M1 : matières qui, inhalées sous forme de poussière fine, peuvent mettre en danger la santé (amiante) ; – subdivision M2 : matières qui, en cas d'incendie, peuvent former des dioxines ; – subdivision M3 : matières dégageant des vapeurs inflammables ; – subdivision M4 : piles au lithium ; – subdivision M5 : engins de sauvetage ; – subdivisions M6 à M8 : matières dangereuses pour l'environnement ; – subdivisions M9 à M10 : matières transportées à chaud ; – subdivision M11 : autres matières	Toxicité, température, divers
X		**Eau mousses interdites. Quand le numéro d'identification du danger est précédé de la lettre X, c'est que la matière réagit dangereusement à l'eau.**		

Ordre de prépondérance des dangers :

1 : matières de la classe 7 ;
2 : matières de la classe 1 ;
3 : matières de la classe 2 ;
4 : matières explosibles désensibilisées liquides de la classe 3 ;
5 : matières autoréactives et matières explosibles désensibilisées solides de la classe 4.1 ;
6 : matières pyrophoriques de la classe 4.2 ;
7 : matières de la classe 5.2 ;
8 : matières des classes 6.1 ou 3 (inhalation GE I) ;
9 : matières infectieuses de la classe 6.2.

Signalisation des dangers

En fonction des matières dangereuses transportées, les véhicules doivent être signalés *par une signalisation générale TMD (transport matière dangereuse), matérialisée* :
– soit par des plaques orange réfléchissantes (dimensions de 40 cm par 30 cm), placées à l'avant et à l'arrière, ou sur les côtés du moyen de transport considéré ;
– soit par une plaque orange réfléchissante indiquant le code matière et le code danger. Elle permet de connaître rapidement les principaux dangers présentés par la matière transportée. Les numéros d'identification ne sont utilisés que dans les cas de transports de matières dangereuses en citerne ou en vrac solide (Figure 33.1).

Retrouvez ces figures dans le cahier couleur.

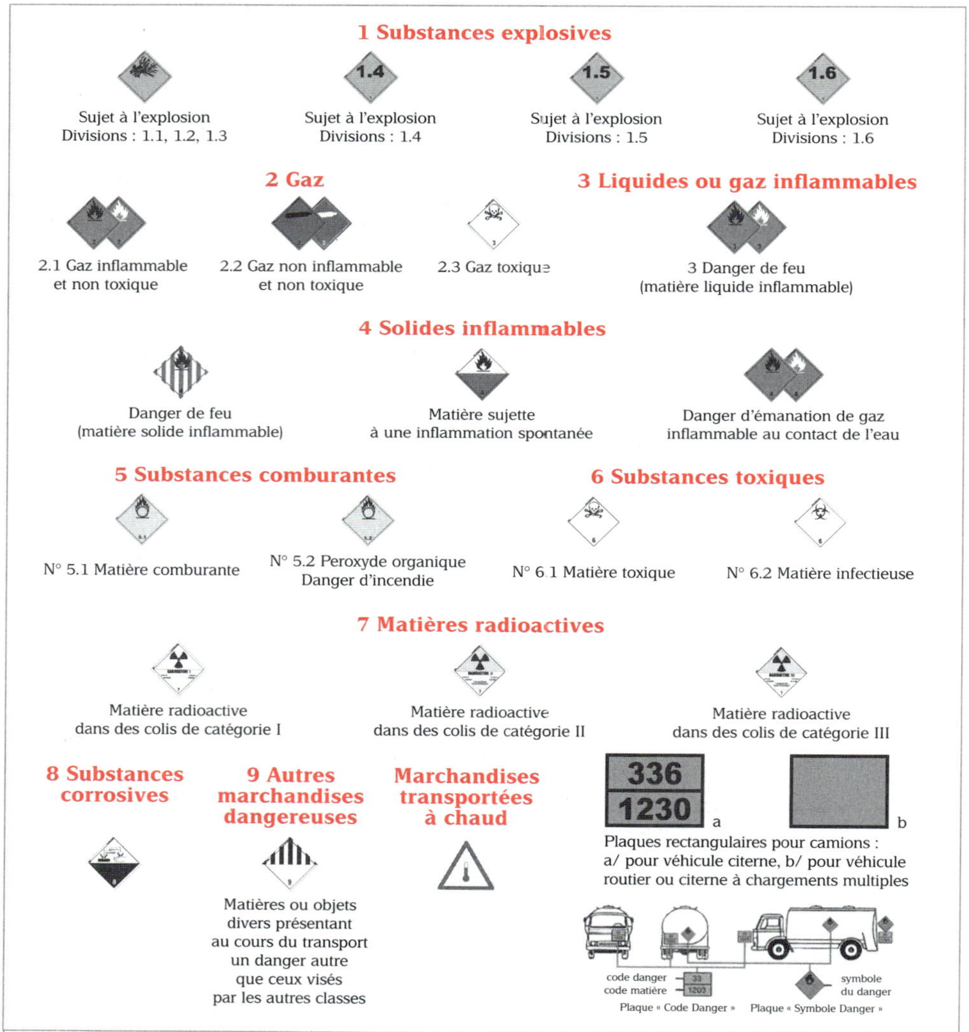

Figure 33.1. Plaques et symboles d'identification pour le transport des matières dangereuses.

Code danger

Dans la partie supérieure du panneau orange, un nombre indique le ou les dangers présentés par la matière. Le premier chiffre indique le danger principal, le deuxième et le troisième indiquent un ou des dangers secondaires. S'il n'y a pas de danger secondaire, le deuxième chiffre est un zéro. Ainsi 36 se lira : « inflammable, toxique ». Le redoublement d'un chiffre indique une intensification du danger, 33 se lira alors « très inflammable » 336 sera donc « très inflammable et toxique ». Ce numéro peut également être précédé d'un X, ce qui signifie que la matière réagit dangereusement au contact de l'eau et que l'emploi de l'eau est rigoureusement interdit (voir tableau ci-dessous) Les secours et les personnes présentes lors d'un accident devront accroître leur vigilance par temps de pluie ou ambiance humide.

Numéros d'identification de la matière
20 gaz inerte
22 gaz réfrigéré
223 gaz inflammable réfrigéré
225 gaz comburant réfrigéré
228 gaz corrosif réfrigéré
23 gaz inflammable
236 gaz inflammable et toxique
239 gaz inflammable, pouvant produire spontanément une réaction violente
25 gaz comburant
26 gaz toxique
265 gaz toxique et comburant
266 gaz très toxique
268 gaz toxique et corrosif
286 gaz corrosif et toxique
30 liquide inflammable (point d'éclair de 21 °C à 100 °C)
33 liquide très inflammable (point d'éclair < 21 °C)
X 333 liquide spontanément inflammable réagissant dangereusement avec l'eau
336 liquides très inflammables et toxiques
338 liquide très inflammable et corrosif
X 338 liquide très inflammable, corrosif et réagissant dangereusement avec l'eau
339 liquide très inflammable, pouvant produire spontanément une réaction violente
39 liquide inflammable, pouvant produire spontanément une réaction violente
40 solide inflammable
X 423 solide inflammable, réagissant dangereusement avec l'eau, en dégageant des gaz inflammables
44 solide inflammable, qui, à une température élevée, se trouve à l'état fondu
446 solide inflammable et toxique, qui, à une température élevée, se trouve à l'état fondu
46 solide inflammable et toxique
50 matière comburante
539 peroxyde organique inflammable
558 matière très comburante et corrosive
559 matière très comburante pouvant produire spontanément une réaction violente
589 matière comburante et corrosive pouvant produire spontanément une réaction violente
60 matière toxique
63 matière toxique et inflammable (point d'éclair entre 21 et 55 °C)
638 matière toxique, inflammable et corrosive
66 matière très toxique
663 matière très toxique et inflammable
68 matière toxique et corrosive
69 matière toxique pouvant produire spontanément une réaction violente
80 matière corrosive
X80 matière corrosive réagissant dangereusement avec l'eau
83 matière corrosive et inflammable
839 matière corrosive, inflammable et pouvant produire spontanément une réaction violente
85 matière corrosive et comburante
856 matière corrosive, comburante et toxique
86 matière corrosive et toxique
88 matière très corrosive
X88 matière très corrosive réagissant dangereusement avec l'eau
883 matière très corrosive et inflammable
885 matière très corrosive et comburante
886 matière très corrosive et toxique
X886 matière très corrosive, toxique et réagissant dangereusement avec l'eau
89 matière corrosive, pouvant produire spontanément une réaction violente
90 matière dangereuse du point de vue de l'environnement, matières dangereuses diverses
99 matières dangereuses diverses transportées à chaud

Code ONU

Dans la partie inférieure du panneau orange est inscrit un numéro à quatre chiffres. Il s'agit du numéro d'identification de la matière, conformément à une nomenclature de l'ONU, reprise au *Journal officiel* du 23 janvier 1975.

Principaux codes ONU	
1965 = butane, propane	1789 = acide chlorhydrique en solution
1072 = oxygène comprimé	1050 = acide chlorhydrique en gaz
1073 = oxygène liquéfié	1830 = acide sulfurique
1017 = chlore	1823 = soude caustique en solide
1005 = ammoniac	1824 = soude caustique en solution
1202 = gasoil	1040 = oxyde d'éthylène
1203 = essence	1613 = acide cyanhydrique
1114 = benzène	1428 = sodium

Il sera posé une plaque-étiquette de danger, si la quantité transportée est telle que le transporteur doit faire apparaître sur son véhicule le code matière et le code danger de la matière transportée. Il doit alors apposer également les plaques-étiquettes représentant les pictogrammes des principaux dangers (Figure 33.1).

Si le transport se fait en colis, une étiquette de danger matérialisée également par un losange et reproduisant le symbole du danger prépondérant de la matière, doit être apposée sur l'emballage.

LA CELLULE DE CRISE

Définition

La cellule de crise est le lieu à partir duquel va être gérée la crise, la catastrophe. Elle est constituée d'un nombre restreint de personnes : des principaux décideurs (préfet ou son représentant, responsables des services de secours et de police, etc.), des experts (en regard de la catastrophe, en informatique pour la création rapide d'un site consacré à la catastrophe afin d'y faire figurer des informations : liste de victimes, demandes d'aide, etc.), des professionnels en communication et des juristes.
Son axe d'action est double :
– la logistique, qui consiste en la gestion pure de la catastrophe : mise en place des plans de secours, gestion des forces de l'ordre, prises de décisions, etc. ;
– la communication, ce qui veut dire :
• centraliser les informations en temps réel concernant les faits, les victimes, les personnels, les actions de sauvetage, etc. ;
• déterminer la stratégie de communication ;
• préparer les communiqués de presse.

Mise en place

Sa mise en place est faite pour durer un certain temps, c'est-à-dire plusieurs jours et cela 24 heures sur 24. Afin de pouvoir fonctionner correctement, elle nécessite donc un certain équipement.

Locaux

Ils doivent, si possible, être uniquement destiné à la gestion de la crise. En fonction de la nature de la catastrophe ou des locaux attribués initialement, il pourra être prévu une possibilité de repli sur un autre lieu. Ils devront pouvoir éventuellement offrir la possibilité d'un couchage ou au moins être équipés d'un coin repos et devront être autonomes en énergie électrique (groupes électrogènes). Ils seront équipés :
– de sanitaires, chauffage, ventilation, réfrigérateur, congélateur, four micro-ondes, cafetière électrique, boissons, etc. ;
– de surfaces de travail sur lesquelles peuvent être dépliés des plans ;
– de lignes téléphoniques (réception GSM), Fax (avec réserve de papier) ;
– d'une armoire forte pouvant contenir chéquiers, argent liquide, tickets restaurants, et autres documents importants.
Les locaux pourront aussi être aménagés de façon à avoir un espace pour recevoir les médias. Lorsque la catastrophe est très importante, un centre de presse peut être spécialement créé pour accueillir les journalistes et leur permettre de travailler.

Matériel

Il se compose de :
– matériel vidéo : télévision, magnétoscope, radio, radiocassettes avec cassettes vierges (vidéo et audio), caméscope, appareil photo (+ films si non numériques) ;
– matériel informatique : ordinateur, traitement de texte, Internet, email ;
– fournitures de bureau, photocopieur (avec réserve d'encre et de papier), tableau de papier (avec feutres et réserve de papier).

Documents

Ils sont représentés par les plans de secours, listes de personnel avec adresses et téléphones, d'entreprises, etc.

Gestion de l'accueil téléphonique

Afin de gérer le standard téléphonique, voilà ce que préconise l'Institut National d'Études de la Sécurité Civile (INESC) : « Le but de ce standard, aussi particulier que temporaire, est d'éviter l'engorgement des numéros d'urgence. »

Constitution du standard de réception des appels

On devra :
– avoir recours à un numéro d'appel dédié (Numéro vert) ;
– prévoir un nombre de postes et de lignes suffisants ;
– alimenter le standard en personnels (diverses solutions possibles) :
• avoir une « réserve » d'opérateurs importante ;
• mettre « en pool » les standardistes de l'ensemble des services de l'État ;
• recourir à des personnels volontaires de la préfecture identifiés et formés ;
• passer convention avec une association ;
– se raccorder à un centre de réception national des appels (SVP, etc.) ;
– ne conserver que la gestion des appels complexes ou sensibles (annonces aux familles des victimes, dialogue avec les élus, la presse, etc.).

Types d'appels à gérer

Il existe trois types d'appel à gérer qui sont :
– la demande de conseil pour répondre à une inquiétude (alimentation en eau, électricité téléphone, dégagement des voies, inquiétude des proches et des familles, etc.) ;
– la demande d'information (exemple : circulation, montée des eaux puis, dans un second temps, indemnisations, démarches à entreprendre, etc.) ;
– la demande d'aide ou de secours émanant de maires et parfois de particuliers (groupes électrogènes, assistance à victimes, établissements sensibles, etc.).

Ergonomie des postes de travail

Il convient de veiller aux points suivants :
– ergonomie et adaptation des postes téléphoniques (kit mains libres) ;
– volume sonore ;
– espace de réflexion et de synthèse approprié ;
– installations secourues (groupe électrogène, liaisons sécurisées, etc.).
Certaines cellules peuvent être activées 24 h/24 pendant plus de 1 semaine. La gestion des relèves, la logistique (boissons, repas, voire hébergement, etc.) doivent être pris en compte dès les premières heures.

Participation du sauveteur à la cellule de crise

Le sauveteur peut être amené à participer à une cellule de crise, comme logisticien ou notamment, comme on vient de le voir, pour gérer les appels qui ne manqueront pas d'arriver, il doit alors, dans son attitude d'écoutant, respecter quelques règles (*cf.* Fiche technique n° 5).

L'EMPRISE SECTAIRE

En complément du paragraphe sur le rôle des sectes dans les catastrophes, voici ci-dessous sous forme de tableau comment fonctionne la manipulation mentale en leur sein et comment et de quelles manières, les adeptes arrivent à en sortir[9].

1re étape : La rencontre	
Elle se produit à un moment favorable où il y a correspondance entre les attentes du futur adepte et les réponses de la secte (exemple : lors d'une catastrophe : attente de secours et réponse adaptée de la secte).	
2e étape : Accueil dans la secte : le temps du bonheur	
Rencontre avec un groupe et son charisme : la secte et son gourou. L'adepte y est reconnu et valorisé. Il y trouve chaleur et convivialité. Il lui est alors promis le paradis, la rencontre avec « la vérité » et de grandes réalisations (utopiques), mais aussi la protection contre les agressions de la société et ses échecs.	
3e étape : Endoctrinement en douceur	
L'adepte voit ses angoisses existentielles supprimées et acquiert une satisfaction narcissique, une certitude d'évolution personnelle. Il a le désir d'en savoir plus, d'être initié. Parallèlement, il y a apparition de contraintes et d'interdits pesants, des problèmes financiers, professionnels et familiaux.	
4e étape : Embrigadement de plus en plus pesant et irréversible	
Il y a prolifération des interdits et des contraintes, affaiblissement et enfermement psychique et physique. Tout est basé sur l'émulation, la compétition, les rivalités et les excès de zèle entre adeptes. La dénonciation fait jour. L'étau de l'emprise par la manipulation mentale se referme. L'adepte est définitivement pris au piège. Il y apparition de la notion de devoir vis-à-vis de la secte et de la notion de culpabilité par rapport à elle si l'adepte a des écarts de pensée. L'écrasement de la personnalité est alors total, comme la perte de l'identité et de l'individualité.	
5e étape : La continuité	
La continuité des « fourmis »	Il y a permanence dans l'inféodation avec une certaine sécurité dans la répétition et une soumission inconditionnelle, une allégeance. On retrouve ici une forme du syndrome de Stockholm. À la mort ou à l'emprisonnement du gourou, il y a culte du gourou et de sa doctrine accompagné de commémorations.
La continuité des lieutenants	Fanatisme extrémiste, identification au gourou, besoin de pouvoir, escalade dans la hiérarchie. À la mort ou à l'emprisonnement du gourou : le dauphin occupe la place vacante ou des nouveaux chefs se retrouvent à la tête de groupes dissidents.
6e étape : La sortie	
Continuité et sortie par la mort	– Suicides collectifs ou assassinats. – Mort par absence ou refus de soins médicaux. – Suicide individuel dans la secte. – Suicide individuel après exclusion.
La sortie par pathologie psychiatrique	Il y a exclusion pour troubles psychologiques (dépression, mélancolie, névrose, psychose). L'adepte se retrouve alors soit hospitalisé, en psychothérapie ou trouve refuge dans une autre secte.

9. D'après S. et J. P. Jougla, psychologues et juristes spécialisés dans la prise en charge de victimes de sectes.

La sortie (suite)	
La sortie par l'exclusion	Lorsque l'adepte présente une pathologie psychiatrique, qu'il se remet en question, conteste ou désobéit, qu'il dépasse le gourou. Les effets de l'exclusion : suicide, refuge dans une autre secte, « électrochoc » avec prise de conscience, psychothérapie.
La sortie par la rupture	– L'éthique personnelle prend le pas sur ce que vit l'adepte. – L'adepte tombe amoureux de quelqu'un à l'extérieur de la secte. – Il y a doute sur ce qui est dit au sein de la secte et donc une prise de conscience, ainsi il y a prise de position par rapport au gourou et sur la secte.

Pour arriver à l'endoctrinement sectaire sont utilisées les techniques :
– *cognitives*, pour imposer un changement de pensée avec une nouvelle grille de lecture ;
– *comportementales*, pour imposer des changements de comportement et pour amener l'adepte à un comportement de soumission ;
– *émotionnelles affectives*, pour imposer un changement affectif : coupure affective avec le passé (l'extérieur, la famille, les amis, sont sources de pollution, d'impuretés) et créer de nouveaux liens affectifs ;
– *expérientielles*, pour induire chez l'adepte de nouvelles perceptions qui induisent des états dissociatifs (interprétés comme une évolution spirituelle).

CENTRE D'ACCUEIL ET D'HÉBERGEMENT D'URGENCE

Il n'est pas rare que, suite à une catastrophe soit mis en place un centre d'accueil et d'hébergement d'urgence. Le but de cette fiche est de permettre d'en présenter les principes de bases[10].

Implantation

À proximité de la catastrophe, en zone hors de danger.

> ***Ne pas utiliser des locaux en dur dans les catastrophes à risque comme les tremblements de terre. Dans ce cas, l'accueil se fera sous des tentes, l'aménagement s'organisant alors sur le principe des camps de réfugiés (cf. Fiche technique n° 58).***

Locaux

• Les locaux les plus appropriés sont les gymnases, car ils ont souvent des parkings qui permettent de garer les véhicules logistiques. Les conditions d'accès sont généralement faciles, les infrastructures sanitaires y sont déjà présentes, et les espaces que procurent la ou les salles sont ce qu'il y a de plus approprié pour y aménager les différentes zones nécessaires au bon fonctionnement du centre.
• Une salle de sport de 20 × 40 m peut accueillir 100 personnes avec distance de 1 m entre chaque lit et des allées de 2 m de large.
• Normes sanitaires en situation d'urgence : un lavabo et un WC pour 10 personnes, une douche pour 50 (séparation hommes/femmes).
• Se poser le problème de l'accueil des animaux de compagnie.
Prévoir une logistique pour pouvoir recharger les téléphones portables, afin de permettre aux sinistrés de pouvoir joindre leurs proches.

Effectifs

• Nommer un responsable du centre épaulé éventuellement par un ou plusieurs adjoints, de façon à ce qu'il ait toujours un responsable 24 heures sur 24.
• Compter, généralement, un volontaire pour dix hébergés.
• Envisager du personnel qualifié pouvant assurer une couverture sanitaire en permanence (infirmiers, secouristes) et pour s'occuper des enfants (BAFA).
• La présence d'une équipe de logisticiens est vivement conseillée, voire indispensable.
• Si nécessaire, prévoir du personnel pour assurer la sécurité du centre.
• Prévoir des volontaires présents même la nuit, afin de discuter avec ceux qui ne peuvent dormir, de s'occuper des enfants pendant que les parents dorment, etc.

---

10. La Croix-Rouge française a édité un document de travail interne sur les centres d'hébergement d'urgence à partir duquel a été créé, en grande partie, cette fiche.

Agencement

Il est fonction de la durée d'hébergement prévue, juste une nuit ou plusieurs. En fonction de ce critère, les zones à aménager sont les suivantes.

Courte durée	Longue durée	
Accueil/secrétariat		Recensement des présents. Remise de badges pour circuler. Analyse et évaluation des besoins de chacun. Gestion des volontaires.
Zone de repos et d'hébergement		Regroupement familial. Chercher à favoriser l'intimité.
Sanitaires et douches hommes/femmes		Possibilité, en fonction des moyens, de distribuer des kits d'hygiène. Prévoir tables à langer. Se mettre en relation avec d'autres associations pour obtenir du linge de rechange.
Zone de soins		En relation avec les services extérieurs, SAMU, médecins de ville, PMI.
Zone de vie des volontaires		À distance si possible des sinistrés.
	Espace enfants	Prévoir jeux, matériel de dessin.
	Zone de détente	Aménager une zone fumeurs.
	Zone de repas + cuisine	Vaisselle jetable. Cuisine sur place ou distribution uniquement, sous forme de self et selon la législation en vigueur sur l'hygiène alimentaire.
	Zone d'échanges	Permet aux sinistrés de se rencontrer ou de rencontrer d'autres personnes. Prévoir une télévision pour regarder les dernières informations.
	Vestiaire/espace social	En relation avec les associations locales.

Matériel (liste non exhaustive)

L'équipement nécessaire pour le bon fonctionnement ressemble à un inventaire à la Prévert. Cependant, outre le matériel de couchage (lits, couvertures, duvets...), les tables et chaises nécessaires, il faut envisager le matériel administratif (papier, photocopieuse, fax, fournitures de bureau, etc.) et de gestion du centre, dont un lieu pour entreposer des valeurs. Du matériel de nettoyage, papier toilette, couches, mais aussi chauffe-biberon et trousse de secours. Percolateurs, gobelets, touillettes, mais aussi sucre, thé, café, soupe, chocolat et lait en poudre, gâteaux, friandises, jouets pour les enfants, etc.

À chacun, aussi, en fonction de son expérience, d'y rajouter le petit détail qui fera toute la différence pour un accueil plus convivial, toute idée étant bonne à prendre !

LES GRADES : POLICE, ARMÉE ET POMPIERS

Police

Les personnels des services actifs

Corps	Grades	Signes distinctifs	Appellation
De conception et de direction	Commissaire divisionnaire de police	Bordure : 2 cordons Motifs : feuilles de chênes et 2 barrettes Couleur : argent	M. ou Mme le commissaire divisionnaire
	Commissaire principal de police	Bordure : 2 cordons Motifs : feuilles de chênes et 1 barrette Couleur : argent	M. ou Mme le commissaire principal
	Commissaire de police	Bordure : 1 cordos Motifs : feuilles de chênes Couleur : argent	M. ou Mme le commissaire de police
De commandement	Commandant de police	4 galons couleur argent	Commandant
	Capitaine de police	3 galons couleur argent	Capitaine
	Lieutenant de police	2 galons couleur argent	Lieutenant
	Lieutenant de police stagiaire	1 galon couleur argent	Lieutenant
	Élève lieutenant de police	1 alpha couleur argent	Lieutenant
D'encadrement et de maîtrise	Brigadier major	1 galon argent avec 1 filet rouge et 1 liseré argent	Brigadier major
	Brigadier-chef	1 galon argent avec 1 filet rouge	Chef
	Brigadier	1 galon or avec 1 filet rouge	Brigadier
	Sous-brigadier	3 chevrons argent	Sous-brigadier
	Gardien de la paix	2 chevrons argent	Gardien
	Gardien de la paix stagiaire	1 chevron argent	Gardien
	Élève gardien de la paix	Bleu nuit	Gardien

Armée[11]

		Armée de terre	Armée de l'air	Marine nationale	Gendarmerie
Officiers généraux	5 étoiles	Général d'armée	Général d'armée aérienne	Amiral	
	4 étoiles	Général de corps d'armée	Général de corps aérien	Vice-amiral d'escadre	Général de corps d'armée
	3 étoiles	Général de division	Général de division aérienne	Vice-amiral	Général de division
	2 étoiles	Général de brigade	Général de brigade aérienne	Contre-amiral	Général de Brigade
Officiers supérieurs	5 galons blanc	Colonel	Colonel	Capitaine de vaisseau	Colonel
	5 galons panaches or et blanc	Lieutenant-colonel	Lieutenant colonel	Capitaine de frégate	Lieutenant colonel
	4 galons blancs	Chef de bataillon Chef d'escadron	Commandant	Capitaine de corvette	Chef d'escadron
Officiers subalternes	3 galons blancs	Capitaine	Capitaine	Lieutenant de vaisseau	Capitaine
	2 galons blancs	Lieutenant	Lieutenant	Enseigne de vaisseau 1re classe	Lieutenant
	1 galon blanc	Sous-lieutenant	Sous-lieutenant	Enseigne de vaisseau 2e classe	Sous-lieutenant
	1 galon coupé de 2 raies transversa les noires, dites sabords	Aspirant	Aspirant	Aspirant	Aspirant
Majors	1 galon de 6 mm or ou argent et 1 g. or ou argent avec raie rouge	Major	Major	Major	Major

11. Le site Internet : http ://siteordo.online.fr/dicotab.htm#Grad donne, quant à lui, les correspondances entre grades français, américains et anglais.

		Armée de terre	Armée de l'air	Marine nationale	Gendarmerie
Sous officiers	1 galon or avec raie rouge	Adjudant-chef	Adjudant-chef	Maître principal	Adjudant-chef
	1 galon argent avec raie rouge	Adjudant	Adjudant	Premier maître	Adjudant
	3 chevrons dorés	Sergent-chef ou maréchal des logis-chef	Sergent-chef	Maître	Maréchal des logis-chef
	1 chevron doré	Sergent ou maréchal des logis	Sergent	Second maître	Maréchal des logis ou gendarme
Militaires du rang	3 chevrons rouges	Caporal-chef ou Brigadier-chef	Caporal-chef	Quartier-maître file classe	Brigadier-chef
	2 chevrons rouges	Caporal ou brigadier	Caporal	Quartier-maître 2e classe	Brigadier
	1 chevron rouge	1re classe	1re classe	Matelot breveté	1re classe

Pour ce qui est des médecins et vétérinaires, les épaulettes sont de couleur amarante, les galons sont les mêmes.
Pour les pharmaciens les épaulettes sont de couleur verte, les galons sont les mêmes.
Il est rappelé que les femmes n'utilisent pas la particule « mon » dans l'appellation d'un officier, mais le nommeront simplement par le grade, ainsi elles diront « colonel » alors qu'un homme formulera : « mon colonel ».

Pour les infirmiers

Infirmiers professionnels	Infirmiers volontaires	Description (Figure 33.2)
Infirmier	Infirmier	Un galon façon « cul-de-dé » bleu ciel sur un fond de velours de couleur amarante. Ce galon est traversé par une soutache argent cousue longitudinalement en son milieu.
Infirmier principal	Infirmier-chef	Un galon façon « cul-de-dé » bleu ciel sur un fond de velours de couleur amarante. Ce galon est traversé par une soutache or cousue longitudinalement en son milieu.
Infirmier-chef	Infirmier major	Deux galons façon « cul-de-dé » bleu ciel sur un fond de velours de couleur amarante. Chaque galon est traversé par une soutache or cousue longitudinalement en son milieu. Ces galons sont espacés de 2 mm.

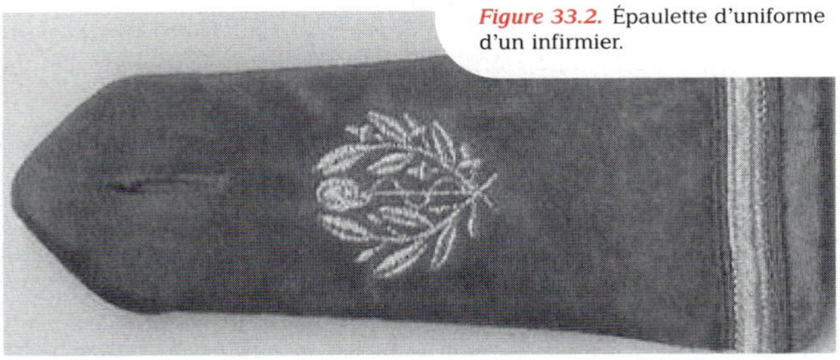

Figure 33.2. Épaulette d'uniforme d'un infirmier.

Sapeurs-pompiers

La correspondance entre sapeurs-pompiers civils et militaires est la suivante.

Sapeurs-pompiers volontaires	Sapeurs-pompiers professionnels	Brigade des sapeurs-pompiers de Paris	Bataillon des marins pompiers de Marseille
–	–	Général de brigade	Contre-amiral
Colonel	Colonel	Colonel	Capitaine de vaisseau
Lieutenant-colonel	Lieutenant-colonel	Lieutenant-colonel	Capitaine de frégate
Commandant	Commandant	Commandant	Capitaine de corvette
Capitaine	Capitaine	Capitaine	Lieutenant de vaisseau
–	Lieutenant	–	–
Lieutenant	Lieutenant provisoire	Lieutenant	Enseigne de 1re classe
–	–	–	Enseigne de 2e classe
Major	Major	Major	–
Adjudant-chef*	Adjudant-chef*	Adjudant-chef	Maître principal
Adjudant	Adjudant	Adjudant	Premier maître
Serjent-chef*	Serjent-chef*	Serjent-chef	Second maître
Caporal-chef*	Caporal-chef*	Caporal-chef	Quartier-maître 1re classe
Caporal	Caporal	Caporal	Quartier-maître 2e classe
Sapeur 1re classe	Sapeur 1re classe	Sapeur 1re classe	Matelot breveté
Sapeur 2e classe	Sapeur 2e classe	Sapeur 2e classe	Matelot

* Pour les sapeurs-pompiers professionnels et volontaires, les termes de caporal-chef, sergent-chef et d'adjudant-chef ne correspondent pas à des grades mais à des appellations qui sont attribuées aux caporaux, sergents et aux adjudants qui justifient de plus de 3 ans d'ancienneté (article 18 du décret n° 90-851 et article 20 du décret n° 99-1039).

LES CONFLITS ARMÉS : RÉFUGIÉS, RAPATRIÉS ET VICTIMES DE TORTURE

CHAPITRE 34

Le sauveteur peut être amené à intervenir lors de conflits armés (guerres, guérillas, massacres ethniques...) soit sur place lors de missions à l'étranger, soit à distance en accueillant les blessés ou les populations déplacées.
Nous n'aborderons pas ici les lésions occasionnées lors de tels événements et dues aux bombes, armes à feu ou armes blanches, puisqu'elles ont déjà été traitées dans des chapitres précédents et restent similaires quelles que soient les circonstances dans lesquelles elles surviennent.
Nous axerons donc plus celui-ci sur la prise en charge et l'accueil des personnes migrantes que sont les réfugiés ou les rapatriés, et pour lesquels les sauveteurs sont de plus en plus sollicités.
En outre, nous évoquerons les victimes de torture, qui sont elles aussi, malheureusement, indissociables des conflits armés.
Notons que l'on retrouve ce type de victime dans le cadre de certains crimes ou délits.

1. Définitions

Il semble intéressant avant de parler de réfugiés, de rapatriés ou autres d'en donner quelques définitions.

1.1 Réfugié

Selon le droit international, c'est une personne qui : « *craignant avec raison d'être persécutée du fait de sa race, de sa religion, de sa nationalité, de son appartenance à un certain groupe social ou de ses opinions politiques, se trouve hors du pays dont elle a la nationalité et qui ne peut ou, du fait de cette crainte, ne veut se réclamer de la protection de ce pays...* » (Convention de Genève de 1951 relative au statut des réfugiés[1]).

1.2 Demandeurs d'asile

Cette catégorie désigne les personnes qui ont quitté leur pays d'origine et ont présenté une demande d'asile dans d'autres pays, et dont le dossier est encore en cours d'examen. Elles souhaitent être reconnues comme réfugiées et bénéficier de la protection juridique et de l'assistance matérielle que ce statut implique.

1.3 Rapatriés

Ce sont des réfugiés qui ont abandonné leurs maisons et leurs biens, contraints et forcés, la plupart voulant rentrer chez eux dès que les circonstances le permettent, en général à la fin d'un conflit, lorsqu'une certaine stabilité semble garantie et que les infrastructures ont été reconstruites. La durée de cette assistance dépasse rarement deux années.

1.4 Personnes déplacées

Contrairement aux réfugiés, les déplacés internes ne sont pas protégés par le droit international et n'ont pas accès à diverses

1. Voir la totalité de la convention en annexe 4.

formes d'aide. Au cours des dernières décennies, la nature des conflits, qui se déroulent de plus en plus souvent à l'intérieur d'un État plutôt qu'entre deux ou plusieurs pays, a entraîné un accroissement considérable du nombre de ces déplacés internes.

1.5 Apatrides

Le problème des apatrides, ou « citoyens sans État », est particulièrement aigu dans l'ancien bloc de l'Est : des milliers de ressortissants de l'ex-Union soviétique n'ont pu obtenir la nationalité d'aucun des nouveaux états créés après le démantèlement de l'URSS. Il en existe aussi ailleurs : Bidouns du Koweït, minorité vietnamienne au Cambodge, ou Tsiganes dans toute l'Europe centrale.

1.6 Estimation à travers le monde

Afin d'avoir une idée du nombre de toutes ces populations de par le monde, voici les chiffres donnés par le UNHCR (Haut Commissariat aux Réfugiés des Nations Unies) pour 2002 (Tableau 34.1).

Tableau 34.1. Chiffres UNHCR 2002

Réfugiés	12 065 414
Demandeurs d'asile	925 677
Rapatriés	462 630
Personnes déplacées et autres	6 328 416
Total	19 782 137

2. Accueil des rapatriés

Deux cas se présentent au sauveteur : il n'y a que quelques rapatriés à prendre en charge, ils arrivent alors sur un vol régulier, là l'organisation de leur accueil est relativement aisée. Ou bien leur nombre est plus important, des vols spéciaux sont alors mis en place. Ainsi de leur quantité dépendra l'ampleur du dispositif mis en œuvre.

Nous partirons ainsi d'un exemple pour étudier ce type d'accueil : le rapatriement de ressortissants français en provenance de Côte-d'ivoire courant 2004, notamment en novembre de cette année où le retour au pays de plusieurs centaines de personnes se fit par vols spéciaux et pour lesquels le terminal 3 de l'aéroport de Roissy Charles de Gaulle fut mobilisé pendant plusieurs jours.

2.1 Vécu psychologique du rapatrié

Afin de connaître le stress du rapatrié et le rôle du sauveteur devant une telle situation, le lecteur est invité à se reporter à la fiche n° 59.

> Outre de connaître le profil psychologique du rapatrié, il est important qu'en de telles circonstances le sauveteur ait aussi quelques notions sur celui des personnes victimes de coups et blessures et d'agressions sexuelles, car outre d'être des rapatriés, ces personnes sont aussi parfois, en fonction de leur vécu sur place, des blessés agressés et/ou violés.

2.2 Organisation de l'accueil

Voici quelques conseils d'organisation qui peuvent être prodigués afin que cet accueil soit le plus réussi possible et se déroule dans les meilleures conditions.

2.2.1 Au niveau de l'avion

Faire un accueil par un responsable du dispositif, déjà à l'intérieur de l'appareil (ce qui est possible lorsque celui-ci n'est composé que de rapatriés et a été affrété spécialement pour cette mission) afin de leur expliquer ce qui les attend en arrivant dans l'aéroport.

Positionner des sauveteurs qui effectueront le convoyage dans les bus entre l'appareil et la salle de débarquement. S'il s'agit d'un petit groupe parmi les passagers d'un vol régulier, le sauveteur les accompagnera jusqu'à leur sortie de la zone sous douane.

En fonction des conditions climatiques (notamment en cas de différence importante de température entre le pays d'embarquement et celui d'arrivée, couplé au dénuement dans lequel se trouvent les passagers), penser à donner à chacun d'entre eux, avant leur débarquement une couverture de survie pour qu'ils puissent s'y envelopper.

Dans la mesure du possible, les ambulances seront positionnées sur le tarmac afin de pouvoir prendre en charge les éventuels malades et blessés transportés à leur descente de l'appareil.

2.2.2 Au niveau du hall d'accueil (notamment en cas d'arrivage massif)

Prévoir un vestiaire par le biais d'associations afin de fournir sur place aux rapatriés, dès leur arrivée, un minimum de vêtements chauds, afin de pouvoir palier leur manque (penser à avoir des sacs pour mettre les vêtements dedans, les rapatriés n'ayant parfois même pas une valise avec eux).
Il y a bien sûr souvent des enfants de tous âges parmi les passagers, un stand avec biberons, lait, et couches sera le bienvenu pour les plus jeunes ; coloriages et crayons de couleur feront le bonheur des plus âgés.
La distribution de cartes téléphoniques de 5 et 50 unités permettra à certains de pouvoir appeler des proches ou de la famille, afin notamment de pouvoir les prévenir qu'ils sont bien arrivés ou pour leur demander de venir les chercher.
Boissons chaudes, eau, jus de fruits et petits gâteaux seront quant à eux appréciés, par des gens qui auront peu mangé pendant le voyage, auront soif et ou envie de se réchauffer.
Les sauveteurs seront là, outre pour le soutien psychologique, pour aider :
– à aiguiller les gens à travers l'aéroport ;
– à porter le peu de bagages souvent présents ;
– à regrouper les familles ou à favoriser le contact entre arrivants et attendants ;
– à trouver dans les vestiaires les bonnes tailles ;
– à remplir certains formulaires nécessaires en fournissant notamment les stylos.
Outre d'avoir un sens pratique, toutes ces petites intentions ont le mérite de rajouter un côté convivial à l'accueil, ce qui est loin d'être négligeable.

> Tout cela, avec toujours en tête qu'ils sont le lien vivant après, mais aussi en complément, des personnels du vol (hôtesses et stewards).
> Les personnes charnières entre un avant et un après. Entre, pour certains, le monde des morts et celui des vivants.
> Le premier maillon du travail de deuil.

Les autorités auront souvent, de leur côté, prévu une partie plus administrative (fournir un pécule, régulariser une situation en raison de papiers d'identité perdus ou volés, etc.) et parfois judiciaire avec notamment la possibilité pour les rapatriés de déposer plainte dès leur arrivée pour les violences subies (coups et blessures, vols, viols, etc.). Là encore, le sauveteur pourra être présent pour accompagner l'arrivant à travers ce dédale bureaucratique.

> Le sauveteur devra être vigilant et tentera de repérer les gens seuls, qui, perdus, ne sauront que faire et où aller.

2.2.3 Au niveau des véhicules de convoyage

Dans la continuité de sa mission, le sauveteur servira aussi d'accompagnateur dans les bus qui conduiront vers les lieux d'hébergement ou de transit.
Tout ce travail s'effectuera bien évidemment en étroite collaboration avec le SAMU et la CUMP souvent présents sur place, les responsables de l'aéroport, les forces de police, etc.

3. Accueil des réfugiés

Ce type de mission est plutôt réservé aux sauveteurs officiant à l'étranger. En France cependant, elle peut avoir lieu dans certaines régions frontalières, comme dans le nord notamment, avec le problème des personnes désirant passer en Angleterre. Problème récurrent et semblant en recrudescence depuis la fermeture du centre d'hébergement de Sangatte. Si un camp se doit d'être monté, le sauveteur peut se référer à la Fiche n° 58 pour voir quelles en sont les grandes lignes directrices.
Autre mission spécifique liée à l'accueil de réfugiés, la prise en charge de boat people qui, même si elle est extrêmement rare en France, peut néanmoins exister à l'étranger. Ici comme pour les sinistrés, le sauveteur peut, pour parfaire sa prise en charge, se référer à la notion de besoins à satisfaire pour évaluer ceux prioritaires chez ces personnes. Cependant, il doit se souvenir qu'en plus d'avoir dû braver la faim, le froid et la fatigue, hommes et femmes ont souvent dû subir des actes de maltraitance avec pour les femmes, en plus, des violences sexuelles.
Qu'ils aient été entassés à fond de cale ou amassés sur le pont d'un bateau, ils auront eu à subir le chaud ou le froid, l'humidité et des

conditions sanitaires déplorables. Il pourra donc y avoir en fonction des circonstances et des modalités du voyage, des hypothermies comme des coups de chaleurs ou des insolations (*cf.* Fiches n° 3 et 35). En fonction de la durée du périple et des conditions de vie à bord, ils pourront aussi présenter les mêmes symptômes que les grévistes de la faim avec notamment des déshydratations, même si, dans ce cas-là, l'abstention de boire ou de manger n'est pas volontaire.

Ces hommes et femmes étant prêts à subir le pire pour arriver à fuir le pays, à choisir entre la mort assurée au pays et une chance, aussi minime soit-elle de s'en sortir en partant de la sorte, c'est assurément la seconde solution qu'ils ont choisie. Bien sûr, les retombées psychologiques sont importantes et la prise en charge des enfants s'avérera être une priorité pour le sauveteur, les complications somatiques étant bien évidemment plus graves chez eux, tout comme chez les personnes âgées. Outre l'âge, on retrouvera comme toujours les mêmes terrains à risque que sont certaines maladies comme notamment le diabète et on n'oubliera pas que quelques-unes trouvent là aussi un terrain de prédilection à une transmission rapide.

> Si l'on sait que l'on va devoir accueillir des boat people dont on connaît la provenance, il peut être opportun alors de prévoir des interprètes, afin de faciliter leur prise en charge dès leur arrivée.

4. Victimes de torture

4.1 Définition

Le Haut Commissariat aux droits de l'homme a rédigé une « Convention contre la torture et autres peines ou traitements cruels, inhumains ou dégradants », adoptée en 1984 et entrée en vigueur le 26 juin 1987.

Elle y définit la torture de la façon suivante : « *Le terme "torture" désigne tout acte par lequel une douleur ou des souffrances aiguës, physiques ou mentales, sont intentionnellement infligées à une personne aux fins notamment d'obtenir d'elle ou d'une tierce personne des renseignements ou des aveux, de la punir d'un acte qu'elle ou une tierce personne a commis ou est soupçonnée d'avoir commis, de l'intimider ou de faire pression sur elle ou d'intimider ou de faire pression sur une tierce personne, ou pour tout autre motif fondé sur une forme de discrimination quelle qu'elle soit, lorsqu'une telle douleur ou de telles souffrances sont infligées par un agent de la fonction publique ou toute autre personne agissant à titre officiel ou à son instigation ou avec son consentement exprès ou tacite. Ce terme ne s'étend pas à la douleur ou aux souffrances résultant uniquement de sanctions légitimes, inhérentes à ces sanctions ou occasionnées par elles.* »

4.2 Torture et législation

En France, le fait de soumettre une personne à des tortures ou à des actes de barbarie est puni de 15 ans de réclusion criminelle (**article 222-1 CP**).

« *En application des conventions internationales visées aux articles suivants, peut être poursuivie et jugée par les juridictions françaises, si elle se trouve en France, toute personne qui s'est rendue coupable hors du territoire de la République de l'une des infractions énumérées par ces articles. Les dispositions du présent article sont applicables à la tentative de ces infractions, chaque fois que celle-ci est punissable. Pour l'application de la convention contre la torture et autres peines ou traitements cruels, inhumains ou dégradants, adoptée à New York le 10 décembre 1984, peut être poursuivie et jugée dans les conditions prévues à l'article 689-1 toute personne coupable de tortures au sens de l'article 1er de la convention* » (article 689-1et 2 CPP).

Au niveau international, la torture est unanimement condamnée par les États et de nombreux textes internationaux en ont consacré l'interdiction. On peut citer notamment, outre la Convention des Nations Unies contre la torture et autres peines ou traitements cruels, inhumains, ou dégradants de 1984 :

– l'article 5 de la Déclaration Universelle des Droits de l'Homme de 1948 : « *Nul ne sera soumis à la torture, ni à des peines ou traitements cruels, inhumains ou dégradants.* » ;

– l'article 7 du Pacte international relatif aux droits civils et politiques du 16 décembre 1966 : « *Nul ne sera soumis à la torture ni à des peines ou traitements cruels, inhumains ou dégradants. En particulier, il est interdit de soumettre une personne sans son libre consentement à une expérience médicale ou scientifique.* » ;

– l'article 3 de la Convention Européenne de sauvegarde des Droits de l'Homme et des libertés fondamentales du 4 novembre 1950 : « *Nul ne sera soumis à la torture, ni à des peines ou traitements cruels, inhumains ou dégradants.* » ;

– l'article 5 de la Convention américaine des Droits de l'Homme du 22 novembre 1969 : « *Nul ne peut être soumis à la torture ni à des peines ou traitements cruels, inhumains ou dégradants. Toute personne privée de sa liberté sera traitée avec le respect dû à la dignité inhérente à la personne humaine.* » ;

– l'article 5 de la Charte africaine des Droits de l'Homme et des Peuples, adoptée par les états membres de l'OUA (Organisation de l'Unité Africaine) en juin 1981 : « *Tout individu a droit au respect de la dignité inhérente à la personne humaine et à la reconnaissance de sa personnalité juridique, toutes formes d'exploitation et d'avilissement de l'homme, notamment l'esclavage, la traite des personnes, la torture physique ou morale et les peines ou les traitements cruels, inhumains ou dégradants sont interdites.* » Bien que la torture soit interdite par le droit international, certains pays d'Afrique l'autorisent dans leur législation. Ainsi seuls 23 d'entre eux ont ratifié la Convention de 1984.

4.3 Recensement des victimes de torture

Si la prise en charge par les secours d'urgence de telles victimes reste, heureusement, exceptionnelle, il en va malheureusement tout autrement lors de certaines missions à l'étranger. Les sauveteurs pouvant alors avoir à répertorier ces victimes pour en rendre compte au Haut Commissaire aux droits de l'homme, aux Nations unies à Genève. Voici le type de questionnaire généralement rempli en de telles circonstances (Tableau 34.2).

Tableau 34.2. Questionnaire rempli par les sauveteurs pour le Haut Commissaire aux droits de l'homme

I. Identité de la/des personne(s) soumise(s) à la torture
Nom de famille Prénom(s) Sexe : masculin/féminin Date de naissance ou âge Nationalité Profession Numéro de carte d'identité (le cas échéant) Activités (syndicalisme, engagement politique, activité religieuse, aide humanitaire/solidarité, journalisme, etc.) Adresse personnelle ou du lieu de travail
II. Circonstances dans lesquelles ont eu lieu les actes de torture
Date et lieu de l'arrestation et des tortures. Identité des responsables ou des autorités qui ont procédé à la première détention ou à la torture (police, services du renseignement, forces armées, groupes paramilitaires, fonctionnaires pénitentiaires, autres). Quelqu'un, par exemple un avocat, un proche ou un ami, a-t-il été autorisé à voir la victime pendant sa détention ? Dans l'affirmative, combien de temps après l'arrestation ? Décrire les méthodes de torture employées. Quelles blessures la torture a-t-elle entraînées ? Quel était le but supposé de la torture ? La victime a-t-elle été examinée par un médecin à un moment quelconque pendant ou après les séances de torture ? Dans l'affirmative, à quel moment ? L'examen a-t-il été réalisé par un médecin pénitentiaire ou un médecin officiel ? La victime a-t-elle été soignée pour les blessures causées par la torture ? L'examen médical a-t-il été réalisé de telle façon que le médecin pouvait déterminer que les atteintes corporelles étaient dues à la torture ? Un rapport ou un certificat médical a-t-il été établi ? Dans l'affirmative, quelles étaient les conclusions des rapports ? Si la victime est morte en détention, un médecin a-t-il pratiqué une autopsie ou un examen et quels ont été les résultats ?
III. Recours
Des recours internes ont-ils été exercés par la victime, sa famille ou ses représentants (plaintes auprès des autorités responsables, de la justice, des organes politiques, etc.) ? Dans l'affirmative, quel a été le résultat ?
IV. Renseignements concernant l'auteur du rapport
Nom, prénom, lien avec la victime, organisation représentée, le cas échéant, adresse complète actuelle.

4.4 Tortures et enfants

Afin de mieux comprendre l'impact de la torture sur les enfants, nous reprendrons ici un extrait issu des rapports d'Amnesty international[2].

4.4.1 Vulnérabilité de l'enfant

« On considère généralement que la vulnérabilité particulière de l'enfant l'expose davantage aux conséquences physiques et psychologiques de la torture. Les jeunes enfants, en particulier, ont une moindre tolérance à la douleur. Qui plus est, les sévices physiques ou psychologiques peuvent avoir des suites beaucoup plus graves chez un enfant en pleine croissance que chez un adulte.

4.4.2 Cas des très jeunes enfants

Les très jeunes enfants sont souvent terrorisés par une expérience traumatisante et ils réagissent vivement à tout ce qui peut la leur rappeler. On constate parfois chez eux une régression du langage et du comportement. Leur vision du monde étant en grande partie construite par référence à eux-mêmes, ils ont tendance à croire que chaque événement est nécessairement déterminé, d'une manière ou d'une autre, par leur propre personne. Si on les torture ou si on torture des membres de leur famille, ils pensent souvent que c'est une manière de les punir, parce qu'ils sont "mauvais", ou qu'ils ont une part de responsabilité dans leur propre calvaire. Cette perception peut engendrer un sentiment écrasant de culpabilité ou une dépression, qu'un jeune enfant est incapable d'exprimer ou de surmonter.

4.4.3 Cas des enfants entre 6 et 12 ans

Entre 6 et 12 ans environ, l'enfant est généralement à même de comprendre la signification de l'épreuve qui lui a été imposée et de se souvenir des événements de manière logique. Il réagit souvent au traumatisme en revivant son calvaire et en imaginant différents dénouements, en particulier en construisant des scénarios où le drame aurait été évité. S'ils ont eux-mêmes été blessés, ils ont tendance à ressentir une peur maladive et à se replier sur eux-mêmes. Un enfant de cet âge comprend le caractère définitif de la mort et ne s'attend pas au retour des personnes décédées. Il ne tarde pas à adopter la mentalité correspondant à sa situation, si bien qu'un enfant qui grandit en temps de guerre en vient souvent à considérer que l'homicide est la voie normale de résolution des conflits. Quel que soit leur âge, les enfants qui ont été victimes ou témoins d'actes de torture ou de brutalité arbitraire ont souvent du mal, par la suite, à faire confiance aux autres, ce qui les empêche de tisser des relations sociales étroites.

4.4.4 Cas des adolescents

Les adolescents constituent la majorité des mineurs victimes de la torture ou des mauvais traitements. Leurs réactions sont diverses et plus complexes que celles de leurs cadets. Ils peuvent cependant être tout aussi vulnérables aux traumatismes que les très jeunes enfants. La plupart d'entre eux traversent déjà, en temps normal, une période difficile, marquée par les changements affectifs et physiologiques. Certains peuvent être séparés de leur famille ou sur le point de s'en séparer. Nombre d'entre eux sont censés avoir des compétences d'adultes et sont aptes à comprendre ce qui leur arrive ou ce qui arrive au groupe humain dont ils font partie sans avoir pour autant la maturité affective leur permettant de faire face à la situation. Les adolescents qui sont victimes d'actes de torture dans des situations de conflit – et qui assistent aussi, bien souvent, à la destruction de leur village, de leur peuple, de leurs coutumes – peuvent avoir l'impression de ne pas avoir fait assez pour se protéger ou pour défendre leur famille et leurs amis. Ils risquent alors d'être submergés par un sentiment de désespoir, de culpabilité et de dépression.

> Un tortionnaire ne saurait rêver de proie plus facile qu'un adolescent, dont l'assurance et la confiance en soi sont aisément ébranlées.

4.4.5 Rôle de la famille

L'enfant est singulièrement dépendant, tant physiquement qu'intellectuellement, de ses parents ou de ses tuteurs. Il est par conséquent extrêmement vulnérable aux actes de torture et aux mauvais traitements que

2. www.amnesty.asso.fr/02_agir/ 24_campagnes/torture/src2/effets.html

peuvent subir les autres. L'arrestation, la torture ou le meurtre de la mère ou du père, ou encore la "disparition" d'un proche peuvent constituer pour l'enfant une forme de torture psychologique dont il subira les conséquences toute sa vie.
La famille joue un rôle crucial quant à l'étendue du traumatisme subi. Un enfant qui a été torturé ou maltraité risque de souffrir de séquelles beaucoup plus importantes s'il a également vu ses parents subir le même sort, non seulement parce que ses parents n'auront pas été capables de le protéger, mais également parce qu'il y verra la confirmation que le monde tel qu'il le connaissait a été totalement bouleversé.

4.4.6 Normes culturelles

La perception qu'a un enfant de ce qui constitue ou non un acte de torture ou un mauvais traitement est également dictée par des normes culturelles. Les enfants qui grandissent dans un milieu où la violence est monnaie courante peuvent s'avérer mieux armés face aux sévices physiques que des adultes qui n'y ont jamais été confrontés. En revanche, les mêmes enfants, qui encaisseront sans broncher un coup ou une claque, peuvent, parce qu'ils n'ont jamais connu la solitude dans leur existence, ressentir l'isolement – ne serait-ce que le simple fait de passer une nuit seul dans une cellule – comme quelque chose de pratiquement insupportable.
La culture détermine en particulier le caractère dégradant d'un traitement. Une jeune fille issue de milieux traditionalistes pourra ainsi ressentir le moindre manquement à la pudeur comme une humiliation. Certains enfants seront plus atteints par un traitement qui les rabaisse ou porte atteinte à leur dignité que par la douleur physique.
Certains enfants peuvent compter, outre le soutien de leur famille, sur celui du groupe humain plus vaste auquel ils appartiennent. Dans de nombreux pays, les enfants qui ont des activités politiques savent qu'ils risquent un passage à tabac, ou bien pire, s'ils tombent aux mains des forces de sécurité. Dans ce cas, ils peuvent avoir envisagé l'éventualité de la torture en cas de détention ou de capture, s'y être préparés psychologiquement et ainsi mieux surmonter la souffrance. »

4.5 Torture, traumatisme et bilan du sauveteur

4.5.1 Formes de tortures

Dans l'échelle du traumatisme, la torture apparaît avec les viols et les prises d'otages comme étant les actes vécus les plus victimaires, aux retombées somatiques mais aussi et surtout, psychologiques.
Du tabassage grossier à la torture plus « fine » et plus élaborée, tout est possible. Certains pays ont leurs spécialités, nous ne pouvons bien sûr pas passer en revue ici tous les modes de torture, cependant on peut noter que les plus courants sont : coups répétés sur la plante des pieds, suspensions par les bras joints en arrière, brûlures de cigarettes, chocs électriques. on retrouve aussi les ligotages prolongés, les suffocations, les immersions prolongées dans de l'eau chaude, froide ou sale, les extractions d'ongles, les simulacres d'exécution, l'isolement sensoriel, les privations de nourriture et de sommeil, les menaces et les humiliations, l'introduction d'objets dans les orifices intimes, l'obligation d'entendre les cris d'autres personnes torturées et/ou d'assister à leurs souffrances, voire d'y participer, etc.

4.5.2 Bilan des lésions

Les lésions seront donc en rapport avec tous ces sévices subis, c'est pourquoi il sera important pour le sauveteur de savoir ce que la victime a subi, car à certaines tortures ne correspondent que des lésions internes ou cachées, le bilan du sauveteur ne doit donc pas se contenter que d'un constat de blessures visibles.
Ce bilan devra se faire dans un climat de confiance maximum. Effectivement, le sauveteur ne doit pas oublier que certains gestes de soins pourront rappeler des actes de torture surtout si des soignants, médecins notamment, y ont participé. De plus, demander à la victime ce qui s'est passé peut lui faire se raviver les souvenirs des traumatismes endurés. D'ailleurs rien que le fait de la questionner peut être à lui seul victimaire, lui rappelant alors les interrogatoires subis. Enfin, le sauveteur, comme pour tout bilan, aura à faire déshabiller sa victime, mais cet acte habituellement banal aura ici une tout autre symbolique car c'est souvent par cet acte imposé qu'ont généralement commencé les tortures.

> Ce qui n'est donc qu'une action routinière pour le sauveteur, un bilan, pourra pour la victime être ressenti comme une nouvelle séance de torture. Attention donc aux gestes et aux paroles !

La prise en charge de victimes de torture impose donc au sauveteur la plus grande prudence.

5. Conclusion

À la lumière de ce chapitre, il semble important de se rendre compte que les violences physiques sont souvent indissociables des violences psychologiques, et inversement. Ainsi, là où on croyait n'avoir que du somatique, on découvre aussi parfois une douleur morale. Et, là où on pensait n'avoir à faire que du soutien psychologique, apparaissent des retombées lésionnelles.

Si, fort heureusement, le sauveteur est rarement confronté à une victime de tortures, il semble en revanche de plus en plus sollicité pour l'accueil et la prise en charge de rapatriés. Or on s'aperçoit que s'il est très efficient dans ce domaine au niveau opérationnel, la dimension psychologique est souvent peu prise en compte. Ceci est du, très certainement, au fait qu'aucune formation (voire seulement une information) ne lui est dispensée à ce sujet pendant son instruction, malgré le fait que de telles missions lui soient confiées. (Il en va de même pour ce qui est de la mort et de son approche.)

Ce manque crucial est à déplorer et on ne peut alors qu'encourager les sauveteurs à réclamer et obtenir de telles formations. Celles-ci ne pouvant être que corollaires à un travail efficace.

LE CAMP DE RÉFUGIÉS

Tout comme le sauveteur peut participer à l'élaboration d'un centre d'hébergement d'urgence, il peut aussi contribuer à la gestion d'un camp de réfugiés. Nous ne pouvons en étudier la réalisation en détail, mais nous en présenterons ici les grands principes de base à connaître.

Organisation générale

Choix du lieu

Le lieu devra être :
– facile d'accès : chemin carrossable ;
– être sur un site adéquat : terrain dégagé, légèrement en pente ; en fonction des vents dominants ;
– sécurisé en fonction de la catastrophe. Exemple : on évite un camp près d'une rivière en crue ;
– d'un espace suffisant : 3 à 4 ha pour 1 000 personnes, 4 m^2 par personne.

Hébergement

Abris de fortune les premières heures, tentes. Structures en dur dès que possible avec isolation du sol par un vide sanitaire. Attention à l'étranger aux matériaux de récupération qui entraînent souvent une déforestation alentour car les gens pour se chauffer et construire des abris vont couper la végétation environnante, entraînant la disparition de tout ou partie d'un bosquet, d'un bois ou d'une forêt.

Alimentation en eau

L'eau est indispensable à la vie mais peut être un vecteur de maladies. Souvent, dans un premier temps, l'eau est impropre car elle est contaminée, boueuse ou polluée, il est donc impératif de séparer l'eau de boisson et l'eau domestique et de la traiter par un des trois systèmes.

Rappel
Les trois modes de traitement de l'eau sont :
– chimique : c'est la solution la plus utilisée :
• eau de Javel en urgence : 1 à 2 gouttes/litre d'eau ;
• comprimés d'hydroclonazone : 1 cp/L et 30 min de contact ;
• permanganate de potassium : 1 cp/L et 5 min de contact ;
• iode : 10 mg d'iode ou 10 gouttes de teinture d'iode ;
– ébullition : une ébullition de 10 min détruit les germes, bactéries ou virus mais implique une grosse perte sous forme de vapeur. De plus, il faut 1 kg de bois pour porter à ébullition 1 L d'eau pendant 20 min. C'est donc une méthode « peu économique » mais simple pour une utilisation familiale ;
– sédimentation : les particules les plus lourdes se déposent au fond d'un bac. C'est simple mais long : 48 heures de repos. L'eau sera alors limpide mais non potable.

• Nécessité de *proximité d'un point d'eau* ou *d'un accès facile* pour camion citerne. La création de puits est difficile car elle demande un savoir-faire. La récupération d'eau de pluie est envisageable.
• *Prévoir sa distribution :* sous quelle forme ? Création d'arrivée d'eau courante avec lieux de distribution ? Quoi qu'il en soit, son contrôle doit être une priorité.
• *Besoins requis* : minimum de 15 L/jour/personne (5 L pour la boisson, 10 L pour l'hygiène).

• *Alimentation* : elle doit être équilibrée et les groupes vulnérables doivent être favorisés (enfants, femmes enceintes et femmes allaitant : toujours favoriser l'allaitement au sein).
• *Lieux d'hygiène individuelle et collective* : 1 toilette par jour et par personne avec du savon ; 1 lavabo pour 10 personnes et 1 douche/30 à 50 (comme pour un centre d'hébergement). Encourager un lavage des mains fréquent, des cheveux courts et des vêtements changés et nettoyés régulièrement, un couchage aéré, propre, à distance du sol.
• *Réseau d'élimination des déchets et des eaux usées :* l'élimination des déchets est primordiale car elle évite la prolifération de micro-organismes, responsables de maladies épidémiques. Ainsi, les ordures biodégradables seront enterrées et celles non biodégradables, incinérées. Pour les ordures non biodégradables et non inflammables : enterrement le plus profond possible à distance du camp et des nappes d'eau. De plus, il faut éviter la stagnation des eaux usées pour ne pas favoriser la ponte et la prolifération de moustiques. Prévoir la création de puisards et l'élimination des cadavres.
• *Sécurité*. Assurer la sécurité interne et externe au camp.

Actions prioritaires

Il faut :
– assurer une sécurité interne. Dès le début, mettre le camp sous tutelle des autorités sur place (organisations non gouvernementales [ONG], Croix-Rouge, armée...) et mettre en place une structure hiérarchisée ;
– assurer une surveillance sanitaire et une prise en charge des cas graves au niveau somatique ;
– contrôler les entrées et les sorties, notamment pour éviter les entrées anarchiques ;
– trouver des interprètes ;
– gérer l'alimentation et l'eau.

Deuxième phase d'organisation

• Résoudre les besoins particuliers.
• Répertorier les familles, favoriser leur regroupement et donner des nouvelles aux proches si possible.
• Procurer une occupation aux réfugiés, l'oisiveté entraînant des débordements.

Troisième temps : socialisation du camp

• Aide aux mamans : comment préparer les repas, s'occuper de leurs enfants, etc.
• Aide aux enfants (scolarisation) et création d'espace de jeux.
• Aide aux personnes âgées.
• Création de lieux de culte en fonction des différentes ethnies.
• Mise en place de programme de santé : établir un programme de surveillance sanitaire épidémiologique et curatif, assurer une prise en charge psychologique (problème de langue) et créer rapidement un hôpital dans le camp.

Afin de mener à bien sa mission, le sauveteur devra être capable (liste non exhaustive) :
– d'identifier les problèmes rapidement et d'aborder les solutions possibles, ce qui implique bon sens et savoir-faire ;
– d'établir des priorités : nourriture, eau, assainissement, abris, vaccinations ;
– d'évaluer les moyens humains ;
– de définir une planification dans le temps et l'espace ;
– de prévoir les besoins. Là encore entrent en ligne de compte la pyramide de Maslow et la classification de V. Henderson.

LE SAUVETEUR DANS LE RÔLE DE L'ACCUEILLANT

Le sauveteur peut être amené à se rendre dans un aéroport principalement – mais cela peut se passer ailleurs – afin d'y accueillir des compatriotes de retour au pays ou des personnes simplement en transit et arrivant d'horizons lointains, souvent en situation de crise (catastrophe, conflit armé, guerre civile, etc.). Le but de cette fiche est d'apporter au sauveteur des éléments de prise en charge liés à cette population rapatriée.

Stress du rapatrié

Certains ont dû tout quitter, d'autres ont juste terminé leur mission qui a pu être écourtée en fonction du contexte sur place. Cependant, quel que soit le motif de leur retour, tous ont connu l'horreur et peuvent présenter un état de stress important, se manifestant par les sentiments suivants :

– *surprise, impréparation à vivre un tel événement*, à tout laisser sur place, à partir comme des « voleurs », les laissant dans une certaine stupeur ;

– *frayeur, peur, horreur*. Les exactions dont ils ont été témoins les ont marqués à jamais. Certains peuvent présenter un réel état de stress post-traumatique. La mort a souvent été côtoyée de très près, il peut aussi exister un sentiment de culpabilité, appelé « culpabilité du survivant » pour une victime dont l'entourage est mort et qui est la seule survivante ;

– *expérience d'absence de secours*. Certains ont cru que jamais ils ne s'en sortiraient vivants, que les secours n'arriveraient jamais, et ont dû parfois leur survie à un sauvetage *in extremis*. Un sentiment d'abandon peut alors être présent ;

– *sentiment d'insécurité*. Ils ont l'impression que ce qu'ils ont vécu au pays va se reproduire. De plus, ne connaissant personne en France, ils se sentent particulièrement vulnérables ;

– *incertitude, appréhension de l'avenir*. Ils ont tout perdu et doivent repartir à zéro, à des âges parfois déjà avancés, difficilement compatibles avec une telle entreprise ;

– *sentiment de perte*. Dépouillés de leurs biens, ils arrivent dans le plus grand dénuement avec seulement une valise. Ils peuvent alors ressentir une certaine honte ;

– *perte ou altération de l'identité*. Certains sont français de nationalité mais ne sont jamais venus en France, ce n'est donc pas pour eux « leur pays ». Ils n'ont, de ce fait, aucun repère et se sentent alors complètement déboussolés.

Leur stress s'est aussi manifesté lors des démarches entreprises sur place, qui ont été de s'adresser à l'ambassade pour chercher protection, secours et aides diverses, dans le fait de n'avoir aucune nouvelle de leur famille, ne sachant pas ainsi si elle va être présente à l'arrivée. Enfin, recevoir des directives parfois discordantes, avec des informations qui varient sans cesse, rendant le retour aléatoire.

Rôle de l'accueillant

Accueillir les rapatriés va alors consister :

– à leur donner :

• des renseignements ;

• des secours (logement, argent) ;

• de l'empathie et de l'écoute, ils auront parfois énormément besoin de verbaliser leur vécu, leurs angoisses futures, etc. ;

• une réassurance à la fois sur leur devenir et afin de « récupérer leur identité ». Quelquefois maltraités, humiliés, ils ont besoin de retrouver un statut d'homme « debout », d'être reconnus comme étant des personnes et non pas de simples fuyards et donc, par extension pour certains, des lâches ;

– à recevoir :

• leurs remerciements, d'être là pour les accueillir, d'être vivants ;

• leurs plaintes et ressentiment, leur déplacement d'agressivité. Pour certains, le sauveteur sera la personne sur laquelle ils déverseront toute leur hargne et leur colère, car il sera la première personne qu'ils trouveront sur leur chemin après être sortis de leur contexte victimaire ;

– à discerner leurs besoins réels :

• de sécurité ;

• de retrouver l'ordre, et leur autonomie ;

• de restituer l'événement dans leur histoire personnelle ;

• mais aussi des besoins plus primaires comme manger, boire se reposer, etc. ;

– à gérer les cas particuliers que sont :

• les personnes en état de stress post-traumatique, pour cela le sauveteur doit en connaître les signes (*cf.* Chapitre 41 sur le stress de la victime) ;

• les endeuillés. Mis à part que tous auront le deuil du pays à faire, certains auront en plus, peut être, à faire celui d'un être cher laissé derrière eux, mort ou sévèrement blessé ;

• les enfants seuls. Soit que leurs parents n'ont pu prendre le même vol, les faisant partir en premier dans un souci de sécurité, soit qu'ils seront décédés ;

• les couples séparés, parfois, pour les mêmes raisons que les enfants seuls ;

• la présence des attendants : familles et médias, génératrice d'une certaine effervescence et parfois d'une certaine cohue, notamment si le retour est très médiatisé. Il faudra alors peut-être détacher quelques sauveteurs uniquement pour la gestion des retrouvailles et/ou d'un point presse.

Pour le rapatriement des ressortissants français de Côte-d'Ivoire, début 2004, le sauveteur, dont la mission consistait à les accueillir à la sortie de l'avion et à leur faire passer les formalités douanières, organisa un rapide briefing avec eux avant de passer la dernière porte, afin de leur expliquer ce qui les attendait de l'autre coté. Ainsi d'un commun accord, ceux qui acceptaient de rencontrer les journalistes sortaient en premier, sous le crépitement des flashs, les autres fermant la marche.

De plus, le sauveteur se rappellera que pour le rapatrié, sortir de cet espace clos et protecteur qu'est un avion et se retrouver dans un endroit inconnu, qui plus est en pleine lumière avec un avenir incertain, peut être vécu comme une seconde naissance avec tout ce que cela peut avoir de traumatisant, et à la fois, paradoxalement, de sécurisant.

À son arrivée, le rapatrié est donc un être fragile que l'on se doit alors de protéger et qui nécessite ainsi la plus grande attention.

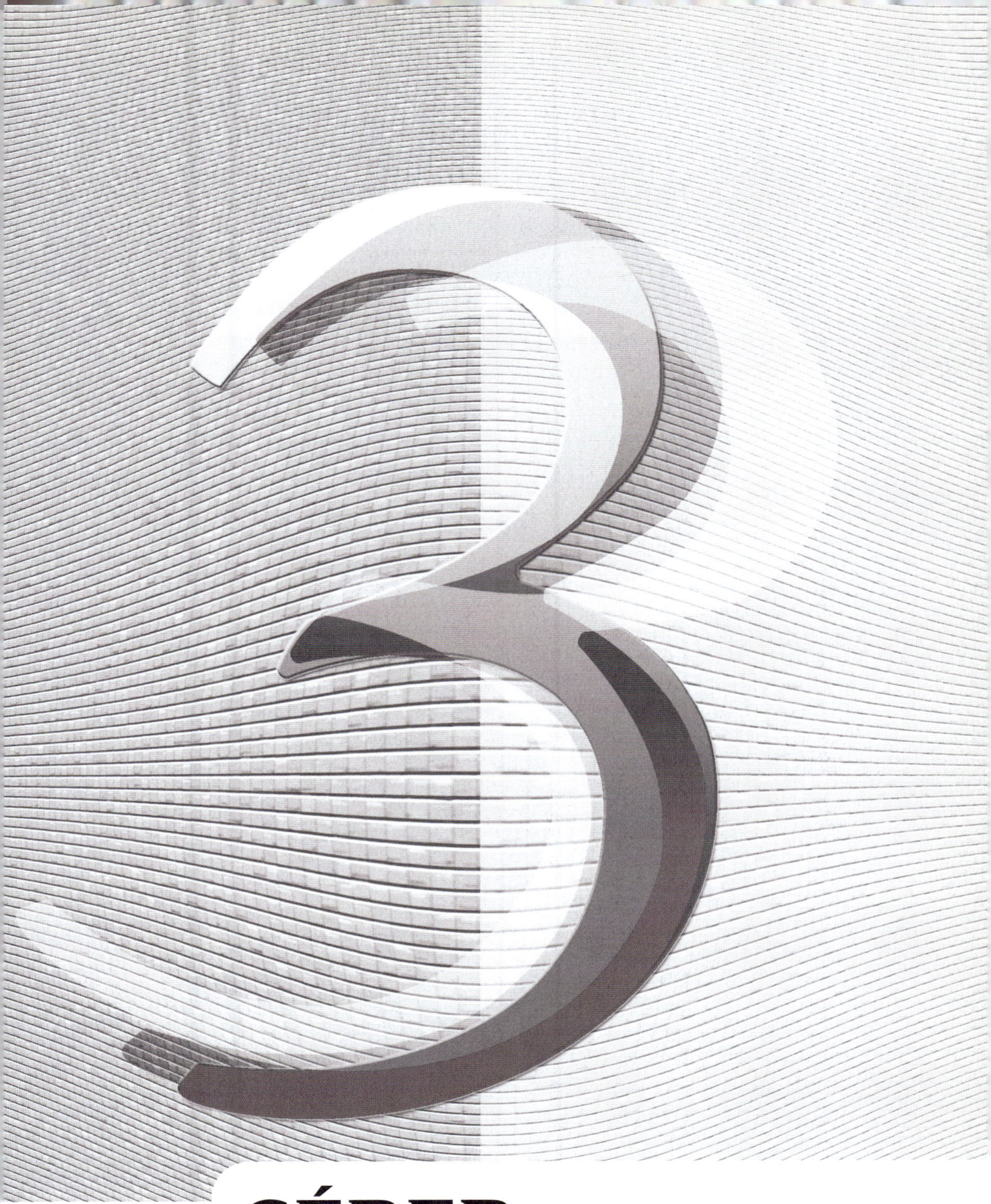

GÉRER
LA MORT

Mort et catastrophes

35

CHAPITRE

Les sauveteurs, de par leur fonction, peuvent être amenés à participer aux différents plans de secours (plan orsec, plan rouge, etc.) mis en œuvre lors de catastrophes. Dans ce genre d'accidents, la mort est bien malheureusement souvent au rendez-vous, le sauveteur y est alors obligatoirement confronté, que cela soit lors du relevage des corps, que pendant la mise en œuvre d'une chapelle ardente. Souvent démuni, il ne sait alors que faire ou comment réagir car il est peu préparé à ce genre d'intervention, mais il doit néanmoins éviter certains écueils pouvant mettre en cause le bon déroulement de la mission.

Nous allons donc voir, au cours de ce chapitre, ce qu'est une chapelle ardente, quels sont les rites mortuaires principaux auquel le sauveteur pourra être confronté et quels sont les « savoir-être » et les « savoir-faire » que requièrent de telles missions. Enfin, nous aborderons la gestion des familles et des attendants. Mais avant tout cela, voyons en quoi consiste la prise en charge des morts lors d'une catastrophe.

1. Prise en charge lors d'une catastrophe

1.1 Relevage des victimes

La phase première, placée sous la responsabilité des autorités administratives et judiciaires et à laquelle pourront participer les sauveteurs (habituellement les pompiers), sera le relevage des victimes.

Si celles-ci sont nombreuses, un centre de tri sera généralement mis en place afin d'y permettre les premières constatations nécessaires, identification notamment, et de là assurer les premières évacuations des corps vers les instituts médico-légaux.

En cas de manque de moyens de transport, ou de lieux d'accueil, des camions frigorifiques et des patinoires pourront être réquisitionnés.

> Les précautions à prendre sont :
> – camions frigorifiques : température maintenue entre + 1 et + 2 °C, car à une température inférieure, les corps congèlent et à une température supérieure, ils pourrissent ;
> – dans les patinoires : on veillera à ne pas mettre les corps à même le sol, car ils risqueraient de coller à la glace, on fera alors en sorte de les mettre sur des palettes en bois, par exemple.

1.2 Identification des victimes

Pour ce qui est de l'identification des victimes, celle-ci sera généralement organisée par l'unité de la police nationale d'identification de victime de catastrophe (UPIVC) ou l'unité de gendarmerie d'identification de victime de catastrophe (UGIVC), voire la cellule d'identification des victimes militaires de catastrophes (CIVMC) (*cf.* Fiche technique n° 59).

1.3 Préparation des corps

Une fois les corps (ou ce qu'il en reste) évacués, pour autopsie dans le cadre de recherche des causes du décès ou d'identification, ils seront préparés pour être rendus aux familles afin de procéder aux funérailles. C'est à ce moment qu'il peut être décidé la mise en œuvre d'une chapelle ardente, décision pouvant émaner soit des familles, soit des associations de victimes ou des pouvoirs publics (préfet) sur place. Cependant, celle-ci aura pu être déjà activée dans le prolongement de la catastrophe, si l'identification des corps et leur présentation l'ont permis.

Si les morts sont des soldats, la procédure sera généralement de les placer dans des containers plastiques provisoires afin de pouvoir les rapatrier vers leur garnison, ou là sera faite la toilette mortuaire ainsi que la mise en bière à laquelle pourra ainsi assister la famille. Une chapelle ardente aura alors généralement lieu au sein de la garnison en attendant la cérémonie militaire, le corps étant par la suite rendu à la famille pour la cérémonie privée des funérailles.

2. Chapelle ardente (cf. Fiche n° 60)

Dans les traditions d'aujourd'hui, la mise en place de chapelles ardentes est de moins en moins usitée. D'ailleurs, même le nom a tendance à s'estomper au profit de « lieu de recueillement et d'hommage ». S'il est envisagé qu'un tel lieu soit mis en place, la décision doit être rapidement prise, les familles n'ayant souvent qu'un seul désir prédominant : récupérer le corps. Par expérience, il serait bien que le délai n'excède pas 3 jours.

3. Toilette mortuaire et rites[1]

Il se peut que les corps soient « techniqués » sur place et que la toilette mortuaire y soit réalisée. Elle est faite lorsque l'état du corps le permet, par des professionnels en thanatopraxie[2]. Seulement, le sauveteur doit savoir que, selon certaines confessions, celle-ci se déroulera dans des conditions bien particulières et qu'il existe différents rites qui seront si possibles respectés, même lors de catastrophes, si le défunt et/ou sa famille sont connus comme pratiquants ou à la demande du représentant religieux et/ou d'une communauté sur place.

3.1 Catholicisme

Concernant la préparation du défunt, il n'y a pas de soins spécifiques, une simple toilette d'hygiène suffit (eau + savon). Pour l'habillement, il s'agira souvent de vêtements prévus à cet effet ou de chemise de type « hôpital » en attendant des précisions de la part de la famille. Le corps sera positionné, mains jointes à hauteur de la poitrine, ou mains posées l'une sur l'autre à plat sur le ventre, ou les bras le long du corps. Les ornements : objet(s) de piété, etc. seront à prendre en compte selon les souhaits de la famille.

3.2 Protestantisme

Là encore, pas de soins spécifiques, une simple toilette d'hygiène suffit. Pour l'habillement, il en sera de même que pour le catholicisme mais en recouvrant le corps d'un drap dans l'attente des vêtements. Les mains peuvent être jointes et les doigts croisés à hauteur de la poitrine, elles peuvent aussi être posées l'une sur l'autre à plat sur le ventre. Dans le doute, laisser les bras le long du corps. Selon le souhait de la famille, une croix huguenote peut parfois être déposée au niveau des mains ou de la poitrine.

3.3 Orthodoxes

Le corps est lavé et coiffé indifféremment par un homme ou une femme de la famille, et habillé de vêtements propres. Un bandeau de papier imprimé d'icônes est mis sur le front du défunt. Une icône du Christ est placée entre les mains croisées. Il peut y avoir veillée funèbre pendant laquelle est lu le Psautier. Chacun apporte des provisions.

3.4 Islam

Tant que la toilette n'a pas été effectuée, les proches peuvent encore embrasser l'être cher. Après, il deviendra impossible de le toucher sous peine de le souiller. La personne chargée

1. Guetny J-P, *et al.* « La mort : ses gestes, ses rites, religion par religion ». Guide hors série de l'Actualité des religions, 2001.
2. Terme qualifiant les différents procédés techniques qui ont pour but de maintenir les cadavres en état de bonne conservation.

de la toilette rituelle peut être une professionnelle employée par la mosquée ou un proche ayant accompli le pèlerinage à la Mecque. Si c'est une femme, elle porte le voile, ses poignets et ses jambes sont couverts. Les femmes lavent les femmes. Un mari peut laver sa femme et pas l'inverse. Une mère peut laver son enfant jusqu'à l'âge de 7 ans et à l'âge adulte, si elle se trouve dans le désert, par exemple. La tête du défunt est orientée vers la Mecque. Les hommes sont généralement rasés et les femmes épilées (sauf les jeunes filles vierges) pour rejoindre Dieu imberbe. La famille peut acheter à la Mosquée le linceul cousu dans un tissu de coton blanc ou alors le confectionner à partir de draps blancs sans broderie. Les défunts hommes sont revêtus d'un pantalon et d'une tunique, les femmes d'une chemise longue, d'un pantalon et d'un foulard. Ils sont ensuite entièrement recouverts par un tissu mesurant environ 1 m de large sur 11 m de long et maintenus attachés au niveau de la tête, des genoux et des pieds.

En cas de rapatriement, le visage reste visible afin que les personnes restées dans le pays d'origine puissent identifier le corps et faire leur deuil. Dans la mesure du possible, il faut se hâter pour l'enterrement. On ne peut attendre plus de 24 heures après le décès, 48 heures si retour au pays.

La personne chargée de la toilette cède ensuite la place à la famille et aux proches, qui viennent saluer le mort sans le toucher. Contrairement aux idées répandues, les manifestations de chagrin exagérées sont interdites.

3.5 Judaïsme

Le traitement rituel du cadavre est minutieux. Il est accompli par des personnes dûment habilitées, associations ou individus dont les listes sont fournies par les synagogues ou les consistoires. En leur absence, la prise en charge du traitement est en tout cas confiée à des juifs. Pour ce qui est de la toilette rituelle, elle est effectuée dans la mesure du possible, par un personnel du même sexe que le défunt. Le cadavre est revêtu d'habits de toile blanche, le visage recouvert d'un bonnet. Le corps doit être présenté propre à la famille. Les yeux et la bouche doivent être clos, les bras le long du corps, les mains tournées paumes vers le bas, bien ouvertes, les doigts légèrement écartés pour signifier qu'il s'en va les mains vides et qu'il laisse tout en s'en allant. Les hommes sont enveloppés de leur Talith, leur châle de prière auquel un fil a été préalablement sectionné. La législation française interdisant l'inhumation à même la terre, le corps est déposé dans un cercueil dont la base a été perforée, ainsi le corps redevenant poussière, il se mêlera à la poussière de la terre. La tête repose sur un sachet de terre d'Israël.

Des veilleurs se succèdent alors auprès du disparu jusqu'au moment de la mise en terre, récitant des psaumes bibliques.

3.6 Hindouisme

Le fils aîné du défunt, ou à défaut le chef de famille, procède à la toilette mortuaire uniquement pour les hommes, les femmes n'étant pas lavées. Baigné avec une eau parfumée, le corps est ensuite enduit d'onguents précieux, revêtu de vêtements neufs et blancs, puis recouvert de fleurs. Les proches affluent pour rendre un dernier hommage à celui qui n'est plus. La famille pleure bruyamment. Le corps reste exposé à la vue des parents et des amis. S'ils peuvent le toucher, l'embrasser, ils sont cependant tenus de se laver avant de retourner vaquer à leurs occupations.

3.7 Bouddhisme

3.7.1 Préparation du corps

La dépouille sera touchée le moins possible mais toujours avec peu de gestes et préférentiellement lents et doux. Il faut fermer correctement les yeux. Le mort est revêtu d'un habit blanc ainsi que les proches parents (laotiens). On peut recouvrir le corps d'un drap à condition qu'il soit blanc. Il est généralement lavé à l'eau parfumée, chaude puis froide, les pieds tournés vers l'ouest. Une pièce de monnaie est parfois placée dans la bouche du défunt, ce qui, selon la tradition populaire, sert à payer le gardien de l'autre monde. Le corps est aspergé avec de l'eau bénite. Des cordelettes peuvent être disposées autour du cou, des poignets et des articulations chez les Cambodgiens notamment.

3.7.2 Pour le positionnement du corps

Veiller à ce que la tête soit droite, plutôt fléchie sur la poitrine mais pas d'extension vers l'arrière. Bras laissés le long du corps, mains tournées paumes vers le bas, ou bien les mains l'une au-dessus de l'autre ; paumes vers le haut (en coupe), au niveau de l'abdomen. Il ne devra pas y avoir d'excès tant au niveau des bruits, de la lumière, que des présences humaines.

3.7.3 Prise en charge

► Pour les Vietnamiens

Ce sont les proches qui se chargent de la toilette funéraire, puis revêtent le mort de ses plus beaux habits.

► Pour les Thaïlandais

La dépouille est placée dans un cercueil et entourée de bougies et de bâtons d'encens. Elle n'est jamais laissée seule par la famille.

► Pour les Tibétains

La frontière séparant la vie de la mort s'étale sur 3 jours et demi, durant lesquels la conscience quitte progressivement le corps. Au cours de cette période, il est impératif de ne pas toucher le corps afin de ne pas troubler le processus de dissolution. En cas de nécessité extrême, il peut être touché uniquement sur la partie supérieure du crâne, celle à travers laquelle la conscience doit le quitter. Ce délai de 3 jours et demi peut être réduit si l'un des signes de départ de la conscience apparaît : la décomposition du cadavre accompagnée d'une forte odeur, ou une simple déclaration d'un moine assurant que ce départ s'est effectué.

3.8 Article L2573-18 du Code général des collectivités territoriales

Inséré par ordonnance n° 2002-1450 du 12 décembre 2002 art. 6 *Journal Officiel* du 12 décembre 2002, il précise que : « *Dans les localités où les familles pourvoient directement, en vertu d'anciennes coutumes, au transport ou à l'enterrement de leurs morts, les mêmes usages peuvent être maintenus avec l'autorisation du conseil municipal et sous la surveillance du maire, sous réserve que les opérations funéraires puissent s'effectuer dans de bonnes conditions de décence, d'hygiène et de sécurité.* »

4. Démarches administratives[3]

Le rôle du sauveteur pouvant être de prendre les proches en charge. Ceux-ci n'attendront pas longtemps pour poser quelques questions notamment sur le devenir du corps et le déroulement des événements dans un futur proche, et sur « Qui va payer ? » Questions auxquelles le sauveteur n'aura généralement pas de réponse ! Cependant, il expliquera pourquoi les corps doivent être transportés vers un institut médico-légal et éclairera sur le pourquoi d'une autopsie, cette pratique étant très souvent mal vécue par les familles. Concernant les formalités administratives, les réponses à apporter sont développées dans la fiche s'y reportant (*cf.* fiche technique n° 61).

5. Prise en charge des familles et attendants

5.1 Réactions habituelles

Lors de certaines catastrophes, aériennes ou ferroviaires notamment, le sauveteur pourra être amené à devoir gérer les familles et les attendants regroupés dans un aéroport ou un tout autre lieu.
Six réactions traditionnelles pourront lui être données d'observer en fonction du moment et du lieu où l'on se trouve par rapport à l'accident (attendants en France, catastrophe à l'étranger) :
– 1. au début il va y avoir le refus et de déni, à la fois de la catastrophe mais aussi que les proches ont pu être victimes ;
– 2. s'en suivra alors une attente anxieuse avec des phénomènes associés, psychologiques et somatiques ;
– 3. puis, ce sera l'espoir jusqu'à ce que les listes des morts et des blessés soient affichées ou proclamées. L'annonce est parfois longue et donc l'attente insoutenable. Les ressentis des endeuillés pourront alors être différents suivant les modalités par laquelle elle sera faite, de la simple liste placardée à la va-vite derrière une vitre ou sur un mur, à celle faite officiellement par un « haut » responsable. Dans le premier

3. http ://www.obseques-assistance.com/suitehp/fsdemarches.htm

cas, les familles auront l'impression de ne pas être considérées alors que dans l'autre, le fait que l'annonce soit faite par une personne importante du dispositif leur laissera l'impression que les circonstances du décès de leurs proches sont reconnues et respectées ;
– 4. s'en suivra à la fois un mélange de peur et d'espoir d'avoir un corps à identifier. Peur, car il s'agira alors de matérialiser à travers lui la réalité atroce de la perte de la personne, mais aussi espoir, car pouvoir visualiser ce corps permettra de commencer le travail de deuil ;
– 5. viendra alors, si la catastrophe n'est pas sur place, le désir d'aller sur le site afin de visualiser le lieu de l'accident et de pouvoir s'y recueillir ;
– 6. enfin se manifesteront les sentiments de colère, de révolte, d'agressivité et de culpabilité à la fois contre les autorités supposées responsables, le défunt, mais aussi contre soi-même.

5.2 Rôle du sauveteur

L'attitude et la fonction du sauveteur, en partenariat parfois avec des CUMP (cellule d'urgences médico-psychologiques) seront polyvalentes :
– prendre en charge les troubles aigus dus à l'annonce et à la parution des listes des victimes : évanouissements, crise d'agitation, phénomènes de panique, voire troubles somatiques graves à type de malaises cardiaques, par exemple ;
– effectuer un accompagnement psychologique des endeuillés, en leur permettant de verbaliser leurs émotions et cela en étant à leur écoute. Accepter leurs élans émotionnels, comme tomber dans les bras du sauveteur, pleurer, voire crier.

> Dans ces moments durs, il sera parfois difficile pour le sauveteur d'adopter la « bonne distance » entre empathie fusionnelle et distance, voire froideur apparente. Les deux extrêmes sont bien évidemment préjudiciables à une bonne prise en charge. En fait le sauveteur devra être « simplement » disponible, c'est-à-dire « près et prêt », ce qui implique de ne pas être trop présent, cela pouvant être vécu comme une forme d'« étouffement » par les endeuillés.

De plus, son rôle sera aussi, s'il en a reçu la formation, d'expliquer aux gens les troubles ultérieurs éventuels auxquels ils pourront être confrontés.

5.3 Sur les lieux de la catastrophe

Il incombera souvent à des sauveteurs bénévoles associatifs, comme les secouristes de la Croix-Rouge notamment, de prendre en charge les familles endeuillées lors de leur arrivée et tout au long de leur présence sur le site. Leur rôle sera alors de :
– gérer le regroupement des familles ;
– organiser leur hébergement et leur nourriture. À ce sujet, la tenue d'un « buffet permanent » sera souvent très bien venue, tant pour les familles que pour les sauveteurs eux-mêmes ;
– accompagner physiquement les familles lors de certaines démarches ou lors de la visite au défunt ;
– prévoir le déplacement de ces familles sur le site (par exemple, entre leur hôtel, la chapelle ardente, les réunions d'informations organisées par les autorités, etc.). La mise en place d'une logistique de transport (véhicules légers, minibus etc.) sera alors nécessaire ;
– intégrer un poste de secours au dispositif, afin de pouvoir prendre en charge les personnes victimes de malaises consécutifs aux événements.

6. Conclusion

Comme on vient de le voir, la mort lors de catastrophes va prendre une place importante, si ce n'est la principale dans le travail des sauveteurs. Ceux-ci se doivent donc d'être préparés de façon optimale à une telle confrontation si l'on ne veut pas par la suite avoir des hommes de terrain usés enclin au *burn-out*, inefficaces, voire dangereux dans leur mission.
Il est alors du ressort des chefs d'équipes et des autorités sur place de mettre parfois des limites au comportement des sauveteurs, qui aveuglés par la tâche à effectuer et leur empathie vis-à-vis des familles, pourraient se retrouver en difficulté.

De même, on se doit de ne jamais oublier la place des familles ou de l'entourage dans de tels événements traumatiques, et se rappeler que s'il n'y a malheureusement plus rien à faire pour leurs proches, eux sont vivants et qu'ils nécessitent, ne serait-ce qu'à ce titre, toute notre attention, notre soutien et notre respect.

Pour en savoir plus

Guetny J-P, *et al.* « La mort, ses gestes, ses rites, religion par religion ». Guide hors-série de l'Actualité des religions, 2001.

IDENTIFICATION DES VICTIMES DE CATASTROPHE

Rappel
La force d'assistance humanitaire militaire d'intervention rapide (FAHMIR), qui s'intègre au dispositif de secours d'urgence des armées en cas de catastrophe, regroupe trois formations spécifiques du service de santé.
• L'élément médical militaire d'intervention rapide (EMMIR) est une formation sanitaire de campagne polyvalente, aérotransportable et autonome, composée d'une cellule de commandement et de soutien coiffant cinq cellules techniques (chirurgicale, médicale, hospitalière, de laboratoire et de convoyage sanitaire aérien). Il intervient au profit de populations confrontées à des situations catastrophiques telles que les séismes, les épidémies et la famine, ainsi qu'aux conséquences d'un conflit armé local (exemple : opération Turquoise au profit de la population rwandaise en 1994).
• La Bioforce consiste à pouvoir mettre en œuvre rapidement :
– une mission d'enquête, en vue d'identifier un problème épidémiologique inhabituel et de déterminer la riposte adaptée ;
– une vaccination de masse nécessaire à la protection d'une population menacée par une épidémie connue à fort taux de mortalité.
• La cellule d'identification des victimes militaires de catastrophes (CIVMC) dont la mission est de procéder par des moyens médico-légaux à l'identification des victimes militaires d'une catastrophe, lorsque le nombre des victimes ou la nature de la catastrophe rendent difficiles les opérations d'identification par les moyens présents sur place.

La présente instruction (n° 1942/DEF/EMA/OL/5 du 5 novembre 1985) a pour objet d'informer les autorités militaires, les chefs de corps et les cadres confrontés à une situation de catastrophe sur les mesures devant être prises à leur niveau pour aider les équipes d'identification.

Cette note, appliquée au domaine militaire, illustre très bien les directives principales à respecter sur une catastrophe dans le cadre de l'identification des victimes et les précautions à prendre pour le sauveteur. Ainsi les instructions données aux responsables militaires peuvent autant convenir aux responsables d'équipes de sauveteurs.

Certaines catastrophes provoquent un nombre élevé de victimes dont l'identification est difficile. Cette identification relève de la compétence d'équipes médicales spécialisées agissant en concertation avec les autorités judiciaires et de police. C'est en effet sur la combinaison d'indices de nature policière (morphologie, papiers, vêtements. etc.) et de signes mis en évidence par des procédés médicaux (étude des dents, autopsie, etc.) que repose l'identification des victimes.
Pour garder toute leur valeur aux indices et aux signes recherchés, il est de la plus haute importance que rien ne soit déplacé avant l'intervention des équipes d'identification. Celles-ci ont, par ailleurs, besoin d'une assistance pour mener à bien leur mission.
En cas de catastrophe, la priorité doit être d'abord donnée à l'alerte des autorités, à l'organisation des secours, au ramassage et à l'évacuation des blessés.
Pour ce qui concerne l'aide à l'identification, il y a lieu de considérer, d'une part, les précautions et les dispositions conservatoires à prendre d'emblée, et d'autre part, les mesures à mettre en œuvre, en liaison avec les équipes d'identification.

Précautions et mesures conservatoires à prendre sans délai

• En dehors des blessés qui sont ramassés et évacués, il convient de ne déplacer aucun corps ni aucun objet sur les lieux de la catastrophe.

• Il est donc indispensable de mettre en place, aussi rapidement que possible, un périmètre de sécurité interdisant l'approche à toute personne non habilitée. L'accès des lieux de la catastrophe est réservé aux sauveteurs, aux autorités militaires, judiciaires et de police ainsi qu'aux spécialistes de l'identification médico-légale.

• Il y a lieu de rappeler aux sauveteurs :

– de ne pas toucher aux débris, restes humains ou objets trouvés sur le terrain tant que les indices susceptibles de faciliter les procédures d'identification n'ont pas été photographiés et répertoriés ;

– de ne pas déplacer les débris matériels aussi longtemps que les autorités compétentes n'ont pas terminé l'enquête.

Mesures à prendre en collaboration avec les équipes d'identification de la cellule

• La zone de catastrophe est quadrillée au moyen de cordes et de piquets.

• Les débris humains et objets situés dans les carrés ainsi délimités sont ramassés et placés sous contrôle des médecins légistes et des enquêteurs, dans des sacs en matière plastique comportant le repérage précis du lieu de ramassage.

• Une étiquette portant un numéro indélébile est immédiatement fixée au corps même de la victime (et non à la civière ou à la couverture).

• Les objets, proches de la victime, et pouvant lui avoir appartenu, sont rassemblés et placés dans des sacs comportant le même numéro que le corps de la victime (étiquettes et sacs sont fournis par les enquêteurs).

• Une liste des personnes disparues doit être dressée le plus rapidement possible avec le maximum d'éléments d'information immédiatement disponibles : données du livret médical, renseignements morphologiques tels que couleur de la peau, tatouages, cicatrices, taille, poids, corpulence, etc. Ultérieurement, tous les renseignements concernant les victimes seront recueillis auprès des proches, des amis ou des membres de la famille (un détail apparemment sans intérêt peut se révéler par la suite d'une extrême importance pour l'identification).

Moyens à mettre à la disposition des équipes d'identification

L'aide apportée aux spécialistes de l'identification par l'unité concernée comporte les moyens suivants :

– des personnels, sans qualification particulière, pour aider au quadrillage de la zone, au ramassage des débris et au transport des victimes ;

– des personnels ayant la qualification requise pour participer à des travaux de secrétariat (dactylographie, renseignement des formulaires de police, classement des documents, etc.).

Infrastructure et matériels

• Locaux pour abriter les équipes d'identification et leur permettre d'accomplir leur tâche dans la discrétion et avec tout le respect dû aux personnes décédées.

• Matériels divers, notamment moyens d'éclairage du site, moyen d'alimentation en eau à amener sur le terrain, etc.

Moyens de soutien

La cellule d'identification des victimes militaires de catastrophe, du fait de sa structure légère permettant une grande rapidité de mise en place, ne dispose d'aucun moyen organique de soutien. Sa mise en œuvre implique que soient mis à sa disposition les moyens de vie et de soutien (alimentation, hébergement, déplacement) qui sont nécessaires.

LE LIEU DE RECUEILLEMENT ET D'HOMMAGE

Implantation

L'implantation d'un lieu de recueillement ou d'hommage doit être au plus près de la catastrophe sans être sur le site même avec un accès facile par route carrossable.
Il sera installé sous tente à défaut d'avoir trouvé un lieu en dur ou dans un local mis à disposition par la commune (église, gymnase, etc.).

Éviter l'implantation en plein champs au sol détrempé et d'accès difficile.
Éviter les salles des fêtes, ou penser à enlever tout signe à connotation festive.

Son fonctionnement

Le lieu de recueillement et d'hommage devra pouvoir rester ouvert 24 heures 24, afin de permettre aux familles de pouvoir se recueillir à n'importe quel moment et notamment dès leur arrivée sur le site. **C'est important, si elles viennent de loin.** Il faudra donc prévoir un nombre suffisant de sauveteurs pour effectuer cette permanence, ainsi que des forces de l'ordre pour en assurer la sécurité.

Présentation des corps

On veillera à l'harmonisation des cercueils tant au niveau de la présentation qu'au niveau des tailles. Même si un corps a été réduit en cendres de par l'accident, on fera en sorte de le rendre à la famille dans un cercueil de taille normale, ce qui, pour elle, est moins traumatisant, lui laissant ainsi à penser que le corps est encore entier.
Toujours dans un souci d'homogénéité, on fera attention qu'ils soient tous à la même hauteur afin qu'aucune disparité dans cette présentation ne puisse affecter inutilement des familles déjà durement éprouvées.
Si les corps sont trop abîmés, ils ne seront pas montrés aux familles. C'est alors un bijou, un stylo, un vêtement qui sera présenté aux proches.
Afin d'éviter tout phénomène de voyeurisme, tant des autres familles que de personnes extérieures, les corps seront recouverts dans les cercueils et dévoilés seulement au moment de la présentation.
On évitera, si les lieux le permettent, d'aligner les cercueils. On fera plutôt en sorte qu'ils soient un peu disséminés dans l'espace afin que chaque famille puisse avoir un certain isolement, un minimum d'intimité afin de faciliter le recueillement.
On prévoira des chaises afin que les familles puissent s'asseoir pendant le recueillement.

Les corps seront présentés aux familles dans des cercueils identifiés et non dans des housses, ce qui serait mal vécu par l'entourage qui pourrait avoir l'impression que leur proche a été mis dans un sac poubelle.

Personnel engagé

Ses qualités et compétences requises (liste non exhaustive) sont :
– **être volontaire à cette mission ;**
– être costaud physiquement pour la manipulation des corps ;
– être principalement masculin, s'il y a beaucoup de victimes musulmanes en cause ;

– ne pas être trop jeune et/ou trop immature ;
– être disponible. Même si la présence se doit d'être toujours rigoureuse et efficiente, elle doit néanmoins rester discrète ;
– avoir un bon sens du relationnel et de l'éthique, de même qu'une bonne connaissance en gestion de situations conflictuelles, celles-ci étant souvent présentes dans ce genre de missions ;
– présenter une tenue correcte et adéquate à cette mission ;
– ne pas prendre un ton trop obséquieux, c'est-à-dire une politesse exagérée et veiller à toujours employer un vocabulaire simple et compréhensible par les familles ;
– s'assurer que les paroles sont entendues mais surtout comprises, car des personnes traumatisées, comme ici en deuil, plongées dans leur malheur, n'écoutent que d'une oreille ou « zappent », souvent de façon inconsciente, certains propos qu'elles n'ont pas envie d'entendre ;
– connaître *a minima* les formalités à entreprendre lors de décès, afin ainsi de pouvoir répondre aux questions qui leur seront inévitablement posées ;
– savoir prendre du recul pour rester professionnel. Cela est crucial lors de telles missions, car le risque pour certains est d'avoir des relations trop empathiques ou de paniquer, ce qui ferait mauvais genre devant des familles en deuil, qui souvent chercheront justement à se raccrocher des personnes présentes et donc des sauveteurs ;
– se rappeler qu'aux yeux des familles, un sauveteur est une personne qui représente la vie, pas la mort !

Gestion du personnel

Pour ce qui concerne la gestion de la situation, le responsable du personnel fera un bilan régulièrement (toutes les deux heures paraît une bonne moyenne) afin de pouvoir :
– informer les sauveteurs du déroulement des événements ;
– palier certaines dérives ;
– résoudre différents problèmes ;
– connaître, en temps réel, le « moral des troupes » afin d'intervenir et de réajuster immédiatement si nécessaire, en remplaçant un sauveteur par un autre, par exemple ;
– organiser des rotations pour le repos ou la restauration.
Il veillera aux réactions des sauveteurs lors de la prise en charge de cadavres d'enfant notamment.

Le stress de la mission, la fatigue, la précipitation, etc. peuvent entraîner de terribles méprises, comme présenter un corps mal identifié, un corps sans préparation, ou un corps qui ne devrait pas l'être, comme celui d'une personne carbonisée par exemple.

Un débriefing psychologique de l'ensemble des sauveteurs en fin de mission paraît une nécessité absolue après un tel travail.

DÉCÈS : DÉMARCHES ADMINISTRATIVES

Premières formalités (sous 24 heures)

1. Le constat de décès

Le *constat de décès* est fait par un médecin. Selon l'âge du défunt, l'un ou l'autre des deux modèles nationaux de certificat de décès doit être utilisé.
Le premier concerne les décès à partir du 28e jour (qui est le certificat de décès « ordinaire »).
Le second concernant les décès jusqu'au 27e jour après la naissance (enfants mort-nés exclus).
Il comporte à la fois les causes néonatales et maternelles ainsi que des renseignements détaillés sur les caractéristiques de l'enfant, des parents et de l'accouchement. Du fait de sa plus grande complexité, ce certificat comporte un guide détaillé d'utilisation.
En cas de mort violente, le certificat médical est fait, par le médecin légiste, une fois les problèmes médico-légaux écartés. Il est nécessaire pour :
– le placement d'un corps en chambre funéraire ;
– le transport d'un corps avant la mise en bière ;
– le transport du défunt à l'étranger après la mise en bière ;
– les soins de conservation et la crémation.

2. La déclaration de décès

La déclaration de décès, elle, est obligatoire et gratuite et doit être faite dans les 24 heures (les week-ends et jours fériés ne sont pas comptés), dans le cas présent, elle sera habituellement faite par l'entreprise des pompes funèbres présente sur place, afin d'éviter aux familles d'avoir à s'en charger, celles-ci étant, dans ces moments-là, peut enclines à s'en occuper, préférant chercher à comprendre ce qui s'est passé. Les justificatifs à présenter sont :
– une pièce d'identité, passeport, permis de conduire : afin de pouvoir justifier de son identité ;
– le livret de famille du défunt ou une pièce d'identité lui ayant appartenu, ce qui n'est pas toujours évident dans de telles circonstances ;
– le certificat de constatation de décès, en cas de crémation, joindre le certificat de « non-port de stimulateur cardiaque » (si le défunt en portait, il sera nécessaire de le faire enlever avant la crémation, mais en principe il aura été enlevé lors de l'autopsie).
À la mairie au moment de la signature, penser à retirer :
– une dizaine de copies de l'acte de décès pour les futures démarches ;
– une demande de permis d'inhumer ou de crémation. En cas de mort violente, ce qui est le cas ici, c'est le procureur qui donne l'autorisation de délivrer le permis d'inhumer après rapport du médecin légiste et enquête de police.

Lorsque le défunt est un enfant, sa famille, si elle n'est pas présente, doit être prévenue, dès que possible par tous les moyens appropriés, de l'aggravation de son état santé et de son décès.
La notification du décès doit être faite :
– au consulat le plus proche, pour les mineurs étrangers dont la famille ne réside pas en France ;
– au directeur du service départemental de l'aide sociale à l'enfance, pour les mineurs qui en relèvent ;
– au directeur de l'établissement dont ils relèvent ou à la personne chargée de la garde pour les mineurs relevant des dispositions relatives à la protection de l'enfance et de l'adolescence.

Sous 7 jours

À la banque

Après la date du décès, le compte du défunt est bloqué ainsi que son coffre, s'il en possède un, et il y a rejet des chèques et des paiements par carte bancaire. Si le défunt possède un livret de caisse d'épargne ou un compte CCP, ils seront également bloqués. Un prélèvement de 3 000 € peut toutefois être effectué pour le paiement des obsèques. S'il y avait une procuration, elle n'est plus valable après le décès.

Concernant l'employeur et les Assedic

L'employeur doit être informé de l'absence définitive du salarié, il remet alors à l'ayant droit : le solde de tout compte, les congés payés, les bulletins de salaire et l'attestation de présence dans l'entreprise. Ces documents serviront aux organismes de relais pour les calculs d'indemnités et le versement du capital décès.
Aux Assedic, la famille vérifiera si la personne avait des droits auprès de l'organisme et informera celui-ci du décès.

Organismes de retraite et d'assurance

Pour les organismes de retraite : se renseigner pour la pension de réversion. Il se peut en effet que le veuf (ou la veuve) puisse bénéficier d'une retraite complémentaire si son conjoint était salarié. Pour les sociétés d'assurances : le défunt peut avoir souscrit avant son décès un « contrat-vie » ou un « contrat décès-obsèques » en faveur de ses héritiers. Il est important de faire les démarches car sans cela, le capital (ou la rente) risque de ne jamais être versé.
Pour la mutuelle complémentaire : elle peut fournir certaines allocations et éventuellement un « tiers-payant obsèques ».
La Caisse régionale d'assurance maladie (CRAM) ou la Mutualité sociale agricole (MSA) sont en charge de l'allocation veuvage.

Autres démarches

Les autres démarches concernent :
– le bailleur : si le défunt était locataire, il convient de mettre fin au bail. Dans le cas où le conjoint conserverait le domicile, une modification du bail est à envisager ;
– les locataires : si le défunt louait un logement dont il était propriétaire, informer les locataires des coordonnées de la personne qui encaissera le loyer ;
– le syndic de copropriété : il doit être informé du décès ;
– les services consulaires : dans le cas d'un décès survenu à l'étranger, ils doivent être contactés, en plus des autorités locales.

SAUVETEUR ET MORT VIOLENTE

CHAPITRE 36

Sur les 540 000 décès en France chaque année, 44 000 seraient liés à un acte violent le plus souvent accidentel, 20 000 à un suicide et 1 500 à un homicide. Ainsi, près de 8 % des morts surviendraient de façon violente (voir tableau 36.2 en fin de chapitre).
La propension pour un sauveteur d'y être confronté de par ses activités n'est donc pas négligeable, c'est pourquoi il semble intéressant de s'y arrêter, afin de voir comment ce phénomène peut être perçu tant pour le sauveteur que pour l'entourage de la victime. C'est aussi l'occasion de voir ce qu'est la mort, comment elle est définie et quelles sont les précautions à prendre pour l'annoncer (cf. *Fiche technique n° 63).*

1. Différents types de morts

1.1 Définitions

Il existe plusieurs types de morts : la mort naturelle, la mort violente et la mort suspecte.

En secours d'urgence c'est généralement à la mort violente que le sauveteur sera confronté avec tout ce que cela comporte de subit et d'inattendu tant pour lui que pour les familles du ou des défunt(e)s.

Les définitions des différents types de mort sont les suivantes :

– la mort naturelle est un décès d'une personne âgée ou survenant après une maladie et auquel on s'attendait, celui-ci s'inscrivant dans la suite logique des choses. C'est la fin normale de la vie !

– la mort violente, en revanche, survient de façon inattendue, brutale. L'agent causal est extérieur, ce qui implique que le diagnostic sera fait d'après les circonstances et les traces relevées sur le cadavre. Ainsi, une mort violente pourra être :

• accidentelle : mort en relation directe avec un traumatisme accidentel. Le lien de causalité est évident ;

• due à un suicide : le caractère suicidaire ne pouvant être établi qu'après enquête et examen du corps du défunt ;

• criminelle : si l'action criminelle est évidente, comme lors d'un attentat par exemple ;

– la mort suspecte est un décès qui peut avoir l'aspect d'une mort accidentelle ou naturelle mais qui ne peut être expliqué ou qui intervient dans des circonstances anormales. Seront considérés comme suspects les caractères suivants :

• la qualité du sujet : délinquant (truand notoire, toxicomane, etc.), professions à « risques » (prostituée, convoyeur de valeur, etc.) ;

• les circonstances du décès : rixe, accident inexplicable, règlement de compte, etc. ;

• le lieu anormal : terrain vague isolé, parking souterrain, cave d'immeuble ;

• les symptômes évocateurs d'un délit ou d'un crime : empoisonnement criminel, asphyxie, homicide… ;

• les invraisemblances au moment de la découverte du corps : lividités contradictoires avec la position du cadavre, blessures suspectes camouflées en suicide ;

• les renseignements donnés par les familles, proches ou voisins ;

• les constatations faites lors de l'examen du cadavre : traces de violences, mains attachées, etc.

> Il appartient donc au chef d'équipe d'être attentionné à l'environnement de la victime lors de sa prise en charge au cours d'un arrêt cardio-ventilatoire, veillant ainsi à ne rien déplacer ou en préservant intact au maximum l'environnement immédiat.

1.2 Législation

1.2.1 Article 55 CPP

« Dans les lieux où un crime a été commis, il est interdit, sous peine de l'amende prévue pour les contraventions de la 4e classe, à toute personne non habilitée, de modifier, avant les premières opérations de l'enquête judiciaire, l'état des lieux et d'y effectuer des prélèvements quelconques. Toutefois, exception est faite lorsque ces modifications ou ces prélèvements sont commandés par les exigences de la sécurité ou de la salubrité publique, ou par les soins à donner aux victimes. »

À titre d'information, l'**article 434-4 CP** stipule, quant à lui, que : *« Est puni de 3 ans d'emprisonnement et de 45 000 euros d'amende le fait, en vue de faire obstacle à la manifestation de la vérité :*

1° De modifier l'état des lieux d'un crime ou d'un délit soit par l'altération, la falsification ou l'effacement des traces ou indices, soit par l'apport, le déplacement ou la suppression d'objets quelconques ;

2° De détruire, soustraire, receler ou altérer un document public ou privé ou un objet de nature à faciliter la découverte d'un crime ou d'un délit, la recherche des preuves ou la condamnation des coupables.

Lorsque les faits prévus au présent article sont commis par une personne qui, par ses fonctions, est appelée à concourir à la manifestation de la vérité, la peine est portée à 5 ans d'emprisonnement et à 75 000 euros d'amende. » C'est un article qui, théoriquement, ne concerne pas les sauveteurs, leur action n'ayant aucune volonté de nuire.

> Il faut savoir que devant tout décès découvert par une équipe de sauveteurs, il est obligatoire d'avertir systématiquement les services de police et un médecin par le biais de la régulation SAMU ou pompiers, afin que soit rédigé le certificat de décès et que soit décidé, après avis du procureur, s'il y a lieu d'ouvrir ou non une enquête.

1.2.2 Article 81 CC

« Lorsqu'il y aura des signes ou indices de mort violente, ou d'autres circonstances qui donneront lieu de le soupçonner, on ne pourra faire l'inhumation qu'après qu'un officier de police, assisté d'un docteur en médecine ou en chirurgie, aura dressé procès-verbal de l'état du cadavre et des circonstances y relatives, ainsi que des renseignements qu'il aura pu recueillir sur les prénoms, nom, âge, profession, lieu de naissance et domicile de la personne décédée. »

1.2.3 Article 74 CPP

« En cas de découverte d'un cadavre, qu'il s'agisse ou non d'une mort violente, mais si la cause en est inconnue ou suspecte, l'officier de police judiciaire qui en est avisé informe immédiatement le procureur de la République, se transporte sans délai sur les lieux et procède aux premières constatations. Le procureur de la République se rend sur place s'il le juge nécessaire et se fait assister de personnes capables d'apprécier la nature des circonstances du décès. Il peut, toutefois, déléguer aux mêmes fins un officier de police judiciaire de son choix. Sauf si elles sont inscrites sur une des listes prévues à l'article 157, les personnes ainsi appelées prêtent, par écrit, serment d'apporter leur concours à la justice en leur honneur et en leur conscience. Le procureur de la République peut aussi requérir information pour recherche des causes de la mort. »

2. Signes de la mort

2.1 Absence de définition légale

Aussi surprenant que cela puisse paraître, il n'existe pas de définition légale de la mort tant dans le Code civil que le Code pénal.

Cependant, la notion de mort cérébrale est apparue avec l'arrêt du Conseil d'État du 2 juillet 1993, plus connu sous le nom d'arrêt Milhaud, et est aujourd'hui expressément établie dans le décret n° 96-1041 du 2 décembre 1996.

Le Code de la santé publique reprend les dispositions de ce décret dans son article 671 qui stipule :

– **art. 671-7-1** : *« Si la personne présente un arrêt cardiaque et respiratoire persistant, le constat de la mort ne peut être établi que si les trois critères cliniques suivants sont simultanément présents :*

- *absence totale de conscience et d'activité motrice spontanée ;*
- abolition de tous les réflexes du tronc ;

• absence totale de ventilation spontanée » ;
– **art 671-7-2** : « *Si la personne, dont le décès est constaté cliniquement, est assistée par ventilation mécanique et conserve une fonction hémodynamique, l'absence de ventilation spontanée est vérifiée par une épreuve d'hypercapnie.* »
De plus, en complément des trois critères cliniques mentionnés précédemment, il doit être recouru pour attester du caractère irréversible de la destruction encéphalique :
– soit à deux électroencéphalogrammes nuls et aréactifs effectués à un intervalle minimal de 4 heures, réalisés avec amplification maximale sur une durée d'enregistrement de 30 minutes et dont le résultat doit être immédiatement consigné par le médecin qui en fait l'interprétation ;
– soit à une angiographie objectivant l'arrêt de la circulation encéphalique et dont le résultat doit être immédiatement consigné par le radiologue qui en fait l'interprétation.
Par conséquent, il existe donc aujourd'hui une différence nette entre ce qu'on nomme « la mort cérébrale » et « l'état végétatif ».

2.2 Évaluation du décès par le sauveteur

En secourisme, on ne parle pas de mort, mais de signes d'arrêt cardio-ventilatoire, qui ouvrent sur un protocole de mise en œuvre de manœuvres réanimatoires. L'arrêt de ses méthodes de ranimation ne pouvant être ordonné que par un médecin, qui déclarera alors la personne décédée.

2.3 Les signes évidents de la mort

Il se peut néanmoins que le décès remonte à quelque temps et qu'il soit donc inapproprié de tenter quoi que soit, le sauveteur risquant plus, à ce moment-là, de commettre des impairs dans sa prise en charge, en détruisant par exemple des indices précieux pouvant servir dans une enquête judiciaire ultérieure. Il convient alors que les sauveteurs connaissent ces signes évidents de mort.

2.3.1 Refroidissement cadavérique

Il est notable aux pieds et aux mains 1 à 2 heures après la mort. Il se produit au niveau de la peau des parties couvertes 4 à 5 heures après la mort. La température du cadavre chute d'environ 1 degré par heure et on admet que l'équilibre avec le milieu ambiant est atteint en 24 heures. Il existe cependant des variations en fonction de différents critères pouvant intervenir sur les échanges thermiques : l'habillement, la température ambiante et la température de la personne au moment de son décès (hypothermie par exemple)

2.3.2 Rigidité cadavérique

La rigidité cadavérique est le résultat de l'absence de réversibilité de la liaison des fibres musculaires striées et touche également les muscles lisses d'où la possibilité d'éjaculation, d'émission de matières, comme d'urine en *post-mortem*.
La rigidité apparaît entre la 2e et la 4e heure au niveau des articulations de la mâchoire. Elle s'étend à tout le corps à la 8e heure et atteint le maximum à la 12e heure. Elle commence aux muscles du cou, de la nuque, et des masséters[1], pour s'étendre au tronc, aux membres supérieurs et aux membres inférieurs. Les membres supérieurs sont en flexion. Les membres inférieurs sont en extension. Sa disparition se fait dans le même ordre.
Si elle est rompue avant la 12e heure, elle peut se reconstituer. Il faut savoir que lorsque l'organisme est sidéré, par exemple, en cas de décapitation, fulguration, la rigidité intervient quasi immédiatement. La fixation du corps se faisant alors dans la position qu'il occupait.

2.3.3 Lividité cadavérique

Les lividités correspondent au passage de liquides organiques de coloration rosée à travers les vaisseaux. Ainsi, ces liquides organiques imbibent les tissus. Les lividités sont dues à des phénomènes passifs entraînés par la pesanteur.
Elles apparaissent progressivement et se situent au niveau des régions déclives. Les points de contact entre le corps et le support entraînent des contre-pressions repoussant ces lividités. Ainsi par exemple, pour les cadavres retrouvés sur le dos, les lividités siègent au niveau des lombes et de la partie latérale du tronc. Il n'y a pas de lividités au niveau des

1. Muscle servant à la mastication.

épaules et des fesses (zones de pression, points de contact) (Figure 36.1). Les lividités apparaissent entre la 3e et la 5e heure *post-mortem*. Jusqu'à la 10e heure, les lividités sont mobiles et varient avec la position du corps ou à la pression des doigts.

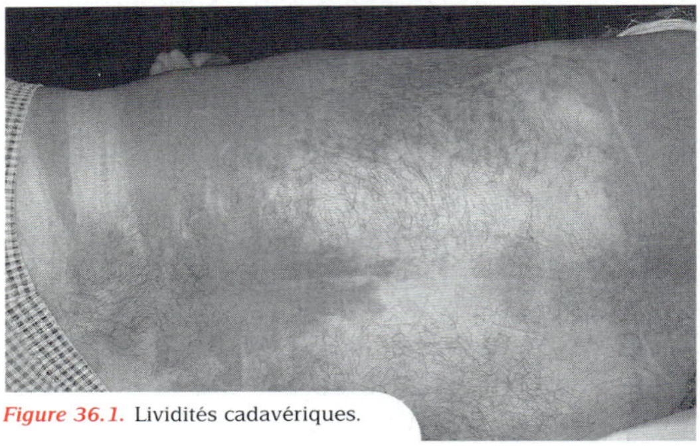

Figure 36.1. Lividités cadavériques.

Elles se fixent vers la 15e heure et peuvent se reformer jusqu'à la 30e heure si le cadavre est déplacé. Elles sont ensuite immuables.

2.3.4 Putréfaction

Elle correspond à la dégradation des tissus par les enzymes, par la flore microbienne. Cette putréfaction bactérienne entraîne l'apparition d'une tâche verte abdominale qui commence au niveau de la fosse iliaque droite à partir de la 36e heure (Figure 36.2) et s'étend ensuite à tout l'abdomen (Figure 36.3). Cette putréfaction est associée à la circulation posthume qui réalise un réseau verdâtre très visible sous la peau à un stade plus avancé (Figures 36.4 et 36.5). Sous l'influence des gaz putrides, la circulation bactérienne diffuse la putréfaction à contre-courant, centrifuge à point de départ abdominal.

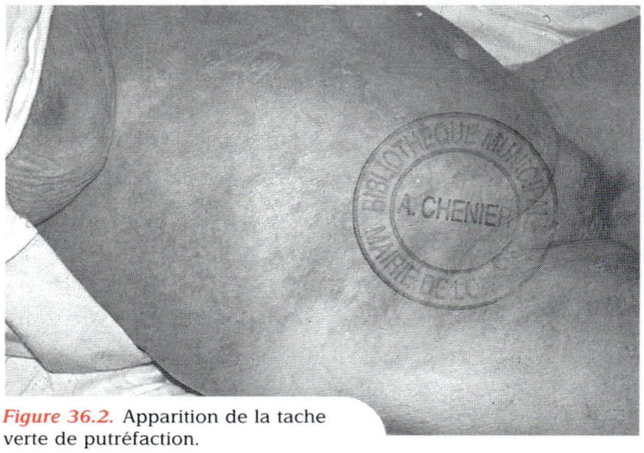

Figure 36.2. Apparition de la tache verte de putréfaction.

Figure 36.3. Tache verte étendue.

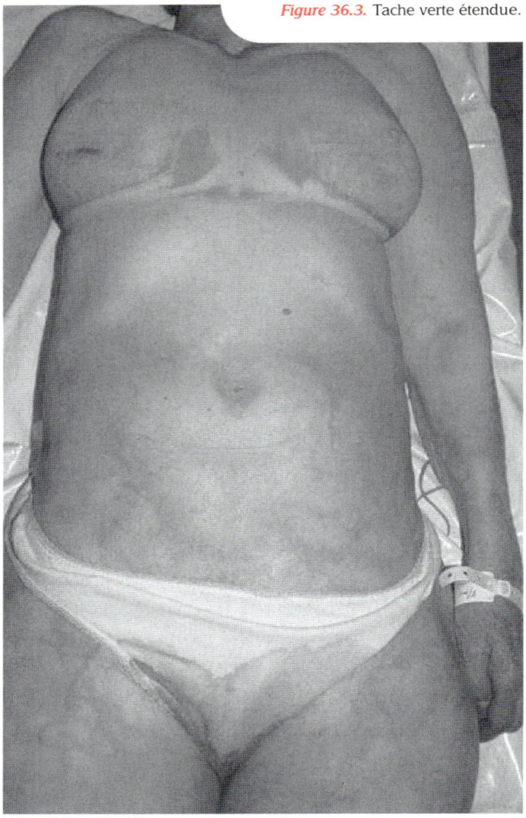

Figure 36.4. Circulation posthume.

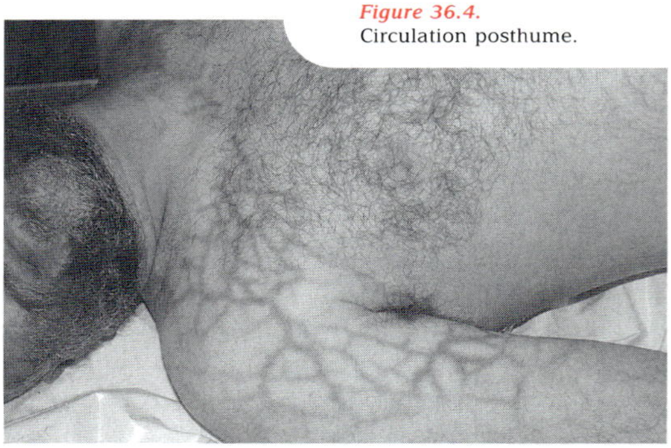

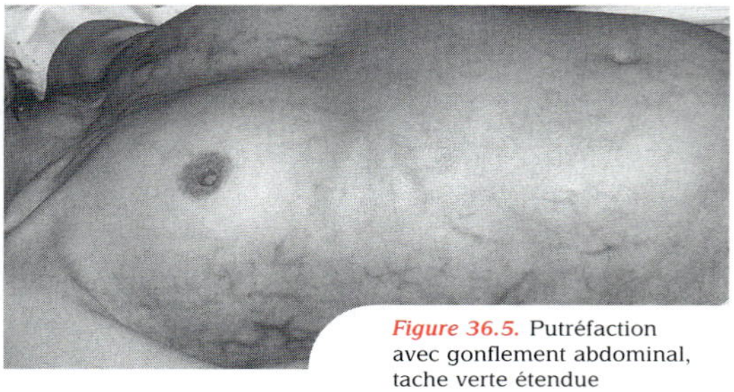

Figure 36.5. Putréfaction avec gonflement abdominal, tache verte étendue et circulation collatérale.

2.3.5 Déshydratation

Elle entraîne l'apparition d'une altération de la cornée 45 minutes après la mort si le cadavre a les yeux ouverts, 24 heures après si le cadavre a les yeux fermés. Elle entraîne également une perte de poids de l'ordre de 15 à 20 g/kg et par jour, variable selon la température de conservation du corps.

2.3.6 Datation de la mort

À partir des différents phénomènes cadavériques ci-dessus, on peut l'évaluer de la façon suivante (Tableau 36.1).

Tableau 36.1. Datation de la mort

< 6 à 8 heures	Corps chaud, souple, sans lividité
< 12 heures	Corps tiède, rigide, lividités s'effaçant à la pression
< 24 heures	Froid, rigide, lividités immuables
> 36 heures	Plus de rigidité, tache verte

De plus, l'entomologie (étude des larves, pupes et insectes volants) permet d'aider à dater les décès. Les entomologistes décrivent huit escouades d'insectes qui colonisent le cadavre en fonction de son état de décomposition.

3. *Attitude de l'entourage*

3.1 Différentes attitudes selon la situation

La famille et/ou l'entourage de la victime n'aura pas la même attitude devant une mort violente que devant une mort naturelle et cela généralement pour plusieurs raisons :
– la mort n'était pas attendue ;
– ce sont eux qui ont eu parfois la mauvaise surprise de découvrir le corps ;
– la vision du défunt est difficilement soutenable car portant les marques des violences subies et/ou qui ont entraîné la mort et donc par conséquent, le mort ne présente pas l'image d'un corps serein.

3.2 Besoin d'information des familles

Une idée viendra alors, comme une obsession, hanter les proches. Ce sera de savoir ce qui s'est passé juste avant et au moment du décès. Ils chercheront alors dans leur esprit à recréer la scène, à se la représenter. Il sera ainsi très important pour la famille ou l'entourage de savoir l'heure exacte à laquelle s'est produit l'accident mortel, afin qu'ils puissent se remémorer eux-mêmes ce qu'ils faisaient à ce moment précis et ainsi voir s'ils auraient pu, par une quelconque action, changer le déroulement des événements et ainsi éviter le drame. Il peut naître alors chez ces gens un sentiment de culpabilité qu'il soit lié à l'événement lui-même : « Si j'avais fait ceci, cela aurait évité cela... », ou lié aux relations entretenues avec le défunt : « Et dire qu'on venait de se disputer pour des broutilles, je ne me le pardonnerais jamais, etc. »
Suite à cette reconstitution hypothétique de l'événement, les proches chercheront ensuite à savoir si la victime a souffert et quelles sont les lésions, si elle était encore vivante à l'arrivée des secours ou si elle a pu voir venir la mort.
Le rôle du sauveteur sera aussi de faire comprendre à la famille pourquoi le corps ne leur est pas forcément montré tout de suite (vision insoutenable, nécessité d'enquête ou départ pour l'autopsie). Concernant l'autopsie, parfois la famille ne comprendra pas pourquoi elle est pratiquée et la vivra alors comme une deuxième violence faite au défunt. Il faudra alors leur faire comprendre que les renseignements obtenus grâce à elle pourront alors apporter des réponses aux questions qu'ils se posaient et ainsi pouvoir en partie les apaiser.
Souvent, les gens ont peur que le corps, qui leur sera rendu après une autopsie, soit le « sosie de Frankenstein » c'est-à-dire un ensemble de lambeaux de chair recousus grossièrement. On pourra les rassurer et leur dire que le corps est, dans la mesure du possible, rendu présentable.
De même, s'il s'agit d'un suicide, il faudra savoir expliquer à la famille que la loi oblige à ce qu'une enquête judiciaire soit ouverte.

4. Conclusion

La notion de mort violente accompagnera le sauveteur tout au long de sa carrière, il est donc important qu'il puisse lui-même mener une réflexion sur celle-ci, afin que le jour où elle se présente, il soit quelque peu préparé mentalement. Les dégâts occasionnés psychologiquement risquent alors d'être moindres que si celle-ci lui arrive frontalement sans aucune préparation, au décours d'une intervention.

Malgré tout, son cœur d'homme (ou de femme), et éventuellement celui de père ou de mari (mère ou épouse), fera que l'émotion sera toujours présente, notamment en cas de confrontation avec la mort d'un enfant et des réactions de la famille, qui seront alors souvent insupportables, mais ô combien compréhensibles !

Tableau 36.2. Mortalité violente dans une sélection de pays en 2000 (source OMS 2003)

	Nombre annuel de morts violentes (milliers)	Taux de mortalité violente (pour 100 000 habitants)	Proportion de décès violents parmi l'ensemble des décès (%)
Russie	319	221	18
Ukraine	74	149	10
Kazakhstan	18	119	15
Colombie	43	105	24
Brésil	115	76	13
France	**44**	**75**	**8**
Japon	75	59	8
États-Unis	151	55	6
Suède	4	48	4
Allemagne	34	41	4
Royaume-Uni	20	33	3

Pour en savoir plus

http://www-sante.ujf-grenoble.fr/SANTE/medilega/pages/droitmortb.html

L'ANNONCE DE LA MORT

C'est généralement au médecin que revient la lourde tâche d'informer du décès. Cependant dans certaines circonstances, il arrive que cela puisse être délégué au sauveteur, souvent alors au chef d'équipe.

Dans ce cas, celui-ci doit alors avoir conscience de l'importance de la tâche qui lui est confiée, car c'est à partir de son annonce et de la façon dont elle se sera faite que va commencer le travail de deuil.

Prévoir les réactions

Il doit aussi s'attendre à différentes réactions de la part de la famille ou de l'entourage :
– pour certains le sauveteur sera celui par qui le malheur arrive, le porteur de mauvaises nouvelles sur qui seront projetées toutes les émotions hostiles ;
– pour d'autres, au contraire, il pourra revêtir l'image de l'espoir et être alors celui qui fera changer le cours du temps et faire revivre le défunt ou celui qui a tenté le tout pour le tout pour maintenir en vie ou faire revenir à la vie l'être aimé.
Parfois, c'est au mutisme de la famille qu'il devra faire face, la famille se réfugiant en se repliant dans le silence.
Pour apprendre la triste nouvelle, le sauveteur veillera à prendre certaines précautions :
– si possible, être dans un endroit calme offrant une relative intimité à l'écart notamment du bruit, des regards extérieurs, de la foule ;
– avoir des chaises pour que les gens puissent s'asseoir à l'annonce de la nouvelle, car souvent la notification d'une mort brutale reste souvent plus déstabilisante et traumatisante que celle d'un décès attendu.

Éviter l'annonce de la mort par téléphone.

Si le cas s'avérait nécessaire, famille éloignée par exemple, on le fera alors par paliers, afin d'amener petit à petit la notion d'accident, puis d'accident grave et enfin d'accident mortel. Si la notion de blessure était déjà connue, on passera alors d'abord par « un avis d'aggravation » avant d'introduire l'idée de décès.
La difficulté d'une telle annonce est que l'on ne peut pas préjuger des réactions de l'interlocuteur à l'autre bout du fil.

Anticiper les questions

Le questionnement de l'entourage sera important avec les phrases habituelles :
– « Que s'est-il passé ? »,
– « Comment cela s'est-il passé ? »,
– « A-t-il souffert ? »,
– « Où est-il ? »,
– « Peut-on le voir ? » etc.
Ces questions, le sauveteur devra les avoir anticipées afin d'y apporter les réponses les plus appropriées puisqu'il sait qu'elles seront inévitablement posées. Mieux, il fera en sorte de les devancer, cela facilitera le dialogue avec la famille, car celle-ci se sentira comprise puisque les réponses aux questions qu'elle se posait arriveront sans avoir été demandées.

Les mots employés seront simples, sans faux espoirs, respectueux et sans jugement. Le sauveteur veillera à s'assurer que ses propos ont bien été compris, d'où la nécessité qu'ils soient sans équivoque et émis dans une langue compréhensible par la famille et les proches.

DEUIL ET MORT VIOLENTE

37 CHAPITRE

Connaître les phases du deuil (*cf.* Fiche technique n° 64) est important pour le sauveteur, car cela peut l'aider à comprendre les réactions des endeuillés qu'il aura à prendre en charge au cours de certaines interventions et lui permettre ainsi de pouvoir faire un accompagnement de meilleure qualité.
Seulement, il doit savoir que ce processus ne concerne pas seulement les personnes qui ont perdu un être cher, mais aussi toutes celles qui ont subi une perte importante, qu'elle soit matérielle, professionnelle ou autre.
C'est ainsi que nous retrouverons aussi les phases de déni, de colère, de désespoir, et enfin de reconstruction, chez les sinistrés qui ont tout perdu dans une catastrophe, tout comme chez les rapatriés ou les réfugiés qui auront à faire le deuil du pays d'origine, avec ce que cela comporte que de laisser derrière soi : coutumes, langue, famille, biens personnels, etc.[1]
Dans le cadre de la violence et la mort, le sauveteur sera principalement confronté à des deuils où la préparation au vécu de cette dernière n'a généralement pas, dans ce cas, été élaborée, contrairement aux morts naturelles, où là, l'entourage a déjà pu parfois se préparer, voire s'organiser. Outre les attitudes à éviter dans de telles circonstances, nous aborderons quelques deuils particuliers tels que ceux que vivent les enfants, les proches des suicidés et enfin les parents d'enfant décédés.

1. Attitude générale

Il est impératif d'éviter certaines attitudes et phrases maladroites, malheureusement parfois déjà entendues sur le terrain, qui ne peuvent que nuire à l'élaboration et au bon déroulement du deuil, ainsi qu'à « l'image de marque » du sauveteur et qui consisteraient, vis-à-vis de l'endeuillé à :
– vouloir le confronter à tout prix avec sa perte en mettant « le doigt là où ça fait mal » : « Vous voilà bien embêté maintenant que vous n'avez plus de maison ! Il va falloir penser où aller dormir maintenant ! », « Et maintenant qu'il est mort, vous allez faire comment ? »
– être dans un certaine provocation par rapport au sujet : « C'est vraiment pas de chance ce qui vous arrive là ! »
– le materner : « Ne vous inquiétez pas, on s'occupe de tout, vous n'aurez rien à faire ! » (Attention c'est la réaction de certaines sectes, sur place, lors de catastrophes !) (*Cf.* chapitre 33.)
– être agressif avec lui : « C'est pas parce que vous avez tout perdu que ça vous donne le droit d'être désagréable avec nous ! »
– être dans l'interprétation : « Je suis sûr qu'en plus, vous ne vous plaisiez même pas ici ! »
– le culpabiliser : « Vous n'auriez pas construit votre maison ici, elle serait encore debout aujourd'hui ! » « C'est sûr que si vous aviez été là, il n'aurait pas pu se suicider ! »
– l'interrompre quand il parle : « Ca fait dix fois que vous nous racontez comment ça s'est passé, il faudrait peut-être passer à autre chose, maintenant ! »

1. Voir Chapitre 34 sur les conflits armés.

– minimiser les émotions et la situation : « C'est pas grave, vous en reconstruirez une encore plus belle de maison ! »
– porter un jugement : « Vu dans l'état où elle était votre maison, c'est presque un service qu'elle vous a rendu cette catastrophe ! »
– comparer avec quelqu'un d'autre : « Regardez les autres, eux aussi, ils ont tout perdu et pourtant, ils ne réagissent pas comme vous ! »
Bien évidemment, au contraire de tous ces mots malheureux, l'attitude se devra d'être empathique et rassurante, mais sans être étouffante.

2. Deuil chez l'enfant

Le travail de deuil de l'enfant est bien particulier. Sa connaissance et sa reconnaissance de la réalité ne sont pas aussi bien établies que celle de l'adulte. Pour lui, quelqu'un peut être à la fois mort et vivant, et ses sentiments inconscients de culpabilité sont beaucoup plus intenses que ceux des adultes du fait qu'il est encore plongé dans une ambivalence extrême. De plus, très souvent, les enfants ont besoin de conserver un lien avec la personne disparue et il arrive fréquemment qu'on « surprenne » l'enfant parlant avec elle, parfois mimant cette mort. **Ce ne sont pas des réactions anormales.**

2.1 Perception de la mort selon l'âge de l'enfant

2.1.1 De 0 à 3 ans

L'enfant, sur le plan affectif est une sorte « d'éponge ». Il n'a pas conscience de la disparition de l'être, mais il perçoit ce que ressentent les autres, comme la tristesse. Il peut être envahi par des angoisses de séparation. Effectivement, les tout-petits qui manquent autant de langage que de connaissances ne vivent pas le deuil en tant qu'élaboration psychique de la perte ; ils vivent des expériences de séparation et de perte dont l'importance et la signification profondes pour eux viennent de leur impact traumatique, c'est-à-dire du degré de détresse et de désorganisation qu'elles entraînent chez eux, en eux. Ainsi, un petit dont la maman sera morte ne le vivra pas la perte comme liée au décès, mais comme le fait de ne plus la voir et par le manque que procure ainsi cette absence physique, qu'il ne comprend pas.

2.1.2 De 4 à 6 ans

L'enfant a conscience de la mort, mais il la perçoit comme temporaire. Il ne peut exprimer sa souffrance, qui peut se réveiller bien des années plus tard de façon inconsciente et invalidante.

2.1.3 Entre 7 et 10 ans

L'enfant comprend que la mort est irréversible. Il éprouve un fort sentiment de culpabilité, car il croit que ses pensées ont pu changer le cours des choses.

2.1.4 À l'adolescence

L'adolescence est une période à risque, car elle est, à elle seule, une période de deuil : celui de l'enfance.
S'il s'agit du décès d'un de leurs frères ou sœurs, les enfants élaboreront cette perte en fonction de leur âge, de leur relation avec le défunt (de leur rivalité éventuelle par exemple) et de ce qui leur sera dit de cette mort. Il est important d'être particulièrement attentif à eux.

2.2 Réaction de l'enfant face à la mort

Devant la mort, souvent on estime que les enfants sont incapables de comprendre ce qui se passe et d'y faire face. On ne leur dit rien. On veut les protéger et c'est le contraire qui se produit. Sans élément pour construire leur deuil, ils restent seuls avec leur inquiétude et leur douleur.
On peut dire que les enfants ont à faire face à deux sortes de problèmes :
– ils voient leurs parents, envahis d'un chagrin, très différent de ce dont ils ont l'habitude et cela les inquiète forcément beaucoup. Leur sentiment de sécurité, qui s'appuie sur la force des adultes, est atteint. Ils ne savent que faire pour les sortir de leur abattement ;
– par ailleurs, ils sont aussi atteints par la disparition du défunt. Ils se sentent aussi coupables, ils éprouvent du chagrin mais, là aussi, ils l'expriment à leur manière. Ils peuvent

très vite passer des pleurs à une activité joyeuse et ce changement d'attitude est parfois difficile à comprendre pour les parents. Ils vont aussi poser beaucoup de questions sur la mort qui font écho à celles des adultes et donc vont réveiller leur douleur et leur angoisse.

2.3 Attitude du sauveteur envers l'enfant

Ainsi, prendre en charge un enfant endeuillé consistera, pour le sauveteur, à dire à l'enfant **en tenant compte bien évidemment de ses capacités de compréhension :**
– que la mort est une séparation définitive ;
– qu'il n'est pas responsable, car c'est toujours ce qu'il a tendance à penser ;
– qu'il n'est pas en danger de mourir lui aussi car, dans ces circonstances, il pense que lui aussi peut être emporté par une maladie ou un accident ;
– que sa famille et ses proches vont continuer à s'occuper de lui le mieux possible, car il sent bien que cette mort dans la famille va entraîner des changements importants dans sa vie ;
– que sa famille va continuer à aimer la personne disparue et qu'on ne va pas l'oublier.

Parler à l'enfant est important,
le sauveteur ne devra pas l'oublier,
et ainsi ne pas le laisser dans un coin sous prétexte qu'il est trop petit pour comprendre.
Si l'enfant lui pose des questions,
il ne devra pas se défausser de la réponse et passera, éventuellement, la main s'il ne se sent pas apte à répondre.

D'autant que si les parents sont incapables de le faire car déjà bouleversés par le deuil ou blessés physiquement, inconscients, etc., et s'il n'y a pas d'autre entourage pour prendre en charge l'enfant, c'est au sauveteur que reviendra la lourde tâche d'assumer ses réactions et ses questions. Ainsi par exemple, sur un accident où l'on sait que la mère est décédée, le sauveteur pourra être confronté aux questions suivantes : « Pourquoi il est triste mon papa ? Pourquoi il pleure ? Elle est où ma maman ? Pourquoi elle bouge plus ma maman ? Dis, c'est vrai qu'elle est morte ma maman ? Quand est ce que je vais la revoir ma maman ? », etc. Toutes ces phrases qui nous prennent aux tripes et ne peuvent nous laisser insensibles !

3. *Deuil et suicide*

Devant une mort par suicide, le sauveteur aura souvent face à lui des gens en grande détresse morale, le choc émotif initial étant lié aux circonstances entourant le décès, au caractère imprévu et imprévisible, à la soudaineté de l'événement, etc. L'intensité des émotions étant souvent proportionnelle aux sentiments d'implication et de responsabilité que la personne s'attribue dans la décision du défunt de mettre fin à ses jours.
L'endeuillé cherche alors à comprendre (le fameux pourquoi) et à donner obstinément un sens au suicide. Il effectue un examen scrupuleux de l'ensemble de sa relation avec le suicidé afin de se détacher de l'intolérable idée qu'il est peut-être responsable.
Le suicide, qu'il semble avoir été bien pensé, qu'il apparaisse insensé ou fait sur un coup de tête quel qu'en soit le motif, laisse souvent dans l'entourage un sentiment de culpabilité. Parfois, ce sentiment est dirigé vers soi-même parce qu'on a l'impression de ne pas avoir suffisamment fait pour le prévenir. La culpabilité est aussi d'avoir pu montrer des gestes ou éprouver des sentiments ou des désirs réels ou imaginaires qui auraient contribué au suicide.
De façon générale, l'entourage ressent de la colère envers la personne décédée, assimilant son geste à un rejet ou à un abandon, mais il lui arrive de nier ou de refouler ce sentiment. Or, la colère refoulée ou mal exprimée (par exemple sous la forme de culpabilisation) peut amener à fausser la réalité entourant le décès et donner naissance à des mythes et à des secrets familiaux. Cela peut perturber les rapports avec la famille et avec l'extérieur et ainsi compliquer les réactions de deuil.
Le rôle du sauveteur sera alors, ici, d'entendre cette détresse, de percevoir le sentiment de culpabilité, en ne cherchant surtout pas à le renforcer mais au contraire à l'atténuer. La reformulation et les questions ouvertes seront ici de bons alliés pour lui, car lorsqu'il

s'entendra dire : « C'est de ma faute s'il est mort », il sera plus facile de répondre « Qu'est-ce qui vous fait dire ça ? » ou « Si j'ai bien compris, vous vous rendez responsable de cette mort ? » que d'affirmer « Mais non, c'est pas de votre faute ! » car un sauveteur ne connaît jamais les relations que les personnes entretenaient, l'endeuillé pouvant effectivement avoir une responsabilité morale dans la mort.

4. Faire le deuil de son enfant

> « Lorsque vos parents meurent, vous perdez votre passé. Lorsque votre enfant meurt, vous perdez votre avenir[2]. »

4.1 Accouchement inopiné d'un enfant non viable ou mal formé

En cas d'accouchement inopiné, il se peut que l'enfant ne soit pas viable ou qu'il présente des anomalies. Le sauveteur peut alors se retrouver face, outre aux difficultés que représente ce type d'accouchement dans de telles conditions et au stress que cela va induire pour lui, au traumatisme d'une famille qui devra entamer, de suite, le deuil d'un enfant « normal ». Le chagrin peut s'assortir de culpabilité face à l'état du bébé et au souhait possible qu'il ne survive pas.

Le sauveteur doit se souvenir que son regard étranger et extérieur sur un nourrisson qui présente des anomalies diffère énormément du point de vue d'un parent aimant. Effectivement, souvent les parents ne verront que les beaux traits de leur enfant et accorderont peu d'importance aux malformations ou aux traits inhabituels : de plus, nombre de ces anomalies sont souvent atténuées par le fait que le bébé est enveloppé dans une couverture ou habillé.

Dans le cas d'un enfant mort-né, la culpabilité du sauveteur pourra aussi être très importante car celui-ci se posera la question de savoir si ce n'est pas lui, par son inexpérience, qui a tué le bébé, les parents pouvant même se retourner contre lui et l'accuser, le rendant responsable de la mort de leur enfant.

4.2 Quand les enfants sont des jumeaux

Il se peut que lors de cet accouchement inopiné, les parents soient amenés à vivre le décès d'un jumeau (ou d'un triplé). Les parents éprouvent alors souvent des sentiments contradictoires lorsque l'un meurt et que l'autre survit. Il y a alors la joie d'avoir un enfant et la tristesse d'en voir mourir un autre.

Le sauveteur devra bien évidemment éviter de tomber dans l'écueil courant qui consisterait de considérer le jumeau survivant comme une consolation. « C'est effectivement triste ce qui vient de vous arriver, mais il vous en reste quand même un ! »

Un regret fréquent qu'éprouvent les parents, c'est de ne pas avoir de photos des deux bébés ensemble.

Que cela soit à la naissance ou à distance, les parents qui perdent un jumeau peuvent trouver le deuil plus difficile que ceux qui perdent un enfant unique. C'est une situation particulière comportant un risque élevé de chagrin pathologique et qui, par conséquent, exige une attention spéciale. De plus, si l'enfant restant est déjà grand, il devra, lui aussi, faire l'objet d'une attention toute particulière.

4.3 Fausse couche

Elle aussi entraînera un processus de deuil, car l'attachement commence déjà dans le désir de l'enfant. Il peut en être de même pour un avortement thérapeutique, l'enfant étant vécu comme tel et non comme un embryon. Le traumatisme peut être renforcé par des phrases comme : « Cet enfant n'a pas existé, donc ce n'est pas grave, il faut savoir tourner la page et en refaire un au plus vite ! »

4.4 Mort subite d'un nourrisson[3]

Dans le cas de la mort subite du nourrisson, la soudaineté ainsi que le caractère souvent inexplicable du décès rendent le deuil particulièrement difficile.

2. Auteur inconnu.
3. D'après l'association : Empathie 93, spécialisée dans la prise en charge des deuils consécutifs à une mort subite du nourrisson.

Si les sentiments de culpabilité sont toujours présents lors de la mort d'un proche, ils sont généralement aggravés dans la mort subite du nourrisson (MSN), en raison du jeune âge de l'enfant, l'entourage se sentant particulièrement responsable de sa santé, de son confort et donc de sa vie !

4.4.1 Ressenti de la mère

La mère, encore très proche physiquement de son bébé, ressent cette perte comme un énorme vide, un manque très cruel. C'est une partie d'elle-même qu'elle a perdue mais en même temps, cela arrive à un moment où elle pouvait amorcer certaines séparations (reprise d'intérêt pour elle-même, pour le monde extérieur, reprise de travail). Elle s'accuse alors de n'avoir pas été assez présente et attentive.

4.4.2 Ressenti du père

Le père vit différemment cette perte. Ce bébé, qu'il était en train de découvrir, disparaît brutalement sans lui laisser le temps de consolider des liens réels qui se tissaient entre eux. Il se sent gravement pris en défaut lui aussi dans son devoir de protection. Il se sent souvent obligé d'être fort, de cacher son chagrin, de soutenir la mère, les enfants aînés. Il peut y avoir un contresens sur son état réel et une incompréhension peut s'installer entre les deux parents car ils ressentent cette perte de façon différente.

De toute façon, pour ces deux parents, c'est l'effondrement des projets d'avenir construits pour et avec cet enfant. Ce renoncement est un moment particulièrement difficile et ils peuvent alors douter de leur valeur personnelle et de leur capacité à être parents.

> Le sauveteur se rappellera que, pour des parents endeuillés, c'est tout le processus de devenir parents qui s'écroule, mais également le sentiment de procréativité et le souci de pérennité. C'est l'échec au sentiment de continuité du nom à travers les générations[4] : pour eux, ce n'est pas la fin du monde, mais la fin de « leur » monde, celui qu'ils avaient imaginé et tenté de construire.

4.5 Rôle et communication du sauveteur avec les parents après un décès d'enfant

4.5.1 Verbaliser les émotions de chacun

► Pour le sauveteur

Avant d'être des sauveteurs, les secouristes sont avant tout des pères, mères, enfants et éprouvent eux aussi des sentiments. Ils ne doivent donc pas hésiter à verbaliser leurs émotions face à ce type de mort qui ne manquera pas de les toucher. Savoir utiliser le « je » les rendra plus humains aux regards des parents endeuillés. Rappelez-vous qu'un sauveteur représente la vie pas la mort ! On attend d'un secouriste qu'il ranime, qu'il sauve. Sa fonction est inscrite dans son nom.

> Son humanisme ne pouvant être démontré à travers sa technicité, ici impuissante, il le prouvera alors par ses paroles.

Le sauveteur qui se dit insensible à tout est un menteur, et peut même cacher, souvent, une sensibilité plus forte que les autres. Cette réaction étant le plus fréquemment un vieux reste d'éducation comme quoi un homme, ça ne pleure pas, etc. On retrouve souvent ce genre d'attitude, un peu dépassée de nos jours, au sein d'équipes de pompiers où exprimer, et surtout admettre, la faiblesse de ses sentiments devant ses collègues est vécu comme un manque de force de caractère. Il y aussi une peur d'entendre quelques quolibets teintés de féminité de la part de ceux qui se sentent menacés, encore une fois, dans leur « virilité suprême » et qui réagiront de la sorte en guise de défense et de protection. « Regardez les gars, il réagit comme une gonzesse ! »

Même si certaines phrases peuvent paraître un peu bateau, « Je suis désolé », « Je ne sais pas quoi vous dire », elles auront au moins le mérite de montrer une certaine implication du sauveteur dans le ressenti de l'événement traumatogène qui est en

4. La mort subite du nourrisson touche principalement les garçons.

train de se dérouler. Une des plus anodines, mais qui ouvre à la verbalisation est : « Avez-vous des questions ? »

> Là encore, il y a quelques énormités à éviter : « Il est préférable que votre bébé soit mort avant que vous n'ayez eu le temps de vous habituer à lui » ou « Vous pouvez avoir d'autres enfants. »

► **Pour les parents**

Le réconfort du sauveteur passera comme toujours à la fois par des paroles et par des gestes.

Il faudra ainsi assurer aux parents qu'il est normal de se sentir mal devant un tel événement, car certains jeunes parents peuvent être effrayés parce qu'ils n'ont eu, jusque-là, aucune autre expérience de la mort et qu'ils pourront avoir la sensation de voir l'enfant bouger ou respirer.

Il peut paraître morbide pour les sauveteurs d'accéder à certaines demandes, alors que celles-ci sont tout a fait normales en cas de mort périnatale (enfants mort-nés ou décédés juste après leur naissance) : vouloir photographier le bébé, le prendre dans les bras et l'appeler par le prénom qui aurait été le sien s'il avait vécu, vouloir le présenter aux proches et passer un long moment avec lui.

Le respect de l'intimité du groupe que forment la mère, le père et le bébé, revêt une grande importance à cette étape de l'élaboration du deuil. Par conséquent, il faudra peut-être demander aux autres membres de la famille et aux amis de laisser le trio seul. Un sauveteur ou un proche peut rester à l'écart en cas de défaillance.

Si les grands-parents sont présents, le sauveteur se doit de leur offrir une attention toute particulière car ils ressentent une double peine : ils pleurent la perte de leur petit-enfant et souffrent pour leurs enfants et, compte tenu de leur grand âge pour certains ou de leurs antécédents médicaux pour d'autres, leur fragilité est accrue.

Enfin, cette perte sera d'autant plus difficile à vivre que l'enfant sera jeune, car moins il aura vécu, moins les parents auront de souvenir avec lui et donc de quoi concrétiser à la fois son souvenir et sa perte.

> Ainsi, le sauveteur doit se rappeler que devant des endeuillés, et surtout ceux touchés par la mort violente, un grand moment de solitude l'envahira parfois. À chaque situation, unique, viendront quelquefois se surajouter des circonstances aggravantes, l'obligeant alors à puiser dans ses ressources intérieures pour faire face et à se ménager, par la suite, un « sas de décompression » afin de reprendre en toute sérénité le cours de sa mission.

4.5.2 Exemple

Pour illustrer ce propos, un exemple, qui même s'il est issu d'un service d'urgences, montre bien comment une telle prise en charge peut être compliquée et éprouvante (la prise en charge psychologique qu'elle soit faite par un sauveteur sur le terrain ou par un infirmier à l'hôpital restant la même !).

Des parents séparés depuis 15 jours sont réunis à nouveau pour la triste circonstance que leur enfant unique de 4 mois, qu'ils avaient eu bien du mal à avoir, vient de décéder d'une mort subite de nourrisson. C'est le moment peu opportun que choisissent les grands-parents maternels pour s'expliquer avec le mari volage, devant le personnel et au-dessus du corps encore tiède de l'enfant. La maman effondrée pleure son bébé mort. Prise en charge, elle dit ressentir une violente douleur au bas ventre depuis quelques jours. Laquelle douleur une fois explorée nous fait découvrir que cette femme est non seulement enceinte, mais qu'elle est en train de faire une grossesse extra-utérine et qu'elle risque ainsi de devoir passer au bloc opératoire en urgence pour se faire enlever sa trompe et perdre ainsi le deuxième enfant qui prenait naissance en elle !

Ça fait beaucoup pour une même journée ! Dans le cas présent, chacun dans l'équipe s'est défaussé pour assurer le soutien psychologique, tentant de « refiler » au collègue cette lourde tâche, car les mots étaient alors difficiles à trouver pour faire face à un tel désarroi.

5. *Deuil et crime*

5.1 Des ressentis parfois contradictoires

On ne peut clore ce chapitre sur les deuils liés à la mort violente sans dire quelques mots sur ceux survenant lors de décès associés à la criminalité, qu'elle touche les adultes, mais aussi, bien sûr, les enfants. La mort est souvent l'aboutissement malheureux d'une bagarre, d'un enlèvement et/ou d'agressions sexuelles, mais les raisons ne se limitent pas à ces trois exemples qui sont souvent malheureusement les plus courants.
Outre les ressentis habituels lors de la mort d'un proche, vont venir ici se surajouter ceux de colère, de volonté de vengeance avec souvent un désir d'autojustice puisque soi-disant : « La police, la justice, etc. ne sont pas capables de faire leur boulot ! »
D'individuel, le deuil peut alors devenir collectif et s'exprimer à travers d'autres actes de violence (brûler des voitures, surenchère dans la violence avec expéditions punitives, etc.) ou au contraire par des célébrations plus calmes, comme les marches silencieuses ou des moments de recueillements.
Dans ces cas-là, le chef de la communauté endeuillée aura un grand rôle à jouer, car, souvent, de son attitude dépendra celle des autres.

5.2 Gérer des réactions parfois violentes

Des manifestations très théâtrales peuvent aussi se produire. Ce fut le cas en banlieue parisienne où un jeune homme, victime d'un règlement de compte par arme blanche, mourut à son arrivée à l'hôpital. Sa communauté d'appartenance, connue pour ses facultés à régler elle-même ses comptes en pareil cas et pour la démonstration bruyante de ses peines, nécessita, lors de son arrivée en masse à l'hôpital, le renfort d'une compagnie de CRS. Des femmes se jetèrent dans le canal tout proche en guise de protestation, obligeant ainsi les pompiers présents à y sauter à leur tour, afin de les y repêcher. Ce fut une scène apocalyptique qui se déroulait en plein hiver et qui obligea tout ce petit monde à se retrouver aux urgences pour hypothermie. Les forces de l'ordre organisèrent une protection des personnels hospitaliers jusqu'à leur voiture pour leur permettre de partir sans encombre à la fin de leur service, des membres de la communauté ayant proféré des menaces à leur encontre parce que le jeune n'avait pu être sauvé. Ils rendaient les soignants responsables de sa mort.
Ainsi, on peut voir que les sauveteurs peuvent se retrouver impliqués dans des situations qui peuvent être victimaires pour eux aussi, tant au niveau psychologique que physique.

6. *Les besoins de l'endeuillé*

Ceux-ci sont de trois types.

6.1 Besoins prioritaires

Ce sont ceux qui ne sont pas « négociables ». Ils se traduisent généralement par les verbes : vouloir, devoir, promettre, respecter, etc.
Ces besoins sont essentiels pour les endeuillés alors que certains pourront paraître anodins pour le sauveteur. Ils traduisent des actions qui seront souvent la base du deuil, leur non-mise en pratique pouvant alors favoriser un sentiment de culpabilité.

6.2 Besoins directs

Ils traduisent ceux que l'endeuillé nécessite de suite à savoir :
– un accueil correct, par une attitude calme, un sourire, une parole chaleureuse, un regard aidant ;
– de l'écoute active ;
– des conseils, des explications, pour les démarches à entreprendre, sur ce qui va se passer par la suite, etc. ;
– de l'empathie et de la gentillesse ;
– de temps, pour comprendre et entendre ce qui se passe ;
– de rites, qui sont les repères nécessaires en de tels instants.
Le tout forgeant alors une relation de confiance indispensable dans ces moments-là, l'endeuillé ayant besoin d'être soutenu et accompagné.

6.3 Besoins indirects

Ils viennent en complément des précédents et sont liés, entre autres, à la personnalité de l'endeuillé et peuvent se traduire par le besoin de « personnaliser » l'instant en apportant des offrandes, en lisant un poème, en déposant un objet ou un dessin dans le cercueil, etc.

De ce fait, l'endeuillé devient un « acteur » de ce qui se passe plutôt qu'un témoin ou un assisté. C'est une attitude que le sauveteur devra favoriser tant que tout cela reste dans la mesure du possible et dans le cadre de la réglementation.

Le sauveteur doit donc se rappeler que la manifestation d'un deuil peut déboucher sur des attitudes de gens auxquelles il ne s'attendait pas, entraînant parfois des débordements difficilement contrôlables.

> Un deuil n'a rien d'anodin et peut ainsi être une situation qui dégénère.

7. Conclusion

S'il est important d'avoir des connaissances sur les rites mortuaires, nous venons de voir qu'il est aussi important que le sauveteur en ait quelques unes sur le deuil, ainsi que sur les besoins des endeuillés ; tout cela, afin de pouvoir aider efficacement dans un moment aussi particulier.

En outre, ces notions de base pourront lui faire comprendre l'attitude parfois surprenante de certains endeuillés : elles lui permettront surtout d'éviter de prononcer des phrases victimaires qui, si elles sont pour lui dites avec insouciance, raisonneront par contre à jamais dans la tête de la victime. Cela aidera le sauveteur à ne pas être maltraitant sans s'en rendre compte et sans le vouloir.

LES PHASES DU DEUIL

Rappel
Les phases d'un deuil sont aussi valables pour la disparition d'un être cher, que pour la perte d'un bien matériel.

Phase d'engourdissement

C'est la phase de choc momentané suite à l'annonce de la perte.
Il y a refus partiel d'en accepter la réalité. Les réactions varient selon l'individu qui peut être : figé, isolé, hyperactif, ou qui peut exprimer sa détresse par des cris.
La durée est de quelques heures à quelques jours.

Phase de perturbation

L'endeuillé réalise la perte rationnellement seulement.
Il recherche le défunt physiquement car la permanence de la perte n'est pas acceptée émotivement.
Il y a alternance entre deux états d'esprit : l'espoir de retrouver la personne perdue (errance) et l'impossibilité de la retrouver. Cela soulève des sentiments d'angoisse, de chagrin, de colère, d'abandon. La colère peut être déplacée sur d'autres personnes.
Il y a un examen répété du « comment » et du « pourquoi » la perte s'est produite.
Le souvenir du défunt devient une préoccupation constante.
On retrouve de nombreux symptômes physiques : fatigue, insomnie, nausées, maux de tête, perte d'appétit, etc.
La durée est d'environ 3 mois.

Phase de désespoir

Il y a reconnaissance intellectuelle et émotive de la permanence de la perte.
L'insécurité engendre le désespoir. La désorganisation augmente la dépression, la colère, la culpabilité et l'impuissance.
La personne s'isole : la vie sociale devient limitée.
L'entourage s'épuise.
Il y a un sentiment d'ambivalence (amour-haine) envers le défunt ; on lui en veut d'être parti, de nous avoir abandonnés.
Ainsi, l'endeuillé doit apprendre à vivre sans l'autre, à se redéfinir.
La durée est de 1 an environ.

Phase de réorganisation

L'endeuillé apprend à vivre sans la personne perdue : il développe à nouveau de l'intérêt pour le monde extérieur et apprend à créer des nouveaux liens d'attachement.
La durée du processus varie de 1 à 2 ans.

Éléments variables d'un deuil

Différentes variables influencent le déroulement du deuil :
– l'âge de la personne qui décède : souvent plus la personne est jeune, plus c'est difficile ;

– le lien avec la personne (parent, enfant, conjoint, ami) : se définit par le lien de dépendance et le degré d'attachement. Plus ces liens sont forts, plus les répercussions sont intenses ;
– la durée de la relation ;
– la nature de l'attachement et l'ambivalence (amour-haine) envers le défunt ;
– les circonstances entourant le décès :
• décès soudain ou non : l'endeuillé était-il quelque peu préparé à cette perte (longue maladie) ?
• décès soudain : s'agit-il d'un accident, d'un suicide, d'un homicide ?
– l'histoire personnelle de l'endeuillé, particulièrement ce qui a trait aux pertes, comment il les a vécues et résolues ;
– la personnalité de l'endeuillé : son mode d'attachement, sa tolérance au stress, sa capacité d'exprimer ses émotions, ses mécanismes d'adaptation, son âge et son sexe, sa nationalité (notion culturelle) ;
– l'absence ou la présence d'un soutien social.

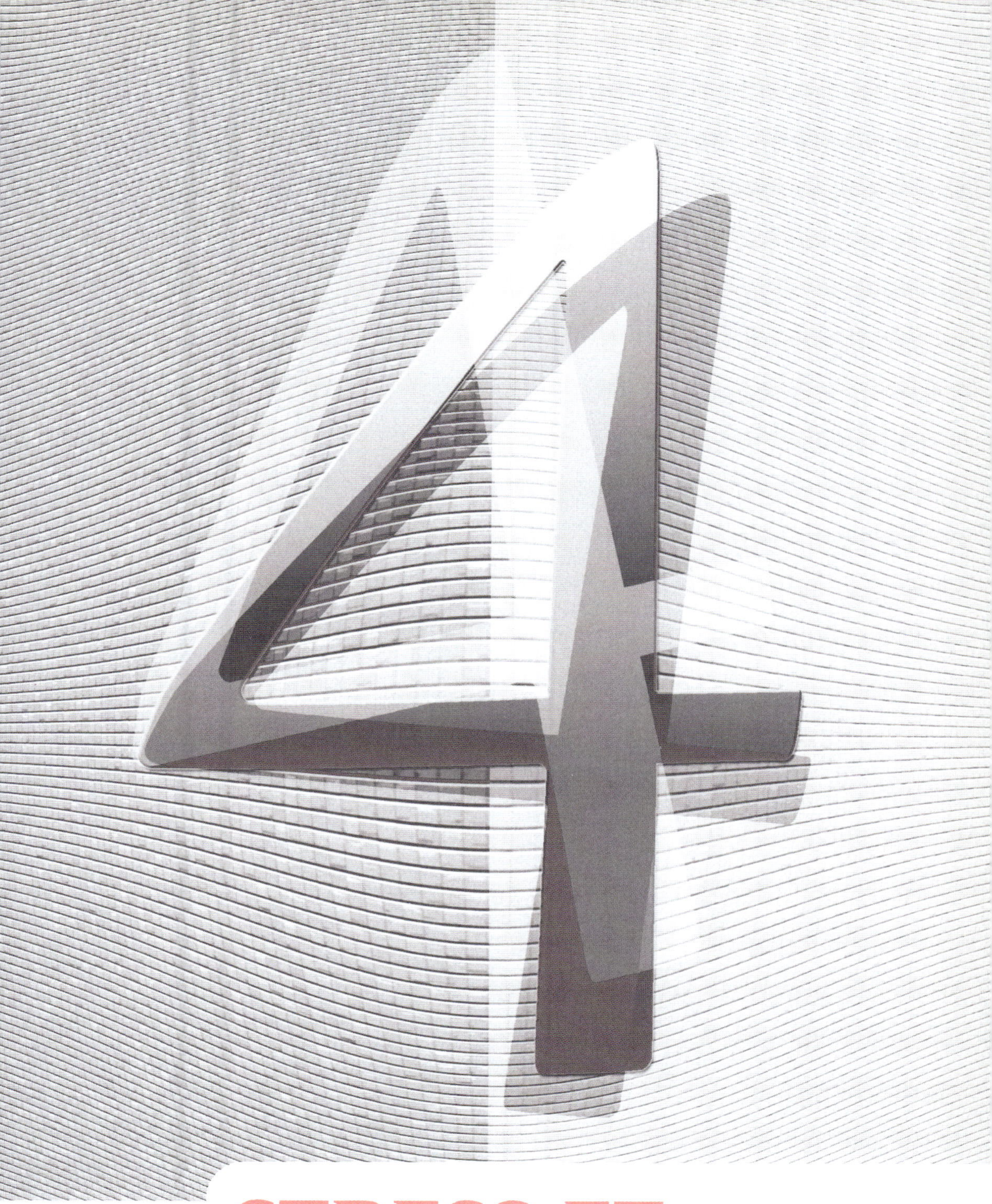

STRESS ET SECOURS

STRESS OU TRAUMA PSYCHIQUE ?

CHAPITRE 38

Avec tout ce que l'on vient d'aborder au cours des différentes parties de cet ouvrage, on se rend bien compte que tout cela ne peut être que victimaire tant pour la victime bien sûr, que pour le sauveteur, et peut engendrer ce que l'on appelle un stress ou un trauma psychique. Mais y a-t-il une différence entre les deux et, si oui, laquelle ?

1. Stress

1.1 DÉFINITION

Le mot anglais « *stress* » est emprunté au vocabulaire des métallurgistes, qui désignaient ainsi le comportement d'un métal soumis à des forces de pression, d'étirement ou de torsion.

En 1950, ce terme est repris par un physiologiste canadien, Hans Selye, pour définir ce qu'il appelait depuis 1936 : « syndrome général d'adaptation à une situation ».

Le stress, comme un réflexe, se déclenche et se développe sans l'intervention de la volonté, ce qui n'empêche pas la personne d'être consciente d'abord de la menace ou de l'agression et par la suite de sa propre réaction et des modifications physiologiques et psychiques qu'elle entraîne.

Le rôle du stress est de :

– focaliser l'attention sur la situation menaçante, en suspendant toutes les autres pensées et rêveries ;

– mobiliser l'énergie nécessaire à l'évaluation de la situation et à la prise de décision ;

– préparer une action adaptée à l'agression.

Louis Crocq, psychiatre des armées, fondateur du Réseau national des cellules d'urgence médico-psychologiques, donne du stress la définition suivante : « Réaction biologique, physiologique et psychologique d'alarme, de mobilisation et de défense de l'individu (plutôt que de l'organisme) à une agression, une menace ou une situation inopinée. »

1.2 SIGNES

Sudation, tachycardie, tremblements, nausées et envie impérieuse d'uriner sont entre autres les symptômes physiologiques, quelque peu gênants pour certains, qui traduisent un état de stress.

Outre ces signes, le stress a la faculté d'épuiser les réserves d'énergie physique et psychique de l'organisme, ce qui a pour conséquence, quand le processus est terminé, de laisser la personne exténuée, comme « vidée ».

1.3 ÉVOLUTION

Cependant, lorsque la situation est un événement : soudain, imprévu, violent, qui menace la vie de la victime physiquement et psychologiquement, ou celle d'un proche, ou que la victime a été témoin d'un bombardement, d'une catastrophe naturelle, d'un massacre, ou a survécu à une prise d'otage, une attaque à main armée, etc. On parlera alors de **stress traumatique**.

En fonction des réactions et du vécu des victimes, c'est-à-dire en fonction de comment elles auront géré ce stress, celles-ci pourront développer à distance un **stress post-traumatique** ou ***post traumatic syndrom disorder*** **(PTSD)**.

Notons enfin que le mot « stress » ne s'applique qu'à la réaction immédiate, et que parler d'état de « stress post-traumatique » pour des pathologies qui se déroulent des mois et des années après l'événement traumatisant est inadéquat, même si certains symptômes neurovégétatifs du tableau clinique rappellent peu ou prou ceux du stress. Ainsi grâce au stress, le sujet échappe au danger ou se trouve en mesure d'y faire face, c'est ce que l'on appelle le *coping*.

2. Processus d'adaptation face au stress : le coping

Ce terme vient de l'anglais *to cope* qui signifie faire face à.

C'est l'ensemble des processus qu'un sujet interpose entre lui et l'événement perçu comme menaçant, pour maîtriser, tolérer, ou diminuer l'impact de celui-ci sur son bien-être physique et psychologique. Le *coping* peut être centré sur l'émotion ou sur le problème qui se trouve à l'origine de la détresse du sujet. Il y a ainsi :

– le *coping* « évitant » qui correspond à des stratégies passives telles que : évitement, fuite, déni ;

– le *coping* « vigilant » qui correspond à des stratégies actives telles que : recherche d'un soutien social, de moyens de résolution.

> Il est admis, généralement, que devant tout événement traumatogène, 15 % des personnes réagissent par une réaction de stress adaptative, 15 % présentent une réaction franchement pathologique et que les 70 % restant manifestent un comportement calme en apparence mais précaire et pouvant dégénérer en panique à la moindre occasion.

3. Trauma psychique

3.1 Définition

Trauma, terme au départ réservé à la chirurgie, vient du grec et désigne : une blessure avec effraction. Quand au terme traumatisme, il indique plus les conséquences sur l'ensemble de l'organisme d'une lésion résultant d'une violence extrême (Lassagne-Mèle, 2002). Freud, qui a souvent utilisé le terme de trauma à travers son œuvre, le définit comme : un choc violent, surprenant le sujet qui ne s'y attendait pas et qui s'accompagne d'effroi.

Ainsi du croisement de ces deux termes, on peut retenir pour le trauma psychique cette définition : « choc psychologique violent, entraînant une blessure psychique irrémédiable ».

Tout comme le mot stress a été banalisé, il en est de même du trauma, puisqu'il est courant d'entendre dire de quelqu'un qu'il a été traumatisé par un événement. Pourtant, ce traumatisme-là n'a pas les conséquences irréversibles de celui dont nous parlons ici.

3.2 Différence entre stress et trauma

Stress et trauma relèvent donc de deux registres différents, nous confirme Louis Crocq[1] : « bio-neuro-physiologique pour le stress et psychologique pour le trauma. L'un parle de mobilisation des ressources énergétiques, l'autre d'effraction dans les défenses psychiques, dont la défense qui consiste à attribuer du sens. L'un décrit les orages neurovégétatifs, l'autre la clinique de l'effroi. Car, sur le plan clinique, il n'y a pas équivalence entre les deux registres.

Le plus souvent, les individus qui réagissent à un événement agressant par un stress adapté ne vivent pas cet événement comme un trauma, tandis que ceux qui réagissent par un stress dépassé le vivent sur un mode traumatique et développent ensuite une pathologie psychotraumatique. Mais cette correspondance n'est pas absolue, et on a vu des stress parfaitement adaptés cacher les pires vécus traumatiques et, à l'inverse, des stress dépassés spectaculaires se résoudre sans suites psychotraumatiques. »

Enfin pour encore être plus clair : le stress disparaît quand sa cause disparaît, alors que le trauma psychique une fois installé ne s'en va pas même si la personne est revenue à une certaine sérénité d'esprit. De plus, ses effets nocifs pourront être immédiats mais aussi à retardement, contrairement au stress

1. Crocq L., « Stress et trauma » *La revue des psychologues*, avril 2003.

où l'angoisse et l'anxiété induites ne sont qu'immédiates et passagères.
Il est ainsi important que le sauveteur sache ce qu'aura pu vivre la victime, ce qui pourra laisser des traces indélébiles dans son esprit. Ce n'est pas parce qu'un événement est terminé que tout revient « à la normale » dans l'esprit de la victime.
De plus, le sauveteur peut être surpris qu'un même événement traumatogène ne soit pas vécu de la même manière par toutes les personnes impliquées, chacune ayant donc pu gérer son stress différemment !
Enfin, il ne doit pas oublier que lui-même n'est pas exclu de telles manifestations.

Pour en savoir plus

De Clerq M, Lebigot F. *Les traumatismes psychiques*. Paris : Masson ; 2001.
De Soir E, Vermeiren E. *Les débriefings psychologiques en question…* Anvers : Éditions Garant ; 2002.

LE STRESS DU SAUVETEUR

CHAPITRE 39

Parce qu'une intervention est un acte violent en lui-même, le sauveteur ressentira bien évidemment un stress à chacune d'entre elles, qu'il soit positif ou négatif[1].
Il peut aussi, de par sa fonction, se retrouver victime directe ou indirecte et donc subir lui aussi un trauma, au sens où nous l'avons vu au chapitre précédent.
Ainsi, après avoir vu la définition du stress et avant de voir comment il se traduit chez la victime, voyons par quoi il se manifeste chez le sauveteur, lors d'une intervention traditionnelle à ce chapitre et lors de missions à l'étranger au chapitre suivant. Cependant, les thèmes abordés ici restent aussi valables pour une opex[2].
Nous aborderons le stress du sauveteur et les tensions qu'il induit sous plusieurs angles : selon le rôle qu'il tient, le lieu où il exerce et en fonction du déroulement de l'intervention. Nous aborderons alors trois phases : avant, pendant et après.

1. Stress en fonction du « lieu » d'exercice

En fonction du lieu d'exercice, le stress du sauveteur pourra être différent. On peut déjà noter une différence entre le fait que le sauveteur opère en milieu rural ou citadin. Effectivement, comme à la campagne « tout le monde se connaît », le sauveteur aura beaucoup plus de chance de secourir une personne qu'il a déjà rencontrée – avec tout le vécu émotionnel que cela comporte – qu'un sauveteur citadin, pour qui cette situation est exceptionnelle.
Que cela soit pour le pompier, mais plus encore pour le sauveteur associatif, la collaboration avec d'autres collègues pourra induire une forme de stress. Ainsi le sauveteur qui interviendra en local, avec son équipe habituelle, se sentira plus en confiance et rassuré par le fait qu'il connaît ses collègues, leur façon de faire et de réagir.
À un niveau départemental, il connaît d'autres collègues car ils ont pu déjà faire partie de son équipe par le passé, ou il les a rencontrés lors de stages communs de formation. Pour d'autres, il les connaît sans plus. Le stress de travailler avec eux augmentant alors pour certains d'un cran dans de telles conditions.
Si la mission est extradépartementale, il n'y a plus en commun que d'appartenir à la même association, les gens sont pour la plupart inconnus et leurs us et coutumes spécifiques sont étrangers au sauveteur qui « débarque ». Le point culminant étant le cas de la mission à l'étranger, que nous détaillerons au chapitre suivant.
Au fait de ne pas connaître ses coéquipiers peut venir se surajouter d'autres facteurs de stress liés à l'intervention en elle-même et que nous allons aborder maintenant.

1. Il existe deux types de réactions au stress chez le sauveteur :
   – le *stress protecteur* qui va permettre de faire face aux conditions de travail éprouvantes, que représente l'intervention, tout en restant efficace. C'est le bon stress ;
   – le *stress dépassé*, celui qui va conduire à l'épuisement et à la chute des « performances ». Il va induire le stress cumulatif et mener au burn-out. C'est le mauvais stress.
2. Opex : opération extérieure, c'est-à-dire en dehors du territoire français, en jargon sauveteur !

2. Degrés de stress selon la fonction occupée

Suivant son rôle au sein de l'intervention, le sauveteur ne vivra pas les choses de la même façon, son stress en sera alors différent. Ainsi globalement, il peut occuper trois fonctions :
– sauveteur – rôle exécutant (*cf.* chapitre suivant) ;
– décideur – rôle d'encadrement (*cf.* chapitre suivant) ;
– écoutant – rôle passif (*cf.* Fiche n° 5).

3. Stress avant le départ en intervention

3.1 Schéma type d'intervention

On peut diviser une intervention en trois parties, le départ, l'intervention en elle-même et l'évacuation. Elle sont ponctuées par des phases introductives, avec, entre chaque intervention, une période charnière qui est un intervalle libre que l'on nommera : l'attente (Figure 39.1).
À chacune de ses phases correspondent plusieurs types de stress que nous allons développer maintenant. Les exemples impliquant un stress donnés ci-après n'étant pas exhaustifs.

3.2 Stress du départ

Le départ comprend l'appel et le trajet.
C'est au moment de l'appel qu'a lieu le syndrome d'activation, c'est la montée en puissance au niveau tension et attention. Ce stress s'accroît notamment :
– lors de l'engagement d'une action dans sa commune, son quartier, sa rue d'habitation ;
– en fonction des conditions environnementales : une cité à risque, des conditions météo déplorables, etc. ;
– pour le « baptême du feu » d'un débutant, sa première intervention.

3.3 Trajet

C'est, pour le chauffeur, la crainte de provoquer un accident et de blesser ainsi, de façon indirecte, ses coéquipiers.
Pour le chef de bord, c'est l'appréhension de se perdre, de mal lire son plan, d'arriver « trop tard », car échouer ne fait pas partie de son vocabulaire !

4. Stress pendant l'intervention

L'intervention comprend : l'arrivée sur place, l'intervention en elle-même et l'évacuation de la victime éventuellement.

4.1 Arrivée sur place

Ce stress est accru par les difficultés à s'approcher du lieu sinistré.
La perception de l'événement par tous les sens (vue, ouïe, odeur, principalement) qui sera donnée de ressentir au sauveteur pourra faire augmenter son stress : spectacle de désolation, vision de lésions importantes,

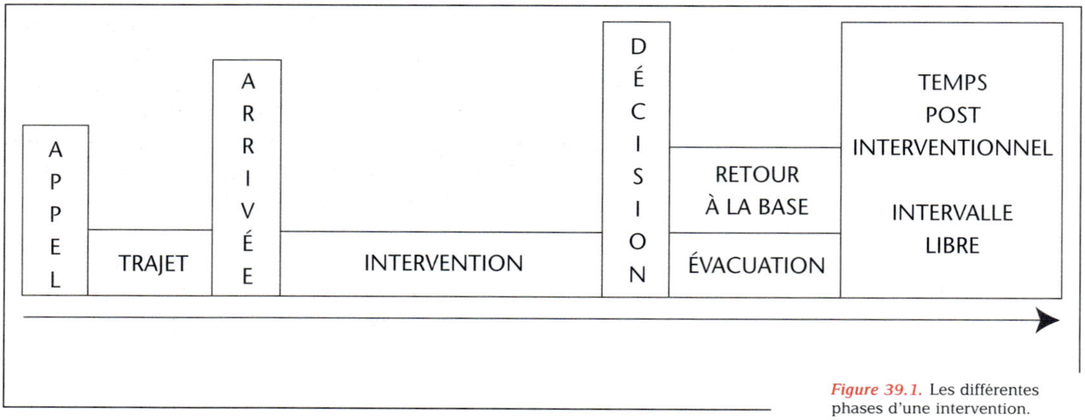

Figure 39.1. Les différentes phases d'une intervention.

cris, pleurs ou contraire un silence « de mort » seront autant de facteurs angoissants.

4.2 Organisation des secours

Plusieurs hiérarchies peuvent être présentes sur place (SAMU/pompiers ; police/gendarmerie, etc.) et il faut alors composer avec les ordres et les contre-ordres, ce qui n'est pas toujours évident et peut ainsi être générateur de stress pour le sauveteur !

4.3 Aspects techniques et technologiques

Cela concerne :
– les nouvelles techniques de secourisme insuffisamment maîtrisées ;
– les matériels qui ne fonctionnent pas.

4.4 Conditions événementielles de l'intervention

Peuvent également être source de stress pour le sauveteur.
– les situations impliquant un enfant, une personne connue soit du sauveteur ou un VIP[3], un individu menaçant ;
– les blessures ou le décès d'un sauveteur, ou les répercussions sur lui d'une intervention (blessures, AES, etc.) ;
– la gestion du décès d'une ou plusieurs victimes, la découverte d'un cadavre ;
– le fait de devoir faire un choix parmi les victimes (notion de triage) ;
– l'alternance de périodes d'inactivité et d'action ou l'attente sur place avec la notion de rester sur le qui-vive.

4.5 Réactions sur place

4.5.1 Stress du débutant

Il concerne principalement les jeunes sauveteurs dont c'est la première mission et se concrétise par :
– des troubles psychiques immédiats : 35 % s'arrêtant figés sur place, 7 % esquivant un mouvement de recul et 10 % fuyant ;
– une perte du savoir-faire. Ainsi dans de telles conditions, moins de 50 % des jeunes secouristes sont capables de réaliser un geste récemment acquis ;
– des signes : pâleur, tremblements, bégaiement, etc. ;
– des attitudes : rester groupé, être dans l'indécision, chacun guettant la réaction de l'autre. Certains, au contraire, vont présenter une réaction dépassée d'agitation, des impulsions irréfléchies, une gesticulation inefficace.

Stupéfaction intellectuelle et affective, ainsi qu'inhibition motrice et de la volonté sont donc souvent retrouvées dans de telles circonstances. Toutes ces attitudes risquent de se propager aux autres équipiers avec un phénomène d'entraînement des plus faibles. Il peut alors être important, voire crucial pour le bon déroulement de l'intervention d'isoler alors certains secouristes.

4.5.2 Stress de compassion

C'est le stress couplé à l'exposition aux souffrants, il est fonction de la capacité d'empathie du sauveteur et dépend de la contagion émotionnelle transmise par la victime au sauveteur. Plus l'empathie sera grande et plus la contagion sera forte, plus le stress sera important. C'est ainsi que l'on verra des sauveteurs devenir « fusionnels » avec « LEUR » victime, allant jusqu'à ne plus vouloir la « lâcher », voulant aller jusqu'à l'accompagner aux urgences.

4.5.3 « Mise sur pilotage automatique » : un paravent émotionnel

L'effroi que peuvent procurer certaines interventions va obliger le sauveteur, s'il veut arriver à ses fins, à prendre de la distance par rapport à l'événement. Il va alors travailler instinctivement (ce qui nécessite que les gestes de bases soient connus parfaitement), en ne parlant presque pas ou en utilisant l'humour noir, en déshumanisant le plus possible les victimes face à lui. L'inconvénient d'une telle attitude, c'est que lorsqu'il va revenir sur « pilotage manuel » et donc prendre conscience de la réalité, il risque alors d'avoir un « contre-coup émotionnel » et ainsi de « craquer », les retombées pouvant alors être victimaires pour lui.

3. VIP (very important personnality) : une personne de notoriété publique.

Un chef d'équipe qui s'apercevra, sur le théâtre des opérations, que l'un de ses équipiers travaille dans de telles conditions devra, après la mission, le prendre en charge afin d'en évaluer les conséquences.

4.5.4 Stress prolongé

Une intervention est ponctuelle et généralement courte, de plusieurs minutes à quelques heures. Seulement certaines peuvent s'éterniser, laissant ainsi le sauveteur « sous tension » pendant un long moment, ses capacités à faire face s'amenuisant petit à petit, d'autant que viendront se rajouter d'autres ressentis, fatigue, faim avec parfois sensation de malaise hypoglycémique, etc. C'est là que va parfois apparaître une irritation caractérielle qui va entraîner des conflits interpersonnels, de l'agressivité vis-à-vis des victimes (rudoiement, soins dispensés de manière rudimentaire et précipitée, demande impérieuse à la victime de se taire, etc.) ou un rétrécissement du champ de perception.

C'est pour éviter l'apparition de ce stress qu'il est important que des relèves sur des missions qui s'éternisent soient opérées, que les repas soient prévus, que la logistique suive, etc.

4.5.5 Stress cumulatif

Il se caractérise par l'équation suivante.

Stress journalier + stress de la mission (stress d'attente + stress de départ + stress d'intervention + stress postinterventionnel) × n interventions = stress cumulatif

C'est lui qui va alors induire un *burn-out* ou syndrome d'épuisement professionnel, d'où la nécessité d'une phase de décompression après chaque intervention et de *defusing* après une intervention traumatique (Figure 39.2).

5. Stress du retour d'intervention

C'est le temps postinterventionnel.

5.1 Sentiment d'accomplissement

Il varie suivant le ressenti du sauveteur, par rapport à ses efforts fournis dans l'aide et l'assistance aux victimes sur l'intervention et l'aboutissement de celle-ci. Il peut être positif si tout s'est bien passé, et peut même renforcer l'ego et l'orgueil de certains. « Sur ce coup-là, on a été les meilleurs ! » Il peut ainsi être erroné par une surévaluation.

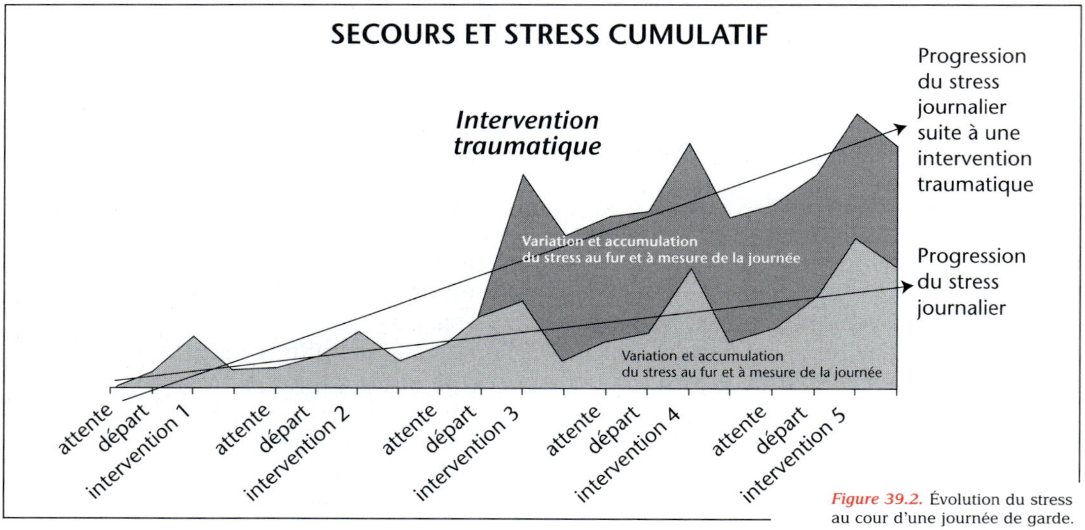

Figure 39.2. Évolution du stress au cour d'une journée de garde.

Cependant, il peut aussi être négatif ou s'appuyer sur le doute, si l'intervention n'a pas évolué dans le bon sens, avec décès de la victime par exemple, où là, le sentiment d'accomplissement se traduira par « On a tout fait pour… », « On a tout essayé mais… », « A-t-on tenté tout ce qui était à tenter ? »

5.2 Remise en question des valeurs

Après une intervention difficile, il peut y avoir remise en cause des valeurs et des croyances. La mise à mal de certaines certitudes, convictions ou dogmes va alors perturber l'idéalisme du sauveteur.

5.3 Stress différé

Chez le sauveteur, le contre-coup émotionnel est une bombe à retardement.
À distance de l'événement, le sauveteur va se mettre à décompenser, parfois seul dans son coin, sans que personne ne s'en aperçoive. Chez certains secouristes associatifs, la personne concernée ne va plus venir aux réunions ou participer aux activités, ne pas donner de ses nouvelles. Son départ subit, sans justification, va en surprendre beaucoup sans pour autant que chacun fasse la relation entre départ et mal-être.

> Ainsi tout responsable d'association ne devrait pas laisser partir un de ses membres sans connaître ses motifs réels surtout si son départ est inopiné.

5.4 « Souvenirs de guerre »

Combien de sauveteurs n'a-t-on déjà pas entendu parler de leurs interventions mémorables, celles qui leur ont laissé un souvenir indélébile mais dont ils refusent de reconnaître qu'elles ont pu les « marquer » psychologiquement. Or, s'ils nous les racontent, c'est bien que cela a laissé quelques traces indélébiles, en d'autres mots, un traumatisme, mais loin d'eux le fait de le reconnaître ! Ça ne se fait pas !

Or, tous les sauveteurs semblent fonctionner sur le même schéma à savoir « de l'action, de la pensée et enfin de la parole » (Erik de Soir 2002) et c'est souvent pas le biais de ces récits qu'ils arrivent alors à une abréaction[4] de ce qu'ils ont vécu.
De plus, si l'on écoute deux sauveteurs qui ont vécu la même intervention, leurs récits seront différents car ils n'auront pas perçu les mêmes choses, cela étant parfois dû au rétrécissement de l'attention chacun ne se souvenant alors que d'une partie de l'intervention, celle qu'il le concernait directement, mais alors avec des détails plus précis. Il faudrait ainsi tous les protagonistes pour avoir tous les éléments du puzzle afin d'obtenir une image finale globale « presque » conforme à la réalité.
Quoi qu'il en soit, rares sont les professionnels de terrain à reconnaître qu'ils peuvent avoir besoin d'un professionnel pour les aider à « digérer » ce vécu émotionnel lié à ces interventions « hors normes ». Ils seraient alors placés en position de victimes, ce qu'ils refusent.
Il semble bon qu'après chaque intervention, surtout si celle-ci a pu être traumatisante, que le sauveteur soit honnête envers lui-même et se pose alors certaines questions. Les réponses devraient ainsi l'aiguiller vers d'éventuelles décisions à prendre, ou démarches à entreprendre :
– Qu'est-ce que j'ai fait (ou pu faire) ?
– Que s'est-il passé au juste ?
– Comment je m'en suis sorti ?
– Comment est-ce que je vais ?
– Est-ce que je voudrais, après une période de repos, revenir plus en détail sur cette intervention ?
– De quelle aide ou de quel soutien aurais-je besoin maintenant (que me faut-il avant de me sentir mieux) ?
Cela a déjà été dit, mais il semble important de le redire ici : le temps où les sauveteurs voulaient se montrer insensibles est révolu. Un sauveteur n'est qu'un homme avec ses faiblesses et ses sentiments et en aucun cas, il ne peut se croire un « surhomme ».

4. Réapparition consciente de sentiments jusque-là refoulés.

Pour en savoir plus

Canouï A, Mauranges A. *Le syndrome d'épuisement professionnel des soignants*. Paris : Masson ; 2001.
Boissieres F. *Les soignants face au stress*. Paris : Lamarre ; 2002.
De Soir E, Vermeiren E. *Les debriefings psychologiques en question...* Anvers : Garant ; 2002.

LE CAS PARTICULIER DU SAUVETEUR À L'ÉTRANGER

40 CHAPITRE

Certains sauveteurs peuvent être amenés à partir à l'étranger afin d'y accomplir des missions ponctuelles. Ces missions sont bien évidemment génératrices de stress, surtout si, pour le sauveteur, il s'agit d'un premier départ en opérations extérieures.
De plus, qui dit départ dit aussi souvent catastrophe, donc conditions d'interventions différentes au travail habituel effectué en France.
Nous allons voir, au cours de ce chapitre, quels peuvent être alors ces facteurs de stress spécifiques à ces missions, qui touchent aussi bien le décideur que le sauveteur « exécutant ».

1. Avant le départ

1.1 Quitter sa famille

Lorsqu'ils partent en mission à l'étranger, les sauveteurs laissent derrière eux, pour un temps indéterminé et parfois ignoré à l'avance, une famille, une maison, voire un emploi. Ce délaissement est déjà à lui seul générateur de stress, le motif du départ induisant ainsi une peur de l'inconnu mais aussi de l'incertain. Effectivement, on ne partira pas dans le même état d'esprit sur un sauvetage lors d'un tremblement de terre dont on sait que l'incident critique est passé, que sur une mission dans un pays dont l'état politico-économique est précaire, source de conflits internes, avec des risques d'attentats, de prises d'otages ou d'assassinats.

1.2 Stress du départ

Le stress de la mission existe donc préalablement avant même d'être arrivé sur le théâtre des opérations, d'autant qu'avant de partir, le sauveteur n'aura pas forcément eu des informations précises sur la mission ou que celles-ci seront souvent floues, générant ainsi incertitudes et donc stress. Le voyage permettra alors peut-être d'en apprendre un peu plus en recoupant et en regroupant les informations avec les autres participants, pour faire le point sur les circonstances et le pourquoi de la mission. De plus, il servira souvent à faire connaissance avec les nouveaux collègues embarqués pour la même mission et provenant parfois d'univers ou de lieux très différents.

1.3 Préparer son voyage

Le stress du départ ne doit pas faire oublier qu'une bonne préparation à la mission tant personnelle (physique, psychologique, matérielle) que par rapport au groupe, est fondamentale. Ainsi, combien de sauveteurs sont partis en oubliant leur traitement médical quotidien ou en omettant de prendre la quantité nécessaire pour la durée de la mission, pensant se procurer des médicaments à l'autre bout du monde aussi facilement qu'en France. Idem pour ces femmes parties sans prendre leur nécessaire hygiénique et se trouvant « fort dépourvues quand les inconvénients mensuels furent venus », oubliant qu'en pays musulman..., pareil pour les verres de contact sans paires de lunettes de rechange, la liste pourrait être longue !

2. Immersion sur le site

2.1 Découverte

Arrivé sur place c'est la grande découverte, l'affrontement avec la réalité qui jusqu'à présent ne relevait que de l'imaginaire et du fantasme, la confrontation avec la violence du contexte et du milieu : les vols et le chantage, les viols et la prostitution, etc.

C'est la découverte de la réalité de la mission avec l'ampleur de la tâche à accomplir, le degré de responsabilité qu'aura chacun et qu'il jugera comme trop important ou trop peu.

C'est aussi l'approche de certaines conditions de vie, comme le logement et la nourriture, avec ce que va imposer la vie en collectivité dans des conditions parfois difficiles, dues à différents facteurs comme la fatigue, l'énervement, l'ennui, l'isolement, les conditions météorologiques, etc.

Arriver sur place veut dire aussi prendre contact. Avec la population autochtone déjà, qui en fonction des événements pour lesquels on se déplace pourra réserver aux sauveteurs un accueil chaleureux... ou glacial. C'est le contact avec des équipiers éventuellement déjà sur place, que l'on rejoint ou que l'on remplace, ce qui, dans ce dernier cas, impliquera une passation de consignes, dont la qualité dépendra de l'état d'esprit des équipiers en question. S'ils se sentent frustrés par le fait de devoir partir, ils pourront la boycotter plus ou moins.

2.2 Réactions

En fonction de leur personnalité, les réactions des sauveteurs dépêchés sur le site seront différentes. Alors que la majorité risque de présenter une attitude adaptée pour le travail demandé, d'autres, au contraire, pourront adopter des réactions en inadéquation avec le bon déroulement de la mission. On retrouve ces attitudes notamment chez les jeunes volontaires non préparés dont c'est souvent la première mission. L'idéalisme et la fougue, doublés d'une certaine hâte et fébrilité, prenant alors le pas sur le raisonné et le réfléchi. Puis, pourront aussi venir, en fonction du déroulement de la mission, du surmenage, des réactions de dépassement avec perte de contrôle, de la résignation, une démotivation pouvant entraîner alors un travail mécanique sans sympathie ni empathie, une agressivité à l'encontre de ses pairs, mais aussi de la population locale ou contre la hiérarchie. Cette attitude pouvant déboucher sur une décompensation psychique ou physique.

3. Sur le site

Une fois la phase d'arrivée et de prise de contact passée, les sauveteurs installés et la mise en route de la mission effectuée, plusieurs critères vont devoir être pris en compte, car de leur bonne gestion dépendront l'efficacité et donc la réussite de la mission.

3.1 Critères événementiels

La soudaineté de l'immersion dans la mission sans phase préparatoire, si ce n'est la durée du voyage, pourra entraîner chez certains sauveteurs une difficulté à mettre en place des repères, les perturbant ainsi quelque peu.

Les images de destruction et la désorganisation induite par la catastrophe, ainsi que les conditions météo telles que le froid ou la chaleur extrêmes, tout comme le bruit et des atmosphères perturbées comme l'enfumage par exemple, rendent les conditions de travail parfois difficiles.

La sensation « que tout ne marche pas » (ponts coupés, pas de radio, etc.), que la sécurité ne semble pas assurée renforce alors la prise de conscience des dangers qui menacent : risque d'être pris en otage, d'être victime d'un sniper (tireur caché, isolé) ou d'être blessé par une mine. Cela augmente, là encore, les ressentis négatifs.

Tous les sens sont mis à mal comme notamment l'odorat avec l'odeur de brûlé ou de putréfaction. Des visions d'horreur (Figures 40.1, 40.2, 40.3, 40.4 et 40.5) comme la vue de charnier ou de cadavres d'enfants notamment, ou la gestion de blessés avec leurs appels désespérés sont aussi facteurs de stress déstabilisants.

Enfin, la pression des rescapés et des familles inquiètes, ainsi que des politiques, la présence de curieux avides de sensations fortes, tout comme des médias au comportement parfois trop insistant, feront du sauveteur un homme stressé.

Ce sont aussi les rumeurs, les doutes qui induisent une certaine méfiance.

> Il faut aussi garder à l'esprit que le mode de vie des sauveteurs et leur attitude peuvent être vécus comme une provocation par la population locale, mettant ainsi en péril la sécurité du groupe.

3.2 Critères occupationnels

La charge de travail importante, doublée parfois d'une insécurité dans les gestes à effectuer et d'un inconfort à les réaliser, la nécessité d'une concentration mentale continue, avec une pression temporelle (créneau de survie), les choix à faire qu'implique le triage des victimes, avec les déceptions et les frustrations que cela entraîne, feront, là encore, du sauveteur un être fatigué et un homme stressé. Parfois c'est l'inactivité, source d'ennui qui sera l'agent stressant, il en est ainsi d'une mission qui s'éternise et dont on voit mal les

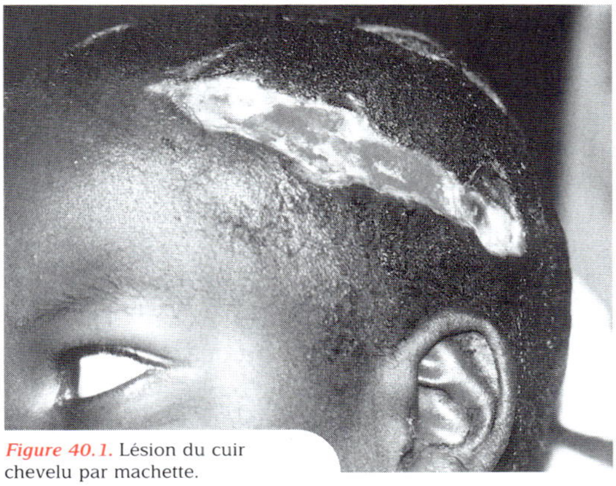

Figure 40.1. Lésion du cuir chevelu par machette.

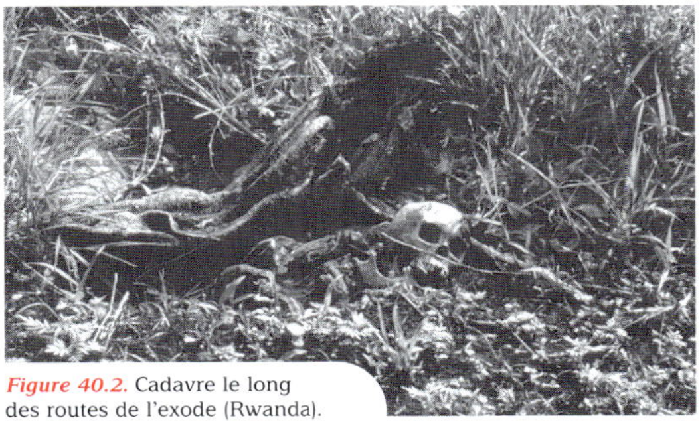

Figure 40.2. Cadavre le long des routes de l'exode (Rwanda).

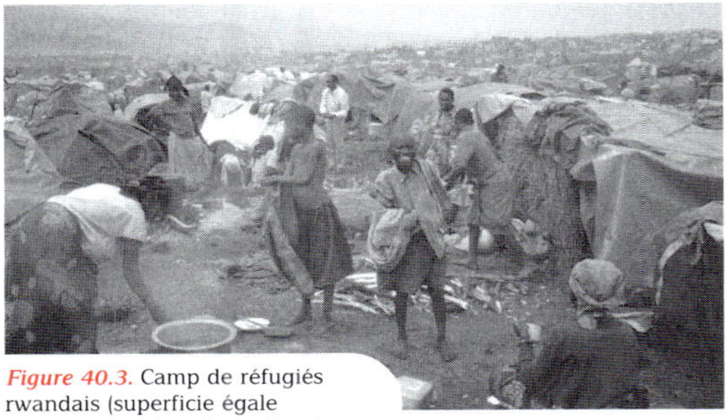

Figure 40.3. Camp de réfugiés rwandais (superficie égale à la moitié de la ville de Paris).

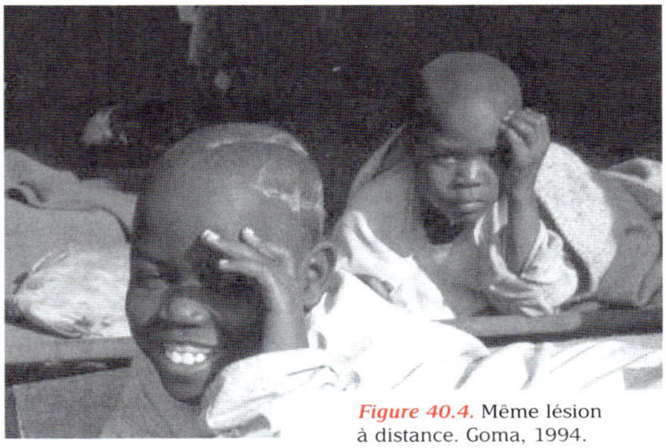

Figure 40.4. Même lésion à distance. Goma, 1994.

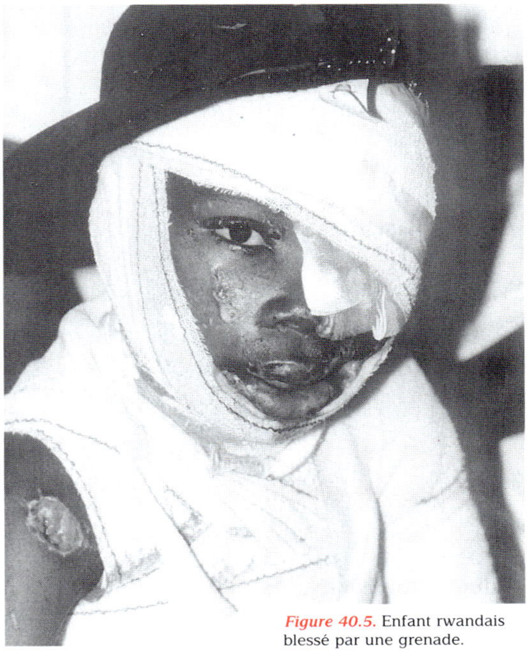

Figure 40.5. Enfant rwandais blessé par une grenade.

aboutissements possibles. Le manque d'occupation et l'augmentation du stress sont deux paramètres qui, réunis, peuvent favoriser l'apparition de conduites addictives (tabac, alcool ou drogues).

3.3 Critères organisationnels

Une tâche trop lourde ou semblant inadéquate à effectuer, des responsabilités inhabituelles, parfois dans d'autres domaines de compétences que les siens, des contraintes administratives excessives, une communication insatisfaisante et des moyens de communications insuffisants, un manque de sommeil accumulé, une coordination des moyens difficile, une coopération de tous les acteurs parfois déficiente, une pression des demandeurs et des décideurs, tout cela pouvant engendrer des conflits, sont aussi des critères à prendre ne compte comme facteurs de stress.

3.4 Critères personnels

Bien évidemment, tout ce stress sera géré en fonction des ressources que présentera le sauveteur en question et de son seuil de tolérance. Cette gestion du stress se faisant donc en fonction de ses critères personnels, c'est-à-dire de sa constitution, de son caractère, mais aussi de sa motivation face à la mission. Un sauveteur « trop impliqué » ne réagira pas de la même manière qu'un collègue désabusé.

> De l'attitude d'apitoiement
> à celle de distanciation exagérée,
> il n'y a souvent qu'un pas !

La préparation à la mission a ici une importance non négligeable, voire primordiale.

4. Facteurs de stress du décideur

Outre le stress perçu, comme n'importe quel sauveteur impliqué dans la mission et que nous venons de voir, le décideur, de par sa fonction de gestion et de prise de décision, semble être soumis à un poids supplémentaire, qui engendre chez lui un stress supplémentaire. Ces facteurs de stress étant eux aussi événementiels, organisationnels et personnels.

4.1 Critères événementiels

Viendront se rajouter aux critères événementiels, déjà exposés plus haut, le manque de renseignements qui, pour lui, seront importants et qui l'empêcheront de pouvoir répondre aux questions de ses subordonnés, pouvant alors entraîner chez eux une démotivation ou une sensation d'isolement, d'être laissés à l'écart.

Une incertitude sur aussi bien l'évolution de la mission que l'état des moyens engagés, et la peur de voir la situation se dégrader seront, là encore, autant de facteurs de stress.

De par son statut de décideur, il est soumis en permanence à de fortes pressions qu'elles soient liées à la durée de la mission, hiérarchiques, ou dues à des facteurs extérieurs comme les relations avec les autorités locales. De même, la menace d'une prise d'otages ou du décès de ses coéquipiers pèsera souvent lourd sur ses épaules.

4.2 Critères organisationnels

Au niveau organisationnel, on sait qu'en mission charge de travail et plages de repos ne font pas forcément bon ménage et sont souvent antinomiques.

De même, le décideur est souvent amené à déléguer, ce qui là encore peut être source de stress, ses aides étant souvent des gens dont il ignore les compétences réelles faute de les connaître ou d'avoir déjà pu travailler avec. « Que peut-il déléguer ? », « Délègue-t-il à la bonne personne ? », « Peut-il se reposer sur ses conseillers, sont-ils fiables ? », « Comment gérer des conseils contradictoires ? » sont autant de questions qui peuvent être, ainsi, source d'inquiétude et donc de stress.

On peut généralement résumer le rôle du décideur à certains items, chacun d'eux étant bien évidemment là encore générateur de stress (*cf.* Fiche technique n° 65).

4.3 Critères personnels

Enfin, les critères liés à la personnalité et au caractère peuvent avoir leur importance. Suivant qu'il sera aventureux, autocrate[1], impulsif ou tout le contraire, suivant son seuil de tolérance émotionnelle, dépendra le sens de la mission. Le charisme du décideur étant souvent déterminant pour la bonne marche de celle-ci.

5. Stress du retour de mission

Au retour de mission, le stress sera encore présent. Celui de retrouver les siens, de reprendre un autre mode de vie, ce qui nécessitera parfois une phase de réadaptation plus ou moins longue, en fonction de l'aptitude du sauveteur à réagir ou du délai passé à l'étranger en terrain hostile.

5.1 Avant le retour

Comme il y avait une préparation au départ, il doit y avoir une préparation au retour. Se mêleront, souvent, des sentiments d'appréhension et d'excitation, de joie mais aussi d'anxiété, d'agitation et d'impatience. Il est conseillé aux sauveteurs de retour en France pour ne pas être trop déçus, d'éviter d'idéaliser leur retour et notamment les retrouvailles et de penser au retour en termes réalistes. C'est l'heure aussi de commencer à faire un bilan introspectif : « Comment ai-je vécu cette mission ? », « Que vais-je faire en rentrant ? », « Aurais-je envie de repartir ou dois-je envisager une réorientation ? »

5.2 Au retour

Une fois revenu, le sauveteur pourra ressentir l'envie de beaucoup dépenser et ce, en guise de réactions à diverses frustrations éprouvées pendant la mission. Une tendance à boire ou à consommer excessivement des médicaments pourra apparaître chez certains et continuer, voire s'amplifier chez d'autres. Une certaine fatigue, liée au phénomène de décompression pourra être ressentie, accompagnée de troubles du sommeil et de l'appétit. Pour certains, ce sera la peur de l'avenir, une perte des repères, la vie ordinaire de tous les jours les angoissant plus qu'une vie faite d'imprévus et de dangers. Un vide alors apparaît, ainsi que le sentiment d'incompréhension venant des autres. Un débriefing est incontournable au retour de la mission, ce qui va aussi permettre de mettre un point final à l'expédition (voir plus loin).

5.3 Réactions de l'entourage

L'attitude de l'entourage sera parfois en décalage avec celle de l'être cher de retour, comme si chacun était sur des planètes différentes.

5.3.1 Temps de réadaptation

Ainsi, afin de faciliter les retrouvailles, on peut conseiller aux proches d'éviter d'organiser un lourd programme en guise de bienvenue. Le sauveteur aura parfois plus envie de retrouver la quiétude de son intérieur, plutôt que de faire la tournée familiale. Il y a un temps pour tout.

Celui qui revient de mission aura pendant un certain temps vécu plongé dans une autre culture aux valeurs différentes, il sera bon alors de lui laisser du temps pour retrouver celles d'avant ; au-delà de la différence de culture, la mission étant en décalage avec la vie de monsieur-tout-le-monde.

5.3.2 Attitude de l'entourage

De par ce qu'il aura vu ou vécu qui est très souvent dur, il aura pu changer d'idée sur certains sujets ou acquérir une plus grande maturité d'esprit. Il pourra alors être de bon ton d'éviter de lui faire remarquer notamment, sur le ton du reproche : « Avant t'étais différent, pourquoi as-tu changé ainsi ? ». Il lui faudra aussi un temps pour « digérer » tout cela, il faudra donc le laisser tranquille pour faire ce travail qui parfois sera assimilé à un travail de deuil. L'entourage veillera, alors, à éviter de le presser de questions et laissera venir les choses. Quand il sera prêt, il parlera de lui-même.

> Patience et tolérance doivent être les mots d'ordre des proches ! Même si ceux-ci sont curieux de savoir...

1. Qui se comporte en souverain au pouvoir absolu.

5.3.3 Prise en charge de la famille en cas de crise

Parfois, malheureusement, la mission tourne mal. Les sauveteurs en mission, peuvent être pris en otage, voire tués. Là encore, les réactions de l'entourage seront à prendre en compte. Il est alors conseillé à l'organisation ou à l'association en charge de la mission d'assurer le lien avec les proches des sauveteurs retenus et de les associer au déroulement de la mission, en les tenant régulièrement au courant, en convenant avec eux par exemple d'un rendez-vous téléphonique journalier à heure fixe. Cependant, si la situation évolue, ils seront tenus informés quasiment en temps réel.

L'avantage de cette prise en charge aussi rapprochée leur permettra de ne pas se sentir exclus, sentiment qui, s'il était vécu de la sorte, risquerait d'être rapporté aux médias et ainsi, par ricochet, de nuire, par exemple, aux négociations de libération. Ainsi, en gérant et en contrôlant un maximum de paramètres, les négociateurs mettent un maximum de chances de réussite de leur côté.

5.3.4 Débriefing

Si le sauveteur sur le territoire français a déjà beaucoup de raisons d'augmenter son niveau de stress basal lors d'interventions, il est clair que le sauveteur en mission à l'étranger est de loin plus exposé, et qu'un débriefing de retour de mission ne doit pas être un simple conseil, mais un moment incontournable et indissociable à une bonne réintégration à la vie « d'avant la mission ».

> Le but de ce débriefing est d'accélérer les mécanismes **normaux** de récupération chez des gens **normaux** qui éprouvent des sentiments **normaux** après avoir vécu dans des circonstances **anormales**.

Enfin, un sauveteur sachant que sa réaction sur place sera fonction de sa préparation et de sa faculté d'adaptation, ne doit jamais partir en mission :

– pour se faire la main, il se doit d'être opérationnel de suite ;

– par idéalisme, les déceptions et les désillusions sur place ne pouvant entraîner qu'une victimisation supplémentaire ;

– pour régler ses problèmes personnels, l'éloignement dans de telles conditions n'ayant jamais rien réglé.

À bon entendeur... Bon vent et bonne mission !

Pour en savoir plus

Neyrac G. *Les larmes du Kosovo*. Paris : Cerf éditions ; 2001. 126 p.

LES PHASES DU PROCESSUS DE DÉCISION

Qu'il s'agisse d'une mission à gérer en France ou à l'étranger ou qu'il s'agisse d'une simple intervention de secours, qui n'est, après tout, qu'une « petite » mission, les phases du processus de décision restent les mêmes. Les voici accompagnées de quelques exemples pour l'illustration.

Intervention au quotidien	En mission d'envergure
• *Connaître la situation (prise d'informations structurée)*	
Qui m'a appelé ? Pourquoi suis-je là (motif de l'intervention) ?	Quel est le but de la mission ? Où en sommes-nous dans le déroulement de la mission ?
• *Évaluer la situation (signification, gravité, urgence)*	
Y a-t-il une urgence vitale ? À quoi suis-je confronté ? Quel est le contexte familial ?	Quels en sont les enjeux diplomatiques, politiques, économiques ? Y a-t-il des actions à mener en priorité ?
• *Identifier la situation comme crise*	
S'agit-il d'un accident ou d'un acte voulu ? Quelles peuvent en être les conséquences ? Y a-t-il risque de suraccident ? Y a-t-il un danger particulier pour l'équipage ?	Quels dangers nous menacent ? Y a-t-il des risques particuliers ? Suis-je dans un contexte ami ou ennemi ?
• *Recenser et évaluer les moyens*	
L'équipage en présence est-il suffisant ? Avons-nous besoin de renfort ? Cela nécessite-t-il l'intervention d'une équipe spécialisée ?	Sommes-nous assez ? Dois-je prévoir une relève ? Puis-je compter sur la main-d'œuvre locale ?
• *Imaginer les solutions et évaluer leurs conséquences*	
Doit-on évacuer ou faire venir un médecin de garde ? Si je fais signer une décharge, que risque-t-il de se passer ensuite ?	Quelles peuvent être les conséquences de notre action ? Dois-je dénoncer ?
• *Choisir la solution qui semble la meilleure*	
Quelle méthode de relevage choisir ?	Par quelle route devons-nous passer ?
• *Perfectionner sa préparation*	
Ne doit-on pas déplacer quelques meubles pour travailler plus aisément ?	Ne doit-on pas d'abord effectuer une reconnaissance ? Y a-t-il des laissez-passer à se procurer ?
• *Donner l'ordre de son exécution*	
Attention pour vous préparer ! Prêts ?	Donner les consignes de sécurité avant le départ.
• *Suivre son exécution et la modifier éventuellement*	
Ne serait-il pas plus facile de passer par les escaliers plutôt que par l'ascenseur ?	Sommes-nous dans les temps ? Faut-il rebrousser chemin ?

Le stress de la victime

Chapitre 41

Comprendre le stress de la victime et les réactions qu'il induit, c'est déjà résoudre une partie de l'intervention et en faciliter sa gestion.
Comme on le sait, le sauveteur peut être amené à prendre en charge une victime à l'instant de l'accident comme à distance, le motif d'appel étant toujours en relation étroite avec le vécu de l'événement victimaire.
Il se doit alors de connaître toutes les phases et les ressentis par lesquels va passer cette victime afin, lors de son arrivée sur place, de mieux appréhender le contexte dans lequel il se trouve et de pouvoir ainsi déduire comment il va mener son soutien psychologique et sa conduite secouriste.

1. Vécu postaccidentel immédiat de la victime

Immédiatement après l'acte victimaire, la personne va basculer dans la condition de victime et présenter alors deux états :
– un état de vulnérabilité : la personne se trouve soudainement diminuée tant physiquement que psychologiquement se retrouvant alors en position de dépendance vis-à-vis des autres et notamment des secours ;
– un état dit régressif, puisque souvent les accidentés, choqués sont allongés après le traumatisme subi. Ainsi couchée au sol, la victime se retrouve dans l'état où le petit enfant percevait le monde avec pour seuls modes de communication : la voix, le toucher et le regard. Il est évident qu'à partir de ce moment-là, la victime présente très fréquemment un état de stress intense.

2. Facteurs augmentant le stress de la victime

Quelles que soient les raisons pour lesquelles une personne se retrouve victime, il y a des facteurs qui vont favoriser l'augmentation du stress ressenti, à savoir :
– la douleur, de son intensité dépend bien des répercussions sur l'organisme tant au niveau physique que psychique ;
– la peur du devenir, notamment lorsque la victime est allongée au sol, et se demande si un jour elle se relèvera et éventuellement remarchera ;
– les bruits environnants, provenant de la foule de badauds avec toutes les interjections de stupéfactions ou les commentaires produits, mais aussi provenant des autres blessés que l'on entend crier ou geindre ;
– le bruit des sirènes et l'éclat des gyrophares qui sont neurostimulants et qui traduisent par leur nombre l'importance de l'événement traumatique ;
– les conditions météo défavorables, froid, pluie, si on est en extérieur ;
– les remarques et les réflexions des sauveteurs glanés ça et là, pouvant traduire leur propre stress de l'intervention et qui peuvent être perçus comme peu rassurants ;
– enfin, la question de l'entourage : savoir ce qu'il est devenu dans l'accident, qu'en est-il des proches, etc.

3. *Réactions et ressentis de la victime*

Au moment de l'approche de la victime par le sauveteur, celle-ci laissera percevoir différentes attitudes ou ressentis en fonction de ce qu'elle viendra de vivre. Ces réactions seront, pour un même événement, différentes d'un individu à l'autre car elles dépendront des facultés de la victime à faire face *(coping)* à l'événement, mais aussi de son vécu et de son histoire. De plus, toujours en fonction de la personne, elles peuvent être immédiates comme à retardement.
Le sauveteur doit savoir les reconnaître afin de pouvoir prendre en charge la victime qui, à ce moment-là, n'est plus maîtresse d'elle-même et qui nécessite de toute façon une aide même si elle a conscience encore de la réalité.

3.1 Honte et culpabilité

La honte et la culpabilité sont certainement les deux ressentis que le sauveteur retrouvera très régulièrement chez toute victime. Ils sont généralement étroitement liés, voire enchevêtrés. Le sauveteur pourra s'appuyer sur eux pour instaurer un dialogue avec la victime s'il n'a pas d'autre accroche sérieuse.

3.1.1 Honte

La honte est un sentiment exercé contre soi-même, faisant entrer en ligne de compte une atteinte à son amour propre et impliquant souvent une notion de secret, alors que la culpabilité est exercée à l'encontre des autres. L'enfant ou la femme, pensant que c'est de leur faute s'ils se sont fait abuser, se tairont par honte, car pour eux, si la culpabilité peut être confiée pour être expiée (confession des fautes), la honte est indicible, elle ne peut être que niée et dissimulée. La honte fait ainsi craindre une exclusion de la communauté, ce qui n'est pas le cas de la culpabilité puisqu'à travers elle peut se faire la réparation.

> Si, dans la culpabilité, la décharge de cette émotion est possible par la verbalisation, dans la honte, elle est inhibée, ce qui nécessite que le sauveteur débloque la situation en allant solliciter la victime à parler, en la mettant d'abord en confiance et en commençant le dialogue par la reformulation et en précisant « Arrêtez-moi si je me trompe... ». Ainsi en voyant qu'elle est comprise, la victime sortira peut-être de son mutisme et déverrouillera ce blocage imposé par la honte.

La honte n'existe que devant un tiers dont la présence ne semble justifiée que dans le dessein de honnir. C'est alors pour fuir le regard de cet autre, jugé moralisateur, que la personne « honteuse » pourra avoir recours à la fuite et notamment au suicide.

3.1.2 Culpabilité

La culpabilité résulte du fait d'avoir agressé l'autre, ce qui implique que la personne est allée sur un « territoire » autre que le sien, alors que la honte concerne une particularité de notre être et préserve ainsi notre identité, nos limites.
Ainsi, lors de l'annonce d'un décès, le survivant peut ressentir de la culpabilité de ne pas avoir fait tout ce qu'il voulait avec la personne décédée ou de s'être chamaillé avec elle lors de leur dernière rencontre. Dans d'autres cas, c'est la honte qui prend le dessus, notamment celle du survivant. Là, il s'agit d'un conflit intérieur, la personne se reprochant de ne pas être morte à la place de l'autre (désir de substitution). De plus, elle pense souvent avoir transgressé un tabou, qui est que l'on ne revient jamais du royaume des morts ! Or, elle, elle a côtoyé la mort et en est revenue !

3.2 Réactions comportementales immédiates

Devant l'importance du traumatisme subi, la victime pourra se trouver dans un état de stress dit dépassé qui peut alors se traduire par les tableaux suivants :

– la réaction de sidération. Les sujets sont alors stupéfaits, pouvant rester figés sur place, le regard hagard. Ils ne parlent plus, ils sont comme pétrifiés ;
– la réaction d'excitation psychomotrice. C'est le contraire du cas précédent. Là, la personne va courir dans tous les sens tout en restant dans un même périmètre, elle va « brasser du vent » car son agitation est stérile, s'apparentant à une forme de gesticulation inutile. Ses propos peuvent être logorrhéiques, mais aussi incohérents ;
– la fuite panique individuelle. C'est le départ en flèche vers une destination inconnue avec le risque de s'enfuir en direction du danger. La personne qui se sauve ainsi n'a pas conscience des obstacles et peut passer ainsi à travers une porte vitrée fermée sans s'en rendre compte et continuer sa course bousculant et renversant tout – chose ou personne – sur son passage. Elle est alors sourde à tout résonnement ;
– l'action automatique, se traduisant par une errance, un retour chez soi sans en avoir conscience, la personne fait le trajet sans s'en apercevoir. Il peut s'agir aussi de gestes effectués automatiquement en décalage avec la réalité. Certains se rappelleront peut-être de se reportage télévisé sur les inondations de Vaison-La-Romaine en 1992, où l'on voyait une femme balayant son balcon, machinalement, alors qu'à ses pieds un torrent de boue charriait voitures et caravanes avec une force incroyable, sans que cela semble l'interpeller. **On parlera alors de syndrome dissociatif**. La personne est présente physiquement, mais semble absente par la pensée ;
– la réaction hystérique immédiate qui peut se traduire par un évanouissement, par exemple. Ainsi en « faisant le mort » la personne fuit la réalité de la situation, pensant qu'à son réveil, tout sera effacé, aura disparu, comme dans un mauvais rêve… ;
– la réaction anxieuse aiguë se traduit par des symptômes d'anxiété psychique et somatique très perturbants, avec impression de mort imminente, appel à autrui, pâleur extrême, tremblements intenses, forte striction laryngée et thoracique, palpitations cardiaques, nausées, vomissements, perte d'urine, etc. ;
– la réaction délirante. La personne peut se mettre à délirer, interprétant parfois de façon mystique ce qui vient de se passer, haranguant la foule, etc.

Mis à part la phase de réaction anxieuse, où le dialogue peut parfois être possible, dans aucune autre le sauveteur ne peut avoir un entretien d'aide avec la personne ; difficile d'entretenir un dialogue avec une statue ou quelqu'un qui ne vous voit pas même si vous êtes face à lui !

> L'approche de la victime, outre d'être verbale, sera alors surtout aussi gestuelle : il faudra la déplacer d'un endroit gênant ou dangereux, l'arrêter dans sa fuite, la surveiller pendant sa phase d'évanouissement, etc.

3.3 Réactions comportementales postimmédiates

Il se peut que le sauveteur n'intervienne pas immédiatement après l'événement traumatogène, mais à distance, le lendemain ou quelques jours après. Le comportement de la victime ne sera déjà plus le même et aura évolué soit positivement ou au contraire de façon péjorative. L'approche sera alors différente car souvent la personne aura repris contact avec la réalité. Souvent on assistera, rapidement (quelques heures à un ou deux jours), à une diminution progressive, puis à l'arrêt des symptômes du stress que celui-ci fut adaptatif ou dépassé. Parfois il persistera encore ce que l'on appelle « une queue de stress » avec encore quelques crises anxieuses, sursauts, visions fugaces de l'événement, crise de larmes, etc. disparaissant petit à petit.
Cependant, la personne peut continuer à présenter des signes traduisant le traumatisme subi pendant encore plusieurs jours avec une reviviscence des événements, entraînant alors des conduites d'évitement afin de ne pas repenser à ce qui s'est passé. Des signes somatiques comme tremblements, sudation, vomissement, perte d'urine, diarrhée peuvent être présents. Si cette attitude a tendance à s'installer, la nécessité de consulter s'impose alors et le sauveteur devra proposer une évacuation vers un milieu hospitalier, car tout cela peut traduire les premiers signes de l'installation du psychotraumatisme.

3.4 Réactions à distance de l'événement

Survenant après un temps de latence pouvant varier de 15 jours à 6 mois ou 1 an (on a vu des phases de latence pouvant aller jusqu'à 3 ans chez des personnes ayant vécu une déportation), peut apparaître le syndrome post-traumatique que l'on peut diviser alors en trois parties[1] :

– les symptômes de répétition, par lesquels le sujet revit son expérience traumatique de façon involontaire et répétitive (reviviscences hallucinatoires, souvenirs forcés, ruminations mentales, impression subjective subite que l'événement va se reproduire, gestes de surprise, de fuite ou de défense, cauchemars, intensément vécus et agis plutôt que simplement contemplés) ;

– un repli de la personnalité, laquelle est devenue incapable de filtrer dans l'environnement les stimuli dangereux des stimuli anodins (d'où sursauts, conduites d'évitement, état d'alerte et résistance à l'endormissement), incapable d'affirmer sa présence dans le monde (démotivation, impression d'avenir bouché) et incapable d'aimer autrui réellement (rétrécissement affectif, égocentrisme, dépendance infantile, irritabilité) ;

– un ensemble de symptômes non spécifiques (on les constate aussi dans d'autres pathologies), tels qu'asthénie, anxiété, plaintes somatiques, troubles psychosomatiques et troubles des conduites orales (boulimie, anorexie, alcoolisme, toxicomanie, tabagisme) ou sociales (accès de colère, fugues, tentatives de suicide).

C'est justement ces tentatives de suicide ou ces accès de colère pouvant déboucher sur des crises clastiques qui ont pu être le motif d'appel des secours. D'où la nécessité pour le sauveteur de bien mener son entretien afin de pouvoir retrouver ces causes explicatives au passage à l'acte.

4. Conclusion

Conclure cet ouvrage par un chapitre sur le stress de la victime n'est pas un hasard, car comme on vient de le voir tout au long de ces pages, il sera toujours présent et ce, quelle que soit la nature de la violence subie.

Il sera le fil rouge inscrit en filigrane de chaque intervention, un paramètre important à prendre en compte, un des éléments incontournables à partir duquel pourra dépendre toute la suite des événements.

Le sauveteur devra donc tout au long de sa carrière se rappeler que l'on ne peut l'ignorer si l'on veut prendre en charge efficacement une victime.

Il paraît donc indispensable d'en connaître parfaitement les tenants et les aboutissants.

1. http ://www.enm.justice.fr/centre_de_ressources/dossiers_reflexions/oeuvre_justice2/3_depassement_trauma_2.htm

Conclusion

Nous voilà arrivés à la fin de ce tour d'horizon de la prise en charge d'une personne victime de violences.

Si nous devions retenir quelques points importants de cet ouvrage concernant les écueils à éviter de la part du sauveteur, ce serait les suivants :

– **ne pas tout prendre pour argent comptant** en matière de victime et d'agresseur : un sauveteur trop naïf risque de passer à côté de points importants, pouvant compromettre le bon déroulement de l'intervention, cela pouvant avoir des retombées sur le devenir de la victime tant au niveau somatique, psychologique que juridique ;

– de là en découle le fait de **ne pas se laisser manipuler**. Avec l'expérience, c'est savoir distinguer le réel de ce que peut « rajouter » une victime, savoir la prendre au sérieux tout en étant capable de faire preuve d'un certain discernement et savoir aussi ne pas prendre les attitudes de persécuteurs pour celles de victimes !

– **ne pas s'identifier à la victime** (se mettre à sa place) : il est conseillé de prendre du recul, le sauveteur devant savoir rester à la place qui est la sienne ;

– **ne pas oublier qu'aider ne veut pas dire assister**. Le sauveur n'est pas là pour faire du paternalisme ou du maternage. Il doit savoir laisser à la victime la plus grande autonomie possible. L'aide commence, lorsque la victime en est capable, par un encouragement à ce qu'elle trouve elle-même des solutions à certains problèmes ;

– **ne pas faire preuve de compassion** (oh ! le pauvre ! ! !) ce qui ne manquerait pas, à long terme, de déboucher sur un stress de compassion, préjudiciable au sauveteur. La compassion : non, l'empathie : oui (même si les deux mots ont le même sens à l'origine – bien que l'un soit d'origine grecque et l'autre latine – ils peuvent être interprétés différemment) ;

– **ne pas porter de jugement**, ce qui immanquablement aboutirait à un rejet (de la victime ou de son agresseur) ou à une excessive tolérance ;

– **ne pas avoir une certaine fascination pour le sanglant** et donc le violent, le risque étant de tomber dans le morbide ;

– **ne pas confondre autorité et rigidité** avec savoir-être directif ;

– **ne pas amalgamer « sauveteur » et « sauveur »**, un sauveteur n'est pas le messie, il a donc ses propres limites dont il doit être conscient ;

– **ne pas répondre aux provocations** trop vite, sans s'être ménagé un temps de réflexion.

> Mais surtout, le sauveteur devra toujours se rappeler que le secourisme, c'est la rencontre de deux types de personnes stressées, l'une théoriquement prête (le sauveteur), l'autre non (la victime).

La première devant être capable de prendre en charge la seconde (le sauveteur devant même parfois prendre aussi en charge, un ou plusieurs de ses collègues...).

Le sauveteur doit toujours garder à l'esprit que son activité n'est pas anodine, notamment pour ceux qui la pratiquent bénévolement, et qu'elle peut être destructrice à bien des niveaux. C'est pourquoi il n'y a pas de place à l'improvisation. Pour cela :

– une sélection stricte au départ semble inévitable, car on ne s'improvise pas sauveteur ;

– une bonne connaissance des notions élémentaires de base, aussi bien en secourisme qu'en psychologie ou en juridique est non seulement nécessaire mais indispensable (j'espère en avoir fait la preuve tout au long de ces pages !) ;

– la formation doit être continue, tant par l'entraînement et par l'apprentissage des gestes que par une préparation à faire face à la gestion du stress, consistant à développer chez le secouriste, outre ses capacités techniques, ses capacités d'évaluation objective de la situation et de ses ressources propres ;
– ne pas oublier que devant tout secouriste présentant des signes de stress dépassé ou rentrant de mission, il est nécessaire qu'une prise en charge soit effectuée : par un *defusing* immédiatement, par un *débriefing* à distance si cela s'avère nécessaire et surtout par du personnel formé ;
– un soutien et une cohésion au sein de l'équipe sont souvent un gage de réussite.

Enfin, j'espère que ces quelques pages auront pu faire prendre conscience à certains sauveteurs – ou qu'elles aient pu renforcer chez d'autres – leur conviction qu'une victime ne se résume pas à une blessure ou à une pathologie, mais qu'il s'agit d'une personne à part entière dont la prise en charge doit se faire dans la globalité, alliant somatique et psychologique, l'un ne pouvant, et je le redis encore une fois, être dissocié de l'autre.

Se connaître et reconnaître l'autre... sont souvent gages de qualité et de réussite.

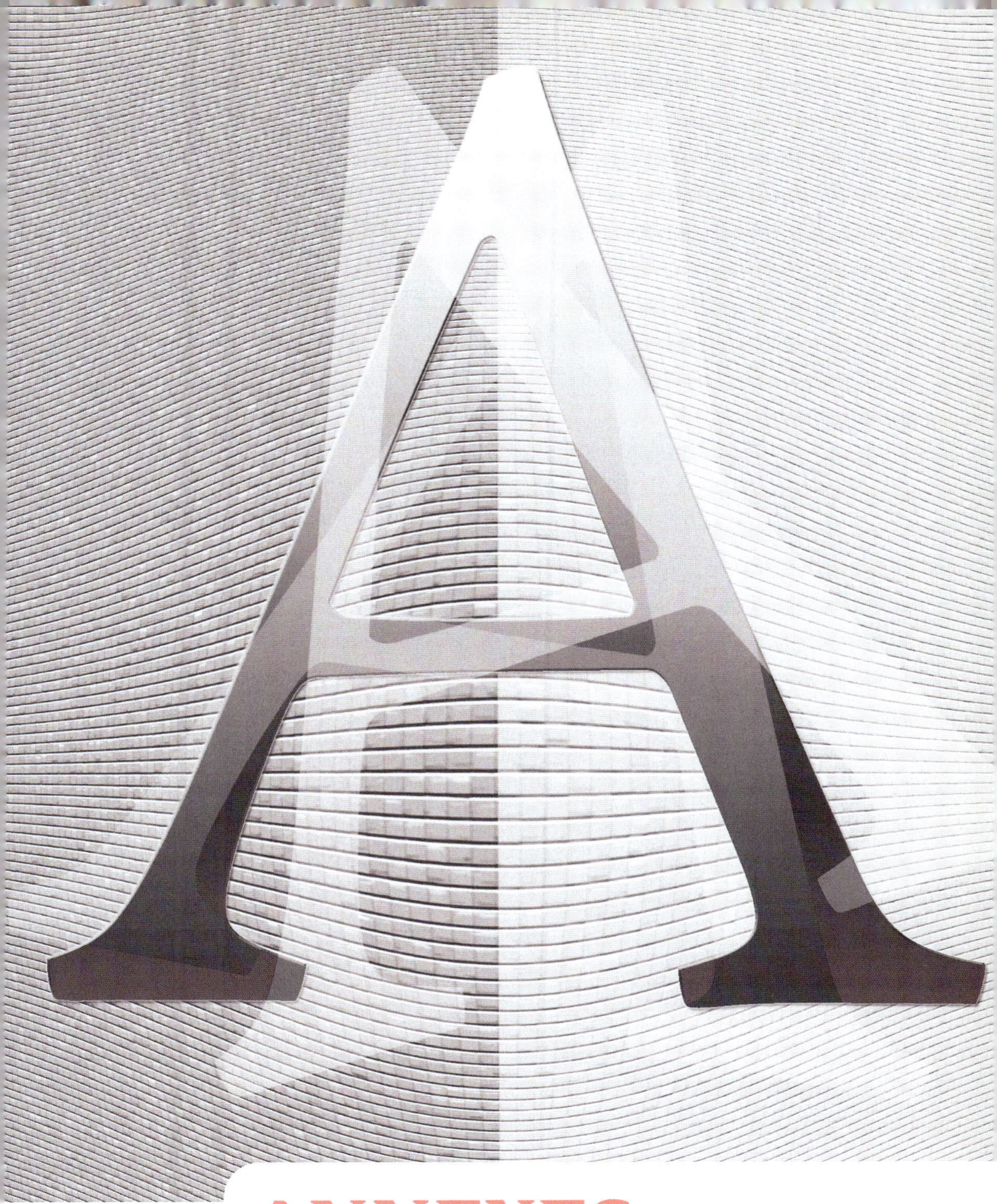

ANNEXES

Catastrophes : échelles de mesures

1

ANNEXE

Lors de catastrophe, plusieurs échelles de mesure sont souvent utilisées afin d'évaluer l'importance du séisme, la plus connue étant l'échelle de Richter ; mais il en existe d'autres aussi bien pour mesurer l'amplitude du sinistre que pour apprécier la force du vent ou l'état de la mer.
Les principales sont données ici afin que le sauveteur puisse se familiariser avec elles, afin que sur le terrain, lorsqu'elles seront employées, il sache de quoi on parle.

Échelles de Richter et EMS

Il existe plusieurs échelles pour mesurer un séisme. Actuellement l'échelle de référence est l'EMS 92 (*European Macroseismic Scale 1992*) utilisée en Europe depuis le 1er janvier 2000. Elle mesure l'intensité d'un séisme à partir des effets sur l'homme, des effets sur les objets et l'environnement, des dégâts aux bâtiments, répertoriés suivant cinq degrés :

1er degré – dommages légers : fissurations des plâtres, chutes de petits débris de plâtre ;
2e degré – dommages modérés : fissurations des murs, chutes d'assez gros blocs de plâtre, chutes de tuiles, fissurations de cheminées ou chutes de parties de cheminées ;
3e degré – sérieux dommages : lézardes larges et profondes dans les murs, chutes de cheminées ;
4e degré – destruction : brèches dans les murs, effondrements partiels éventuels, destruction de la solidarité entre parties différentes d'une construction, destruction de remplissages ou de cloisons intérieures ;
5e degré – dommage total : effondrement total de la construction.
La plus connue, celle de Richter (géophysicien américain 1900-1985), évalue l'énergie des séismes par la valeur de la magnitude ; elle comporte 9 degrés. Existent aussi les échelles de Mercalli et MSK du nom de leurs auteurs (Medvedev, Sponheuer et Karnik).

Intensité échelle MSK	Définition	Effets de la secousse sismique	Magnitude échelle RICHTER
I	Non ressenti	Intensité de la vibration au dessous du seuil de perception humaine : secousse détectée et enregistrée seulement par les séismographes.	1,5
II	Rarement ressenti	Ressenti uniquement par quelques personnes au repos dans une position favorable, à l'intérieur des bâtiments, plus particulièrement dans les étages supérieurs.	2,5
III	Faible	Secousse ressentie par quelques personnes à l'intérieur des constructions, à l'extérieur qu'en cas de circonstances favorables. Les personnes au repos ressentent une vibration ou un léger tremblement. La vibration ressemble à celle causée par le passage d'un camion léger : léger balancement des objets suspendus, balancement plus accentué dans les étages supérieurs.	2,5

Intensité échelle MSK	Définition	Effets de la secousse sismique	Magnitude échelle RICHTER
IV	Largement observé	Séisme ressenti à l'intérieur des constructions par de nombreuses personnes et par quelques personnes à l'extérieur. Des dormeurs isolés sont réveillés mais personne n'est effrayé. Vibration comparable à celle due au passage d'un camion lourdement chargé. fenêtres, portes et assiettes tremblent. planchers et murs font entendre des craquements. Le mobilier commence à être secoué. Les liquides contenus dans des récipients ouverts s'agitent légèrement. Les objets suspendus se balancent légèrement.	3,5
V	Fort	Séisme ressenti à l'intérieur par tout le monde, à l'extérieur par de nombreuses personnes. Nombreux dormeurs s'éveillent, quelques-uns sortent en courant. Les animaux sont nerveux. Les constructions sont agitées d'un tremblement général. Les objets suspendus sont animés d'un large balancement. Les tableaux cognent sur les murs ou sont projetés hors de leur emplacement. les pendules à balancier s'arrêtent. Les objets peu stables peuvent être renversés ou déplacés. Portes et fenêtres s'ouvrent ou se ferment. Les liquides contenus dans des récipients bien remplis se répandent en petite quantité. La vibration est ressentie comme celle due à un objet lourd dégringolant dans le bâtiment. Dommages légers : fissurations des plâtres, chutes de petits débris de plâtre. Modification dans certains cas du débit des sources.	4,5
VI	Dégâts légers	Séisme ressenti par la plupart des personnes, aussi bien à l'intérieur qu'à l'extérieur des bâtiments. Nombreuses personnes effrayées se précipitent vers l'extérieur. Quelques personnes perdent l'équilibre. Les animaux domestiques s'échappent de leur stalle. Assiettes et verres peuvent se briser, les livres tomber. Le mobilier lourd peut se déplacer dans les clochers les petites cloches peuvent tinter spontanément. Nombreuses maisons subissent des dégâts non structuraux (très fines fissures et des chutes de petits morceaux de plâtre). Des crevasses de l'ordre du centimètre peuvent se produire dans les sols détrempés, des glissements de terrains peuvent se produire en montagne. On peut observer des changements dans le débit des sources et le niveau des puits.	
VII	Dégâts	Les personnes ont de la difficulté à rester debout. Vibration ressentie par des personnes conduisant des voitures. De grosses cloches se mettent à sonner. Les meubles se déplacent et beaucoup d'objets tombent des étagères. De nombreuses maisons ordinaires bien construites subissent des dégâts modérés : petites fissures dans les murs, chutes de plâtres, chute de parties de cheminées ; des bâtiments plus anciens peuvent présenter de larges fissures dans les murs et la défaillance des cloisons de remplissage. Glissement des routes le long des pentes raides ; fissures en travers des routes ; joints de canalisations endommagés ; fissures dans les murs de pierres. Des vagues se forment sur l'eau et celle-ci est troublée par la boue mise en mouvement. Les niveaux d'eau dans les puits et le débit des sources changent. Des sources taries se remettent à couler et des sources existantes se tarissent. Des talus de sable ou de graviers s'éboulent partiellement.	5,5
VIII	Dégâts importants	Frayeur et panique, même les personnes conduisant des automobiles sont effrayées. Des branches d'arbres se cassent. Le mobilier, même lourd, se déplace ou se renverse. Les lampes suspendues sont endommagées en partie. Des maisons ont de larges fissures dans les murs. Quelques bâtiments ordinaires bien construits présentent des défaillances sérieuses des murs, tandis que des structures anciennes peu solides peuvent s'écrouler. Ruptures occasionnelles de joints de canalisations. Monuments et statues se déplacent ou tournent sur eux-mêmes. Les stèles funéraires se renversent. Les murs de pierres s'effondrent. Petits glissements de terrains dans les ravins. Les crevasses dans le sol atteignent plusieurs centimètres de largeur. L'eau des lacs devient trouble. De nouvelles retenues d'eau se créent dans les vallées. Des puits asséchés se remplissent et des puits existants se tarissent.	6,0

Intensité échelle MSK	Définition	Effets de la secousse sismique	Magnitude échelle RICHTER
IX	Destructions	Panique générale ; dégâts considérables au mobilier. Animaux affolés courent dans toutes les directions et poussent des cris. Nombreuses constructions peu solides s'écroulent. Même des bâtiments bien construits présentent des dégâts très importants : défaillances sérieuses des murs et effondrement structural partiel. Monuments et colonnes tombent. Dommages considérables aux réservoirs au sol ; rupture partielle des canalisations souterraines. Des rails de chemin de fer sont pliés, des routes endommagées. Des projections d'eau, de sable et de boue sur les plages sont observées. Les crevasses dans le sol atteignent 10 cm et dépassent 10 cm sur les pentes et les berges des rivières. Un grand nombre de petites crevasses s'observent dans le sol ; chutes de rochers ; nombreux glissements de terrain ; grandes vagues sur l'eau ; des puits asséchés peuvent retrouver leur débit, les puits existants peuvent s'assécher.	7,0
X	Destructions importantes	Nombreux bâtiments bien construits s'effondrent, dommages dangereux aux barrages et aux digues ; dommages sévères aux ponts. Les lignes de chemin de fer sont légèrement tordues. Les canalisations souterraines sont tordues ou rompues. Pavage des rues et asphalte forment de grandes ondulations. Les crevasses du sol présentent des largeurs de plusieurs centimètres et peuvent atteindre 1 m. Les terres meubles s'éboulent le long des pentes raides. Considérables glissements de terrain dans les berges des rivières et le long des rivages escarpés. Dans les zones littorales, déplacements de sable et de boue ; changement de niveau d'eau dans les puits ; l'eau des canaux, des lacs, des rivières est projetée sur la terre. De nouveaux lacs se créent.	
XI	Catastrophe	Les bâtiments bien construits s'effondrent, même ceux ayant une bonne conception parasismique. Dommages sévères aux ponts, aux barrages et aux lignes de chemin de fer ; les grandes routes deviennent inutilisables ; les canalisations souterraines sont détruites. Le terrain est considérablement déformé aussi bien par des mouvements dans les directions horizontales et verticales que par de larges crevasses, nombreux glissements de terrain et chutes de rochers. La détermination de l'intensité nécessite des investigations spéciales.	8
XII	Catastrophe généralisée	Pratiquement toutes les structures au-dessus et au-dessous du sol sont gravement endommagées ou détruites. La topographie est bouleversée. Chutes de rochers et affaissements de berges de rivières s'observent sur de vastes étendues. Des vallées sont barrées et transformées en lacs ; des cascades apparaissent et des rivières sont déviées. La détermination de l'intensité nécessite des investigations spéciales.	8,8

Échelle de Beaufort

Échelle anémométrique, crée en 1806 par l'Amiral anglais, Francis Beaufort (1774-1857), qui exprime la force du vent (mesurée en degrés Beaufort), à une hauteur de 10 mètres au dessus d'un terrain plat et découvert.

Degrés Beaufort	Terme générique	Hauteur des vagues	Vitesse du vent		État de la mer	Repère à terre
		En mètres	en Km/h	en nœuds		
0	Calme	0	moins de 1	moins de 1	La mer est comme un miroir (mer d'huile)	La fumée monte droit
1	Très légère brise	0	1 à 5	1 à 3	Il se forme des rides, mais il n'y a pas d'écume	La fumée indique la direction du vent
2	Légère brise	0,2	6 à 11	4 à 6	Vaguelettes courtes ; leurs crêtes ne déferlent pas	On sent le vent au visage
3	Petite brise	0,6	12 à 19	7 à 10	Très petites vagues ; écume d'aspect vitreux	Les drapeaux flottent
4	Jolie brise	1	20 à 28	11 à 15	Petites vagues devenant plus longues ; moutons nombreux	Le sable s'envole
5	Bonne brise	1,8	29 à 38	16 à 21	Vagues modérées, allongées ; moutons nombreux	Les branches des pins s'agitent
6	Vent frais	3	39 à 49	22 à 26	Des lames se forment ; crêtes d'écume blanche plus étendues	Les fils électriques sifflent
7	Grand frais	4	50 à 61	27 à 33	La mer grossit ; l'écume est soufflée en traînées ; lames déferlantes	On peine à marcher contre le vent
8	Coup de vent	5,5	62 à 74	34 à 40	Lames de hauteur moyenne ; de leurs crêtes se détachent des tourbillons d'embruns.	On ne marche plus contre le vent
9	Fort coup de vent	7	75 à 87	41 à 47	Grosses lames ; leur crête s'écroule et déferle en rouleaux	Le vent arrache les cheminées
10	Tempête	9	88 à 102	48 à 55	Très grosses lames à longues crêtes en panache ; déferlement en rouleaux intense et brutal	Les enfants de moins de 12 ans volent !!!
11	Violente tempête	11	103 à 117	56 à 63	Lames exceptionnellement hautes ; mer recouverte de bancs d'écume blanche	Rare. Ravages considérables
12	Ouragan	14	plus de 118	plus de 64	Air plein d'écume et d'embruns ; mer entièrement blanche ; visibilité très réduite	Ravages étendus et catastrophiques

1 mille = 1 852 m

1 nœud = 1 mille à l'heure = 1,852 km/h

LES DROITS DE L'ENFANT

ANNEXE 2

Convention des Nations unies sur les droits de l'enfant 20 novembre 1989, résumé des articles officiels

ARTICLE 1 : DÉFINITION D'ENFANT

Toute personne de moins de 18 ans, à moins que les lois nationales n'accordent la majorité avant cet âge.

ARTICLE 2 : LIBERTÉ DE NE PAS SOUFFRIR DE DISCRIMINATION

Les droits de la Convention s'appliquent à tous les enfants sans exception ; l'État se doit de protéger les enfants contre toute forme de discrimination ou de sanction fondée sur la situation, les activités ou les croyances de leurs familles.

ARTICLE 3 : INTÉRÊT SUPÉRIEUR DE L'ENFANT

L'intérêt supérieur de l'enfant doit être une considération primordiale dans toutes les décisions juridiques et administratives ; l'État se doit d'établir des normes institutionnelles pour les soins et la protection des enfants.

ARTICLE 4 : MISE EN ŒUVRE DES DROITS

L'État se doit de mettre en œuvre les droits assurés par la présente Convention.

ARTICLE 5 : RESPECT DE LA RESPONSABILITÉ DES PARENTS

L'État se doit de respecter les droits des parents ou des tuteurs en ce qui concerne l'offre de l'orientation et des conseils appropriés à l'exercice des droits assurés par la présente Convention.

ARTICLE 6 : SURVIE ET DÉVELOPPEMENT

Le droit de l'enfant à la vie ; l'État se doit s'assurer la survie et le développement maximal de l'enfant.

ARTICLE 7 : NOM ET NATIONALITÉ

Le droit à un nom, le droit d'acquérir une nationalité ; le droit de connaître ses parents et d'être élevé par eux.

ARTICLE 8 : PRÉSERVATION DE L'IDENTITÉ

Le droit de préserver ou de rétablir l'identité de l'enfant (nom, nationalité, relations familiales).

ARTICLE 9 : SOINS PARENTAUX ET NON-SÉPARATION

Le droit de vivre avec ses parents à moins que cela ne soit jugé préjudiciable envers l'intérêt supérieur de l'enfant ; le droit d'entretenir des contacts avec les deux parents ; l'État doit fournir des renseignements lorsque la séparation résulte de mesures prises par lui.

ARTICLE 10 : RÉUNIFICATION FAMILIALE

Le droit de quitter ou d'entrer dans tout pays à des fins de réunification familiale et le droit d'entretenir des contacts avec les deux parents.

Article 11 : Déplacements et non-retours illicites

L'état se doit de prendre des mesures pour lutter contre les déplacements et les non-retours illicites d'enfants à l'étranger.

Article 12 : Liberté d'opinion

L'enfant qui est capable de discernement a le droit d'exprimer librement son opinion sur toute question l'intéressant.

Article 13 : Liberté d'expression de l'opinion

Le droit de l'enfant d'exprimer une opinion sur les questions le concernant et le droit que cette opinion soit prise en considération.

Article 14 : Liberté de pensée, de conscience et de religion

Le droit de déterminer et de pratiquer toute croyance ; l'État se doit de respecter le droit des parents ou des tuteurs de l'enfant de guider celui-ci dans l'exercice de ce droit.

Article 15 : Liberté d'association

Le droit à la liberté d'association et à la liberté de réunion pacifique.

Article 16 : Protection de la vie privée

Le droit d'être protégé contre les immixtions arbitraires ou illégales dans sa vie privée, sa famille, son domicile ou sa correspondance et contre les atteintes illégales à son honneur et à sa réputation.

Article 17 : Médias et renseignements

L'État se doit d'assurer l'accès à des renseignements et à du matériel provenant de sources nationales et internationales diverses.

Article 18 : Responsabilités parentales

L'État se doit d'assurer la reconnaissance du principe selon lequel les deux parents ont une responsabilité commune pour ce qui est d'élever l'enfant et d'assurer son développement, et selon lequel cette responsabilité incombe en premier lieu aux parents ou aux tuteurs ; l'État se doit d'accorder l'aide appropriée aux parents et aux tuteurs de l'enfant dans l'exercice de la responsabilité qui leur incombe d'élever l'enfant, et d'assurer la mise en place d'institutions, d'établissements et de services chargés de veiller au bien-être des enfants pour les parents admissibles qui travaillent.

Article 19 : Abus et négligence

L'État se doit de protéger les enfants contre toute forme d'abus, de négligence et d'exploitation de la part des parents ou d'autres personnes, et de mettre sur pied des programmes de prévention et de traitement en ce sens.

Article 20 : Enfants sans familles

Le droit de recevoir une protection et une aide spéciales de l'État lorsque privé de son milieu familial ; cette protection de remplacement peut notamment avoir la forme du placement dans une famille, de la kafalah de droit islamique, de l'adoption ou du placement dans un établissement pour enfants approprié.

Article 21 : Adoption

L'État se doit de réglementer le processus d'adoption (y compris l'adoption à l'étranger), là où cela est permis.

Article 22 : Enfants réfugiés

L'État se doit d'offrir protection et aide aux enfants réfugiés et à ceux qui cherchent à obtenir le statut de réfugié, et de collaborer avec les organismes compétents offrant cette protection et cette aide.

Article 23 : Enfants handicapés

Le droit des enfants handicapés à une éducation et à des soins spéciaux conçus pour les aider à atteindre l'autonomie et à mener une vie pleine et décente dans la société.

Article 24 : Soins de santé
Le droit de jouir du meilleur état de santé possible et d'avoir accès à des services médicaux ; l'État se doit de tenter de réduire la mortalité parmi les nourrissons et les enfants, de lutter contre la maladie et la malnutrition, d'assurer aux mères des soins prénataux et postnataux appropriés, de fournir l'accès à une éducation sur la santé, de mettre sur pied des soins de santé préventifs et d'abolir les pratiques traditionnelles préjudiciables.

Article 25 : Examen périodique
Le droit des enfants qui ont été placés par l'État pour recevoir des soins, une protection ou un traitement de voir tous les aspects de ce placement soumis à un examen régulier.

Article 26 : Sécurité sociale
Le droit, lorsque cela est approprié, de bénéficier de la sécurité ou de l'assurance sociale.

Article 27 : Niveau de vie
Le droit à un niveau de vie adéquat ; l'État se doit d'aider les parents qui ne peuvent assumer cette responsabilité et de tenter d'assurer le recouvrement de la pension alimentaire de l'enfant auprès des personnes ayant une responsabilité financière à son égard, que ce soit sur son territoire ou à l'étranger.

Article 28 : Éducation
Le droit à l'éducation. l'État se doit de rendre l'enseignement primaire obligatoire et gratuit pour tous, d'assurer à tous l'accès à l'enseignement secondaire et supérieur et de veiller à ce que la discipline scolaire soit appliquée d'une manière compatible avec la dignité de l'enfant en tant qu'être humain.

Article 29 : Visées de l'éducation
Les États parties conviennent que l'éducation de l'enfant doit viser à favoriser l'épanouissement de la personnalité de l'enfant et le développement de ses dons, à préparer l'enfant à assumer les responsabilités de la vie dans une société libre, et à inculquer à l'enfant le respect de ses parents, des droits de l'homme fondamentaux, du milieu naturel, de ses valeurs culturelles et nationales et de celles des autres.

Article 30 : Enfants issus de communautés minoritaires
Le droit des enfants d'origine autochtone ou issus de communautés minoritaires de jouir de leur propre culture, de pratiquer leur propre religion et d'utiliser leur propre langue.

Article 31 : Loisirs et activités récréatives
Le droit aux loisirs, au jeu et à la participation à des activités culturelles et artistiques.

Article 32 : Main-d'œuvre enfantine
Le droit d'être protégé contre l'exploitation économique et de n'être astreint à aucun travail comportant des risques ou susceptible de compromettre son éducation ou de nuire à sa santé ou à son développement ; l'État se doit de fixer un âge minimum d'admission à l'emploi, de prévoir une réglementation appropriée des conditions d'emploi et de prévoir des peines ou autres sanctions appropriées pour assurer l'application efficace du présent article.

Article 33 : Stupéfiants
L'État se doit de protéger les enfants contre l'usage illicite de stupéfiants et de substances psychotropes, et d'empêcher que des enfants ne soient utilisés pour la production et le trafic illicites de ces substances.

Article 34 : Exploitation sexuelle
L'État se doit de protéger les enfants contre toutes les formes d'exploitation sexuelle et de violence sexuelle, y compris la prostitution et l'exploitation aux fins de la production de matériel pornographique.

Article 35 : Vente et traite
L'État se doit d'empêcher l'enlèvement, la vente ou la traite d'enfants.

Article 36 : Autres formes d'exploitation

L'État se doit de protéger les enfants contre toutes les autres formes d'exploitation.

Article 37 : Torture, peine capitale et privation de liberté

L'État veille à ce que nul enfant ne soit soumis à la torture ni à des peines ou traitements cruels, inhumains ou dégradants, que ni la peine capitale ni l'emprisonnement à vie ne soient prononcés pour les infractions commises par des personnes âgées de moins de 18 ans, et que nul enfant ne soit privé de liberté de façon illégale ou arbitraire. Le droit des enfants privés de liberté d'être traités avec humanité et avec le respect dû à la dignité de la personne humaine, d'être séparés des adultes, de rester en contact avec leurs familles et d'avoir rapidement accès à une aide juridique.

Article 38 : Conflit armé

L'État se doit de respecter les règles du droit humanitaire international, d'assurer que les personnes n'ayant pas atteint l'âge de 15 ans ne participent pas directement aux hostilités, de s'abstenir d'enrôler dans les forces armées toute personne n'ayant pas atteint l'âge de 15 ans, et d'assurer que les enfants qui sont touchés par un conflit armé bénéficient d'une protection et de soins.

Article 39 : Soins de réadaptation

L'État se doit de faciliter la réadaptation physique et psychologique, ainsi que la réinsertion sociale de tout enfant victime de négligence, d'exploitation, de sévices, de torture ou de conflit armé dans des conditions qui favorisent la santé, le respect de soi et la dignité de l'enfant.

Article 40 : Système judiciaire pour les jeunes

Le droit des enfants accusés d'être traités avec dignité. L'État doit veiller à ce qu'aucun enfant ne soit accusé d'infraction à la loi pénale en raison d'actions ou d'omissions qui n'étaient pas interdites par la loi au moment où elles ont été commises, et à ce que tout enfant accusé soit informé dans les plus brefs délais et directement des accusations portées contre lui, à ce qu'il soit présumé innocent jusqu'à ce que sa culpabilité ait été légalement établie, à ce que sa cause soit entendue sans retard par une instance judiciaire compétente, indépendante et impartiale, à ce qu'il puisse bénéficier d'une aide juridique, et à ce qu'il ne soit pas contraint de témoigner ou de s'avouer coupable ; l'État doit également s'assurer que des solutions autres qu'institutionnelles sont disponibles.

Article 41 : Suprématie des dispositions plus propices

Aucune des dispositions de la présente Convention ne porte atteinte aux dispositions plus propices à la réalisation des droits de l'enfant qui peuvent figurer dans la législation de l'État ou dans d'autres instruments juridiques internationaux.

Déclaration universelle des droits de l'homme – 1948

ANNEXE 3

Préambule

• Considérant que la reconnaissance de la dignité inhérente à tous les membres de la famille humaine et de leurs droits égaux et inaliénables constitue le fondement de la liberté, de la justice et de la paix dans le monde.

• Considérant que la méconnaissance et le mépris des droits de l'homme ont conduit à des actes de barbarie qui révoltent la conscience de l'humanité et que l'avènement d'un monde où les êtres humains seront libres de parler et de croire, libérés de la terreur et de la misère, a été proclamé comme la plus haute aspiration de l'homme.

• Considérant qu'il est essentiel que les droits de l'homme soient protégés par un régime de droit pour que l'homme ne soit pas contraint, en suprême recours, à la révolte contre la tyrannie et l'oppression.

• Considérant qu'il est essentiel d'encourager le développement de relations amicales entre nations. Considérant que dans la Charte les peuples des Nations unies ont proclamé à nouveau leur foi dans les droits fondamentaux de l'homme, dans la dignité et la valeur de la personne humaine, dans l'égalité des droits des hommes et des femmes, et qu'ils se sont déclarés résolus à favoriser le progrès social et à instaurer de meilleures conditions de vie dans une liberté plus grande.

• Considérant que les États membres se sont engagés à assurer, en coopération avec l'Organisation des Nations unies, le respect universel et effectif des droits de l'homme et des libertés fondamentales.

Considérant qu'une conception commune de ces droits et libertés est de la plus haute importance pour remplir pleinement cet engagement.

• L'Assemblée générale proclame la présente Déclaration universelle des droits de l'homme comme l'idéal commun à atteindre par tous les peuples et toutes les nations afin que tous les individus et tous les organes de la société, ayant cette Déclaration constamment à l'esprit, s'efforcent, par l'enseignement et l'éducation, de développer le respect de ces droits et libertés et d'en assurer, par des mesures progressives d'ordre national et international, la reconnaissance et l'application universelles et effectives, tant parmi les populations des États membres eux-mêmes que parmi celles des territoires placés sous leur juridiction.

Article premier

Tous les êtres humains naissent libres et égaux en dignité et en droits. Ils sont doués de raison et de conscience et doivent agir les uns envers les autres dans un esprit de fraternité.

Article 2

1. Chacun peut se prévaloir de tous les droits et de toutes les libertés proclamés dans la présente Déclaration, sans distinction aucune, notamment de race, de couleur, de sexe, de langue, de religion, d'opinion politique ou de toute autre opinion, d'origine nationale ou sociale, de fortune, de naissance ou de toute autre situation.
2. De plus, il ne sera fait aucune distinction fondée sur le statut politique, juridique ou international du pays ou du territoire dont une personne est ressortissante, que ce pays ou territoire soit indépendant, sous tutelle, non autonome ou soumis à une limitation quelconque de souveraineté.

Article 3

Tout individu a droit à la vie, à la liberté et à la sûreté de sa personne.

Article 4

Nul ne sera tenu en esclavage ni en servitude ; l'esclavage et la traite des esclaves sont interdits sous toutes leurs formes.

Article 5

Nul ne sera soumis à la torture, ni à des peines ou traitements cruels, inhumains ou dégradants.

Article 6

Chacun a le droit à la reconnaissance en tous lieux de sa personnalité juridique.

Article 7

Tous sont égaux devant la loi et ont droit sans distinction à une égale protection de la loi. Tous ont droit à une protection égale contre toute discrimination qui violerait la présente Déclaration et contre toute provocation à une telle discrimination.

Article 8

Toute personne a droit à un recours effectif devant les juridictions nationales compétentes contre les actes violant les droits fondamentaux qui lui sont reconnus par la constitution ou par la loi.

Article 9

Nul ne peut être arbitrairement arrêté, détenu ou exilé.

Article 10

Toute personne a droit, en pleine égalité, à ce que sa cause soit entendue équitablement et publiquement par un tribunal indépendant et impartial, qui décidera, soit de ses droits et obligations, soit du bien-fondé de toute accusation en matière pénale dirigée contre elle.

Article 11

1. Toute personne accusée d'un acte délictueux est présumée innocente jusqu'à ce que sa culpabilité ait été légalement établie au cours d'un procès public où toutes les garanties nécessaires à sa défense lui auront été assurées.
2. Nul ne sera condamné pour des actions ou omissions qui, au moment où elles ont été commises, ne constituaient pas un acte délictueux d'après le droit national ou international. De même, il ne sera infligé aucune peine plus forte que celle qui était applicable au moment où l'acte délictueux a été commis.

Article 12

Nul ne sera l'objet d'immixtions arbitraires dans sa vie privée, sa famille, son domicile ou sa correspondance, ni d'atteintes à son honneur et à sa réputation. Toute personne a droit à la protection de la loi contre de telles immixtions ou de telles atteintes.

Article 13

1. Toute personne a le droit de circuler librement et de choisir sa résidence à l'intérieur d'un État.
2. Toute personne a le droit de quitter tout pays, y compris le sien, et de revenir dans son pays.

Article 14

1. Devant la persécution, toute personne a le droit de chercher asile et de bénéficier de l'asile en d'autres pays.
2. Ce droit ne peut être invoqué dans le cas de poursuites réellement fondées sur un crime de droit commun ou sur des agissements contraires aux buts et aux principes des Nations unies.

Article 15

1. Tout individu a droit à une nationalité.
2. Nul ne peut être arbitrairement privé de sa nationalité, ni du droit de changer de nationalité.

Article 16

1. À partir de l'âge nubile, l'homme et la femme, sans aucune restriction quant à la race, la nationalité ou la religion, ont le droit de se marier et de fonder une famille. Ils ont

des droits égaux au regard du mariage, durant le mariage et lors de sa dissolution.
2. Le mariage ne peut être conclu qu'avec le libre et plein consentement des futurs époux.
3. La famille est l'élément naturel et fondamental de la société et a droit à la protection de la société et de l'État.

Article 17

1. Toute personne, aussi bien seule qu'en collectivité, a droit à la propriété.
2. Nul ne peut être arbitrairement privé de sa propriété.

Article 18

Toute personne a droit à la liberté de pensée, de conscience et de religion ; ce droit implique la liberté de changer de religion ou de conviction ainsi que la liberté de manifester sa religion ou sa conviction seule ou en commun, tant en public qu'en privé, par l'enseignement, les pratiques, le culte et l'accomplissement des rites.

Article 19

Tout individu a droit à la liberté d'opinion et d'expression, ce qui implique le droit de ne pas être inquiété pour ses opinions et celui de chercher, de recevoir et de répandre, sans considérations de frontières, les informations et les idées par quelque moyen d'expression que ce soit.

Article 20

1. Toute personne a droit à la liberté de réunion et d'association pacifiques.
2. Nul ne peut être obligé de faire partie d'une association.

Article 21

1. Toute personne a le droit de prendre part à la direction des affaires publiques de son pays, soit directement, soit par l'intermédiaire de représentants librement choisis.
2. Toute personne a droit à accéder, dans des conditions d'égalité, aux fonctions publiques de son pays.
3. La volonté du peuple est le fondement de l'autorité des pouvoirs publics ; cette volonté doit s'exprimer par des élections honnêtes qui doivent avoir lieu périodiquement, au suffrage universel égal et au vote secret ou suivant une procédure équivalente assurant la liberté du vote.

Article 22

Toute personne, en tant que membre de la société, a droit à la sécurité sociale ; elle est fondée à obtenir la satisfaction des droits économiques, sociaux et culturels indispensables à sa dignité et au libre développement de sa personnalité, grâce à l'effort national et à la coopération internationale, compte tenu de l'organisation et des ressources de chaque pays.

Article 23

1. Toute personne a droit au travail, au libre choix de son travail, à des conditions équitables et satisfaisantes de travail et à la protection contre le chômage.
2. Tous ont droit, sans aucune discrimination, à un salaire égal pour un travail égal.
3. Quiconque travaille a droit à une rémunération équitable et satisfaisante lui assurant ainsi qu'à sa famille une existence conforme à la dignité humaine et complétée, s'il y a lieu, par tous autres moyens de protection sociale.
4. Toute personne a le droit de fonder avec d'autres des syndicats et de s'affilier à des syndicats pour la défense de ses intérêts.

Article 24

Toute personne a droit au repos et aux loisirs et notamment à une limitation raisonnable de la durée du travail et à des congés payés périodiques.

Article 25

1. Toute personne a droit à un niveau de vie suffisant pour assurer sa santé, son bien-être et celui de sa famille, notamment pour l'alimentation, l'habillement, le logement, les soins médicaux ainsi que pour les services sociaux nécessaires ; elle a droit à la sécurité en cas de chômage, de maladie, d'invalidité, de veuvage, de vieillesse ou dans les autres cas de perte de ses moyens de subsistance par suite de circonstances indépendantes de sa volonté.

2. La maternité et l'enfance ont droit à une aide et à une assistance spéciales. Tous les enfants, qu'ils soient nés dans le mariage ou hors mariage, jouissent de la même protection sociale.

Article 26

1. Toute personne a droit à l'éducation. L'éducation doit être gratuite, au moins en ce qui concerne l'enseignement élémentaire et fondamental. L'enseignement élémentaire est obligatoire. L'enseignement technique et professionnel doit être généralisé ; l'accès aux études supérieures doit être ouvert en pleine égalité à tous en fonction de leur mérite.
2. L'éducation doit viser au plein épanouissement de la personnalité humaine et au renforcement du respect des droits de l'homme et des libertés fondamentales. Elle doit favoriser la compréhension, la tolérance et l'amitié entre toutes les nations et tous les groupes raciaux ou religieux, ainsi que le développement des activités des Nations unies pour le maintien de la paix.
3. Les parents ont, par priorité, le droit de choisir le genre d'éducation à donner à leurs enfants.

Article 27

1. Toute personne a le droit de prendre part librement à la vie culturelle de la communauté, de jouir des arts et de participer au progrès scientifique et aux bienfaits qui en résultent.
2. Chacun a droit à la protection des intérêts moraux et matériels découlant de toute production scientifique, littéraire ou artistique dont il est l'auteur.

Article 28

Toute personne a droit à ce que règne, sur le plan social et sur le plan international, un ordre tel que les droits et libertés énoncés dans la présente Déclaration puissent y trouver plein effet.

Article 29

1. L'individu a des devoirs envers la communauté dans laquelle seul le libre et plein développement de sa personnalité est possible.
2. Dans l'exercice de ses droits et dans la jouissance de ses libertés, chacun n'est soumis qu'aux limitations établies par la loi exclusivement en vue d'assurer la reconnaissance et le respect des droits et libertés d'autrui et afin de satisfaire aux justes exigences de la morale, de l'ordre public et du bien-être général dans une société démocratique.
3. Ces droits et libertés ne pourront, en aucun cas, s'exercer contrairement aux buts et aux principes des Nations unies.

Article 30

Aucune disposition de la présente Déclaration ne peut être interprétée comme impliquant pour un État, un groupement ou un individu un droit quelconque de se livrer à une activité ou d'accomplir un acte visant à la destruction des droits et libertés qui y sont énoncés.

Convention relative au statut des réfugiés – 1951

4 ANNEXE

Préambule

Les Hautes Parties contractantes,
Considérant que la Charte des Nations unies et la Déclaration universelle des droits de l'homme approuvée le 10 décembre 1948 par l'Assemblée générale ont affirmé le principe que les êtres humains, sans discrimination, doivent jouir des droits de l'homme et des libertés fondamentales,
Considérant que l'Organisation des Nations unies a, à plusieurs reprises, manifesté la profonde sollicitude qu'elle éprouve pour les réfugiés et qu'elle s'est préoccupée d'assurer à ceux-ci l'exercice le plus large possible des droits de l'homme et des libertés fondamentales,
Considérant qu'il est désirable de réviser et de codifier les accords internationaux antérieurs relatifs au statut des réfugiés et d'étendre l'application de ces instruments et la protection qu'ils constituent pour les réfugiés au moyen d'un nouvel accord,
Considérant qu'il peut résulter de l'octroi du droit d'asile des charges exceptionnellement lourdes pour certains pays et que la solution satisfaisante des problèmes dont l'Organisation des Nations unies a reconnu la portée et le caractère internationaux, ne saurait, dans cette hypothèse, être obtenue sans une solidarité internationale,
Exprimant le vœu que tous les États, reconnaissant le caractère social et humanitaire du problème des réfugiés, fassent tout ce qui est en leur pouvoir pour éviter que ce problème ne devienne une cause de tension entre États,
Prenant acte de ce que le Haut Commissaire des Nations unies pour les réfugiés a pour tâche de veiller à l'application des conventions internationales qui assurent la protection des réfugiés, et reconnaissant que la coordination effective des mesures prises pour résoudre ce problème dépendra de la coopération des États avec le Haut Commissaire,
Sont convenues des dispositions ci-après :

Chapitre premier : Dispositions générales

Article premier : Définition du terme « réfugié »

A. Aux fins de la présente Convention, le terme « réfugié » s'appliquera à toute personne :
1) Qui a été considérée comme réfugiée en application des Arrangements du 12 mai 1926 et du 30 juin 1928, ou en application des Conventions du 28 octobre 1933 et du 10 février 1938 et du Protocole du 14 septembre 1939 ou encore en application de la Constitution de l'Organisation internationale pour les réfugiés.
Les décisions de non-éligibilité prise par l'Organisation internationale pour les réfugiés pendant la durée de son mandat ne font pas obstacle à ce que la qualité de réfugié soit accordée à des personnes qui remplissent les conditions prévues au paragraphe 2 de la présente section.
2) Qui, par suite d'événements survenus avant le premier janvier 1951 et craignant avec raison d'être persécutée du fait de sa race, de sa religion, de sa nationalité, de son appartenance à un certain groupe social ou de ses opinions politiques, se trouve hors du pays dont elle a la nationalité et qui ne peut ou, du fait de cette crainte, ne veut se réclamer de la protection de ce pays ; ou qui, si elle n'a pas de nationalité et se trouve hors du pays dans lequel elle avait sa résidence habituelle à la suite de tels événements, ne peut ou, en

raison de ladite crainte, ne veut y retourner. Dans le cas d'une personne qui a plus d'une nationalité, l'expression « du pays dont elle a la nationalité » vise chacun des pays dont cette personne a la nationalité. Ne sera pas considérée comme privée de la protection du pays dont elle a la nationalité toute personne qui, sans raison valable fondée sur une crainte justifiée, ne s'est pas réclamée de la protection de l'un des pays dont elle a la nationalité.

B. 1) Aux fins de la présente Convention, les mots « événements survenus avant le premier janvier 1951 » figurant à l'article 1, section A, pourront être compris dans le sens de soit a) « événements survenus avant le 1er janvier 1951 en Europe », soit b) « événements survenus avant le 1er janvier 1951 en Europe ou ailleurs » ; et chaque État contractant fera, au moment de la signature, de la ratification ou de l'adhésion, une déclaration précisant la portée qu'il entend donner à cette expression au point de vue des obligations assumées par lui en vertu de la présente Convention.

2) Tout État contractant qui a adopté la formule *a* pourra à tout moment étendre ses obligations en adoptant la formule *b* par notification adressée au Secrétaire général des Nations unies.

C. Cette Convention cessera, dans les cas ci-après, d'être applicable à toute personne visée par les dispositions de la section A ci-dessus :

1) Si elle s'est volontairement réclamée à nouveau de la protection du pays dont elle a la nationalité ; ou

2) Si, ayant perdu sa nationalité, elle l'a volontairement recouvrée ; ou

3) Si elle a acquis une nouvelle nationalité et jouit de la protection du pays dont elle a acquis la nationalité ; ou

4) Si elle est retournée volontairement s'établir dans le pays qu'elle a quitté ou hors duquel elle est demeurée de crainte d'être persécutée ; ou

5) Si, les circonstances à la suite desquelles elle a été reconnue comme réfugiée ayant cessé d'exister, elle ne peut plus continuer à refuser de se réclamer de la protection du pays dont elle a la nationalité. Étant entendu, toutefois, que les dispositions du présent paragraphe ne s'appliqueront pas à tout réfugié visé au paragraphe 1 de la section A du présent article qui peut invoquer, pour refuser de se réclamer de la protection du pays dont il a la nationalité, des raisons impérieuses tenant à des persécutions antérieures ;

6) S'agissant d'une personne qui n'a pas de nationalité, si, les circonstances à la suite desquelles elle a été reconnue comme réfugiée ayant cessé d'exister, elle est en mesure de retourner dans le pays dans lequel elle avait sa résidence habituelle.

Étant entendu, toutefois, que les dispositions du présent paragraphe ne s'appliqueront pas à tout réfugié visé au paragraphe 1 de la section A du présent article qui peut invoquer, pour refuser de retourner dans le pays dans lequel il avait sa résidence habituelle, des raisons impérieuses tenant à des persécutions antérieures.

D. Cette Convention ne sera pas applicable aux personnes qui bénéficient actuellement d'une protection ou d'une assistance de la part d'un organisme ou d'une institution des Nations unies autre que le Haut Commissariat des Nations unies pour les réfugiés.

Lorsque cette protection ou cette assistance aura cessé pour une raison quelconque, sans que le sort de ces personnes ait été définitivement réglé, conformément aux résolutions y relatives adoptées par l'Assemblée générale des Nations unies, ces personnes bénéficieront de plein droit du régime de cette Convention.

E. Cette Convention ne sera pas applicable à une personne considérée par les autorités compétentes du pays dans lequel cette personne a établi sa résidence comme ayant les droits et les obligations attachés à la possession de la nationalité de ce pays.

F. Les dispositions de cette Convention ne seront pas applicables aux personnes dont on aura des raisons sérieuses de penser :

a) Qu'elles ont commis un crime contre la paix, un crime de guerre ou un crime contre l'humanité, au sens des instruments internationaux élaborés pour prévoir des dispositions relatives à ces crimes ;

b) Qu'elles ont commis un crime grave de droit commun en dehors du pays d'accueil avant d'y être admises comme réfugiés ;

c) Qu'elles se sont rendues coupables d'agissements contraires aux buts et aux principes des Nations unies.

Article 2 : Obligations générales

Tout réfugié a, à l'égard du pays où il se trouve, des devoirs qui comportent notamment l'obligation de se conformer aux lois et règlements ainsi qu'aux mesures prises pour le maintien de l'ordre public.

Article 3 : Non-discrimination

Les États contractants appliqueront les dispositions de cette Convention aux réfugiés sans discrimination quant à la race, la religion ou le pays d'origine.

Article 4 : Religion

Les États contractants accorderont aux réfugiés sur leur territoire un traitement au moins aussi favorable que celui accordé aux nationaux en ce qui concerne la liberté de pratiquer leur religion et en ce qui concerne la liberté d'instruction religieuse de leurs enfants.

Article 5 : Droits accordés indépendamment de cette Convention

Aucune disposition de cette Convention ne porte atteinte aux autres droits et avantages accordés, indépendamment de cette Convention, aux réfugiés.

Article 6 : L'expression « dans les mêmes circonstances »

Aux fins de cette Convention, les termes « dans les mêmes circonstances » impliquent que toutes les conditions (et notamment celles qui ont trait à la durée et aux conditions de séjour ou de résidence) que l'intéressé devrait remplir, pour pouvoir exercer le droit en question, s'il n'était pas un réfugié, doivent être remplies par lui à l'exception des conditions qui, en raison de leur nature, ne peuvent être remplies par un réfugié.

Article 7 : Dispense de réciprocité

1. Sous réserve des dispositions plus favorables prévues par cette Convention, tout État contractant accordera aux réfugiés le régime qu'il accorde aux étrangers en général.
2. Après un délai de résidence de 3 ans, tous les réfugiés bénéficieront, sur le territoire des États contractants, de la dispense de réciprocité législative.
3. Tout État contractant continuera à accorder aux réfugiés les droits et avantages auxquels ils pouvaient déjà prétendre, en l'absence de réciprocité, à la date d'entrée en vigueur de cette Convention pour ledit État.
4. Les États contractants envisageront avec bienveillance la possibilité d'accorder aux réfugiés, en l'absence de réciprocité, des droits et des avantages outre ceux auxquels ils peuvent prétendre en vertu des paragraphes 2 et 3 ainsi que la possibilité de faire bénéficier de la dispense de réciprocité des réfugiés qui ne remplissent pas les conditions visées aux paragraphes 2 et 3.
5. Les dispositions des paragraphes 2 et 3 ci-dessus s'appliquent aussi bien aux droits et avantages visés aux articles 13, 18, 19, 21 et 22 de cette Convention qu'aux droits et avantages qui ne sont pas prévus par elle.

Article 8 : Dispense de mesures exceptionnelles

En ce qui concerne les mesures exceptionnelles qui peuvent être prises contre la personne, les biens ou les intérêts des ressortissants d'un État déterminé, les États contractants n'appliqueront pas ces mesures à un réfugié ressortissant formellement dudit État uniquement en raison de sa nationalité. Les États contractants qui, de par leur législation, ne peuvent appliquer le principe général consacré dans cet article accorderont dans des cas appropriés des dispenses en faveur de tels réfugiés.

Article 9 : Mesures provisoires

Aucune des dispositions de la présente Convention n'a pour effet d'empêcher un État contractant, en temps de guerre ou dans d'autres circonstances graves et exceptionnelles, de prendre provisoirement, à l'égard d'une personne déterminée, les mesures que cet État estime indispensables à la sécurité nationale, en attendant qu'il soit établi par ledit État contractant que cette personne est effectivement un réfugié et que le maintien desdites mesures est nécessaire à son égard dans l'intérêt de sa sécurité nationale.

Article 10 : Continuité de résidence

1. Lorsqu'un réfugié a été déporté au cours de la Deuxième Guerre mondiale et transporté sur le territoire de l'un des États contractants et y réside, la durée de ce séjour forcé comptera comme résidence régulière sur ce territoire.
2. Lorsqu'un réfugié a été déporté du territoire d'un État contractant au cours de la Deuxième Guerre mondiale et y est retourné avant l'entrée en vigueur de cette Convention pour y établir sa résidence, la période qui précède et celle qui suit cette déportation seront considérées, à toutes les fins pour lesquelles une résidence ininterrompue est nécessaire, comme ne constituant qu'une seule période ininterrompue.

Article 11 : Gens de mer réfugiés

Dans le cas de réfugiés régulièrement employés comme membres de l'équipage à bord d'un navire battant pavillon d'un État contractant, cet État examinera avec bienveillance la possibilité d'autoriser lesdits réfugiés à s'établir sur son territoire et de leur délivrer des titres de voyage ou de les admettre à titre temporaire sur son territoire, afin, notamment, de faciliter leur établissement dans un autre pays.

Chapitre II : Condition juridique

Article 12 : Statut personnel

1. Le statut personnel de tout réfugié sera régi par la loi du pays de son domicile ou, à défaut de domicile, par la loi du pays de sa résidence.
2. Les droits précédemment acquis par le réfugié et découlant du statut personnel, et notamment ceux qui résultent du mariage, seront respectés par tout État contractant, sous réserve, le cas échéant, de l'accomplissement des formalités prévues par la législation dudit État, étant entendu, toutefois, que le droit en cause doit être de ceux qui auraient été reconnus par la législation dudit État si l'intéressé n'était devenu un réfugié.

Article 13 : Propriété mobilière et immobilière

Les États contractants accorderont à tout réfugié un traitement aussi favorable que possible et de toute façon un traitement qui ne soit pas moins favorable que celui qui est accordé, dans les mêmes circonstances, aux étrangers en général en ce qui concerne l'acquisition de la propriété mobilière et immobilière et autres droits s'y rapportant, le louage et les autres contrats relatifs à la propriété mobilière et immobilière.

Article 14 : Propriété intellectuelle et industrielle

En matière de protection de la propriété industrielle, notamment d'inventions, dessins, modèles, marques de fabrique, nom commercial, et en matière de protection de la propriété littéraire, artistique et scientifique, tout réfugié bénéficiera dans le pays où il a sa résidence habituelle de la protection qui est accordée aux nationaux dudit pays. Dans le territoire de l'un quelconque des autres États contractants, il bénéficiera de la protection qui est accordée dans ledit territoire aux nationaux du pays dans lequel il a sa résidence habituelle.

Article 15 : Droit d'association

Les États contractants accorderont aux réfugiés qui résident régulièrement sur leur territoire, en ce qui concerne les associations à but non politique et non lucratif et les syndicats professionnels, le traitement le plus favorable accordé aux ressortissants d'un pays étranger dans les mêmes circonstances.

Article 16 : Droit d'ester en justice

1. Tout réfugié aura, sur le territoire des États contractants, libre et facile accès devant les tribunaux.
2. Dans l'État contractant où il a sa résidence habituelle, tout réfugié jouira du même traitement qu'un ressortissant en ce qui concerne l'accès aux tribunaux, y compris l'assistance judiciaire et l'exemption de la caution *judicatum solvi*.
3. Dans les États contractants autres que celui où il a sa résidence habituelle, et en ce

qui concerne les questions visées au paragraphe 2, tout réfugié jouira du même traitement qu'un national du pays dans lequel il a sa résidence habituelle.

Chapitre III : Emplois lucratifs

Article 17 : Professions salariées

1. Les États contractants accorderont à tout réfugié résidant régulièrement sur leur territoire le traitement le plus favorable accordé, dans les mêmes circonstances, aux ressortissants d'un pays étranger en ce qui concerne l'exercice d'une activité professionnelle salariée.
2. En tout cas, les mesures restrictives imposées aux étrangers ou à l'emploi d'étrangers pour la protection du marché national du travail ne seront pas applicables aux réfugiés qui en étaient déjà dispensés à la date de l'entrée en vigueur de cette Convention par l'État contractant intéressé, ou qui remplissent l'une des conditions suivantes :
a) Compter trois ans de résidence dans le pays ;
b) Avoir pour conjoint une personne possédant la nationalité du pays de résidence. Un réfugié ne pourrait invoquer le bénéfice de cette disposition au cas où il aurait abandonné son conjoint ;
c) Avoir un ou plusieurs enfants possédant la nationalité du pays de résidence.
3. Les États contractants envisageront avec bienveillance l'adoption de mesures tendant à assimiler les droits de tous les réfugiés en ce qui concerne l'exercice des professions salariées à ceux de leurs nationaux et ce, notamment pour les réfugiés qui sont entrés sur leur territoire en application d'un programme de recrutement de la main-d'œuvre ou d'un plan d'immigration.

Article 18 : Professions non salariées

Les États contractants accorderont aux réfugiés se trouvant régulièrement sur leur territoire un traitement aussi favorable que possible et en tout cas un traitement non moins favorable que celui accordé dans les mêmes circonstances aux étrangers en général, en ce qui concerne l'exercice d'une profession non salariée dans l'agriculture, l'industrie, l'artisanat et le commerce, ainsi que la création de sociétés commerciales et industrielles.

Article 19 : Professions libérales

1. Tout État contractant accordera aux réfugiés résidant régulièrement sur son territoire, qui sont titulaires de diplômes reconnus par les autorités compétentes dudit État et qui sont désireux d'exercer une profession libérale, un traitement aussi favorable que possible et en tout cas un traitement non moins favorable que celui accordé, dans les mêmes circonstances, aux étrangers en général.
2. Les États contractants feront tout ce qui est en leur pouvoir, conformément à leurs lois et constitutions, pour assurer l'installation de tels réfugiés dans les territoires, autres que le territoire métropolitain, dont ils assument la responsabilité des relations internationales.

Chapitre IV : Bien-être

Article 20 : Rationnement

Dans le cas où il existe un système de rationnement auquel est soumise la population dans son ensemble et qui réglemente la répartition générale de produits dont il y a pénurie, les réfugiés seront traités comme les nationaux.

Article 21 : Logement

En ce qui concerne le logement, les États contractants accorderont, dans la mesure où cette question tombe sous le coup des lois et règlements ou est soumise au contrôle des autorités publiques, aux réfugiés résidant régulièrement sur leur territoire un traitement aussi favorable que possible ; ce traitement ne saurait être, en tout cas, moins favorable que celui qui est accordé, dans les mêmes circonstances, aux étrangers en général.

Article 22 : Éducation publique

1. Les États contractants accorderont aux réfugiés le même traitement qu'aux nationaux en ce qui concerne l'enseignement primaire.
2. Les États contractants accorderont aux réfugiés un traitement aussi favorable que possible, et en tout cas non moins favorable que celui qui est accordé aux étrangers en général dans les mêmes circonstances quant aux catégories d'enseignement autre que l'enseignement primaire et notamment en ce qui concerne l'accès aux études, la reconnaissance de certificats d'études, de diplômes et de titres universitaires délivrés à l'étranger, la remise des droits et taxes et l'attribution de bourses d'études.

Article 23 : Assistance publique

Les États contractants accorderont aux réfugiés résidant régulièrement sur leur territoire le même traitement en matière d'assistance et de secours publics qu'à leurs nationaux.

Article 24 : Législation du travail et sécurité sociale

1. Les États contractants accorderont aux réfugiés résidant régulièrement sur leur territoire le même traitement qu'aux nationaux en ce qui concerne les matières suivantes :
a) Dans la mesure où ces questions sont réglementées par la législation ou dépendent des autorités administratives : la rémunération, y compris les allocations familiales lorsque ces allocations font partie de la rémunération, la durée du travail, les heures supplémentaires, les congés payés, les restrictions au travail à domicile, l'âge d'admission à l'emploi, l'apprentissage et la formation professionnelle, le travail des femmes et des adolescents et la jouissance des avantages offerts par les conventions collectives ;
b) La sécurité sociale (les dispositions légales relatives aux accidents du travail, aux maladies professionnelles, à la maternité, à la maladie, à l'invalidité, à la vieillesse et au décès, au chômage, aux charges de famille, ainsi qu'à tout autre risque qui, conformément à la législation nationale, est couvert par un système de sécurité sociale), sous réserve :
i) Des arrangements appropriés visant le maintien des droits acquis et des droits en cours d'acquisition ;
ii) Des dispositions particulières prescrites par la législation nationale du pays de résidence et visant les prestations ou fractions de prestations payables exclusivement sur les fonds publics, ainsi que les allocations versées aux personnes qui ne réunissent pas les conditions de cotisation exigées pour l'attribution d'une pension normale.
2. Les droits à prestation ouverts par le décès d'un réfugié survenu du fait d'un accident du travail ou d'une maladie professionnelle ne seront pas affectés par le fait que l'ayant droit réside en dehors du territoire de l'État contractant.
3. Les États contractants étendront aux réfugiés le bénéfice des accords qu'ils ont conclus ou viendront à conclure entre eux, concernant le maintien des droits acquis ou en cours d'acquisition en matière de sécurité sociale, pour autant que les réfugiés réunissent les conditions prévues pour les nationaux des pays signataires des accords en question.
4. Les États contractants examineront avec bienveillance la possibilité d'étendre, dans toute la mesure du possible, aux réfugiés le bénéfice d'accords similaires qui sont ou seront en vigueur entre ces États contractants et des États non contractants.

Chapitre V : Mesures administratives

Article 25 : Aide administrative

1. Lorsque l'exercice d'un droit par un réfugié nécessiterait normalement le concours d'autorités étrangères auxquelles il ne peut recourir, les États contractants sur le territoire desquels il réside veilleront à ce que ce concours lui soit fourni soit par leurs propres autorités, soit par une autorité internationale.
2. La ou les autorités visées au paragraphe 1 délivreront ou feront délivrer, sous leur contrôle, aux réfugiés les documents ou certificats qui normalement seraient délivrés à un étranger par ses autorités nationales ou par leur intermédiaire.

3. Les documents ou certificats ainsi délivrés remplaceront les actes officiels délivrés à des étrangers par leurs autorités nationales ou par leur intermédiaire, et feront foi jusqu'à preuve du contraire.
4. Sous réserve des exceptions qui pourraient être admises en faveur des indigents, les services mentionnés dans le présent article pourront être rétribués ; mais ces rétributions seront modérées et en rapport avec les perceptions opérées sur les nationaux à l'occasion de services analogues.
5. Les dispositions de cet article n'affectent en rien les articles 27 et 28.

Article 26 : Liberté de circulation

Tout État contractant accordera aux réfugiés se trouvant régulièrement sur son territoire le droit d'y choisir leur lieu de résidence et d'y circuler librement sous les réserves instituées par la réglementation applicable aux étrangers en général dans les mêmes circonstances.

Article 27 : Pièces d'identité

Les États contractants délivreront des pièces d'identité à tout réfugié se trouvant sur leur territoire et qui ne possède pas un titre de voyage valable.

Article 28 : Titres de voyage

1. Les États contractants délivreront aux réfugiés résidant régulièrement sur leur territoire des titres de voyage destinés à leur permettre de voyager hors de ce territoire à moins que des raisons impérieuses de sécurité nationale ou d'ordre public ne s'y opposent ; les dispositions de l'annexe à cette Convention s'appliqueront à ces documents. Les États contractants pourront délivrer un titre de voyage à tout autre réfugié se trouvant sur leur territoire ; ils accorderont une attention particulière aux cas de réfugiés se trouvant sur leur territoire et qui ne sont pas en mesure d'obtenir un titre de voyage du pays de leur résidence régulière.
2. Les documents de voyage délivrés aux termes d'accords internationaux antérieurs par les parties à ces accords seront reconnus par les États contractants et traités comme s'ils avaient été délivrés aux réfugiés en vertu du présent article.

Article 29 : Charges fiscales

1. Les États contractants n'assujettiront pas les réfugiés à des droits, taxes, impôts, sous quelque dénomination que ce soit, autres ou plus élevés que ceux qui sont ou qui seront perçus sur leurs nationaux dans des situations analogues.
2. Les dispositions du paragraphe précédent ne s'opposent pas à l'application aux réfugiés des dispositions des lois et règlements concernant les taxes afférentes à la délivrance aux étrangers de documents administratifs, pièces d'identité y comprises.

Article 30 : Transfert des avoirs

1. Tout État contractant permettra aux réfugiés, conformément aux lois et règlements de leur pays, de transférer les avoirs qu'ils ont fait entrer sur son territoire dans le territoire d'un autre pays où ils ont été admis afin de s'y réinstaller.
2. Tout État contractant accordera sa bienveillante attention aux demandes présentées par des réfugiés qui désirent obtenir l'autorisation de transférer tous autres avoirs nécessaires à leur réinstallation dans un autre pays où ils ont été admis afin de s'y réinstaller.

Article 31 : Réfugiés en situation irrégulière dans le pays d'accueil

1. Les États contractants n'appliqueront pas de sanctions pénales, du fait de leur entrée ou de leur séjour irréguliers, aux réfugiés qui, arrivant directement du territoire où leur vie ou leur liberté était menacée au sens prévu par l'article premier, entrent ou se trouvent sur leur territoire sans autorisation, sous la réserve qu'ils se présentent sans délai aux autorités et leur exposent des raisons reconnues valables de leur entrée ou présence irrégulières.
2. Les États contractants n'appliqueront aux déplacements de ces réfugiés d'autres restrictions que celles qui sont nécessaires ; ces restrictions seront appliquées seulement en attendant que le statut de ces réfugiés dans le pays d'accueil ait été régularisé ou qu'ils aient réussi à se faire admettre dans un autre pays. En vue de cette dernière admission,

les États contractants accorderont à ces réfugiés un délai raisonnable ainsi que toutes facilités nécessaires.

Article 32 : Expulsion

1. Les États contractants n'expulseront un réfugié se trouvant régulièrement sur leur territoire que pour des raisons de sécurité nationale ou d'ordre public.
2. L'expulsion de ce réfugié n'aura lieu qu'en exécution d'une décision rendue conformément à la procédure par la loi. Le réfugié devra, sauf si des raisons impérieuses de sécurité nationale s'y opposent, être admis à fournir des preuves tendant à le disculper, à présenter un recours et à se faire représenter à cet effet devant une autorité compétente ou devant une ou plusieurs personnes spécialement désignées par l'autorité compétente.
3. Les États contractants accorderont à un tel réfugié un délai raisonnable pour lui permettre de chercher à se faire admettre régulièrement dans un autre pays. Les États contractants peuvent appliquer, pendant ce délai, telle mesure d'ordre interne qu'ils jugeront opportune.

Article 33 : Défense d'expulsion et de refoulement

1. Aucun des États contractants n'expulsera ou ne refoulera, de quelque manière que ce soit, un réfugié sur les frontières des territoires où sa vie ou sa liberté serait menacée en raison de sa race, de sa religion, de sa nationalité, de son appartenance à un certain groupe social ou de ses opinions politiques.
2. Le bénéfice de la présente disposition ne pourra toutefois être invoqué par un réfugié qu'il y aura des raisons sérieuses de considérer comme un danger pour la sécurité du pays où il se trouve ou qui, ayant été l'objet d'une condamnation définitive pour un crime ou délit particulièrement grave, constitue une menace pour la communauté dudit pays.

Article 34 : Naturalisation

Les États contractants faciliteront, dans toute la mesure possible, l'assimilation et la naturalisation des réfugiés. Ils s'efforceront notamment d'accélérer la procédure de naturalisation et de réduire, dans toute la mesure possible, les taxes et les frais de cette procédure.

Chapitre VI : Dispositions exécutoires et transitoires

Article 35 : Coopération des autorités nationales avec les Nations unies

1. Les États contractants s'engagent à coopérer avec le Haut Commissariat des Nations unies pour les réfugiés, ou toute autre institution des Nations unies qui lui succéderait, dans l'exercice de ses fonctions et en particulier à faciliter sa tâche de surveillance de l'application des dispositions de cette Convention.
2. Afin de permettre au Haut Commissariat ou à toute autre institution des Nations unies qui lui succéderait de présenter des rapports aux organes compétents des Nations unies, les États contractants s'engagent à leur fournir dans la forme appropriée les informations et les données statistiques demandées relatives :

a) Au statut des réfugiés ;
b) À la mise en œuvre de cette Convention, et ;
c) Aux lois, règlements et décrets, qui sont ou entreront en vigueur en ce qui concerne les réfugiés.

Article 36 : Renseignements portant sur les lois et règlements nationaux

Les États contractants communiqueront au Secrétaire général des Nations unies le texte des lois et des règlements qu'ils pourront promulguer pour assurer l'application de cette Convention.

Article 37 : Relations avec les conventions antérieures

Sans préjudice des dispositions du paragraphe 2 de l'article 28, cette Convention remplace, entre les parties à la Convention, les accords des 5 juillet 1922, 31 mai 1924, 12 mai 1926, 30 juin 1928 et 30 juillet 1935, ainsi que les Conventions des 28 octobre 1933, 10 février 1938, le Protocole du 14 septembre 1939 et l'Accord du 15 octobre 1946.

Chapitre VII : Clauses finales

Article 38 : Règlement des différends

Tout différend entre les parties à cette Convention relatif à son interprétation ou à son application qui n'aura pu être réglé par d'autres moyens sera soumis à la Cour internationale de justice à la demande de l'une des parties au différend.

Article 39 : Signature, ratification et adhésion

1. Cette Convention sera ouverte à la signature à Genève le 28 juillet 1951 et, après cette date, déposée auprès du Secrétaire général des Nations unies. Elle sera ouverte à la signature à l'Office européen des Nations unies du 28 juillet au 31 août 1951, puis ouverte à nouveau à la signature au Siège de l'Organisation des Nations unies du 17 septembre 1951 au 31 décembre 1952.
2. Cette Convention sera ouverte à la signature de tous les États membres de l'Organisation des Nations unies ainsi que de tout autre État non membre invité à la Conférence de plénipotentiaires sur le statut des réfugiés et des apatrides ou de tout État auquel l'Assemblée générale aura adressé une invitation à signer. Elle devra être ratifiée et les instruments de ratification seront déposés auprès du Secrétaire général des Nations unies.
3. Les États visés au paragraphe 2 du présent article pourront adhérer à cette Convention à dater du 28 juillet 1951. L'adhésion se fera par le dépôt d'un instrument d'adhésion auprès du Secrétaire général des Nations unies.

Article 40 : Clause d'application territoriale

1. Tout État pourra, au moment de la signature, ratification ou adhésion, déclarer que cette Convention s'étendra à l'ensemble des territoires qu'il représente sur le plan international, ou à l'un ou plusieurs d'entre eux. Une telle déclaration produira ses effets au moment de l'entrée en vigueur de la Convention pour ledit État.
2. À tout moment ultérieur, cette extension se fera par notification adressée au Secrétaire général des Nations unies et produira ses effets à partir du quatre-vingt-dixième jour qui suivra la date à laquelle le Secrétaire général des Nations unies aura reçu la notification ou à la date d'entrée en vigueur de la Convention pour ledit État si cette dernière date est postérieure.
3. En ce qui concerne les territoires auxquels cette Convention ne s'appliquerait pas à la date de la signature, ratification ou adhésion, chaque État intéressé examinera la possibilité de prendre aussitôt que possible toutes mesures nécessaires afin d'aboutir à l'application de cette Convention auxdits territoires sous réserve, le cas échéant, de l'assentiment des gouvernements de ces territoires qui serait requis pour des raisons constitutionnelles.

Article 41 : Clause fédérale

Dans le cas d'un État fédératif ou non unitaire, les dispositions ci-après s'appliqueront :

a) En ce qui concerne les articles de cette Convention dont la mise en œuvre relève de l'action législative du pouvoir législatif fédéral, les obligations du gouvernement fédéral seront, dans cette mesure, les mêmes que celles des parties qui ne sont pas des États fédératifs ;

b) En ce qui concerne les articles de cette Convention dont l'application relève de l'action législative de chacun des États, provinces ou cantons constituants, qui ne sont pas, en vertu du système constitutionnel de la fédération, tenus de prendre des mesures législatives, le gouvernement fédéral portera le plus tôt possible, et avec son avis favorable, lesdits articles à la connaissance des autorités compétentes des États, provinces ou cantons ;

c) Un État fédératif partie à cette Convention communiquera, à la demande de tout autre État contractant qui lui aura été transmise par le Secrétaire général des Nations unies, un exposé de la législation et des pratiques en vigueur dans la fédération et ses unités constituantes en ce qui concerne telle ou telle disposition de la Convention, indiquant la mesure dans laquelle effet a été donné, par une action législative ou autre, à ladite disposition.

Article 42 : Réserves

1. Au moment de la signature, de la ratification ou de l'adhésion, tout État pourra formuler des réserves aux articles de la Convention autres que les articles 1, 3, 4, 16 (1), 33, 36 à 46 inclus.
2. Tout État contractant ayant formulé une réserve conformément au paragraphe 1 de cet article pourra à tout moment la retirer par une communication à cet effet adressée au Secrétaire général des Nations unies.

Article 43 : Entrée en vigueur

1. Cette Convention entrera en vigueur le quatre-vingt-dixième jour qui suivra la date du dépôt du sixième instrument de ratification ou d'adhésion.
2. Pour chacun des États qui ratifieront la Convention ou y adhéreront après le dépôt du sixième instrument de ratification ou d'adhésion, elle entrera en vigueur le quatre-vingt-dixième jour qui suivra la date du dépôt par cet État de son instrument de ratification ou d'adhésion.

Article 44 : Dénonciation

1. Tout État contractant pourra dénoncer la Convention à tout moment par notification adressée au Secrétaire général des Nations unies.
2. La dénonciation prendra effet pour l'État intéressé un an après la date à laquelle elle aura été reçue par le Secrétaire général des Nations unies.
3. Tout État qui a fait une déclaration ou une notification conformément à l'article 40 pourra notifier ultérieurement au Secrétaire général des Nations unies que la Convention cessera de s'appliquer à tout territoire désigné dans la notification. La Convention cessera alors de s'appliquer au territoire en question un an après la date à laquelle le Secrétaire général aura reçu cette notification.

Article 45 : Révision

1. Tout État contractant pourra en tout temps, par voie de notification adressée au Secrétaire général des Nations unies, demander la révision de cette Convention.
2. L'Assemblée générale des Nations unies recommandera les mesures à prendre, le cas échéant, au sujet de cette demande.

Article 46 : Notification par le Secrétaire général des Nations unies

Le Secrétaire général des Nations unies notifiera à tous les États membres des Nations unies et aux États non membres visés à l'article 39 :
a) Les déclarations et les notifications visées à la section B de l'article premier ;
b) Les signatures, ratifications et adhésions visées à l'article 39 ;
c) Les déclarations et les notifications visées à l'article 40 ;
d) Les réserves formulées ou retirées visées à l'article 42 ;
e) La date à laquelle cette Convention entrera en vigueur, en application de l'article 43 ;
f) Les dénonciations et les notifications visées à l'article 44 ;
g) Les demandes de révision visées à l'article 45.
En foi de quoi les soussignés, à ce dûment autorisés, ont signé la présente Convention au nom de leurs gouvernements respectifs.
Fait à Genève, le vingt-huit juillet mil neuf cent cinquante et un, en un seul exemplaire, dont les textes anglais et français font également foi, qui sera déposé aux archives de l'Organisation des Nations unies et dont des copies certifiées conformes seront remises à tous les États membres de l'Organisation des Nations unies et aux États non membres visés à l'article 39.

CONVENTIONS DE GENÈVE. RÉSUMÉ

ANNEXE 5

Les chiffres romains donnés entre parenthèses indiquent le numéro de la Convention ou du Protocole (indiqué par la lettre P). Les chiffres arabes se réfèrent aux articles des Conventions de Genève et de leurs Protocoles additionnels.

En temps de guerre, les hommes doivent observer certaines règles d'humanité, même à l'égard de l'ennemi. Celles-ci sont principalement contenues dans les quatre Conventions de Genève du 12 août 1949 et dans leurs Protocoles additionnels du 8 juin 1977.

Les Conventions de Genève ont pour base le respect de l'être humain et de sa dignité. Elles commandent que les personnes qui ne participent pas directement aux hostilités et celles qui sont mises hors de combat par maladie, blessure, captivité ou toute autre cause, soient respectées, qu'elles soient protégées contre les effets de la guerre et que celles qui souffrent soient secourues et soignées sans distinction. Les Protocoles additionnels étendent cette protection à toute personne affectée par un conflit armé. En outre, ils imposent aux parties au conflit et aux combattants de s'abstenir d'attaquer la population civile et les biens civils et de conduire leurs opérations militaires conformément aux règles reconnues et aux lois de l'humanité.

Règles générales communes aux quatre conventions et aux protocoles additionnels

• Les Conventions et les Protocoles sont applicables en toutes circonstances, aussitôt qu'il y a conflit armé (I-IV, 2 ; P.I, 1) 1). En cas de conflit armé non international de haute intensité (P.11.1) seules certaines règles s'appliquent. Mais dans tous les cas de conflit armé non international, les principes de l'humanité doivent être sauvegardés (I-IV, 3). C'est ainsi que sont prohibés en tout temps et en tout lieu : le meurtre, la torture, les peines corporelles, les mutilations, les atteintes à la dignité, la prise d'otages, les peines collectives, les exécutions sans jugement régulier (IIV, 3; 1,11, 12; III, 13 ; IV, 32,34 ; P.I, 75 ; P.II, 4,6).

• Sont interdites par les conventions et le protocole I les représailles contre les personnes et les biens qu'ils protègent, c'est-à-dire les blessés, les malades et les naufragés, le personnel sanitaire et les services sanitaires, le personnel et les services de protection civile, les prisonniers de guerre, les personnes civiles, les biens civils et culturels, l'environnement naturel et les ouvrages et installations contenant des forces dangereuses (I, 46 ; II, 47 ; III, 13 ; IV, 33 ; P.1, 20, 51-56).

• Nul ne peut être contraint de renoncer ni renoncer volontairement à la protection que les Conventions lui accordent (1-III, 7 ; IV, 8).

• Les personnes protégées doivent toujours pouvoir bénéficier de l'activité d'une puissance protectrice (État neutre chargé de sauvegarder leurs intérêts) ou de celle du Comité international de la Croix-Rouge ou de tout autre organisme humanitaire impartial (I111, 8, 9,10 ; IV, 9, 10,11 ; P.I, 5).

1re Convention de Genève pour l'amélioration du sort des blessés et des malades dans les forces armées en campagne – 12 août 1949

2e Convention de Genève pour l'amélioration du sort des blessés, des malades et des naufragés des forces armées sur mer – 12 août 1949

• Tous les blessés, malades et naufragés doivent être respectés et protégés en toutes circonstances (1, 12 ; 11, 12 ; P.I, 10 ; P.II, 7). On ne peut ni attenter à leur vie, ni ne leur nuire d'aucune manière. Ils doivent être recueillis et traités avec humanité et recevoir, dans toute la mesure du possible et dans les délais les plus brefs, les soins médicaux qu'exige leur état. Aucune distinction fondée sur des critères autres que médicaux ne doit être faite entre eux (1, 12, 15 ; 11, 12, 18 ; P.I, 10 ; P.II ; 7).

• Chacun des adversaires, s'il fait prisonniers des blessés, des malades ou des naufragés membres des forces armées ennemies, doit les soigner comme ses propres blessés (1, 12, 14 ; 11,12, 16; P.1, 44).

Toutes les mesures possibles seront prises pour recueillir les morts et empêcher qu'ils soient dépouillés (1,15 ; 11, 18 ; P.1, 33 ; P.II, 8).

• Aucun cadavre ne doit être enterré, incinéré ou immergé avant qu'il ait été dûment identifié et que la mort ait été constatée, si possible par un examen médical (1, 16, 17 ; 11, 19, 20).

En outre, toutes les mesures possibles seront prises sans retard pour rechercher et recueillir les blessés, malades, naufragés et disparus (1, 15 ; 11, 18 ; IV, 16 ; P.I, 33 ; P.II, 8).

• Tous les éléments propres à identifier les blessés, les malades, les naufragés et les morts recueillis doivent être enregistrés (1, 16 ; 11, 19).

• Dans l'intérêt direct des blessés, des malades et des naufragés, les unités sanitaires, militaires ou civiles, placées sous le contrôle de l'autorité compétente sont également protégées (1, 19-37 ; 11, 22-40 ; P.I, 8, 9, 12 ; P.II, 11). Il s'agit du personnel, du matériel, des établissements et installations sanitaires, ainsi que des transports organisés à des fins sanitaires et qui se font reconnaître en portant le signe de la Croix-Rouge ou du Croissant Rouge sur fond blanc.

• Le personnel sanitaire et religieux comprend :
a) le personnel (médecin, infirmiers, infirmières, brancardiers) affecté, que ce soit à titre permanent ou temporaire, exclusivement à des fins sanitaires (recherche, évacuation, transport, diagnostic, traitement des blessés, malades et naufragés, ainsi qu'à la prévention des maladies) ;
b) le personnel (administrateurs, chauffeurs, cuisiniers, etc.) affecté, que ce soit à titre permanent ou temporaire, exclusivement à l'administration ou au fonctionnement d'unités sanitaires ou de moyens de transport sanitaire ;
c) le personnel religieux qui comprend les personnes, militaires ou civiles, telles que les aumôniers, qui sont exclusivement voués à leur ministère (I, 24-27 ; II, 36, 37 ; P.I, 8 ; P.II, 9). Ce personnel porte le signe distinctif de la Croix-Rouge ou du Croissant Rouge sur fond blanc (1, 40 ; 11, 42 ; P1, 18, annexe 1,3 ; P.II, 12) et une carte d'identité (1, 40 ; 11, 42 ; P.I, Annexe 1, 1,2). Il peut être armé pour sa propre défense et celle des blessés et malades (1,22 ; 11, 35 ; P.I, 13).

• Si des membres du personnel sanitaire et religieux tombent au pouvoir de l'adversaire, ils doivent pouvoir continuer à exercer leurs fonctions auprès des blessés et malades (1,19). Nul ne pourra être contraint d'accomplir des actes contraires aux règles de la déontologie médicale ou de s'abstenir d'accomplir des actes exigés par ces règles (P.1, 16 ; P.II, 10). Tous ceux dont la rétention n'est pas indispensable pour soigner les prisonniers de guerre seront rapatriés (1, 30, 31 ; II, 37).

• Ceux qui sont retenus ne seront pas considérés comme prisonniers de guerre et jouiront d'importantes facilités pour exercer leur mission (1,28). En territoire occupé, le personnel sanitaire civil ne peut être réquisitionné que dans la mesure où les besoins médicaux de la population restent couverts et les soins aux blessés et malades déjà sous traitement sont assurés (P.1, 14).

• La population civile doit respecter les blessés, malades et naufragés, même s'ils appartiennent à la partie adverse, et n'exercer sur eux aucun acte de violence (P.1, 17). Les civils sont autorisés à recueillir et à soigner les blessés et les malades, quels qu'ils soient, et ne doivent pas être punis ou inquiétés pour cela. Il faut au contraire les aider dans cette tâche (1, 18).

• Les unités sanitaires, militaires ou civiles, comprennent tous les bâtiments ou installations fixes (hôpitaux et autres unités similaires, centres de transfusion sanguine, de médecine préventive, d'approvisionnement, dépôt) ou formations mobiles (lazarets de campagne, tentes, installations en plein air) organisés à des fins sanitaires (1.19 ; P.1, 8, 9, 12 ; P.II, 11). On ne peut jamais les attaquer, leur nuire, ou empêcher leur fonctionnement, même s'ils ne renferment momentanément ni blessés ni malades (1, 19).

• Sont protégés de la même manière les transports sanitaires par terre, par eau ou par air : ambulances, camions, navires hôpitaux, embarcations de sauvetage, aéronefs sanitaires (1, 35, 36 ; 11, 22-27, 38, 39 ; P.I.8, 21-31 ; P.II, 11). Le matériel sanitaire (brancards, appareils et instruments médicaux et de chirurgie, médicaments, pansements, etc.) ne doit jamais être détruit, mais laissé à la disposition du personnel sanitaire où qu'il se trouve (1, 33, 34 ; 11, 28, 38).

Le signe de la Croix-Rouge ou du Croissant Rouge sur fond blanc, symbole de l'aide aux blessés et malades, sert à signaler à distance les unités et transports, le personnel et le matériel qui ont droit à la protection. Il ne peut être employé à un autre but, ni arboré sans le consentement de l'autorité compétente. Il doit toujours être scrupuleusement respecté (1, 38-44 ; II, 41-43 ; P.I, 18 ; P.II, 12).

3e Convention de Genève relative au traitement des prisonniers de guerre – 12 août 1949

Statut

• Les membres des forces armées d'une partie à un conflit (autre que le personnel sanitaire et religieux) sont des combattants, et tout combattant capturé par la partie adverse est prisonnier de guerre (111, 4 ; P.I, 43, 44). Ces forces armées doivent être organisées, placées sous un commandement responsable de ses subordonnés devant cette partie, et soumises à un régime de discipline interne qui assure le respect des règles du droit international applicable dans les conflits armés (P.1, 43).

• Ce respect implique, en particulier, que les combattants sont tenus de se distinguer de la population civile, par un uniforme ou par un autre signe distinctif, au moins lorsqu'ils prennent part à une attaque ou à une opération militaire préparatoire à une attaque (P.I, 44). En situation exceptionnelle résultant de la nature des hostilités, ils peuvent se contenter de se distinguer en portant les armes ouvertement au combat (P.1, 44).

Les prisonniers de guerre sont au pouvoir de la partie adverse, mais non des individus ou des troupes qui les ont capturés (111, 12).

Traitement

• Toute personne qui prend part aux hostilités et qui est capturée est présumée être prisonnier de guerre et sera traitée en prisonnier de guerre, même en cas de doute sur son statut (111, 5 ; P.1, 45).

• Les prisonniers de guerre ont droit à un traitement humain en toutes circonstances, ainsi qu'au respect de leur personne et de leur honneur (111, 13, 14). Les femmes doivent être traitées avec tous les égards dus à leur sexe (111, 14).

• A en outre droit au statut de prisonnier de guerre la population du territoire non occupé qui, à l'approche de l'ennemi, prend spontanément les armes pour combattre les troupes d'invasion, si elle porte ouvertement les armes et si elle respecte les lois et coutumes de la guerre (levée en masse) (111, 4).

• Les prisonniers de guerre doivent tous être traités de la même manière : seuls l'état de santé, le sexe, l'âge, le grade ou les aptitudes professionnelles peuvent justifier un traitement privilégié (111, 16).

• Ils sont tenus d'indiquer, sur demande, leurs nom et prénom, leur âge, leur grade et leur numéro de matricule. Mais on ne peut les contraindre à fournir d'autres renseignements (111, 17).

• Ils sont en droit de conserver leurs effets et objets personnels. De leur équipement militaire, que l'ennemi peut saisir, ils ont le droit de garder ce qui sert à leur alimentation et habillement. Les sommes d'argent et objets de valeur qu'ils sont sur eux ne peuvent leur être retirés que contre reçu, et doivent leur être restitués à la fin de la captivité (111, 18).

• Les prisonniers de guerre sont, dans l'ensemble, soumis à la discipline et aux lois en vigueur dans les forces armées de la partie au conflit qui les détient, appelée puissance détentrice (III, 39, 82-88). Celle-ci peut, pour sa sécurité, restreindre leur liberté, mais non les emprisonner, à moins qu'ils n'enfreignent ces lois (111, 21). Ils doivent avoir au moins la possibilité de se défendre avant toute condamnation (111, 96, 99, 105, 106).

• Quant à celui qui, ayant pris part à des hostilités, se voit en définitive privé du statut de prisonnier de guerre, il est au bénéfice, outre des dispositions de la IVe Convention qui lui sont applicables, de garanties fondamentales relatives au respect de sa personne (interdiction des atteintes à la vie et à la santé) et de sa dignité (interdiction des traitements humiliants et dégradants) (P.1, 75). En cas de poursuites judiciaires, il a droit à un procès équitable (P.1, 75). Ces garanties lui sont également reconnues en cas de conflit armé non international (I-IV, 3), et plus particulièrement encore lorsque ce conflit est de haute intensité (P.II, 4, 6).

CONDITIONS DE LA CAPTIVITÉ

• La puissance détentrice fournira gratuitement aux prisonniers de guerre une nourriture et une tenue vestimentaire suffisantes, des conditions de logement non inférieures à celles de ses propres troupes, et les soins médicaux nécessités par leur état de santé (Ill, 15, 25, 26, 27, 30).

• Les prisonniers de guerre, à l'exception des officiers, peuvent être astreints au travail, contre une modeste indemnité, et dans des conditions au moins égales à celles des ressortissants de la puissance détentrice. Toutefois, on ne peut leur imposer une activité de caractère militaire, ni de travaux dangereux, malsains ou humiliants (111, 49 à 54).

• Dès le début de la captivité, ils seront mis en mesure d'aviser leur famille et l'Agence centrale de recherches du Comité international de la Croix-Rouge. Par la suite, ils pourront correspondre régulièrement avec leur famille, recevoir des envois de secours et bénéficier de l'assistance spirituelle de ministres de leur religion (111, 33, 63, 70, 71, 72).

• Ils auront le droit d'élire, parmi eux, un « homme de confiance », chargé de les représenter auprès des autorités de la puissance détentrice et des institutions qui leur viennent en aide (111, 79).

• Ils auront également le droit d'adresser des plaintes et requêtes aux représentants de la puissance protectrice qui, avec les délégués du Comité international de la Croix-Rouge, sont autorisés à visiter leurs camps et à s'entretenir avec eux, directement ou par l'entremise de leur homme de confiance (111, 78, 126). Le texte de la Convention doit être affiché dans chaque camp de prisonniers de guerre, afin de leur permettre de se renseigner en tout temps sur leurs droits et devoirs (111, 41).

RAPATRIEMENT

Les prisonniers de guerre déclarés grands malades ou grands blessés seront directement rapatriés ; ils ne pourront pas, après leur rapatriement, reprendre un service militaire actif (111, 109, 117). Après la fin des hostilités actives, les prisonniers de guerre doivent être libérés et rapatriés sans délai (111, 118).

Protocole additionnel I : titre III, section I

COMPORTEMENT DES COMBATTANTS

• Le protocole rappelle les règles relatives au comportement des combattants au cours des hostilités.

• Le principe fondamental à la base de ces règles est que le droit des parties au conflit de choisir des méthodes et des moyens de guerre est limité. Il s'ensuit qu'il est interdit d'employer des armes, des projectiles et des matières ainsi que des méthodes de guerre de nature à causer des maux superflus (P.I, 35).

• On ne saurait non plus utiliser des personnes civiles pour mettre, par leur présence, certains points ou certaines régions à l'abri des opérations militaires (P.I, 51).

• Tuer, blesser ou capturer un adversaire en recourant à la perfidie est interdit (P.I, 37).

Les emblèmes reconnus (signe de la Croix-Rouge et du Croissant Rouge drapeau blanc, signe des biens culturels, etc.) ne doivent pas être utilisés indûment (P.1, 38). L'usage des signes de nationalité de la partie adverse et des États non parties au conflit est interdit (P.I, 39). Le Protocole affirme ainsi que le droit des conflits armés exige des combattants un minimum de loyauté.
• Il est interdit de refuser le quartier (P.I, 40). L'ennemi hors de combat, celui qui s'est rendu ou qui manifeste l'intention de se rendre ne doit pas être l'objet d'une attaque (P.I, 41,42). Le capteur qui n'a pas les moyens d'évacuer ses prisonniers doit les libérer (P.1, 41).

Titre IV, section I

Protection de la population civile contre les effets des hostilités

• La règle fondamentale impose de faire en tout temps la distinction entre la population civile et les combattants, ainsi qu'entre les biens de caractère civil et les objectifs militaires et, par conséquent, de ne diriger les opérations que contre des objectifs militaires (P.1,48).
• Toute personne n'appartenant pas aux forces armées est une personne civile (P.1, 50). Sont biens de caractère civil ceux qui ne sont pas des objectifs militaires, c'est-à-dire qui n'apportent pas une contribution effective à l'action militaire et dont la destruction n'offrirait en l'occurrence aucun avantage militaire précis (P.1, 52).
• Les attaques sans discrimination sont interdites (P.1, 51). Non seulement les personnes civiles et les biens civils ne doivent pas être l'objet d'attaques, mais toutes précautions doivent être prises, dans l'attaque des objectifs militaires ou dans la mise en place de ces objectifs, pour éviter ou réduire au minimum les pertes et dommages civils causés incidemment (P.1, 57, 58). En aucun cas, ces pertes et dommages ne seront excessifs par rapport à l'avantage militaire concret et direct attendu (P.1, 51, 57).
• Il est interdit d'affamer la population civile de l'adversaire, de détruire les biens indispensables à sa survie et de causer des dommages étendus, durables et graves à l'environnement (P.1, 54, 55).
• Les biens culturels, les installations contenant des forces dangereuses, les localités non défendues et les zones démilitarisées (y compris les zones de sécurité et les zones neutralisées) font l'objet d'une protection particulière et d'une signalisation appropriée, de même que les membres et les installations des organismes de la protection civile (P1, 53, 56, 59, 60 et 61-67, Annexe I, Chap. V et VI).
• L'interdiction d'attaquer la population civile, de détruire les biens indispensables à sa survie, de même que celle d'attaquer les installations contenant des forces dangereuses et les biens culturels est également valable dans les conflits armés non internationaux (P.II, 13, 14, 15, 16).
• Il appartient en particulier aux commandants militaires de veiller à l'observation de ces règles (P.1, 86, 87).

4e Convention de Genève relative à la protection des personnes civiles en temps de guerre et protocole additionnel

• Certaines règles *minima* de protection visent toutes les personnes affectées par un conflit armé, quelle que soit leur nationalité et le territoire où elles résident.
C'est ainsi que les actions de secours en vivres, médicaments, vêtements, etc., doivent être autorisées (IV, 23 ; P.I. 69, 70, 71 ; P.II, 18).
• Les femmes et les enfants doivent faire l'objet d'un respect particulier et être protégés contre toute forme d'attentat à la pudeur (IV, 24 ; P.I, 76, 77, 78).
• Le regroupement des familles dispersées et l'échange de nouvelles familiales doivent être facilités (IV, 25,26 ; P.1, 74).
Et surtout, toute personne affectée par le conflit armé a droit à ses garanties fondamentales, sans aucune discrimination : sa personne, son honneur, ses convictions et ses pratiques religieuses doivent être respectés ; aucune atteinte ne doit être portée, que ce soit par un agent

civil ou militaire, à sa vie, à sa santé, à son intégrité physique ou mentale, ni à sa dignité. En cas de poursuites judiciaires, elle a droit à un procès équitable (P.1, 75). Ces garanties sont également valables en cas de conflit armé non international (P. 11, 4 et 6). En outre, la IVe Convention traite spécialement des civils au pouvoir de l'ennemi et distingue deux catégories (IV, 4) :

Civils en pays ennemi

• Ces civils devront, si des considérations de sécurité ne s'y opposent pas, pouvoir quitter le pays (IV, 35). S'ils ne partent pas ou sont retenus, leur traitement devra être analogue à celui de l'ensemble des étrangers (IV, 38). Si la sécurité du pays rend leur internement absolument nécessaire, ils doivent pouvoir recourir contre une telle mesure et obtenir un examen impartial de leur cas (IV, 41 à 43).

Population de territoires occupés

La population civile doit, autant que possible, pouvoir continuer à vivre normalement. L'occupant a le devoir de maintenir l'ordre public (IV, 64). Les déportations ou transferts de populations sont interdits d'une manière générale (IV, 49). Toute réquisition de main-d'œuvre est soumise à des règles strictes. Les personnes de moins de 18 ans en sont entièrement exemptes et les travailleurs requis ne peuvent être astreints à des tâches qui les fassent participer aux opérations militaires (IV, 51). Le pillage est interdit, de même que les destructions inutiles de biens (IV, 33, 53).

• L'occupant a le devoir de veiller au sort de l'enfance (IV, 50), au maintien des services médicaux et d'hygiène (IV, 56) et au ravitaillement de la population (IV, 55). Il devra autoriser l'entrée d'envois de secours, et faciliter leur acheminement (IV, 59 à 62). D'une manière générale, les autorités, l'administration, les institutions publiques et privées continueront à fonctionner (IV, 54, 63, 64). L'occupant a le droit de se défendre contre les actes hostiles à son administration et aux membres de ses forces armées. Il peut promulguer à ce sujet des lois spéciales (IV, 64), et déférer les inculpés à ses propres tribunaux (IV, 66), mais aucune condamnation ne peut être prononcée sans un procès régulier (IV, 71). Il peut procéder, si sa sécurité l'exige impérieusement, à l'internement de certaines personnes (IV, 78). Cependant, toutes ces mesures sont soumises à des règles précises et au contrôle de la puissance protectrice (IV, 65 à 77, 78, 136, 137, 143).

• Les civils en pays ennemi et les habitants de territoires occupés ont certains droits qui leur sont communs. En toutes circonstances ils ont droit au respect de leur personne, de leur honneur, de leurs droits familiaux, de leurs convictions et pratiques religieuses, de leurs habitudes et de leurs coutumes. Ils seront toujours traités avec humanité (IV, 27) ; aucune contrainte ne sera exercée contre eux (IV, 31). Les femmes seront spécialement protégées dans leur honneur, notamment contre le viol et tout attentat à la pudeur (IV, 27).

• Ils peuvent s'adresser librement à la puissance protectrice pour demander son intervention, ainsi qu'au Comité international de la Croix-Rouge et à la Croix-Rouge nationale du pays où ils se trouvent (IV, 30). Les représentants de la puissance protectrice et du Comité international peuvent les visiter librement (IV, 30, 143).

• Le gouvernement ennemi est responsable du traitement qui leur est appliqué par ses fonctionnaires civils ou militaires (IV, 29).

• Enfin, s'ils sont soumis à l'internement, mesure qui ne saurait avoir le caractère d'une punition, ils bénéficieront d'un traitement qui, dans ses grandes lignes, est analogue à celui des prisonniers de guerre, compte tenu des différences que comporte leur qualité de civils (IV, 79 à 135).

• Le Comité international de la Croix-Rouge (CICR) et la Fédération internationale des sociétés de la Croix-Rouge et du Croissant Rouge forment, avec les sociétés nationales de la Croix-Rouge et du Croissant Rouge, le Mouvement international de la Croix-Rouge et du Croissant Rouge. Institution humanitaire indépendante, le CICR est à l'origine du mouvement. Intermédiaire neutre en cas de conflits armés et de troubles, il s'efforce d'assurer, de sa propre initiative ou en se fondant sur les Conventions de Genève, protection et assistance aux victimes des conflits armés internationaux et non internationaux et des troubles et des tensions internes.

QUELQUES NOTIONS DE DROIT

6 ANNEXE

Comme nous l'avons vu tout au long de cet ouvrage, des lois ou seulement leurs articles sont souvent donnés en référence.
Leurs intitulés sont regroupés ici afin de permettre au lecteur de les retrouver plus aisément au sein des chapitres ou des fiches. Néanmoins, il est fait précédemment un rappel des principaux types de textes existants et des différents pouvoirs afin que le sauveteur, s'il n'a aucune notion de droit, puisse ainsi s'y retrouver plus facilement dans tout cet arsenal législatif.

Les différents pouvoirs

• *Le pouvoir législatif* est chargé de la rédaction et de l'adoption des lois mais également du contrôle de l'exécutif. Il est exercé par le Parlement et le Sénat.
• *Le pouvoir exécutif* met en œuvre les lois et conduit la politique nationale. À cette fin, il a le pouvoir d'édicter des règlements et il dispose de l'administration et de la force armée. Il peut détenir des moyens de contrainte vis-à-vis du pouvoir législatif (ex. : dissolution de l'une des chambres). Il est exercé par le chef de l'État et par le gouvernement.
• *Le pouvoir judiciaire* applique les lois pour trancher les conflits entre les particuliers ou entre l'État et ces derniers. Son indépendance est primordiale, puisqu'elle est la condition de son impartialité. C'est la Constitution qui définit ses compétences et qui garantit son indépendance.

Les différents textes législatifs

AU NIVEAU FRANÇAIS

• La *constitution* est la loi fondamentale de la République. Elle occupe le sommet de la hiérarchie des textes juridiques et définit l'organisation, le fonctionnement et les rapports entre les différents pouvoirs. Elle oriente les lois et les règles qui régissent la vie nationale, elle garantit les libertés des citoyens. En France, c'est la Constitution du 4 octobre 1958 qui fut le texte fondateur de la Vᵉ République.
• La *loi* est une règle écrite, de caractère général, élaborée par le pouvoir législatif. Les projets de loi émanent du gouvernement et les propositions de loi sont issues des législateurs. La loi n'entre en vigueur et n'est obligatoire que lorsqu'elle apparaît au *Journal officiel.*
• Le *décret* est une mesure d'application de la loi (qui est supérieure dans la hiérarchie des textes réglementaires). Par le Premier ministre et les ministres concernés, le législateur a permis à l'exécutif, pour des raisons d'efficacité, de prendre des mesures législatives : ce sont les décrets-lois ou ordonnances.
Conformément au décret du 5 novembre 1870 relatif à la promulgation des lois et décrets, ceux-ci ne deviennent obligatoires que par leur publication au *Journal officiel*, à l'expiration d'un délai d'un jour franc à compter de la date de cette publication à Paris, ou de la date d'arrivée du *Journal officiel* au chef-lieu de l'arrondissement pour la France métropolitaine et les départements d'outre-mer.
• L'*arrêté* est une décision, prise par le(s) ministre(s) concerné(s) ou son administration, exécutoire, qui peut avoir une portée générale (par exemple exécution d'une loi mais qui est le plus souvent d'ordre technique).

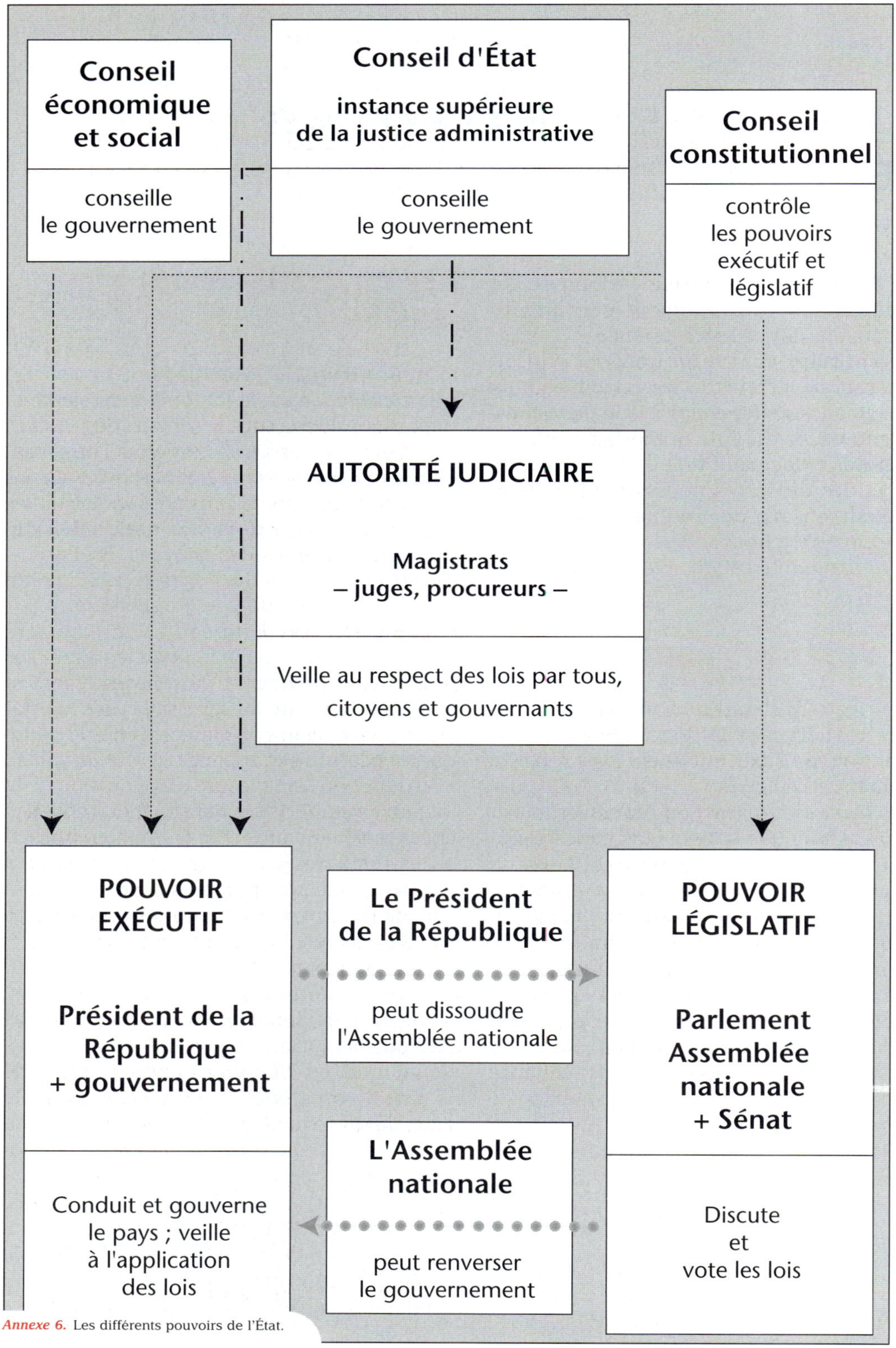

Annexe 6. Les différents pouvoirs de l'État.

• La *circulaire* contient des informations et des instructions pour préciser des points importants dans un domaine particulier. Les circulaires, émanant d'un ministre, ont pour rôle d'aider à l'interprétation d'un texte réglementaire. Elles n'ont qu'un usage administratif et ne créent pas le droit. Elles sont opposables aux fonctionnaires.

Au niveau européen

• Le *règlement* : c'est un texte de portée générale qui s'applique directement et intégralement dans l'ensemble des pays de l'Union européenne sans qu'il soit nécessaire pour les pays de voter des textes d'application.
• La *directive* : elle impose aux États membres un droit à insérer dans leur législation nationale dans un délai donné.
• La *décision* : elle donne des obligations à une catégorie de personnes (au lieu d'un État en général).
• La *recommandation* : c'est une invitation faite aux États membres de prendre telle ou telle mesure.

Les autres textes

Les traités internationaux sont des accords entre les États. Ils ont pour objet d'harmoniser certaines règles de droit entre les pays, de réglementer ou encore de créer des organismes internationaux. Le Traité de Rome du 25 mars 1957 a créé la Communauté économique européenne, les traités de Maastricht des 9 et 10 décembre 1991 ont pour objet de réaliser l'union politique économique et monétaire de la Communauté européenne. Les traités internationaux sont applicables en France lorsqu'ils ont été ratifiés par le président de la République ou par le Parlement dans les matières réservées à la loi, et lorsqu'ils sont également appliqués par les États cosignataires.

La jurisprudence

C'est l'ensemble des arrêts et des jugements qu'ont rendu les cours et les tribunaux (*cf.* Fiche n° 20) pour la solution d'une situation juridique donnée. La jurisprudence regroupe l'ensemble des solutions données par les tribunaux sur un point de droit précis. Pour qu'un ensemble de décisions fasse « jurisprudence », il faut rassembler deux conditions :
– la répétition : c'est le fait de prendre une décision identique, d'interpréter la loi dans le même sens par un certain nombre de tribunaux différents et sur un même point de droit ;
– la hiérarchie : la solution juridique donnée par la Cour de cassation du fait de sa position au sommet de la hiérarchie des tribunaux et par le mécanisme des renvois lui confère une autorité particulière.
La jurisprudence est donc une source du droit en ce qu'elle interprète les lois pour les adapter aux situations concrètes. Elle comble également les lacunes éventuelles des lois, celles-ci ne pouvant envisager toutes les situations litigieuses. Elle n'a toutefois pas le caractère obligatoire que possède une règle de droit, un tribunal n'étant jamais lié par la décision d'un autre tribunal.

Index législatif

Concernant les articles des codes, ceux-ci sont répertoriés de la façon suivante :
– N° de l'article (par ordre de numéro) ;
– ce à quoi il fait référence ;
– entre parenthèses :
  - le chapitre ou la fiche auquel il se rapporte ;
  - la mention : *int.* si l'article est reproduit dans son intégralité, *ext.* s'il s'agit simplement d'un extrait et *cit.* s'il est juste cité.

Les articles en gras sont ceux à connaître par les sauveteurs, car ils ont un impact direct sur leur activité.
Les articles issus d'autres codes que Code pénal, civil, de procédure pénale ou de santé publique sont traités à part.
Les autres textes législatifs abordés dans cet ouvrage sont listés d'après leur date de promulgation ou de publication.

Code pénal (CP)

111-1 : Crimes, délits et contravention (12 *cit.*).
113-7 : Application de la loi française hors du territoire (18 *int.*).
121-3, 4, 5, 7 : Dispositions générales concernant la responsabilité pénale (f19 *int.*).

122-1 : Irresponsabilité pénale (27 *cit.*, f19 *int.*).
122-2 : Irresponsabilité pénale (f19 *int.*).
122-5 et 6 : Notion de légitime défense (12 *int.*, 10 *cit.*).
122-7 : Acte de sauvegarde (10 *int.*, 4 *cit.*).
122-8 : Irresponsabilité pénale des mineurs (f19 *int.*).
132-71 : Définition d'une bande (30 *int.*).
132.75 : Définition d'une arme (22 *int.*).
132-76 : Crime ou un délit pour un motif raciste, antisémite ou xénophobe (17 *cit.*).
221-1 à 5 : Complicité (27 *cit.*, 17 *cit.*).
222-1 à 6 : Actes de torture et de barbarie (12 *int.*, 16 *cit.*, 17 *cit.*).
222-7 et 8 : Violences ayant entraîné la mort (12 *int.*, 16 *cit.*, 17 *cit.*).
222-9 et 10 : Violences ayant entraîné des mutilations (12 *int.*, 16 *cit.*, 17 *cit.*, 18 *int.*).
222-11 et 12 : Violences ayant entraîné une ITT de plus de 8 jours (12 *int.*, 17 *cit.*).
222-13 : Violences volontaires (12 *cit.*, 13 *ext.*, 16 *cit.*, 17 *cit.*).
222-14 : Violences sur personnes vulnérables (12 *int.*, 20 *ext.*).
222-16 : Appels téléphoniques malveillants (12 *int.*, 16 *cit.*).
222-17 : Menaces de commettre un crime (12 *int.*, 16 *cit.*).
222-18 : Menaces de commettre un crime sous condition (12 *int.*, 16 *cit.*).
222-22 : Définition de l'agression sexuelle (21 *int.*).
222-23 : Définition du viol (21 *int.*).
222-24, 25,26 : Peines encourues lors d'un viol (21 *int.*).
222-27, 28, 29,30 : Peines encourues lors d'agression sexuelle (21 *int.*).
222-32 : Exhibition sexuelle (21 *int.*).
222-33 : Harcèlement sexuel (21 *int.*).
222-34 et suivants : Trafic de stupéfiants (15 *cit.*).
223-1 : Mise en danger d'autrui (10 *int.*, 27 *cit.*).
223-5 : Entrave à l'arrivée des secours (1 *int.*).
223-6 : Non-assistance à personne en péril (10 *int.*, 13 *cit.*, 27 *cit.*).
224-1 : Enlèvement et séquestration de personne (16 *cit.*, 32 *int.*).
224-4 : Enlèvement et séquestration de personne (32 *int.*).
224-6 : Détournement d'avion (31 *int.*).
225-1 et 2 : Discriminations (17 *int.*).
225-16-1 : Bizutage (19 *int.*).
226-13 : Secret professionnel (13 *int.*).
226-14 : Levée du secret professionnel (13 *int.*).
227-22 : Corruption de mineurs (21 *int.*).
227-25 : Définitions des atteintes sexuelles (21 *int.*).
227- 26, 27,29 : Atteintes sexuelles. Peines encourues (21 *int.*).
313-4 : Abus frauduleux d'état d'ignorance ou de situation de faiblesse (20 *int.*).
314-1 : Abus de confiance (20 *int.*).
322-2 et 3 : Dégradation du bien d'autrui (17 *cit.*).
322-5 et suivants : Incendies volontaires (29 *int.*) 322-8 (17 *cit.*).
322-14 : Faux appels (1 *int.*).
412-1 et 3 : Définition d'un attentat (31 *int.*).
421-1 et 2 : Définition d'un acte terroriste (31 *int.*).
431-3 : Définition d'un attroupement (12 *int.*).
434-3 : Non-dénonciation de crimes et sévices (13 *int.*).
434-4 : Entrave à la manifestation de la vérité (36 *int.*).
434-5 : Intimidation et menace à ne pas porter plainte (12 *int.*, 16 *cit.*).
R623-1 : Menaces (12 *int.*).
R623-3 : Excitation d'animaux dangereux (22 *int.*).
R624-1 : Violences volontaires (12 *int.*).

CODE CIVIL (CC)

16 et 16-1 : Droit au respect du corps humain (18 *int.*), 16-3 (f13 *int.*).
81 : Permis d'inhumer (36 *int.*).
371 à 387 : Autorité parentale, (les articles 371 ; 371-1, 2, 3 ; 372 ; 372-2 ; 373 ; 373-1 ; 375 ; 375-7 et 378-1 sont reproduits en f34).
371-2 : (f13 *int.*).
388 : Minorité (f34 *int.*).
476 à 487 : Émancipation (f34 *cit.*).
488 : Majorité (f34 *int.*, f37 *cit.*).
489-2 : Incapables majeurs, réparation des dommages (27 *cit.*, F19 *int.*).
490 : Protection juridique des majeurs (f37 *int.*, 22 *cit.*).
492 : Tutelle (f37 *int.*).
1382 et 1383 : Obligation de réparer un dommage (27 *cit.*, f19 *int.*).
1385 : Dommages causés par les animaux-responsabilité (22 *cit.*, f19 *int.*).

CODE DE PROCÉDURE PÉNALE (CPP)

14 : Rôle de la police judiciaire (f22 *int.*).
15-3 : Obligation de prendre une plainte (13 *cit.*).
16 à 19 : Attributions de l'OPJ (f22 *cit.*).

38 : Recueil d'informations par OPJ (13 *cit.*).
39 à 44 : Attributions du procureur de la République (f23 *cit.*, l'article 42 y étant reproduit).
53 : Crimes et délits flagrants (12 *ext.*).
55 : Modification de scène de crime (36 *int.*).
60 : Réquisition à personne (f22 *ext.*).
62-1 : Domiciliation en cas de séparation (16 *cit.*).
63 : Garde à vue (13 *cit.*, 23 *cit.*).
74 : Conduite à tenir lors de la découverte d'un cadavre (36 *int.*).
75 : Information des victimes par OPJ, article semblable au 53-1 (f22 *int.*).
689-1 : CPP et suivants Compétence des juridictions françaises en matière de torture et actes terroristes (34 *int. cit.*).
706-3 : Indemnisation de victimes (f32 *int.*).
706-14 : Indemnisation de victimes (f32 *int.*). Répertorié aussi parfois comme étant le 706-13.
706-55 : Fichier des empreintes génétiques (12 *int.*).
D220 : Violences sur les détenus (12 *int.*).
D283-5 : Utilisation de la force sur des détenus (12 *int.*).

Code de santé publique (CSP)

L.51-1 : Définition du transport sanitaire (10 *int.*).
L.333 à L 358 : Délivrance d'armes (22 *cit.*).
L.627 : Commerce licite de stupéfiants (15 *cit.*).
L.628 et L.630 : Usage de stupéfiants (15 *cit.*).
L.671-7- 1 et 2 : Notion de mort cérébrale (36 *int.*).
L.1110-4 : Secret professionnel (13 *ext.*).
L.1110-5 : Évaluation de la douleur (7 *ext.*).
L.1111-2 : Information aux malades, loi n° 2002-303 du 4 mars 2002 (10 *int.*).
L.1111-4 : Consentement aux soins (10 *int.*, 18 *cit.*, f13 *ext.*, f41 *cit.*), 111-5 (f13 *ext.*).
L.3212-1 et 3 : Hospitalisation à la demande d'un tiers (f15 *cit.*).
L.3213-1 : Hospitalisation d'office (f15 *cit.*).
L.3321-1 : Différentes catégories de boissons alcoolisées (15 *int.*).
L.3335-4 : Vente d'alcool dans les lieux sportifs (15 *int.*).
L.3341-1 : Répression de l'ivresse publique (15 *int.*).
L.3342-1 : Vente et cession d'alcool aux mineurs (15 *int.*).
L.3421-1 : Usage illicite de stupéfiants (15 *cit.*).
L.5132-1 : Substances vénéneuses (15 *int.*).
L.5132-7 : Substances vénéneuses (15 *int.*).

Autres articles de code

Art. 2212-2 et 3 du Code général des collectivités territoriales : Rôle de la police municipale (13 *int.*).
Art. L.2573-18 du Code général des collectivités territoriales : Coutumes d'enterrements et de transport des morts (35 *int.*).
Art. L.76 du Code des débits de boissons ivresse manifeste (13 *cit.*).
Art. 211-5 du Code rural sur la tenue des chiens en laisse (22 *cit.*).
Art. 2, 7 et 10 Code de déontologie de la police nationale (13 *int.*).
Art. 3, 6 et 13 du Code de déontologie de la police municipale (13 *cit.*).
Art. R.311-1 du Code de la route (10 *ext.*).

Autres références législatives

Loi n° 2004-811 du 13 août 2004 parue au JO n° 190 du 17 août 2004 sur la modernisation de la sécurité civile, article 46, détention des fusils hypodermiques par les pompiers (1 *int.*).
Circulaire n° 800/SGDN/PSE/PPS du 23 avril 2003, relative à la doctrine nationale d'emploi des moyens de secours et de soins face à une action terroriste mettant en œuvre des matières radioactives (31 *cit.*).
Loi du 18 mars 2003. Loi pour la sécurité intérieure (30 *cit.*).
Loi du 2 mars 2004, dite loi Perben II (17 *cit.*).
Loi n° 2003-88 du 3 février 2003, visant à aggraver les peines punissant les infractions à caractère raciste, antisémite ou xénophobe (17 *cit.*).
Loi du 23 janvier 2003, conduite sous l'emprise de stupéfiants (15 *cit.*).
Loi du 29 juillet 1881 dont le texte a été actualisé au 1er juillet 2002 relatif à la liberté de la presse, article 4 (33 *ext.*).
Circulaire DGA 5/SD 2 n° 2002-265 du 30 avril 2002 relative au renforcement des procédures de traitement des signalements de maltraitance et d'abus sexuels envers les enfants et les adultes vulnérables accueillis dans les structures sociales et médico-sociales (18 *cit.*).
Loi n° 2002-303 du 4 mars 2002 relative aux droits des malades et à la qualité du système de santé (10 *cit.*).
Circulaire du 21 novembre 2001 portant sur les relations entre le défenseur des enfants et l'autorité judiciaire (18 *cit.*).
Décret sur la législation spécifique des buvettes (15 *cit.*).

Circulaire du 22 octobre 2001 (DHOS/E1/2001/503) relative à « l'accueil en urgence dans les établissements de santé des personnes victimes de violences ainsi que de toutes personnes en situation de détresse psychologique » (10 *cit.*).

Arrêté du 22 septembre 2001 relatif à la mise en œuvre, l'importation, l'exportation, la détention, la cession à titre gratuit ou onéreux, l'acquisition et le transport de certains agents responsables de maladies infectieuses, micro-organismes pathogènes et toxines (31 *cit.*).

Circulaire n° 00344 du 23 mai 2001 du ministère de l'Intérieur sur le dimensionnement des dispositifs préventifs de secours (28 *ext.*).

Circulaire DAS/TS 1 n° 2000-355 du 8 juin 2000 relative à la lutte contre la maltraitance et à la formation des travailleurs sociaux (18 *cit.*).

Loi n° 2000-197 du 6 mars 2000 visant à renforcer le rôle de l'école dans la prévention et la détection des faits de mauvais traitements à enfants (18 *cit.*).

Loi n° 2000-196 du 6 mars 2000 sur le défenseur des enfants (18 *cit.*).

Loi n° 99-641 du 27 juillet 1999 portant sur la création d'une couverture maladie universelle.

Loi du 18 juin 1999 sur le dépistage de stupéfiants pour les conducteurs impliqués dans un accident mortel (15 *cit.*).

Arrêté ministériel du 27 avril 1999 sur la tenue des chiens en laisse (22 *cit.*).

Loi n° 99-5 du 6 janvier 1999 relative aux animaux dangereux et errants et à la protection des animaux (22 *cit.*).

Arrêté du 24 décembre 1998 interdisant la commercialisation des thermomètres à mercure (7 *cit.*).

Loi n° 98-468 du 17 juin 1998 relative à la prévention et à la répression des infractions sexuelles ainsi qu'à la protection des mineurs (13 *cit.*, 19 *cit.*).

Circulaire JUSE9840065C du 14 décembre 1998 sur le refus de s'alimenter.

Circulaire JUSE9840034C du 29 mai 1998 sur la prévention des suicides en prison (23 *cit.*).

Circulaire DAS/DSF 2 n° 98-275 du 5 mai 1998 relative à la prise en compte de situations de maltraitance à enfants au sein des établissements sociaux et médico-sociaux (18 *cit.*).

Circulaire du 27 février 1998 (DH/AF1/98/n°137) relative à la création de consultations médico-judiciaires d'urgence (10 *cit.*).

Circulaire du 12-9-1997 sur le bizutage (19 *int.*).

Circulaire du 27 mai 1997 (DGS/DH n° 97-380) relative aux « dispositifs régionaux d'accueil et de prise en charge des personnes victimes de violences sexuelles » dispositif étendu à la prise en charge des enfants victimes de toutes formes de maltraitance par la circulaire du 13 juillet 2000 (DGS/DH n° 2000-399) (10 *cit.*).

Décret 96-1041 du 2 décembre 1996 sur la mort cérébrale (36 *cit.*).

Décret 95-589 du 6 mai 1995 donnant les définitions techniques des différentes catégories d'armes (22 *int.*).

Circulaire du 9 décembre 1994, émanant du ministère de l'Intérieur, relative à la sécurité des enceintes sportives à l'occasion des rencontres de football (28 *ext.*).

Circulaire DAP 86-24 G1 du 13 octobre 1986, circulaire JUSE9840065C du 14 décembre 1998, note DAP du 22 mars 1994 sur le refus d'aliments solides et liquides en prison (23 *cit.*).

Arrêt du Conseil d'État 2 juillet 1993 dit arrêt Milhaud sur la notion de mort cérébrale (36 *cit.*).

Loi n° 93-1282 du 6 décembre 1993 « relative à la sécurité des manifestations sportives » dite loi Alliot-Marie. Articles 42-4, 5, 7 et 7.1, 8, 9, 10, *modifiant* la loi n° 84-610 du 16 juillet 1984 relative à l'organisation et à la promotion des activités physiques et sportives.

Décret 93-221 du 16 février 1993 relatif aux règles professionnelles des infirmier(ière)s, article 6, obligation de porter secours (13 *int.*).

Décret n° 90-897 du 1er octobre 1990 concernant la réglementation des artifices de divertissement, article 13.1 (f46 *int.*).

Loi n° 90-527 du 27 juin 1990 relative aux droits et à la protection des personnes hospitalisées en raison de troubles mentaux et à leurs conditions d'hospitalisation (f15 *cit.*).

Loi n° 89-487 du 10 juillet 1989 relative à la prévention des mauvais traitements à l'égard des mineurs et à la protection de l'enfance (18 *cit.*).

Art. 2 du décret 87-1005 et article 16 de la loi du 22 juillet 1987 sur la carence des moyens de transport sanitaire (f15 *cit.*).

Loi n° 86-1020 du 9 septembre 1986, sur le système d'indemnisation des atteintes corporelles subies par les personnes du fait d'actes de terrorisme et d'attentats (f32 *cit.*).

Loi du 5 juillet 1985, dite loi Badinter sur l'indemnisation des victimes (15 *cit.*, f32 *cit.*).
Décret 79-618 du 13 juillet 1979, art. 4, détention d'armes des convoyeurs de fonds (22 *cit.*).
***Journal officiel* du 23 janvier 1975**, nomenclature ONU du transport des matières dangereuses (f53 *cit.*).
Loi du 31 décembre 1970 définissant la politique française de lutte contre les drogues (15 *cit.*).
Loi du 15 avril 1954 sur les alcooliques dangereux (15 *cit.*).
Ordonnance n° 45-174 du 2 février 1945 relative à l'enfance délinquante (f19 *cit.*).
Décret du 27 avril 1848 sur l'abolition de l'esclavage, articles 1 et 8 (17 *ext.*).
Décret du 18 avril 1939 sur les délivrance d'armes, article 18 (22 *int.*).

Liste des tableaux

Liste des figures

Glossaire

Beaucoup de termes médicaux sont employés dans le domaine des soins d'urgence et touchent alors de près le sauveteur, sans que celui-ci puisse toujours en saisir toute la signification. Afin de pouvoir lui venir en aide, et lui favoriser ainsi la compréhension de tous ces mots « barbares » une liste de racines, suffixes et préfixes est publiée ci dessous, elle est associée à des exemples afin d'aider à en comprendre la signification.

Préfixes les plus couramment utilisés

Préfixes	Signification	Exemple
A ou an	Manque de	Anoxie = manque d'oxygène
Ab	Loin de	Abduction = angle de membre qui s'ouvre (s'éloigne du corps)
Acro	Extrémité	Acromion claviculaire = extrémité de la clavicule
Ad	Rapprochement	Adduction = fermeture de l'angle d'un membre
Anti	Contre, opposé	Anticoagulant = pour empêcher la coagulation
Ambi	Deux	Ambidextre = qui écrit des deux mains
Auto	De soi-même	Autolyse = destruction de soi, suicide
Bi	Deux	Bilatéral = des deux côtés
Brady	Ralentissement	Bradycardie = ralentissement du rythme cardiaque
Cyano	Bleu	Cyanose
Di	Double	Diplopie = voir double
Dys	Difficulté, trouble	Dyspnée = difficulté à respirer
Ec ou ex	En dehors	Expiration = action de rejeter l'air à l'extérieur
En	Dans	Encéphale = ensemble des organes contenus dans la boîte crânienne
Endo	À l'intérieur	Endocarde = tunique intérieure du cœur
Épi	Sur	Épiderme = couche superficielle de la peau recouvrant le derme
Erythro	Rouge	Érythrophobie = peur de rougir en public, érythrocyte = globule rouge
Eu	Normal	Accouchement eutocique = accouchement normal
Hétéro	D'espèce différente	Hétéro-agressivité = agressivité sur quelqu'un d'autre
Homo	De même espèce	Homozygote = issu du même œuf, chez les jumeaux

Préfixes	Signification	Exemple
Hyper	Beaucoup, en excès	Hyperleucocytose = trop de globules blancs
Hypo	Au-dessous	Hypoderme = région située immédiatement sous la peau
In ou im	Sans	Insomnie = sans sommeil
Intra	À l'intérieur	Intramusculaire = dans le muscle
Iso	Même	Isogroupe = même groupe sanguin
Leuco	Blanc	Leucocyte = globule blanc
Melen	Noir	Méléna = hémorragie anale de sang noir
Micro/macro	Petit/grand	Micro-organisme = synonyme de microbe
Mono	Un seul	Monoplégie = paralysie d'un des quatre membres
Nulli	Aucun	Nullipare = Qui n'a jamais accouché
Oligo	Peu	Oligoélément = élément minéral dans l'organisme en petite quantité (iode)
Ortho	Droit, correct	Orthostatique = relatif à la station debout
Para	À côté ou contre	Paratonnerre = contre la foudre, paramédical = à côté du médecin
Per	À travers	*Per os* = par la bouche
Peri	Autour	Péricarde = membrane qui enveloppe le cœur
Pollaki	Souvent	Pollakiurie = urine fréquemment
Poly	Plusieurs	Polytraumatisé = blessé qui présente plusieurs lésions traumatiques
Primo	Premier	Primipare = premier accouchement
Sub	Au-dessous	Subaquatique = sous l'eau
Sus	Au-dessus	Sus-pubien = au-dessus du pubis
Tachy	Accélération	Tachycardie = accélération de la ventilation
Tri	Trois	Trithérapie = médication à base de trois médicaments

Suffixes les plus couramment utilisés

Suffixes	Signification	Exemple
Algie	Douleur	Antalgique = antidouleur
Coque	Bactérie de forme arrondie	Staphylocoque
Cyte	Cellule	Leucocyte
Ectomie	Ablation	Appendicectomie = ablation de l'appendice

Suffixes	Signification	Exemple
Emie	État du sang	Anémie = manque de sang
Eux	Caractéristique	Fiévreux
Gène	Qui engendre	Pathogène = qui engendre une maladie
Graphie/gramme	Examen avec enregistrement	Électrocardiogramme = enregistrement de l'activité électrique du cœur
Ite	Inflammation, infection	Appendicite = inflammation de l'appendice
Leptique	Qui calme, sédatif	Neuroleptique = sédatif du système nerveux
Logie	Étude de	Victimologie = étude des victimes
Lyse	Destruction	Autolyse = destruction de soi = suicide
Manie	Obsession, impulsion	Trichotillomanie = tic qui consiste à s'arracher les cheveux
Mètre	Mesure	Tensiomètre = appareil pour mesurer la tension
Oïde/oïdal	Aspect/en forme de	Ovoïde = en forme d'œuf
Ome	Tumeur, tuméfaction	Hématome = tuméfaction sanguine, myélome = tumeur de la moelle
Ose	Maladie dégénérative non inflammatoire	Arthrose, ostéoporose
Pathie	Maladie	Cardiopathie = maladie du cœur
Pause	Cessation	Ménopause = arrêt définitif des règles
Phile	Qui aime	Pédophile = qui aime les enfants
Phobe, phobie	Peur	Agoraphobe = qui a peur des grands espaces
Physio	Nature	Besoin physiologique = besoin naturel
Plegie	Paralysie	Hémiplégie = paralysie d'un côté
Ptysie	Crachement	Hémoptysie = crachement de sang
Rragie	Écoulement de sang	Métrorragie = hémorragie vaginale
Rrhée	Écoulement	Rhinorrhée = écoulement nasal
Sclérose	Durcissement	Artériosclérose = durcissement des artères
Scope	Instrument pour examiner	Otoscope = appareil pour examiner les oreilles
Stase	Arrêt	Hémostase = arrêt de saignement
Stomie	Abouchement chirurgical	Gastrostomie = abouchement de l'intestin
Thérapie	Emploi thérapeutique de	Antibiothérapie = soigner par antibiotiques
Tomie	Coupure	Phlébotomie = section de veine
Tonie	Vigueur	Atonie = amorphe
Trophie	Volume	Hypertrophie musculaire = grossissement d'un muscle
Urie	État de l'urine	Anurie = absence d'urine

Racines les plus couramment utilisées

Racines	Signification	Exemple
Acro	Extrémité	Acrocyanose = cyanose permanente des extrémités
Adeno	Ganglion lymphatique	Adénite = inflammation d'un ganglion
Algie	Douleur	Myalgie = douleur musculaire
Angio	Vaisseau	Angiographie = radiographie des vaisseaux
Arthro	Articulation	Arthrite = inflammation frappant les articulations
Calc	Calcium	Calcémie = dosage du calcium dans le sang
Cardio	Cœur	Cardiopathie = maladie du cœur
Cephal	Tête	Céphalée = mal de tête
Cervico	Cou	Rachis cervical
Chol	Bile	Cholécystite = inflammation de la vésicule biliaire
Colpo	Vagin	Colposcope = instrument pour examiner le vagin
Cox	Hanche	Coxo-fémoral = articulation entre fémur et os iliaque
Cyst	Vessie	Cystite = infection de la vessie
Demo	Peuple	Démographie = science qui étudie les populations
Derm	Peau	Dermite = inflammation de la peau
Dors	Dos	Dorsalgie = douleur au dos
Emes ou emet	Vomissement	Hématémèse = vomissement de sang
Enter	Intestin	Entérite = inflammation de l'intestin
Esthes	Sensibilité	Anesthésie = absence de sensibilité
Etio	Cause	Étiologie
Gastr	Estomac	Gastralgie = douleur au niveau de l'estomac
Genu ou gon	Genou	Gonarthrose = arthrose du genou
Gingiv	Gencive	Gingivorragie = saignement de la gencive
Glyco ou gluco	Sucre	Glycémie = taux de sucre dans le sang
Hem ou hemat	Sang	Hémostase = arrêt d'un saignement
Hepat	Foie	Hépatique = qui concerne le foie
Hydro	Eau	Hydrocution = accident dû à l'immersion en eau froide
Hypno	Sommeil	Hypnotiser = endormir
Hyster	Utérus	Hystérectomie = ablation de l'utérus
Inguin	Aine	Pli inguinal = pli de l'aine
Kalio	Potassium	Kaliémie = taux de potassium dans le sang
Kines	Mouvement	Kinésithérapie = qui utilise le mouvement comme thérapie

Racines	Signification	Exemple
Lip ou lipo	Graisse	Lipide
Lomb	Rein	Région lombaire
Medull ou myel	Moelle	Canal médullaire = canal ou passe la moelle épinière
Menstr ou men	Règles	Aménorrhée = absence de règles
Metr	Muscle utérin	Métrorragie
Morph	Forme	Morphologie
Myo	Muscle	Myocarde = muscle cardiaque
Myc	Champignon	Mycose
Natr	Sodium	Natrémie = taux de sodium dans le sang
Néphro	Rein	Néphropathie = maladie du rein
Neuro ou nevro	Nerf ou système nerveux	Neurochirurgie
Ophtalmo	Œil	Ophtalmologue = spécialiste des yeux
Oro ou stomato	Bouche	Stomatite = inflammation de la muqueuse buccale
Os, or ou osthéo	Os	Ostéite = inflammation de l'os
Oto	Oreille	Otorragie = saignement d'oreille
Oxy ou oxygéno	Oxygène	Oxygénothérapie = soins par oxygène
Pharmaco	Médicament	Pharmaco-dépendance = dépendance aux médicaments
Phlebo	Veine	Phlébotomie = action de s'ouvrir les veines
Phylaxo	Protection	Prophylaxie = ensemble des mesures destinées à garantir contre les maladies
Pnee	Respiration	Apnée = sans respirer
Psych	Esprit, psychisme	Psychiatrie
Pur ou pyo	Pus	Pyocyanique = bacille responsable du pus
Pyel	Bassinet	Pyélonéphrite = inflammation des bassinets du rein
Pyro ou pyret	Fièvre ou feu	Pyromane = incendiaire, apyrétique = sans fièvre
Rachi	Colonne vertébrale	Rachis dorso-lombaire
Rhin	Nez	Rhinite = inflammation nasale
Radio	Rayon X	Radiologie
Toxic	Poison, drogue	Toxicomanie = appétence pour les drogues
Vaso	Vaisseau	Vasodilatation = dilatation des veines

Composition : Facompo, Lisieux

Achevé d'imprimer en mars 2005
par l'imprimerie Walleyn Graphics, B-8000 Bruges
N° d'édition : 05001
Dépôt légal : mars 2005

Imprimé en Belgique